INMUNOLOGÍA

MOLECULAR, CELULAR Y TRASLACIONAL

2.ª EDICIÓN

INMUNOLOGÍA
MOLECULAR, CELULAR Y TRASLACIONAL

2.ª EDICIÓN

Dr. Lenin Pavón Romero

Doctor en Ciencias con especialidad en Inmunología
Miembro del Sistema Nacional de Investigadores Nivel III
Investigador en Ciencias Médicas "E"
Jefe y fundador del Laboratorio de Psicoinmunología,
    Dirección de Investigaciones en Neurociencias,
    Instituto Nacional de Psiquiatría "Ramón de la
    Fuente Muñiz", México

Dra. María C. Jiménez Martínez

Doctora en Ciencias (Inmunología)
Jefe del Departamento de Inmunología,
    Unidad Periférica de Investigación UNAM-Instituto
    de Oftalmología "Fundación Conde de Valenciana"
Coordinadora posgrado en Farmacología Clínica,
    campo de conocimiento Investigación Clínica
    Experimental en Salud, Programa de Maestría y
    Doctorado en Ciencias Médicas, Odontológicas
    y de la Salud, UNAM.
Sistema Nacional de Investigadores Nivel II

Q.F.B. María Eugenia Garcés Alvarez

Laboratorio de Psicoinmunología,
    Instituto Nacional de Psiquiatría "Ramón de la
    Fuente Muñiz", México

Editor asociado:
M. en C. José Luis Maldonado García

Laboratorio de Psicoinmunología,
    Instituto Nacional de Psiquiatría "Ramón de la
    Fuente Muñiz"
Coordinaciones de Enseñanza y Evaluación de
    Inmunología, Departamento de Bioquímica,
    Facultad de Medicina, UNAM

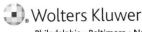
. Wolters Kluwer

Philadelphia · Baltimore · New York · London
Buenos Aires · Hong Kong · Sydney · Tokyo

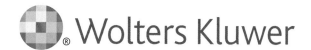

Av. Carrilet, 3, 6.ª planta – Edificio D -Ciutat de la Justicia
08902 L'Hospitalet de Llobregat
Barcelona (España)
Tel.: 93 344 47 18
Fax: 93 344 47 16
Correo electrónico: consultas@wolterskluwer.com

Dirección editorial: Carlos Mendoza
Editor de desarrollo: Cristina Segura Flores
Gerente de mercadotecnia: Simon Kears
Cuidado de la edición: Olga A. Sánchez Navarrete
Ilustraciones: Jesús Mendoza M.
Diseño de portada: Jesús Mendoza M.
Diseño de maqueta: StudioBold.mx/Paula León • Luis Rangel
Diseño de interiores: Carácter Tipográfico/Eric Aguirre • Aarón León • Daniel Aguirre
Impresión: C&C Offset-China
Impreso en China

DEDICATORIA

A Jorge, Carlos y Sonia Mayra por su decidido apoyo y afecto inconmensurable que hicieron posible esta obra.

A Manuel "gracias por construir el camino".

Un nuevo libro, para un nuevo León

Prólogo

La obra *Inmunología molecular, celular y traslacional* de la editorial Wolters Kluwer se ha convertido en un referente para el estudio de la inmunología. Actualmente se conoce no solo en México, su lugar de origen, sino en muchos otros lugares de Hispanoamérica. Su difusión no se ha limitado al papel, la obra también se distribuye en medios electrónicos e incorpora recursos en línea como videos y material de apoyo audiovisual. El contenido resulta de amplio interés para estudiantes y profesionales de la medicina, y de otras ciencias de la salud en el pregrado y posgrado.

La segunda edición de esta obra ha reunido la experiencia y el conocimiento de más de 100 investigadores que laboran en prestigiosas instituciones educativas y centros hospitalarios en al menos cuatro países. Esto ha dado como fruto una obra de gran calidad que se encuentra a la par de los textos tradicionales de inmunología.

El contenido se ha diseñado para satisfacer los lineamientos del programa de asignatura de la Universidad Nacional Autónoma de México (UNAM). Es destacable que uno de los objetivos de esta edición recae en inculcar, desarrollar y fortalecer la medicina traslacional, encomienda que se cumple en cada uno de sus apartados y que es mucho más evidente en la tercera sección del libro, dedicada por completo a este aspecto tan relevante de la inmunología.

El lector descubrirá que, en cada uno de los apartados, se ofrece profundidad y actualidad sin menoscabo de su misión primordial: los fundamentos de la inmunología. De esta forma, los alumnos que se inician en la materia encontrarán una forma amigable y progresiva de desarrollar su conocimiento, mientras que los lectores más avanzados encontrarán información complementaria de gran utilidad.

Entre los cambios incluidos en esta segunda edición destacan: mayor énfasis en aspectos clínicos, rediseño general de figuras e ilustraciones, inclusión de herramientas y utilidades pedagógicas, y una actualización y revisión exhaustivas de todos sus apartados.

La obra se compone de cinco unidades. La primera trata sobre los aspectos generales de la respuesta inmunológica; abre con el panorama general del sistema inmunológico, abarca los temas que sientan las bases de la inmunología e incluye una interesante aproximación sobre las interacciones neuroendocrinoinmunológicas. La segunda unidad describe los mecanismos de daño inmunológico. La tercera unidad abarca los aspectos traslacionales de la inmunología; en ella se han incluido tres capítulos: respuesta inmunológica contra patógenos microbianos, respuesta inmunológica en enfermedades metabólicas y respuesta inmunológica en la enfermedad por SARS-CoV-2. Este último capítulo destaca debido al esfuerzo realizado para incluir, además del texto que cubre los tópicos principales, cuatro cajas adicionales con contenido clínico sobre esta enfermedad histórica que ha causado una de las peores pandemias que haya aquejado a la humanidad. La cuarta unidad está dedicada a los fundamentos de la terapia inmunológica, con una sección exclusiva sobre inmunofarmacología, vacunas y microbiota, tema sobre el cual existe cada vez mayor investigación y cuyo papel en el ser humano comienza a ser reconocido. En este capítulo se tratan los mecanismos del sistema inmunológico en los que la microbiota resulta fundamental para preservar la homeostasis, y se resalta la importancia en el desarrollo de enfermedades que se producen por la disbiosis y el efecto terapéutico potencial de su regulación.

El diseño de esta segunda edición ha superado el bien logrado de la primera; se ha incorporado mayor luminosidad y dinamismo a las ilustraciones, producto del especial esmero que los creativos han tenido para plasmar las ideas de los autores. También es meritorio el esfuerzo de la editorial para que los autores incorporen elementos pedagógicos complementarios como preguntas de reflexión, viñetas clínicas y casos de correlación que enfatizan la importancia de la medicina traslacional.

En esta época en la que el conocimiento de las enfermedades se basa principalmente en sus aspectos moleculares e interacciones, es difícil separar las diferentes disciplinas del conocimiento biológico. Por esta razón, estoy seguro de que el lector encontrará muy atractiva y útil esta obra y, quizá, desarrolle la afición que le permita ahondar y comprender de forma integral la fisiopatología de las enfermedades.

Dr. Eduardo Ferat Osorio
Jefe de la División de Investigación del Hospital de
Especialidades Centro Médico Nacional Siglo XXI,
Instituto Mexicano del Seguro Social, SNI I,
Miembro de la Academia Nacional de Medicina.

Prólogo a la 1.ª edición

Si bien la tarea de anticipar al lector sobre las bondades de un libro no es un trámite sencillo, valga este preámbulo como un intento de brindar una semblanza cabal sobre el texto de "Inmunología molecular, celular y traslacional". Concebido, quizá, a partir de un encuentro entre compañeros de ruta, el tratado que se nos ofrece constituye una fidedigna obra de consulta para quien desee ahondar en los tantísimos tópicos de la Inmunología. Desde una primera aproximación, resulta claro que el texto cumple con las expectativas de aquellos interesados en la disciplina. Todo el andamiaje que permite entender el funcionamiento del sistema inmune está muy bien explicitado sin escatimar en la información necesaria para cada situación, con un excelente cuerpo de ilustraciones lo cual facilita la comprensión y hace justicia a aquella milenaria expresión atribuida a Confucio de "vi y recordé". A la par de esta fortaleza, la obra también incursiona en cuestiones fisiopatológicas donde la respuesta inmunológica juega un rol central. Sea en la autoinmunidad y sus implicancias en medicina interna, el mundo de las infecciones tanto por bacterias como virus, hongos y parásitos; como así también la oncología, el trasplante y farmacología, con la debida mención al componente traslacional de cada caso en particular. El valor como obra referencial, consigue una justificación adicional en razón de la inclusión de temáticas relacionadas con la psiquiatría, odontología, filogenia, y el recorrido histórico hasta bien adentrado en los hitos más recientes. Existe asimismo un espacio para las técnicas empleadas en el laboratorio inmunológico y un suplemento donde se provee una información pormenorizada sobre los *clusters* de diferenciación. Y por cierto un tema a todas luces necesario y bienvenido como la inmunorregulación neuroendocrina. Durante mucho tiempo se pensó que el sistema inmune era autocontenido y casi independiente del resto de la economía. Relacionar la respuesta inmune con señales hormonales, cerebrales y viceversa era recibido con bastante escepticismo, hasta que la comprensión acerca de los complejos circuitos involucrados en dicha interacción puso en claro que no se trataba de elucubraciones de unos cuantos apóstatas sino de un típico proceso fisiológico.

Visto en su conjunto, el tratamiento de los temas consigue esa fluidez discursiva que allana el camino hacia el entendimiento y la secuencia de los capítulos va en esa misma dirección. Podría decirse que los conductores y los solistas se han esmerado para que la sinfonía sea ejecutada a la perfección. Seguramente porque la profesión de enseñar e investigar los ha llevado a ser no sólo guías sino también buenos exploradores.

En definitiva, nos asiste la íntima convicción para sostener que el libro se anima y lo logra. Y ya que estamos de atrevimientos por qué no hacérselo saber a la misma Inmunología. Precisamente a ti musa de nuestros afanes: ¡siéntete a tus anchas! Y por sobre todo disfruta de este presente conque tus acólitos de Tierras Aztecas y otros lares de la América Hispana te han honrado sobradamente.

Oscar Bottasso
Instituto de Inmunología Clínica y Experimental de Rosario
Consejo de Investigaciones Científicas y Técnicas
Universidad Nacional de Rosario

Prefacio

Desde la primera edición de *Inmunología molecular, celular y traslacional*, los autores nos comprometimos a desarrollar una obra que satisficiera las necesidades de conocimiento sobre los fundamentos del sistema inmunológico y de la respuesta inflamatoria durante el continuo salud-enfermedad que han sido delineadas en los planes de asignatura de las principales escuelas y facultades de ciencias de la salud de Hispanoamérica. Para la segunda edición de la obra, y después de revisar la valiosa retroalimentación de estudiantes, académicos e investigadores, refrendamos este compromiso e incorporamos dos objetivos más. Por un lado, desarrollar e incorporar más contenido sobre la *traslación* clínica de la respuesta inmunológica y, por otro, la incorporación de más herramientas pedagógicas con el fin de facilitar la transición hacia el conocimiento aplicable y duradero.

La respuesta inmunológica es un área de conocimiento que sostiene múltiples y profundas interacciones con las diferentes especialidades y disciplinas dedicadas al cuidado de la salud; de hecho, resulta difícil identificar una que no posea interacción de uno u otro modo con las células y mediadores del sistema inmunológico. Esta es la razón fundamental por la cual los profesionales de la salud en formación y en ejercicio de funciones requieren de una fuente de conocimiento actualizada y confiable que les sirva de guía para identificar y comprender las bases moleculares de la respuesta inmunológica y su aplicación clínica y que además les ayude a consolidar criterios clínicos para el uso, durante su práctica clínica, de los fármacos biotecnológicos, hemoderivados, inmunosupresores e inmunomoduladores.

Para alcanzar esta meta, nos sentimos muy afortunados de contar con el apoyo de casi un centenar de académicos, investigadores y profesionales de la salud de países como Estados Unidos, México, Colombia y Argentina, que día a día generan nuevo conocimiento en sus laboratorios, hospitales, y en sus institutos de investigación y educación. Gracias a su valioso apoyo hemos generado un texto de inmunología que cubre los fundamentos de la respuesta inmunológica, sus patologías asociadas y once apartados específicos que describen inmunodeficiencias, autoinmunidad, patógenos, cáncer, trasplantes, inmunofarmacología, inmunooftalmología, enfermedades metabólicas, embarazo, vacunas y COVID-19.

En cada uno de los capítulos que componen la obra hemos integrado apartados que permiten identificar con facilidad, herramientas pedagógicas, como listas de contenido, objetivos de aprendizaje, resúmenes, términos clave y preguntas de autoevaluación. Además, dentro del texto se han resaltado en *azul* y en *negritas* los conceptos y términos más importantes respectivamente. Con el fin de fomentar la integración básico-clínica, se han incluido recuadros de correlación clínica y preguntas de reflexión y se ha hecho un énfasis mayor en la *traslacionalidad* y aplicabilidad de la respuesta inmunológica.

Estamos convencidos de que esta será una obra de gran utilidad y que servirá para que los profesionales de la salud en formación y en ejercicio desarrollen criterios sólidos para la toma de decisiones clínicas y para el uso de las modernas y sofisticadas herramientas terapéuticas disponibles en la actualidad con el fin de que enfrenten con confianza el surgimiento de enfermedades globales, el resurgimiento de enfermedades infecciosas derivado de fenómenos como el calentamiento global, la resistencia a los antibióticos, y movimientos, como el *antivacunas*, que amenazan al mundo entero.

COLABORADORES

Dra. Samantha Alvarez-Herrera
*Laboratorio de Psicoinmunología,
    Instituto Nacional de Psiquiatría "Ramón de la
    Fuente Muñiz", México*

Dr. Luis Manuel Amezcua Guerra
*Departamento de Inmunología
    Instituto Nacional de Cardiología "Ignacio Chávez"
Departamento de Atención a la Salud, Universidad
    Autónoma Metropolitana, Unidad Xochimilco,
    México*

Dr. Rodrigo Arreola Alemón
*Departamento de genética,
    Instituto Nacional de Psiquiatría "Ramón de la
    Fuente Muñiz", México*

Dra. Lourdes Andrea Arriaga Pizano
*Unidad de Investigación Médica en Inmunoquímica,
    Instituto Mexicano del Seguro Social, México*

Dr. Miguel Ángel Becerril García
*Profesor-Investigador del Departamento de
    Microbiología,
    Facultad de Medicina, Universidad Autónoma de
    Nuevo León, México*

Dra. Estela Isabel Bini Bonomini
*Sección de Patología Experimental. Departamento de
    Patología,
    Instituto Nacional de Ciencias Médicas y Nutrición
    "Salvador Zubrirán", México*

Dr. Rafael Bojalil Parra
*Departamento de Atención a la Salud,
    Universidad Autónoma Metropolitana-Xochimilco,
    México*

Dra. Laura C. Bonifaz Alfonzo
*Unidad de Investigación Médica en Inmunoquímica,
    Hospital de Especialidades, Centro Médico Nacional
    Siglo XXI, Instituto Mexicano del Seguro Social,
    México*

Dr. Oscar Bottasso Lazareschi
*Facultad de Ciencias Médicas,
    Universidad Nacional de Rosario, Argentina*

Méd. Cir. Silvana Castelán Sánchez
*Departamento de Bioquímica, Facultad de Medicina,
    Universidad Nacional Autónoma de México (UNAM),
    México*

M. en C. María Isabel Castrejón Vázquez
*Servicio de Inmunología Clínica y Alergia, Centro
    Médico Nacional 20 de Noviembre,
    Instituto de Seguridad y Servicios Sociales de los
    Trabajadores del Estado (ISSSTE), México*

Dra. Denisse Castro Eguiluz
*Consejo Nacional de Ciencia y Tecnología, Departamento
    de Investigación Clínica,
    Instituto Nacional de Cancerología, México*

Dr. Octavio Castro Escamilla
*Departamento de Biología, Facultad de Química,
    Universidad Nacional Autónoma de México (UNAM),
    México*

Dr. Fabio Marcelo Cerban
*Centro de Investigaciones en Bioquímica Clínica e
    Inmunología CIBICI-CONICET,
    Facultad de Ciencias Químicas Universidad Nacional
    de Córdoba, Argentina*

Dra. A. Karina Chávez Rueda
*Unidad de Investigación Médica en Inmunología,
    Hospital de Pediatría, Centro Médico Nacional Siglo
    XXI, Instituto Mexicano del Seguro Social, México.*

Dr. Francisco Raúl Chávez Sánchez
*Departamento de Bioquímica, Facultad de Medicina,
    Universidad Nacional Autónoma de México (UNAM),
    México*

Dra. Silvia Graciela Correa Córdoba
*Departamento de Bioquímica Clínica,
    Facultad de Ciencias Químicas, Universidad
    Nacional de Córdoba, Argentina*

Dra. Guadalupe del Carmen Estrada Gutiérrez
*Subdirectora de Investigación Biomédica,
    Instituto Nacional de Perinatología "Isidro Espinosa
    de los Reyes", México*

Dr. Eduardo Ferat Osorio
*Jefe de la división de investigación en Salud, UMAE,
    Hospital de Especialidades Centro Médico Nacional
    Siglo XXI, Instituto Mexicano del Seguro Social,
    México*

Dra. María del Pilar Flores Espinosa
*Departamento de Inmunobioquímica,
    Instituto Nacional de Perinatología "Isidro Espinosa
    de los Reyes", México*

Dr. Julio García Cordero
*Departamento de Biomedicina Molecular,
    Centro de Investigación y Estudios Avanzados
    (CINVESTAV), México*

Dra. Jazmín García Machorro
*Laboratorio de Medicina de Conservación, Sección de
    Estudios de Posgrado e Investigación,
    Escuela Superior de Medicina*

Dr. Yonathan Omar Garfias Becerra
Departamento de Bioquímica, Facultad de Medicina,
Universidad Nacional Autónoma de México (UNAM),
México
Jefe del Área de Biología Celular y Tisular, Unidad
Periférica de la UNAM,
Unidad de Investigación del Instituto de Oftalmología
"Conde de Valenciana IAP", México

Dr. Arturo Gaspar López
Alergia e Inmunología Clínica,
Hospital Central Militar, México

Dra. Edith González González.
Unidad de Desarrollo e Investigación en Bioprocesos
(UDIBI),
Escuela Nacional de Ciencias Biológicas, Instituto
Politécnico Nacional, México

Dra. Gloria M. González González
Jefa del Departamento de Microbiología,
Facultad de Medicina, Universidad Autónoma de
Nuevo León, México

M. en C. Rafael Eduardo González Reyes
Departamento de Bioquímica, Facultad de Medicina,
Universidad Nacional Autónoma de México (UNAM),
México

Dr. Rogelio Hernández-Pando
Jefe de la Sección de Patología Experimental
Departamento de Patología,
Instituto Nacional de Ciencias Médicas y Nutrición
"Salvador Zubirán", México

Dra. Marcela Hernández Ruiz
Departamento de Biomedicina Molecular,
Centro de Investigación y Estudios Avanzados
(CINVESTAV), México

Dra. María C. Jiménez Martínez
Facultad de Medicina, Universidad Nacional Autónoma
de México (UNAM)
Unidad de Investigación, Instituto de Oftalmología
Fundación de Asistencia Privada "Conde de
Valenciana IAP", México

Dr. Ricardo Lascurain Ledesma
Departamento de Bioquímica,
Universidad Nacional Autónoma de México (UNAM),
México

Dra. Marcela López Medina
Departamento de Biomedicina Molecular,
Centro de Investigación y Estudios Avanzados
(CINVESTAV), México

Dra. Eunice López Rocha
Alergia e Inmunología Clínica. Centro Médico Nacional
Siglo XXI, Instituto Mexicano del Seguro Social,
México

Dr. Rubén López Santiago
Departamento de Inmunología,
Escuela Nacional de Ciencias Biológicas, Instituto
Politécnico Nacional, México

Dr. José Onofre López Vite
Departamento de Cirugía, Hospital General Pachuca
Instituto Nacional de Cardiología "Ignacio Chávez",
México

Dr. Rosendo Luria Pérez
Unidad de Investigación en Enfermedades Oncológicas,
Hospital Infantil de México "Federico Gómez", México

M. en C. José Luis Maldonado García
Laboratorio de Psicoinmunología,
Instituto Nacional de Psiquiatría "Ramón de la
Fuente Muñiz", México

Dra. Nora Ernestina Martínez Aguilar
Servicio de Inmunología,
Centro Médico Coyoacán, México

Dr. Jesús Martínez Barnetche
Director del Área de Investigación en Infecciones
Crónicas y Cáncer, Centro de Investigación en
Enfermedades Infecciosas,
Instituto Nacional de Salud Pública, México

Dr. Felipe Alonso Massó Rojas
Jefe del Departamento de Fisiología,
Instituto Nacional de Cardiología "Ignacio Chávez",
México

Dr. Oscar Medina Contreras
Unidad de Investigación Epidemiológica en
Endocrinología y Nutrición,
Hospital Infantil de México "Federico Gómez"

Dra. Gabriela Mellado Sánchez
Unidad de Desarrollo e Investigación en Bioprocesos
(UDIBI),
Escuela Nacional de Ciencias Biológicas, Instituto
Politécnico Nacional, México

Dra. Giovanna Merchand Reyes
MCDB Program,
The Ohio State University

Dr. Mario Molina Ayala
Encargado de la Clínica de Diabetes mellitus y Obesidad,
Unidad Médica de Alta Especialidad, Hospital de
Especialidades del Centro Médico Nacional Siglo XXI,
Instituto Mexicano del Seguro Social, Mexico

Dr. Luis Felipe Montaño Estrada
Departamento de Biología Celular y Tisular, Facultad
de Medicina, Universidad Nacional Autónoma de
México (UNAM), México

Dra. Martha Moreno Lafont
Departamento de Inmunología,
    Escuela Nacional de Ciencias Biológicas, Instituto
    Politécnico Nacional, México

Dra. Saé Muñiz Hernández
Laboratorio de Oncología Experimental, Subdirección de
    Investigación Básica,
    Instituto Nacional de Cancerología, México

Dr. Carlos Israel Navarro del Valle
Coordinador de Trasplantes , Hospital General Valle de
    Chalco, ISEM, México

Dra. Andrea Guadalupe Olmos Ortiz
Departamento de Inmunobioquímica,
    Instituto Nacional de Perinatología "Isidro Espinosa
    de los Reyes", México

Dr. Vianney Ortiz Navarrete
Departamento de Biomedicina Molecular,
    Centro de Investigación y Estudios Avanzados,
    México

Dr. Santiago Partida-Sanchez
The Abigail Wexner Research Institute at Nationwide
    Children's Hospital,
    The Ohio State University College of Medicine

Dr. Gandhi Fernando Pavón Romero
Coordinador de Investigación Clínica. Departamento de
    Inmunogenética y Alergia,
    Instituto Nacional de Enfermedades Respiratorias
    "Ismael Cosío Villegas", México

Dr. Lenin Pavón Romero
Jefe del Departamento de Psicoinmunología,
    Instituto Nacional de Psiquiatría "Ramón de la
    Fuente Muñiz", México

Dra. María Martha Pedraza Escalona
Catedrática CONACyT, Unidad de Desarrollo e
    Investigación en Bioprocesos (UDIBI),
    Escuela Nacional de Ciencias Biológicas. Instituto
    Politécnico Nacional, México

Dra. Sonia Mayra Pérez Tapia
Unidad de Desarrollo e Investigación en Bioprocesos
    (UDIBI),
    Escuela Nacional de Ciencias Biológicas Instituto
    Politécnico Nacional, México

Dr. Armando Pérez-Torres
Jefe del Laboratorio de Filogenia del Sistema Inmune de
    Piel y Mucosas. Facultad de Medicina,
    Universidad Nacional Autónoma de México (UNAM),
    México

Dra. Saray Quintero Fabian
Laboratorio de investigación multidisciplinaria. Escuela
    Militar de Graduados de Sanidad,
    OUniversidad de las Armas y Fuerza Aérea Secretaria
    Nacional de Defensa, México

Dr. Fernando Ramírez Jiménez
Departamento de Inmunogenética y Alergia
Instituto Nacional de Enfermedades Respiratorias
    "Ismael Cosío Villegas", México

Dra. Erika Patricia Rendón Huerta
Departamento de Biología Celular y Tisular. Facultad
    de Medicina, Universidad Nacional Autónoma de
    México (UNAM), México

M. en C. Jesús Marvin Rivera Jiménez
Coordinador de Enseñanza de Inmunología
Universidad Nacional Autónoma de México (UNAM),
    México

Dr. Frank H. Robledo Ávila
Post Doctoral Scientist
The Abigail Wexner Research Institute at Nationwide
    Children's Hospital

Dr. Juan De Dios Ruiz-Rosado
Post Doctoral Scientist
The Abigail Wexner Research Institute at Nationwide
    Children's Hospital

Dr. Alejandro Sánchez González
Profesor-Investigador del Departamento de
    Microbiología
Facultad de Medicina Universidad Autónoma de Nuevo
    León, México

Dra. Concepción Santacruz
Facultad de Medicina. Universidad Nacional Autónoma
    de México, México
Departamento de Córnea y Cirugía Refractaria,
    Instituto de Oftalmología Fundación de Asistencia
    Privada "Conde de Valenciana" IAP, México.

Dra. Nora Hilda Segura Méndez
Alergia e Inmunología Clínica. Centro Médico Nacional
    Siglo XXI, Instituto Mexicano del Seguro Social,
    México.

Dra. Claudia Sotomayor
Departamento de Bioquímica Clínica. Facultad de
    Ciencias Químicas
Universidad Nacional de Córdoba, Argentina

Dra. Cinthia Carolina Stempin
Centro de Investigaciones en Bioquímica Clínica e
    Inmunología (CIBICI-CONICET). Facultad de
    Ciencias Químicas,
    Universidad Nacional de Córdoba, Argentina

Dra. Eda Tenorio Zumárraga
Departamento de Bioquímica. Facultad de Medicina,
    Universidad Nacional Autónoma de México (UNAM),
    México

Dr. Luis Manuel Terán Juárez
Jefe del Departamento de Inmunogenética y Alergia
Instituto Nacional de Enfermedades Respiratorias
    "Ismael Cosio VIllegas", México

Dr. Rogelio de Jesús Treviño Rangel
Departamento de Microbiología,
Facultad de Medicina Universidad Autónoma de
Nuevo León, México

M. en C. María Eugenia Vargas Camaño
Jefa del Servicio de Inmunología Clínica y Alergia, CMN
20 de Noviembre, Instituto de Seguridad y Servicios
Sociales del Trabajador del Estado (ISSSTE), México

M. C. Isaac Abraham Vásquez Bochm
Departamento de bioquímica, Facultad de Medicina,
Universidad Nacional Autónoma de México (UNAM),
México

Dra. Wendy Xolalpa Villanueva
Instituto de Biotecnología,
Universidad Nacional Autónoma de México (UNAM),
México

Dra. Lilián Yépez Mulia
Unidad de Investigación Médica en Enfermedades
Infeccionas y Parasitarias, Hospital de Pediatría,
Centro Médico Nacional Siglo XXI, Instituto
Mexicano del Seguro Social, México.

Dra. Claudia Verónica Zaga Clavellina
Jefa del Departamento de Inmunobioquímica,
Instituto Nacional de Perinatología "Isidro Espinosa
de los Reyes", México

Dr. Edgar Zenteno Galindo
Centro de Investigaciones UNAM-UABJO. Departamento
de Bioquímica, Facultad de Medicina,
Universidad Nacional Autónoma de México (UNAM),
México

Capítulos en línea

M. en C. María del Carmen Aceves Medina
Unidad Académica de Odontología,
Universidad Autónoma de Zacatecas, México

Dr. en C. Luis Alejandro Aguilera Galaviz
Docente Investigador de la Unidad Académica de
Odontología, Universidad Autónoma de Zacatecas,
México

Dr. Rommel Chacón-Salinas
Departamento de Inmunología,
Escuela Nacional de Ciencias Biológicas, Instituto
Politécnico Nacional, México

Dra. Iris C.E. Estrada-García
Departamento de Inmunología,
Escuela Nacional de Ciencias Biológicas, Instituto
Politécnico Nacional, México

Dr. Sergio A. Estrada Parra
Coordinador del Posgrado de Inmunología,
Escuela Nacional de Ciencias Biológicas, Instituto
Politécnico Nacional, México

M. en C. Luis Flores Ortiz
Head of Analytical Development and Quality Control,
mAbxience

Dr. Manuel Iván Girón-Pérez
Jefe del Laboratorio de Inmunotoxicología,
Universidad Autónoma de Nayarit, México

Dr. Romel Hernández Bello
Departamento de Microbiología,
Facultad de Medicina, Universidad Autónoma de
Nuevo León, México

Dr. Humberto Lanz Mendoza
Director del Área de Infección e Inmunidad, Centro de
Investigaciones sobre Enfermedades Infecciosas,
Instituto Nacional de Salud Pública, México

Dr. Emilio Medina-Rivero
Unidad de Desarrollo e Investigación en Bioprocesos
(UDIBI)
Escuela Nacional de Ciencias Biológicas. Instituto
Politécnico Nacional, México

Dr. Jorge Revilla-Beltri
Director Médico,
Probiomed, S.A. de C.V., México

M. en C. Gladys Alejandra Toledo Ibarra
Laboratorio de Inmunotoxicología, Secretaría de
Investigación y Posgrado, Universidad Autónoma de
Nayarit

Contenido

UNIDAD 1 Aspectos generales de la respuesta inmunológica

1.
El sistema inmunológico — 3

2.
Arquitectura del sistema inmunológico — 17

3.
Respuesta inmunológica innata — 31

4.
Sistema de complemento — 44

5.
Inflamación — 59

6.
Fagocitosis — 79

UNIDAD 2 Mecanismos de daño inmunológico

UNIDAD 3 Inmunología traslacional

20.
Inmunodeficiencias   283

21.
Autoinmunidad   297

22.
Respuesta inmunológica contra patógenos microbianos   320

23.
Respuesta inmunológica contra tumores   349

24.
Respuesta inmunológica en trasplantes   363

UNIDAD 5 Apéndices

A.
Listado "Cluster of differentiation"   473

B.
Alfabeto griego/Tablas de equivalencias   504

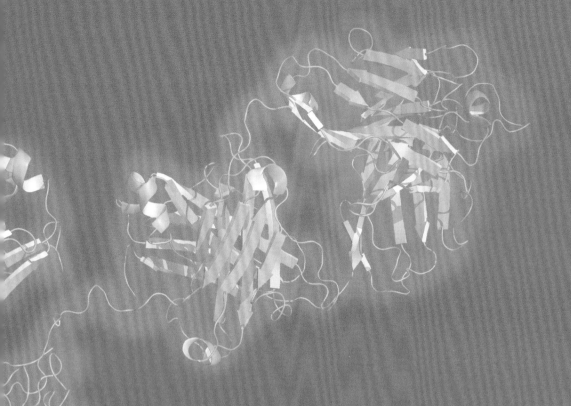

INMUNOLOGÍA
MOLECULAR, CELULAR Y TRASLACIONAL

UNIDAD 1

Aspectos generales de la respuesta inmunológica

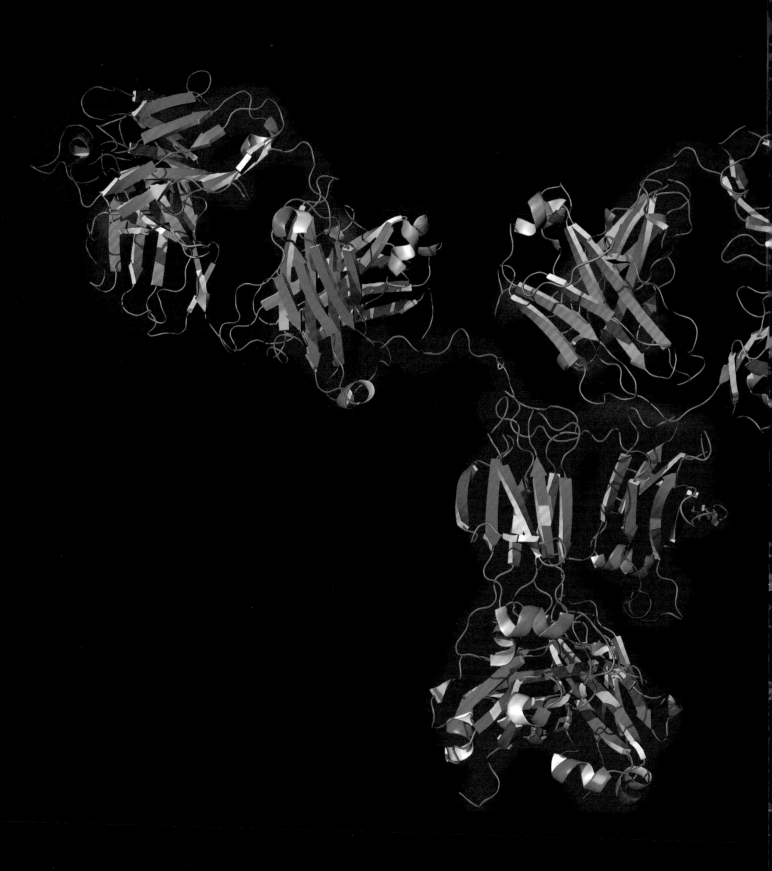

1

EL SISTEMA INMUNOLÓGICO

Frank H. Robledo Avila • Juan de Dios Ruiz Rosado • Santiago Partida Sánchez

OBJETIVOS DE APRENDIZAJE

Al terminar este capítulo el lector será capaz de:

1. Reconocer las características de la respuesta inmunológica
2. Describir los elementos que conforman la respuesta inmunológica innata
3. Describir los elementos que componen la respuesta inmunológica adaptativa
4. Explicar las fases de la respuesta inmunológica adaptativa: memoria inmunológica
5. Integrar las implicaciones clínicas y terapéuticas de la respuesta inmunológica
6. Identificar los factores fisiológicos que alteran la respuesta inmunológica

INTRODUCCIÓN

Desde su nacimiento, los mamíferos están dotados con un sofisticado sistema inmunológico que organiza la respuesta inmunológica y protege al individuo de infecciones, además de ayudar a mantener la homeostasis del cuerpo al eliminar células transformadas y células muertas.

El **sistema inmunológico** está conformado por un conjunto de células y órganos encargado del reconocimiento y la diferenciación entre lo que forma parte de lo que es **propio** y de lo que es ajeno a un individuo o lo **no propio**, término que se define como todas aquellas moléculas ajenas o ausentes durante el desarrollo embrionario del individuo. El sistema inmunológico está constituido principalmente por órganos linfoides y vasos linfáticos. Los órganos linfoides se dividen en dos clases de acuerdo con los procesos inmunológicos en los que se encuentran involucrados: en los órganos linfoides primarios, como la médula ósea y el timo, se generan y desarrollan las diversas estirpes celulares que participan de forma general en la respuesta inmunológica. Por otra parte, en los órganos linfoides secundarios, como los ganglios linfáticos, se inician los mecanismos efectores de la respuesta inmunológica que conducen a la respuesta inmunológica adaptativa.

En el ser humano, el sistema inmunológico se empieza a desarrollar desde los estadios embrionarios tempranos a partir de células hematopoyéticas, las cuales dan origen a los glóbulos blancos de la sangre o leucocitos, que son las células efectoras de la respuesta inmunológica. Los leucocitos se dividen en diferentes estirpes celulares, provenientes principalmente de dos líneas generadas desde un precursor hematopoyético común, la mieloide y la linfoide. A partir de la línea mieloide se generan las células polimorfonucleares, como neutrófilos, eosinófilos y basófilos, así como los monocitos y macrófagos (figura 1-1). Del mismo modo, las células provenientes de la segunda línea o estirpe linfoide son los linfocitos B, linfocitos T, células NK (*natural killer*), linfocitos NKT, así como las células linfoides innatas. Algunos leucocitos presentan características morfológicas distintivas, sin embargo, una caracterización fenotípica más precisa requiere el estudio de diferentes marcadores de membrana denominados CD (*cluster of differentia-*

tion), así como la caracterización de ciertas moléculas específicas, expresadas o secretadas por las diferentes estirpes celulares.

Los leucocitos desempeñan una gran variedad de funciones con la finalidad de establecer una respuesta inmunológica eficaz que proteja al hospedero de agentes infecciosos o dañinos. Para comunicarse, los leucocitos secretan moléculas peptídicas de bajo peso molecular conocidas como citocinas y quimiocinas. Dependiendo del tipo de citocinas que se generan, la respuesta inmunológica puede adaptarse para responder contra microorganismos intracelulares o extracelulares de forma especializada, mientras que en el sitio de infección o inflamación se genera un gradiente de concentración de quimiocinas, las cuales atraen a los leucocitos al sitio en donde deben realizar su función. Los leucocitos se encuentran distribuidos en la sangre, piel y otros órganos de un individuo y representan una importante línea de defensa contra agentes infecciosos. Asimismo, en el tejido epitelial del intestino y la mucosa respiratoria, se encuentran abundantes leucocitos, debido a la continua exposición de dichos tejidos a agentes químicos y biológicos externos.

CARACTERÍSTICAS GENERALES DE LA RESPUESTA INMUNOLÓGICA

La respuesta inmunológica se divide para su estudio en dos tipos: **innata** y **adaptativa** (figura 1-2).

La división entre ambas respuestas no es excluyente, ya que ambas interaccionan constantemente para su activación y regulación. Tanto la respuesta inmunológica innata como la adaptativa cuentan con diferentes mecanismos de respuesta celular y humoral, sin embargo, se distinguen por aspectos fundamentales como: el tiempo de generación, el tipo de receptores asociados, así como la capacidad de generar memoria inmunológica.

De forma general, la respuesta inmunológica tanto innata como adaptativa se distinguen por cinco características fundamentales: especificidad, diversidad, tolerancia, memoria inmunológica y división del trabajo.

Especificidad: el sistema inmunológico responde a alteraciones homeostáticas, ya sea por daño celular o por la invasión de microorganismos, así como la presencia de agentes externos. Debido a la gran

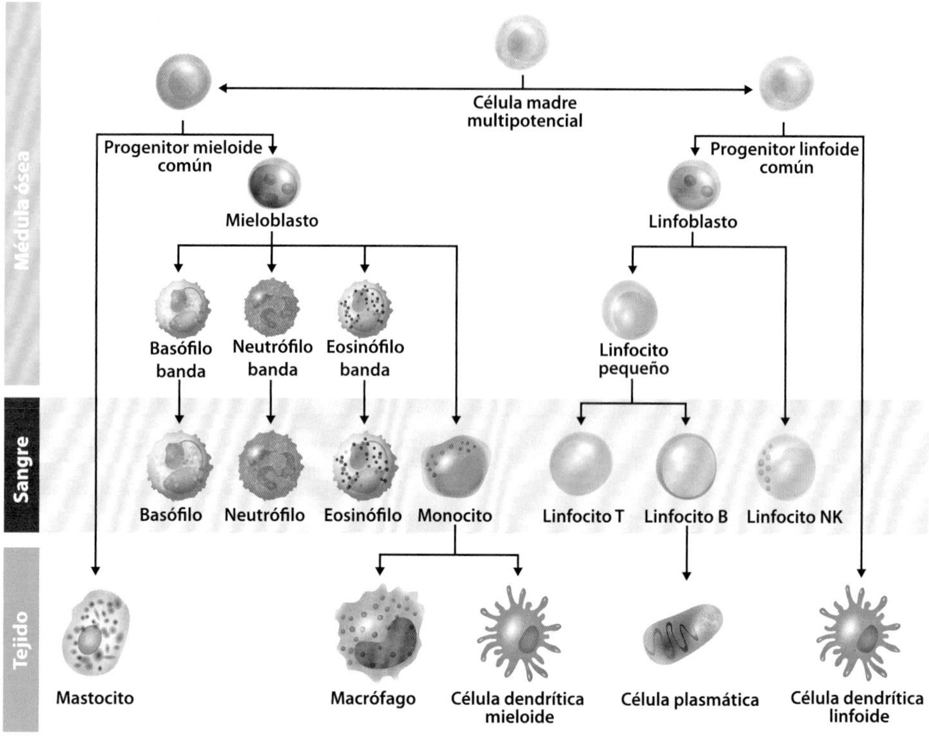

Médula ósea

Célula madre
multipotencial

Progenitor mieloide
común

Progenitor linfoide
común

Mieloblasto

Linfoblasto

Basófilo
banda

Neutrófilo
banda

Eosinófilo
banda

Linfocito
pequeño

Sangre

Basófilo   Neutrófilo   Eosinófilo   Monocito   Linfocito T   Linfocito B   Linfocito NK

Tejido

Mastocito

Macrófago

Célula dendrítica
mieloide

Célula plasmática

Célula dendrítica
linfoide

FIGURA 1-1. Hematopoyesis. Los leucocitos se originan en la médula ósea a través de diferentes precursores celulares: la línea mieloide da origen a los basófilos, mastocitos, eosinófilos, neutrófilo y monocitos; la línea linfoide origina a los linfocitos T, B y NK. En tejido, los monocitos dan origen a macrófagos o células dendríticas, los linfocitos B se diferencian a células plasmáticas, los mastocitos y células dendríticas linfoides se encuentran en tejido de igual manera.

variedad de moléculas presentes durante el daño a tejido o infección, el sistema inmunológico debe ser capaz de detectar dichas moléculas de forma específica para poder establecer una respuesta eficiente. El reconocimiento inmunológico se lleva a cabo a través de diferentes receptores y el grado de especificidades es variable. Los receptores de la respuesta inmunológica innata reconocen patrones moleculares asociados a microbios (MAMP, *microbe-associated molecular patterns*), término acuñado a moléculas asociadas a mi-

croorganismos, también patrones moleculares asociados a patógenos (PAMP, *pathogen-associated molecular patterns*), presentes en microorganismos considerados patógenos, así como patrones moleculares asociados a daño (DAMP, *damage-associated molecular patterns*) y se denominan receptores de reconocimiento de patrón (PRR, *pattern recognition receptors*). Por otro lado, los receptores específicos de la respuesta inmunológica adaptativa se expresan directamente en las células efectoras como el receptor de linfocitos T

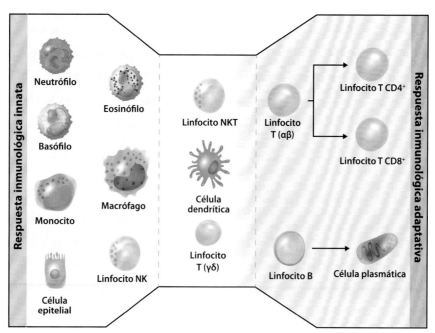

FIGURA 1-2. Respuesta inmunológica celular. Para su estudio se divide en respuesta inmunológica innata y respuesta inmunológica adaptativa. Dentro de las células efectoras de la respuesta inmunológica innata se encuentran las células epiteliales, los neutrófilos, eosinófilos, basófilos, monocitos/macrófagos y linfocitos NK. Los linfocitos NKT y los linfocitos T γδ comparten características tanto de la respuesta inmunológica innata como de la adaptativa, mientras que las células dendríticas conectan ambas respuestas a través del proceso de presentación de antígeno. La respuesta inmunológica celular adaptativa se compone de linfocitos T, los cuales se diferencian a linfocitos T CD4+ (linfocitos cooperadores) y linfocitos T CD8+ (linfocitos citotóxicos), además de los linfocitos B, los cuales se diferencian a células plasmáticas, encargadas de la producción de anticuerpos.

Recuadro clínico 1-1. Citocinas y regulación de las células linfoides innatas

Las células linfoides innatas conforman una familia de tres diferentes subpoblaciones. Las del grupo 1 expresan sobre todo IFN-γ, las del grupo 2 expresan IL-5, IL-9 e IL-13 y las del grupo 3 expresan IL-22 o IL-17. En realidad, las células linfoides innatas poseen un patrón de expresión de citocinas similar a las subpoblaciones Th2, Th17 y Th22. La función de las células de los grupos 1 y 3 es de protección contra bacterias, parásitos intracelulares, hongos, parásitos, enfermedades autoinmunes, alergias y obesidad. Las células del grupo 2 se consideran como la fuente más importante de IL-4, IL-5, IL-9 y GM-CSF, que son poderosos inductores de eosinófilos, producción de moco, activación alterna de macrófagos, contractilidad muscular y mastocitosis. Además, contribuyen a la reparación de tejidos y quizá se asocian con homeostasis metabólica, obesidad y estrés dietético. Las citocinas que inducen la proliferación de estas células linfoides innatas son la IL-2, IL-7, IL-4 e IL-9; en especial la IL-7.

Las células del grupo 2 también son capaces de presentar antígeno a los linfocitos T, aunque de manera menos eficaz que las células dendríticas, y de provocar la secreción de IL-2 al generar un ambiente enriquecido con la misma e inducir la proliferación de estas células linfoides innatas del grupo 2.

Aunque al principio esta población celular se asociaba con la respuesta inmunológica aguda innata y remodelación tisular, ahora se sabe que también se relacionan con la regulación de la inmunidad adaptativa, la inflamación crónica y la homeostasis metabólica. Esto se debe a que se localizan en las barreras mucosas en íntima proximidad con las superficies epiteliales.

Las células del grupo 1 son CD127+CD34–c-Kit–CD161+/CD56–/Tbet+/KIR3DL1–NKp44–IL-15Ra— IL-1R1— y secretan IFNγ; por lo anterior, se les considera funcional y fenotípicamente similares a los linfocitos Th1. Estas células se acumulan en la lámina propia del intestino de pacientes con enfermedad de Crohn.

Una característica esencial de estas poblaciones celulares es su elevada plasticidad, al parecer regulada por el factor de transcripción Tbet (que se considera específico de los linfocitos Th1) y por la interleucina 12 y la interleucina 23. Al parecer estas células se desarrollan después de la colonización del intestino, se relacionan con las respuestas inmunológicas innatas muy tempranas contra bacterias y refuerzan el papel regulador de la microbiota intestinal sobre el desarrollo y la especificidad del sistema inmunológico del individuo desde el nacimiento.

(TCR, *T cell receptor*) y el receptor de linfocitos B (BCR, *B cell receptor*). Adicionalmente, las células plasmáticas secretan moléculas efectoras altamente específicas denominadas anticuerpos, que son capaces de diferenciar entre dos cepas de un mismo microorganismo o una mutación puntual en una proteína.

Diversidad: la capacidad de discriminar entre los componentes propios del individuo y los ajenos, o entre un microorganismo y otro, resulta esencial para el desarrollo de una respuesta inmunológica altamente eficiente. Las células que participan en la respuesta inmunológica requieren una gran variedad de receptores para ser capaces de responder a infinidad de moléculas extrañas al organismo. En la respuesta inmunológica adaptativa, los receptores TCR y BCR expresados en células T y B, así como los anticuerpos, se modifican genéticamente durante su desarrollo en los *loci* respectivos. Estos procesos generan múltiples células con receptores que presentan una especificidad única, lo que se conoce como **generación de diversidad**.

Tolerancia: para llevar a cabo su función de forma eficiente, el sistema inmunológico es "instruido" para discernir entre lo propio y lo no propio. La tolerancia es el proceso mediante el cual los leucocitos son capaces de "ignorar" a las células que forman parte del organismo y por lo tanto evitan el establecimiento de una respuesta inmunológica contra ellas. Los linfocitos T y B sufren un proceso de selección positiva y negativa durante su maduración con la finalidad de impedir la generación de clonas autorreactivas, además de que éstas son controladas de forma periférica para evitar la activación de las que no fueron eliminadas durante el proceso de maduración.

Memoria inmunológica: durante el primer encuentro contra un patógeno, el sistema inmunológico necesita reconocerlo como extraño para después activar una serie de procesos celulares que culminan en la generación de una respuesta inmunológica adaptativa de alta especificidad. Debido a que este tipo de respuesta requiere de una inversión significativa de tiempo y energía, el sistema inmunológico es capaz de generar una respuesta de "reserva" después de que el agente es eliminado. Esta respuesta de reserva se encuentra en el individuo de forma latente, y cuando se presenta un segundo encuentro con el mismo patógeno, la respuesta inmunológica adaptativa lo reconoce de una forma más rápida y eficiente. Este proceso se conoce como memoria inmunológica, y de ella depende el éxito de inmunoterapias como las vacunas (cap. 30, Vacunas), en las que un individuo es expuesto a antígenos microbianos para que en un futuro no desarrolle la enfermedad, reduciendo el riesgo de un cuadro clínico significativo.

División del trabajo: los agentes infecciosos tienen la capacidad de proliferar en el espacio extracelular o intracelular, lo que requie-

re el desarrollo de una respuesta inmunológica especializada dependiendo de la localización del patógeno. Tanto la respuesta inmunológica innata como la adaptativa presentan mecanismos capaces de eliminar patógenos extracelulares o intracelulares; sin embargo, las células efectoras de la respuesta inmunológica adaptativa tienen capacidades superiores a las células innatas en la eliminación de uno u otro patógeno. De esta forma, los anticuerpos producidos por las células plasmáticas y los linfocitos B van dirigidos generalmente contra patógenos que se desarrollan en el medio extracelular; mientras tanto, subtipos especializados de linfocitos T son capaces de detectar células infectadas con virus o que presentan algún tipo de transformación. Los linfocitos T citotóxicos, por ejemplo, pueden inducir la muerte por apoptosis de células infectadas, con la finalidad de evitar la proliferación del patógeno y la infección de otras células.

Activación de la respuesta inmunológica

El sistema inmunológico tiene la capacidad de reaccionar en contra de cualquier agente extraño al organismo. En principio el sistema inmunológico tiene que ser activado, hasta el establecimiento de una respuesta combinada, tanto innata como adaptativa, con el fin de eliminar microorganismos patógenos, así como células alteradas o infectadas. Los mecanismos de activación de la respuesta inmunológica incluyen: reconocimiento molecular a través de receptores, la liberación de citocinas y la presentación de antígenos que permite la interacción entre la respuesta inmunológica innata y la adaptativa. Por último, la activación de los mecanismos efectores de la respuesta adaptativa, los cuales son altamente específicos y generan la memoria inmunológica, así como la tolerancia contra antígenos propios. Es necesario mencionar que los procesos de regulación y control de la respuesta inmunológica son de suma importancia para evitar el desarrollo de diferentes patologías producidas por una respuesta sostenida por periodos largos; una vez que el patógeno es eliminado, se produce una respuesta antiinflamatoria que permite la contracción de la población celular, es decir, se elimina la mayoría de los leucocitos que proliferaron con la finalidad de combatir al microorganismo, además se favorece la reparación de los daños tisulares y la recuperación de la homeostasis.

La respuesta inmunológica puede activarse por las siguientes causas:

1) Invasión de patógenos al hospedero mediante un mecanismo no controlado, es decir que el contacto se produce a través de un vector o por la presencia del microorganismo en el ambiente. El individuo puede cursar una infección clínica o subclínica y generalmente desarrolla células de memoria. Esta respuesta se conoce como **inmunidad activa natural**.

2) La administración de agentes patógenos vivos atenuados o muertos, así como sus componentes mediante la vacunación (cap. 30, Vacunas). Este mecanismo genera una exposición controlada, que produce regularmente una infección subclínica, no compromete la vida del individuo y puede producir células de memoria, proceso conocido como **inmunidad activa artificial**.

3) La transferencia maternal: un recién nacido proveniente de un ambiente estéril necesita enfrentarse a diferentes condiciones con la finalidad de madurar su sistema inmunológico, en esta etapa el neonato es susceptible a varias infecciones. Sin embargo, la madre provee de anticuerpos que protegen al recién nacido durante la lactancia. Los anticuerpos transferidos reconocen patógenos a los que la madre ha desarrollado una respuesta inmunológica adaptativa. Este mecanismo se denomina **inmunidad pasiva natural**.

4) La transferencia artificial de inmunidad es el último mecanismo por el cual un individuo puede obtener protección contra un agente invasivo. Este método requiere la administración de anticuerpos específicos obtenidos de otro individuo o especie antes inmunizado. Tal es el caso de los sueros antiveneno, en donde los anticuerpos neutralizan las toxinas y protegen al individuo de sus efectos e incluso de la muerte. Este fenómeno es llamado **inmunidad pasiva artificial**.

▌ RESPUESTA INMUNOLÓGICA INNATA

La respuesta inmunológica innata representa la primera barrera natural de defensa y se encarga del reconocimiento rápido de los agentes infecciosos, así como de la liberación de citocinas y quimiocinas que exacerban la respuesta para favorecer la eliminación de dichos agentes patógenos. Está constituida por barreras físicas, químicas y mecánicas, así como leucocitos polimorfonucleares y mononucleares que protegen al individuo de aquellos patógenos que logran evadir las barreras fisicoquímicas.

La piel y las mucosas constituyen las barreras físicas por excelencia contra agentes patógenos. Estas barreras separan al organismo del mundo externo mediante delgadas capas celulares que cubren una amplia superficie; por ejemplo, el epitelio intestinal tiene aproximadamente 200 m² de superficie, mientras que la piel tiene 2 m². Las células del epitelio producen también una barrera química, incluyendo moléculas como los péptidos antimicrobianos (AMP, *antimicrobial peptides*) capaces de matar o inactivar diferentes microorganismos. Existen diferentes variedades de AMP: defensinas, catelicidinas, lectinas tipo C, ribonucleasas, proteínas S100 y psoriasina. Otro mecanismo de defensa está constituido por barreras de tipo mecánico; en la mucosa los movimientos ciliares favorecen la expulsión de los microorganismos a través de la remoción y recambio de las mucosas; en este mismo sentido, los movimientos peristálticos son importantes para la expulsión de agentes parásitos en el intestino.

La microbiota (cap. 31) también está asociada a los mecanismos de defensa del organismo contra agentes patógenos. Tanto la piel como las mucosas se encuentran pobladas por microorganismos comensales, los cuales limitan el espacio disponible para el estable-cimiento de microorganismos invasores. La constitución de la microbiota es individual y depende de múltiples factores, como el ambiente en el que un individuo se desarrolla desde el momento de su nacimiento, su alimentación, así como el uso de antibióticos y la exposición a radiaciones.

Inflamación como proceso de activación de la respuesta inmunológica innata

Tras la rotura mecánica de las barreras físicas, debido a la invasión de un microoganismo o algún evento traumático como golpes, las células dañadas secretan DAMP, por ejemplo, las proteínas de choque térmico; los leucocitos residentes como mastocitos, células dendríticas y macrófagos se activan al reconocer a los DAMP o a los PAMP procedentes del agente infeccioso, y generan moléculas como la histamina, leucotrienos y prostaglandinas, dando inicio a una cadena de sucesos que dan lugar a una respuesta inflamatoria. La **inflamación** se ha caracterizado clásicamente por los cuatro signos definidos originalmente por Celsus: calor (incremento de la temperatura), rubor (enrojecimiento), tumor (hinchazón) y dolor. Posteriormente, Virchow agregó la pérdida de la función como signo adicional de la inflamación (figura 1-3). La histamina y las prostaglandinas liberadas en el medio por parte de los mastocitos y otros leucocitos residentes produce la vasodilatación del epitelio vascular, lo que incrementa la permeabilidad y permite la salida de plasma al sitio de infección; asimismo, las células del epitelio se activan e incrementan la expresión de moléculas de adhesión con la finalidad de favorecer el fenómeno de diapédesis, mediante el cual, los leucocitos que se encuentran en la sangre migran al sitio de inflamación y participan en el fenómeno inflamatorio.

La activación del epitelio vascular induce la expresión de moléculas de adhesión como la P-selectina y la vasodilatación reduce la velocidad del flujo sanguíneo. La P-selectina interactúa con las integrinas presentes en los leucocitos, produciendo una adhesión rápida y transitoria constante, fenómeno conocido como *rolling* o rodamiento. Después de unas horas de iniciado el proceso de inflamación el endotelio vascular expresa E-selectina, la cual favorece un *rolling* más lento y en consecuencia la activación leucocitaria por parte de las quimiocinas. Los leucocitos incrementan su expresión de integrinas para formar interacciones cada vez más fuertes con el endotelio vascular hasta producir un alto total del *rolling*; mediante cambios en el citoesqueleto, el leucocito realiza una transmigración del interior del vaso sanguíneo hacia el tejido, en donde lleva a cabo su función (figura 1-4).

Respuesta inmunológica innata celular

Para discriminar entre lo propio y no propio, los leucocitos cuentan con receptores que son capaces de reconocer moléculas expresadas de forma genérica entre diferentes microorganismos. Estos receptores conocidos como PRR, los cuales reconocen a los PAMP y DAMP, son codificados en la línea germinal y se encuentran presentes de forma intracelular y extracelular. Dentro de los PRR (cap. 10, Moléculas de reconocimiento antigénico y coestimuladoras) se encuentran:

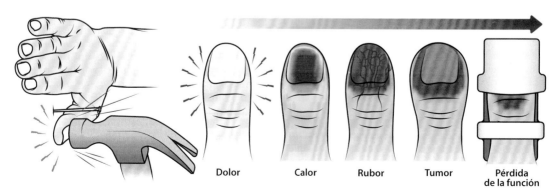

Dolor Calor Rubor Tumor Pérdida de la función

Figura 1-3. Signos de la inflamación. Los signos de la inflamación definidos por Celsus son referidos como "dolor", inducido por mediadores inflamatorios y neuronas sensoriales; "calor", debido al aumento del flujo sanguíneo; "rubor", enrojecimiento de la piel por el flujo sanguíneo y mediadores inflamatorios; "tumor", producido por el aumento de fluidos y células en el tejido; además, Virchow agregó "perdida de la función", referido a la reducción de la función del órgano afectado en el proceso inflamatorio.

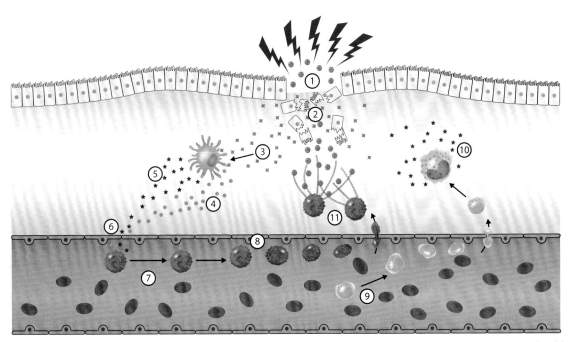

Figura 1-4. **Mecanismos de la inflamación.** 1) Inducción de daño tisular o infección, 2) Liberación de DAMP y PAMP debido al daño celular, 3) los cuales son reconocidos por las células dendríticas residentes del tejido, 4) éstas a su vez liberan quimiocinas y 5) citocinas. Las quimiocinas se liberan en forma de gradiente para atraer a células inflamatorias al tejido dañado; 6) los neutrófilos son las primeras células que responden a la inflamación, 7) al activarse se adhieren a las paredes de los vasos sanguíneos y pasan a través de las células endoteliales mediante proceso de "rodamiento". En el sitio de la inflamación 8), los neutrófilos participan fagocitando microorganismos y liberando el contenido de sus gránulos al tejido. Los monocitos migran al tejido inflamado 9) casi al mismo tiempo que los neutrófilos, 10) al llegar al tejido se diferencian en macrófagos, los cuales participan en la inflamación fagocitando microorganismos y produciendo citocinas inflamatorias. 11) Si la inflamación persiste, los neutrófilos activan una muerte celular inflamatoria llamada NETosis, con la cual se liberan trampas de ADN decoradas con moléculas antimicrobianas para atrapar y matar a los microorganismos, limitando de esta forma la infección.

- Receptores tipo Toll (TLR, *Toll like receptors*). Actualmente, en el humano se conocen 10 TLR, de los cuales el TLR-1, -2, -4, -5, -6 y -10 se encuentran en la superficie celular y reconocen PAMP provenientes principalmente de bacterias, hongos, parásitos, así como diferentes DAMP; mientras tanto los TLR -3, -7, -8 y -9 se localizan en compartimientos intracelulares y reconocen ácidos nucleicos y otros productos virales.
- Receptores tipo RIG-1 (RLR, RIG-1 *like receptors*), que se localizan intracelularmente y reconocen principalmente ácidos nucleicos derivados de virus.
- Receptores tipo NOD (NLR, NOD *like receptors*), que se encuentran en el interior de la célula y reconocen principalmente PAMP y DAMP.
- Receptores de lectina tipo C (CLR, C-*type lectin receptors*) que se unen a carbohidratos.

Los PRR se encuentran en diferentes células; entre los leucocitos se incluyen los neutrófilos, monocitos, macrófagos, linfocitos B y células dendríticas (DC), sin embargo, los tipos de PRR y la cantidad de éstos suele ser característica distintiva para cada estirpe celular.

Una vez que reconocen a los PAMP o DAMP, las células de la respuesta inmunológica innata cumplen con diferentes funciones y presentan varios mecanismos que les permiten eliminar rápidamente al patógeno o en su caso contener la infección hasta el desarrollo de la respuesta inmunológica adaptativa (figura 1-5). Tras su activación, las células secretan diferentes citocinas, quimiocinas y otros metabolitos que amplifican la respuesta y funcionan tanto de forma autocrina como paracrina. Cabe señalar que algunas citocinas además de ser importantes para la comunicación celular, tienen acción directa sobre el agente invasor; por ejemplo, los interferones (IFN) son capaces de interrumpir la replicación viral dentro de las células en diferentes etapas, mientras que moléculas pertenecientes a la familia del factor de necrosis tumoral (TNF, *tumor necrosis factor*) induce mecanismos de apoptosis celular, importante para combatir a las células transformadas que en etapas tardías dan lugar a la formación de tumores.

Un mecanismo celular que ha tomado importancia durante los últimos años es la capacidad de formar trampas extracelulares. Esta capacidad fue descubierta primordialmente en neutrófilos, sin embargo, los mastocitos y los eosinófilos también la presentan. Las trampas extracelulares de neutrófilos (NET, *neutrophil-extracellular traps*) son un mecanismo de defensa utilizado por los neutrófilos como uno de los últimos recursos de su respuesta, ya que produce la muerte celular. Las NET están constituidas por ácidos nucleicos y el contenido de los gránulos del neutrófilo, lo que permite atrapar a los microorganismos en una red pegajosa y facilitar su degradación mediante la acción de la lisozima y otros componentes granulares.

Otra función esencial de los leucocitos que participan en la respuesta inmunológica innata es la capacidad de internalizar y degradar microorganismos, principalmente por el proceso conocido como fagocitosis. La fagocitosis también es importante para la activación de la respuesta inmunológica adaptativa al favorecer el proceso de presentación antigénica.

Células efectoras de la respuesta inmunológica innata

Neutrófilos. Son las células de la respuesta inmunológica con actividad fagocítica más abundantes y constituyen de 50 a 70% de los leucocitos en la sangre. Sus gránulos presentan una gran variedad de enzimas y AMP que se liberan al medio después de activarse. Asimismo, los neutrófilos tienen la capacidad de producir y secretar grandes cantidades de especies reactivas de oxígeno (ROS, *reactive oxygen species*), especies reactivas de nitrógeno (RNS, *reactive nitrogen species*) y halogenuros, compuestos altamente tóxicos con actividad microbicida. Además de la fagocitosis, los neutrófilos generan estallido respiratorio liberando oxidantes y se degranulan como mecanismos antimicrobianos principales contra microorganismos intracelulares. Una estrategia alternativa de los neutrófilos para eliminar microorganismos extracelulares es la formación de redes o NET. Avances recientes en el estudio de la biología del neutrófilo sugieren que hay dos clases principales, N1 o proinflamatorios y N2 o antiinflamatorios, dependiendo de las citocinas que producen, las cuales serían responsables de su función, sin embargo, esta área de investigación se encuentra aún en desarrollo.

Monocitos y macrófagos. Son fagocitos mononucleares presentes en la sangre y tejidos. Los monocitos participan de forma activa en

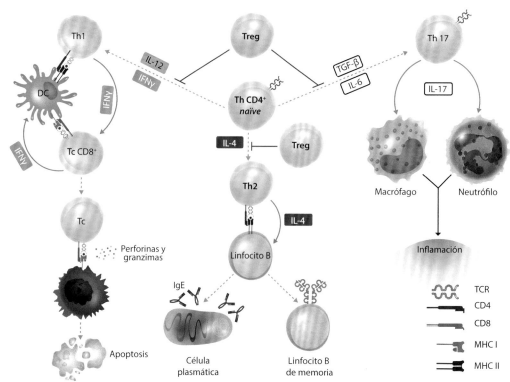

Figura 1-5. Mecanismos de la respuesta inmunológica adaptativa. Los linfocitos Th CD4⁺ *naïve*, después de interactuar con el antígeno y en presencia de diferentes citocinas, se diferencian en distintos subtipos. Los linfocitos Th1 CD4⁺ participan en la respuesta inmunológica celular, al proveer citocinas para que los linfocitos Tc CD8⁺ se activen correctamente y lleven a cabo su función citotóxica. Los linfocitos Th2 CD4⁺ participan en la respuesta inmunológica humoral; la respuesta timo independiente de los linfocitos B produce el *switch* o cambio de clase de anticuerpo, la maduración de la afinidad y la generación de memoria. Por otro lado, los linfocitos Th17 CD4⁺ participan en la respuesta inflamatoria al incrementar la actividad de las células de la respuesta inmunológica innata, como neutrófilos y macrófagos. Por último, los linfocitos Treg participan en la regulación de la respuesta inmunológica al inhibir su actividad luego de que la infección por el patógeno es eliminada.

los procesos inflamatorios y la resolución de infecciones. Los monocitos viajan en el sistema circulatorio y tienen un fácil acceso a órganos y tejidos, migrando de forma eficiente al sitio de inflamación o infección. Una vez alcanzado el tejido, los monocitos se diferencian hasta convertirse en macrófagos inflamatorios. Tanto los macrófagos reclutados *de novo* como los macrófagos residentes son importantes en el desarrollo y resolución del proceso inflamatorio, la remodelación del tejido y la recuperación de la homeostasis. De acuerdo con sus funciones efectoras, los macrófagos pueden dividirse en proinflamatorios (M1) o antiinflamatorios (M2).

Eosinófilos. Estas células se encuentran presentes en la sangre, piel, médula ósea, timo y mucosas, en donde participan en la respuesta inmunológica innata contra patógenos, principalmente multicelulares o parásitos. Es posible que estas células participen también en la presentación de antígenos a los linfocitos T. Asimismo, los eosinófilos están relacionados con algunas reacciones de hipersensibilidad, ya que al activarse inducen la producción de mucina, generando síntomas característicos de las alergias aéreas como la secreción nasal.

Basófilos. Son una pequeña población de granulocitos en la sangre asociados principalmente a respuestas inflamatorias alérgicas. Se sabe que son células que se encuentran en la sangre en su forma madura y que tras su activación migran a los ganglios linfáticos, donde producen grandes cantidades de interleucina-4 (IL-4) y mediadores inflamatorios como la histamina y serotonina. Investigaciones recientes sugieren que los basófilos pueden participar en la presentación de antígeno, y también se han visto relacionados con el establecimiento de una respuesta inmunológica adaptativa contra helmintos al favorecer su expulsión del organismo; sin embargo, las funciones principales de los basófilos están relacionadas con la regulación de las respuestas inflamatorias alérgicas agudas y crónicas.

Mastocitos. Son células morfológicamente similares a los basófilos ya que proceden de un progenitor común. Los mastocitos abandonan la médula ósea en forma inmadura y terminan su maduración en los tejidos en donde permanecen un largo tiempo. Estas células contienen gránulos secretores ricos en histamina, heparina y otros mediadores inflamatorios, los cuales regulan la vasodilatación y la homeostasis vascular. Los mastocitos están íntimamente relacionados con reacciones de hipersensibilidad agudas después del contacto con moléculas presentes en el ambiente, conocidas como alérgenos, que ocasionan una respuesta inmunológica en individuos susceptibles. Adicionalmente, los mastocitos están implicados en la fisiopatología de reacciones alérgicas severas como asma y anafilaxia.

Células dendríticas. Estas células se dividen en tres subclases principales, las células dendríticas plasmacitoides (pDC), las células dendríticas mieloides (mDC) y las células dendríticas intersticiales (iDC). Son las células presentadoras de antígeno profesionales (APC, *antigen presenting cells*). Las células dendríticas tienen una gran capacidad de migrar a los ganglios linfáticos en donde encuentran a los linfocitos T con los que interactúan para iniciar la respuesta inmunológica adaptativa.

Células linfoides innatas. Existen varias células de este tipo, como las células NK (*natural killer*). Son linfocitos que presentan receptores provenientes de línea germinal. Las células NK presentan una actividad citotóxica contra células transformadas o infectadas por virus, principalmente mediante un mecanismo que involucra dos tipos de receptores. Los receptores encargados de la inhibición de la actividad citotóxica incluyen a los miembros de la familia de los receptores asesinos parecidos a inmunoglobulina (KIR, *killer immunoglobulin-like receptors*) encargados de reconocer moléculas del leucocito antigénico humano (HLA, *human leukocyte antigen*) clases A, B y C, así como el NKG2A, que reconoce moléculas HLA-E. Otros tipos de KIR acoplados a la molécula DAP12 reconocen moléculas similares al HLA y son capaces de activar su efecto citotóxico. Cuando los receptores inhibidores no están presentes la célula NK libera granzimas y perforinas, enzimas que producen la muerte de su célula blanco por la generación de poros en su membrana plasmática. Asimismo, la célula NK produce quimiocinas y citocinas como el IFN-γ, que se incrementa por el reconocimiento de PAMP y DAMP a través de sus TLR.

Del mismo modo, las células linfoides innatas (ILC, *innate lymphoid cells*), han sido descritas en ratones y en el intestino de los humanos: las ILC son fenotípicamente similares a las células NK y se cree que están relacionadas durante su desarrollo. Estas células se dividen en ILC-1, ILC-2 y ILC-3, y se consideran por algunos autores como la contraparte innata de los linfocitos Th (*helper*, cooperadores) CD4$^+$ tipo Th1, Th2 y Th17 debido al perfil de citocinas que secretan. Se cree que estas ILC participan en la protección contra bacterias y helmintos, sin embargo, actualmente se desconoce su función de forma detallada.

Linfocitos T$\gamma\delta$. Son células que participan tanto en la respuesta inmunológica innata como adaptativa debido a la variedad de sus funciones biológicas. A diferencia de los linfocitos T$\alpha\beta$, estos linfocitos reconocen antígenos no peptídicos como fosfoantígenos, isoprenoides, alquilaminas, moléculas no clásicas del complejo mayor de histocompatibilidad clase I (MHC, *major histocompatibility complex class I*), MICA y MICB. Los linfocitos T$_{V\gamma9V\delta2}$ secretan diferentes tipos de citocinas y se ha propuesto su división en: productores de IFN-γ, productores de IL-4, productores de IL-17, reguladores, aquellos similares a los linfocitos cooperadores foliculares (T$_{FH}$) y aquellos con un perfil innato caracterizados por un comportamiento como célula presentadora de antígeno (APC, *antigen presenting cell*). Estos linfocitos se han relacionado con una actividad citotóxica similar a los linfocitos T citotóxicos (*T cell cytotoxic*) CD8$^+$ y cooperadora como los linfocitos Th CD4$^+$, interactúan con antígenos expresados en la molécula CD1 y representan una línea de defensa inicial en infecciones y enfermedades malignas.

Respuesta inmunológica innata humoral

Dentro de la respuesta inmunológica innata existen mecanismos y moléculas enfocados en limitar o detener la penetración de microorganismos y otros agentes extraños al organismo. La piel y las mucosas secretan enzimas como la lisozima y la lactoferrina, que comprometen la supervivencia de los microorganismos. De igual forma, moléculas como los AMP y el sistema del complemento participan de forma activa en la eliminación de microorganismos, aunque de forma poco específica. Los principales mecanismos antimicrobianos innatos se describen a continuación:

Péptidos antimicrobianos. Los AMP son moléculas presentes en las barreras físicas que ayudan a eliminar a los patógenos antes de la invasión del organismo además de actuar como agentes quimiotácticos para los leucocitos. Son sintetizados por células epiteliales, neutrófilos, macrófagos y otros leucocitos. Estos AMP se encuentran de forma constitutiva en la piel y mucosas, sin embargo, su producción puede incrementarse en la respuesta inflamatoria.

Las β-defensinas y las catelicidinas son dos familias de AMP presentes en el epitelio de la piel cuya actividad antimicrobiana se ha descrito ampliamente en la piel, mientras que las α-defensinas y las lectinas tipo C se encuentran principalmente en el intestino. Las β-defensinas son AMP pequeños de 2 a 3 kDa con una estructura anfipática con aminoácidos catiónicos e hidrofóbicos, por lo que son capaces de insertarse en las membranas celulares mediante su unión a los lípidos; las defensinas generan poros en la membrana con lo que pueden eliminar bacterias Gram (+), Gram (-) y otros parásitos. Las catelicidinas son una familia de péptidos con una actividad similar a las defensinas; están constituidas por 18 residuos de aminoácidos (aa) o menos formadas a partir de un solo precursor, dentro de las que se encuentra la LL37, la cual es sintetizada de forma abundante por los queratinocitos en procesos de inflamación. La LL37, además de ocasionar un daño directo en los organismos, es capaz de atraer a neutrófilos, mastocitos, monocitos y linfocitos T al sitio de infección.

Las α-defensinas presentes de forma abundante en el intestino son similares a las β-defensinas en su función y estructura; la diferencia principal entre las dos clases de defensinas radica en las po-

siciones de los enlaces disulfuro dentro de las cadenas. Por otra parte, las lectinas tipo C son capaces de unirse a los residuos de glucano de la pared celular de las bacterias Gram (+).

El sistema del complemento (cap. 4). Este sistema está conformado por una serie de proteínas solubles presentes en el suero, la linfa y el líquido intersticial, producidas principalmente por el hígado; sin embargo, los leucocitos también sintetizan algunas de estas proteínas con la finalidad de producir una respuesta local. Las proteínas del complemento generalmente deben ser escindidas para activarse. La cascada de activación puede llevarse a cabo por tres diferentes vías: la vía alterna, la vía de las lectinas y la vía clásica que involucra la participación de anticuerpos y por lo tanto es un mecanismo dependiente tanto de la respuesta inmunológica innata como de la adaptativa. Las tres vías de activación involucran la formación de un conjunto enzimático denominado C3 convertasa y una C5 convertasa, que pueden llevar a la producción del complejo de ataque a membrana (MAC, *membrane attack complex*) y a la liberación de anafilatoxinas y opsoninas. La anafilatoxina por excelencia producida por el sistema de complemento es el fragmento C5a, mientras que C3b es una opsonina que al ser reconocida por su receptor en los fagocitos facilita el proceso de internalización de los microorganismos. El sistema del complemento se encuentra finamente regulado, ya que algunos componentes, específicamente C3, se activan de forma basal y la ausencia de mecanismos de regulación puede producir alteraciones y enfermedades autoinmunes. Cabe mencionar que el proceso de coagulación también puede activar al sistema del complemento; sin embargo, esta vía de activación aún no se considera como tal en un sentido estricto, ya que es un proceso secundario a la cascada de la coagulación y no su principal función.

Anticuerpos naturales (cap. 8). Un mecanismo descrito recientemente de respuesta inmunológica innata humoral son los anticuerpos "naturales" producidas por linfocitos B1. Estos linfocitos se encuentran principalmente en el bazo y la respuesta que producen es contra antígenos no peptídicos, mediante un mecanismo independiente de linfocitos T. Los anticuerpos que producen son del tipo IgM y se caracterizan por una baja afinidad por el antígeno. Las investigaciones en este ámbito se han realizado especialmente en ratones, sin embargo, su participación en la respuesta inmunológica en el humano aún requiere investigación adicional.

Presentación de antígeno (cap. 11). El sistema inmunológico es capaz de reconocer moléculas propias y no propias mediante el proceso biológico denominado "presentación de antígeno"; dicho proceso es vital para conectar la respuesta inmunológica innata y la adaptativa. El proceso de presentación de antígeno es mediado a través de moléculas del complejo mayor de histocompatibilidad (MHC, *Major histopatocompatibility complex*) clase I y clase II, también denominadas en humanos antígeno leucocitario humano (HLA, *human leukocyte antigen*) o H2 en el ratón. Las moléculas del MHC son expresadas principalmente en la superficie membranal de las APC. Las moléculas del MHC clase I son expresadas por todas las células nucleadas, sin embargo, la expresión de las moléculas del MHC clase II está restringida a APC, incluyendo a las células dendríticas, macrófagos y linfocitos B.

Las moléculas del MHC clase I se encargan principalmente de presentar antígenos intracelulares a los linfocitos T citotóxicos (Tc) o comúnmente denominados T CD8$^+$ $\alpha\beta$, y los antígenos extracelulares son presentados mediante el MHC clase II a los linfocitos T cooperadores (Th) o comúnmente denominados T CD4$^+$ $\alpha\beta$; sin embargo, en ciertos casos los antígenos intracelulares pueden ser presentados a través del MHC clase II, fenómeno denominado presentación cruzada.

Las proteínas celulares son metabolizadas una vez que su vida útil termina mediante unidades conocidas como proteosomas; esto también sucede con las proteínas que no son funcionales. Los péptidos resultantes son transportados al retículo endoplásmico, en donde se corta la parte N-terminal del péptido, para posteriormente ser cargados en las moléculas MCH clase I. En el caso del MHC clase II, los antígenos son procesados en los compartimentos endosomales, para finalmente ser degradados a péptidos en los lisosomas y cargados a las moléculas del MHC clase II.

Una tercera familia de moléculas del MHC se especializa en la presentación de lípidos, estas moléculas se denominan CD1. La mayoría de las moléculas CD1 siguen la vía endosomal. CD1 se expresa primordialmente en células dendríticas derivadas de monocitos y en células de Largenhans. CD1 está principalmente asociada con la presentación de antígeno a células NKT invariantes (iNKT) y linfocitos T γδ.

Superantígenos

Los antígenos convencionales se unen a moléculas del MHC y son reconocidos por TCR específicos, por lo que solo una pequeña cantidad de clonas de linfocitos T resultan activadas. Por otro lado, los superantígenos son compuestos derivados de microorganismos que pueden activar una gran variedad de linfocitos T; algunos superantígenos son capaces de activar hasta 20% del total de linfocitos T. El mecanismo por el cual los superantígenos inducen una activación policlonal de linfocitos T es a través de la unión lateral al TCR y MHC sin necesidad de tener un procesamiento previo, por lo que la activación a través de esta vía puede resultar en una inflamación masiva, liberando mediadores proinflamatorios que pueden desencadenar condiciones como por ejemplo el síndrome de choque tóxico, que es provocado por superantígenos liberados por *Staphylococcus aureus*.

❚ RESPUESTA INMUNOLÓGICA ADAPTATIVA

La respuesta inmunológica adaptativa ha sido observada desde tiempos antiguos; en el año 430 a.C. durante la plaga de Atenas, Tucídides escribió: *"Eran los que se habían recuperado de la enfermedad los que más compasión de los moribundos mostraban. Ellos sabían de la enfermedad por experiencia propia, por lo que no tenían miedo de ella, en efecto, la enfermedad no ataca por segunda vez, nunca, al menos hasta el punto de resultar fatal".* Los griegos entendían que haber sido previamente expuestos a cierta enfermedad les proporcionaba protección.

La evolución ha dotado a los vertebrados de un sistema de respuesta inmunológica más específica y con un mayor repertorio que la respuesta inmunológica innata, la cual cuenta solo con receptores codificados en línea germinal. Una característica única de la respuesta inmunológica adaptativa es la capacidad de generar memoria inmunológica, por lo que una segunda exposición antigénica genera una respuesta inmediata y altamente específica.

Para su estudio, la respuesta inmunológica adaptativa se divide en respuesta celular y respuesta humoral. La respuesta adaptativa celular consta de una serie de clonas específicas de linfocitos T αβ y B, los cuales se activan al momento de reconocer a su antígeno. La respuesta adaptativa humoral consta de anticuerpos altamente específicos originados por recombinación somática contra un epítopo en particular. Para establecerse, una respuesta inmunológica adaptativa altamente eficiente depende de los mecanismos celulares y humorales de la respuesta inmunológica innata, como la presentación antigénica, de moléculas de coestimulación, así como la liberación de citocinas que conducen a una respuesta adaptativa celular o humoral y la secreción de quimiocinas que promueven la movilidad de los linfocitos T y B. Cabe mencionar que las moléculas que son reconocidas por los BCR, TCR y anticuerpos son pequeñas porciones de un microorganismo o inmunógeno denominado antígeno.

Linfocitos T y la respuesta inmunológica adaptativa celular

Los linfocitos T son originados en la médula ósea y en el hígado fetal, para posteriormente pasar al timo en donde terminan su diferenciación y de donde proviene su nombre. Se derivan en dos subtipos dependiendo del TCR que presentan, dividiéndose en linfocitos T αβ y en linfocitos T γδ. Las cadenas que conforman al TCR provienen de un proceso de recombinación somática, en donde los segmentos de variabilidad (V), diversidad (D) y unión (J) se recombinan entre sí de forma aleatoria; sin embargo, los linfocitos T γδ tienen una menor variabilidad y su actividad está relacionada principalmente con la respuesta inmunológica innata.

Con la finalidad de disminuir la probabilidad de desarrollar una respuesta inmunológica contra antígenos propios, los linfocitos T αβ pasan por dos procesos de control durante su maduración en el timo. La selección positiva ocurre cuando el TCR reconoce con baja afinidad antígenos propios unidos al MHC en el epitelio tímico. Los TCR que no reconocen antígenos propios acoplados al MHC se eliminan por apoptosis. La selección negativa ocurre cuando los TCR reconocen antígenos propios acoplados al MHC con alta afinidad, las clonas autorreactivas se eliminan en un proceso llamado tolerancia central.

Una vez que el linfocito T αβ pasa por este control, se libera a la circulación donde se encuentran como linfocitos Tc CD8+ o como linfocitos Th CD4+, los cuales se consideran *naïve* ya que no se han expuesto a su antígeno específico.

Debido a la alta variedad de TCR presentes en el organismo, la probabilidad de encontrar varios linfocitos con la misma especificidad es muy baja, por lo que al activarse sufren un proceso de "expansión clonal", en donde el linfocito se divide y permanece activo para después dar lugar a la generación de células con un periodo de vida muy amplio, capaces de reconocer a su antígeno más rápidamente en comparación con su primer reconocimiento, proceso conocido como memoria inmunológica.

Como se mencionó anteriormente, los linfocitos T solo pueden detectar antígenos procesados por las APC. Los linfocitos T αβ detectan péptidos presentados en el contexto molecular del MHC II, mientras que los T γδ reconocen antígenos no peptídicos, los cuales se presentan a través de moléculas homólogas al MHC, como es el caso de la familia CD1 expresada en las APC y prácticamente en todas las células del organismo. Cuando el linfocito T reconoce a su antígeno a través de su TCR, se forma una sinapsis inmunológica compleja que implica a varios correceptores que estabilizan la unión; además la influencia de las citocinas presentes en el medio es de vital importancia para la activación del linfocito.

Linfocitos Th CD4+: cooperación celular

Los linfocitos T CD4+ αβ son el grupo de linfocitos más abundantes en el organismo. Estas células tienen como una de sus principales funciones colaborar en la activación de otros leucocitos, de ahí el término Th (*T helper*). En la década de 1980 Mossman y Coffman establecieron que no todos los linfocitos Th producen el mismo tipo de citocinas derivado de un proceso de activación, clasificando a los linfocitos Th en 2 categorías: Th1 y Th2. Los linfocitos Th1 fueron caracterizados por su capacidad de producir IFN-γ e IL-2, esto a través de la diferenciación de Th0 (*naïve*) mediado por IL-12 e IFN-γ, como consecuencia de este proceso de activación, expresaban el factor de transcripción T-bet. En contraste, los linfocitos Th2 son productores de IL-4, IL-5, IL-10 e IL-13, a través del estímulo de IL-4, produciendo el factor de transcripción GATA-3 de manera distintiva. En los últimos años se han descrito subpoblaciones Th adicionales: Th9, Th17, T_{FH} (cooperadores foliculares) y Treg (reguladores) (figura 1-6). Los linfocitos Th1 están implicados en la respuesta tipo celular, activando células fagocíticas, así como linfocitos NK y T CD8+. La respuesta tipo Th2 promueve la formación de anticuerpos, así como respuesta antiparasitaria, aunque también se ha implicado en procesos de hipersensibilidad. La respuesta Th17 está relacionada con procesos proinflamatorios que promueven el reclutamiento de neutrófilos y daño tisular, aunque también se ha asociado con desórdenes autoinmunes. Los linfocitos Th9 se han vinculado con respuesta antihelmíntica y activación de mastocitos. Los linfocitos T_{FH} son células CD4+ CXCR5+ de memoria que están alojadas en el bazo y los ganglios linfáticos, los linfocitos T_{FH} promueven la activación de linfocitos B, induciendo la formación de centros germinales. Los linfocitos Treg están más implicados en la regulación de procesos inflamatorios mediante la secreción de citocinas antiinflamatorias como IL-10 y TGFβ, además de mecanismos adicionales para la regulación de procesos inflamatorios.

Una función adicional de los linfocitos Th, es la cooperación entre los linfocitos T y B, a través de la presentación de antígeno mediada por las células B, favoreciendo la producción de anticuerpos y el *switch* o cambio de clase de inmunoglobulina y el proceso de maduración de la afinidad.

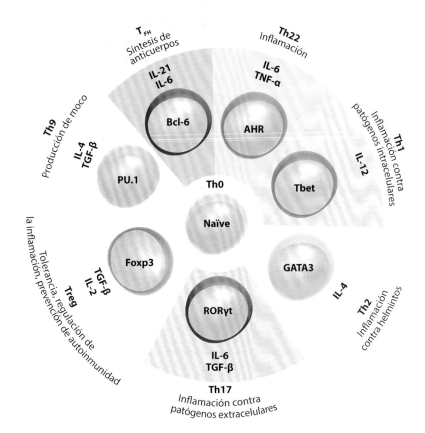

Figura 1-6. **Subpoblaciones de linfocitos T cooperadores (Th) CD4+.** Los linfocitos T CD4+ *"naïve"* pueden diferenciarse en diferentes subpoblaciones dependiendo de los estímulos presentes durante un proceso inflamatorio. Cada subpoblación de linfocitos T se puede identificar a través de los factores de transcripción específicos.

Linfocitos Tc CD8+ y respuesta inmunológica adaptativa celular

Los linfocitos Tc CD8+ son capaces de reconocer péptidos procesados de forma similar a los linfocitos Th CD4+ en los ganglios linfáticos, mediante presentación del antígeno por moléculas del MHC I y generalmente en presencia de citocinas como la IL-12. Esta presentación es posible debido a la migración del agente infeccioso o sus antígenos hacia los ganglios linfáticos en donde pueden infectar células residentes, o por presentación cruzada en las células dendríticas. Además, se ha observado que un linfocito Th CD4+ puede participar en la activación del linfocito Tc CD8+ mediante la unión simultánea de ambas células a la misma célula dendrítica, mediante la estimulación de esta última por correceptores como CD40L, así como la inducción de quimiocinas que le permiten al linfocito Tc CD8+ aproximarse a la APC. Durante la infección, los linfocitos Tc CD8+ proliferan hasta por 19 ciclos de acuerdo con estimaciones, generando linfocitos efectores o de memoria, para después morir por apoptosis una vez eliminada la infección, exceptuando a los linfocitos Tc CD8+ de memoria de vida larga (figura 1-7). El mecanismo citotóxico está mediado por el reconocimiento de su antígeno en la célula blanco mediante el MHC I, después de lo cual secretan perforinas que producen poros en las células, así como granzimas que activan la vía de las caspasas culminando en la muerte celular por apoptosis.

Linfocitos B y respuesta inmunológica adaptativa humoral

La respuesta adaptativa humoral es mediada por la producción de anticuerpos a través de células plasmáticas, las cuales son células B diferenciadas. Los linfocitos B maduran en la médula ósea y pueden reconocer antígenos de forma nativa o sin ser procesados mediante su BCR. Los linfocitos B se dividen en 2 tipos: B1 y B2. Los linfocitos B1 se clasifican como actores de la respuesta inmunológica innata, ya que no desarrollan hipermutación somática en la ontogenia, produciendo inmunoglobulinas IgM poliespecíficas, incluidos anticuerpos con afinidad por moléculas propias. Los linfocitos B2 o convencionales, poseen BCR de clase IgD o IgM monoméricos unidos a las cadenas Igα e Igβ.

Los anticuerpos son proteínas que se forman por monómeros de dos cadenas pesadas y dos cadenas ligeras con dominios de inmunoglobulina, que al igual que el TCR, se generan tras un proceso de recombinación genética al azar de los segmentos V, D y J que generan un extenso repertorio capaz de reconocer casi cualquier antígeno.

Los linfocitos B se activan por dos diferentes vías: 1) antígenos timo-independientes o 2) antígenos timo-dependientes.

En la vía timo-independiente, los linfocitos B son capaces de producir anticuerpos sin la necesidad de la cooperación con linfocitos T; los anticuerpos producidos son mayoritariamente de clase IgM de baja afinidad dirigidos en su mayoría contra polisacáridos, los linfocitos B son activados a través de la unión directa del antígeno con el BCR y a través de TLR. Se pensaba que esta vía no generaba memoria, sin embargo, en los últimos años se ha demostrado que ciertos polisacáridos que inducen un fuerte entrecruzamiento en el BCR, en conjunto con citocinas proinflamatorias y activación a través de TLR, pueden inducir células plasmáticas de memoria.

La mayoría de los anticuerpos producidos en contra de proteínas y glucoproteínas sigue la vía timo-dependiente, en la cual se requiere la cooperación de linfocitos Th CD4+, a través de la liberación de citocinas que inducen la activación, proliferación y diferenciación hacia células plasmáticas, además de favorecer un proceso de maduración de la afinidad y el *switch* o cambio en el isotipo del anticuerpo. Regularmente, una respuesta timo-dependiente produce linfocitos B y células plasmáticas de vida larga que producen niveles bajos de anticuerpos y que son capaces de responder con una eficacia mayor hacia un segundo encuentro con el antígeno.

En el humano, existen cinco clases de anticuerpos: IgA, IgD, IgE, IgG e IgM. Cada clase es distinguida dependiendo del tipo de cadena pesada que contenga. Las IgA contienen cadenas α, las IgD cadenas δ, las IgE cadenas ε, las IgG cadenas γ y las IgM contienen cadenas μ. Los anticuerpos son capaces de unirse a su antígeno presente en el medio y llevar a cabo funciones como el

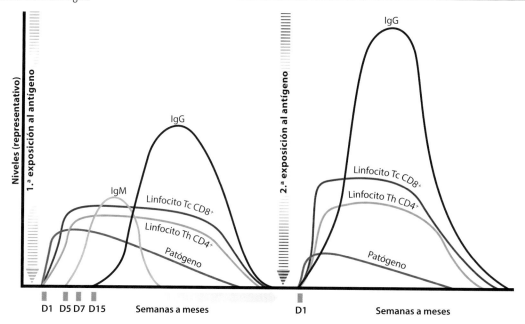

FIGURA 1-7. Respuesta inmunológica adaptativa y generación de memoria. Después del encuentro con un patógeno por primera vez, los linfocitos T proliferan y llegan a un número máximo alrededor del día 5, para disminuir su número de 2 a 4 semanas posteriores a la eliminación del microorganismo. Por otro lado, la respuesta por anticuerpos IgM es detectable el día 7, con un pico máximo de concentración el día 15; enseguida aparecen otros anticuerpos, como los de clase IgG con mayor afinidad y especificidad por el antígeno. Los anticuerpos son detectados meses más tarde de que el antígeno fue eliminado, debido a las células plasmáticas de vida larga. En una segunda infección, las células de memoria producidas durante la primera infección responden más rápidamente: los linfocitos T llegan a niveles máximos incluso luego del primer día de infección, mientras que la producción de anticuerpos IgG es mucho mayor a la observada la primera vez.

bloqueo de antígenos, neutralización de toxinas; la opsonización, con lo que favorecen el proceso de fagocitosis y la activación de la vía clásica del complemento, así como la activación de diferentes estirpes celulares como los mastocitos que se desgranulan cuando reconocen IgE a través de su receptor de alta afinidad.

Memoria inmunológica

La habilidad del sistema inmunológico para montar una respuesta rápida y específica en contra de un antígeno que previamente ha sido expuesto al hospedero, se conoce como memoria inmunológica.

Los linfocitos Th CD4+, linfocitos Tc CD8+ y los linfocitos B pueden generar una población de memoria que se mantiene presente aun después de eliminar al antígeno y que son capaces de activarse de una forma más rápida y con una mayor eficacia en un segundo encuentro. Estos linfocitos de memoria generalmente se encuentran en un mayor número comparado con los linfocitos *naïve* dirigidos contra el mismo antígeno, además de tener una mejor capacidad de respuesta ante bajas concentraciones del estímulo antigénico.

Los linfocitos Th CD4+ específicos contra el antígeno sufren una activación y expansión clonal aproximadamente 2 días después de la infección, sin embargo, la generación de las poblaciones de memoria requiere de una interacción eficiente entre el TCR y su péptido presentado en el contexto molecular del MHC que dura varios días. Después de la eliminación del agente infeccioso, los linfocitos Th CD4+ mueren de forma masiva por apoptosis de forma tal que solo sobrevive aproximadamente 5% después de 2 a 4 semanas. Las células que sobreviven al proceso de contracción sufren cambios fenotípicos que la llevan de un linfocito altamente proliferativo a un linfocito en estado de quiescencia. Se sabe que la población de memoria que permanece después de una infección no contiene a todas las clonas que se activaron; se ha descrito que las clonas que permanecen como linfocitos de memoria presentan una mayor avidez por el antígeno y pueden presentar una mayor plasticidad. Del mismo modo, se cree que los linfocitos Th CD4+ que conforman la población de memoria pueden tener una actividad pobre durante una primo-infección, mientras que en el segundo encuentro su participación es crucial, además de que sus cambios fenotípicos y epigenéticos disminuyen su tiempo de respuesta. Sin embargo, es importante mencionar que se necesitan más investigaciones para comprender en su totalidad el proceso de generación de memoria en los linfocitos Th CD4+.

La generación de memoria inmunológica ha sido estudiada más ampliamente en linfocitos Tc CD8+ en comparación a la investigación en los linfocitos Th CD4+. Es importante recordar que la actividad citotóxica de los linfocitos Tc CD8+ es crucial para la respuesta inmunológica contra patógenos intracelulares como los virus. Cuando el microorganismo patógeno es eliminado y se lleva a cabo la contracción linfocitaria, una pequeña cantidad de los linfocitos Tc CD8+ permanecen como linfocitos de memoria. Para la generación de estos linfocitos de memoria es importante la presencia de la IL-7 y la IL-15, las cuales inducen los cambios fenotípicos necesarios que les permiten permanecer en estado de quiescencia y reaccionar más rápido ante un segundo encuentro. Asimismo, la población de linfocitos T CD8+ es heterogénea y pueden establecerse en los tejidos como células residentes así como en la circulación; esto les permite entrar en contacto con el antígeno y activarse más eficientemente que los linfocitos Tc CD8+ *naïve*. Es importante mencionar que tanto los linfocitos Th CD4+ como los linfocitos Tc CD8+ pueden permanecer en el organismo aun en ausencia de su antígeno y mantener su funcionalidad ante un segundo encuentro.

Al igual que los linfocitos T, los linfocitos B participan en el proceso de memoria inmunológica. En el primer reto contra un agente infeccioso, los linfocitos B se activan y se transforman en células plasmáticas de vida corta que pueden producir anticuerpos IgM detectables 7 días después de la infección, alcanzando su pico máximo el día 15. El cambio de clase de los anticuerpos y la maduración de la afinidad es un proceso complejo que lleva varios días en el centro germinal; de los linfocitos B resultantes, aquellos que generan anticuerpos con una mayor afinidad por el patógeno tienen una mayor posibilidad de sobrevivir. En presencia de los linfocitos T_FH CD4+, estos linfocitos B de centro germinal maduran y se comprometen como células plasmáticas, linfocitos B de memoria o mueren por apoptosis. Las células plasmáticas de vida larga permanecen activas después de la infección, generando anticuerpos protectores sin la presencia del agente infeccioso, los cuales pueden ser detectados por meses; sin embargo, al ser un estado de diferenciación terminal, estas células plasmáticas no tienen la capacidad de proliferar. Por otro lado, los linfocitos B de memoria permanecen en estado senescente hasta que se establece un segundo contacto con el patógeno, ante el cual son capaces de activarse y diferenciarse a células plasmáticas de forma más eficiente que un linfocito B *naïve*; es importante mencionar que los linfocitos B de memoria sobreviven durante décadas en el humano, y se ha observado que a pesar de no existir niveles detectables de anticuerpo en el organismo, si el individuo generó una memoria inmunológica, es probable que los linfocitos B de memoria sean capaces de activarse, proliferar y diferenciarse rápidamente a células plasmáticas, con lo que se restaura el nivel de anticuerpos protectores contra un antígeno particular.

FACTORES FISIOLÓGICOS QUE ALTERAN LA RESPUESTA INMUNOLÓGICA

Edad

Uno de los factores fisiológicos con mayor influencia en el comportamiento del sistema inmunológico es la edad. El sistema inmunológico adquiere su madurez hasta un pico máximo en la edad adulta para después resultar en un proceso de inmunosupresión natural, por lo que los niños y adultos de edad avanzada son más susceptibles a ciertas infecciones y al desarrollo de cáncer.

En la infancia, la actividad de algunas poblaciones celulares como los monocitos, neutrófilos, células dendríticas y células NK, se ve disminuida en comparación con la edad adulta. Los monocitos y células dendríticas producen en menor grado citocinas proinflamatorias como TNF-α, IL-6, IL-12 e IFN-γ en comparación con los adultos.

Por otra parte, los neutrófilos se encuentran en una mayor cantidad en la sangre durante la infancia comparado con la edad adulta; sin embargo, éstos tienen una menor capacidad migratoria mientras que las células NK presentan una menor actividad citotóxica. Adicionalmente, los linfocitos son altamente proliferantes durante los primeros meses de vida e incluso hasta el primer año. No obstante, en comparación con linfocitos presentes en adultos, los linfocitos Tc CD8$^+$ necesitan una mayor cantidad de estímulo para activarse correctamente, mientras que los linfocitos Th CD4$^+$ tienden a madurar hacia un perfil Th2 debido a la falta de IFN-γ. En el caso de los linfocitos B y la respuesta humoral, los niveles de producción de IgG se incrementan lentamente hasta llegar a 70% de los niveles adultos al año, mientras que los niveles de IgA solo llegan a 30%. La respuesta por anticuerpos a infecciones se ve beneficiada ampliamente durante la lactancia debido a la transferencia pasiva natural, que confiere al recién nacido protección hasta los 6 meses de edad.

A lo largo de la vida, el sistema inmunológico también se ve alterado por la exposición a diversos agentes infecciosos o vacunas. Estos eventos son importantes para montar una respuesta inmunológica más rápida y eficaz hacia infecciones subsecuentes ocasionadas por los mismos patógenos. Además, otros factores como el proceso de crecimiento y los cambios hormonales que se presentan a lo largo de la vida pueden alterar positiva o negativamente a la respuesta inmunológica. De forma natural, cuando los niveles leucocitarios disminuyen, la médula ósea los reestablece mediante la hematopoyesis; sin embargo, la maduración de diferentes estirpes celulares como los linfocitos, se ve afectada por la edad. Con el paso del tiempo, un individuo reduce su capacidad de generar nuevas células para reconstituir sus poblaciones celulares. Una de las causas de este fenómeno es la involución del timo durante el crecimiento, el cual tiene como función la maduración y liberación de linfocitos vírgenes Th CD4$^+$ a la periferia, por lo que la diversidad en el repertorio de los linfocitos T se ve reducida en la edad adulta. En consecuencia, la respuesta inmunológica adaptativa del individuo se puede ver comprometida contra nuevas infecciones y retos inmunológicos como las vacunas.

Sexo

Actualmente, se sabe que las diferencias determinadas por la carga genética de los cromosomas tienen un impacto significativo en la respuesta inmunológica, dentro de las que se encuentran los genes regulados por el cromosoma X, así como la influencia de las hormonas sexuales en el comportamiento celular; por ejemplo, se ha demostrado que existen diferencias importantes en la respuesta hacia distintas enfermedades infecciosas. El hombre presenta una mayor susceptibilidad para contraer tuberculosis, leishmaniosis y lepra, mientras que las mujeres sanas entre 18 y 64 años normalmente tienden a generar una respuesta más alta después de la vacunación

que los hombres. Dentro de los genes presentes en el cromosoma X, que participan en la repuesta inmunológica, se encuentran el *tlr-7, foxp-3, cd40l* e *irak*. La doble carga del cromosoma X en mujeres se ha relacionado con la susceptibilidad a desarrollar enfermedades autoinmunes, tendencia que se observa en personas con síndrome de Klinefelter XXY y que disminuye en mujeres con síndrome de Turner con fenotipo X0. La respuesta celular a las niveles de testosterona y estrógenos también influye en el comportamiento de los leucocitos. Los receptores de estrógenos se encuentran expresados en linfocitos T, linfocitos B, células dendríticas, neutrófilos, macrófagos, células NK, médula ósea y células endoteliales en las mujeres. Los efectos de la unión de estrógenos a su receptor en las células incluyen la disminución de la linfopoyesis de linfocitos B, mediada por la producción de IL-7, y la estimulación de la producción de anticuerpos. En el caso de los linfocitos T, también se promueve la linfopoyesis, el escape del proceso de selección negativa, y un incremento en el flujo de Ca^{2+}; además, dependiendo de la concentración de los estrógenos se favorece o inhibe la generación de linfocitos activados hacia un perfil de tipo Th1.

Por otra parte, estudios han demostrado que el estradiol y la progesterona inducen cambios en la expresión de moléculas de adhesión en leucocitos, lo que afecta de manera importante su migración a los sitios de inflamación.

Ciclo circadiano

Actualmente se conoce que el ciclo circadiano regula los ciclos del sueño, alimentación, producción hormonal, regeneración tisular y el comportamiento celular. La información del ciclo circadiano es enviada a los leucocitos y órganos linfoides mediante la transmisión de señales neurales y endocrinas, lo que modula la función citotóxica de las células NK y los procesos de fagocitosis e inflamación.

El marcapasos principal del ciclo circadiano se encuentra en el núcleo supraquiasmático del cerebro, en donde se integran las señales fisiológicas y ambientales a partir de las cuales se coordinan las funciones de los órganos y sistemas, como las provenientes del hipotálamo y del sistema nervioso central. Moléculas como las hormonas glucocorticoides, las catecolaminas y la hormona del crecimiento, presentan niveles dependientes del ciclo circadiano y mantienen los relojes biológicos periféricos en funcionamiento, dentro de los que se encuentra la actividad del sistema inmunológico. Estudios en mamíferos han demostrado que la susceptibilidad a infecciones es mayor en el intervalo de reposo, debido a que los glucocorticoides favorecen el establecimiento de una respuesta antiinflamatoria. Este hecho puede deberse a la necesidad de estar más protegido contra los agentes patógenos durante el periodo de actividad, en donde la ingesta de alimentos y el movimiento favorecen la exposición a diferentes factores, mientras que una menor respuesta durante el periodo de reposo permite el ahorro de la energía necesaria para el mantenimiento del organismo.

Dentro de los componentes específicos del sistema inmunológico que se ven influenciados por el reloj biológico, se encuentran algunas citocinas: los niveles séricos de TNF-α y la IL-6 presentan sus picos máximos a las 3 y 6 de la mañana, respectivamente.

Estudios previos indican que tanto las células de la respuesta inmunológica innata como de la adaptativa son influenciadas por los ciclos de actividad y reposo; por ejemplo, las células NK tienen una actividad citotóxica y una producción de citocinas dependiente de la producción de propiomelanocortina en el núcleo arciforme, mientras que la β-endorfina derivada de la propiomelanocortina induce la producción de IFN-γ y granzima B en células NK, las cuales tienen un pico máximo en su concentración durante el día.

En el caso de los linfocitos T CD8$^+$, se sabe que sus niveles máximos en sangre correlacionan con el pico máximo de melatonina durante la noche; sin embargo, es importante mencionar que los linfocitos Th CD4$^+$ efectores no presentan alteraciones en la cantidad dependientes del ciclo circadiano. Esta diferencia en el comportamiento se ha sugerido que es debida a que los linfocitos Th CD4$^+$ están regulados principalmente por el cortisol, mientras que los linfocitos Tc CD8$^+$ son regulados por la epinefrina endógena, sin embargo, más estudios son necesarios para corroborar esta hipótesis.

RESUMEN

- La evolución ha dotado a los organismos multicelulares de mecanismos de protección contra los agentes externos, a través de barreras mecánicas, mediadores celulares y solubles, los cuales permiten a los organismos mantener un estado homeostático. Para su estudio, la respuesta inmunológica se divide en dos grandes bloques: la respuesta inmunológica innata y la respuesta inmunológica adaptativa. La respuesta inmunológica innata se caracteriza por ser inmediata, antígeno independiente, con cierto grado de inespecificidad, además que no genera memoria inmunológica. Por su parte la respuesta inmunológica adaptativa necesita tiempo para montarse, es antígeno dependiente, con respuesta antígeno específica que, además, genera memoria inmunológica.
- La respuesta inmunológica innata se compone de barreras mecánicas (p. ej., la piel y las mucosas), las cuales previenen invasiones de agentes exógenos, además de contar con mediadores celulares y solubles. Los mediadores celulares se componen de neutrófilos, monocitos/macrófagos, eosinófilos, mastocitos, células dendríticas, linfocitos NK y linfocitos B1, los cuales, durante un proceso inflamatorio, migran hacia el sitio inflamatorio de manera secuencial. Los mediadores solubles de la respuesta inmunológica innata se componen principalmente del complemento, proteínas de fase aguda, citocinas, quimiocinas y péptidos antimicrobianos, los cuales pueden tener una acción directa contra el patógeno o promover la activación de las células de la respuesta inmunológica innata.
- Las células de la respuesta inmunológica innata poseen un repertorio limitado de receptores de reconocimiento de patrones (PRR), los cuales pueden reconocer patrones moleculares asociados a patógenos (PAMP), además de que los PRR también pueden reconocer patrones moleculares asociadas a daño (DAMP), o básicamente moléculas endógenas del hospedero indicativas de daño tisular. El proceso de reconocimiento de patrones a través de PRR es crítico en las células de la respuesta inmunológica innata, ya que se induce la activación de cascadas de señalización intracelulares, lo que puede promover la activación, migración, diferenciación o muerte celular, además de que este proceso promueve la activación de los diversos mecanismos antimicrobianos de la respuesta inmunológica innata con el fin de contener y eliminar un agente infeccioso.
- La respuesta inmunológica adaptativa apareció con los organismos vertebrados; está conformada por un sistema de respuesta inmunológica más específico y con un mayor repertorio que la respuesta inmunológica innata. Una característica única de la respuesta inmunológica adaptativa es la capacidad de generar memoria inmunológica, por lo que una segunda exposición antigénica genera una respuesta inmediata y altamente específica. La respuesta inmunológica adaptativa está conformada por mediadores celulares y humorales. Los linfocitos B2, linfocitos T y linfocitos NKT conforman la parte celular de la respuesta inmunológica adaptativa. Esta respuesta adaptativa humoral consta de anticuerpos altamente específicos originados por recombinación somática contra un epítopo en particular, además de citocinas y quimiocinas. Para establecerse, una respuesta inmunológica adaptativa altamente eficiente depende de los mecanismos celulares y humorales de la respuesta inmunológica innata. Dependiendo del proceso de activación, los linfocitos T CD4+ cooperadores (Th) pueden diferenciarse en una variada gama de subpoblaciones, como lo son Th1, Th2, Th17, Th9, Treg, Th22 y T_{FH}. Cada subpoblación de linfocitos T CD4+ produce un perfil de citocinas que promueve el desarrollo de un microambiente inflamatorio particular. Por su parte, los linfocitos T CD8+ citotóxicos (Tc) son los encargados de llevar a cabo una respuesta citotóxica específica; estas células son las encargadas de eliminar a las células cancerígenas o células infectadas por microorganismos intracelulares, esto a través de la inyección de enzimas citotóxicas que inducen la muerte celular de la célula blanco. Por su parte, los linfocitos B son los encargados de la producción de anticuerpos, los cuales pueden ser de diferentes clases dependiendo el microambiente en el que las células B son activadas, y son: IgA, IgD, IgE, IgG, e IgM. Los anticuerpos están formados por una cadena pesada y dos cadenas ligeras. La cadena pesada puede ser identificada por ciertos receptores celulares y por moléculas del complemento; las cadenas ligeras contienen la región en donde se lleva a cabo la unión con el antígeno de interés. Las principales funciones de los anticuerpos son: neutralización, aglutinación, precipitación y activación del complemento.
- Cuando el sistema inmunológico entra en contacto con un antígeno por primera vez, se activan células *naïve*, las cuales pueden dar origen a células efectoras y células de memoria. Al presentarse una segunda exposición al mismo antígeno, la respuesta inmunológica es más rápida debido a la presencia de células de memoria. Tanto los linfocitos T como los linfocitos B pueden desarrollar clonas específicas de larga vida, conocidas como céulas de memoria. Un ejemplo de ello son las vacunas, ya que mediante la administración de los antígenos, se forman células efectoras y células de memoria, por lo que al presentarse una infección, las células de memoria se activan en un corto lapso de tiempo, impidiendo el desarrollo del agente infeccioso.
- El sistema inmunológico puede presentar alteraciones en su función, como en el caso de inmunodeficiencias, con lo cual, el hospedero puede ser susceptible a contraer múltiples infecciones. Por otro lado, en las autoinmunidades, la respuesta inmunológica monta una respuesta contra moléculas del propio hospedero, por lo que genera condiciones inflamatorias crónicas. El estudio de la respuesta inmunológica nos ha brindado los conocimientos necesarios para el desarrollo de estrategias terapéuticas altamente efectivas en la medicina, como son el desarrollo de una amplia gama de vacunas o el desarrollo de terapias celulares o de anticuerpos contra ciertos tipos de cáncer, con lo cual, se puede potenciar la respuesta inmunológica de los pacientes.
- Finalmente, la respuesta inmunológica se puede ver afectada por factores fisiológicos del hospedero, como son: edad, sexo, ciclo circadiano o composición de la microbiota; la combinación de estos factores puede contribuir con la susceptibilidad de algunas infecciones o condiciones en el hospedero.

TÉRMINOS CLAVE

Anticuerpos Proteínas producidas por linfocitos B, que tienen la capacidad de interactuar con un antígeno específico.

Antígeno Cualquier partícula capaz de interactuar con los productos de la respuesta inmunológica.

Epítopo Región expuesta presente en los antígenos, reconocida de forma complementaria por el paratopo conformado por el conjunto de CDR del dominio variable de las cadenas pesadas y ligeras de los anticuerpos.

Especificidad La capacidad de la respuesta inmunológica de reconocer antígenos mediante los receptores de los linfocitos T y B.

Inflamación Respuesta que se genera como resultado de una irritación, lesión o infección. Está mediada por múltiples moléculas (denominadas mediadores inflamatorios solubles) y por células que se activan en forma secuencial con la intención de limitar el daño y remover la fuente antigénica.

Inmunidad activa artificial Es resultado de la interacción intencionada entre una fuente antigénica y un individuo; culmina con la generación de linfocitos T y B de memoria. Un ejemplo clásico son las vacunas.

Inmunidad activa natural Se genera como resultado de la interacción espontánea entre el individuo y un microorganismo y que es capaz de generar en su fase final linfocitos T y B de memoria. Un ejemplo es la infección por varicela.

Inmunidad adaptativa Es aquella que involucra la generación de células de memoria tanto de linfocitos T como de linfocitos B.

Inmunidad celular Es aquella que implica la participación de leucocitos. Esta denominación incluye la respuesta de macrófagos y linfocitos, y se remonta a los tiempos en los que se consideraba que la respuesta inmunológica estaba dividida en humoral y celular.

Inmunidad humoral Históricamente se le reconoce como aquella mediada por anticuerpos y el complemento.

Inmunidad innata Fase de la respuesta inmunológica mediada por células y receptores genéricos que inician el reconocimiento de lo no propio.

Inmunidad pasiva artificial Estado de protección inducido por anticuerpos específicos o por células inmunocompetentes preformadas y transferidas por métodos artificiales.

Inmunógeno Sustancia capaz de inducir una respuesta inmunológica contra sí misma mediada por factores humorales y celulares.

PREGUNTAS DE AUTOEVALUACIÓN

1. **¿Cuál es la principal función de la respuesta inmunológica?**
   a. La eliminación de agentes infecciosos
   b. El mantenimiento de la homeostasis
   c. La diferenciación entre lo que es propio y lo no propio
   d. El mantenimiento de la integridad de las barreras anatómicas
   e. La inducción de una respuesta inflamatoria en condiciones de estrés

2. **¿Cómo se define la inmunidad pasiva natural?**
   a. Es aquella que transmite la madre al recién nacido mediante la lactancia
   b. Es aquella que se induce por una infección contraída de forma natural
   c. Es aquella que se desarrolla en la madre contra los antígenos presentes en el feto
   d. Es aquella que se induce por medio de procesos de vacunación
   e. Es un mecanismo de tolerancia contra antígenos en el ambiente

3. **¿Cuáles son las moléculas que reconocen los leucocitos de la respuesta inmunológica innata?**
   a. Péptidos específicos presentes en cada especie de microorganismo
   b. Antígenos presentados a través de moléculas del MHC
   c. Moléculas presentes en la superficie de los linfocitos
   d. Patrones moleculares asociados a patógenos y aquéllos asociados a daño
   e. Moléculas presentes en las células en condiciones de homeostasis

4. **De las siguientes moléculas, ¿cuáles se consideran como péptidos antimicrobianos (AMP)?**
   a. TLR
   b. Citocinas
   c. Anticuerpos
   d. Defensinas y Psoriasina

5. **¿Cuál es la función de los linfocitos Th CD4⁺?**
   a. Producir la muerte celular de las células blanco
   b. Fagocitar y destruir microorganismos
   c. Liberar citocinas que generan la activación de más células
   d. Secretar anticuerpos
   e. Presentar antígenos a los linfocitos B

6. **¿Cuáles son las células encargadas de producir anticuerpos en grandes cantidades?**
   a. Mastocitos
   b. Células plasmáticas
   c. Linfocitos Tc CD8+
   d. Monocitos
   e. Células NK

7. **¿A qué se refiere el término *memoria inmunológica*?**
   a. A la activación celular después del contacto con el antígeno
   b. Al proceso inmunológico por el cual se establece una respuesta inmunológica adaptativa
   c. A la capacidad de producción de anticuerpos por los linfocitos B de forma T independiente
   d. Al establecimiento de una respuesta inmunológica adaptativa más efectiva ante un segundo encuentro con el mismo antígeno
   e. Ninguna de las anteriores

RESPUESTAS A LAS PREGUNTAS DE AUTOEVALUACIÓN

1. c. La diferenciación entre lo que es propio y lo no propio.
2. a. Es aquella que transmite la madre al recién nacido mediante la lactancia.
3. d. Patrones moleculares asociados a patógenos y aquéllos asociados a daño.
4. d. Defensinas y psoriasina.
5. c. Liberar citocinas que generan la activación de más células.
6. b. Células plasmáticas.
7. d. Al establecimiento de una respuesta inmunológica adaptativa más efectiva ante un segundo encuentro con el mismo antígeno.

VIÑETA CLÍNICA

La enfermedad de Crohn es una patología crónica inflamatoria que afecta al tracto digestivo, en la cual los pacientes presentan alteraciones tanto en la respuesta inmunológica innata (macrófagos y neutrófilos) como en la adaptativa (linfocitos T y B), así como una pérdida de la tolerancia hacia la microbiota intestinal.

El factor de necrosis tumoral alfa (TNF-α, *tumor necrosis factor-α*) es una citocina inflamatoria con una función importante dentro de la respuesta inmunológica protectora contra infecciones bacterianas y micóticas. Por otra parte, participa de forma activa en la etiopatogenia de enfermedades inflamatorias crónicas como la artritis reumatoide, la enfermedad de Crohn y la colitis ulcerativa. Por tal motivo, el uso de medicamentos que antagonizan la función del TNF-α, es común en el tratamiento de dichas enfermedades. Sin embargo, este tipo de medicamentos se han relacionado con un incremento de riesgo de desarrollar infecciones agudas o crónicas.

CASO DE CORRELACIÓN

Un paciente de sexo masculino de 50 años de edad se presentó a consulta. Refirió enfermedad de 2 años de evolución, caracterizada por dolor abdominal difuso con episodios sugestivos de oclusión intestinal parcial, diarrea recurrente, disminución de peso no cuantificada y periodos de alza térmica. Al examen físico se observó paciente adelgazado, con un IMC bajo. Dentro de los antecedentes heredofamiliares, refirió la presencia de diabetes mellitus tipo 2 únicamente en línea paterna. Dentro de los antecedentes personales patológicos refirió haber tenido una hospitalización secundaria a una fractura, y el consumo de cigarrillos, a razón de dos al día desde hace 20 años.

(continúa)

CASO DE CORRELACIÓN (*continuación*)

Se realizaron exámenes de laboratorio con los siguientes resultados:

Glucosa	81 mg/dL	Eritrocitos	$5 \times 10^6\ \mu L$	PCR	93.17
Urea	29 mg/dL	Hemoglobina	10 g/dL	Albúmina	3.1 g/dL
Creatinina	0.9 mg/dL	Leucocitos totales	$9.7 \times 10^3\ \mu L$	ALT	60 U/L
Ácido úrico	4.9 mg/dL	Neutrófilos	65%	AST	35 U/L
Triglicéridos	155 mg/dL	Linfocitos	30%	GGT	78 U/L
Colesterol total	198 mg/dL	Monocitos	4%	Proteínas totales	5.1 g/L
		Eosinófilos	1%	Bilirrubinas totales	0.9 mg/dL
		Basófilos	0		

Debido a los resultados de laboratorio se procedió a realizar estudios de radiología, en los cuales se encontraron los siguientes hallazgos: Rx de tórax: sin alteraciones; ecografía abdominal: hepatoesplenomegalia; TAC abdominal: engrosamiento de íleon y colon derecho; Rx de tránsito intestinal: estenosis en íleon distal; colonoscopia: evidenció que el colon derecho tenía úlceras, además de una ileítis ulcerativa.

Con todos los datos presentados, se diagnosticó enfermedad de Crohn, por lo que se inició tratamiento con infliximab, un anticuerpo monoclonal humano que se une con alta afinidad tanto a la forma soluble como a la de transmembrana del TNF-α. El fármaco fue administrado a través de perfusión intravenosa (5 mg/kg) durante 2 semanas. Posteriormente, el tratamiento de mantenimiento consistió en una perfusión adicional de 5 mg/kg a las 6 semanas después de la dosis inicial.

Sin embargo, 12 meses después del tratamiento con infliximab, el paciente reingresó al hospital presentando los siguientes síntomas: dificultad respiratoria, dolor en el pecho, tos, fatiga, astenia, adinamia, fiebre y diaforesis de predominio nocturno, además de presentar pérdida de peso, motivos por los cuales fue hospitalizado. Se realizaron estudios de laboratorio, estudios histológicos, imagenología y pruebas de biología molecular los cuales determinaron que el paciente desarrolló una tuberculosis diseminada debido al tratamiento con infliximab.

 PREGUNTAS DE REFLEXIÓN

1. ¿Cuáles son las consecuencias de la pérdida de tolerancia o alteraciones en la regulación de los procesos inflamatorios inducidos por células del sistema inmunológico innato o adaptativo?
2. ¿Qué repercusiones puede tener la deficiente respuesta inmunológica innata o adquirida hacia infecciones microbianas o virales?
3. Además del uso de los anticuerpos específicos para la elaboración de vacunas, ¿qué otros usos podría tener la generación de dichos anticuerpos monoclonales en el tratamiento de enfermedades infecciosas, inflamatorias, metabólicas o neurodegenerativas?
4. ¿Qué factores deben tomarse en cuenta en los pacientes candidatos a recibir terapias inmunomoduladoras?
5. ¿Qué papel cumplen las citocinas en el desarrollo de la respuesta inmunológica hacia microorganismos en el hospedero?

2 ARQUITECTURA DEL SISTEMA INMUNOLÓGICO

Armando Pérez Torres

OBJETIVOS DE APRENDIZAJE

Al terminar este capítulo el lector será capaz de:

1. Describir el proceso de hematopoyesis
2. Identificar la arquitectura de los órganos linfoides primarios: médula ósea y timo
3. Identificar arquitectura de los órganos linfoides secundarios

▌ HEMATOPOYESIS

La **hematopoyesis** es la formación de células sanguíneas. En el humano, la eritropoyesis inicia en la segunda semana de vida intrauterina en los islotes sanguíneos de la pared del saco vitelino, mientras que la mielopoyesis o formación de células mieloides (granulocitos, monocitos, macrófagos y células dendríticas) empieza en el saco vitelino alrededor de las semanas 3 a 4 de gestación. Más tarde, se sustenta en las células madre hematopoyéticas (HSC, *hemopoietic stem cells*) derivadas del mesodermo de la región mesonefros-gónada-aorta. En la semana 5 de gestación las HSC se establecen en el hígado fetal, lo que da lugar a células mieloides, linfoides y eritroides; así se mantiene la hematopoyesis hepática hasta las semanas 20 a 24. Luego, migran y colonizan el bazo y el timo fetales. En el segundo trimestre de gestación, la médula ósea es colonizada por HSC; de esta forma se mantiene la hematopoyesis durante toda la vida y se originan todas las células de la sangre (figura 2-1).

Las HSC son células madre (troncales) pluripotenciales que se autorrenuevan por mitosis y son capaces de diferenciarse en varios tejidos, y de reparar y regenerar tejidos dañados. En humanos, fenotípicamente son CD34+CD90+CD38− y Lin- (marcador de no compromiso con linajes de diferenciación hematopoyética).

En condiciones normales, hay una HSC por cada 100 000 células nucleadas de la médula ósea y solo 5 a 10% están en mitosis; al dividirse, mantienen su número y una de las células hijas puede diferenciarse en células madre mieloides y células madre linfoides. Ambas son multipotenciales y no son autorrenovables, pero originan células bipotenciales y unipotenciales específicas de linaje.

La célula madre mieloide es conocida como unidad formadora de colonias de granulocitos, eritrocitos, monocitos y megacariocitos o CFU-GEMM (*colony forming unit-granulocyte, erythrocyte, monocyte, megakaryocyte*). La CFU-GEMM origina tres CFU:

a) CFU-EM: célula madre bipotencial precursora de CFU-E, precursora de eritroblastos y de CFU-Meg, precursora de megacarioblastos.

b) CFU-GM: célula madre bipotencial común a mieloblastos y monoblastos, que prolifera y se diferencia en células madre unipotenciales de neutrófilos (CFU-G), de monocitos (CFU-M), de eosinófilos (CFU-Eo) y de basófilos/mastoci-

tos (CFU-Bas/MC, Bas en la médula ósea y MC en la mucosa gastrointestinal).

c) CFU-DC: se diferencia en células dendríticas (DC), aunque éstas también pueden derivar de monocitos y de células madre linfoides. Todas las CFU presentan las mismas características: núcleo redondo, escaso citoplasma basófilo y son similares a un linfocito pequeño. Los primeros estadios histológicamente diferenciados son el eritroblasto, el megacarioblasto, el mieloblasto y el monoblasto. Los dos últimos son difíciles de distinguir entre sí.

La célula madre linfoide (CFU-L) origina células madre de linfocitos T, células madre de linfocitos B, células NK (*natural killer*) y linfocitos T citotóxicos naturales (NKT). La célula madre de los linfocitos T, NK y NKT abandona la médula ósea, circula en la sangre hasta llegar al timo, donde prolifera y origina linfocitos maduros. Por el contrario, la célula madre de los linfocitos B permanece y prolifera en la médula ósea, donde originará linfocitos B maduros.

La médula ósea y la mayoría de las células que se originan en ésta (eritrocitos, plaquetas, neutrófilos, eosinófilos, basófilos y monocitos) conforman el tejido mieloide. La médula ósea y el timo son los **órganos linfoides primarios**, porque en su microambiente las células derivadas de los progenitores linfoides completan su madurez. Los ganglios linfáticos, el bazo y el tejido linfoide asociado a las mucosas integran los **órganos linfoides secundarios**. Por lo tanto, la médula ósea está formada de tejido linfohematopoyético y es un órgano linfoide primario, en donde maduran los linfocitos B (figura 2-2).

La vida media de los eritrocitos es de 120 días; la de las plaquetas de 10 días y la de los leucocitos puede variar desde unos minutos hasta 16 horas, según el tipo celular y si se encuentran o no en los tejidos conjuntivos.

Los leucocitos pueden dividirse en células mieloides, que incluyen granulocitos (neutrófilos, eosinófilos, basófilos y mastocitos o células cebadas), monocitos, macrófagos y DC, y células linfoides (linfocitos T, y linfocitos B, cada uno con diferentes subpoblaciones funcionales y células NK). Casi todos los leucocitos son células migratorias en la sangre, algunas en la linfa y en el tejido conjuntivo de los órganos. Responden con rapidez a señales de daño tisular e

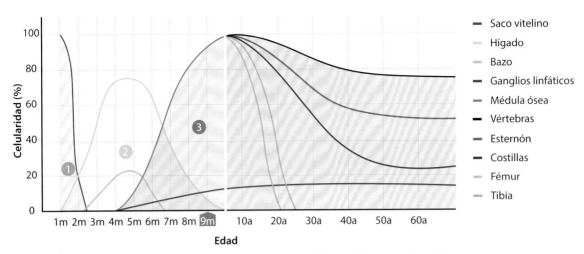

Figura 2-1. Hematopoyesis. Se muestran las tres fases de hematopoyesis: 1) mesoblástica, 2) hepática y 3) mieloide y sus variaciones con respecto a la edad. Posnatalmente la hematopoyesis solo ocurre en la médula ósea; los órganos linfoides contribuyen a la hematopoyesis mediante la linfopoyesis.

infecciones mediadas por citocinas y quimiocinas al ejercer acciones de protección, como fagocitosis de patógenos y restos celulares.

Los linfocitos son las principales células efectoras de la respuesta inmunológica adaptativa. Los linfocitos B maduros recirculan por los vasos sanguíneos y alcanzan los órganos linfoides secundarios, donde forman los folículos linfoides o las zonas B dependientes. Con respecto a los linfocitos T, la médula ósea exporta las células precursoras al timo, en el que completan su diferenciación hasta linfocitos T maduros vírgenes. Luego recirculan en la sangre, entran a los órganos linfoides secundarios y se ubican de manera difusa entre los folículos linfoides. En los sitios anatómicos mencionados, la vida media de los linfocitos depende de si están o no activados por el Ag (antígeno) y de las señales coestimulatorias que reciben durante esta respuesta (véanse más adelante los procesos de ontogenia de linfocitos T y B). Los linfocitos B pueden activarse directamente con el Ag y los linfocitos T por medio de la presentación de Ag en el contexto molecular del MHC II presentado por una célula presentadora de antígeno (APC). Los linfocitos activados se diferencian en células efectoras citotóxicas (Tc), cooperadoras pro-

ductoras de citocinas (Th) o productoras de anticuerpos (células plasmáticas). La vida media de los linfocitos B es de 5 a 30 días, mientras que los linfocitos T pueden vivir varios años; sin embargo, si no hay activación los linfocitos T *naïve* (linfocitos T vírgenes) mueren en pocas semanas.

Granulocitopoyesis

La CFU-G puede originar UFC de neutrófilos, UFC de eosinófilos y UFC de basófilos, en una vía de diferenciación, o producir UFC de monocitos. Los factores de transcripción esenciales de la diferenciación terminal de la granulocitopoyesis son C/EBPα (*CCAAT/ enhancer binding protein* α) y PU.1. Este último es absolutamente necesario para comprometer la diferenciación a linaje mieloide. La decisión para originar granulocitos y monocitos está determinada por el equilibrio entre C/EBPAα y PU.1; una alta expresión del PU.1 impulsa la diferenciación monocítica, mientras que la C/EBPAα es del todo necesaria para la granulocitopoyesis.

La granulocitopoyesis ocurre en un periodo de 2 semanas. La primera semana es la fase mitótica, en la segunda semana o posmi-

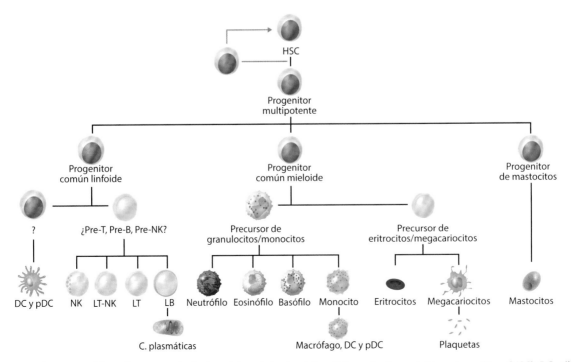

Figura 2-2. Linajes hematopoyéticos. Se muestran los linajes celulares derivados de las células madre (troncales) hematopoyéticas (HSC). DC, células dendríticas; HSC, células madre hematopoyéticas; NK, *natural killer*; pDC, células dendríticas plasmocitoides.

tótica se realizan los procesos de diferenciación que definen los tres tipos de granulocitos circulantes. Las etapas de la granulocitopoyesis comprenden las de mieloblasto, promielocito, metamielocito, célula en banda o en cayado (característica de la serie neutrófila, pero infrecuente en las series eosinófila y basófila) y neutrófilo, eosinófilo y basófilo maduros (figura 2-3).

El mieloblasto es la primera célula precursora de neutrófilos, eosinófilos y basófilos, morfológicamente reconocible en un frotis o en un corte de médula ósea. Es una célula de 14 a 20 µm de diámetro, con una relación núcleo/citoplasma alta. El núcleo grande esférico presenta de tres a cinco nucléolos circulares y citoplasma perinuclear escaso; no tiene gránulos y es muy basófilo, excepto en la región yuxtanuclear ocupada por el aparato de Golgi. El promielocito (18 a 24 µm de diámetro) se distingue porque es la etapa en la que se producen los gránulos azurófilos o gránulos primarios, mientras que en la etapa de mielocito empiezan a observarse los gránulos secundarios o específicos, que coexisten con los gránulos azurófilos. El núcleo hipercromático de los mielocitos es menos esférico, con una escotadura del lado en donde aparecieron los gránulos, la cual se acentúa con las subsecuentes divisiones mitóticas. Los gránulos específicos permiten identificar las tres series de granulocitos: mielocito neutrófilo, mielocitos eosinófilo y mielocito basófilo. Los metamielocitos presentan un núcleo más hipercromático de forma arriñonada y no hacen mitosis. Los gránulos específicos parecen ser más numerosos que los azurófilos porque muchos pierden la propiedad de metacromasia. La etapa siguiente al metamielocito es la célula en banda o en cayado, por la forma en herradura del núcleo. Es más identificable como la etapa previa al neutrófilo maduro y representa menos de 3% de las células circulantes en la sangre periférica.

La granulocitopoyesis está regulada por diversos factores estimulantes de colonias (CSF) y citocinas sintetizadas por diferentes tipos celulares. Los CSF mejor caracterizados son GM-CSF, G-CSF y M-CSF (factor estimulante de colonias de granulocitos y macrófagos, factor estimulante de colonias de granulocitos, y factor estimulante de colonias de macrófagos, respectivamente), IL-3 (granulocitos, monocitos), IL-4 e IL-9 (basófilos y mastocitos), IL-5 (eosinófilos), IL-6 e IL-11 (megacariocitos), IL-8 (neutrófilos) e IL-33 (eosinófilos y basófilos).

Monocitopoyesis

La diferenciación de las células multipotenciales en una célula CFU-GM depende de IL-3. La vía de diferenciación de la CFU-GM hacia la CFU-M es favorecida por IL-3, M-CSF y por los factores de transcripción PU.1 y Egr-1. La transformación hacia un monocito tarda 55 h; éste circula en la sangre durante 16 h antes de migrar a diferentes órganos. Si el hospedero no cursa con infección, los monocitos circulantes fagocitan las células apoptóticas y macromoléculas tóxicas. En caso de que haya algún tipo de infección, los monocitos son atraídos a los sitios inflamados y secretan citocinas que promueven o regulan la inflamación, y pueden diferenciarse a macrófagos y a DC, actores importantes de las respuestas inmunológicas innata local y adaptativa.

Los monocitos representan 5 a 10% del total de leucocitos; en un frotis sanguíneo son las células de 12 a 18 µm de diámetro. Tienen un núcleo excéntrico arriñonado y un citoplasma gris azulado con algunos gránulos azurófilos de 0.4 µm de diámetro, que corresponden a los lisosomas (figura 2-4). El borde citoplasmático de algunos monocitos puede tener algunas vesículas claras, lo mismo que un pliegue y lamelipodios que lo hacen poco definido a la microscopia fotónica. También presenta buen desarrollo del aparato de Golgi y del retículo endoplasmático rugoso. Por lo anterior, los monocitos y los linfocitos son llamados agranulocitos.

En estado estable, los monocitos migran a los tejidos para diferenciarse en los diversos tipos de macrófagos del sistema fagocítico mononuclear. La vida media de los macrófagos puede ser de 2 a 4 meses. Durante ese tiempo tienen un papel importante en la reparación y regeneración del tejido en el que residen, pero pueden ser activados por patógenos y por el daño tisular asociado; entonces participan en la respuesta de defensa como macrófagos que fagocitan patógenos y células muertas, cuyos antígenos procesan y presentan a los linfocitos T.

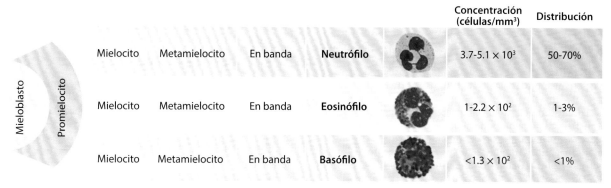

Figura 2-3. Granulocitopoyesis. Se muestran las diferentes etapas de maduración celular de las diferentes estirpes de granulocitos. Obsérvese las diferencias en la lobulación nuclear y en la característica tintorial de los gránulos específicos que le dan nombre a cada granulocito.

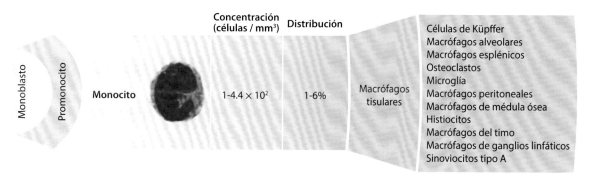

Figura 2-4. Monocitopoyesis. El monoblasto es el precursor en la médula ósea reconocible del monocito, que se diferencia en macrófago en los microambientes tisulares, integrando así al sistema fagocítico mononuclear.

Células dendríticas

Las células dendríticas (DC) son una población heterogénea de células que se originan en la médula ósea a partir de precursores mieloides y linfoides. Son cruciales en la inducción de respuestas inmunológicas innatas y adaptativas efectivas. Las células de Langerhans (LC) de la piel y las mucosas funcionan como centinelas del tejido linfoide asociado a las mucosas (MALT) y del tejido linfoide asociado a la piel (SALT). En estos sitios captan antígenos extraños o patógenos por fagocitosis, por endocitosis mediada por receptor y por pinocitosis. La pinocitosis podría ser uno de los mecanismos más importantes de captación de patógenos menores de 1 a 2 μm, y de antígenos propios y extraños disueltos en el líquido intersticial o en el moco sin necesidad de la unión ligando-receptor.

Existen tres tipos de DC, las clásicas o convencionales, las plasmocitoides (pDC) y las derivadas de células CD14⁺. De acuerdo con su capacidad de activación pueden ser inmaduras (captadoras de Ag) y maduras (presentadoras de Ag) y, según su función, pueden promover la inflamación o inducir tolerancia.

Células dendríticas clásicas o convencionales

Las células dendríticas clásicas (cDC) se originan de precursores mieloides y linfoides de la médula ósea, del timo o de monocitos/macrófagos. Las DC clásicas inmaduras en piel, mucosas, intersticio y órganos linfoides secundarios realizan muestreo de patrones moleculares asociados a daño (DAMP), patrones moleculares asociados a patógenos (PAMP) y patrones moleculares asociados a microorganismos (MAMP). Para ello, las DC expresan receptores para el reconocimiento de patrones moleculares o PRR (véase capítulo 3, Respuesta inmunológica innata).

Las cDC pueden regular negativamente la activación del sistema inmunológico e inducir tolerancia al presentar autoAg a los linfocitos T (células tolerogénicas). Durante un proceso infeccioso o inflamatorio, las cDC activan linfocitos T por medio de la presentación de Ag y moléculas coestimulatorias (véanse capítulos: 5, Inflamación; 7, Antígenos e inmunógenos y 12, Linfocitos T). Esto implica cambios rápidos en el programa de expresión génica, minutos y horas después del contacto con el Ag. Las DC inmaduras dejan de secretar las quimiocinas CCL2, 3, 4, 5, 7, 13, 15 y 20, mientras que las DC maduras secretan CCL19 y CCL21 y expresan CCR7, lo que determina su migración como DC interdigitantes en la corteza profunda o paracorteza del ganglio linfático, una zona T dependiente.

Las DC maduras pueden activar neutrófilos, macrófagos, linfocitos NK, Th1, Th2 y Th17 mediante la producción de diversas citocinas; por ejemplo, IL-1, TNF, IL-6, IL-12, IL-15, IL-23 e IFN tipo 1.

Las cDC poseen un sistema endocítico con receptores que captan y transfieren lo que ha sido endocitado a compartimentos intracelulares acídicos para su procesamiento. Entre estos receptores se encuentran lectinas tipo I (CD205 y CD206 [receptor de manosa]), lectinas tipo II (CD207 o langerina), CD209 (DC/SIGN) y CD1a y CD1d. Así, las cDC son capaces de captar y presentar Ag peptídicos, lipídicos y glucolipídicos a los linfocitos T CD4⁺, CD8⁺ y linfocitos NKT. Es relevante que la CD209 reconoce los PAMP en micobacterias, *Candida* y algunos virus (VIH, citomegalovirus, dengue), pero este reconocimiento puede alterar su maduración y su capacidad de activación, lo que favorece la evasión inmunológica y el mantenimiento de la infección con dichos agentes patógenos.

Células dendríticas plasmocitoides

Las células dendríticas plasmocitoides (pDC) se originan en la médula ósea y representan 0.1 a 0.5% de los leucocitos circulantes en la sangre periférica. Las pDC son preferentemente activadas por ARN y ADN del virus, vía TLR7 y TLR9, lo que produce grandes cantidades de IFN tipo I (IFN-β, IFN-α, IFN-ε, IFN-κ e IFN-ω), IFN tipo III (IFN-λ1, IFN-λ2, IFN-λ3 o IL-28B), citocinas proinflamatorias y quimiocinas (IL-6, TNF-α, CCL3, CCL4, CCL5, CXCL8 y CXCL10) (véase capítulo 3, Respuesta inmunológica innata).

La diferenciación de cDC y pDC a partir de un progenitor hematopoyético común requiere la señalización por FLT3L (tirosina cinasa tipo-fms 3). Las pDC se generan y maduran en la médula ósea y migran por la sangre hacia el timo, los órganos linfoides secunda-

rios y el tejido linfoide asociado al tubo digestivo (GALT, *gut associated lymphoid tissue*). La migración a la periferia depende de la expresión de CCR5 (CD195), controlada por Runx2. En la sangre periférica son CD4⁺CD123⁺CD14⁻ y expresan BDCA-2 (antígeno-2 de células dendríticas de sangre, CD303) e ILT7 (*immunoglobin-like transcript 7*). La expresión de ILT7 en superficie es vital para inducir su diferenciación a células presentadoras de Ag. Después, la migración a los ganglios linfáticos se realiza a través de las **vénulas de endotelio alto** (HEV) mediante la interacción receptor-ligando (CCR7-CCL19/CCL21), mientras que la migración hacia el intestino requiere la interacción de CCR9-CCL25 y otras moléculas de adhesión (como CD18, integrina α4β7 [LPAM-1] y CD62P). Las pDC son un componente importante del GALT, donde constituyen hasta 1% del total de las células de la mucosa. Las pDC de las placas de Peyer difieren de otras pDC porque no sintetizan IFN tipo I al ser estimuladas por CpG ADN, pueden ser tolerogénicas y favorecer la inducción de linfocitos Treg Foxp3⁺ y producir citocinas proinflamatorias que estimulan el desarrollo de linfocitos Th17. Lo anterior destaca la plasticidad de la pDC para ejercer papeles proinflamatorios y tolerogénicos según el tipo de Ag.

Células dendríticas derivadas de células CD14⁺

Las células dendríticas derivadas de células CD14⁺ producen grandes cantidades de TNF-α e iNOS (sintasa inducible del óxido nítrico), por lo que también se les llama TipDC (*TNF-α/inducible nitric oxide synthase [iNOS]-producing DC*). Se han reportado en exudados serosos articulares y de ascitis; fenotípicamente son HLA-DR+CD11c⁺ CD1c⁺, con expresión variable de CD1a, CD14, CD206, FcεR1 y CD172. Por su fenotipo son similares a las DC dérmicas. En lesiones activas de psoriasis, los fibroblastos, los mastocitos y las células endoteliales atraen pDC y luego TipDC, cuya ubicación coincide con sitios de producción de TNF-α e iNOS. Además, expresan altos niveles de HLA-DR, CD40, CD86, son SLAN+ (6-sulfo LacNAc) y pueden inducir respuestas potentes de linfocitos Th1/Th17. Se han descrito DC derivadas de células CD14⁺ con capacidad tolerogénica en la periferia de la córnea, cuya función es favorecer el inmunoprivilegio ocular (véase el capítulo 27, Inmunología ocular).

ARQUITECTURA DE LOS ÓRGANOS LINFOIDES PRIMARIOS: MÉDULA ÓSEA Y TIMO

Médula ósea

La médula ósea es el principal órgano linfohematopoyético desde el quinto mes de vida fetal hasta la muerte del individuo. El tejido óseo y la propia médula ósea aportan diferentes microambientes para el mantenimiento y la diferenciación de las HSC, las CFU y todas las estirpes de células de la sangre. Después del nacimiento y hasta los 7 años de edad, la médula ósea es hematopoyéticamente activa o roja en casi todo el esqueleto. Alrededor de los 18 años, la médula ósea de los huesos largos ha acumulado lípidos, es de coloración amarillenta y casi inactiva hematopoyéticamente; solo permanece roja en el hueso esponjoso de algunas epífisis.

La médula ósea carece de vasos linfáticos y está organizada en dos compartimientos, uno vascular y otro hematopoyético, definidos desde el inicio de la osificación (véase el capítulo 13, Linfocitos B, para conocer la ontogenia de los linfocitos B).

Compartimiento vascular

El compartimiento vascular está formado por vasos arteriales y venosos. Las arterias nutricias penetran el hueso y la parte central de la cavidad medular; se dividen en las arterias longitudinales centrales (una dirigida hacia el extremo proximal y la otra al extremo distal de la diáfisis), las cuales originan ramas radiales que atraviesan la médula ósea en dirección al endostio. Cerca de éste se forman capilares que se continúan con los sinusoides o senos venosos (vasos de pared delgada de 50 a 75 μm de diámetro), mismos que se anastomosan de manera profusa en la periferia de la médula ósea, cerca del tejido óseo que reviste la cavidad medular. Algunas arteriolas penetran el tejido óseo, irrigan las osteonas y se continúan como capilares que regresan a la cavidad medular, para desembocar en el plexo de los sinusoides de la periferia medular. Desde ahí se originan numerosos sinusoides radiales que drenan en la vena longitudinal central, la principal vía de drenaje venoso de la médula ósea, rica en células sanguíneas nuevas (figura 2-5).

Los sinusoides son los únicos sitios de paso de células entre el compartimiento hematopoyético y la sangre. La pared de los sinusoides está formada por tres capas: el endotelio, una capa similar a la membrana basal difícil de preservar, o que puede estar ausente fisiológicamente, y una capa de células reticulares adventicias (CRAd). Las CRAd cubren más de 60% de la superficie externa del endotelio con prolongaciones citoplasmáticas perisinusoidales; hacia el compartimiento hematopoyético forman una fina red de fibras reticulares (colágena tipo III), asociadas a extensiones del citoplasma. Estas células reticulares secretan el CSF, IL-5 e IL-7, entre otras citocinas, que estimulan la diferenciación de las estirpes celulares hematopoyéticas antes mencionadas. Durante la hematopoyesis activa, las CRAd son capaces de contraer sus prolongaciones citoplasmáticas y descubrir la superficie externa del sinusoide, lo que facilita el paso transendotelial de células maduras hacia la luz del sinusoide. Además, las células reticulares pueden diferenciarse en células adiposas y reducir el compartimiento hematopoyético, lo que transforma la médula ósea roja en amarilla. Sin embargo, es posible que estos cambios sean reversibles y que se reinicie la actividad hematopoyética en respuesta a anemia severa.

Compartimiento hematopoyético

El compartimiento hematopoyético está formado por las HSC, las CFU, las estirpes de células mieloides y linfoides en diferenciación, las series de leucocitos morfológicamente identificables, el estroma de la médula ósea (que comprende CRAd, macrófagos, células adiposas y una matriz extracelular con fibras reticulares muy finas y escasas), proteoglucanos y glucoproteínas (como fibronectina y laminina). Los componentes moleculares de la matriz extracelular del estroma fijan, concentran y presentan factores de crecimiento y hormonas producidas por las células del estroma y por células externas a la médula ósea, relevantes para la hematopoyesis. La función del estroma es organizar el compartimiento hematopoyético para una ordenada proliferación, diferenciación y liberación de las células sanguíneas, lo que mantiene una distribución no aleatoria de las diferentes estirpes celulares. En ese orden impuesto por el estroma, los megacariocitos se localizan de modo adyacente a los sinusoides; sus procesos citoplasmáticos, que dan origen a las plaquetas, están inmersos en la sangre de los sinusoides. Los precursores de eritrocitos forman islotes eritroblásticos alrededor y sobre los macrófagos, que actúan como células nodrizas, aportando señales tróficas de diferenciación y parte del hierro para la síntesis de hemoglobina; además, fagocitan los núcleos eliminados por los eritroblastos ortocromáticos al convertirse en reticulocitos. Otros macrófagos del estroma fagocitan células defectuosas y apoptóticas. Por su lado, las estirpes de los granulocitos y monocitos se ubican más alejadas de los sinusoides centrales, pero cercanas a las espículas óseas, desde donde migrarán hasta alcanzar la luz del sinusoide (figura 2-5).

La superficie interna del hueso compacto y de las trabéculas del hueso esponjoso está revestida por el endostio: una capa celular formada por células osteoprogenitoras, osteoblastos, osteoclastos, células de revestimiento óseo y células reticulares. Este revestimiento óseo multicelular forma los nichos donde se localizan las HSC y las CFU, caracterizados por poco flujo de sangre y baja tensión de oxígeno, mientras que las células más maduras residen cerca del lado abluminal de los sinusoides. Tal gradiente arquitectónico está regulado por la expresión de moléculas de adhesión y por moléculas solubles. En el caso de las moléculas de adhesión, las β1-integrinas ($\alpha_4\beta_1$, $\alpha_6\beta_1$ y $\alpha_9\beta_1$) son expresadas en las HSC, lo que les permite interactuar con los osteoblastos de los nichos hematopo-

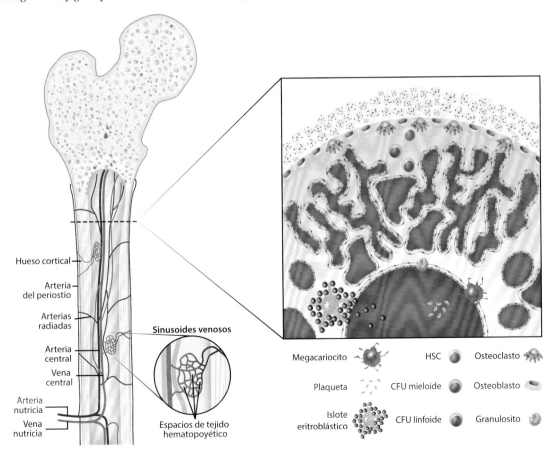

FIGURA 2-5. Médula ósea. *Izquierda.* La irrigación ósea inicia con la arteria nutricia que da lugar a la arteria central medular, la cual, a su vez, se ramifica para irrigar el tejido óseo cercano a la médula y originar después los plexos capilares arteriales que se anastomosan con los plexos capilares venosos cuyos sinusoides desembocan en la vena central y posteriormente en la vena nutricia. *Derecha.* En los nichos de las células troncales, los megacariocitos liberan plaquetas al interior de los sinusoides, los islotes eritroblásticos se encuentran próximos a la luz sinusoidal, mientras que las HSC y las CFU mieloide y linfoide están más cercanas al revestimiento endostial.

yéticos y con la matriz extracelular. Por otra parte, la CXCL12 (producida por las CRAd, los osteoblastos y las células endoteliales vasculares de los sinusoides) es esencial para la permanencia de las células madre y de los neutrófilos más maduros en la médula ósea, donde se encuentra expresando CXCR4.

Timo

El timo es un órgano linfoepitelial altamente especializado y organizado, el más ancestral de los órganos linfoides primarios, presente desde los condrictios hasta los mamíferos. En el timo, las células comprometidas con el linaje T originadas en la médula ósea circulan en la sangre y son guiadas por quimiocinas hacia la región corticomedular del timo. Al llegar, migran hasta la región subcapsular de la corteza y, a medida que van madurando, se mueven a lo largo de la corteza hasta llegar a la médula. Durante este viaje de 3 semanas, completado con éxito solo 1 a 3% de los timocitos, las células epiteliales del timo (CET) y las DC presentes en la corteza y la médula fungen como las educadoras principales de los timocitos en su diferenciación a linfocito T maduro.

Anatomía y embriogénesis del timo

El timo es un órgano indispensable para la maduración de linfocitos T desde las etapas fetal y posnatal temprana hasta alrededor de la pubertad, cuando da inicio la involución tímica y disminuye su función. Se localiza en el mediastino superior y lo conforman dos lóbulos conectados por un istmo. En el exterior está cubierto por una delgada cápsula de tejido conjuntivo, de la cual emergen delgados septos o trabéculas fibrosas que penetran profundamente hasta la unión corticomedular (el límite de la corteza y la médula) para formar numerosas divisiones del parénquima conocidas como lobulillos tímicos, que constituyen la corteza tímica. Las trabéculas conjuntivas son los sitios de entrada y salida de los vasos sanguíneos al timo; también entran nervios y salen vasos linfáticos del timo (figura 2-6). Cada lobulillo rectangular mide de 0.5 a 2.0 mm de longitud y en su interior existe gran número de precursores de linfocitos T, cuyos núcleos teñidos con hematoxilina le confieren un aspecto más oscuro que a la médula.

El timo comienza a formarse a fines del primer mes de desarrollo intrauterino, a partir del epitelio del intestino faríngeo, en la región de los III y IV pares de bolsas branquiales. La llegada de progenitores de linfocitos T al primordio tímico ocurre en la octava semana de desarrollo. Antes de la vascularización, el primordio epitelial del timo expresa la quimiocina CCL25, un ligando del receptor CCR9 que es expresado por los progenitores de linfocitos T migrantes mediante la envoltura de mesénquima que rodea al primordio. Las quimiocinas CCL21 y CXCL12 (el ligando del receptor CXCR4) pueden ser otras guías de atracción. En esta etapa del desarrollo tímico (prevascularización), el mesénquima que rodea al timo contiene algunas células con fenotipo hematopoyético que expresan los receptores de quimiocinas CCR7, CCR9 y CXCR4, lo cual sugiere que existe heterogeneidad de las células migrantes. Al final del tercer mes de desarrollo los linfocitos en diferenciación expresan el receptor de linfocitos T (TCR) y empieza a ser evidente la diferencia regional entre la corteza y la médula. La primera es cada vez más ocupada por precursores de linfocitos y por timocitos en maduración. Las células epiteliales, unidas por puentes citoplasmáticos intercelulares con uniones tipo desmosomas, integran un retículo celular laxo similar al mesénquima, al separarse entre sí por efecto de los numerosos linfocitos en diferenciación. En este tiempo ya es posible observar los corpúsculos de Hassall, característicos de la médula del timo, formado por la estratificación concéntrica de células epiteliales con gránulos de queratina (figura 2-6). A partir del cuatro mes y hasta el final del desarrollo embrionario, la cantidad de linfocitos T prácticamente no cambia. De manera secuencial, los precursores de linfocitos T llegan al esbozo tímico desde el saco vitelino, el hígado, el bazo y (a partir de la segunda mitad del embarazo) de la médula ósea.

Durante el periodo prenatal, la células colonizadoras del timo originan distintas progenies de linfocitos Tγδ, mientras que luego del nacimiento los progenitores de linfocitos T que entran al timo originan, en especial, el linaje de linfocitos Tαβ.

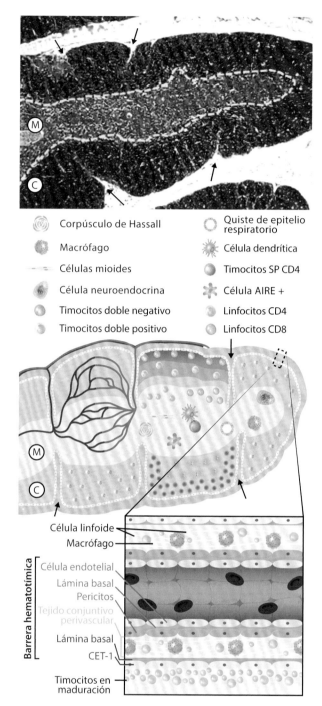

Figura 2-6. Timo. *Arriba,* En un corte histológico del timo se observa con claridad la corteza (C), la médula (M) y las trabéculas que son proyecciones de la cápsula conjuntival (*flechas*). *Abajo,* La microcirculación arterial y venosa del timo va de la corteza a la médula y permite la compleja interacción entre las células epiteliales del timo (CET) y los timocitos. La barrera hematotímica es una importante estructura que separa de forma hermética al parénquima tímico del componente sanguíneo; está formada por el endotelio vascular, la lámina basal endotelial y las células CET-1 con sus uniones ocluyentes.

Dichos progenitores linfoides entran al parénquima tímico por transmigración a través de los vasos sanguíneos de la región corticomedular, mediante un mecanismo regulado por la interacción entre la glucoproteína P-selectina ligando-1 (PSGL1, *platelet-selectin glycoprotein ligand 1*) (expresado por los progenitores linfoides circulantes) y CD62P (expresado por el endotelio vascular del timo). Una vez que atraviesan el endotelio y la lámina basal de éste, los progenitores linfoides se ubican en el espacio perivascular, la capa intermedia de la barrera hematotímica. Después habrán de atravesar la lámina basal epitelial y las CET tipo I para ubicarse propiamente en el microambiente epitelial tridimensional de la corteza del timo. Incluso antes del nacimiento el timo ya está bien desarrollado: al nacimiento pesa de 10 a 15 g y descansa sobre el pericardio en el mediastino superior y anterior. Alcanza su mayor peso absoluto de 40 g cerca de la pubertad. Más tarde, el timo empieza un proceso de involución o hipotrofia en el que de modo paulatino hay más parénquima y es sustituido por lipocitos, tejido fibroso y remanentes de tejido linfoepitelial, sin que ocurra involución completa.

Citoarquitectura del timo

La citoarquitectura del timo está constituida por estructuras de diferente origen embriológico: células epiteliales endodérmicas de la pared faríngea, mesénquima o tejido conjuntivo embrionario, células linfoides, vasos sanguíneos, llegada de macrófagos y DC, e inervación.

En el timo, el entramado estromal lo conforma una red tridimensional interconectada de CET corticales y medulares no polarizadas, sin dominios basolaterales ni apicales; esta disposición es un rasgo único del timo. Las CET contribuyen con microambientes específicos que favorecen las interacciones linfoepiteliales durante fofuncional de la corteza y de la médula. Las CET en estas dos regiones tímicas controlan la llegada de células progenitoras de linfocitos T y los procesos de ontogenia desde timocitos hasta linfocitos T maduros, en los que se favorecen la expansión clonal y los mecanismos de selección positiva y negativa del repertorio de linfocitos T.

Clasificación y tipos de CET

Las CET se originan a partir de un precursor común bipotencial de la capa germinal del epitelio endodérmico de la tercera bolsa faríngea. Se han dividido en tipos morfológicos, con base en su ubicación (subcapsulares, corticales, medulares y las de los corpúsculos tímicos o corpúsculos de Hassall) y sus características ultraestructurales e inmunohistoquímicas.

Las CET tipo I tienen una localización subcapsular y perivascular, lo que integra una monocapa continua en el perímetro subcapsular y trabecular del timo que llega al límite corticomedular y alrededor de los vasos sanguíneos (incluidos los capilares corticales, con los cuales forma la barrera hematotímica, pero no los medulares). Las CET tipo I son aplanadas, con prolongaciones citoplasmáticas delgadas unidas por desmosomas; tienen una membrana basal bien definida que las separa de la cápsula conjuntival del timo, a la cual revisten siguiendo todas las lobulaciones y trabéculas. La membrana celular de las CET tipo I que ve hacia el compartimiento cortical tímico, como otras CET, expresa el MHC-II, mientras que la superficie adherida a la membrana basal no lo hace. Justo por dentro de esta capa de CET tipo I se forma la región cortical subcapsular de los timocitos más inmaduros o indiferenciados, cuyo precursor circulante en la sangre llega a la región corticomedular del timo y de allí migra a la región subcapsular, atraído por la β2-microglobulina secretada por las CET tipo I (figura 2-6).

Las CET tipo II se distribuyen desde la corteza externa hasta la médula, y establecen contactos con las CET tipo III y tipo IV, que son más internas en la misma corteza. Estos tipos celulares se caracterizan por sus prolongaciones citoplasmáticas de más de 100 μm de largo. Las células tímicas nodrizas, o complejos de células nodrizas, quizá son un subtipo de las CET tipo II o tipo III; se distinguen por ser de gran tamaño y tener numerosas prolongaciones citoplasmáticas en las que albergan varias decenas o cientos de timocitos, a los que se yuxtaponen íntimamente de manera similar a una emperipolesis. Crean así un nicho microambiental criptócrino único, en el que las CET expresan altos niveles de MHC-I y MHC-II y tienen organelos acídicos bien desarrollados en los que pueden procesarse antígenos para su presentación. Los complejos de células nodrizas podrían ser el sitio primario para la selección positiva de timocitos.

Las CET tipo V tienen gran tamaño y son relativamente escasas; se localizan en la unión corticomedular y en la médula. Las CET tipo VI son las más numerosas de la médula y su forma es heterogénea (p. ej., las fusiformes secretoras de hormonas tímicas o las planas que forman los corpúsculos tímicos o de Hassall) (figura 2-6). En general, las CET medulares están menos interconectadas por uniones celulares, pero tienen un aspecto más compacto y heterogéneo.

Microambiente epitelial tridimensional de la corteza y timocitos doble negativos

Después de entrar al timo, las células progenitoras, ahora como timocitos inmaduros CD4⁻CD8⁻ o doble negativos (DN, *double negative*), migran por el microambiente cortical formado por las CET tipo V, IV y III. En el estadio DN1 promueven y regulan la diferenciación de las CET y contribuyen en la formación y mantenimiento del microambiente tridimensional cortical del timo. Durante los estadios DN1 y DN2, los timocitos van adquiriendo el compromiso hacia su diferenciación. La etapa de diferenciación DN3 se identifica por la expresión de CD25 y CD44 en CD4⁻CD8⁻; al concluir esta etapa los timocitos dejan de expresar CD44 y solo los timocitos que codifican con éxito el gen para la cadena β del TCR prosiguen su diferenciación a la etapa DN4. Todo el desarrollo de los timocitos hasta el estadio DN3 es promovido por señales mediadas por Noch y por la IL-7, producida por las CET corticales. Así, los timocitos que llegan y se acumulan en la región cortical subcapsular (formada por las CET tipo I), se caracterizan por hacer la transición de DN3 y DN4 a timocitos CD4⁺CD8⁺ o dobles positivos (DP, *double positive*) y la recombinación genética para TCRβ o TCRα. En estas etapas las CET exhiben prolongaciones citoplásmicas largas, orientadas perpendicularmente con respecto a la cápsula y a los septos conjuntivos, que se dirigen a la región corticomedular. Los mecanismos de selección positiva y negativa serán abordados a mayor profundidad en el capítulo 12, Linfocitos T.

Corpúsculos tímicos o de Hassall

Los corpúsculos de Hassall son estructuras distintivas de la médula del timo, están formados por células epiteliales enrolladas con fuerza unas sobre otras en forma concéntrica. Las células centrales pueden estar necróticas, con degeneración hidrópica, calcificadas o altamente queratinizadas, con gránulos basófilos semejantes al estrato granuloso de la epidermis. Algunas células linfoides degeneradas, eosinófilos y macrófagos pueden observarse dentro del corpúsculo tímico. El número máximo de corpúsculos tímicos se observa alrededor de la pubertad; luego disminuye conforme involuciona el timo, pero los corpúsculos que permanecen son más grandes y prominentes. La lisis dentro de un corpúsculo tímico puede originar estructuras quísticas. Otro tipo de quistes está revestido por epitelio cúbico simple o por epitelio cilíndrico ciliado productor de moco, y es probable que representen remanentes diverticulares de las cuartas bolsas branquiales.

Las células externas de los corpúsculos de Hassall pueden expresar CCL22 y las DC vecinas expresan CCL17; ambas quimiocinas ligandos del receptor CCR4 expresado por los timocitos medulares semimaduros CD4⁺ o CD8⁺ podrían estar dirigiendo los linfocitos T SP hacia los corpúsculos, lo que optimiza la selección negativa de timocitos. Además, los corpúsculos de Hassall son productores de linfopoyetina estromal tímica (TSLP), la cual favorece la generación de linfocitos T reguladores mediante las DC medulares.

Barrera hematotímica

Las CET tipo I, que revisten las trabéculas y la cápsula conjuntiva, cubren también los vasos sanguíneos corticales y se unen entre sí por complejos intercelulares herméticos. Las arterias tímicas (ramas del arco aórtico y de las arterias subclavias) llegan al timo por la cápsula, siguen por los septos o trabéculas, penetran a nivel de la médula o de la unión corticomedular, y mantienen una envoltura conjuntiva continua con los septos y la cápsula. Ya dentro del timo, las arterias se ramifican en toda la corteza y en la parte externa de la médula, y sus ramas son cubiertas o envainadas por las CET tipo I, mientras que su lámina basal es adosada a la envoltura conjuntiva que se atenúa hasta hacerse muy escasa en los vasos corticales de menor calibre, y se mantiene solo la envoltura de CET tipo I. Así, la barrera hematotímica está conformada por: a) endotelio vascular continuo; b) lámina basal endotelial; c) tejido conjuntivo perivascular; d) lámina basal epitelial, y e) CET tipo 1 con sus uniones celulares ocluyentes (figura 2-6).

Las arterias de mayor calibre de la médula y la región corticomedular se ramifican, mientras que las arterias más finas se dirigen a la corteza e integran capilares en la zona subcapsular. Las vénulas se dirigen a la unión corticomedular y conforman venas de mayor calibre en la médula, las cuales saldrán del timo por los septos conjuntivos. Cabe destacar que en el timo no existen vénulas poscapilares de endotelio alto.

ARQUITECTURA DE LOS ÓRGANOS LINFOIDES SECUNDARIOS

En los capilares sanguíneos de la microcirculación se produce el líquido tisular que hidrata la matriz extracelular y que funciona como vehículo de moléculas heterogéneas. Una parte pequeña de este líquido es drenado por los capilares linfáticos, unas estructuras en forma de fondo de saco con células endoteliales planas, anchas y con espacios intercelulares, que están cubiertas por una tenue y muy discontinua membrana basal. Al líquido que se difunde hacia la luz de los capilares linfáticos se le llama linfa.

La linfa está compuesta por agua, electrólitos, macromoléculas y varios tipos celulares, como DC veladas (LC migrantes con Ag captados en la superficie cutánea o en las mucosas, y que los transportan a los ganglios linfáticos donde funcionarán como APC), macrófagos y algunos microorganismos. Los capilares linfáticos poseen válvulas que impiden el retorno de la linfa al espacio intersticial. Numerosos capilares linfáticos se anastomosan y conforman vasos linfáticos de mayor calibre: los vasos linfáticos aferentes, que llevan la linfa a los ganglios linfáticos regionales. En el ser humano hay más de 450 ganglios linfáticos, casi todos localizados en el cuello y en el tronco. La nomenclatura de estos órganos linfoides depende de su localización y sus relaciones anatómicas. Muchos se organizan en grupos ganglionares a los que llegan vasos linfáticos aferentes de regiones y órganos específicos y de los que parten vasos linfáticos eferentes con linfocitos T activados y células plasmáticas formadoras de anticuerpos.

Vasos linfáticos

Los vasos y ganglios linfáticos integran el sistema linfático. La linfa de todo el cuerpo (con excepción de la parte derecha de la cabeza, el cuello, la mitad superior derecha del tórax y el miembro superior derecho) drena la sangre a través del conducto torácico que desemboca en el ángulo venoso izquierdo, conformado por la unión de las venas subclavia y yugular interna izquierdas. El conducto torácico se constituye en la cisterna del quilo que, a su vez, recibe la linfa de la mayoría de los órganos abdominales, pélvicos y de miembros inferiores. Los vasos linfáticos torácicos y del resto de la mitad izquierda del cuerpo drenan el conducto torácico. En el ángulo venoso derecho, integrado por las venas subclavia y yugular interna derechas, desemboca el conducto linfático derecho que drena los

territorios derechos del cuerpo ya mencionados. Así, toda la linfa del cuerpo es vertida eventualmente a la circulación sanguínea. Los vasos sanguíneos, por su parte, irrigan a los órganos linfoides secundarios para llevar nutrientes, pero también contribuyen a la recirculación y al establecimiento de diferentes tipos celulares, en particular linfocitos T y B.

Ganglios linfáticos

Los ganglios linfáticos son órganos linfoides secundarios de 2 a 12 mm de diámetro, ovoides, distribuidos por casi todo el cuerpo, con localizaciones específicas, interconectados unos a otros mediante los vasos linfáticos que drenan linfa de regiones determinadas.

La porción más externa del ganglio es la cápsula conjuntiva, que es convexa y da forma a los ganglios linfáticos. Los vasos linfáticos aferentes perforan la superficie convexa de la cápsula, cuya superficie interna colinda con el gran seno subcapsular al cual es vertida la linfa. A intervalos regulares, la cápsula emite trabéculas conjuntivas hacia el interior del ganglio linfático. El seno subcapsular origina los senos trabeculares, de orientación radial como las trabéculas conjuntivas. La luz de estos senos linfáticos y la de los senos medulares es entrecruzada por una rica malla tridimensional de fibras reticulares, somas y procesos citoplasmáticos de células reticulares fibroblásticas (FRC) (figura 2-7). La cápsula presenta una invaginación que corresponde al hilio, sitio de entrada de vasos arteriales y de salida de un solo vaso linfático eferente y de las venas.

Los ganglios linfáticos, perfundidos por linfa y sangre, son los sitios principales para la expresión de respuestas adaptativas después de la interacción entre DC presentadoras de antígenos, Ag presentes en la linfa y linfocitos reclutados al ganglio desde la sangre que migran a través de las vénulas poscapilares de endotelio alto (HEV). Los ganglios linfáticos presentan dos compartimientos: los senos linfáticos (subcapsulares, trabeculares, también llamados septales o intermedios) y los senos medulares, revestidos por células endoteliales linfáticas y parénquima organizado en zonas T y B dependientes (con DC interdigitantes [iDC] en las primeras y DC foliculares [FDC] en las segundas), además de macrófagos y FRC con sus fibras reticulares. El parénquima puede dividirse en tres regiones más o menos concéntricas: la *corteza* (zona B dependiente con folículos linfoides primarios y secundarios), la *paracorteza* o corteza profunda (zona T dependiente) y la *médula*, organizada en cordones de células efectoras, como células plasmáticas y linfocitos T activados. Los ganglios linfáticos son los órganos linfoides secundarios más dinámicos y es importante recordar que existe un rango normal de variación debido a la localización anatómica, la edad, la dieta y la exposición a antígenos.

Otra propuesta histofuncional describe el parénquima de los ganglios linfáticos conformado por múltiples lóbulos rodeados por senos linfáticos encerrados por una cápsula. Cada lóbulo linfoide de los ganglios linfáticos tiene un vértice bulboso (forma parte de la corteza del ganglio) y una base de cordones delgados (forman

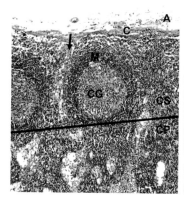
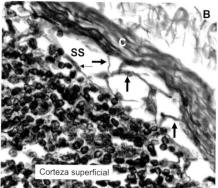

Figura 2-7. Ganglio linfático. Corte histológico de ganglio linfático. La figura A muestra el centro germinal (CG), la zona del manto (M) y la cápsula conjuntival (C) que integra una trabécula (*flecha*); la *línea continua* señala un límite aproximado de la corteza superficial (CS) de la profunda (CP) o paracorteza y debajo se observan los senos medulares. La figura B muestra un seno subcapsular (SS) y células reticulares (*flechas gruesas*); limitando el seno con la corteza superficial se observan células endoteliales (*flecha delgada*).

parte de la médula) que le confieren un aspecto similar a una medusa. La base está anclada al hilio por sus raíces vasculares, pero el vértice está separado de la cápsula por el seno subcapsular o marginal. La corteza está dividida en dos regiones: la corteza superficial y la corteza profunda. La corteza superficial la constituyen folículos rodeados y separados por la corteza interfolicular difusa. La corteza profunda forma unidades corticales profundas (UCP). Cada lóbulo tiene una UCP que es posible dividir anatómica y funcionalmente en una parte central (subyacente a los folículos) y una periférica (vecina a los senos trabeculares y que rodea a la central). Los linfocitos B se instalan en los folículos primarios para interactuar con las FDC; una vez estimulados o activados, los linfocitos B proliferan dentro de los folículos para constituir centros germinales, rasgo distintivo de los folículos linfoides secundarios. Los linfocitos T se establecen en la corteza profunda (paracorteza y corteza interfolicular) para interactuar con iDC presentadoras de antígenos. La corteza profunda crece cuando los linfocitos T activados proliferan. La corteza interfolicular y la UCP periférica son vías para la migración de linfocitos hacia y desde las áreas de linfocitos T y B. Los linfocitos B activados salen del folículo secundario y migran rumbo a los cordones medulares como células plasmáticas productoras de anticuerpos, mismos que liberan hacia la linfa de los senos medulares.

Debido a que cada lóbulo linfoide está centrado bajo su propio vaso linfático aferente y cada uno de éstos colecta la linfa de distintas regiones de drenaje, los lóbulos pueden ser expuestos a diferentes Ag solubles, a múltiples DC clásicas migratorias y a distintos mediadores inflamatorios. Por ello, los lóbulos de un mismo ganglio linfático son capaces de presentar distinta actividad inmunológica y sus compartimientos tisulares no por fuerza tendrán una apariencia uniforme.

Senos de los ganglios linfáticos

La linfa que llega a un ganglio linfático fluye de manera lenta, pero continua, por el seno subcapsular y por los senos trabeculares y medulares, y sale del ganglio linfático por el vaso linfático eferente. La luz de los senos linfáticos está revestida discontinuamente por las células endoteliales de los senos, que son células planas LYVE-1+ (*lymphatic vessel endothelial receptor 1*) con membrana basal discontinua, que dejan poros o hendiduras intercelulares que se comunican con el intersticio de los linfocitos de la corteza del ganglio linfático. El paso de material disuelto en la linfa mediante estos poros presenta cierta restricción, ya que las moléculas de 7 a 10 nm son excluidas de la corteza. Sin embargo, los senos subcapsulares de los ganglios mesentéricos permiten el paso de gelatina marcada hacia el intersticio de la corteza, para ocupar el espacio entre los linfocitos y las demás células, y llegar hasta los espacios linfáticos de la corteza profunda (ubicados por debajo de los centros germinales) y a los senos medulares. Los espacios linfáticos de la corteza profunda miden 100 μm de diámetro; se ramifican y anastomosan de modo denso para crear plexos llamados laberintos linfáticos que se conectan con los senos medulares. Todos estos espacios linfáticos también están revestidos por células endoteliales linfáticas LYVE-1+, unidas por complejos adherentes integrados por cadherina-VE, catenina-α y β, proteína g120 y afadina (proteínas de zónulas adherente), desmoplaquina y placoglobina (proteínas de la placa desmosomal) y claudina 5 y proteína ZO-1 (proteínas de las uniones estrechas). La cooperación celular entre linfocitos T y B en ganglios linfáticos será explicada a mayor profundidad en el capítulo 15, Cooperación T-B.

Centro germinal

Algunos linfocitos B activados se diferencian de manera directa a células plasmáticas productoras de anticuerpos, pero otros regresan al folículo para formar el centro germinal (CG), el que representa las complejas interacciones entre los procesos de activación, proliferación, diferenciación y muerte de los linfocitos B, que transforman un folículo primario en un folículo secundario. El centro germinal se compone de una zona externa, o zona del manto o corona, y una zona interna o CG. La zona del manto contiene linfocitos B *naïve* desplazados como extensión externa del folículo

primario. El CG muestra una polaridad morfológica, ya que pueden identificarse dos zonas: una zona clara apical (cercana a la zona del manto e integrada sobre todo por centrocitos) y una zona oscura basal (compuesta de centroblastos, o linfocitos B antígeno específicos altamente proliferantes. Las células resultantes se mueven a la zona clara del CG y se convierten en centrocitos. Los centrocitos que expresan receptores que se unen con la más alta afinidad a Ag atrapados y expuestos por las FDC reciben señales de sobrevivencia provenientes de éstas y de los linfocitos Th CD4+ presentes en la zona clara del CG, y se diferencian a células plasmáticas. Para revisar a mayor profundidad los mecanismos de cooperación celular que ocurren en ganglio consultar el capítulo 15, Cooperación T-B.

Cápsula

La cápsula es la porción más externa del ganglio, es convexa y da forma a los ganglios linfáticos. Los vasos linfáticos aferentes perforan la superficie convexa de la cápsula, cuya superficie interna colinda con el gran seno subcapsular al cual es vertida la linfa. A intervalos regulares, la cápsula emite trabéculas conjuntivas hacia el interior del ganglio linfático. El seno subcapsular origina los senos trabeculares de orientación radial, como las trabéculas conjuntivas. La luz de estos senos linfáticos y la de los senos medulares son entrecruzadas por una rica malla tridimensional de fibras reticulares y los somas y procesos citoplasmáticos de FRC (figura 2-7B). La cápsula presenta una invaginación que corresponde al hilio, sitio de entrada de los vasos arteriales y de salida de un solo vaso linfático eferente y de las venas.

Bazo

El bazo es un órgano linfoide secundario, impar, de 150 g en el adulto, localizado en la parte superior e izquierda de la cavidad abdominal. Está irrigado por la arteria esplénica o lienal, una rama de tronco celiaco, la primera rama anterior de la aorta abdominal. Lo envuelve una cápsula de tejido conjuntivo denso que emite trabéculas hacia el interior del órgano, conformando así una red compleja que subdivide el parénquima esplénico en compartimientos. La irrigación es relevante para que el bazo realice sus dos funciones esenciales: inducir respuestas inmunológicas frente a Ag solubles y patógenos presentes en la circulación sanguínea, y *filtrar* detritos y los componentes de la sangre. Cada una de estas funciones las lleva a cabo en dos compartimientos, visibles a simple vista, conocidos como pulpa blanca y pulpa roja.

Citoarquitectura del bazo

La pulpa blanca se localiza hacia el centro del bazo y contra las trabéculas; en esencia, es una colección de linfocitos T y B, DC y macrófagos organizada en lóbulos columnares o esféricos. La pulpa roja, más prominente en la periferia que en el centro del bazo, está constituida por componentes tisulares interpuestos a la pulpa blanca y formados por los senos venosos (un tipo especial de sinusoide venoso de la circulación cerrada del bazo) y los cordones esplénicos de Billroth (cúmulos de células sanguíneas que salen de la circulación en el extremo venoso de los capilares envainados de la circulación abierta). Entre la pulpa blanca y la pulpa roja está la zona marginal, que no se aprecia a simple vista.

La arteria esplénica entra al bazo por el hilio y se ramifica sucesivamente en pequeñas arterias que siguen y son envueltas por las trabéculas de tejido conjuntivo (arterias trabeculares). Las arterias de pequeño calibre salen de las trabéculas y originan las arterias centrales que son ahora cubiertas o envueltas por la vaina linfática periarteriolar (PALS, *periarteriolar lymphoid sheath*), conformada por linfocitos T.

Los linfocitos B forman los folículos primarios o secundarios que resaltan a lo largo de la vaina y la arteria. La arteria central se bifurca en ramas radiales, la mayoría de las cuales llega a la zona marginal y ahí se abre. Otras más largas alcanzan la pulpa roja como arteriolas peniciladas que se bifurcan y conforman capilares terminales envainados o envueltos por macrófagos, que pueden abrirse y vaciarse en la malla reticular vecina a los cordones esplénicos (circulación abierta) o continuarse con los senos esplénicos (circulación cerrada) (figura 2-8A). A las vainas de macrófagos también se les conoce como elipsoides, pero ya que su forma puede ser variable e irregular se ha sugerido el término vaina periarterial de macrófagos. La composición celular de dicha vaina tiene variaciones según la especie.

Cuando ha habido estimulación antigénica, los folículos linfoides primarios de linfocitos B crean centros germinales y se transforman en folículos secundarios. La PALS y la arteria central se hacen excéntricas. En torno al vaso sanguíneo hay una colección concéntrica muy densa de tejido linfoide, llamada zona del manto, mientras que la colección concéntrica menos densa de tejido linfoide es la zona marginal. Los folículos linfoides son irrigados por arteriolas derivadas de la arteria central (figura 2-8B). En los folículos linfoides y en otras áreas de la pulpa blanca se originan los vasos linfáticos eferentes del bazo.

Zona marginal

La zona marginal se ubica entre la pulpa blanca y la pulpa roja; en particular alrededor de los folículos linfoides. Se le llama zona perifolicular y no hay seno marginal. En su lugar hay capilares envainados con macrófagos que se abren a espacios sin endotelio, conformados por la red de fibras reticulares y FRC, y ocupados por sangre. Hacia la pulpa blanca hay una red muy densa constituida por FRC y sus fibras de colágena tipo III y IV, dispuestas en torno a la pulpa blanca. Muchas de las FRC emiten prolongaciones hacia el espesor de la zona marginal y son productoras de quimiocinas, como CCL21 en las zonas T dependientes y CXCL13 en las zonas B dependientes.

La superficie externa de la zona marginal se fusiona con los cordones esplénicos. En el espesor de la zona marginal la red de fibras reticulares es muy fina; allí terminan muchas de las ramas radiales de la arteria central, con aperturas dilatadas o en forma de embudo. La zona marginal es el sitio principal de tráfico celular; en esencia es una zona B dependiente, con linfocitos B IgM⁺ y algunos IgD⁺, y más al exterior con una población heterogénea de macrófagos. Los linfocitos T y B, los macrófagos y las DC salen de la sangre a la zona marginal e interactúan con la red circunferencial de FRC y fibras reticulares para migrar hacia la PALS. Las demás células sanguíneas que salen de la circulación (eritrocitos, monocitos, granulocitos y plaquetas) atraviesan la zona marginal hacia los cordones esplénicos. Tanto el retículo fibrocelular de la zona marginal como la PALS se van reduciendo hasta desaparecer conforme las arterias que rodean se hacen más finas distalmente. En modelos murinos, muchas de estas FRC expresan α-actina y miosina, moléculas de adhesión-1 tipo adresinas de mucosas (MAdCam-1), moléculas de adhesión-1 a células vasculares (VCAM-1), proteína-1 de adhesión vascular (VAP-1), trombomodulina, citoqueratinas 8 y 18, y molécula Thy-1 del MHC. Es probable que este fenotipo de las FRC explique la presencia de linfocitos T CD4⁺ en

la zona marginal. Así, los folículos linfoides de la pulpa blanca están incluidos o infiltrados por una extensión del área T dependiente hacia la zona marginal, lo que resulta en una imbricación compleja de zonas T y B.

Las diferencias señaladas con anterioridad en la arquitectura de la pulpa blanca y la zona marginal, con ausencia de un seno marginal en el bazo, están asociadas a un arreglo vascular que podría tener implicaciones en la recirculación de células, en la entrada de antígenos y en el contacto de éstos con las células de la pulpa blanca. El diseño estructural y el ambiente molecular de la llamada zona perifolicular (un escenario de la circulación abierta del bazo) parecen ser más favorables para la entrada de antígenos solubles circulantes y la llegada y migración de linfocitos T CD4⁺ *naïve* hacia la PALS mediada por CCL21.

Pulpa roja

La pulpa roja del bazo está integrada por las arterias o arteriolas peniciladas, los capilares envainados por macrófagos, los cordones esplénicos (constituidos por las fibras reticulares y las FRC), todas las células sanguíneas que salen por los vasos de la circulación abierta y los sinusoides o senos venosos esplénicos.

Los cordones esplénicos funcionan como un lecho de filtración y de resistencia al flujo de la sangre vertida por los vasos terminales de la circulación abierta. Algunos monocitos se adhieren a esta malla y se convierten en macrófagos esplénicos, responsables de la destrucción de eritrocitos senescentes, dañados o defectuosos (esferocitos, drepanocitos, etc.) atrapados por las FRC en una acción concertada para tal efecto. Los cordones esplénicos retienen a las UFC de eritrocitos, granulocitos y plaquetas; por ello, la eritropoyesis puede iniciarse con rapidez en condiciones patológicas.

Los senos venosos esplénicos son espacios venosos abiertos, de 35 a 40 μm de diámetro, largos, revestidos por una capa discontinua de células endoteliales largas y de extremos cónicos paralelos al eje longitudinal del seno. Entre las células endoteliales hay verdaderas rendijas, pero establecen complejos de unión intercelular en sus superficies laterales a intervalos regulares. Las células sanguíneas que salen en la circulación abierta deben cruzar y regresar a la circulación a través de las rendijas intercelulares. Este flujo celular se ve favorecido por la presencia de una membrana basal con grandes y numerosas fenestras poligonales de distribución regular, de manera que la membrana basal está reducida a bandas delgadas de fibras que limitan las fenestras, y se disponen transversal y longitudinalmente alrededor de las células endoteliales. La membrana basal de los senos venosos y el estroma reticular se unen por continuidad con las FRC que están unidas a la superficie externa de los senos esplénicos de modo adventicio. Los senos esplénicos se anastomosan entre sí creando diferentes órdenes de venas esplénicas trabeculares, en una tran-

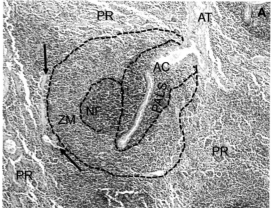
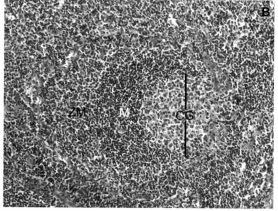

Figura 2-8. Bazo. Se muestran cortes histológicos de bazo. La figura A muestra la pulpa blanca cercana a una arteria trabecular (AT) que origina a una arteria central (AC), rodeada de tejido linfoide o vaina linfática periarteriolar (PALS) y folículo linfoide (NF). Alrededor de la PALS y el NF se observa la zona marginal (ZM). Las flechas indican el seno marginal que separa la ZM de la pulpa roja (PR). La figura B muestra la pulpa blanca del bazo con un folículo linfoide secundario con centro germinal (CG), manto (M) y zona marginal (ZM); limitando claramente a la ZM se observa el seno marginal.

sición histológica abrupta. El drenaje venoso del bazo es realizado por las venas esplénicas que originan, junto con la vena mesentérica superior, la vena porta.

Tejido linfoide asociado a las mucosas (MALT)

Se calcula que la superficie de las mucosas en el ser humano es de más de 400 m², lo que las convierte en los principales sitios de interacción con patógenos y diferentes antígenos. Junto con la piel, las mucosas integran la primera barrera de defensa fisicoquímica, pero también la primera línea de respuesta inmunológica innata y adaptativa una vez que se traspasan dichas barreras.

Una mucosa está conformada por un epitelio y una lámina propia. El tipo de epitelio varía de acuerdo con las características funcionales de la estructura anatómica que reviste y puede formar glándulas. La lámina propia es un tipo de tejido conjuntivo laxo donde se localizan la microcirculación y diversos tipos de leucocitos. En algunas partes de las mucosas, el tejido linfoide forma folículos linfoides solitarios o agregados de folículos linfoides rodeados por tejido linfoide difuso. En realidad, en toda la mucosa pueden posicionarse DC, macrófagos, linfocitos T y B maduros, células NK, linfocitos NKT, linfocitos Tγδ y diversos tipos de granulocitos, entre éstos los mastocitos perivasculares y subepiteliales. Además, hay una red de capilares linfáticos que drenan líquido tisular, DC, linfocitos y plexos nerviosos que influyen en la motilidad de la mucosa, el grado de perfusión vascular y el nivel de secreción glandular o celular.

El MALT se divide según su localización anatómica en NALT, GALT, BALT y UALT (*nasopharynx-, gut-, bronchi-* y *urogenital-associated lymphoid tissue*, respectivamente), por mencionar varios de los más estudiados. El MALT funciona como un brazo independiente del sistema inmunológico sistémico. En el MALT se montan respuestas inmunológicas de manera distinta y de tipo local, pero que en cierto momento pueden involucrar al resto de los órganos de respuesta inmunológica. Casi todo el MALT carece de vasos linfáticos aferentes; la captación de Ag la realizan las DC (cuyas prolongaciones citoplasmáticas alcanzan la luz de la mucosa) y las células M (*microfolds*), un tipo especial de célula epitelial, aplanada, de morfología compleja, que transfiere Ag y patógenos desde la luz hacia el compartimiento subepitelial que ella misma forma, hasta donde se ubican linfocitos T y B, y DC. Las células efectoras que se generan pueden entrar a los vasos linfáticos eferentes o a la circulación, pero vuelven a ubicarse en el sitio en el que se indujo la respuesta inmunológica de la mucosa y ejercen sus funciones efectoras. Cuando las DC del MALT que captan y procesan Ag migran por los vasos linfáticos eferentes hacia los ganglios linfáticos regionales, se incrementa el número de linfocitos T y B activados, y la respuesta inmunológica se magnifica y se hace sistémica.

Desde el punto de vista inmunohistológico se distinguen dos tipos de mucosas: las mucosas tipo I (como las del intestino y del pulmón, que poseen un epitelio cilíndrico simple) y las mucosas tipo II (entre éstas las de la boca, vagina, esófago y el vestíbulo nasal, que son sitios de mayor roce y desarrollan epitelios planos estratificados). En ambos tipos de mucosa puede haber células caliciformes productoras de moco y glándulas con adenómeros mucosos, serosos y mixtos. La mezcla de todas estas secreciones constituye el moco, compuesto de agua, iones y mucinas específicas de mucosas. Las mucinas tienen dominios de reconocimiento de carbohidratos y, al contacto con el agua, forman un gel que atrapa Ag y patógenos. Éste, aunado a la actividad ciliar, integra un sistema mucociliar de depuración. El moco y los movimientos peristálticos del tubo digestivo componen un sistema similar de defensa inespecífico, pero muy eficiente. Asimismo, el moco contiene anticuerpos que incrementan la depuración antigénica, pero también neutralizan y opsonizan patógenos y Ag para que sean fagocitados por los leucocitos que transmigraron el epitelio y se mueven sobre la superficie apical. Otras moléculas presentes en el moco son productos antimicrobianos como la lisozima (que rompe las paredes celulares de las bacterias) y la lactoferrina (que adsorbe el hierro que las bacterias usan para su crecimiento y para mantener la estructura de su pared celular).

Tejido linfoide asociado al tubo digestivo (GALT) como prototipo de un MALT

La mucosa del GALT la integran un epitelio cilíndrico simple de enterocitos con microvellosidades (las células más numerosas del epitelio), células caliciformes, células enteroendocrinas, linfocitos intraepiteliales, células de Paneth y células indiferenciadas. La otra capa de la mucosa es la lámina propia, una capa de tejido conjuntivo laxo que presenta pliegues o invaginaciones y proyecciones digitiformes hacia la luz intestinal. Al conjunto del epitelio intestinal y las invaginaciones se le llama criptas o glándulas intestinales, mientras que el conjunto del epitelio y las proyecciones se denomina vellosidades intestinales (figura 2-9A). La excepción de este diseño de la mucosa intestinal es la región de los cúmulos de tejido linfoide; allí no hay criptas ni vellosidades, sino una superficie convexa compuesta por numerosos folículos intestinales, las regiones interfoliculares y el domo de cada folículo linfoide cercano a las células M del epitelio. Todas las estructuras anteriores están cubiertas por el epitelio asociado al folículo (FAE, *follicle-associated epithelium*), un epitelio intestinal modificado, con células M y pocas células caliciformes (figura 2-9B).

La superficie epitelial apical está protegida por una capa de moco y otra de organismos comensales (microbiota). Ambas generan la resistencia a la colonización por patógenos. En términos reales, para que un patógeno infecte las células del epitelio intestinal (y de otros epitelios, como el respiratorio) y pueda invadir la lámina propia, debe contender y sobrevivir al moco subyacente y a la microbiota. De lograrlo, el patógeno se enfrenta a las microvellosidades que tienen glucocálix de los enterocitos. El glucocálix está compuesto por oligosacáridos unidos covalentemente a glucoproteínas y glucolípidos, tiene carga neta negativa con la que repele varios tipos de patógenos, y algunas de las proteínas asociadas tienen actividad hidrolítica diversa. Además de ser digestivos y absortivos, los enterocitos expresan TLR, NLR y RLR (receptores tipo Toll, receptores tipo NOD y receptores tipo RIG-1, respectivamente), con los que la microbiota puede interactuar, y los PAMP/DAMP, estresadas y muertas. La unión de PRR con sus ligandos determina qué tipo de citocinas secretará el enterocito.

La presencia de linfocitos Tγδ, células NK y linfocitos T NK intraepiteliales, dispersos entre los enterocitos, ayuda a conformar la primera línea de defensa inmunológica innata (figura 2-9A). Los linfocitos Tγδ producen péptidos antimicrobianos, como defensinas y catelicidinas.

Lámina propia

El tejido conjuntivo laxo que forma la lámina propia es el microambiente de numerosos macrófagos, neutrófilos, abundantes linfocitos Tαβ de memoria (CD4⁺ y CD8⁺), linfocitos B de memoria y linfocitos efectores Th17. Hay un número menor de linfocitos NKT, mastocitos y DC inmaduras, muy pocos linfocitos Tγδ y casi no hay células NK (figura 2-9B). La lámina propia también contiene mastocitos, la mayoría secretoras de IgA en una cantidad superior al de todas las células plasmáticas contenidas en los ganglios linfáticos, el bazo y la médula ósea. Casi todos los linfocitos están distribuidos de modo difuso en la lámina propia, mientras que otros conforman folículos linfoides. En general, los folículos son zonas de linfocitos B, mientras que las células distribuidas interfolicularmente y de manera difusa son de la progenie T. La lámina propia intestinal de un niño sano contiene alrededor de 15 000 folículos linfoides. Los grupos de folículos linfoides pueden ser pequeños, pero una placa de Peyer y el apéndice tienen de 30 a 40 folículos, entre primarios y secundarios.

Epitelio asociado al folículo

Las agrupaciones de folículos linfoides están cubiertas por el FAE (figura 2-9B). De 80 a 90% de las células del FAE son enterocitos; el porcentaje restante lo representan las células M, carentes de glucocálix y microvellosidades. Estas células reciben ese nombre por sus pequeños micropliegues adluminales y por su forma irregular o membranosa. La especialidad de las células M es internalizar Ag por endocitosis mediada por clatrina, macropinocitosis y fagocitosis (expresa FcαR y fagocita microorganismos opsonizados con

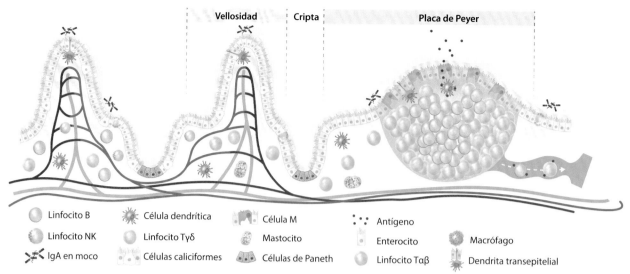

FIGURA 2-9.   Tejido linfoide asociado a mucosas (MALT). Diferentes factores humorales y celulares componen el tejido linfoide asociado al tubo digestivo (GALT). Entre los componentes celulares destacan: células de Paneth, células dendríticas —algunas de ellas con dendritas transepiteliales como prolongaciones que penetran el epitelio intestinal y hacen muestreo del moco adluminal)— o células caliciformes, responsables de la producción de moco donde se sitúa el factor humoral más importante: la inmunoglobulina IgA; el glucocalix en el borde en cepillo y su permeabilidad selectiva también forma parte de este tejido. Otras células participantes son los linfocitos NK, B y los Tγδ y Tαβ, las células cebadas y los macrófagos. Las placas de Peyer son cúmulos celulares linfoides que se ubican en la porción antimesentérica de la mucosa intestinal; su epitelio, denominado epitelio asociado al folículo o FAE, posee células M capaces de captar antígenos y transferirlos.

IgA). También expresa la glucoproteína-2, la cual une FimH, un componente del *pilus* de algunas bacterias. Después de captarlos, la células M hacen transcitosis de antígenos y de patógenos hacia una invaginación o bolsa basolateral profunda e irregular que limita el domo (una región subepitelial donde hay DC y macrófagos que captan dichos antígenos y los presentan a los linfocitos Tαβ CD4⁺ y CD8⁺, linfocitos B en reposo y subpoblaciones de linfocitos Treg). En el MALT no hay vasos linfáticos aferentes. La invaginación de las células M sobre el domo sería el sitio aferente para la llegada de antígenos a las DC y macrófagos.

En el GALT existe una población de DC que expresan CX-3CR1, cuyo ligando es la fractalcina CX3CL1, localizada en las vellosidades, el FAE y la región del domo. Un rasgo distintivo de estas DC es que poseen dendritas transepiteliales que alcanzan la superficie apical del epitelio y la luz intestinal y pueden captar Ag. En estado estable, las DC del GALT son tolerogénicas para los linfocitos T *naïve*; sin embargo, en un proceso inflamatorio por patógenos o por lesión, las DC expresan PRR que unen PAMP o DAMP, maduran y presentan Ag a los linfocitos T de la mucosa, activándolos. Las DC CCR6⁺ del domo que maduran luego de haber captado antígenos, pueden migrar a través de los vasos linfáticos eferentes y presentarlos a los linfocitos T de los ganglios linfáticos mesentéricos, para así activarlos y montar una respuesta sistémica.

RESUMEN

- La hematopoyesis es la formación de células sanguíneas; conforme al linaje celular se le subdivide para su estudio en eritropoyesis, granulocitopoyesis, monocitopoyesis, trombocitopoyesis y linfopoyesis. Las primeras ocurren en la médula ósea en el individuo adulto; mientras que la generación de células linfoides (linfopoyesis) ocurre en los órganos linfáticos primarios y los órganos linfáticos secundarios contribuyen a la misma con las células efectoras.
- **Médula ósea.** La generación de células sanguíneas es posible gracias a las células madre (troncales) hematopoyéticas (HSC) y su posterior diferenciación en células progenitoras mulitpotenciales que originarán a las líneas común linfoide y común mieloide. Los progenitores mieloides darán origen a las células precursoras de granulocitos/monocitos, megacariocitos y a la serie eritroide. La serie de granulocitos/monocitos originará a neutrófilos, basófilos y eosinófilos y a los monocitos, respectivamente. Los monocitos al migrar a los tejidos se diferenciarán en macrófagos tisulares. Los megacariocitos originarán a las plaquetas y la serie eritroide a los eritrocitos. Por otra parte, los progenitores linfoides darán origen a células comprometidas con el linaje B y T. Las células comprometidas con el linaje B realizarán su maduración en la médula ósea, aprendiendo a ser tolerantes frente Ag propios y posteriormente, los linfocitos B maduros IgM⁺IgD⁺ migrarán a órganos linfoides secundarios para ejercer sus funcionas efectoras. Por otra parte, el linaje comprometido con el linaje T migrará al timo donde concluirá su maduración.
- **Timo.** Las células comprometidas con el linaje T madurarán en el timo desde la corteza hacia la médula y se diferenciarán en linfocitos T a través de una compleja red de interacciones con las células epiteliales tímicas (CET) y el complejo mayor de histocompatibilidad (MHC) expresado en las CET. Estas interacciones les permitirá madurar, ser seleccionadas y ser tolerantes frente Ag propios. Posteriormente los linfocitos T maduros CD3⁺CD4⁺ y CD3⁺CD8⁺ migrarán a órganos linfáticos secundarios para ejercer sus funciones efectoras.
- **Ganglios linfáticos.** La porción más externa del ganglio es la cápsula conjuntival. Los vasos linfáticos aferentes perforan la cápsula convexa hasta llegar al seno subcapsular. Los ganglios linfáticos se encuentran organizados en la corteza, paracorteza y médula. Las células vírgenes provenientes de los órganos linfoides primarios entran a los ganglios linfáticos a través de las vénulas de endotelio alto (HEV) localizadas en la paracorteza. Dependiendo de la expresión de algunos receptores de quimiocinas migrarán a áreas organizadas de parénquima especializado en B (corteza) o T (paracorteza). En la corteza se visualizan folículos linfoides primarios y secundarios (que se encuentran en proliferación por algún tipo de Ag). Las células efectoras B y T se dirigen hacia la médula a través de los cordones medulares y posteriormente se dirigen hacia los vasos linfáticos eferentes para alcanzar la circulación sanguínea.
- **Bazo.** Dividido funcionalmente en dos áreas, la pulpa roja y la pulpa blanca. En la pulpa roja abundan los sinusoides por donde circulan eritrocitos que son retirados de la circulación por los macrófagos esplénicos si se encuentran dañados o senescentes. En la pulpa blanca, las células linfoides, principalmente linfocitos T, se encuentran organizadas alrededor de la arteriola central; cercano a las PALS pueden encontrarse linfocitos B organizados en folículos y rodeando ambos se encuentra la zona marginal (ZM) en la que se encuentran además de linfocitos B, una gran cantidad de macrófagos. Rodeando a la ZM se encuentra el seno marginal que divide a la pulpa roja de la pulpa blanca.
- **Tejido linfoide asociado a mucosas (MALT).** Las células linfoides se encuentran en la lámina propia de las mucosas, pueden presentarse de manera no organizada y organizada. El MALT más estudiado es el tejido linfoide asociado al tubo digestivo (GALT) en donde las células linfoides organizadas en folículos linfoides usualmente se encuentran por debajo de las criptas intestinales en las llamadas "placas de Peyer". En estas placas, los folículos linfoides se asocian a cierto tipo de células del epitelio asociado a folículos (FAE) en el que existen unas células especializadas (células M) que permiten el paso de Ag que se encuentran en la luz intestinal hacia la lámina propia. Las respuestas efectoras dependerán de una compleja red de interacciones entre la biota local, el Ag y células reguladoras intraepiteliales que modulan el microambiente en el MALT.

 TÉRMINOS CLAVE

Célula M Célula especializada que se encuentra en el epitelio intestinal, que permite internalizar los Ag por endocitosis y transportarlos hacia la lámina propia.

Hematopoyesis Formación de células sanguíneas.

Órgano linfoide primario Sitio anatómico-funcional en el que se lleva a cabo la ontogenia y maduración de linfocitos T y B.

Órgano linfoide secundario Sitio anatómico-funcional en el que se lleva a cabo el reconocimiento del Ag, así como la activación y proliferación celular subsiguiente para desencadenar respuestas efectoras específicas T y B.

Vénulas de endotelio alto (HEV) Áreas especializadas de vénulas poscapilares que expresan moléculas de adhesión que permiten el acceso de células naïve al ganglio.

 PREGUNTAS DE AUTOEVALUACIÓN

1. **¿Cuáles son los marcadores fenotípicos de las células troncales hematopoyéticas?**
   a. CD4⁺CD8⁺CD3⁺
   b. CD34⁻CD90⁻CD38⁺
   c. CD34⁺CD90⁺CD38⁻
   d. CD34⁻CD19⁺CD3⁻

2. **¿Qué moléculas de adhesión son expresadas en las HSC que permiten la interacción con los nichos hematopoyéticos y la matriz extracelular?**
   α. β1 integrinas
   β. β2 integrinas
   c. ICAM4
   d. GlyCAM-1

3. **¿Qué células estromales tímicas conforman los corpúsculos de Hassal?**
   a. CET IV
   b. CET VI
   c. CET V
   d. CET III

4. **¿Los linfocitos T vírgenes entran al ganglio linfático a través de?**
   a. Vénulas de endotelio alto
   b. Vasos linfáticos capsulares
   c. Vasos linfáticos eferentes
   d. Vasos linfáticos aferentes

5. **Son las células que permiten el paso de Ag al tejido linfoide asociado a mucosas**
   a. Células M
   b. Células de Paneth
   c. Células caliciformes
   d. Enterocitos

RESPUESTAS A LAS PREGUNTAS DE AUTOEVALUACIÓN

1. c. CD34+CD90+CD38-
2. a. β1 integrinas
3. b. CET VI

4. a. Vénulas de endotelio alto
5. a. Células M

CASO DE CORRELACIÓN

Masculino de 4 días de nacido, fue llevado a consulta por su madre refiriendo intolerancia a la lactancia y episodios de diarrea. Dentro de los antecedentes perinatales, el neonato fue producto del cuarto embarazo y nació por cesárea iterativa a las 37 semanas de gestación. Tuvo un peso de 2 800 g y talla de 51 cm, APGAR de 7/9. No se refirieron complicaciones en el nacimiento. La madre mencionó que éste fue su cuarto embarazo y en los tres anteriores tuvo dos partos y un aborto. Al interrogatorio se identificó hiporexia, en la exploración física se identificó fiebre de 38 °C, micrognatia, línea de implantación del cabello baja, punta de la nariz bulbosa, facies de llanto asimétrica, labio superior delgado (Figura 2-1-1), cianosis peribucal, un soplo de bajo grado e hipoactividad, motivos por los cuales fue ingresado al servicio de pediatría en el cual se inició antibioticoterapia ante la sospecha de infección bacteriana y se realizó hemocultivo para determinar al agente causante, además de estudios de laboratorio complementarios, en los cuales se reportó hipocalcemia y se dio tratamiento específico. Posteriormente se realizó interconsulta al servicio de cardiología pediátrica para el estudio del soplo cardiaco, se realizó ecocardiograma y se halló interrupción de arco aórtico tipo B. Con todos los datos recopilados, se solicitó interconsulta al servicio de genética, quien realizó estudio de FISH para la búsqueda intencionada de la deleción 22q11.2 (Figura 2-1-2), el cual se integró el diagnóstico de síndrome de DiGeorge por deleción del cromosoma 22q.11.2

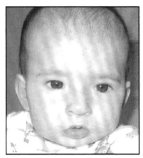
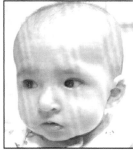
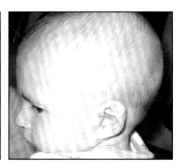

FIGURA 2-1-1. Tomada de: McDonald-McGinn DM, Sullivan KE. Chromosome 22q11.2 Deletion Syndrome (DiGeorge Syndrome/Velocardiofacial Syndrome). *Medicine*. 2011;90(1):1-18.

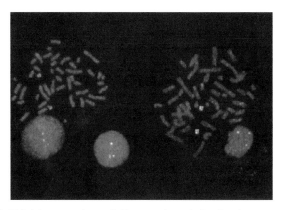

FIGURA 2-1-2. Tomada de: Cuneo BF. 22q11.2 deletion syndrome: DiGeorge, velocardiofacial, and conotruncal anomaly face syndromes. *Curr Opin Pediatr*. 2001;13(5):465-72.

PREGUNTAS DE REFLEXIÓN

1. ¿Cuál es el cuadro clínico característico del síndrome de DiGeorge?
2. ¿Por qué es frecuente que los recién nacidos con síndrome de DiGeorge cursen con hipocalcemia?
3. ¿Cuál es el impacto en la respuesta inmunológica del síndrome de DiGeorge?
4. ¿De qué depende la gravedad del cuadro clínico en el síndrome de DiGeorge?
5. ¿Cuál es el tratamiento y el pronóstico actual de estos pacientes?

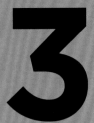

3 RESPUESTA INMUNOLÓGICA INNATA

Francisco Raúl Chávez Sánchez • Jesús Marvin Rivera Jiménez
• Oscar Bottasso Lazareschi

CONTENIDO

- Introducción
- Barreras anatómicas y fisiológicas
- Inmunidad entrenada
- Mecanismos de reconocimiento en la respuesta inmunológica innata
- Células de reconocimiento innato
- Resumen

- Términos clave
- Preguntas de autoevaluación
- Respuestas a las preguntas de autoevaluación
- Caso de correlación
- Preguntas de reflexión

OBJETIVOS DE APRENDIZAJE

Al terminar este capítulo el lector será capaz de:

1. Identificar las barreras anatómicas y fisiológicas.
2. Definir el concepto de "inmunidad entrenada".
3. Describir los mecanismos de reconocimiento en la respuesta inmunológica innata y sus consecuencias funcionales.

4. Identificar a las células que participan de manera importante en el reconocimiento innato.

▌ INTRODUCCIÓN

La respuesta inmunológica innata es el primer mecanismo del sistema inmunológico para responder de manera rápida contra cualquier agente (infeccioso o no infeccioso) con capacidad de alterar la homeostasis del organismo. Antes de activarse la inmunidad innata, las barreras físicas, químicas y biológicas actúan de forma pasiva y activa para evitar el ingreso del agente invasor; después participan diferentes grupos celulares que, a partir de una serie de receptores, permiten el reconocimiento del patógeno o del daño celular originado. Entre estos grupos celulares están los monocitos, los macrófagos, las células dendríticas y otras células capaces de detectar un amplio rango de patógenos, mediante una serie de receptores que reconocen patrones moleculares de microorganismos o asociados a daño celular, los cuales se encuentran ampliamente distribuidos principalmente en las células del sistema inmunológico, localizados en: membranas celulares, endosomas, citosol, o de manera soluble. Una vez que las células reconocen estos patrones moleculares de los microorganismos patógenos, éstas se activan, lo cual lleva a la producción de citocinas y quimiocinas, así como a los mecanismos que permiten capturarlos, fagocitarlos y, en su caso, presentar antígenos a las células de la respuesta inmunológica adaptativa. Ello va de la mano con el establecimiento de la respuesta inflamatoria y la activación de la cascada del complemento. La primera facilita el reclutamiento de las células de respuesta inmunológica y otros agentes de relevancia al sitio de la infección; el sistema del complemento sirve para destruir gran número de patógenos y para amplificar la misma respuesta inflamatoria.

La respuesta inmunológica innata se caracteriza, por lo tanto, por activarse inmediatamente tras la presencia de un estímulo peligroso para el individuo; es poco precisa, ya que el sistema no cuenta con receptores tan específicos y diversos como con los que cuenta la inmunidad adaptativa, pero esta respuesta tiene la capacidad de reconocer de manera específica patrones moleculares comunes a situaciones de infección o daño tisular.

Actualmente está cobrando gran relevancia el papel que juegan los diferentes complejos moleculares que participan en la respuesta inmunológica innata, debido a las consecuencias que puede tener su mal funcionamiento, como ocurre en las llamadas enfermedades autoinflamatorias.

▌ BARRERAS ANATÓMICAS Y FISIOLÓGICAS

La primera línea de defensa del organismo está constituida por diversas barreras, las cuales están presentes todo el tiempo sin necesidad de que haya un estímulo patógeno que desencadene su presencia o activación. Algunas de estas barreras son físicas, como la piel y las mucosas, que evitan el paso de agentes agresores hacia el interior del organismo gracias a diferentes tipos de uniones intercelulares, como la zónula adherens (formada por cadherinas y cateninas) o los desmosomas (integrados por desmogleína y desmocolina). También hay barreras de carácter mecánico, por ejemplo: descamación del estrato córneo de la piel, arrastre de microorganismos por la orina, lagrimeo y parpadeo, el movimiento ciliar para aquellas sustancias atrapadas en el moco producido en diferentes tejidos, así como el movimiento peristáltico en la vía digestiva o la tos y el estornudo en la vía respiratoria. Todas favorecen la depuración de los agentes infecciosos que pueden colonizar diferentes superficies epiteliales.

Por otro lado, el organismo tiene distintas barreras químicas que actúan directamente sobre las superficies epiteliales y, así, ofrecen mecanismos adicionales de protección. Algunos ejemplos de estas barreras son las diferencias en el pH de varios sitios anatómicos (el pH ácido en el estómago y la vagina, y menos ácido en el duodeno), la tensión de oxígeno en los tejidos (que inhibe a los microorganismos anaerobios), y las secreciones como sudor, grasa y lágrimas (que contienen sustancias con propiedades antimicrobianas). Entre las sustancias de las secreciones se encuentran los ácidos grasos (caprílico, undecílico y oleico), presentes en el sudor, el cerumen y demás glándulas sebáceas; estos ácidos alteran el pH del epitelio e inhiben el crecimiento bacteriano. Otras sustancias en las secreciones son las moléculas con actividad bacteriostática y bactericida, por ejemplo, lisozima (que rompe los enlaces β-1,4 de N-acetilglucosamina y el ácido N-acetilmurámico del peptidoglucano de las paredes bacterianas) y lactoferrina (que secuestra el hierro disponible en el entorno, el cual es necesario para el metabolismo bacteriano).

Un grupo más de moléculas que ejercen acción microbicida en los epitelios son los **péptidos antimicrobianos**; entre otros, las α y β-defensinas (hβD-1, hβD-2 y hβD-3), la catelicidina LL-37 y las proteínas S100 (psoriasina o calprotectina). Principalmente, desempeñan dicha acción al formar poros en las membranas celulares de los patógenos debido a sus propiedades catiónicas. La presencia de múltiples moléculas de reconocimiento, como factores surfactantes o anticuerpos, también funciona a modo de barrera en las superficies epiteliales. Los interferones (IFN) son otra familia de moléculas que se producen ante diferentes estímulos (p. ej., una infección viral), para bloquear la replicación viral en varias etapas.

INMUNIDAD ENTRENADA

Mihai G. Netea propuso el término **inmunidad entrenada** para describir la capacidad de un organismo para desarrollar una respuesta inmunológica exacerbada para proteger contra una segunda infección independiente de la inmunidad adaptativa.

La idea de que solo la inmunidad adaptativa es capaz de generar memoria inmunológica, ha sido cuestionada en años recientes. Hay un número creciente de publicaciones que demuestran en varios modelos experimentales de la respuesta inmunológica innata en plantas e invertebrados, que estos organismos son capaces de montar resistencia ante las reinfecciones. De igual manera se ha ido acumulando evidencia que muestra que después de la vacunación o infecciones, células que forman parte del sistema inmunológico innato, tales como monocitos/macrófagos o células NK (*natural killer*), presentan cambios a largo plazo en su capacidad de respuesta; hay un incremento en su sensibilidad posterior a un estímulo o reto secundario por microorganismos patógenos, existiendo un incremento en la producción de mediadores de la respuesta inflamatoria, acompañada de una mayor capacidad para eliminar la infección. La propuesta de la existencia de una "memoria" inmunológica en la inmunidad innata ha sido replanteada recientemente por diversos grupos de investigación, pues estrictamente no corresponde a la memoria en la respuesta inmunológica adaptativa, pues en esta última, una de sus características más importantes es la expansión clonal antígeno específica, que finalmente dará origen a células efectoras y células de memoria. Más recientemente se propuso el término de "inmunidad entrenada" (*trained immunity*). Estudios de los mecanismos celulares que participan en estos procesos han evidenciado que la inmunidad entrenada está basada en la reprogramación epigenética de la célula, la cual es ampliamente definida como cambios sostenidos en los programas de transcripción y fisiología celular, pero a su vez no produce cambios genéticos permanentes tales como recombinación o mutaciones. Se han identificado como mecanismos centrales la reconfiguración de la cromatina y la metilación del ADN. Netea, Stunnenberg y colegas recolectaron monocitos de personas sanas y de ellos derivaron los tres tipos de macrófagos: tolerantes, entrenados y "vírgenes". En estos tipos de células, analizaron las distribuciones de cuatro indicadores epigenéticos de la actividad génica en todo el genoma: hipersensibilidad a ADNsa y tres modificaciones diferentes de histona: trimetilación de histona H3 en lisina 4, monometilación de histona H3 en lisina 4 y acetilación de histona H3 en lisina 27. También analizaron la transcripción de todo el genoma y la unión del factor de transcripción así como la modulación por microARN. Estos procesos de igual forma llevan a la célula a un incremento del metabolismo, de la fosforilación oxidativa hacia la glucólisis aeróbica, favoreciendo la capacidad de respuesta ante el estímulo por un patógeno. Al hacer una comparación entre la memoria inmunológica clásica y la inmunidad entrenada se han definido algunas características: involucra a un conjunto de células de la estirpe mieloide, células NK y células linfoides innatas, cuyos mecanismos de reconocimiento están mediados por **receptores para reconocimiento de patrones** (PRR, *pattern recognition receptors*), los cuales se encuentran codificados en la línea germinal, así como algunas citocinas proinflamatorias como la IL-1β, la IL-6, el TNF-α. En contraste con la memoria inmunológica clásica, que como se había mencionado previamente depende de la proliferación de clonas antígeno específicas, así como de rearreglos genéticos, en cambio la inmunidad entrenada no es específica para un patógeno en particular y la respuesta está mediada por señales que repercuten sobre factores de transcripción y reprogramación epigenética. Otro punto importante es que la inmunidad entrenada depende de un estado funcional en respuesta al estímulo, el cual, si bien puede persistir por semanas y aun meses después de la eliminación del estímulo, no se prolonga por años. Evidencia experimental señala que la inmunidad innata en vertebrados también posee características de la respuesta inmunológica adaptativa; en modelos en ratón se ha demostrado que el reconocimiento a través de los PRR con **patrones moleculares asociados a patógenos** (PAMP, *pathogen-associated molecular patterns*) puede proteger contra infecciones letales subsecuentes. Ejemplos son el reto con peptidoglucanos que protegen contra *Toxoplasma*, β-glucanos presentes en las paredes celulares de diversos hongos que pueden inducir protección contra *Staphylococcus aureus;* el análisis transcripcional y epigenético en estos casos reveló un aumento en los promotores de genes que codifican enzimas involucradas en la glucólisis (hexocinasa y piruvatocinasa) y su regulador maestro mTOR (molécula blanco de rapamicina). La flagelina induce protección contra rotavirus y *Streptococcus pneumoniae*. Por otro lado, la persistencia en la producción de citocinas proinflamatorias se ha asociado a un estado inflamatorio crónico que puede condicionar la presencia de artritis o ateroesclerosis.

MECANISMOS DE RECONOCIMIENTO EN LA RESPUESTA INMUNOLÓGICA INNATA

El sistema inmunológico es capaz de detectar y diferenciar un vasto y complejo universo de moléculas extrañas y propias de forma muy específica. La división de la respuesta inmunológica en innata y adaptativa permite identificar características que las definen y diferencian, pero al final ambas resultan en la misma serie de mecanismos articulados a modo de un sistema de engranes.

Las células del sistema inmunológico innato (a diferencia de las células del sistema inmunológico adaptativo) han desarrollado una estrategia de reconocimiento de patógenos mediante un número limitado de receptores de reconocimiento, codificados en la línea germinal, presente en todos los individuos. Estos receptores reconocen estructuras moleculares conservadas en la naturaleza en el transcurso de la evolución, lo que permite la generación de receptores específicos que se conservan filogenéticamente.

Patrones moleculares asociados a patógenos o PAMP

Hay diversas moléculas comunes en muchos microorganismos patógenos conocidos como patrones moleculares asociados a patógenos (PAMP, *pathogen-associated molecular patterns*), las cuales pueden ser reconocidas por una gran variedad de receptores presentes en las células del organismo. Algunos autores han propuesto la denominación patrones moleculares asociados a microorganismos (MAMP, *microorganism-associated molecular patterns*), ya que estas moléculas también se expresan en microorganismos no patógenos.

Los PAMP son estructuras moleculares con las siguientes características:
 a) No son expresadas por el huésped.
 b) Son compartidas por varios microorganismos, los cuales no siempre están relacionados de manera filogenética.
 c) Son relativamente invariables, con cambios estructurales poco frecuentes durante la evolución.
 d) Son moléculas asociadas a procesos necesarios para la supervivencia del microorganismo o a mecanismos de patogenicidad.

Ejemplos de los PAMP son los componentes de las paredes bacterianas (peptidoglucano, lipopolisacárido, lipoarabinomanano) y fúngicas (β-glucano), así como el material genético viral o bacteriano, entre otros.

Patrones moleculares asociados a daño o DAMP

Hoy en día se sabe que ciertos receptores del sistema inmunológico innato pueden reconocer moléculas propias, que son producto de muerte celular o daño en tejidos. Estos ligandos se conocen como **patrones moleculares asociados a daño/peligro** (DAMP, *danger* o *damage-associated molecular patterns*), también conocidos como alarminas endógenas. El reconocimiento de estos patrones moleculares permite detectar los efectos nocivos que generan los agentes patógenos en células y tejidos, lo mismo que el daño tisular producido por agentes no microbianos.

En 1994, Polly Matzinger propuso que el sistema inmunológico está más interesado en reconocer alteraciones en la homeostasis (daño o señales de peligro), que en distinguir entre lo "propio" y lo "no propio". Este modelo se sustenta en la idea de que el sistema inmunológico define daño como cualquier cosa que produzca estrés o lesión tisular, lo cual permite que las células presentadoras de antígeno (APC, *antigen presenting cells*) se activen por medio del reconocimiento de los PAMP o DAMP producto del estrés, daño tisular o presencia de patógenos.

Los DAMP son moléculas presentes en las células y los tejidos, capaces de iniciar y perpetuar la respuesta inmunológica ante trauma, isquemia, cáncer y otras causas de daño en los tejidos en ausencia de una infección por patógenos. Algunos ejemplos son la presencia de ATP extracelular, las proteínas de choque térmico (HSP, *heat shock proteins*), la proteína β-amiloide y el ADN mitocondrial.

El incremento en la concentración sérica de los DAMP está asociada con diversas enfermedades inflamatorias como artritis reumatoide, lupus eritematoso sistémico, ateroesclerosis, enfermedad de Crohn y cáncer.

Receptores de reconocimiento de patrones o PRR

El reconocimiento de los PAMP o DAMP se realiza por medio de diversos receptores, denominados, en general, **receptores de reconocimiento de patrones** (PRR, *pattern recognition receptors*) que, al igual que sus ligandos, se han conservado evolutivamente. Aunque se les ha descrito como propios de las células de la inmunidad innata, estos receptores también se expresan en células del sistema inmunológico adaptativo e inclusive en diferentes células epiteliales y parenquimatosas.

Los PRR se agrupan en tres categorías: solubles, endocíticos y de señalización. Los PRR solubles comprenden los surfactantes, como el tipo A en el pulmón, la proteína C reactiva (PCR), el amiloide sérico P y las lectinas presentes en el torrente circulatorio. Los PRR endocíticos incluyen los receptores para la manosa, la galactosa y los receptores *scavenger*, los cuales detectan a los PAMP y favorecen procesos de internalización como la fagocitosis. Por último, los PRR de señalización, por ejemplo los receptores tipo Toll (TLR, *Toll-like receptors*), favorecen la eliminación del agente al inducir la producción de una serie de citocinas inflamatorias.

De acuerdo con su localización, los receptores se clasifican en citosólicos, membranales y séricos. Los PRR se dividen en varias familias moleculares con características estructurales y funcionales bien definidas, que tienen diferentes ubicaciones tanto en la célula misma como en el organismo.

PRR citosólicos
Receptores tipo NOD o NLR

La familia de los receptores tipo NOD (NLR, *NOD like receptors*) está conformada por más de 20 proteínas citosólicas. Los NLR poseen repeticiones ricas en leucina (LRR, *leucine-rich repeats*) que media el reconocimiento del ligando. Su nombre se debe al segundo dominio llamado dominio de oligomerización de nucleótidos (NOD, *nucleotide oligomerization domain*), mientras que el tercer dominio determina su funcionalidad y permite clasificarlos en diferentes subfamilias: CARD, PYD, BIR, que corresponden en el mismo orden a NLRC, NLRP y NLRB, entre otras. Existen subfamilias de los NLR que controlan la activación del **inflamasoma**, un complejo multiproteico involucrado en la activación de caspasa 1, la cual procesa pro–IL-1β y pro-IL-18 en la forma madura activa.

Familia CARD

La familia CARD incluye principalmente los receptores NOD1 y NOD2. Estos receptores poseen dentro de su estructura un dominio de activación y reclutamiento de caspasas (CARD, *caspase activation and recruitment domain*), el cual les permite mediar la señalización a través de la activación de caspasas inflamatorias. La señalización vía NOD1 y NOD2 resulta en la producción de citocinas proinflamatorias y otras moléculas con efectos antimicrobianos, como las α-defensinas.

El NOD1 o NLRC1 (*NOD-LRR family CARD 1*) tiene una expresión ubicua en las células del organismo. Reconoce el ácido γ-D-glutamil meso-diaminopimélico (meso-DAP), presente en el peptidoglucano de todas las bacterias gramnegativas y en algunas grampositivas. El NOD1 puede activarse en infecciones por *Escherichia coli*, *Shigella flexneri*, *Pseudomonas aeruginosa*, *Chlamydia* spp, *Campylobacter jejuni*, *Haemophilus influenzae* y *Helicobacter pylori*.

El NOD2 (NLRC2) se expresa en monocitos, macrófagos, células dendríticas y células intestinales de Paneth. Reconoce muramil-dipéptido, presente en el peptidoglucano de todas las bacterias grampositivas y gramnegativas. El NOD2 permite el reconocimiento de bacterias como *Streptococcus pneumoniae* y *Mycobacterium tuberculosis*. *Listeria monocytogenes* puede activar lo mismo al NOD1 que al NOD2. Las mutaciones del NOD2 se han asociado a la aparición de síndrome de Blau, caracterizado por artritis, uveítis y formación de granulomas, y también a la enfermedad de Crohn, un padecimiento inflamatorio intestinal que aumenta el riesgo de desarrollar cáncer colorrectal.

El NLRC4 o IPAF es activado por la flagelina, y es capaz de formar el inflamasoma (descrito más adelante). Hace poco se demostró que el sitio que reconoce IPAF en la flagelina corresponde a los 35 residuos de aminoácidos de la región carboxilo terminal, el cual es distinto al sitio que reconoce el receptor TLR-5.

Familia PYD

Los receptores que componen la familia PYD participan en la formación del inflamasoma. El NLRP1 (NALP1) posee en su extremo N-terminal un dominio PYD (*pyrin domain*), un dominio intermedio denominado NACHT y un dominio de LRR. Tras el reconocimiento de diversos PAMP o DAMP, los dominios PYD se asocian a una proteína adaptadora llamada ASC (*apoptosis-associated speck-like protein containing CARD*), la cual permite la unión de la pro-caspasa 1, para formar el complejo NLRP–ASC–pro-caspasa 1 (figuras 3-1 y 3-2).

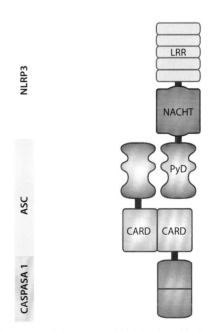

Figura 3-1. Inflamasoma. La familia de moléculas NLR, está formada por tres dominios con diferentes estructuras y funciones. Dominio rico en leucinas (LRR), que reconoce al ligando (PAMP o DAMP), un dominio NACHT (*neuronal apoptosis inhibitory protein*), y dependiendo de cuál de los tres miembros de la familia de NLRP se trate, poseen un dominio efector, que son denominados CARD (*caspase recruit domain*), Pyrin y BIR. En la figura se representa al inflamasoma conformado por la molécula NLRP3, la proteína adaptadora ASC y la caspasa 1.

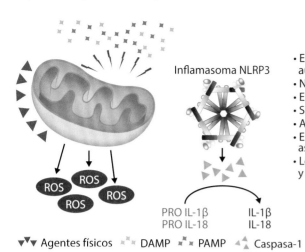

Inflamasoma NLRP3

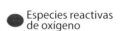

- Enfermedades autoinflamatorias
- Neuroinflamación
- Enfermedad de Alzheimer
- Síndrome metabólico
- Ateroesclerosis
- Enfermedades por asbesto o sílica
- Lesión por isquemia y reperfusión

PRO IL-1β   IL-1β
PRO IL-18   IL-18

▼▼▼ Agentes físicos   ▪ᵃᵃ DAMP   ▪ᵃᵃ PAMP   ◢◣ Caspasa-1   ⬤ Especies reactivas de oxígeno

Figura 3-2. Fisiopatología del inflamasoma NLRP3 en las enfermedades inflamatorias estériles. La disfunción de la mitocondria, así como el daño inducido por PAMP y DAMP, inducen la generación de especies reactivas de oxígeno, lo cual es uno de los mecanismos por los que se puede activar el inflamasoma NLRP3.

Una vez que se forma este complejo multiproteico, conocido como inflamasoma, la pro-caspasa 1 se transforma en su forma activa, lo que le permite escindir a los precursores de las citocinas inflamatorias IL-1 e IL-18, con el fin de que adquieran su actividad biológica y puedan ser liberadas por la célula para mediar sus funciones en la respuesta inflamatoria.

NLRP1 (NALP1) es un NLR descrito con la capacidad de formar al inflamasoma. En humanos, los dominios PYD y LRR de esta molécula ejercen una función autoinhibitoria, por lo que la presencia de mutaciones en estos dominios puede llevar al desarrollo de enfermedades autoinflamatorias o disqueratosis. Esta molécula también ha sido implicada en la activación de piroptosis en células hematopoyéticas.

NLRP3 (NALP3) es el NLR más estudiado. Inicialmente se le asoció con enfermedades autoinflamatorias hereditarias, denominadas "síndromes periódicos asociados a criopirina", caracterizados por la presencia de *rash* y fiebre. Actualmente se han asociado más de 90 mutaciones en esta molécula con distintas enfermedades. El NLRP3 se pude activar por señales exógenas provenientes de diversos PAMP, como por moléculas endógenas como la proteína β-amiloide, cristales de urato monosódico, proteínas de choque térmico, fibrinógeno, ácido hialurónico, o por agentes contaminantes como sales de aluminio, asbesto y sílice, o por cambios en la homeostasis del medio, como una disminución en la concentración de potasio intracelular, ADN mitocondrial o ATP en el citosol y especies reactivas del oxígeno.

NLRP6 se considera un regulador central en las interacciones entre la mucosa intestinal y la microbiota, participando en procesos como la producción de moco por las células caliciformes o la orquestación de una inmunidad antibacteriana o antiviral.

Receptores tipo RIG o RLR

Estos receptores citosólicos tienen como ligando moléculas de ARN que suele ser viral, por lo que al activarse se produce el interferón tipo I (IFN-α y -β).

El RIG-1 reconoce en el citosol la presencia de ARNdc corto menor a 1kb, de ARNss y de ARN con extremos 5' trifosfato provenientes de los virus de influenza, rabia, estomatitis vesicular, hepatitis C y dengue.

El MDA-5 (*melanoma differentiation-associated protein 5*) reconoce en el citosol la presencia de ARNdc mayor a 2kb de poliovirus, virus de la hepatitis A y virus del dengue.

Sensores citosólicos de ADN

Dentro de este grupo de moléculas se encuentra la familia de proteínas PYHIN, las cuales están asociadas al reconocimiento de ADN libre en el citosol, ya sea propio o proveniente de microorganismos. Muchas de las proteínas PYHIN característicamente poseen un dominio PYD en el extremo amino terminal y en el extremo carboxilo terminal uno o dos dominios de reconocimiento de ADN

denominados HIN. Las moléculas de la familia PYHIN, como AIM2, IFI16 y las proteínas de la familia p200 tienen la capacidad de interactuar con la proteína adaptadora ASC y, al igual que los receptores tipo NOD, pueden reclutar a la pro-caspasa 1 y activarla, generando un inflamasoma. La molécula AIM2 (*absent in melanoma* 2) y las proteínas p200 son activadas por ADN de doble cadena, mientras que IFI16 se activa por ADN mono y bicatenario así como por ARN.

La AIM2 fue la primera molécula de la familia PYHIN que se describió; esta molécula no solo detecta ADN de origen bacteriano y viral, sino que también puede detectar y activarse por ADN propio, en particular cuando hay daño en la integridad de la membrana nuclear; la expresión de AIM2 es inducida por interferones de tipo I.

En presencia de ADN viral en el citosol, los sensores IFI16 y las proteínas de la familia p200 pueden activar al inflamasoma, como se describió previamente, y también pueden asociarse a la proteína STING (descrita más adelante), con lo cual se promueve la transcripción de los genes de IFN tipo I.

Otras moléculas presentes en el citosol tienen la capacidad de activarse al detectar ADN e inducir la producción de interferones a través de la proteína STING (*stimulator of IFN genes*). La enzima sintasa de GMP-AMP cíclico (cGAS) es un sensor de ácidos nucleicos presentes en el citosol, el cual cataliza la síntesis del dinucleótido cGAMP en presencia de ADNdc. La molécula cGAMP actúa como segundo mensajero para estimular la vía de STING e inducir la producción de IFN tipo I. STING es una molécula de señalización, presente en la superficie citosólica de la membrana del retículo endoplásmico. Su activación induce la producción de IFN tipo I a través de la activación de TBK1 (*TANK binding kinase* 1) y la fosforilación subsecuente del factor de transcripción IRF3.

PRR membranales
Receptores tipo Toll o TLR

La primera molécula tipo Toll se identificó en *Drosophila melanogaster*, en la década de 1980, a modo de un receptor capaz de inhibir la colonización por hongos de la mosca en desarrollo. Estas proteínas se han conservado a lo largo de la evolución, desde las moscas hasta el ser humano, en virtud de su papel crucial en la iniciación de la respuesta inmunológica innata. Los TLR son un conjunto de receptores transmembranales presentes en la membrana extracelular o en membranas endosomales, que reconocen numerosos PAMP y algunos DAMP. Constituyen un nexo entre el compartimento extracelular (donde se produce el contacto y el reconocimiento del patógeno) y el compartimento intracelular (en el cual se genera una serie de señales activadoras de la respuesta inmunológica). De acuerdo con su localización, en la membrana extracelular se encuentran los receptores TLR-1, TLR-2, TLR-4, TLR-5, TLR-6 y TLR-11. En la membrana de las vesículas intracelulares están los TLR-3, TLR-4, TLR-7, TLR-8 y TLR-9. Los TLR se expresan sobre todo en células dendríticas, macrófagos, células cebadas, monocitos, neutrófilos, basófilos, eosinófilos y células NK, aunque también se encuentran en diversas poblaciones (p. ej., las células epiteliales); esto permite que el reconocimiento de patógenos no sea exclusivo de los leucocitos.

Estructuralmente, los TLR son glucoproteínas tipo I; en la parte extracelular contienen un dominio con LRR en donde se reconocen los PAMP. En la región citoplasmática tienen un dominio compartido con el receptor para IL-1 (IL-1R) llamado dominio TIR (*Toll/IL-1 receptor domain*). En el receptor para IL-18 también se encuentran dominios homólogos TIR (a diferencia de los TLR, el IL-1R posee tres dominios de inmunoglobulina en su región extracelular).

Los TLR utilizan varias vías de señalización que requieren la participación de moléculas adaptadoras, entre éstas: factor de diferenciación mieloide 88 (MyD88, *myeloid differentiation factor 88*), adaptador similar a MyD88 (MAL, *myD88 adaptor-like*), MD-1, MD-2, adaptador con dominio TIR inductor de IFN-γ (TRIF, *TIR domain-containing adaptor inducing IFN-γ*) y TIRAP/MAL (*TIR domain-containing adaptor protein/MyD88-adaptor like*). Dichas moléculas adaptadoras inician una cascada de activación por medio de diferentes cinasas de la familia cinasa asociada al receptor de la interleucina 1 (IRAK, *interleukin-1 receptor-associated kinase*), que inducen la activación de los factores de transcripción (NF-κB, *nuclear factor*-κB), así como de factor regulador del interferón (IRF, *interferon regulatory factor*) 3 y 7 (tablas 3-1 y 3-2). Cuando NF-κB se encuentra activo, se transloca al núcleo; allí induce la expresión de los genes blanco, que están relacionados con los procesos de activación celular, inflamación y supervivencia (figura 3-3). Los factores IRF3 y 7, por otro lado, median la transcripción de interferones de tipo I, lo que conlleva una respuesta sobre todo antiviral (figura 3-4).

En seres humanos se han descrito 10 receptores funcionales tipo Toll, así como diversos ligandos, en especial PAMP y algunos DAMP (tabla 3-3). Los TLR inducen la expresión de selectinas, de quimiocinas (como la IL-8, MCP-1, MCP-2, MCP-3, MCP-4, MIP-1α, MIP-1β y RANTES) y de receptores para quimiocinas, por lo que colaboran de forma importante en el reclutamiento de leucocitos en los sitios de infección. La activación de los TLR también regula la actividad del inflamasoma, puesto que se requiere la señalización por TLR para inducir la expresión de pro-IL-1 y pro-IL-18. Por su parte, el receptor para la IL-1 (IL-1R) señaliza por vía del dominio citosólico TIR (similar al dominio TIR de los TLR, tablas 3-1 y 3-2).

Los TLR representan una conexión entre la respuesta inmunológica innata y la adaptativa, ya que la activación de células presentadoras de antígeno profesionales por este tipo de receptores incrementa la expresión de moléculas del MHC-II, así como de diferentes moléculas coestimuladoras (CD80/CD86); lo anterior es necesario para la activación de linfocitos Th CD4+.

Los TLR también participan en la modulación de la respuesta adaptativa al estimular la producción de diferentes citocinas, entre éstas: IL-10 (la cual se produce por la activación de TLR2 ante bacterias grampositivas), o IL-12 (producida por la activación de TLR3, TLR5 y TLR9, lo que favorece una respuesta tipo Th1). El TLR9 participa en la diferenciación de células plasmáticas y en la activación de linfocitos T CD4+ reguladores (Treg), Th1 y Th3.

La activación inapropiada de los TLR puede desencadenar una enfermedad autoinmune o participar en mecanismos de evasión de la respuesta inmunológica. Algunos patógenos son capaces de interferir con el reconocimiento por TLR, o bien, de inducir respuestas reguladoras. En la infección conjunta por micobacterias, la replicación del virus de la inmunodeficiencia humana (VIH-1) se potencia a través del TLR-2. La activación del TLR-2 induce respuestas antiinflamatorias vía IL-10, lo que favorece el incremento de linfocitos Treg CD4+CD25+.

Los receptores tipo Toll están involucrados en diversas enfermedades inflamatorias. La sepsis y la evolución a choque séptico se explican por la presencia en el torrente sanguíneo de bacterias gramnegativas, y en menor grado por grampositivas, debido a que se activan receptores como el TLR-4, lo que genera la producción excesiva de citocinas proinflamatorias, por ejemplo el factor de ne-

TABLA 3-1. Moléculas adaptadoras en los receptores tipo Toll (TLR)

MyD88	Factor de diferenciación mieloide 88 (*Myeloid differentiation factor 88*)
MAI	Adaptador similar a MyD88 (*MyD88 adaptor like*)
TRIF	Adaptador con dominio TIR inductor de IFN-γ (*TIR domain-containing adaptor inducing IFN-γ*)
TRAM	Receptor tipo Toll asociado a moléculas (*Toll receptor associated molecules*)
MD-1 y MD-2	Diferenciación mieloide 1 y 2 (*Myeloid differentiation*)
IRAK	Cinasa asociada al receptor de la interleucina 1 (*Interleukin-1 receptor-associated kinase*)
TRAF6	Receptor del factor de necrosis tumoral factor 6 asociado (*Tumor necrosis factor receptor associated factor 6*)

TABLA 3-2. Moléculas activadoras en los receptores tipo Toll (TLR)

IκB	Se activa por el complejo de cinasas IKK
NF-κB	Induce la expresión de los genes blanco asociados con la respuesta inflamatoria
MAP-cinasas	Activa al factor de transcripción AP-1
NF-IL6	Participa en la expresión de IL-6, se activa en respuesta a LPS en macrófagos
IRF	Constituye una familia de factores de transcripción que participan en la respuesta antiviral

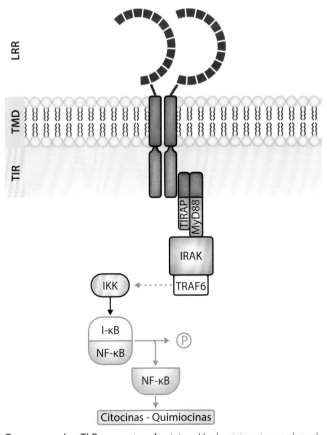

FIGURA 3-3. **Los TLR poseen tres dominios.** Un dominio extramembranal rico en leucinas (LRR), que reconoce al ligando; un dominio transmembranal; y un dominio intracelular denominado TIR (*Toll/interleukyn-1 receptor*). Este último dominio interacciona con otras moléculas adaptadoras, que son esenciales para la activación de los TLR. MyD88 (*myeloid differentation factor 88*), TIRAP, IRAK (*IL-1R associated kinase*), TRAF6 (*TNF receptor associated factor 6*) y complejo de cinasas IKK que activan a NF-κB.

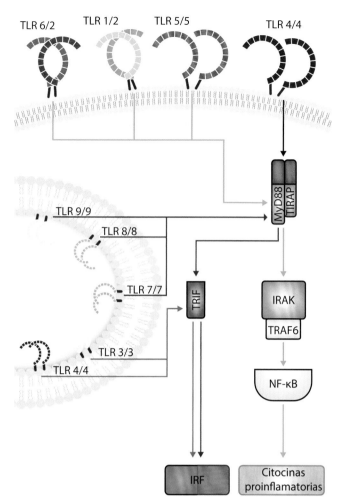

FIGURA 3-4. Los TLR membranales y TLR endosomales. Se representan de manera esquemática las cascadas de activación y las diferencias. El TLR-4 puede asociarse a MyD88 o asociarse a TRIF (*TIR domain-containing adaptor inducing IFN-β*) y el TLR-3 que se asocia a TRIF. Los TLR presentes en la membrana inducen la expresión de citocinas proinflamatorias, en tanto que los TLR endosomales (TLR-3, 7, 8 y 9) inducen la expresión de interferones al interaccionar con el IRF, que constituye una familia de los factores de transcripción de interferones.

crosis tumoral α (TNF-α, *tumor necrosis factor* α). Esto puede llevar a falla orgánica múltiple y, por último, a la muerte. Otro caso es el de los polimorfismos en receptores como el TLR-2, asociados con la enfermedad cardiovascular, pues favorecen la formación de placas de ateroma, mientras que los polimorfismos en TLR-4 y TLR-9 se asocian con la presencia de enfermedad de Crohn.

Receptores scavenger

Estos receptores se expresan principalmente en células fagocíticas y reconocen diversos microorganismos y células en apoptosis; entre algunos de sus ligandos moleculares se encuentran lipoproteínas modificadas acetiladas u oxidadas (fosfatidilserina y fosfatidilcolina), ligandos polianiónicos (LPS bacteriano) y ácido lipoteicoico.

Algunos miembros de esta familia, como CD36, están implicados en la fisiopatología de la ateroesclerosis, debido al papel de las lipoproteínas de baja densidad (LDL) oxidadas en la activación de los macrófagos y su diferenciación en células espumosas, lo que es parte del proceso de formación de las placas de ateroma.

Superfamilia de lectinas tipo C

Está constituida por un numeroso grupo de proteínas que se caracterizan por tener uno o más dominios tipo lectinas C altamente conservados. La superfamilia de las lectinas tipo C está dividida en 17 grupos, con base en su filogenia y organización de los dominios. Sin embargo, ésta no es una clasificación exclusiva y algunos auto-

res proponen otras de acuerdo con las necesidades. Los miembros de esta superfamilia participan en los siguientes procesos:

a) Adhesión celular.
b) Integración y remodelación de tejidos.
c) Activación de plaquetas.
d) Activación del complemento.
e) Reconocimiento de patógenos.
f) Fagocitosis.

El receptor para manosa, o CD206, es una proteína transmembranal que forma parte de las lectinas tipo C. De manera estructural, se caracteriza por tener en la región extracelular un dominio rico en cisteínas, y dominios repetidos de fibronectina tipo II. Posee una región transmembranal y una secuencia de aminoácidos diaromáticos en la porción citosólica. Su expresión aumenta por la presencia de IL-4, IL-10 e IL-13 en el medio, en tanto que el IFN-γ ejerce un efecto de regulación negativa. El receptor para manosa reconoce residuos de fucosa, manosa y *N*-acetilglucosamina presentes en la superficie de diversos microorganismos (entre otros *Candida albicans, Pneumocystis carinii, Leishmania donovani* y *M. tuberculosis*), así como en la cápsula de *Klebsiella pneumoniae* y *S. pneumoniae*.

La Dectina-1 es una proteína transmembranal considerada una lectina tipo C no clásica que reconoce β-glucano. En la región extracelular posee un solo dominio tipo lectina y una región transmembranal. En la región citosólica tiene un motivo tipo activación de inmunorreceptores basado en tirosina (ITAM, *immunoreceptor tyrosine-based activation motif*) y se han descrito dos isoformas. Se expresa en linfocitos B, monocitos/macrófagos, células dendríticas, neutrófilos y en una subpoblación de linfocitos T en el bazo. En los fagocitos, la Dectina-1 actúa a manera de un sensor del tamaño del patógeno, y previene la liberación de las trampas extracelulares de neutrófilos (NET, *neutrophil-extracellular traps*). La deficiencia de Dectina-1 da lugar a la liberación inapropiada de las NET, lo que ocasiona daño en el tejido en el curso de un proceso infeccioso. El tamaño del patógeno guía la respuesta del neutrófilo en la eliminación de patógenos más grandes y, si éstos son lo suficientemente pequeños para ser fagocitados, se minimiza la patología asociada a una NETosis aberrante. La interacción de este receptor con los PAMP de hongos y levaduras induce fagocitosis y producción de ROS. Su expresión aumenta por la IL-4, IL-13 y GM-CSF; en cambio, la IL-10, el LPS y glucocorticoides como la dexametasona inducen una regulación negativa.

Dentro de la Dectina-2 se encuentra una familia compuesta por seis miembros; éstos carecen de motivos o regiones de señalización en el citosol, pero poseen un residuo con carga positiva en la región transmembranal, lo que permite su asociación con los motivos ITAM de los receptores de la fracción cristalizable de los anticuerpos IgG (FcRγ). Solo uno de los miembros de esta familia se asocia con un motivo, el motivo inhibidor de inmunorreceptores basado en tirosina (ITIM, *immunoreceptor tyrosin-based inhibitory motif*). De esta familia, el receptor MINCLE reconoce los carbohidratos presentes en cándidas y micobacterias, y también la proteína SAP130 (que es un DAMP), la cual es liberada del núcleo en las células necróticas, para dar lugar a la producción de citocinas y la infiltración de neutrófilos en el sitio de la inflamación. La Dectina-2 está presente en macrófagos y células dendríticas, en especial en las células de Langerhans. Se sobreexpresa en la inflamación, posee actividad de lectina y reconoce manosa y fucosa. Además, puede inducir la producción de TNF e IL1-R. Es, por lo tanto, un receptor importante en la respuesta inmunológica contra hongos (figura 3-5).

El DCL-1 o CD302 es una proteína transmembranal tipo I que se clasifica como lectina tipo C. El receptor consiste en una región extracelular con un dominio tipo lectina, una región transmembranal y un motivo con tirosina la porción citosólica. La molécula CD302 está implicada en los procesos de migración celular, endocitosis y fagocitosis.

El DC-SIGN o CD209 (*DC-specific ICAM grabbing non-integrin*) es un receptor que participa en la adhesión y migración de las células dendríticas. Es un mediador importante en la respuesta inflamatoria y en la activación de los linfocitos T. En su región ex-

TABLA 3-3. Receptores tipo Toll (TLR)

Receptor	Ligando	Origen del ligando
TLR1	• Triacil lipopéptidos • Factores solubles	• Bacteria y microbacterias • *Neisseria meningitidis*
TLR2	• Lipoproteínas/lipopéptidos • Peptidoglicanos • Ácido lipoteicoico • Lipoarabinomanana • Modulina fenol-soluble • Glicoinositolfoslípidos • Glicolípidos • Porinas • Lipopolisacáridos atípicos • Lipopolisacáridos atípicos • Zimosan • Proteína de choque térmico 70 kDa	• Varios patógenos • Bacterias grampositivas • Bacterias grampositivas • Micobacterias • *Staphylococcus epidermis* • *Trypanosoma cruzi* • *Treponema maltophilum* • *Neisseria meningitidis* • *Leptospira interrogans* • *Porphyromonas gingivalis* • Fungi • Hospedero
TLR3	• ARN de doble cadena	• Virus
TLR4	• Lipopolisacárido • Taxol • Proteína de fusión • Proteína de envoltura • Proteína de choque térmico de 60 κDa • Proteína de choque térmico 70 κDa • Fibronectina tipo III dominio A repetición • Oligosacáridos del ácido hialurónico • Fragmentos del polisacárido del heparan sulfato • Fibrinógeno • Proteínas virales (endosoma)	• Bacterias gramnegativas • Plantas • Virus sincicial respiratorio • Virus de tumor mamario (ratón) • *Chlamydia pnemonia* • Hospedero • Hospedero • Hospedero • Hospedero • Hospedero
TLR5	• Flagelina	• Bacteria
TLR6	• Diacil lipopétidos • Ácido lipoteicoico • Zimozan	• *Mycoplasma* • Bacterias grampositivas • Fungi
TLR7	• Imidazoquinolina • Loxoribina • Bropirimina • ARN de una cadena	• Compuesto sintético • Compuesto sintético • Compuesto sintético • Virus
TLR8	• Imidazoquinolina • ARN de una cadena	• Compuesto sintético • Virus
TLR9	• CpG (ADN)	• Bacterias y virus
TLR10	• ND	• ND
TLR11	• ND • Profilina	• Bacterias uropatogénicas • *Toxoplasma gondii*
TLR1/2	• Lipopéptidos • Lipoarabinomanana • Lipopolisacáridos • Zymosan • GPI	• Leptospira • *P. gingivalis* • Levaduras • *T. cruzi*
TLR2/6	• Lipopéptidos • Ácido lipoteicoico • Diacil-lipopéptido	• *S. cerviciae* • *Streptococo* (estreptococo o *Streptococcus*) • *Mycoplasma*

tracelular posee un sitio de reconocimiento para fucosa y manosa. El DC-SIGN se expresa sobre todo en células dendríticas inmaduras y maduras, y en las células endoteliales de los sinusoides hepáticos. Participa en la regulación de la activación de células dendríticas.

La langerina, o CD207, se expresa de modo selectivo en las células de Langerhans presentes en epidermis y mucosas. Reconoce motivos ricos en manosa y fucosa, al virus de inmunodeficiencia humana, *C. albicans* y *Mycobacterium leprae*. A diferencia del DC-SIGN, la langerina promueve la internalización del VIH a un compartimento degradativo.

Receptores de péptidos formilados

Esta familia de receptores pertenece a los receptores de 7 dominios transmembranales acoplados a proteínas G, cuya activación conduce a estimulación de la fosfolipasa C y movilización de calcio. Estos receptores participan de manera importante en la inducción de quimiotaxis a los sitios de inflamación, tras el reconocimiento de diferentes moléculas, particularmente secuencias de oligopéptidos que inician con *N*-formilmetionina, como el péptido fMLF, característico de las proteínas de origen bacteriano y mitocondrial (por lo tanto, participa en el reconocimiento de PAMP y DAMP). Actualmente se han descrito tres receptores en

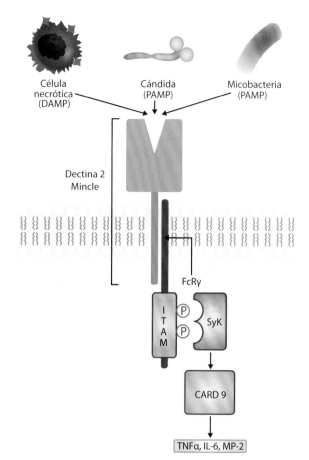

Figura 3-5. La Dectina-2 es un receptor que puede reconocer PAMP o DAMP. En el primer caso pueden reconocer patrones moleculares presentes en micobacterias y cándidas. En el segundo caso pueden reconocer la proteína SAP 130, la cual es liberada del núcleo de células en proceso de necrosis. En la ilustración se muestra a la molécula llamada Mincle, perteneciente a la familia Dectina-2.

humanos, FRP1, FPR2 y FPR3, y se expresan principalmente en neutrófilos y fagocitos mononucleares.

Siglecs

Las Siglecs o lectinas similares a inmunoglobulinas con unión a ácido siálico (*sialic acid-binding Ig-like lectins*) son lectinas que tienen dominios de inmunoglobulina en su estructura. Se expresan en las células de la respuesta inmunológica y participan en procesos de adhesión y fagocitosis. También regulan la respuesta inflamatoria, ya que algunos tienen una función inhibitoria. Una característica importante es que pueden atenuar el daño tisular asociado a la activación por los DAMP.

Receptores para la Fc de los anticuerpos

Estos receptores reconocen motivos presentes en la llamada fracción cristalizable o Fc de los anticuerpos. Pertenecen a la superfamilia de las inmunoglobulinas, excepto el receptor de tipo II para la IgE, que forma parte de la superfamilia de lectinas de tipo C. Debido a que estos receptores reconocen estructuras comunes y conservadas en las regiones Fc de los diferentes anticuerpos, funcionan de manera similar a los receptores de reconocimiento de patrones previamente descritos.

La heterogeneidad de los receptores para la Fc no solo es estructural, sino que también refleja diferencias en cuanto a su afinidad por los anticuerpos y por las funciones biológicas en las que participa. Los receptores para la Fc de los anticuerpos se expresan lo mismo en las células de la inmunidad innata que en los linfocitos B y T (tabla 3-4).

La interacción de los receptores para la Fc con los anticuerpos origina señales de tipo estimulatorias o inhibidoras, pues varios de estos receptores tienen motivos intracelulares tipo ITAM o ITIM.

La activación celular que media se desencadena cuando dos de estos receptores se entrelazan a través de las inmunoglobulinas fijadas en cada uno y que, a su vez, están unidas con el antígeno de forma específica.

Algunas de las principales funciones efectoras mediadas por los receptores para la Fc son:

a) Endocitosis y fagocitosis.
b) Citotoxicidad mediada por anticuerpo.
c) Activación y desgranulación de células, con la consecuente liberación de mediadores inflamatorios.
d) Activación celular para la producción de mediadores inflamatorios lipídicos, citocinas y quimiocinas.

Receptores para el complemento

Al igual que los receptores para la Fc de los anticuerpos, los receptores para el complemento reconocen estructuras altamente conservadas evolutivamente y que se generan como consecuencia de la activación del sistema del complemento. Estos receptores se describen con más detalle en el capítulo 5.

PRR séricos
Superfamilia de lectinas tipo C

Dentro de la familia de las lectinas tipo C también hay moléculas de reconocimiento soluble. Las principales familias de éstas son las colectinas y ficolinas, que difieren principalmente en su estructura, aunque sus ligandos son similares.

Las colectinas son una familia de proteínas multiméricas que se forman por oligomerización de unidades idénticas. Llevan a cabo su reconocimiento mediante sus dominios de reconocimiento de carbohidratos (CRD, *carbohydrate recognition domain*) al interactuar con motivos ricos en manosa, L-fucosa, *N*-acetil-glucosamina, *N*-acetil-manosamina. No reconocen galactosa ni ácido siálico, que son azúcares terminales en la mayoría de los carbohidratos que se encuentran en las células de los mamíferos. Sus principales funciones son la agregación de patógenos, opsonización y activación de la fagocitosis, inhibición del crecimiento microbiano, modulación de las respuestas inflamatorias y producción de citocinas.

Un ejemplo característico de colectina es la lectina de unión a manosa (MBL, *mannose binding lectin*). Se trata de una lectina tipo C secretada al torrente sanguíneo como un complejo multimérico, que se produce en particular en el hígado. La unidad funcional de la MBL es un homotrímero; cada monómero consiste en un dominio aminoterminal rico en cisteínas. La oligomerización de la subunidades triméricas forma una estructura en forma de racimo, lo cual incrementa su avidez al permitirle unir carbohidratos repetidos, presentes en diversos patógenos. Se ha descrito su actividad a modo de opsonina. La MBL reconoce carbohidratos en *E. coli, Klebsiella aerogenes, Neisseria meningitidis, S. aureus, S. pneumoniae, Aspergillus fumigatus* y *C. albicans*. Aparte de las funciones generales de las colectinas, la MBL es capaz de activar el sistema del complemento al asociarse con las proteínas MASP, las cuales empiezan la escisión de los componentes iniciales de la vía clásica.

Las proteínas surfactantes SP-A y SP-D también son colectinas. Se sintetizan en los pulmones por células alveolares tipo II y células claras, e interactúan con carbohidratos y glucolípidos. A diferencia de la MBL, no activan al complemento, solo actúan como opsoninas. La SP-A aumenta la expresión de receptores *scavenger* e incrementa la fagocitosis mediada por FcR y receptor del complemento 1 (CR1, *complement receptor*). La SP-A reconoce L-fucosa y *N*-acetil-manosamina, mientras que la SP-D reconoce glucosa, maltosa e inositol. Los surfactantes permiten el reconocimiento de microorganismos, entre los que se encuentran *Pseudomonas aeruginosa, P. carinii, A. fumigatus, M. tuberculosis, S. pneumoniae* y *K. pneumoniae*.

Las ficolinas son proteínas séricas que tienen una estructura similar a la de las colectinas, pero difieren en sus sitios de reconocimiento (los cuales son de tipo fibrinógeno, en divergencia a los de los CRD de las colectinas), así como en sus ligandos (que

Tabla 3-4. Receptores para el Fc de los anticuerpos

Receptor	Isotipo de anticuerpo	Células que lo expresan	Funciones
FcγRI (CD64) Receptor de alta afinidad	IgG1 e IgG3 en humano	Células dendríticas, macrófagos, granulocitos y linfocitos B	Fagocitosis y activación celular
FcγRII-A (CD32a)	IgG1, IgG3, IgG2	Células dendríticas, monocitos, macrófagos, granulocitos y plaquetas	Receptor inhibitorio y atrapamiento de complejos inmunes en el centro germinal
FcγRII-B (CD32b)	IgG1, IgG3	Macrófagos, neutrófilos, eosinófilos, linfocitos B y células cebadas	Receptor inhibitorio
FcγRIII (CD16) Receptor de baja afinidad	IgG1, IgG3	Macrófagos, neutrófilos, células NK y células cebadas	Citotoxicidad media por anticuerpo y activación celular
FcεRI	IgE	Células cebadas, basófilos y eosinófilos	Degranulación celular
FcεRII (CD23) Receptor de baja afinidad	IgE	Eosinófilos, linfocitos B y T, neutrófilos y monocitos	Regulación de la producción de IgE en los linfocitos B y transporte de complejos inmunes con IgE a los centros germinales
FcαRI (CD89)	IgA1, IgA2	Macrófagos, neutrófilos, linfocitos B y T, eosinófilos	Fagocitosis, citotoxicidad media por anticuerpo y activación celular
FcμR	IgM	Macrófagos y linfocitos B y T	Atrapamiento
FcδR	IgD, IgG1	Linfocitos T y B	
FcRn	IgG1, IgG3, IgG4, IgG2	Células epiteliales y células endoteliales	Transporte de anticuerpos a la placenta y las lágrimas, transporte de complejos antígeno-anticuerpo al tejido linfoide de mucosas, y protección de la degradación de IgG en el plasma
PIgR Receptor de poli-Ig	IgA2, IgA1, IgM	Células epiteliales	Transporte de anticuerpos al lumen intestinal, respiratorio y de tracto genitourinario (transcitosis)

suelen ser grupos acetilo, principalmente en la *N*-acetil-glucosamina) (figura 3-6).

Pentraxinas

Son una familia de proteínas formada por cinco monómeros que, desde la perspectiva evolutiva, son una especie de *anticuerpos* ancestrales. Existen pentraxinas *pequeñas* (la proteína C reactiva y el amiloide sérico P) y *grandes* (la proteína PTX3).

La proteína C reactiva es producida en el hígado gracias al estímulo de citocinas como IL-1 e IL-6, por lo que es característicamente una proteína de fase aguda. Se une a la fosfocolina; puede ligar a la C1q (debido a lo cual puede activar la vía clásica del complemento) y es reconocida por el FcRγ. Se une con alta afinidad a los residuos de fosfocolina de los carbohidratos expresados en virus, bacterias y hongos. Se une también a células necróticas o apoptóticas.

La proteína C reactiva es uno de los marcadores que se utilizan con mayor frecuencia en la clínica para apoyar el diagnóstico de enfermedades inflamatorias o infecciosas, ya que un aumento de su concentración en la sangre es un hallazgo característico en este tipo de enfermedades.

CÉLULAS DE RECONOCIMIENTO INNATO

Como se mencionó antes, casi todas las células tienen la capacidad de participar en el reconocimiento innato, debido a la gran distribución que tienen estos receptores en las diferentes poblaciones celulares. Sin embargo, existen algunas células especializadas para

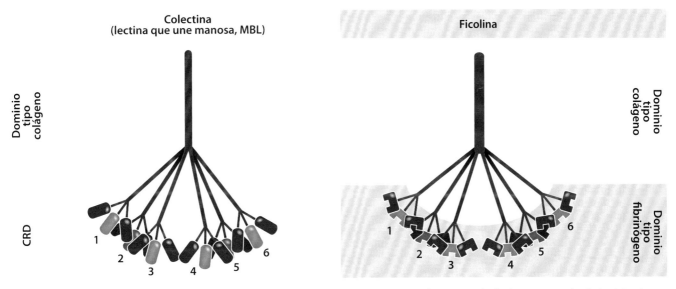

Figura 3-6. Comparación de las estructuras: colectina y ficolina. Ambas poseen dominios tipo colágeno, pero las ficolinas poseen además dominios tipo fibrinógeno. Las colectinas tienen regiones globulares que corresponden a los dominios de reconocimiento de carbohidratos (CRD).

este reconocimiento, tanto por su localización (principalmente en los sitios de entrada de agentes infecciosos), como por la gran cantidad y diversidad de PRR que expresan.

Células dendríticas

Las células dendríticas (DC) se ubican en la interfaz entre la respuesta inmunológica innata y la adaptativa. En su estado de inmadurez, las DC residen en tejidos periféricos; tras el contacto con un agente infeccioso estas células maduran y adquieren actividad coestimuladora, capacidad para procesar antígenos, expresar moléculas del MHC-II y migrar hacia el ganglio para presentar el antígeno a los linfocitos T específicos. La activación que las DC presentan tras el reconocimiento del patógeno está mediada sobre todo por los TLR. Dada la existencia de diferentes ligandos microbianos para los TLR es posible que el tipo de DC que se activa dependa en buena medida del TLR que señaliza la célula.

En sentido amplio, a las células dendríticas se les puede clasificar en cuatro tipos: células convencionales, células de Langerhans, plasmocitoides (pDC) y las derivadas de los monocitos. Las células convencionales se especializan en el procesamiento y la presentación de antígenos. Este grupo comprende las células dendríticas migratorias generadas en la periferia, donde actúan como centinelas para después migrar a los ganglios linfáticos regionales a través de los vasos linfáticos aferentes. Estas células migratorias radican especialmente en los ganglios linfáticos y se dividen en CD11b$^+$ (dérmicas o intersticiales) y CD11b$^-$, las cuales expresan CD103. Otra subpoblación de células dendríticas convencionales son las residentes en los tejidos linfoides como ganglios, bazo y timo; estas células se pueden subclasificar por la expresión de marcadores CD4 y CD8α en DC CD4$^+$, DC CD8α$^+$ y DC CD4$^-$CD8α$^-$. Las DC CD8α$^+$ son capaces de efectuar la presentación de antígenos cruzada en el contexto molecular MHC-I o II y son fundamentales para activar los linfocitos Tc CD8$^+$. Las DC CD4$^+$ y las DC CD4$^-$CD8α$^-$ también pueden presentar antígenos en el contexto del MHC-I, pero parecen ser más eficientes en la presentación por medio del MHC-II. Las DC residentes en los tejidos linfoides no se trasladan a otros tejidos. En ausencia de infección permanecen en un estado de inmadurez respecto a las DC activadas.

Las células de Langerhans son otro tipo de DC que residen en la piel y migran a los ganglios linfáticos para presentar antígenos. A diferencia de las DC convencionales, que surgen de precursores de la médula ósea, las células de Langerhans derivan de una población mielomonocítica de la piel. Esta población precursora se origina a partir de macrófagos que se encuentran en el desarrollo embrionario y que tienen una proliferación dérmica intensa en los primeros días posteriores al nacimiento.

Las pDC son células quiescentes ampliamente distribuidas en el organismo. Se caracterizan por su capacidad para producir grandes cantidades de interferones tipo I, lo cual les otorga gran relevancia en las enfermedades virales. Expresan una serie de marcadores, entre otros Siglec-H y el antígeno estromal 2 de la médula ósea. Su capacidad como APC es limitada.

En procesos inflamatorios, los monocitos circulantes pueden movilizarse con rapidez y diferenciarse a células con características típicas de las DC. Estos monocitos se diferencian por completo a DC en respuesta a factores de crecimiento *in vitro*, por ejemplo, factor estimulante de colonias de macrófagos y granulocitos (GM-CSF, *granulocyte macrophage colony stimulating factor*), ligandos de TLR4 y bacterias *in vivo*. Al igual que las DC convencionales, estas células diferenciadas expresan CD11c, moléculas del MHC-II, CD24 y SIRPα (CD172a), e incrementan la expresión de DCSIGN (CD209a). También poseen la capacidad de presentar antígenos, incluida la presentación cruzada.

Estudios recientes muestran la comunicación entre las DC y las células NK. Cuando se produce el contacto con el patógeno, las DC inmaduras comienzan a secretar TNF-α e IL-12; éstos promueven la activación de células NK y la consecuente interacción de tales citocinas con las DC inmaduras (i). En condiciones en las que la proporción de DCi/NK favorece a las DCi, dichas células maduran, se activan, continúan estimulando las NK e inician la respuesta adaptativa. Si, por el contrario, la densidad de células NK supera

las DCi, éstas se vuelven susceptibles a los efectos líticos inducidos por las NK.

Linfocitos Tγδ

Identificados hace varios años, los linfocitos Tγδ parecen ser los encargados de la conexión entre las respuestas inmunológicas innata y adaptativa. Representan 5% de los linfocitos T periféricos; su principal diferencia reside en que las dos cadenas que forman el TCR no están constituidas por los polipéptidos αβ. Esta subclase de linfocitos se activa de forma temprana en las infecciones y puede contribuir a una acción más efectiva de los macrófagos, ya que producen IFN-γ. También desempeñan efectos reguladores sobre los linfocitos B, NK y macrófagos, al controlar la respuesta tisular ante la infección y evitar que se generen lesiones en el órgano afectado. Los linfocitos Tγδ fetales abandonan el timo y se ubican en muchas superficies epiteliales. La primera oleada de activación ante una infección genera células productoras de IFN-γ (Vγ5$^+$) (llamadas linfocitos T dendríticos epidérmicos), que desempeñan funciones cruciales en la epidermis. La segunda oleada tiene que ver con células productoras de IL-17 (Vγ6$^+$) que se ubican en superficies epiteliales del pulmón, lengua, tracto genital y cavidad peritoneal. Asimismo, existen células que producen IL-4, IFN-γ (Vγ1$^+$Vδ6$^+$) y linfocitos γδ NKT, y que se localizan en los sitios donde se encuentran los linfocitos NKT.

Varios estudios revelan que los linfocitos Tγδ reconocen una serie de compuestos sintetizados por ciertas bacterias (entre éstas las micobacterias), los cuales constituyen estructuras esenciales de los seres vivos; por ejemplo, el isopentenil pirofosfato (IPP) y compuestos relacionados, como el prenil pirofosfato. Las micobacterias secretan IPP al medio extracelular y allí se asocian con una estructura presentadora aún no identificada. La presentación de estos antígenos no peptídicos no requiere procesamiento y es distinta a las observadas en el contexto molecular del MHC-I y II, o en los casos de antígenos ligados a CD1. Cuando se activan, los linfocitos Tγδ son capaces de destruir macrófagos infectados de modo similar al de los linfocitos Tc CD8$^+$; también tienen la capacidad de expresar a FasL en su superficie, con lo que podrían promover la apoptosis de otras células.

Células linfoides innatas (ILC)

En 1975, el descubrimiento de las células citotóxicas innatas o células asesinas naturales (NK) por los grupos de trabajo de Kiessling *et al.*, y de Herbeman *et al.*, tanto en ratón como en humano, llevó a los inmunólogos a replantearse diversos conceptos acerca del desarrollo de los linfocitos y su función. Las células NK al igual que los linfocitos T CD8 citotóxicos, poseen la capacidad de eliminar a las células blanco, pero tienen una diferencia muy importante: las células NK no expresan el receptor para antígeno de linfocitos T (TCR), por lo que poseen otros mecanismos que les permite reconocer a las células blanco y eliminarlas, lo cual implica funciones inmunológicas análogas, que indica la conservación de procesos subyacentes en su desarrollo. Las células NK proceden de una línea celular distinta a las ILC, diferenciándose de éstas en cuanto a que poseen actividad citotóxica y son capaces de desencadenar respuestas inmunológicas contra células infectadas por virus y células tumorales.

Las ILC tienen diversas funciones: antimicrobianas, de organogénesis linfoidea, inducen la reparación celular posinfección, estimulan la termogénesis, promueven la angiogénesis y la cicatrización. Por otra parte, su desregulación se ha asociado a diversas enfermedades inmunológicas, como psoriasis, enfermedad de Crohn, dermatitis atópica y asma, así como carcinogénesis.

Las ILC se clasifican de acuerdo a la expresión de ciertos factores de transcripción como T-bet, RORα, GATA3 y RORγt, (*RAR-related orphan receptor gamma t*) y de manera paralela a las células linfoides de la respuesta inmunológica adaptativa presentan perfiles específicos clasificándose como ILC tipo 1, ILC tipo 2 e ILC tipo 3.

ILC tipo 1

Necesitan el factor de transcripción T-box (T-bet) para su desarrollo. Se activan por las citocinas IL-12, IL-15 e IL-18. Producen interferón gamma (IFN-γ) y el factor de necrosis tumoral (TNF-α). Estas células se caracterizan por expresar en su superficie CD11b, CD43, KLRG1 y algunos receptores de citotoxicidad natural (NCR⁺). Al igual que los linfocitos Th1, participan en la respuesta inmunológica contra patógenos intracelulares.

ILC tipo 2

Expresan el factor de transcripción GATA3, son activadas por citocinas como IL-25, IL-33 y TSLP. Al igual que los linfocitos Th2 producen IL-4, IL-5, IL-9 e IL-13. Promueven la inflamación en infecciones por helmintos, participan en la reparación de tejidos y juegan un papel importante en los procesos alérgicos. Se les ha localizado en diversos tejidos y órganos como pulmones, intestino, hígado, tejido adiposo y piel.

ILC tipo 3

Se localizan en mucosas, en pulmones, bazo e hígado. Expresan el factor de transcripción RORγt, son activadas por IL-1β, IL-6 e IL-23. Estas células expresan el receptor de quimiocinas CCR6 y NCR, y producen característicamente IL-17A e IL-22 lo que permite que induzcan la síntesis de péptidos antimicrobianos y β-defensinas. Las células inductoras de tejido linfoide pertenecen a este grupo, aunque carecen de los NCR.

ILC reguladoras

Esta población se ha descrito recientemente y de manera característica expresan el factor de transcripción ID3 (*DNA-binding protein inhibitor 3*); estas células producen IL-10 y TGF-β.

Aunque a las células NK inicialmente se les consideraba como parte de las ILC de tipo 1, actualmente se sabe que, aunque proceden de la misma célula progenitora común, las primeras se diferencian de una célula precursora de NK (NKP), la cual expresa los factores de transcripción RUNX3 (*Runt-related transcription factor 3*), EOMES (*eomesodermin*), TOX (*thymocyte selection-associated high mobility group box protein*) y ETS1.

Neutrófilos y trampas extracelulares de neutrófilos (NET)

Los neutrófilos juegan un papel clave en la respuesta inmunológica innata contra patógenos. Estas células son reclutadas en el sitio de la infección durante el proceso inflamatorio y constituyen la primera línea de defensa. La presencia de microorganismos es detectada por los macrófagos residentes en los tejidos y otras células presentes a nivel local; entonces, los neutrófilos se activan y salen del espacio intravascular a los tejidos durante la respuesta inflamatoria. La respuesta antimicrobiana de los neutrófilos se puede resumir en tres estrategias: a) fagocitosis y muerte intracelular del patógeno; b) degranulación del contenido y liberación de moléculas antimicrobianas en el sitio de la infección microbiana, y c) formación de NET. Esta última estrategia consiste en la liberación del contenido nuclear del neutrófilo (rico en histonas y proteínas citoplamáticas) al espacio extracelular (tabla 3-5).

Las NET son eficaces para atrapar y matar patógenos como *S. flexneri*, *Streptococcus pyogenes*, *S. aureus*, *Bacillus anthracis*, *C. albicans* y *Leishmanias*. También poseen efecto protector sin actividad microbicida, de modo que atrapan algunos patógenos pero no los destruyen; tal es el caso de *M. tuberculosis*, *S. pneumoniae* y *Streptococcus* del grupo A.

Si bien es cierto que el contenido de proteínas y enzimas de las NET es el mismo que el liberado durante el proceso de degranulación de los lisosomas, hay características que le dan cierta ventaja a la producción de NET, entre éstas: el confinamiento del patógeno, la baja en la difusión de las proteínas antimicrobianas (lo que optimiza su acción), la mengua del daño que pueden causar estas proteínas antibacterianas sobre las células en tejidos adyacentes y la limitación de la respuesta inflamatoria a un área específica de acción.

Las NET son importantes para eliminar patógenos de gran tamaño; un ejemplo son las hifas de los hongos, las cuales, por su tamaño, no podrían ser eliminadas mediante fagocitosis. La formación de estas trampas extracelulares también se ha observado en otros granulocitos, como las células cebadas y los eosinófilos.

TABLA 3-5. Componentes con actividad antimicrobiana contenidos en las NET

Histonas (H1, H2A, H2B, H3, H4)
Azurocidina
Catepsina G
Mieloperooxidasa
Elastasa
Triptasa
Lactoferrina
Gelatinasa
Proteinasa 3
Actina
Miosina 9
LL37
Proteína potenciadora de la permeabilidad bacteriana (BPI)
Catalasa
ADN
Calprotectina

RESUMEN

- La respuesta inmunológica innata es la primera en activarse ante cualquier estímulo capaz de alterar la homeostasis del organismo, es más rápida que los mecanismos adaptativos, pero el reconocimiento de los estímulos que la desencadenan tiene menor especificidad y diversidad.
- Las barreras anatómicas y fisiológicas son las primeras en actuar por medio de diferentes mecanismos físicos (descamación, movimiento ciliar, peristalsis, barrido mecánico) y químicos (pH, ácidos grasos, enzimas y péptidos antimicrobianos); la microbiota también ejerce un papel importante en la protección inicial y en la maduración del sistema inmunológico.
- Un concepto reciente relacionado con el funcionamiento del sistema inmunológico innato es el de "inmunidad entrenada", el cual hace referencia a la capacidad que tiene este sistema para responder de una manera más potente ante estímulos patógenos en exposiciones posteriores a los mismos, aunque este mecanismo no corresponde propiamente a la memoria que caracteriza a la inmunidad adaptativa.
- A diferencia de los receptores de la inmunidad adaptativa, las células del sistema inmunológico innato tienen la capacidad de reconocer diferentes moléculas conservadas evolutivamente, gracias a la expresión de un número limitado de receptores que se encuentran codificados en la línea germinal, los cuales son conocidos como receptores de reconocimiento de patrones (PRR).
- Las moléculas que son reconocidas en la inmunidad innata pueden dividirse en dos grandes grupos: aquellas que son expresadas por diferentes microorganismos se conocen como patrones moleculares asociados a patógenos (PAMP), entre las que podemos encontrar lipoproteínas, carbohidratos o material genético de bacterias, virus, hongos o parásitos; el otro grupo de moléculas se sintetiza o libera en distintas situaciones asociadas a daño o estrés celular y se conocen como patrones moleculares asociados a daño o peligro (DAMP), entre estas moléculas podemos encontrar productos de un metabolismo celular alterado, moléculas inorgánicas, entre otros.
- El reconocimiento por los PRR lleva al sistema inmunológico a desencadenar una serie de respuestas fisiológicas, entre las cuales se encuentran:
  - Producción de mediadores inflamatorios, como citocinas y quimiocinas, a través de las señales generadas a partir de receptores tipo Toll, NOD, *scavenger* y lectinas tipo C. La producción de estos receptores puede ser directamente a partir de la activación de factores de transcripción como NFkB y la subsecuente producción de mediadores inflamatorios, o a través de la formación de complejos supramoleculares como los inflamasomas, los cuales permiten la generación de las formas activas de algunas citocinas que participan en la respuesta inflamatoria.
  - Opsonización de microorganismos patógenos y células apoptóticas, por lectinas solubles como las colectinas y ficolinas, y también por pentraxinas, lo cual favorece los mecanismos de fagocitosis de manera indirecta.
  - Activación del sistema del complemento, tanto por lectinas solubles que permiten el inicio de la vía de las lectinas, así como por pentraxinas que permiten la activación de la vía clásica; este proceso ocurre después de que estas proteínas de reconocimiento se fijan en la superficie de la célula blanco.
  - Fagocitosis mediada por receptores de la familia de lectinas tipo C, *scavenger* y Siglecs, los cuales conducen a la internalización y destrucción de la molécula o célula que haya sido reconocida de manera directa por estos receptores.
  - Quimiotaxis de células inmunitarias hacia los sitios de inflamación, por ejemplo, a través de receptores de péptidos formilados que son producto del metabolismo bacteriano; esta consecuencia ocurre principalmente en células fagocíticas.
  - Respuesta antiviral, que lleva a la activación de las vías intracelulares que promueven la síntesis de interferones de tipo I tras el reconocimiento de material genético; esta respuesta es desencadenada por algunos receptores tipo Toll, por los receptores tipo RIG y los sensores citosólicos de ADN.
- De acuerdo con su localización, los receptores se pueden clasificar en citosólicos (receptores tipo NOD, RIG y sensores citosólicos de ADN), membranales (receptores tipo Toll, *scavenger*, lectinas tipo C, receptores de péptidos formilados, Siglecs) y séricos (lectinas tipo C y pentraxinas).
- Algunos otros receptores participan también en el reconocimiento de patrones moleculares, como los receptores para la fracción Fc de los anticuerpos solubles, o los receptores para las proteínas y productos de la activación del sistema del complemento.
- Existe una gran cantidad de poblaciones celulares que participan en el reconocimiento inicial de los PAMP o DAMP y que se encuentran característicamente en los sitios del organismo que se hallan en contacto con el medio externo. Estas células expresan diferentes tipos de PRR y actúan en estos sitios para iniciar la respuesta innata y poder generar un vínculo que permita la activación posterior de la inmunidad adaptativa. Dentro de las células que participan en estos procesos se encuentran las células dendríticas, las células linfoides innatas, las células NK y los linfocitos T con receptor γδ.
- Recientemente se han descrito poblaciones de células linfoides innatas, que no expresan el complejo TcR/CD3, éstas provienen de una célula linfoide precursora común. Las ILC participan en la respuesta contra distintos patógenos, así como también se les ha identificado en enfermedades inflamatorias. Las ILC de acuerdo a su perfil de citocinas muestran paralelismo con los linfocitos T cooperadores Th1, Th2 y Th17, agrupándose como ILC1, ILC2 e ILC3 respectivamente, además de los perfiles de citocinas se les ha agrupado por la expresión membranal de diversos receptores, así como la expresión de diversos factores de transcripción.
- Un mecanismo adicional que tiene el sistema inmunológico innato para favorecer el reconocimiento y la depuración de microorganismos es la liberación de trampas extracelulares del neutrófilo (NET), lo cual se ha demostrado que es importante en la defensa contra diferentes bacterias, hongos y parásitos.

TÉRMINOS CLAVE

Inflamasoma Complejo supramolecular formado tras la activación de algunos receptores tipo NOD (NLR) que permite la generación de la forma activa de las citocinas IL-1β e IL-18.

Inmunidad entrenada La capacidad que tiene el sistema inmunológico innato para responder de una manera más potente ante estímulos patógenos en exposiciones posteriores a los mismos, diferente de la memoria que caracteriza a la inmunidad adaptativa.

Patrón molecular asociado a daño o peligro Molécula que se produce o libera por células del hospedador en situaciones asociadas a daño o estrés celular.

Patrón molecular asociado a patógenos Molécula presente en microorganismos, conservada evolutivamente, necesaria para su supervivencia o patogenicidad.

Péptido antimicrobiano Péptido con capacidad microbicida, ya sea por acción enzimática, quelante o de sabotaje membranal.

Receptor de reconocimiento de patrones Proteína que participa en el reconocimiento de los PAMP y DAMP para la activación de una respuesta inmunológica innata.

PREGUNTAS DE AUTOEVALUACIÓN

1. ¿Qué efecto tienen los ácidos grasos como barrera en la inmunidad innata?
   a. Secuestran el hierro disponible
   b. Rompen enlaces de peptidoglicano
   c. Forman poros en las membranas
   d. Inhiben el crecimiento bacteriano.

PREGUNTAS DE AUTOEVALUACIÓN

2. **¿Cuál de los siguientes NO es un efecto de la microbiota?**
   a. Digiere polisacáridos que no puede digerir el ser humano
   b. Genera compuestos que pueden utilizarse como fuente de energía
   c. Favorece la colonización por cepas de bacterias patógenas
   d. Mantiene una relación simbiótica con el huésped humano

3. **¿Qué característica tienen los receptores de la inmunidad innata a diferencia de los de la inmunidad adaptativa?**
   a. Reconocen determinantes antigénicos específicos
   b. Son el resultado de la recombinación somática de genes
   c. Requieren la exposición previa al antígeno para expresarse
   d. Reconocen patrones moleculares comunes en diferentes patógeno

RESPUESTAS A LAS PREGUNTAS DE AUTOEVALUACIÓN

1. d. Inhiben el crecimiento bacteriano.
2. c. Favorece la colonización por cepas de bacterias patógenas

3. d. Reconocen patrones moleculares comunes en diferentes patógeno

CASO DE CORRELACIÓN

Niño de 5 años de edad es referido al servicio de pediatría por presentar cefalea, fiebre y vómito de 24 horas de evolución. Como antecedente refieren sus padres que nació a las 34 semanas de gestación (prematuro); desde el primer mes de vida ha presentado episodios recurrentes de exantema maculopapuloso generalizado, acompañados de fiebre, así como anemia refractaria al tratamiento con hierro suplementario. Desde los 3 años y medio de edad empezó a presentar artritis poliarticular que inició en rodillas y en los diferentes episodios se fue extendiendo hasta codos, muñecas y tobillos, los cuales han sido acompañados de hiperemia conjuntival, fotofobia y adenopatías, fue hospitalizado en varias ocasiones y relatan que se observó un aumento de tamaño en hígado y bazo. A lo largo de las diferentes hospitalizaciones se informó que el niño presenta déficit cognitivo e hipoacusia. Dentro de los antecedentes no se encontró consanguinidad ni familiares con algún trastorno similar.

A la exploración física se encontró una disminución en el peso y la talla esperada para la edad. Se observó macrocefalia, frente prominente, facies tosca, hipertelorismo ocular, hiperemia conjuntival y depresión del tabique nasal. En las extremidades se encontró un aumento de volumen simétrico y deformidad en ambas rodillas.

De acuerdo con los estudios paraclínicos, en la biometría hemática se halló anemia microcítica hipocrómica, leucocitosis y trombocitosis; se encontró también una elevación sérica en los valores de velocidad de sedimentación globular y proteína C reactiva. El análisis de líquido cefalorraquídeo reportó pleocitosis con cultivo negativo, por lo que se pensó en meningitis aséptica. Los cultivos de sangre, orina y heces fueron estériles. La audiometría refirió hipoacusia neurosensorial bilateral.

Se trató al paciente con ácido acetilsalicílico con una respuesta pobre, por lo que se administró consecutivamente prednisona y metotrexato, sin mejoría real. Finalmente se inició tratamiento con anakinra, un antagonista del receptor de IL-1b.

Se realizó un análisis genético en donde se identificó una mutación en NLRP3, confirmando el diagnóstico de síndrome periódico asociado a criopirina. Después de 2 meses de iniciado el tratamiento, la fiebre, conjuntivitis y anemia desaparecieron y los marcadores inflamatorios regresaron a la normalidad.

Los síndromes periódicos asociados a criopirina (CAPS) corresponden a mutaciones en NLRP3. Estos padecimientos tienen un patrón autosómico dominante, son muy raros y se calcula una prevalencia de 0.0001%. Los CAPS incluyen tres entidades clínicas diferentes: síndrome de Muckle Wells (MWS); síndrome de urticaria familiar por frío (FCAS); y síndrome articular, cutáneo y neurológico crónico infantil (CINCA).

TABLA 3-1-1. Características de los CAPS

Enfermedad	Síntomas	Heredabilidad	Inicio	Severidad
MWS	Fiebre, artralgia, urticaria, sordera neurosensorial progresiva, amiloidosis	Autosómica dominante, rara vez esporádica	Variable, infancia o adolescencia	Media
FCAS	Fiebre, artralgia, urticaria inducida por frío	Autosómica dominante	Neonatal o infancia	Baja
CINCA	Fiebre, artralgia, sintomatología neurológica severa, meningitis aséptica crónica, uveítis, retraso en el desarrollo, convulsiones, amiloidosis	Principalmente esporádica, rara vez autosómica dominante	Neonatal o infancia temprana	Alta

PREGUNTAS DE REFLEXIÓN

1. ¿Cómo están relacionadas las manifestaciones clínicas del paciente con las funciones biológicas del inflamasoma?
2. ¿Qué implicaciones tiene una disregulación en la función normal del inflamasoma?
3. ¿Por qué el tratamiento con antiinflamatorios e inmunosupresores no tuvo un impacto en el desenlace clínico del paciente?

4. ¿Por qué estas enfermedades son poco frecuentes?
5. ¿Cuál podría ser el tratamiento definitivo para este tipo de enfermedades?

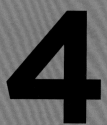

4 SISTEMA DEL COMPLEMENTO

Eduardo Ferat Osorio • Lourdes Arriaga Pizano

CONTENIDO

OBJETIVOS DE APRENDIZAJE

Al terminar este capítulo el lector será capaz de:

1. Identificar los componentes del sistema del complemento
2. Describir las vías de activación del sistema del complemento
3. Conocer las interacciones del complemento con otros sistemas
4. Explicar el proceso de fagocitosis mediada por el complemento
5. Conocer los puntos de regulación del complemento
6. Explicar la relación entre el complemento y la respuesta inmunológica adaptativa
7. Conocer las alteraciones en las concentraciones de los componentes del complemento
8. Describir el papel del sistema del complemento en enfermedades
9. Conocer el papel del complemento en el tejido adiposo
10. Reconocer el diagnóstico de trastornos del complemento
11. Explicar la modulación farmacológica del sistema del complemento

▌ INTRODUCCIÓN

Tradicionalmente el sistema inmunológico se divide en respuesta inmunológica innata y adquirida. La primera involucra la acción de células encargadas de reconocer y reaccionar ante un estímulo estresante, esto es, una condición que amenace o altere el estado de homeostasis. La segunda es el resultado de la interacción entre las células presentadoras de antígenos (APC, *antigen presenting cells*) y los linfocitos. El sistema del complemento forma parte de la respuesta inmunológica innata y lo conforman un conjunto de proteasas y factores solubles distribuidos por todo el organismo, sintetizados y secretados por diferentes células ante diversos estímulos que incluyen citocinas y hormonas.

Sus funciones son:

a) Opsonización, que facilita la destrucción de agentes patógenos por fagocitosis.
b) Acción citolítica (mediante desequilibrio osmótico), que permite la eliminación de bacterias, células dañadas y transformadas.
c) Potenciar la respuesta inflamatoria (con **anafilotoxinas** y **agentes quimioatrayentes**).
d) Depuración de complejos inmunológicos (complejos antígeno-anticuerpo o Ag-Ac).

El complemento se reconoció por primera vez en el siglo XIX, cuando los microbiólogos Paul Ehrlich, Jules Bordet y George Nuttall descubrieron las funciones bactericidas de la sangre contra el bacilo del ántrax. En el primer cuarto del siglo XX ya se tenían identificados los primeros cuatro componentes del complemento y, en 1954, Pillemer descubrió la vía de la properdina o vía alterna del complemento. En 1978 se describió la vía de las lectinas. El complemento fue descrito como un componente plasmático termolábil (se inactiva al exponerse a 56 °C durante 30 minutos) que incrementa las propiedades antibacterianas de los anticuerpos. De ahí el nombre de complemento. Además de la eliminación de los patógenos, el sistema del complemento participa en la vigilancia inmunológica, la homeostasis, la regulación de la respuesta inflamatoria, la regeneración tisular, la angiogénesis, la movilización de las células madre, el desarrollo del sistema nervioso central y el control de la implantación embrionaria.

▌ COMPONENTES DEL SISTEMA DEL COMPLEMENTO

El sistema del complemento incluye más de 30 proteínas solubles o de superficie dentro de las que se incluyen proteasas y receptores de superficie como los receptores de reconocimiento de patrones (PRR, *pattern recognition receptor*), cuyas características generales se resumen en la tabla 4-1.

TABLA 4-1. Proteínas del sistema del complemento

Nombre	Composición	Sintetizado por	Fragmentos activos	Derivados inactivos	Receptores	Actividad
C1	C1q	Células epiteliales del intestino				Reconoce al Fc de IgM y algunas IgG
	C1r	Hígado				Rompe a C1
	C1s	Hígado				Rompe a C2 y C4

Tabla 4-1. Proteínas del sistema del complemento (*continuación*)

Nombre	Composición	Sintetizado por	Fragmentos activos	Derivados inactivos	Receptores	Actividad
C2		Hígado	C2a	Lupus		
			C2b			Formación de la C3 convertasa de la vía clásica y la de las lectinas
C3		Hígado	C3a		CR1 (CD35) CR3 (CD18/11b) MAC-1 ICAM-1 CR4 CR2 (CD21)	Anafilatoxina Opsonina Aclaramiento Ag-Ac Fagocitosis
			C3b	IC3b	Formación de la C3 convertasa de la vía alterna y de la C5 convertasa (común).	Anafilotoxina Opsonina Aclaramiento Ag-Ac Fagocitosis
				C3dg		
C4		Hígado	C4a		CR1	Opsonina
			C4b			Activación de la C3 por la vía clásica y la de las lectinas
C5		Hígado	C5a			Anafilotoxina quimioatrayente Adhesividad entre MAC-1 e ICAM-1
			C5b	SC5-9		Formación inicial del MAC
C6		Hígado		SC5-9		Citotoxicidad mediada por el MAC
C7		Hígado		SC5-9		Citotoxicidad mediada por el MAC
C8		Hígado		SC5-9		Citotoxicidad mediada por el MAC
C9		Hígado		SC5-9		Citotoxicidad mediada por el MAC
Factor B		Hígado	Ba			
			Bb			Formación del C3 convertasa de la vía alterna
Factor D/adipsina		Adipocitos				Activación del factor B
Factor P / properdina						Estabilizador de C3bBb en la vía alterna
MBP/MBL		Hígado				Reconoce polisacáridos de bacterias o virus
C4bBP		Hígado				Inhibidor de C4b
Factor H	Glucoproteína plasmática (200-300 μg/mL)	Hígado			Glucosamino-glucanos de células propias	Favorece la rotura de C3b por FI
Factor I						Genera iC3b, inactivando así a C3b
C1INH						Inhibe a C1 de la vía clásica y a las MASP de la vía de las lectinas
CD35/CR1						Cofactor de factor I para generar iC3b e inhibe la formación de C3bBb
CD46/MCP						Cofactor de factor I para generar iC3b
CD55/DAF						Disocia a C3 convertasa e inhibe la formación de C3bBb
CD59						Inhibe la formación de C5b-9 (MAC)
Proteína S/ vitronectina				SC5b-9		Inhibe la formación del MAC
Clusterina						Inhibe la inserción del MAC en la membrana
Clusterina						Inhibe la C5 convertasa de la vía alterna y la formación del MAC

TABLA 4-2. Receptores a componentes del complemento

Receptor	Otros nombres	Ligandos	Tipo de célula que lo expresa	Funciones
CR1	Receptor del complemento tipo 1 CD35	• C3b • iC3b • C4b	• Monocitos/macrófagos • Neutrófilos, linfocitos T y B	• En fagocitos funcionan como opsoninas • En eritrocitos favorecen el aclaramiento de complejos Ag-Ac por el hígado
CR2	Receptor del complemento tipo 2 CD21	• C3b • iC3b • C3d • C3dg	• Linfocitos B • Células dendríticas foliculares • Células epiteliales	• En linfocitos B es parte (junto con CD19 y CD81) del correceptor B y favorece la respuesta de reconocimiento al antígeno • En células dendríticas foliculares favorece el atrapamiento de complejos Ag-Ac en la zona marginal
CR4	Receptor del complemento tipo 3 MAC-1 CD11bCD18	• iC3b • ICAM-1	• Monocitos/macrófagos • Neutrófilos • Células cebadas • NK	• Opsonización • Migración de fagocitos (monocitos y neutrófilos) al reconocer a ICAM-1 de células endoteliales

Algunas de estas moléculas se denominan componentes y, por ello, se designan con la letra C y un número para identificarlos (C1 al C9). Estos componentes suelen ser zimógenos. Para activarse requieren escindir una porción proteica de bajo peso molecular (identificada con la letra *a*, p. ej., C4a) de una de mayor peso molecular (identificada con la letra *b* [C4b]). En un inicio la excepción a esta nomenclatura era C2, pues C2a era el fragmento de mayor peso molecular y C2b el de menor; sin embargo, varios autores proponen la eliminación de dicha excepción. Cuando uno de estos fragmentos se inactiva (p. ej., por hidratación) se agrega la letra i antes de la C (iC3b). Cabe mencionar que la numeración de estos componentes corresponde a su descripción inicial en la llamada vía clásica, y no necesariamente es consecutiva para las otras vías.

Por otro lado, se encuentran factores como el CD55 o factor acelerador de decaimiento (DAF, *decay-accelerating factor*), el **factor B**, el factor P (o properdina), el factor H y las glucoproteínas plasmáticas, formadas por 20 proteínas de control del complemento (CCP, *control complement protein*). Éstas se numeran de CCP1 a CCP20 a partir del extremo aminoterminal (N-terminal). También

hay enzimas como las serín-proteasas asociadas con la lectina que une a manosa (MASP, *mannan-binding lectin-associated serine proteases*). Se han descrito las MASP-1 y MASP-2 que forman, junto con la lectina que une manosas (MBL, *mannanan-binding lectin*), el complejo con el que se inicia la vía de las lectinas.

Por último, entre las moléculas funcionalmente relevantes están los receptores a los componentes del complemento. Varios de éstos se mencionan en la tabla 4-2.

VÍAS DE ACTIVACIÓN DEL COMPLEMENTO

Existen tres vías de activación del complemento: la clásica, la alterna y la vía de las lectinas (figura 4-1). Todas estas vías se diferencian por el tipo de moléculas que inician la cascada de activación, y todas generan C3 convertasa activa, que varía en su conformación de acuerdo con la vía a la que se asocia. La **C3 convertasa** de las vías clásica y de las lectinas está conformada por C4bC2bC3b; mientras que la de la vía alterna es C3bBbC3b. Se da así la activación de C5 y, a partir de la formación de C5b, se inicia el C3, se activa de forma espontánea y se une a la superficie de un patógeno.

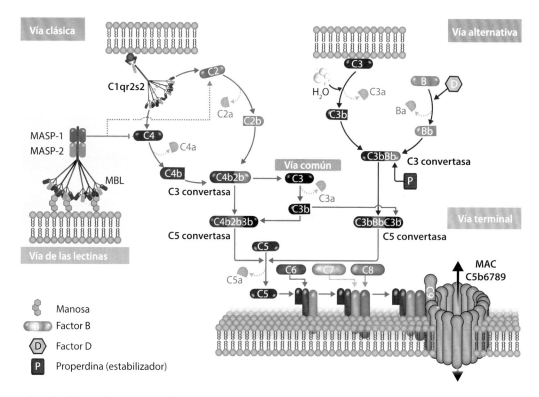

FIGURA 4-1. Cascadas del complemento. Las diferentes vías por las que se activa el complemento son: clásica, alterna y la de las lectinas; dependen primordialmente de la activación secuencial de proteasas (las vías se identifican por el color de las flechas conectoras: azul: vía clásica; lila: vía alterna; verde: vía de las lectinas; naranja: vía común donde convergen las C3 convertasas; negro: vía común de C5 convertasa y MAC o complejo de ataque de membrana). Todas las vías producen una versión de la C3 convertasa (C4b2b para la vía clásica y la de las lectinas; C3bBb para la vía alterna), que activa a C5 y a la formación de MAC.

La vía clásica se inicia por la activación del complejo C1, ya sea por la unión de C1q de manera directa sobre la superficie del patógeno, o a través del reconocimiento de complejos antígeno-anticuerpo. La vía de las lectinas se activa por el reconocimiento de residuos de manosa en la superficie de bacterias o virus, por medio de la MBL y la ficolina. La vía alterna se inicia cuando un componente del complemento, C3, se activa de forma espontánea y se une a la superficie de un patógeno.

Si bien la primera vía descrita fue la denominada clásica, el resto de las vías son evolutivamente más antiguas. Los componentes C3 y el factor B se pueden encontrar desde los hemicordados hasta los mamíferos. Las cinasas MASP y MBL se ubican a partir de los urocordados, mientras que los componentes de la vía clásica (como la respuesta inmunológica adaptativa) solo están en vertebrados.

Vía alterna

La vía alterna requiere en un inicio cuatro proteínas: C3, factor B, **factor D** y factor P, cuya activación no necesita anticuerpos ni C1, C2 o C4. Al reconocer de modo directo los componentes de los microorganismos, tiene un papel muy importante en las etapas tempranas de las infecciones y en el sistema inmunológico de los recién nacidos. La vía alterna está activada continuamente en bajo grado (estado de reposo), pero se amplifica en presencia de infecciones. En estado de reposo (o sin amplificación), se escinde de modo continuo el C3 plasmático, lo que forma **C3b** (o *tick-over mechanism*). La concentración de C3 es de 1.2 mg/mL y consiste en una molécula formada por dos cadenas, una α y otra β, unidas por múltiples puentes disulfuro. De la primera cadena se obtiene el fragmento C3a que se unirá a su receptor C3aR. Si C3b no se une a la superficie de algún microorganismo, se hidroliza en (específico en su enlace tioéster) y forma el llamado C3b inactivo (iC3b). Por otro lado, la forma activa del factor D circula continuamente en la sangre en bajas concentraciones. Si este factor D se une al complejo C3b, determina la rotura del factor B en factores Ba y Bb. Esto da lugar al complejo C3bBb, que tiene actividad de C3 convertasa, en la que la fracción Bb se encarga de la escisión de C3 y propicia así la perpetuación del circuito. Sin embargo, en estas condiciones de reposo la vida media de C3b es tan corta que no se forman complejos C3bBb y no se crea una nueva C3 convertasa.

Entonces, la vía alterna amplificada depende del aumento de la vida media de C3b cuando se une a componentes de la superficie de bacterias grampositivas y gramnegativas (en especial los polisacáridos de la pared bacteriana), a virus, células infectadas por virus, hongos, protozoarios, parásitos y células neoplásicas. En tales condiciones, el complejo C3b se une de modo eficiente al factor B, que al unir al factor D, libera a Ba, da lugar a la fracción Bb y se constituye la C3bBb convertasa. Ésta es una C3 convertasa que fragmenta C3 en C3a y C3b. Las superficies bacterianas propician la unión del factor P a C3bBb, para formar C3bBbP, que es una C3 convertasa más estable (figura 4-2). Así, se propicia la generación del factor C3bBbC3b que, además de amplificar el circuito como C3 convertasa, tiene actividad de C5 convertasa, con lo que puede iniciar la fase lítica. Cabe señalar que el factor P puede también unirse a linfocitos T apoptóticos, lo que resulta en la activación del complemento y, por lo tanto, en la opsonización y fagocitosis de estas células. Se propone que el hecho anterior protege contra reacciones inflamatorias graves o autoinmunes.

Vía de las lectinas

La vía de las lectinas también es independiente de los anticuerpos y su activación es casi inmediata. Su principal función es favorecer la opsonofagocitosis. Se inicia con la colectina MBL o la proteína de unión a manosa (MBP, *mannose binding protein*), una proteína dependiente del Ca++, que es sintetizada en el hígado y detectable en sitios de inflamación, en particular en secreciones epiteliales (como las de intestino delgado y vagina), aunque también en riñones, timo y amígdalas. La MBL posee un dominio para el reconocimiento de carbohidratos (CRD), mediante el cual puede unirse a manosas o *N*-acetilglucosaminas que están expuestas en la superficie de los patógenos. Una vez unida puede activar a C1r y C1s. En los vertebrados, estos azúcares se encuentran cubiertos de ácido siálico, que

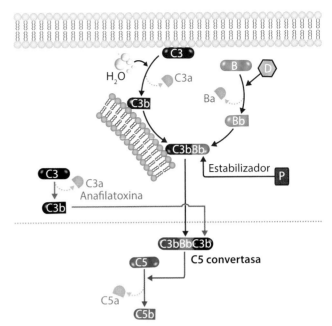

Figura 4-2. Activación de la vía alterna. C3b (generado espontáneamente en el plasma o por la vía clásica) se une de manera directa a la superficie de bacterias o virus. C3b unida a estas superficies une al factor B que puede ser entonces cortado por el factor D. Se forma así el complejo C3bBb que tiene actividad de C3 convertasa y que es estabilizada al unirse el factor P (properdina); no se muestra en el esquema. La liberación de más C3b lleva a la formación del complejo C3bBbC3b, que tiene actividad de C5 convertasa, con lo que se genera a las anafilotoxinas C5a y a C5b.

impide la activación del complemento a través de MBL, como un mecanismo protector. La MBL también se activa al unirse a ligandos que no están compuestos de azúcares, por ejemplo, los fosfolípidos (en el caso de *Neisseria* spp) y el ADN de las células apoptóticas.

Los valores de MBL en una persona sana son de cerca de 1000 ng/mL y no son afectados por la edad, el ciclo circadiano o el ejercicio. Durante la inflamación, su incremento no excede de 3 a 4 veces el valor basal, y la deficiencia de MBL se define cuando sus concentraciones son menores de 500 ng/mL. Las concentraciones mínimas para activar la cascada del complemento son de 300 a 400 ng/mL. La MBL tiene seis cabezas globulares e integra complejos en la circulación con las MASP, entre éstas las MASP-1, MASP-2 y MASP-3, lo mismo que una forma truncada de las MASP-2 llamada MAP19. Cuando la MBL se une a la superficie del patógeno, las MASP-1 y MASP-2 y se activan para romper a C4 y C2 y crear la C3 convertasa: C4b2b (figura 4-3).

Por otro lado, las ficolinas son capaces de iniciar la vía de las lectinas. Existen tres tipos, llamadas ficolina-1 (M-ficolina), ficolina-2 (L-ficolina) y ficolina-3 (H-ficolina o antígeno Hakata). Las proteínas surfactantes A y D (SP-A, SP-D), lo mismo que la MBL, pertenecen a la familia de las **colectinas**, pero no son capaces, como la MBL, de activar el complemento.

Vía clásica

La activación de la vía clásica depende de la formación de un complejo antígeno-anticuerpo con IgM o de dos complejos (adyacentes) con IgG, ya sea IgG1, IgG2 o IgG3. El primer componente de esta vía es el complejo C1, que circula en el suero en forma inactiva y está constituido por una proteína llamada C1q, compuesta por seis subunidades idénticas con cabezas globulares y colas semejantes a las del colágeno, y dos moléculas de cada uno de los zimógenos C1r y C1s (figura 4-4). Es necesario que primero se active C1q al unir cada una de sus dos fracciones globulares a diferentes fragmentos cristalizables (Fc) de anticuerpos adyacentes. Por esta razón, se requiere que los complejos antígeno-anticuerpo contengan IgM pentamérica, o bien, si están formados por IgG, deben estar cercanos y de preferencia sobre la membrana de un microorganismo, aunque también puede ocurrir la activación de C1 cuando varios complejos

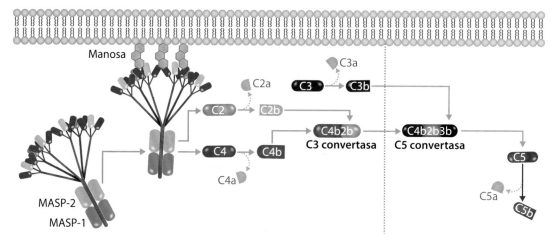

FIGURA 4-3. Activación de la vía de las lectinas. La MBL se une a los residuos de manosa u otros carbohidratos. Esto activa a las serín-proteasas MASP-1 y MASP-2 que a su vez pueden romper a C4 y a C2 (que se une a C4b vía la porción que será C2b) para formar la C3 convertasa C4b2b, que al unir a C3b formarán a la C3 convertasa de alta eficiencia C4b2b3b. MASP (MBL - *Associated Serine Protease*), MBL (*Mannan Binding Lectin*).

solubles de antígeno-anticuerpo quedan atrapados, por ejemplo, en el glomérulo.

Cuando se activa, la C1q favorece la autoproteólisis de las C1r que, a su vez, activan a C1s, cuya proteólisis expone sus dominios catalíticos que constituyen una serín-proteasa.

La C1s proteoliza a C4 para conformar C4b (fragmento grande activo). Ésta se une covalentemente a azúcares de la superficie del patógeno por medio de la exposición de un enlace tioéster. La C4b, en presencia de Mg^{2+}, se une no-covalentemente a C2 y la hace susceptible de rotura por C1s, para formar C2a, otra serín-proteasa. Se integra entonces el complejo C4b2b, que es la C3 convertasa de la vía clásica. Esta C3 convertasa fragmenta grandes cantidades de C3 plasmática y forma la opsonina C3b (que se une a la superficie del patógeno), y la anafilotoxina C3a (que inicia una respuesta inflamatoria local). La C3b favorece la fagocitosis al opsonizar patógenos; así se beneficia la formación de C3b2a3b, una convertasa de mayor eficiencia (figura 4-5).

También es posible que se active la vía clásica de manera independiente de los anticuerpos. Se observó que las señales de peligro como la PCR (proteína C reactiva), las proteínas virales, el β-amiloide, los polianiones como el lipopolisacárido (LPS) bacteriano, el ADN y el ARN bacterianos, los fragmentos mitocondriales, las células necróticas y apoptóticas y el amiloide P son capaces de inducir la activación de la vía clásica del complemento. Otra posibilidad es que se active por complejos inmunológicos (p. ej., IgG e IgA), lo mismo que por la unión a bacterias, levaduras, células infectadas por virus, proteína A, factor de veneno de cobra, polisacáridos y tejido dañado.

La C3 convertasa y el MAC

Ya se mencionó que la formación de C3 convertasa es el punto en el que convergen las tres vías. Tanto la convertasa C4b2b de la vía clásica y de las lectinas, como la convertasa C3bBb de la vía alterna, tienen la misma actividad e inician los mismos procesos que rompen C3 en C3b y C3a. Si no se inactiva por hidrólisis, la C3b se une de modo covalente a las moléculas adyacentes en la membrana del agente patógeno, por medio de su enlace tioéster. La C3 es la proteína del complemento más abundante en el plasma y la presencia de C3b en la superficie del patógeno favorece la destrucción de éste por células fagocíticas. La C4b y C3b se adhieren a los complejos inmunológicos o a las bacterias mediante uniones covalentes, y la opsonización de estas células por C4b, C3b o algunos de sus fragmentos ulteriores (p. ej., iC3b) facilita la transportación y el aclaramiento en el sistema reticuloendotelial. De hecho, los complejos inmunológicos activados por el complemento y las células opsonizadas interactúan con el CR1 de los eritrocitos mediante la unión con C3b y C4b, son transportados al hígado y entregados a las células de Kupffer y a la zona marginal del bazo, para ser fagocitadas

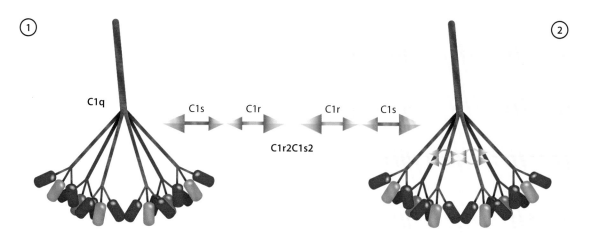

FIGURA 4-4. Estructura del C1. 1) C1q es una proteína compuesta por seis subunidades idénticas con cabezas globulares y colas semejantes a colas del colágeno. 2) Una vez activa la C1q, favorece la autoproteólisis de la C1r que a su vez activa a la C1s, cuya proteólisis expone sus dominios catalíticos que constituyen una serín-proteasa. Así C1 completo es C1q y en su centro cada uno de los zimógenos C1r, y C1s entre sus subunidades.

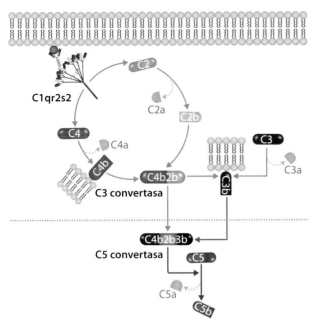

FIGURA 4-5. Activación de la vía clásica. Al unirse el complejo C1 a la superficie de los patógenos o a las fracciones Fc de anticuerpos unidos a membranas, la fracción C1s (que se encuentra en el centro de C1) rompe a C4, generando C4a y C4b, que se une a la membrana de los patógenos. C4b une C2, que también es cortado por C1s, generando C2a y C2b. La unión de C4b2b activa a la proteasa que es C2a y rompe a C3 en C3a y C3b. El C3b se une al complejo previo y forma a C4b2b3b, que es una C3 convertasa de alta eficiencia que seguirá activando a C3.

por macrófagos y células dendríticas. En cuanto a las células apoptóticas, éstas unen C1q, que tiene un papel fundamental en la eliminación de las mismas.

Hay receptores para iC3b en fagocitos y células dendríticas (p. ej., el CR1, CR3 y CR4) que pueden mediar la fagocitosis de microorganismos recubiertos con este fragmento. La C3b interactúa con el CR1 en los fagocitos y ayuda a la fagocitosis. El CR1 también está presente en linfocitos B y tiene actividad de cofactor para lograr la degradación de iC3b a C3dg, fragmento que interactúa con el CR2 en linfocitos B y en células dendríticas. A su vez, la C3dg se degrada

en la C3d, que permanece unida al antígeno, y en la C3g, que se libera por medio de la acción de proteasas. La C3d tiene la capacidad de interactuar con el CR2 para modular la respuesta inmunológica adaptativa hacia algún antígeno específico. El fragmento iC3b y el producto final de la C3b, la C3d, se unen al CR2 y tienen una importante tarea en el control del ciclo celular de los linfocitos B. El principal cometido de la interacción del CR2 con los linfocitos B es disminuir el umbral de activación de estas células. Los linfocitos B también expresan CR1; se sugiere que CR1 media la inhibición de señales en los linfocitos B por medio del bloqueo de su receptor, lo que ocasiona que se inhiban la proliferación y la diferenciación de éstos hacia células plasmáticas, lo mismo que la producción de anticuerpos. La C3b inactiva se une a las integrinas CR3 y CR4; la CR3 se expresa en células mieloides y favorece la fagocitosis de partículas opsonizadas con iC3b. La CR4 se expresa en células mieloides y linfoides y es un receptor de partículas opsonizadas por iC3b.

El siguiente paso en la vía del complemento es la activación de la **C5 convertasa** que, ya sea en la vía clásica o en la de las lectinas, se integra por la unión de C3b a C4b2b, para conformar C4b2b3b. En el caso de la vía alterna, la C5 convertasa se crea por la unión de la C3b a la C3 convertasa para formar C3bBb3b. El depósito continuo de la C3b favorece la generación de la C5 convertasa, que, finalmente, convierte el componente C5 en C5b, lo que inicia el MAC y destruye los patógenos susceptibles, por ejemplo, las bacterias gramnegativas.

Los componentes tardíos del complemento se ensamblan para integrar el MAC, que creará un poro en la membrana del patógeno de cerca de 10 nm. Esta fase inicia con la C5 convertasa (ya sea C4b2b3b o C3bBb3b), que fija mediante la C3b a C5, y rompe por medio de las serín-proteasas C2a o Bb, lo que da lugar a dos fragmentos, C5a y C5b. Este último se une no covalentemente a la C3b de la C5 convertasa. Una vez unida al complejo, la C5 se une a la C6 y a la C7 para conformar la C5b67. Ésta puede unirse a las membranas y a la C8, constituida por dos proteínas, C8β y C8α-γ. La C8β se une a la C5b del complejo C5b67 y permite que la C8α-γ, hidrofóbica, se inserte a la membrana e induzca la polimerización de 10 a 16 moléculas de C9 en una estructura de anillo denominada MAC, que posee una cara externa hidrofóbica (que se asocia con la bicapa lipídica) y un canal interno hidrofílico con un diámetro de 100 Å, que permite el libre paso de solutos (como enzimas del tipo de las lisozimas y agua), lo que culmina con la destrucción de la célula eucarionte o del patógeno (figura 4-6).

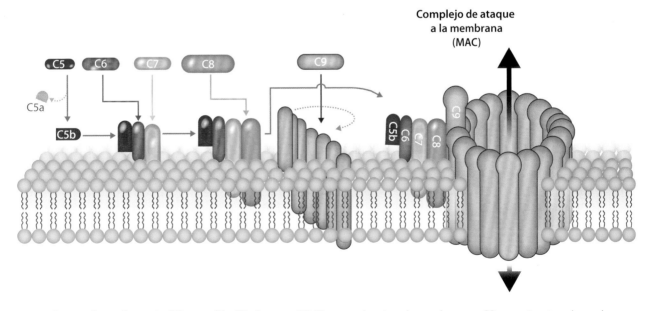

Complejo de ataque a la membrana (MAC)

FIGURA 4-6. Ataque a la membrana. La C5b une a C6 y C7 y forman a C5b67 que puede unirse a las membranas y a C8, que se inserta en la membrana e induce la polimerización de 10 a 16 moléculas de C9 en una estructura de anillo denominada MAC, que permite el libre paso de solutos y agua, lo que destruye a la célula.

Sin embargo, el MAC en las células endoteliales ejerce efectos no citolíticos al inducir la expresión de moléculas de adhesión y al liberar quimiocinas y otros mediadores; entre éstos, el factor activador de plaquetas que activa el proceso de coagulación. Lo anterior favorece la formación del complejo protrombinasa y contribuye a modificar el tono vascular, lo que promueve la liberación de prostaglandina I2 y tromboxano A2 de las células endoteliales. Además, el CR1, la proteína cofactor de membrana (MCP, *membrane cofactor of protein*) y el factor H catalizan la rotura del factor C3b unido por el factor I para producir iC3b.

INTERACCIÓN DEL COMPLEMENTO CON OTROS SISTEMAS

Hace poco se identificaron diferentes interacciones del complemento con otros sistemas, entre éstos el de la coagulación que, por medio de la trombina, es capaz de dividir la C3 y C5 en modo, dosis y tiempo dependientes, para formar C3a y C5a. Por su parte, la C5a estimula la expresión del factor tisular. Las MASP-2 pueden activar la protrombina e inducir la formación del coágulo; también se describió que la MBL y las ficolinas se unen a fibrinógeno y fibrina. La properdina, además de las funciones mencionadas, es capaz de iniciar la activación de la vía alterna al interactuar con la C3 convertasa de la superficie o con antígenos microbianos. Otro hallazgo reciente es que se requieren las MASP1/3 para la actividad normal de la vía alterna del complemento. Las MASP1/3 rompen el zimógeno del factor D en forma activa, que se encuentra en el plasma. Además, los factores de la cascada de coagulación, el factor Xa, el factor XIa y la plasmina son capaces de dividir la C3 y la C5. El factor XIIa puede activar C1q. El inhibidor de C1 inhibe la vía endógena de la coagulación. La C5a induce la actividad del factor tisular en células endoteliales. Se detectó una comunicación cruzada entre el receptor de anafilotoxina C5aR y el factor tisular. Las células fagocíticas (macrófagos y polimorfonucleares) son capaces de dividir la C5 en su forma activa C5a.

FAGOCITOSIS MEDIADA POR EL COMPLEMENTO

Varios componentes del complemento pueden *marcar* los patógenos para facilitar la acción de los fagocitos; a esto se le llama opsonización. Las células fagocíticas reconocen C3b en las superficies de los patógenos mediante **receptores del complemento** (CR) expresados en los fagocitos. Existen cinco tipos de CR; el mejor caracterizado es CR1 (CD35), que se expresa en macrófagos y polimorfonucleares, y se une a C3b. El reconocimiento de C3b por CR1 media la degradación de C3b a iC3b, C3c y C3dg por el factor I. Además del reconocimiento de C3b en las superficies del patógeno, se requiere la acción de otros activadores de macrófagos (como C5a) para que induzca la fagocitosis por medio de la unión con su receptor. Asimismo, la fibronectina y la C3a, al unirse con su receptor, apoyan la fagocitosis. Otros receptores (p. ej., CR2 [CD21], CR3 [CD11b:CD18] y CR4 [CD11c:CD18]) se unen a formas inactivas de C3b que permanecen unidas al patógeno. El iC3b es el principal ligando del CR3 y CR4 y es capaz de inducir la fagocitosis. La fagocitosis por parte de monocitos y macrófagos también es estimulada por C1q. Recientemente se determinó la importancia de esta proteína para favorecer, a través de su dominio globular, la unión con fosfatidilserina (PS) expuesta en la membrana celular y la eliminación de células apoptóticas.

REGULACIÓN DEL COMPLEMENTO

Todos los componentes del complemento se activan de manera espontánea a una tasa baja en plasma y, a veces, se unen a las células del huésped, lo que puede tener consecuencias dañinas. Por ello se requiere una serie de proteínas reguladoras que controlen las cascadas del complemento en diferentes puntos (figura 4-7). Estas proteínas, denominadas reguladores de la activación del complemento (RCA, *regulators of complement activation*), pueden: a) interferir con la polimerización de subunidades, o b) interferir con la actividad enzimática, ya sea al competir por los sustratos o al indu-

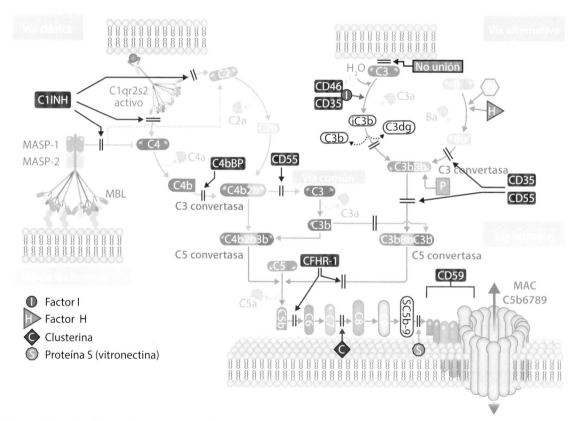

Figura 4-7. Control de las vías del complemento. Existen diversos puntos de control en las vías de complemento, dependientes de los RCA de membranas como CD35, CD46 y CD55, que desestabilizan a las C3 convertasas, o que como cofactores del factor I inducen la formación del iC3b, el cual también puede producirse cuando C3b no se une a la membrana y es hidrolizado. La C4bBP inhibe como CD55 a la C3 convertasas de la vía clásica. La C1INH inhibe tanto a C1 como a las MASP. CFRH-1 impide la acción de C5 convertasa de la vía alterna y también puede impedir la formación del MAC, como también lo hacen la proteína S, la clusterina y CD59. Con líneas rojas se marcan los puntos de inhibición en los que ejercen su efecto las proteínas reguladoras, señaladas en óvalos grises. En recuadros rojos aparecen los productos de inhibición.

cir la hidrólisis e inactivación de los componentes del complemento activados con anticipación.

Así, dado que en las células del huésped se activa en forma constante y de bajo nivel la vía alterna del complemento, estas células expresan RCA unidos a la membrana, que incluyen CD46 o proteína cofactor de membrana (MCP, *membrane cofactor of protein*), CD55 (o DAF) y CD35 (o CR1).

El CD46 y el CD35 actúan como cofactores para la rotura por hidrólisis mediada por el factor I de C3b a iC3b (para formar C3c y C3dg), y por el de C4b a iC4b.

El CD35 acelera la disociación de C3bBb en forma similar a la del factor H (un RCA soluble), y también disminuye la estabilidad de la C3 convertasa de la vía clásica y la de la lectina (C4b2b), con lo que acelera la disociación. Además, otro RCA soluble, la proteína unidora de C4b (C4BP, *C4b-binding protein*) también puede bloquear la formación de la C3 convertasa de la vía clásica.

El factor H, el CR1 y el DAF inhiben la formación de la C3 convertasa de la vía alterna (C3bBb), al desplazar Bb de C3b. El CR1 expresado en células en circulación actúa como un receptor que facilita la remoción de complejos de C3b/C4b opsonizados y de patógenos circulantes.

En la vía clásica, la activación de la C1 está controlada por un inhibidor de la serín-proteasa plasmática o serpina (C1INH). El C1INH se une de forma irreversible a la C1r:C1s y la disocia de la C1q, por lo que limita el tiempo durante el cual la C1s puede cortar a la C4 y a la C2, lo mismo que limita la activación espontánea de la C1 en plasma. El C1INH inactiva también las MASP-1 y MASP-2, lo mismo que la quinina, los sistemas fibrinolíticos y los factores de coagulación, como XII y IX.

El MAC es regulado por vitronectina, también llamada proteína S, que se une a la C5b-7 e interactúa con la C9 para formar SC5b-9, lo que inhibe la polimerización. La clusterina (*clusterin*) es otro regulador del complemento que actúa a nivel de la C7 del componente C5b-7, y previene la inserción del complejo a la membrana. Además, se une a la C8 y la C9, lo que inhibe la polimerización de la C9.

De manera reciente, se describió otro regulador denominado CFHR-1 (*CFH-related protein-1*), que inhibe la convertasa de la C5 de la vía alterna y se une a la C5 y el C5b-6 para prevenir la formación del MAC. El CD59 es otro regulador que inhibe la asociación de la C9 con el C5b-8 para prevenir la formación del C5b-9.

EL COMPLEMENTO Y LA RESPUESTA INMUNOLÓGICA ADAPTATIVA

La interacción de linfocitos T con las APC ocasiona, entre otras acciones de la respuesta inmunológica, la regulación positiva y la liberación de componentes de la vía alterna del complemento (entre éstos C3, factor B y factor D) por ambos tipos celulares. El resultado es el incremento de la fuerza de activación inducida por linfocitos T por medio del reconocimiento de C3a y C5a por sus respectivos receptores. Lo anterior estimula la proliferación y disminuye la apoptosis de células linfoides. Estas anafilotoxinas se unen a sus respectivos receptores en las APC, inducen la liberación de citocinas e incrementan la expresión de moléculas coestimuladoras (p. ej., B7), por lo que la respuesta inmunológica de los linfocitos T se amplifica y genera una respuesta de tipo Th1. Los linfocitos T reguladores, o Treg, expresan C3aR y C5aR e inhiben la función de los linfocitos T. Este último hecho se ha relacionado con el desarrollo de ciertas enfermedades; se observó que el bloqueo farmacológico de C3aR y C5aR en linfocitos Treg de modelos murinos aumenta la función inhibidora (tanto *in vivo* como *in vitro*) de los linfocitos Treg y es capaz de resolver la colitis autoinmune y de prolongar la sobrevida de injertos de piel alogénicos.

Efectos de C3a, C4a y C5a en la respuesta inflamatoria

Las moléculas C3a, C4a y C5a, tras unirse a su receptor, generan una respuesta inflamatoria local. La más estable es la C5a y su actividad biológica específica es mayor. Las tres inducen la contracción del músculo liso e incrementan la permeabilidad vascular. Además, la C5a y C3a actúan en células endoteliales e inducen la expresión de moléculas de adhesión, el reclutamiento de anticuer-

pos, el complemento y la fagocitosis en el sitio de infección. También favorecen la llegada de las APC a los ganglios linfáticos locales (otra forma de activación de la respuesta inmunológica adaptativa por parte del complemento), activan los mastocitos de las submucosas y favorecen la liberación de la histamina y TNF-α. La C5a actúa en neutrófilos y monocitos para aumentar su adherencia a las paredes de los vasos, su migración a los sitios de depósito de antígeno y su capacidad para ingerir partículas, además de que incrementa la expresión del CR1 y CR3. La C3a y C5a, una vez liberadas en el plasma, son metabolizadas con rapidez por las carboxipeptidasas plasmáticas que actúan en la arginina carboxilo-terminal y las dividen en partículas menos potentes: C3aDesArg y C5aDesArg; esta última contribuye a la inflamación local mediante su unión con los receptores C5aR.

La C5 es una molécula de 190 kDa que es precursora de la C5a y C5b. El efecto de la C5a inicia tras la unión con su receptor C5aR. Entre sus efectos más reconocidos se encuentra la quimiotaxis de leucocitos en condiciones que incluyen sepsis, artritis reumatoide, asma, isquemia-reperfusión y enfermedad inflamatoria intestinal. Hace poco se describió un segundo receptor de C5a, el C5aL2 (*C5a-like receptor 2*). El C5aL2, lo mismo que C5aR, es una proteína transmembranal que forma parte de la familia de las proteínas G asociadas con la membrana. Se expresa en neutrófilos, células dendríticas inmaduras, macrófagos, linfocitos, monocitos, adipocitos y fibroblastos, así como en células del hígado, corazón, músculo liso, pulmones y bazo. Es receptor de C5a y de su producto de degradación C5aDesArg, y se coexpresa con C5aR. A diferencia del C5aR, que se expresa en la superficie celular, el C5aL2 también lo hace en las vesículas intracelulares. Este receptor es regulado negativamente por el C5aR y el LPS, y positivamente por IFN-γ y noradrenalina (entre otros) en varios tipos celulares, y depende de la actividad de moléculas como Sphk1 (*Sphingosine kinase 1*), una enzima esencial para la fagocitosis. El C5aL2 ha mostrado tener funciones pro y antiinflamatorias. Su papel como inductor de la respuesta inflamatoria se demostró en modelos murinos. El C5aL2, tras la unión con su ligando C5a, parece incrementar la producción de IL-6, TNF-α y la expresión del CR3 en neutrófilos.

La HMGB1 (*high mobility group box 1*) una proteína intracelular que tiene un papel importante en la respuesta inflamatoria, se libera vía C5aL2 mediante la señalización de las proteín-cinasas activadas por mitógenos (MAPK). La liberación de HMGB1 en los macrófagos C5aL2⁻/⁻ es atenuada por la estimulación con LPS, lo que indica que la liberación de esta proteína proinflamatoria depende de la integridad del C5aL2. Uno de los mecanismos implicados en la acción antiinflamatoria del C5aL2 es la remoción activa de fragmentos del complemento del medio extracelular, con lo que previene la activación por medio del C5aR. En un modelo experimental, la unión de la C5a con el C5aL2 induce la internalización del complejo y la degradación endosomal de la C5a; luego, el C5aL2 regresa a la superficie celular. Otro posible mecanismo sobre el efecto antiinflamatorio del C5aL2 es la formación de un complejo con β-arrestina-1, que resulta en la inhibición de ERK1/2; tal mecanismo aún está en investigación. Las discrepancias en relación con los efectos pro y antiinflamatorios no son necesariamente excluyentes, ya que en los experimentos se utilizaron especies, tipos celulares y modelos experimentales distintos.

La activación intravascular del complemento puede causar una lesión intensa al endotelio por la adherencia de células polimorfonucleares mediante moléculas de adhesión (como CD11b/CD18) y por la expresión de P-selectina favorecida por la C5a en las células endoteliales, lo que genera mayor daño a la microvasculatura. El daño se produce mediante la producción y liberación de H_2O_2 por parte de los polimorfonucleares. La producción de H_2O_2 va seguida de la generación de O_2 en las células endoteliales. El O_2 reacciona con el Fe^{3+} de la ferritina dentro de las células endoteliales, lo que causa la reducción a Fe^{2+} y que se libere en el citosol de éstas. La interacción de Fe^{2+} con H_2O_2 en las células endoteliales resulta en la formación del radical HO.

Se encontraron neutrófilos y C5a en aspirados bronquiales de pacientes con lesión pulmonar aguda y en aquellos con síndrome de insuficiencia respiratoria del adulto, lo que sugiere que la presencia de C5a en pulmones está relacionada con el reclutamiento de células polimorfonucleares en el compartimiento alveolar, y que esto favorece el desarrollo de la lesión pulmonar. A pesar de lo anterior, aún no se ha definido el papel de la C5a en la generación de respuesta inflamatoria en el pulmón.

En un modelo de lesión pulmonar aguda (ALI, *acute lung injury*) generada por la administración de LPS, no se logró identificar C5a en el lavado bronquial. En el mismo estudio se consiguió producir ALI después de la administración de LPS intratraqueal en murinos C5$^{-/-}$, del mismo modo que en modelos C5$^{+/+}$. Lo anterior sugiere que la ALI inducida por LPS es independiente del complemento. Algunas de las explicaciones que se ofrecen son que en los pulmones hay altos niveles de C1INH y de surfactante A, lo que limita la activación del complemento, o que existen insuficientes cantidades de proteínas del complemento en los alveolos para generar los niveles necesarios de C5a.

Hace poco se propuso que el desarrollo de la ALI está relacionado con la liberación de C5a, luego de que se activa el complemento como resultado de la presencia de LPS o de complejos inmunes de IgG, y su unión con C5aR y C5L2. Esto activa células polimorfonucleares y macrófagos para facilitar la formación de trampas extracelulares de neutrófilos (NET, *neutrophil extracellular traps*). Las histonas extracelulares derivadas de las NET pueden perpetuar el daño tisular y agravar el daño pulmonar.

ALTERACIONES EN LAS CONCENTRACIONES DE LOS COMPONENTES DEL COMPLEMENTO

Las anormalidades en la función del sistema del complemento (asociadas con deficiencias o activación excesiva de los componentes y las proteínas reguladoras) pueden ser responsables de la aparición de síndromes patológicos. La presencia de la MBL en el suero durante el nacimiento apoya la noción de su papel fundamental en la respuesta inmunológica innata contra múltiples patógenos. La MBL está implicada en la regulación del proceso inflamatorio mediante su capacidad de inducir o inhibir la secreción de citocinas, y también en la fagocitosis mediada por **opsoninas**. La MBL, junto con la C1q y el factor surfactante pulmonar A, facilitan la fagocitosis de bacterias, por ejemplo, *Mycobacterium tuberculosis*.

Los niveles plasmáticos bajos de MBL se asocian con mayor susceptibilidad a infecciones y mal pronóstico. La causa puede ser la mutación de uno o dos de los alelos de MBL, que se estima se presenta entre 30 y 40% de las poblaciones analizadas. Por fortuna, nuestro sistema inmunológico es redundante; eso explica por qué en muchos de estos casos no se incrementa la frecuencia de infecciones. Cuando las MASP-1/3 son deficientes, la activación del factor D circulante no se lleva a cabo y, por lo tanto, no se logra la activación de la vía alterna del complemento. La deficiencia genética de MBL se ha observado en lupus eritematoso sistémico y artritis reumatoide. La deficiencia de MBL o de MASP-1/3 está involucrada en alteraciones de la coagulación y el desarrollo de falla orgánica en presencia de infecciones. En pacientes que tienen deficiencia de C3 o de las moléculas que catalizan el depósito de C3b, se puede observar incremento en la susceptibilidad a la infección por bacterias gramnegativas (*Neisseria* spp y *Haemophilus influenzae*) y grampositivas (*Streptococcus pneumoniae*). Esta tendencia a infectarse es ocasionada por las propiedades líticas de C3 en el suero y por su capacidad opsonizante.

La deficiencia de C3, C5 y properdina está implicada en la predisposición a desarrollar glomerulonefritis aguda por *Streptococcus* β-hemolítico, una enfermedad relativamente común y autolimitada que, en ocasiones, puede provocar falla renal. La deficiencia de los componentes C5 a C9 se ha asociado con la susceptibilidad a infecciones por *Neisseria*, meningocócicas y otitis media purulenta.

La deficiencia de la C1INH produce edema angioneurótico hereditario, que se caracteriza por la activación espontánea de los componentes del complemento y la producción excesiva de C4 y C2. Entre los factores derivados de esto se encuentra la C2 quinina, un producto de la fragmentación de C2a que causa edema excesivo en tejidos como la tráquea, lo que ocasiona insuficiencia

respiratoria que puede provocar la muerte del paciente. La bradicinina también se produce en exceso en esta enfermedad a consecuencia de la falta de inhibición de otra proteína, la calicreína, también regulada por la C1INH. Tal situación se puede corregir con terapia de reemplazo de C1INH. El dolor abdominal relacionado con la deficiencia de C1INH amerita una mención especial, pues lo presentan hasta 25% de los pacientes con esta alteración; su causa es el edema submucoso en la cavidad abdominal, en especial en el intestino delgado. Los síntomas de estos pacientes son náusea, vómito y dolores abdominales de tipo cólico. A la exploración es posible encontrar resistencia muscular involuntaria y rigidez de abdomen, lo que puede suscitar que se consideren otro tipo de alteraciones abdominales, y que se realice al paciente una laparotomía innecesaria. Por lo general, los traumatismos menores, la instrumentación odontológica, la menstruación, el estrés o el uso de inhibidores de la enzima convertidora de angiotensina pueden desencadenar dolor asociado con la deficiencia de C1INH. El diagnóstico lo sugiere la cronicidad del dolor y los episodios recurrentes, además de que las manifestaciones abdominales suelen ser precedidas de manifestaciones cutáneas y de las vías aéreas (edema laríngeo).

Los factores H e I son reguladores de la vía alterna del complemento. Si alguno de éstos falta o es disfuncional, la activación de la vía alterna carece de control y se produce una deficiencia de C3 y otros componentes del complemento. El factor I es una serín-proteasa del suero capaz de inhibir la conversión de C3b a iC3b mediante la proteólisis. La iC3b es dividida en los fragmentos C3dg y C3c por acción del factor I, con la ayuda de cofactores como el factor H. Este último es producido principalmente por el hígado, y después por las células endoteliales y mesangiales. El factor H regula la activación de la vía alterna del complemento al competir con el factor B para unirse con C3b; actúa como cofactor para el factor I en la rotura de C3b, lo que reduce la estabilidad de la convertasa de C3b-Bb y acelera la disociación de C3b y Bb. Además de su actividad reguladora en plasma, el factor H es la única molécula que regula de modo negativo la activación de la vía alterna en estructuras que carecen de otro tipo de reguladores de superficie; p. ej., la membrana basal del glomérulo renal. El factor H contribuye a la protección de las superficies celulares, como las células endoteliales. El factor I rompe el componente C4b2b de la convertasa de C4b2b en presencia de un cofactor plasmático, la proteína unidora de C4b (*C4b-binding protein*). Este cofactor también puede inactivar a C3b en menor proporción. La deficiencia del factor I favorece las infecciones bacterianas piógenas ubicuas.

SISTEMA DEL COMPLEMENTO EN ENFERMEDADES

Es evidente que la respuesta inmunológica innata forma parte de la fisiopatología de varias enfermedades. En ocasiones, la activación del complemento se genera de modo indiscriminado o los sistemas de regulación del complemento son insuficientes para controlarlo, lo que puede ocasionar daño tisular. Las enfermedades asociadas con alteraciones del complemento se pueden dividir según la activación de éste o la regulación defectuosa de su actividad, ya sea sistémica o local. En general, las alteraciones de la actividad del complemento pueden producir alteraciones casi en cualquier lugar del organismo; sin embargo, destacan las enfermedades neurológicas, alérgicas, vasculares, renales e infecciosas.

La enfermedad de Alzheimer es un trastorno neurológico que se caracteriza por la pérdida de la memoria inmediata y de otras capacidades mentales. Las células gliales y las neuronas pueden sintetizar proteínas del complemento y el número de éstas aumenta en situaciones de daño cerebral y en procesos neurodegenerativos. En la enfermedad de Alzheimer se incrementa la producción de las proteínas del complemento. El C1q y el MAC colocalizan con las placas amiloides y con los ovillos neurofibrilares; los agregados del péptido β-amiloide tienen la posibilidad de activar la vía clásica del complemento por medio del C1q, y la vía alterna mediante su unión con la C3b.

La deficiencia del inhibidor de la C1 se asocia con el desarrollo del angioedema hereditario (HAE, *hereditary angioedema*), aunque esta enfermedad se asocia en especial con el aumento de la generación de quinina y no con el sistema del complemento; es uno de sus componentes el que da inicio al proceso patológico.

La hemoglobinuria paroxística nocturna, también conocida como síndrome de Marchiafava-Micheli, es una anemia hemolítica ocasionada por un defecto en la membrana del eritrocito. Se trata de un desorden hematológico que se presenta rara vez, es crónico y se caracteriza por hemólisis con exacerbaciones agudas que producen anemia y causan riesgo de trombosis venosa. Es secundaria a una mutación somática del gen *pig-a* que codifica a una proteína de la membrana celular localizada en el cromosoma X; en consecuencia, no se produce la enzima glucosil-fosfatidilinositol (GPI) en las células sanguíneas maduras, como son: leucocitos, eritrocitos o plaquetas, por lo que no son capaces de unir proteínas como CD55 y CD59 a la superficie de la célula. Por lo regular, dicha unión las protege de la acción del complemento, ya que la CD55 regula la formación y estabilidad de las C3 y C5 convertasas, mientras que la CD59 bloquea la formación del MAC. Los eritrocitos de estos pacientes tienen capacidad reducida para regular el complemento y pueden desarrollar lisis intravascular con hemólisis grave y la consecuente trombosis. La hemoglobinuria paroxística nocturna es una enfermedad en la que la activación del complemento no depende de la acción de los anticuerpos, sino, en esencia, de elementos que pertenecen a la vía alterna del complemento. Se le denomina nocturna porque la hemólisis se presenta durante el sueño, aunque no necesariamente es paroxística. Es posible que se presenten dolores abdominales y de la región lumbar, cefalea y disnea debido al síndrome anémico de estos pacientes. Una vez que se sospecha del padecimiento, es mandatorio demostrar la deficiencia de GPI en el paciente mediante citometría de flujo; además, debe solicitarse una biometría hemática completa para evaluar la cuenta leucocitaria, plaquetaria y eritrocitaria. También se requiere determinar la lactato deshidrogenasa, las bilirrubinas y la haptoglobina, que son marcadores bioquímicos de hemólisis; por último, deben determinarse las reservas de hierro, y realizar aspirado de médula ósea, biopsias y estudios de citogenética.

▌ ENFERMEDADES RENALES

El riñón es un órgano capaz de producir factores del complemento en células del parénquima renal. Algunos componentes del complemento que se producen en los glomérulos son C1q y el factor D. El C1q, que se sintetiza en particular en células mononucleares y epiteliales, tiene un papel crucial en el aclaramiento de los complejos inmunes y los cuerpos apoptóticos en el riñón. Los túbulos renales expresan los componentes de los complementos C2, C4, C3 y factor B. A diferencia del glomérulo, que se encuentra más expuesto a los elementos del complemento producidos en el hígado y que circulan en el plasma, los túbulos se encuentran más restringidos a esta exposición y, por lo tanto, sintetizan sus propias proteínas del complemento. Quizás esto se debe a la exposición frecuente de bacterias en el tracto urinario que pueden ascender hasta el riñón. Las células epiteliales glomerulares, endoteliales, mesangiales y las de los túbulos proximales tienen la capacidad de secretar C3 en grandes cantidades. Por otro lado, los túbulos renales son relativamente deficientes en reguladores del complemento, lo que explica la vulnerabilidad del túbulo renal al ataque del complemento. En los casos de los pacientes portadores de la deficiencia hereditaria de la C3, son usuales las infecciones recurrentes bacterianas y la glomerulonefritis. La activación del complemento en el riñón favorece la inflamación y el desarrollo de diferentes tipos de glomerulonefritis, como la nefritis lúpica, la nefropatía por IgA, el síndrome de Goodpasture o inducida por anticuerpos anticitoplasma de neutrófilos (ANCA, *anti-neutrophil cytoplasm antibody*).

En el caso del síndrome de Goodpasture se depositan complejos inmunes en la membrana basal glomerular, y el complemento exacerba la lesión mediada por anticuerpos a través de la vía clásica del complemento. Ésta, a su vez, aumenta la respuesta inflamatoria al producir C5. La deficiencia del factor H se asocia con la glomerulonefritis membranoproliferativa de tipo II y las infecciones bacterianas, debido a la incapacidad de regulación de la C3 en la circulación, así como con el síndrome de HELLP (anemia hemolítica, elevación de enzimas hepáticas y trombocitopenia), una com-

plicación de la preeclamsia/eclampsia. La deficiencia del factor I se asocia con infecciones bacterianas y síndrome urémico hemolítico atípico. Tal como ocurre con el factor H, esto conlleva alteraciones en la regulación de la C3 en el caso de las infecciones y, en el del síndrome, la activación de la vía alterna en el riñón.

Los síndromes de microangiopatía trombótica pueden ser hereditarios o adquiridos y se presentan lo mismo en adultos que en niños. El inicio se da en forma gradual o súbita. Se caracterizan clínicamente por la presencia de anemia hemolítica microangiopática, trombocitopenia y falla orgánica. Las características patológicas incluyen daño vascular, que se manifiesta por trombosis capilar y arteriolar con anormalidades en el endotelio y en la pared del vaso sanguíneo. Entre estos síndromes se ha descrito el síndrome urémico hemolítico (HUS, *hemolytic-uremic syndrome*), caracterizado por falla renal predominante y mediado por el complemento. Este síndrome se describió en 1975 como un trastorno familiar, y en 1981 se descubrió que la causa de la enfermedad era la deficiencia del factor H. Más tarde se encontraron asociaciones entre mutaciones del gen que codifica para el factor H y esta microangiopatía.

Otras mutaciones de los factores del complemento también facilitan el incremento de la activación del sistema a través de la vía alterna en pacientes con síndrome de microangiopatía trombótica. Dichos pacientes presentan un descontrol en la activación de la vía alterna del complemento, lo que implica la activación espontánea de C3 a C3b y su depósito en diferentes tejidos, lo que auspicia la formación del MAC (C5b-9) y la lesión de las células donde se crea este complejo. La forma hereditaria de esta enfermedad puede deberse a una pérdida de la función de un gen regulador (p. ej., CFH, CFI o CD46), o bien a la ganancia de la función de un gen efector (como CFB o C3). Además de la alteración genética, es posible que haya una deficiencia funcional del factor H como resultado de la producción de anticuerpos en contra de este factor, lo que resulta en la forma adquirida, que constituye 10% de los casos. Estos pacientes se caracterizan por padecer hipertensión y lesión renal aguda. Su tratamiento se basa en una terapia con un inhibidor de la C5 y la C5b, eculizumab, un anticuerpo monoclonal humanizado. Dicho tratamiento tiene varios inconvenientes; entre otros, la posibilidad de que se desarrolle infección meningocócemica y su costo elevado.

Lupus eritematoso sistémico

En el lupus eritematoso sistémico (LES), los anticuerpos del paciente reaccionan en contra de varios componentes intra y extracelulares, lo que ocasiona lesiones renales, dermatológicas y tisulares (figura 4-8). En términos generales, la enfermedad autoinmune significa la presencia de autoanticuerpos o de linfocitos T que reaccionan contra los antígenos propios. Hay diferentes situaciones desencadenantes de la expresión de anticuerpos contra el mismo organismo; entre éstas, edad avanzada, infecciones, traumatismos e isquemia-reperfusión. Tales autoanticuerpos poseen reactividad múltiple que reconoce muchos antígenos del huésped que, por lo regular, son isótopos de la cadena pesada de IgM. La autorreactividad suele ser limitada, aunque la autoinmunidad puede ser persistente y generar trastornos. Los mecanismos de lesión de los tejidos se dividen en procesos mediados por los anticuerpos o por las células. Los autoanticuerpos pueden inducir la **opsonización** de factores solubles o de células, la activación de una cascada inflamatoria por medio del complemento, e interferir con la función fisiológica de las moléculas solubles o de las células.

El LES se caracteriza por hiperactividad generalizada del sistema inmunológico humoral, hipersensibilidad sistémica de los linfocitos B e hipergammaglobulinemia policlonal. El daño a los tejidos en esta enfermedad es generado por la adherencia de diversos autoanticuerpos y complejos inmunes. Se propone que hay interacciones entre los genes de susceptibilidad y los factores ambientales que generan estas variaciones en la respuesta inmunológica alterada, mismas que incluyen: a) activación de la respuesta inmunológica innata mediante islas CpG de ADN y ADN en complejos inmunes, ARN viral y ARN en los autoantígenos ARN/proteína; b) umbrales bajos de activación y vías anormales de activación

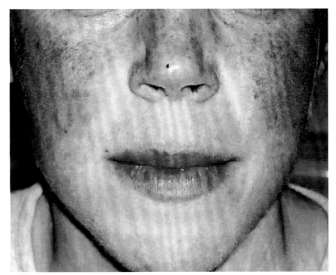

Figura 4-8. Eritema malar o eritema en mariposa es uno de los signos característicos del lupus eritematoso sistémico. (Figura tomada de Ricci, Kyle, Carman: *Maternity and Pediatric Nursing*, 3a ed., Wolters Kluwer Health and Pharma, Baltimore, 2017: 1862.)

de linfocitos T y B; c) linfocitos Th CD4+ y Tc CD8+ reguladores ineficaces, y d) eliminación disminuida de complejos inmunes y células apoptóticas.

La deficiencia de C1q se asocia con la forma grave del LES por la sobreproducción de autoanticuerpos antiADN y la acumulación de células apoptóticas. La consecuencia de tales respuestas desde el punto de vista clínico son exantema, nefritis, artritis, leucopenia, carditis y alteraciones en la coagulación; asimismo, los daños generados incluyen insuficiencia renal, ateroesclerosis, fibrosis pulmonar y apoplejía, entre otros. En la actualidad no hay cura para el LES y las remisiones sostenidas completas son infrecuentes, por lo que el tratamiento se limita a reducir las exacerbaciones agudas y ofrecer medidas de sostén encaminadas a suprimir los síntomas y limitar el daño orgánico. Los fármacos más usados son los antiinflamatorios no esteroides (AINE) y los antipalúdicos; sin embargo, los primeros no se encuentran exentos de efectos adversos, entre éstos meningitis aséptica, elevación de transaminasas, hipertensión y disfunción renal.

En el caso de LES potencialmente letal, como es el caso de la nefritis lúpica, se indica el tratamiento con glucocorticoides, pero también pueden tener efectos colaterales. Además, es recomendable su asociación con citotóxicos-inmunosupresores. Hace poco se iniciaron estudios encaminados a valorar la eficacia de biotecnológicos para complementar las terapias mencionadas. Uno de estos biotecnológicos es el rituximab, un anticuerpo antiCD20 (α-CD20), cuyo mecanismo de acción se explica por la activación de linfocitos B contra antígenos propios y que implica el deterioro de los efectos de la selección negativa dirigida por antígeno y la regulación positiva de la señalización de los linfocitos B. En contraste con el rituximab, el uso de belimumab dirigido contra el ligando del receptor BLyS/BAFF en los linfocitos B (que se encarga de inducir la supervivencia y la diferenciación de los linfocitos B a células plasmáticas), generó una mejoría ligera, aunque importante, en la supresión de la actividad de la enfermedad en comparación con el placebo.

Isquemia-reperfusión

Las lesiones por isquemia/reperfusión se caracterizan por la deprivación del flujo sanguíneo, seguida de la restauración del mismo. En condiciones como infartos de corazón o de intestino, trauma, trasplante, sepsis y puentes coronarios, existe la posibilidad de que se desarrolle lesión por isquemia-reperfusión por causas multifactoriales. Los cambios que se presentan en este tipo de condición a nivel estructural y molecular dependen del tiempo. El periodo isquémico genera cambios celulares que alteran las vías de señaliza-

ción y la expresión molecular. La glucólisis (que provee el adenosintrifosfato en los casos de isquemia) se depleta y favorece la formación de ácido láctico y, por lo tanto, de acidosis. En estas condiciones se inicia la producción de prostaglandinas y leucotrienos, así como las citocinas, especies reactivas del oxígeno y complemento. Debido a la disminución de la concentración de oxígeno se incrementa la adherencia de neutrófilos a las células endoteliales; una vez restaurado el flujo sanguíneo, esto incrementa la adhesión leucocitaria, la liberación de citocinas y la producción de especies reactivas del oxígeno, que pueden culminar en apoptosis y necrosis celular.

En múltiples estudios se analizan los distintos componentes del complemento que son responsables, en forma inicial, del daño producido por la isquemia-reperfusión. Se cuenta con evidencia de que la vía de las lectinas, a expensas de las MASP-2, tiene un papel preponderante. Las implicaciones de lo anterior orientan a la búsqueda de una terapia más eficiente. Se sugiere que la inhibición funcional de las MASP-2 o del complejo de la MBL puede conferir protección. En este sentido, se han utilizado inhibidores del complejo de MBL, como la proteína 1 asociada a MBL/ficolina (MAP-1), un inhibidor del complemento que desplaza las MASP-1, 2 y 3 del complejo de MBL e inhibe de forma significativa la inflamación, la activación del complemento, la disfunción miocárdica y la coagulación en modelos murinos. El uso de anticuerpos a-MBL también ha demostrado una reducción significativa en los déficits neurológicos y los tamaños de infarto cuando se administra hasta 18 horas después del daño cerebral.

Diabetes mellitus

En cuanto a la diabetes mellitus tipo 2, el papel del complemento tiene una acción doble. Por un lado, la acumulación extracelular de fibras de péptido amiloide, mediada por el exceso de ácidos grasos libres, favorece la activación de la vía de C1q a nivel local. Esto facilita que se genere una respuesta inflamatoria local a expensas de la activación de macrófagos y, por último, la muerte de las células β pancreáticas. A pesar de lo anterior, existe un depósito limitado del MAC, ya que las mismas fibras de amiloide interactúan con el C4BP y el factor H, lo que inhibe la activación del complemento en los islotes pancreáticos.

El análisis del sistema del complemento a nivel genómico y proteómico en pacientes con diabetes mellitus tipo 1 ha mostrado la activación de componentes efectores e inhibidores. Modelos de ratones diabéticos no obesos (NOD) tienen deficiencia de C5 como resultado de la deleción de un par de bases en la región codificante. El tratamiento de células β de páncreas de rata con suero de un paciente con diabetes tipo 1 inhibe la capacidad de las células para secretar insulina. En este efecto se involucran los factores C1q y C3 del complemento, ya que al depletar el suero de tales factores, el efecto se revierte. En los pacientes con diabetes mellitus tipo 1 con diagnóstico reciente se ha encontrado un incremento en las concentraciones del MAC y, por lo tanto, una mayor actividad del complemento; esto puede estar relacionado con la apoptosis de células β del páncreas. En pacientes con diabetes mellitus tipo 1 se observaron niveles elevados del C3 en comparación con individuos sanos, y también una correlación con la lisis prolongada de coágulo, que puede ser resultado de una interacción entre el C3 y la fibrina. Asimismo, se encontraron niveles elevados de MBL, que se sabe que contribuye al desarrollo de complicaciones vasculares y renales.

Sepsis

La sepsis es una de las principales causas de morbimortalidad actuales. En su proceso fisiopatológico están involucrados varios mediadores inflamatorios, ya sea por exceso o deficiencia de su producción, o por fallas en sus funciones. Algunos componentes del complemento son corresponsables de la generación de la sepsis; la activación de estas proteínas puede tener lugar a través de las tres vías antes descritas; así, la vía clásica y la alterna están activadas en los pacientes con choque séptico. En cuanto a la vía de las lectinas, la disminución de los niveles séricos de MBL, en específico de algunos polimorfismos de MBL-2, se asocia con el desarrollo de infecciones, sepsis y sus complicaciones. Gracias al estudio de esta entidad mediante distintos modelos experimentales y al análisis correspondiente en seres humanos, se sabe que en el choque séptico hay un incremento en las concentraciones de C3, condición que se asocia con un incremento en la mortalidad. Así, los estudios en modelos murinos deficientes de C3 con sepsis demuestran que C3 es esencial para el control bacteriano por medio de la producción de la anafilotoxina C3a, un factor importante para el reclutamiento de células inflamatorias. Sin embargo, la liberación excesiva de C3a puede ser deletérea.

En estudios en modelos de sepsis experimental con ligadura y punción de ciego, se observó que la liberación de C5a se asocia con disminución en la sobrevida. La acción de esta anafilotoxina y su producto de degradación C5aDesArg, ocurre luego de su unión con su receptor C5aR y C5L2. El C5L2 ejerce sus efectos mediante la activación de la vía de las MAPK. El C5aR y el C5L2 se expresan en células mieloides y no mieloides. Ambos receptores tienen un papel funcional en la sepsis; en especial el C5L2, que se asocia con la liberación de HMGB1, un mediador inflamatorio asociado con letalidad en modelos de sepsis por ligadura y punción cecal. El análisis de la expresión del C5L2 en leucocitos polimorfonucleares de pacientes con sepsis ha revelado que el incremento de esta expresión se asocia con una mayor sobrevida. Sin embargo, los resultados son controversiales, ya que el desarrollo de disfunción orgánica en pacientes con sepsis parece estar mediado, en parte, por los efectos del C5L2.

De acuerdo con lo anterior, el uso de anticuerpos α-C5a para bloquear la quimiotaxis de los neutrófilos, tratar de disminuir la apoptosis de timocitos y corregir la alteración en la coagulación, puede resultar una alternativa útil en el tratamiento de los pacientes con infecciones, en especial por el papel de estas moléculas en el desarrollo de la enfermedad. El uso de este antagonista mejora en la sobrevida en ratas con sepsis, mientras que en primates, el antiC5a atenuó de modo significativo el choque séptico y el edema pulmonar.

EL COMPLEMENTO EN EL TEJIDO ADIPOSO

El tejido adiposo puede ser influenciado por varios componentes del complemento. Los adipocitos son productores de adipsina (la cual es idéntica al factor D murino) que participa en la activación alterna del complemento, y contribuye en la maduración de los preadipocitos en adipocitos. En el tejido adiposo se han encontrado otros componentes de la vía alterna, como C3, factor B, properdina, factor H y factor I. Se atribuye un importante papel en la biología del tejido adiposo al producto de la degradación de C3, C5aDesArg, que es idéntico a la proteína estimuladora de la acilación (ASP). La producción de C3 y de ASP aumenta por la acción de los quilomicrones y la insulina, lo que sugiere que su producción puede estimularse en el posprandio. La ASP estimula la lipogénesis en adipocitos en forma sinérgica con la insulina por medio de diferentes mecanismos, que incluyen un incremento de la recaptura y el uso de glucosa, a través del aumento de la translocación hacia la superficie de los transportadores de glucosa Glut1, 3 y 4, lo mismo que de la estimulación de la síntesis de triglicéridos mediante el incremento de la actividad de diacilglicerol aciltransferasa. Por lo tanto, la ASP promueve el acrecentamiento de almacenaje de lípidos en los adipocitos. El receptor funcional de la ASP puede ser C5L2; sin embargo, aún no se sabe si la unión de este ligando es capaz de generar la activación intracelular que estimula una respuesta proinflamatoria. El papel que tienen estos elementos del complemento en el metabolismo lipídico aún está por determinarse.

Diagnóstico de trastornos del complemento

En estudios de diversas enfermedades se midieron y reportaron las concentraciones de varios componentes del complemento. Entre los hallazgos se encontraron muchas diferencias entre los grupos de pacientes, y también que existe una deficiencia en la sensibilidad y especificidad de las pruebas utilizadas. Básicamente, las indicaciones para el análisis del complemento se dividen en tres categorías: a) deficiencias congénitas y adquiridas; b) alteraciones en la activación del complemento, y c) deficiencias congénitas o adquiridas de C1INH. Es posible cuantificar componentes individuales del complemento (es el caso de C1q, C1INH, C4, C3 y factor B) y productos activados (como el C3a y C3dg). La utilidad de estos análisis se reduce a un limitado número de condiciones patológicas y se realizaron algunos perfiles para cada una de éstas; por ejemplo, LES, glomerulonefritis posestreptocócica, glomerulonefritis membranoproliferativa y angioedema hereditario.

Modulación farmacológica del sistema del complemento

Tanto las deficiencias como la activación excesiva de las proteínas del complemento requieren tratamiento. No es fácil encontrar tratamientos eficaces a largo plazo. El tratamiento del edema angioneurótico hereditario secundario a la deficiencia de C1INH puede incluir administrar éste e inhibidores de la calicreína. Es posible manejar la deficiencia de MBL inyectando preparaciones purificadas de la misma. Una alternativa para el tratamiento de enfermedades autoinmunes, fibrosis quística, hepatitis C y endocarditis infecciosa podría ser el uso de la forma recombinante de lecitina que une manosas.

El eculizumab es el primer inhibidor del complemento aprobado para uso clínico. Se trata de un anticuerpo monoclonal humanizado que se une a C5, lo que impide su activación proteolítica y, por lo tanto, inhibe la generación de C5a, así como el inicio de la formación del complejo C5b-9. Su principal utilidad es para tratar la hemoglobinuria paroxística nocturna y el síndrome urémico hemolítico atípico. También ha mostrado seguridad en pacientes con artritis reumatoide, LES, infarto miocárdico y nefritis membranosa. El eculizumab ha sido eficaz en la prevención del rechazo agudo mediado por anticuerpos en aloinjertos renales, como adyuvante a la terapia inmunosupresiva convencional.

Otro agente utilizado es la inmunoglobulina intravenosa (IVIg), preparada a partir del plasma de donadores de sangre y que contiene grandes concentraciones de IgG. Está aprobada para el tratamiento de algunas enfermedades como la de Kawasaki y púrpura trombocitopénica idiopática. Aunque su mecanismo de acción no es del todo claro, la IVIg inhibe la deposición de factores del complemento, en especial cuando la activación se desencadena por anticuerpos a través de la vía clásica. De esta forma, parece que IVIg actúa interceptando proteínas como C3b y C4b antes de la unión a su blanco. Puede actuar como depurador para C3a y C5a, lo que reduce la reacción inflamatoria inducida por la activación del complemento.

Algunos productos que están en experimentación en estudios de fase I son los anticuerpos humanizados para el factor D (TNX-234), que inhiben la activación de la vía alterna del complemento, y el POT-4, que es un péptido cíclico de 13 residuos, que bloquea la activación de C3. Otros compuestos que se encuentran en fase II son PMX-53, un hexapéptido cíclico que bloquea la unión de C5a a C5aR. Por último, se están desarrollando bloqueadores de C5aR por medio de anticuerpos antagonistas.

RESUMEN

- El complemento se compone de más de 50 moléculas y productos de rotura que incluyen moléculas de reconocimiento de patrones (PRM), proenzimas, proteasas, anafilotoxinas, opsoninas, receptores, reguladores y complejos multi-moleculares. Algunas de estas proteínas se les denominan componentes y para identificarlos se les otorga un número, de ahí que haya del C1 al C9. Estos componentes se encuentran en forma de zimógenos y para activarse se escinde una porción proteica de bajo peso molecular identificada con la letra a (p. ej., C4a) de una de mayor peso molecular identificada con la letra b (p. ej., C4b). Las tablas 4-1 y 4-2 describen a las proteínas del complemento.
- Existen tres vías de activación del sistema del complemento: la clásica, la alterna y la de las lectinas. Éstas se diferencian por el tipo de moléculas que inician la cascada de activación y todas generan C3 convertasa, que varía en su conformación de acuerdo con la vía a la que se asocia. La vía alterna requiere en un inicio de cuatro proteínas: C3, factor B, factor D y factor P; no requiere de anticuerpos ni de C1, C2 o C4. Esta vía reconoce de forma directa los componentes de los microorganismos y en reposo se encuentra activa en forma de bajo grado. La vía de las lectinas inicia con la colectina MBL y es independiente de anticuerpos; su principal función es favorecer la opsonofagocitosis. La vía clásica depende de la formación de un complejo antígeno-anticuerpo con IgM o de dos complejos con IgG. El primer componente de esta vía es el complejo C1. El punto más importante de la activación del complemento es la formación de la C3 convertasa que en la vía clásica está conformado por C4b2b (de acuerdo con la nueva clasificación sugerida del complemento) y en la ruta alterna la C3 convertasa es el complejo C3bBb. Cuando la C3 convertasa se une a otra molécula C3b y forma la C5 convertasa (C4b2bC3b), que catalizará el primer paso para la formación del complejo de ataque a la membrana (MAC).
- En términos generales las consecuencias de la activación del complemento son y sin limitarse a: lisis de microorganismos o células diana; opsonización para favorecer la fagocitosis; incremento de la respuesta inflamatoria; activación de la inmunidad adaptativa, y eliminación de los inmunocomplejos.
- Una de las interacciones más importantes del complemento es con el sistema de la coagulación. Por ejemplo, la trombina es capaz de dividir C3 y C5 para formar C3a y C5a. C5a estimula la expresión del factor tisular. Las MASP-2 pueden activar la protrombina e inducir la formación del coágulo. Diferentes factores de la coagulación son capaces de activar varios componentes del complemento.
- El complemento es capaz de facilitar la fagocitosis marcando a los patógenos para que los fagocitos puedan actuar; a este proceso se le conoce como opsonización. Los fagocitos reconocen a C3b en la superficie de los patógenos mediante receptores de complemento expresados de las células fagocíticas.
- La regulación del complemento es fundamental para la protección del organismo. Los componentes del complemento se activan en forma espontánea a una tasa baja en el plasma y a veces se unen a las células del huésped, lo que podría generar daño para éste. Por lo anterior existen algunas estrategias para regular la activación. Algunos componentes del complemento son muy lábiles en solución y se inactivan por degradación. Las proteínas reguladoras como el inhibidor de C1 (C1INH) que inactiva C1r y C1s del complejo C1, y las proteínas que evitan la formación de la C3 convertasa en la superficie de las células del huésped se les conoce como reguladoras de la activación del complemento (RCA).
- La respuesta inmunológica adaptativa que inicia tras la interacción de células presentadoras de antígenos (APC) con linfocitos T, favorece la liberación de diferentes componentes de la vía alterna del complemento como C3, factor B y factor D, por ambos tipos celulares. La finalidad de lo anterior es incrementar la fuerza de activación inducida por los linfocitos T por medio del reconocimiento de C3a y C5a por sus respectivos receptores. El resultado de lo anterior es incrementar la liberación de citocinas y la expresión de moléculas coestimuladoras, así que la respuesta inmunológica a expensas de linfocitos T se polariza hacia una respuesta de tipo Th1.
- Cuando existen alteraciones en las concentraciones de los componentes del complemento dan lugar a la aparición de síndromes patológicos. Por ejemplo, los niveles bajos de MBL se asocian con mayor susceptibilidad a infecciones. Otras deficiencias como las de C3, C5 y properdina también se encuentran asociadas con el desarrollo de glomerulonefritis aguda por estreptococo beta-hemolítico. No solo existen complicaciones infecciosas por deficiencia o exceso en los componentes, también la deficiencia de C1INH produce edema angioneurótico hereditario o el dolor abdominal agudo no quirúrgico y que debe ser diferenciado del abdomen agudo quirúrgico.
- Las alteraciones de la actividad del complemento pueden producir alteraciones casi en cualquier lugar del organismo, sin embargo, destacan las enfermedades neurológicas, alérgicas, vasculares, renales e infecciosas. La enfermedad de Alzheimer es un trastorno neurológico que presenta incremento en la producción de proteínas del complemento. En el caso de alteraciones renales, la activación del complemento favorece la inflamación y desarrollo de diferentes tipos de glomerulonefritis como la nefritis lúpica, la nefropatía por IgA o el síndrome de Goodpasture. En el caso del lupus eritematoso los autoanticuerpos pueden inducir la opsonización de factores solubles o de células, la activación de una cascada inflamatoria por medio del complemento e interferir con la función fisiológica de las moléculas solubles o de las células. La vía de las lectinas a expensas de las MASP-2 tiene un papel preponderante en el daño por isquemia-reperfusión.
- El tejido adiposo puede ser influenciado por varios componentes del complemento. Los adipocitos producen adipsina (similar al factor D múrido) que participa en la activación de la vía alterna del complemento y contribuye en la maduración de los preadipocitos en adipocitos.

Diagnóstico de trastornos del complemento

- Las indicaciones para el análisis del complemento se dividen en tres categorías: a) deficiencias congénitas y adquiridas; b) alteraciones en la activación del complemento; c) deficiencias congénitas o adquiridas de C1INH. La utilidad de los análisis de componentes del complemento se reduce a un limitado número de condiciones patológicas en los casos de lupus eritematoso sistémico, algunos tipos de glomerulonefritis y angioedema hereditario.

Modulación farmacológica del sistema del complemento

- Las deficiencias o la activación excesiva de las proteínas del complemento requieren de tratamiento, sin embargo, no es fácil encontrar tratamientos eficaces a largo plazo. En el caso del edema angioneurótico hereditario secundario a la deficiencia de C1INH puede incluir la administración de éste e inhibidores de la calicreína. El uso de anticuerpos monoclonales humanizados como el eculizumab inhibe la activación proteolítica de C5 y por lo tanto la generación de C5a, éste especialmente en los casos de hemoglobinuria paroxística nocturna y de síndrome urémico hemolítico atípico; también en LES, artritis reumatoide y nefritis membranosa.

TÉRMINOS CLAVE

Anafilotoxinas Péptidos C3a, C4a y C5a liberados durante la activación del complemento. Se unen a los receptores en la membrana de las células cebadas que en respuesta liberan sus componentes vasoactivos y proinflamatorios.

C3 convertasa Enzima de la vía del complemento que pertenece a la familia de las serín-proteasas y favorece la rotura de C3 en C3a y C3b. En la vía clásica está constituida por C4b2b de acuerdo a la nueva nomenclatura (previamente C4b2a) y en la vía alterna está conformada por C3bBb.

C3B (o *tick over mechanism*) Se conoce como activación al relentí. El enlace tioéster interno del C3 se hidroliza espontáneamente en agua, dando una forma activada llamada C3i. C3i es un sitio de unión para el factor B, lo que genera un complejo C3iB, sobre el que actúa el factor D que rompe el B unido para generar Ba y el complejo C3iBb que actúa como C3 convertasa en fase fluida capaz de escindir C3 en C3a y C3b.

C5 convertasa Enzima de la vía del complemento que pertenece a la familia de las serín-proteasas y favorece la rotura de C5 en C5a y C5b. En la vía clásica está constituida por C4b2b3b y en la vía alterna está conformada por C3bBbC3b.

Colectinas Son lectinas tipo C (dependientes de calcio), que reconocen patrones moleculares asociados con patógenos (PAMP). En su estructura proteínica se identifican cuatro regiones: un dominio aminoerminal rico en cisteínas, un dominio similar al colágeno, un dominio alfa-hélice y un dominio carboxilo-terminal que reconoce carbohidratos. Entre sus miembros están la proteína que se une a manosa (MBL) y la proteína surfactante A y D (SP-A y SP-D).

Factor B Proteína de fase aguda que participa en la vía alterna del complemento. Al ser escindido por el factor D genera una unidad no catalítica (Ba) y una unidad catalítica (Bb) que formarán parte de las convertasas de la vía alterna.

Factor D Serín-proteasa que se encuentra en el suero. Participa en la vía alterna de activación del complemento (corta al factor B unido a C3b para formar C3bBb).

Opsoninas Fragmentos peptídicos o proteínas que incrementan la eficiencia de la fagocitosis (p. ej., fragmento C3b y los anticuerpos, entre otros).

Opsonización Es la adición de fragmentos peptídicos de diferente origen que incrementan la eficiencia de la fagocitosis, como el C3b y la región Fc de los anticuerpos.

Receptor del complemento Se abrevia como CR (por sus siglas en inglés) y se designa un número a continuación 1 a 3. CR1 o CD35 es un receptor del complemento C3b/C4b; se expresa en eritrocitos, leucocitos, podocitos, hialocitos y células dendríticas. C1qR o CD93, está involucrado en la adhesión celular y el aclaramiento de células apoptóticas. CR2 o CD21, es conocido como el receptor del virus de Epstein-Barr. Se expresa en linfocitos B y tiene la capacidad de interactuar con iC3b, C3dg y C3d. CR3 o CD11b/CD18 es un tipo de integrina leucocitaria que se expresa de manera importante en PMN, macrófagos y células NK. Reconoce iC3b y favorece la fagocitosis y la destrucción del antígeno.

PREGUNTAS DE AUTOEVALUACIÓN

1. ¿La vía de las lectinas se activa por?
   a. Se activa en forma espontánea
   b. Se activa por la activación del complejo C1
   c. Reconocimiento de residuos de manosa en la superficie de bacterias
   d. Solo se activa con bacterias
2. El reconocimiento de qué componente del complemento inicia la opsonización?
   a. C3b
   b. iC3b
   c. C3a
   d. C1q
3. Es una enfermedad asociada a la deficiencia de C1INH
   a. Glomerulonefritis aguda por estreptococo beta-hemolítico
   b. Edema angioneurótico hereditario
   c. Hemoglobinuria paroxística nocturna
   d. Síndrome urémico hemolítico

4. La forma grave del lupus eritematoso sistémico se asocia con:
   a. Deficiencia de C1a
   b. Disminución de los niveles de MBL
   c. Deficiencia de MASP-1/3
   d. Deficiencia de C3
5. Una opción para el tratamiento de la hemoglobinuria paroxística nocturna es:
   a. Eculizumab
   b. Inmunoglobulina intravenosa
   c. MBL recombinante
   d. Anticuerpos humanizados para el factor D

RESPUESTAS A LAS PREGUNTAS DE AUTOEVALUACIÓN

1. **c.** Reconocimiento de residuos de manosa en la superficie de bacterias.
2. **a.** C3b.

3. **b.** Edema angioneurótico hereditario.
4. **a.** Deficiencia de C1a.
5. **a.** Eculizumab.

Caso de correlación

Paciente femenino de 46 años de edad, sin antecedentes heredofamiliares, personales no patológicos, ni ginecoobstétricos de importancia; con antecedentes personales patológicos de hipotiroidismo secundario en tratamiento con levotiroxina 50 mg por día e hipertensión arterial sistémica tratada con telmisartán/hidroclorotiazida 80/12.5 mg por día; acudió a consulta por cuadro clínico de 3 meses de evolución caracterizado por astenia, adinamia, pérdida de peso involuntaria de 15 kg, diaforesis nocturna, caída fácil de cabello, mialgias de intensidad 5/10, artralgias en interfalángicas proximales de intensidad 6/10 de tipo inflamatorio, y aumento de volumen en ganglios cervicales, axilares, costales e inguinales, sin fiebre. Resto de interrogatorio por aparatos y sistemas negados. A la exploración física se identificaron alopecia no cicatricial, linfadenopatías generalizadas, ganglios dolorosos, blandos y móviles a la palpación de 2 a 3 cm en región cervical, axilar, costal e inguinal bilateral. Dolor y flogosis en 2ª y 3ª interfalángicas proximales de ambas manos.

Resultados de laboratorio: Hb 11.2 g/dL, hematocrito 31.9%, leucocitos 3 980 por mm³, linfocitos 830 por mm³, creatinina sérica 1.26 mg/dL, BUN 32 mg/dL, albúmina 3.3 mg/dl, TGO 30, TGP 35, fosfatasa alcalina 120, DHL 400 mg/dL. EGO negativo, PCR 6.3 mg/L, VSG 30 mm; cultivo faríngeo y urocultivo negativos; PPD, perfil viral para hepatitis, VIH y TORCH negativos; C3 44.5 mg/dL, C4 6 mg/dL, anticuerpos antinucleares (ANA) 1:320 patrón homogéneo, anti-ADNdc: positivo, anti Sm: negativo, anticuerpos anti Ro, anti La, factor reumatoide y anticuerpos anti CCP: negativos.

Gabinete: tele de tórax sin alteraciones; TC toracoabdominal: linfadenopatía generalizada cervical, mediastinal, paraaórticos, mesentéricos, axilares e inguinales de 2 a 3 cm de diámetro.

Biopsia de ganglio costal: hiperplasia folicular reactiva, sin malignidad.

Se estableció el diagnóstico de lupus eritematoso sistémico (LES) al cumplir con 6 criterios de clasificación SLICC 2012 (*Systemic Lupus International Collaborating Clinics*): alopecia no cicatricial, sinovitis, leucolinfopenia, hipocomplementemia y ANA y anti-ADNdc positivos (figura 4.8). La paciente recibió tratamiento con glucocorticoides, hidroxicloroquina y azatioprina con mejoría y evolución clínica favorable.

La disminución de los valores séricos del complemento (C3, C4, CH50) es un parámetro paraclínico de sospecha de LES y es uno de los criterios de clasificación SLICC 2012 para esta enfermedad.

La hipocomplementemia se ha reportado en 62% de pacientes con LES: C3 bajo, 45%; C4 bajo, 44% y CH50 bajo, 57%; con prevalencia durante la evolución en el 73.42%; C3 bajo, 79.75% y C4 bajo, 84.18%. El descenso de los niveles de C3 y C4 > 10% en relación a los valores iniciales se asocia a una mayor tasa de recaída de la enfermedad. La reducción progresiva en los niveles séricos de C3 y C4 tiene una especificidad relativamente alta (93.9 y 82.2%, respectivamente) pero sensibilidad limitada (22.6 y 41.9%, respectivamente) para predecir recaídas. La hipocomplementemia también se ha descrito como un factor de mal pronóstico en el embarazo y se asocia con el desarrollo de placas coronarias no calcificadas en pacientes con LES.

Tabla 4-1-1. Criterios de clasificación SLICC, 2012

Criterios clínicos	Criterios inmunológicos
1. Lupus cutáneo agudo o subagudo	1. ANA
2. Lupus cutáneo crónico	2. AntiADN
3. Úlceras orales (paladar, bucal, lengua) o nasales	3. Anti-Sm
4. Alopecia no cicatricial	4. Antifosfolípidos
5. Sinovitis ≥ 2 o más articulaciones	5. Hipocomplementemia (C3, C4 y CH50)
6. Serositis: pleuritis o pericarditis (≥ 1 día)	6. Coombs directo (+) en ausencia de anemia hemolítica
7. Renal: radio, proteína/creatinina o proteinuria de 24 h ≥ 500 mg o presencia de cilindros hemáticos	
8. Neurológico: convulsiones, psicosis, mononeuritis múltiple, mielitis, neuropatía central o periférica, síndrome orgánico cerebral	
9. Anemia hemolítica autoinmune	
10. Leucopenia < 4000 o linfopenia < 1000; ≥ 1 vez	
11. Trombocitopenia < 100000 ≥ 1 vez	
Se clasifica a un paciente como portador de LES si: • Se comprueba nefritis lúpica por biopsia + ANA o AntiADN (+) • Reúne ≥ 4 criterios: incluyendo por lo menos un criterio clínico y un criterio inmunológico	

ANA: anticuerpos antinucleares; LES: lupus eritematoso sistémico.
Acosta-Colmán I, Ávila G, Aquino A, Centurión O, Duarte M. Manifestaciones clínicas y laboratoriales en el lupus eritematoso sistémico. *Mem Inst Investig Cienc Salud.* 2016;14(1):94-109.

Agradecimiento por la colaboración con el caso clínico a la Dra. Rosa Elda Barbosa Cobos, Jefe del Servicio de Reumatología, y al Dr. Daniel David González Castillo, residente de reumatología del Hospital Juárez de México.

PREGUNTAS DE REFLEXIÓN

1. ¿Cuál es la participación del sistema del complemento en la fisiopatología de esta enfermedad?
2. ¿Las alteraciones detectadas en el complemento pueden tener utilidad diagnóstica?
3. ¿Qué vía de activación del sistema del complemento es la que se encuentra alterada?
4. ¿Deberá administrarse fármacos específicos para tratar las alteraciones detectadas en el sistema del complemento?
5. ¿Será de utilidad pronóstica el seguimiento de los niveles séricos de C3 y C4 a lo largo de la evolución de la enfermedad del paciente?

5

INFLAMACIÓN

Rafael Bojalil Parra • Felipe Alonso Massó Rojas
• Luis Manuel Amezcua-Guerra

CONTENIDO

OBJETIVOS DE APRENDIZAJE

Al terminar este capítulo el lector será capaz de:

1. Integrar la respuesta de estrés y la respuesta inflamatoria
2. Describir qué es la inflamación
3. Describir la respuesta inflamatoria

4. Describir la resolución de la inflamación
5. Identificar las fallas en la resolución de la inflamación
6. Distinguir las alteraciones en los mecanismos de reparación tisular

INTRODUCCIÓN

La **inflamación** se considera una respuesta de los tejidos a estímulos nocivos de origen externo, provenientes de infecciones o de daño del propio tejido. En consecuencia, las funciones de la inflamación son proteger contra las infecciones y reparar los tejidos. Por lo general, la respuesta inflamatoria inducida por estímulos externos es aguda, pero si no se resuelve (como en el caso de las infecciones persistentes o de las enfermedades autoinmunes) puede volverse crónica, comúnmente en forma localizada. Ahora bien, en años recientes se ha documentado con claridad que los estímulos de origen interno (provenientes de una disfunción del tejido) también son capaces de iniciar una respuesta inflamatoria. Es decir, más allá de que la inflamación causada por infección o daño ocasiona que se altere la función del tejido, un tejido disfuncional tiene la capacidad, a su vez, de iniciar o perpetuar una respuesta inflamatoria. Una implicación trascendente de ello es que es posible asociar la pérdida no reversible de la homeostasis tisular (debida a trastornos permanentes en la función) con la presencia de inflamación crónica con repercusiones sistémicas, la cual se observa en una creciente variedad de enfermedades, por ejemplo, diabetes tipo 2, ciertos tipos de cáncer y enfermedades cardiovasculares, entre otras.

Así, es posible que la inflamación haya evolucionado como una de las respuestas que el organismo posee para mantener o restaurar la homeostasis, independientemente del origen de la perturbación. Gracias a los mecanismos de control homeostático se conserva la estabilidad de los sistemas biológicos, debido a que regulan variables clave y las mantienen dentro de un intervalo adecuado para sus funciones, siempre alrededor de cierto punto de referencia. La **homeostasis** opera en tres niveles: el organismo en su conjunto, los tejidos y las células individuales; en cada nivel, las variables reguladas se mantienen dentro de un intervalo dinámico característico. Para lograr este control, los organismos poseen sensores especializados que vigilan de modo constante los valores de las variables que se encuentran reguladas. Los sistemas endocrino y nervioso autónomo vigilan y regulan las variables a nivel sistémico, que incluyen los niveles sanguíneos de glucosa, Na^+, Ca^{2+} y O_2, el pH y la osmolaridad sanguíneas y la temperatura corporal. Las variables que se regulan a nivel tisular y celular se mencionarán más adelante.

RESPUESTAS DE ESTRÉS Y RESPUESTA INFLAMATORIA

Cuando las variables reguladas se mantienen dentro de un intervalo dinámico característico, el sistema se encuentra en homeostasis. En el otro extremo de una línea continua sin fronteras claras se encuentra la inflamación. Entre la homeostasis y la respuesta inflamatoria plena existen estados intermedios denominados **respuestas de estrés**.

Así, las variaciones extremas que sobrepasen los límites de los intervalos dinámicos pueden inducir una inmediata respuesta de alerta, es decir, una **respuesta de estrés**. Por ejemplo, en los casos de hipoxia o de choque térmico se detectan, respectivamente, disminución en los niveles de oxígeno y aumento en la temperatura más allá de los intervalos establecidos.

La inflamación también puede originarse por la detección de retos que tienen el potencial de provocar la alteración de las variables reguladas, como infecciones, alérgenos y toxinas, lo que induce una respuesta de alerta que podría llamarse de defensa (respuesta inmunológica) (figura 5-1). Las células de la respuesta inmunológica innata han evolucionado con receptores que reconocen moléculas muy conservadas presentes en diversos microorganismos, conocidas como patrones moleculares asociados a patógenos (PAMP, *pathogen-associated molecular patterns*). La respuesta de defensa entonces se induce por la detección de los PAMP.

Las células de la respuesta innata también poseen receptores que detectan los efectos del daño, por ejemplo, en el caso de necrosis la liberación de moléculas por lo regular no expuestas; o la presencia de modificaciones estructurales, como el plegamiento inadecuado de proteínas relacionado con el estrés de retículo endoplásmico. Estas moléculas se conocen como patrones moleculares asociados a daño (DAMP, *danger-associated molecular patterns*) (figura 5-2).

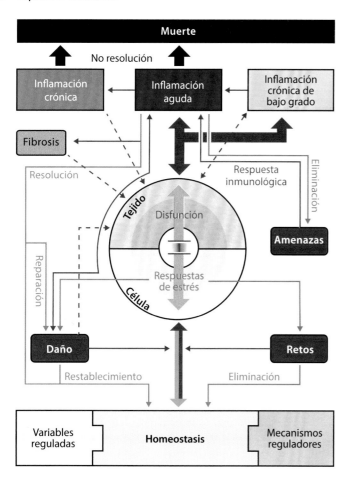

Figura 5-1. Homeostasis, respuestas de estrés y respuesta inflamatoria. Cuando las variables reguladas se mantienen dentro de un intervalo dinámico característico, el sistema se encuentra en homeostasis. Si los retos superan los mecanismos reguladores, se produce disfunción y se inician las respuestas de estrés encaminadas a eliminar los retos y restablecer la función y la homeostasis. Cuando esto último no sucede, se genera disfunción tisular, la cual deriva en inflamación aguda o en inflamación crónica de bajo grado. La inflamación aguda también puede provenir de la detección de amenazas potenciales (patógenos, alérgenos, toxinas), en cuyo caso se induce una respuesta inmunológica, o de la detección de daño y la liberación de moléculas intracelulares. La inflamación puede, a su vez, provocar disfunción o daño (lo que genera un circuito de realimentación positiva). La inflamación aguda no resuelta llega a conducir a inflamación crónica e incluso a la muerte. Los mecanismos de resolución inician mecanismos de reparación de los tejidos, lo cual desemboca ya sea en el restablecimiento de la función o en la formación de fibrosis (ésta tiene el potencial de perpetuar la disfunción de los tejidos). Las *flechas verdes* indican mecanismos que acercan a la homeostasis, las *flechas rojas* indican aquellos que se alejan de la homeostasis.

En resumen, si alguna de las variables reguladas a nivel sistémico, tisular o celular se mueve por arriba o por debajo del intervalo dinámico, cualquiera que sea la causa, el sistema inicia una serie consecutiva de respuestas con el fin de restaurar la homeostasis, aunque no siempre tiene éxito. Esto implica nuevas condiciones de funcionamiento, que suelen ser transitorias cuando es posible eliminar la fuente de la perturbación y regresar a la homeostasis; en otros casos, es necesaria la adaptación permanente a las nuevas condiciones y modificar uno o más de los puntos de referencia y los intervalos dentro de los que se regulan las variables. En ocasiones, la respuesta ante el estímulo perturbador y la incapacidad para resolver la situación conducen a la enfermedad, el daño permanente, o incluso la muerte (figura 5-1).

Respuestas de estrés y defensa a nivel celular

Las células, en lo individual, se mantienen en condiciones basales debido sobre todo a los nutrientes, el oxígeno y los factores de cre-

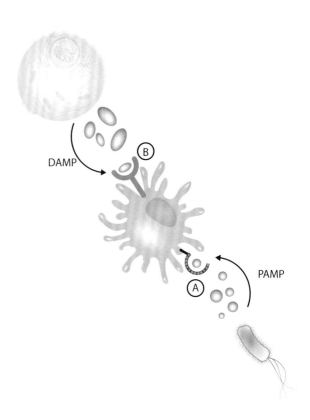

Figura 5-2. Receptores de patrones moleculares en células de la respuesta innata. Las células de la respuesta inmunológica innata poseen receptores (PRR) capaces de reconocer patrones moleculares asociados a patógenos (PAMP). También poseen receptores que captan moléculas normalmente no expuestas (DAMP) liberadas de las células necróticas.

cimiento. Las células regulan su volumen y osmolaridad; la concentración de iones y electrolitos como Na^+, K^+, Cl^- y Ca^{2+}; el pH; el potencial de membrana; las proteínas producidas y su plegamiento; los nutrientes disponibles y los niveles de oxígeno, de especies reactivas del mismo y de moléculas antioxidantes. Todos los procesos celulares primordiales son escrutados de manera continua por receptores que envían información hacia el interior de la célula. Al modificarse los parámetros vitales del medio interno celular, se establecen las reacciones conocidas como respuestas de estrés. Estas respuestas poseen mecanismos que competen a la propia célula (intrínsecos) y mecanismos de alerta a las células vecinas o incluso distantes (extrínsecos). A partir de mecanismos intrínsecos, las células intentan retornar a sus parámetros basales; si no lo consiguen se inician los procesos de muerte celular: primero la **apoptosis**, después la **necrosis**. En un esquema de "todo o nada", el paso de cada uno de los cuatro posibles estados celulares (basal, estrés, apoptosis, necrosis) al siguiente estado es completo. Sin embargo, antes de que esto suceda, hay mecanismos moleculares que impiden el cambio al siguiente estado, que solo sucede cuando los mecanismos de control son superados.

Ahora bien, en tanto que las células forman parte de un tejido, sus asociaciones con otras células y con la matriz extracelular son relevantes en su funcionamiento normal. Cuando una célula se encuentra frente a un reto dado, es probable que las células cercanas también estén sometidas al mismo reto. Los mecanismos extrínsecos de respuesta celular permiten que, además del establecimiento de las respuestas de las células expuestas, el envío de señales de alerta a células vecinas las prepare para enfrentar al reto de modo prácticamente simultáneo (figura 5-3).

Al involucrar conjuntos celulares, los mecanismos de respuesta extrínsecos permiten escalar las señales de alerta al siguiente nivel de organización: el tejido. Dos ejemplos claros son la liberación de interferones tipo I por las células infectadas con virus (lo que protege a las células vecinas) y la hipoxia. Esta última genera a nivel

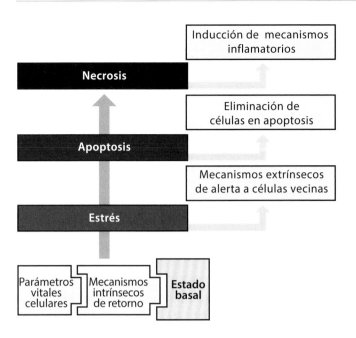

FIGURA 5-3. Posibles estados celulares y sus consecuencias. Cuando se modifican los parámetros vitales del medio interno celular se establecen las respuestas de estrés. Las células intentan retornar a sus parámetros basales por medio de mecanismos intrínsecos, y alertan a las células vecinas con el fin de evitar la extensión de las condiciones adversas mediante mecanismos extrínsecos. Si no se consigue el regreso al estado basal se inician los procesos de muerte celular: primero apoptosis, después necrosis.

celular la expresión de transportadores de glucosa y el cambio a glucólisis anaerobia, mientras que a nivel tisular produce angiogénesis. Por supuesto, señales de las respuestas celulares de estrés pueden detectarse a distancia.

Respuesta de estrés a nivel tisular y parainflamación

Las perturbaciones de la homeostasis tisular son detectadas por células sensoriales. En cada tejido se controla su volumen, pH, temperatura y osmolaridad de los líquidos intersticiales; se regula también el número de células, su distribución y sus interacciones con otras células y con la matriz extracelular, además de las concentraciones de O_2, CO_2 y otros productos finales del metabolismo. Los únicos sensores descritos en la actualidad son aquellos que detectan los retos típicamente reconocidos como inductores de una respuesta inflamatoria: infecciones y daño al tejido.

Este tipo de sensores los poseen los macrófagos residentes tisulares (que constituyen entre 10 y 15% de todas las células de un tejido) y, en ciertos sitios anatómicos, las células cebadoras residentes (que censan el microambiente y, en su caso, inician una respuesta, junto con neuronas somatosensoriales). Las funciones de los macrófagos residentes tisulares van más allá de la detección y respuesta del hospedero contra patógenos potenciales y la remoción de detritus celulares. Los macrófagos también son capaces de detectar y reaccionar a la hipoxia al producir factor de crecimiento vascular endotelial (VEGF, *vascular endothelial growth factor*), responder al estrés metabólico y regular el metabolismo de los adipocitos, así como de intervenir en el recambio de células epiteliales y en la remodelación del hueso.

Las neuronas utilizan canales iónicos como sensores que responden a cambios en la temperatura, el pH, el volumen y la presión osmótica, entre otros. En respuesta se producen neuropéptidos como el péptido relacionado con el gen de la calcitonina (CGRP, (*calcitonin gene-related peptide*) y la sustancia P.

A diferencia de lo que sucede en las células, que se encuentran en estados definidos, dentro de un tejido en particular pueden coexistir células o grupos celulares que funcionan de manera adecuada, otras en distintos grados de disfunción y otras en apoptosis o necrosis. Así, la suma de los estados celulares individuales define el estado funcional de un tejido en su conjunto. Esto da lugar a res-

puestas de estrés distintas entre sí en magnitud e intensidad, de forma que un tejido en estas condiciones no necesariamente llega a un estado de plena inflamación. Es decir, en diversos casos las condiciones de funcionamiento de un tejido no son óptimas y existen trastornos, pero no presentan el total de las características de la inflamación. Para referirse en específico a la condición tisular en la que a pesar de las condiciones de afectación a la homeostasis no se observa formación de exudado ni reclutamiento de neutrófilos, se utiliza el término parainflamación o inflamación de bajo grado (véase figura 5-1).

Este punto intermedio entre inflamación plena y homeostasis tiene como principal característica la activación de los macrófagos tisulares residentes; la respuesta inflamatoria de bajo grado tiene como propósito fisiológico la detección temprana de alteraciones en el funcionamiento tisular y promover la adaptación a condiciones adversas cuando éstas no pueden ser resueltas por los mecanismos de regulación de las variables homeostáticas.

Cuando se sobrepasan las respuestas intrínsecas de los tejidos, recurren al reclutamiento de monocitos de la circulación, lo que implica un avance hacia una respuesta inflamatoria plena.

INFLAMACIÓN

La inflamación puede entenderse como el extremo del abanico de respuestas con las que el organismo confronta los retos y perturbaciones a la homeostasis tisular, cualquiera que sea el origen de éstos. Es posible llegar a dicho extremo de modo paulatino o inmediato, de acuerdo con las características del reto y del propio organismo (véase figura 5-1).

Se mencionó con anterioridad que el reto puede provenir de trastornos en la homeostasis, de la continuación de una respuesta de estrés, o del reconocimiento de las características estructurales o funcionales de los agentes capaces de trastornar la homeostasis tisular.

Condiciones de inicio de la vía inflamatoria

La **respuesta inflamatoria** se deriva de un conjunto de interacciones entre diversas células y moléculas, y funciona de igual forma que lo hacen otros sistemas: a partir de la emisión y el reconocimiento de señales. Para ello se distinguen cuatro componentes de la vía inflamatoria: *inductores, sensores, mediadores y tejido blanco o efectores*. Así, la primera condición para que se active una respuesta inflamatoria es la presencia de señales inductoras que, una vez detectadas por sensores o receptores especializados, generan el inicio de una cascada de eventos que configuran una respuesta al reto que representan estas señales.

La estimulación de los sensores provoca otro conjunto de señales: los mediadores; éstos pueden producirse al momento en respuesta al estímulo (p. ej., por células residentes en los tejidos, como macrófagos, células cebadoras, u otras específicas de tejido), estar previamente formados y ser liberados de los gránulos de mastocitos, basófilos o plaquetas (tal es el caso de la histamina y la serotonina), o bien circular como precursores inactivos en el plasma (p. ej., las proteínas de fase aguda). Los mediadores también ejercen sus efectos mediante receptores; su blanco son células de ciertos tejidos y órganos, con lo que se modifica su funcionamiento en respuesta a las nuevas condiciones de su entorno. Las consecuencias de tales alteraciones funcionales son diversas, desde la eliminación de los estímulos percibidos como nocivos (y con ello el retorno rápido a la homeostasis del tejido y a las funciones originales); la modificación funcional persistente, o incluso permanente (en un intento de adaptación al nuevo estado), hasta el daño catastrófico del tejido.

Inductores y sensores de la inflamación

Tradicionalmente se considera que los inductores de la respuesta inflamatoria son exógenos (es decir, provienen de fuera del organismo); los más conocidos son los patógenos y las toxinas. Si bien los inductores exógenos son muy importantes, también hay inductores endógenos (que provienen del propio organismo), cuya presencia revela la existencia de estrés, disfunción o daño tisular. En años recientes se ha descrito que la percepción del entorno de cada individuo actúa como elemento de estrés (figura 5-4).

Endógenos　　　　**Exógenos**

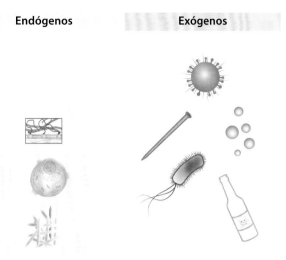

Figura 5-4. Inductores de la respuesta inflamatoria. Los inductores de la respuesta inflamatoria pueden ser exógenos o endógenos. Los exógenos provienen de componentes estructurales de microbios (PAMP) o de las consecuencias funcionales de sus factores de virulencia. Entre los inductores exógenos no microbianos se encuentran alérgenos, irritantes, cuerpos extraños y compuestos tóxicos. Algunos inductores endógenos pueden liberarse de células en estrés, disfuncionales o muertas; de tejidos dañados, de la degradación de la matriz extracelular, y también cuando se forman cristales de moléculas endógenas.

Inductores exógenos de la inflamación

Los inductores exógenos pueden ser de origen infeccioso o de naturaleza no infecciosa. En el primer caso, los microorganismos tienen dos mecanismos para inducir una respuesta inflamatoria; el primero de éstos se produce por el simple hecho de que son reconocidos por los receptores de reconocimiento de patrones (PRR, *pattern recognition receptors*) que detectan PAMP de microorganismos, independientemente de si son o no patógenos. Si se trata de bacterias comensales, el organismo posee mecanismos para suprimir la activación mediada por estos receptores o bien para utilizar sus señales en funciones tisulares (como reparar el tejido intestinal). Como es de esperarse, la presencia de microorganismos patógenos tendrá efectos dañinos sobre los tejidos. Por ello, el segundo mecanismo es

por los trastornos inducidos (figura 5-4). Algunos ejemplos de tales perturbaciones son la pérdida de potasio del interior de las células (como en el caso de la formación de poros debido a exotoxinas); la degradación de proteínas por proteasas (que pueden provenir ya sea de helmintos o de alérgenos), así como la liberación de productos celulares ocasionada por la muerte celular o daño al tejido.

Los inductores exógenos de inflamación que no se relacionan con microorganismos son alérgenos, irritantes, cuerpos extraños o compuestos tóxicos. No se conocen todos los sensores para alérgenos, pero en ciertas ocasiones se detecta su efecto proteolítico y en otras su capacidad irritante; en cualquier caso, el principal mecanismo utilizado para deshacerse de éstos es la expulsión por la acción de la mucosa epitelial. Los cuerpos extraños representan para los macrófagos, en general, partículas demasiado grandes para ser fagocitadas o causan daño a la membrana del fagosoma. Lo primero puede generar la formación de granulomas o de células gigantes por la fusión de macrófagos; lo segundo, la activación del inflamasoma NLRP3 (figura 5-5 y recuadro 5-3).

Inductores endógenos de la inflamación

Los inductores endógenos de la inflamación no están del todo identificados y están mucho menos caracterizados que los exógenos. Se sabe que se generan en los tejidos que tienen deficiencias funcionales, provocadas fundamentalmente por estrés o daño (véase figura 5-4). El daño tisular agudo provoca la liberación de células o de moléculas que por lo regular se mantienen confinadas en los tejidos y en las células íntegras. La causa de este aislamiento es que los tejidos poseen distintos compartimientos, lo que evita el contacto de ciertos componentes entre sí: ligandos con sus receptores, enzimas con sus activadores o bien con sus sustratos. Ejemplos importantes de ello son las fronteras formadas por las membranas celulares, las membranas basales, los epitelios de superficie y el endotelio vascular.

Inductores tisulares de la inflamación

En los tejidos intactos las células epiteliales están separadas de las células del mesénquima por la membrana basal; si esta barrera se pierde, se establecen interacciones epitelio-mesénquima que no son fisiológicas. Debido a estas interacciones, que indican la presencia de daño tisular, se inician las respuestas de reparación de tejidos, que en ciertas circunstancias desembocan en consecuencias patológicas. Un ejemplo de los efectos de la pérdida de continuidad de

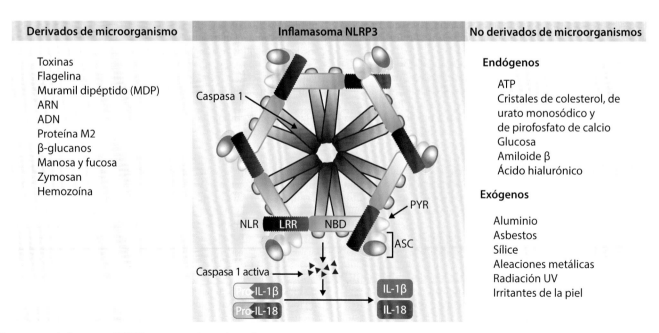

Figura 5-5. Inflamasoma NLRP3 y sus activadores. Los inflamasomas son receptores citosólicos tipo NOD; el mejor caracterizado es el NLRP3. Es un complejo multiproteico formado por NLR, ASC y caspasa-1. Mediante la caspasa-1 regula la activación de IL-1β e IL-18 y la piroptosis. El NLRP3 puede activarse por diversas moléculas derivadas de patógenos, del ambiente o del propio organismo (véase recuadro 5-3).

la barrera epitelial se da en el intestino. Cuando esto sucede, de inicio la microbiota que coloniza el epitelio tiene acceso a zonas estériles del propio epitelio cuyas células contienen PRR, y da comienzo el proceso de reparación vía señalización por quimiocinas. Si el acceso se abre hasta la lámina propia, la microbiota también es reconocida por receptores en los macrófagos residentes, lo que sostiene la respuesta de reparación intestinal. Cuando la microbiota está alterada, por ejemplo por el uso de antibióticos, el daño epitelial no se repara de modo adecuado pues dicha señalización también está afectada.

Otro ejemplo claro es el del daño al endotelio vascular, que permite a las proteínas plasmáticas y las plaquetas tener acceso a los espacios extravasculares. De las proteínas plasmáticas, un regulador clave de la inflamación es el factor de Hageman o factor XII de la coagulación, que se activa por contacto con colágena y otros componentes de la matriz extracelular. El factor de Hageman activado opera como un sensor de daño vascular e inicia las cuatro cascadas proteolíticas que generan mediadores de la inflamación: la de la calicreína-cinina, la de la coagulación, la fibrinolítica y la del complemento. Las plaquetas, por otro lado, también se activan por contacto con colágena y producen varios mediadores inflamatorios, incluyendo tromboxanos y neurotransmisores con capacidad inflamatoria, como la serotonina.

Inductores celulares de la inflamación

Las células activas secretan proteínas por vía del retículo endoplásmico (RE) y el aparato de Golgi, en lo que se conoce como la vía canónica. Sin embargo, ante el daño es posible que se liberen componentes celulares en forma pasiva, o bien se secreten de modo activo proteínas por una vía no canónica; es decir, independiente del RE-aparato de Golgi. Ambas posibilidades son mutuamente excluyentes, ya que la secreción activa implica que hay viabilidad celular. La pérdida de la integridad de la membrana plasmática asociada a la muerte celular por necrosis, provoca la liberación pasiva de componentes celulares (tabla 5-1). Por otro lado, la secreción no canónica de proteínas está mediada por la caspasa 1 activada, es decir, está regulada por NLRP3 e involucra la liberación de IL-1β, IL-18 y proteína B1 del grupo de alta movilidad (HMGB1, *high-mobility group protein B1*).

Los componentes celulares liberados, sin importar la vía, pueden estimular las células vecinas. El ATP liberado se une a receptores (p. ej., de purina en la superficie de los macrófagos), lo que provoca un eflujo de iones K⁺. En combinación con otras señales, esto puede activar el inflamasoma NLRP3. Además, el ATP activa nociceptores, lo que implica que el sistema nervioso también recibe señales de daño tisular. Otros componentes liberados (como

HMGB1 y S100A12) se acoplan al receptor RAGE o receptor específico del producto final de la glicación avanzada (AGER, *advanced glycation end-product-specific receptor*), que en conjunto con los receptores tipo Toll (TLR, *Toll-like receptors*) inducen una respuesta inflamatoria aguda.

Los inductores endógenos vinculados con condiciones inflamatorias crónicas son distintos, como se muestra en la tabla 5-2.

La fagocitosis de cristales daña al fagosoma y dispara la activación del inflamasoma NLRP3 (véase figura 5-5). Los cristales de ácido úrico y de pirofosfato de calcio son responsables de la gota y la seudogota, respectivamente, y los de colesterol se asocian a la ateroesclerosis.

Los aminoácidos pueden reaccionar con carbohidratos de forma enzimática y no enzimática. El primer caso se llama glucosilación y el segundo glicación. Los productos finales de la glicación avanzada (AGE, *advanced glycation end-products*) se forman por diversos rearreglos moleculares generados por reacciones oxidantes que se completan tras semanas o meses, de forma que los AGE se acumulan en proporción a la vida media de la proteína. Por ello, las proteínas de vida media larga (como la colágena, la elastina y la hemoglobina) pueden acumular mayores cantidades de productos de glicación que otras proteínas. Los AGE pueden provocar un entrecruzamiento de las proteínas a las que están unidos, lo que provoca un deterioro gradual de la función de éstas. En las reacciones oxidantes, además de los AGE se forman especies reactivas de oxígeno (ROS, *reactive oxigen species*); varias vías endógenas que inician la respuesta inflamatoria dependen de las ROS, entre las que se encuentra la oxidación tanto de los componentes lipídicos como de los proteínicos de las lipoproteínas de alta y baja densidades, que las convierte en señales inflamatorias.

Los productos de degradación de la matriz extracelular son también inductores endógenos de la inflamación; el mejor estudiado es el ácido hialurónico. El daño tisular mediado por ROS promueve la degradación de este polímero inerte de alto peso molecular a fragmentos de bajo peso molecular, que activan al TLR-4 e inician procesos inflamatorios, y después una respuesta de reparación de tejidos.

▌ MEDIADORES DE LA INFLAMACIÓN

Es común que los mediadores inflamatorios se ordenen en clases en función de sus propiedades biológicas. Van desde quimiocinas, citocinas y proteínas de fase aguda hasta lípidos, pasando por aminas y péptidos vasoactivos, proteínas de la coagulación, proteasas y fragmentos del complemento.

Las **quimiocinas**, como su nombre lo indica, tienen actividad quimiotáctica y atraen a los leucocitos circulantes hacia el tejido dañado (recuadro 5-2).

Las **citocinas inflamatorias** son un producto principalmente de macrófagos y mastocitos. Incluyen el factor de necrosis tumoral (TNF, *tumor necrosis factor*) y varias interleucinas, entre las que destacan IL-1, IL-6 y HMGB1. Participan en la activación del endotelio, en la activación de leucocitos y, en general, en el inicio de la respuesta de fase aguda. Diversas citocinas antiinflamatorias, como IL-10 y factor de crecimiento transformante β (TGF-β, *transforming growth factor*), participan en la regulación a la baja de la respuesta inflamatoria.

Un tipo de proteínas plasmáticas que participan en la respuesta inflamatoria son las proteínas de fase aguda; destaca la proteína C reactiva, que se produce en el hígado en respuesta a citocinas inflamatorias, en particular la IL-6. Es parte de una familia de proteínas denominadas pentraxinas, se encuentra en el plasma en forma pentamérica y fue el primer PRR descrito. Se une a la lipofosfatidilcolina (presente en las células muertas o en proceso de apoptosis y algunos tipos de bacterias), y facilita su remoción por los fagocitos, de modo que funciona como una opsonina; también induce la activación parcial de la cascada del sistema del complemento. Tiene efectos directos sobre el endotelio vascular, induce la producción de citocinas y factores protrombóticos. Su estabilidad permite considerar su concentración plasmática como un marcador inespecífico de la presencia de inflamación.

TABLA 5-1. Componentes celulares liberados al perderse la integridad de la membrana plasmática.

ATP
Iones K⁺
Ácido úrico
HMGB1
Varios miembros de la familia S100 de proteínas fijadoras de Ca²⁺ (S100A8, S100A9 y S100A12)

TABLA 5-2. Inductores endógenos asociados a condiciones de inflamación crónica.

Cristales de urato monosódico
Cristales de pirofosfato dihidratado de calcio
Cristales de lipoproteínas oxidadas (C-LDL)
Productos finales de la glicación avanzada
Especies reactivas del oxígeno
Productos de degradación de la matriz extracelular

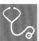

Recuadro 5-1. Moléculas de adhesión

En los diferentes estadios del reclutamiento de células del sistema inmunológico es necesaria la expresión de moléculas con capacidad adherente. Las dos principales clases de estas moléculas son las selectinas y las integrinas. Las primeras se expresan de manera temprana, minutos después del inicio de la activación del endotelio, y comienzan el proceso de *rolling*. Las segundas, de expresión más tardía, median la adhesión firme de los leucocitos con el endotelio y su transmigración.

Las selectinas son moléculas de membrana que tienen afinidad por estructuras de carbohidratos presentes en las membranas de otras células. Poseen dominios de lectina tipo C localizados en la región extracelular de la molécula. Sus representantes más destacados son L-selectina, P-selectina y E-selectina.

La P-selectina se expresa de forma muy temprana en el endotelio activado, se une a carbohidratos que contienen ácido siálico como grupos relacionados a la molécula sialil-LewisX; estas estructuras son producto de cambios postraduccionales en algunas proteínas presentes en los leucocitos, por ejemplo ligando 1 de glucoproteína de P-selectina (PSGL-1, *P-Selectin Glycoprotein Ligand-1*).

La E-selectina es otra molécula que se expresa en el endotelio luego de que éste se activa, de manera un poco más tardía pues su síntesis es activa y depende de la vía de NF-κB. A diferencia de P-selectina, E-selectina no se encuentra preformada; también tiene afinidad por estructuras del tipo sialil-LewisX y es especialmente eficiente para reclutar neutrófilos.

La L-selectina (CD62L) se expresa en los leucocitos, se une a moléculas denominadas adresinas (*Addressin*), las cuales están compuestas por diferentes sialomucinas que se expresan de preferencia en el endotelio venular alto, como la adresina periférica nodular (PNAd, *Peripheric Nodular Addressin*), que facilita el reclutamiento de leucocitos.

Las integrinas constituyen una familia compleja de proteínas formadas por dos cadenas, la α (que incluye 15 diferentes miembros) y la β (de las cuales existen siete diferentes tipos). Poseen dominios extracelulares, transmembranales e intracelulares, por lo que mantienen comunicación entre el interior y el exterior de las células; algunas se conectan directamente con el citoesqueleto. Su papel primordial es permitir la unión célula-célula y célula-matriz extracelular. Varios de los miembros de esta familia (como LFA-1, VLA-4 y Mac-1) tienen una función relevante en la inflamación.

El antígeno asociado a la función linfocitaria-1 (LFA-1, *Lymphocyte Function-Associated antigen-1*), también llamado CD11a, CD18 o β2αL, se expresa en neutrófilos, monocitos y linfocitos T. Se une con firmeza a la molécula de adhesión intercelular-1 (ICAM-1, *Intercellular Adhesion Molecule-1*), expresada por las células endoteliales activadas y promueve la unión de leucocitos y endotelio. Para ser funcional, LFA-1 necesita ser activado por quimiocinas y otras moléculas coestimuladoras en la superficie de los leucocitos.

El antígeno de expresión muy tardía-4 (VLA-4, *Very Late Antigen-4*), o $\beta_2\alpha_4$, se expresa en los monocitos y los linfocitos T y se une a molécula de adhesión vascular-1 (VCAM-1, *Vascular Cell Adhesion Molecule-1*), la cual también se expresa en los endotelios activados.

El antígeno de macrófagos-1 (Mac-1, *Macrophage-1 Antigen*), o $\beta_2\alpha_m$, CD11b o CD18, es expresado por monocitos y células dendríticas y se une a ICAM-1. Además, puede unirse a fragmentos del complemento y colabora en la opsonización y fagocitosis de microorganismos.

Una propiedad interesante de las integrinas es que no solo se unen a los ligandos descritos, sino que participan en la transducción de señales al interior de las células. Las integrinas pueden expresarse en la superficie de las células en una conformación que no favorece su capacidad de adhesión, pero cuando reciben señales provenientes del interior de las células, son capaces de modificar su conformación en la región extracelular al aumentar la afinidad por su ligando.

Este proceso es activado por las quimiocinas que se encuentran en la superficie de las células endoteliales activadas.

Las ectoenzimas son otras moléculas de adhesión. La VAP-1 es una sialoglucoproteína homodimérica que bajo el estímulo inflamatorio se transloca con rapidez sobre la membrana de la célula endotelial y media las fases iniciales de la interacción de los leucocitos con el endotelio, así como su transmigración. Además de su función como molécula de adhesión también presenta actividad de aminooxidasa que puede producir algunas sustancias, por ejemplo peróxido de hidrógeno (H_2O_2) y aldehídos entre los productos finales.

La exonucleasa CD73 está presente en una subpoblación de leucocitos y en el endotelio. El principal producto de su actividad enzimática es la desfosforilación del AMP, el cual presenta gran actividad antiinflamatoria. La CD73 endotelial también puede actuar a modo de correceptor sobre la superficie de los leucocitos, debido a que la unión de los leucocitos al endotelio inhibe la actividad enzimática de CD73. Esto facilita el proceso de extravasación.

La CD38, una ADP-ribosil ciclasa se expresa en la mayor parte de las células linfoides y puede emplear a CD31 como su ligando sobre la superficie endotelial. Debido a su actividad enzimática regula el fluo de Ca^{2+} y la sensibilidad de los leucocitos para responder señales por quimiocinas.

Tabla 5-1-1. Principales moléculas de adhesión

Células endoteliales activadas	Especificidad de unión
P-selectina	Antígeno sialil-LewisX unido a proteínas, como PSGL-1, presentes en neutrófilos y monocitos
E-selectina	Antígeno sialil-LewisX, unido a proteínas presentes en neutrófilos y monocitos
ICAM-1	LFA-1, presente en neutrófilos, monocitos y linfocitos T, y MAC-1, presente en monocitos y células dendríticas
VCAM-1	VLA-4, presente en linfocitos y macrófagos y α4β7 presente en monocitos y linfocitos T
Neutrófilos	
LFA-1	ICAM-1, presente en células endoteliales activadas
Monocitos	
LFA-1	ICAM-1, presente en células endoteliales activadas
VLA-4	VCAM-1, presente en células endoteliales activadas
MAC-1	ICAM-1, presente en células endoteliales activadas y productos de degradación del complemento

Las aminas vasoactivas son liberadas por mastocitos y plaquetas al desgranularse. La histamina y la serotonina provocan vasodilatación y aumento de la permeabilidad vascular, pero puede haber vasoconstricción en ciertas circunstancias.

Los péptidos vasoactivos también causan vasodilatación y aumento de la permeabilidad vascular, ya sea de manera directa o al inducir la liberación de aminas vasoactivas. Un ejemplo de péptido vasoactivo es la sustancia P, liberada de vesículas en neuronas sen-

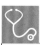

Recuadro 5-2. Quimiocinas y quimiotaxis

Las quimiocinas promueven el movimiento de las células siguiendo un gradiente desde el sitio de menor al de mayor concentración. Se han descrito alrededor de 50 quimiocinas en los seres humanos, las cuales llevan a cabo distintas actividades en el desarrollo y la función de algunos tejidos. Algunas quimiocinas participan de modo relevante en el proceso inflamatorio, en particular en lo referente a la activación de integrinas.

Las quimiocinas son moléculas de bajo peso molecular (entre 8 y 12 kDa) y se caracterizan por presentar puentes disulfuro intracatenarios constituidos por la unión de dos cisteínas. La mayoría de las quimiocinas pertenece a la familia CXC (familia A) o a la familia CC (familia B); estas dos familias se diferencian entre sí por la presencia o ausencia de un aminoácido entre dos cisteínas. Ciertas quimiocinas solo contienen una cisteína (familia C), mientras que otras poseen tres aminoácidos que separan a las dos cisteínas (familia CXXXC). Varias de las quimiocinas de las familias CC y CXC participan en el proceso inflamatorio. Su síntesis puede ser promovida por moléculas presentes en los microorganismos, como los PAMP, o por citocinas proinflamatorias, por ejemplo IL-1β o TNF-α. Las quimiocinas de la familia CC tienden a reclutar neutrófilos, mientras que las de la familia CXC suelen reclutar preferentemente linfocitos y monocitos.

Las células que responden en exclusiva a una quimiocina en particular tienen en la superficie de la membrana receptores específicos para ésta, lo que permite que determinadas células migren a un sitio específico. Por ejemplo, las células residentes en los ganglios linfáticos secretan quimiocinas como CCL19 y CCL21; cuando las células dendríticas que radican en los tejidos son activadas y requieren migrar hacia los ganglios linfáticos expresan en su membrana el receptor para quimiocinas CCR7, el cual tiene afinidad por CCL19 y CCL21, y permite que las células dendríticas migren hacia los ganglios linfáticos.

Existen 10 tipos de receptores para las quimiocinas CC y seis para las CXC; algunos de estos receptores pueden interactuar con más de un ligando.

Tabla 5-2-1. Principales quimiocinas y sus receptores

Quimiocinas tipo CC	Receptor de quimiocinas	Células blanco
CCL2	CCR2	Monocitos y basófilos
CCL5	CCR1, CCR3, CCR5	Linfocitos T, eosinófilos, basófilos
CCL19	CCR7	Células dendríticas, linfocitos T
Quimiocinas tipo CXC		Células blanco
CXCL1	CXCR2	Neutrófilos
CXCL8	CXCR1, CXCR2	Neutrófilos
CXCL10	CXCR3, CXCR3B	Linfocitos T efectores

soriales. La cascada de coagulación y la inflamatoria tienen en el factor XII, o de Hageman, un elemento de convergencia que activa la cascada calicreína-cinina; ésta produce principalmente bradicinina que, además de ser un poderoso estimulante del dolor, tiene potentes propiedades vasodilatadoras.

El sistema de coagulación es necesario para controlar el sangrado en el sitio de la lesión al formar una proteína insoluble, la fibrina, la cual se origina cuando se activa su precursor, el fibrinógeno, gracias a la acción de la trombina. Este sistema trabaja en conjunto con las plaquetas para sellar el sitio del daño. Además, las plaquetas por sí mismas liberan una serie de moléculas que se encuentran lo mismo en su superficie que en su interior, y participan en el desarrollo del **proceso inflamatorio**. La **fibrinólisis** es el proceso opuesto a la coagulación y es preciso para controlar el tamaño de los trombos y evitar que se produzcan algunos de gran tamaño que pudieran obstruir vasos de mayor calibre y comprometer la circulación y, por lo tanto, la oxigenación de los tejidos adyacentes a la lesión.

Las proteasas o enzimas proteolíticas tienen papeles destacados en la inflamación, en especial por su capacidad de degradar proteínas de la matriz extracelular y de la membrana basal.

Los fragmentos del complemento participantes en el proceso inflamatorio (sobre todo C5a y de forma más limitada C3a) son llamados **anafilotoxinas**. Tienen capacidad quimiotáxica para granulocitos y monocitos, e inducen la desgranulación de los mastocitos. Otros componentes (p. ej., C3b) funcionan como opsoninas y favorecen la fagocitosis, lo que ayuda a eliminar varios de los factores inductores.

Los mediadores lipídicos son fundamentales en la inducción y en la resolución del **proceso inflamatorio**. Al inicio de la respuesta, la fosfolipasa A_2 se activa en consecuencia del incremento de Ca^{2+} intracelular. A partir de los fosfolípidos de membrana, esta enzima genera ácido araquidónico que, metabolizado a eicosanoides (ácidos grasos de 20 carbonos) por las ciclooxigenasas (COX1 y COX2), forma prostanoides (prostaglandinas y tromboxanos), y por las lipooxi-

genasas (LOX) forma leucotrienos y lipoxinas. La **prostaglandina** E_2 (PGE$_2$) tiene potentes acciones como vasodilatadora, inductora de dolor y de fiebre. La PGI$_2$, llamada **prostaciclina**, también es vasodilatadora y tiene la capacidad de inhibir la agregación plaquetaria, funciones opuestas a las del tromboxano A_2 que es vasoconstrictor y favorece la agregación plaquetaria. Los leucotrienos tienen un papel en la regulación de la función de los fibroblastos y, con ello, en el remodelado del tejido conjuntivo. El leucotrieno B_4 (LTB$_4$), por ejemplo, estimula la migración de fibroblastos. Los cisteinil leucotrienos inducen la síntesis de colágena, la diferenciación de fibroblastos a miofibroblastos, y estimulan a las células epiteliales a sintetizar el TGF-β, que tiene un papel crucial en los procesos de fibrosis. Los leucotrienos también contribuyen a la regulación de la síntesis, secreción y activación de metaloproteasas (MP), que a su vez tienen un papel clave en el remodelado del tejido conjuntivo. Otro producto de la actividad de la fosfolipasa A_2 sobre los fosfolípidos de membrana es el ácido lisofosfatídico, que al acetilarse forma el factor activador de plaquetas (PAF, *platelet activating factor*). Además de activar plaquetas, el PAF tiene otras acciones que incluyen el reclutamiento de leucocitos, el aumento de la permeabilidad vascular y la capacidad vasoconstrictora o vasodilatadora en distintas circunstancias. Las lipoxinas derivadas del ácido araquidónico, junto con las resolvinas y las protectinas (docosanoides [22 C] derivados de los ácidos grasos ω-3 eicosapentaenoico [EPA] y docosahexaenoico [DHA]), tienen un papel trascendente en la resolución de la inflamación y en la reparación de tejidos.

Efectores de la inflamación

Los mediadores inflamatorios ejercen su efecto sobre diversos tejidos y órganos, nombrados por ello **efectores**. Los mediadores provocan cambios funcionales en los efectores, muchas veces asociados con cambios morfológicos y de estados de desarrollo. Ya se mencionaron los principales efectos de los mediadores en el proceso inflamatorio, pero cabe aclarar que, en su papel de participantes de la homeostasis, también influyen sobre funciones metabólicas y neuroendocrinas.

▌LA RESPUESTA INFLAMATORIA

De manera clásica se considera que la inflamación muestra los cuatro signos cardinales descritos por el enciclopedista romano de principios de la era cristiana Aulo Cornelio Celso: calor, rubor, tumor y dolor. Todos están referidos en latín, pero su significado en español es claro y son una útil nemotecnia en la clínica para identificar procesos inflamatorios visibles. Son resultado de la liberación de los mediadores y de la expresión de moléculas de adhesión que provocan un aumento de la permeabilidad vascular, el paso de plasma al espacio intersticial, el reclutamiento de leucocitos, el aumento de la temperatura local o sistémica y la estimulación de nociceptores. El quinto signo cardinal se denomina *functio laesa*, o **perturbación de la función**. Fue agregado por el sabio alemán del siglo XIX, Rudolf Virchow. Estos procesos celulares y moleculares se observan en los casos de infección y de daño al tejido, aunque la respuesta inflamatoria mejor caracterizada es aquella provocada por infecciones, en especial las bacterianas.

En seguida se explicará lo que sucede cuando existe una infección en cualquier tejido. Como ya se dijo, los macrófagos y los mastocitos residentes inician la producción de un conjunto de mediadores y se producen los fenómenos característicos de la respuesta inflamatoria (figura 5-6).

Los leucocitos y las proteínas plasmáticas suelen circular dentro de los vasos sanguíneos y son reclutados a los sitios de infección o lesión mediante señales específicas, por ejemplo, moléculas presentes en los microorganismos patógenos (la *N*-formilmetionina); sustancias derivadas de la activación del complemento (componentes C5a y C3a), citocinas (TNF) y quimiocinas (IL-8). Una vez que los componentes del plasma se extravasan a los tejidos, el exudado plasmático está compuesto no solo por proteínas contenidas normalmente en el torrente sanguíneo, sino también por proteínas que se activan durante el proceso inflamatorio por medio de una serie de pasos denominados cascadas, incluyendo la del sistema del complemento, la coagulación y los sistemas fibrinolítico y de las cininas.

Para conseguir eliminar los agentes inductores es necesario el reclutamiento de células del sistema inflamatorio al sitio de la lesión. Los macrófagos residentes en los tejidos y las células dendríticas migran de los sitios cercanos al lugar de inicio de la respuesta. Las células que intervienen en la respuesta inmunológica innata utilizan receptores celulares, como los TLR, para detectar la presencia de agentes infecciosos mediante el reconocimiento de PAMP. El endotelio y los macrófagos residentes en los tejidos responden ante los estímulos proinflamatorios generando quimiocinas (véase recuadro 5-2). La IL-8 (CXCL8) favorece la llegada de neutrófilos, y la proteína quimioatrayente de monocitos 1 (MCP-1, *monocyte chemoattractant protein-1*) induce la migración de monocitos. Por lo regular, los leucocitos más abundantes en una respuesta inflamatoria aguda son los neutrófilos, pero con el transcurso del tiempo comienzan a migrar monocitos (que se convertirán en macrófagos tisulares) y linfocitos T y B. Si el evento inflamatorio no se resuelve, todas estas células pueden convertirse en las poblaciones predominantes en la inflamación crónica, que puede persistir durante años. En muchos casos esta inflamación crónica es de baja intensidad y no origina manifestaciones clínicas detectables.

La migración de las células inflamatorias desde la luz de los vasos sanguíneos a los tejidos ocurre de una manera ordenada. Primero el endotelio expresa simultáneamente las quimiocinas, que se adhieren en la cara intraluminal de la membrana endotelial y atraen a los leucocitos. Una citocina, también secretada localmente, el TNF, activa al endotelio que, en respuesta, expresa P-Selectina. Esta molécula se encuentra preformada y contenida en gránulos llamados cuerpos de Weibel-Palade, por lo que en cuestión de minutos se encuentra en la superficie endotelial, pues solo se requiere la fusión de los gránulos a la membrana. Al mismo tiempo, el proceso inflamatorio inicia la síntesis de otras moléculas, por ejemplo la E-selectina que en un par de horas se convierte en la principal selectina de la superficie del endotelio activado. Como su nombre sugiere, las selectinas contienen un dominio tipo lectina en su parte distal; las lectinas son proteínas fijadoras de carbohidratos y, en este caso, tienen como ligando al tetrasacárido sialil-Lewis^X, el cual se encuentra en forma constitutiva en la superficie de los neutrófilos, pero no en la de los linfocitos. Estos últimos lo expresan después de ser activados en los órganos linfoides secundarios por células dendríticas migrantes del tejido inflamado. La migración tardía de linfocitos a los tejidos marca el inicio de la participación de la respuesta inmunológica adaptativa en la respuesta inflamatoria.

La acción conjunta de las quimiocinas producidas por los macrófagos y las células endoteliales (que marginan a los leucocitos circulantes hacia el sitio de la lesión), y de las selectinas (que los fijan con baja afinidad) inicia la interacción endotelio-leucocitos. La baja afinidad de esta interacción y la fuerza del flujo sanguíneo impiden una fijación firme y provocan el llamado *rolling* (rodamiento) de los leucocitos sobre la superficie endotelial. El endotelio continúa sintetizando moléculas con una mayor afinidad y capacidad de adhesión y transmigración.

Los leucocitos circulantes también se activan durante el proceso y expresan moléculas con capacidad adherente, como el antígeno asociado a la función linfocitaria 1 (LFA-1, *lymphocyte function-associated antigen 1*) que está en casi todos los leucocitos e interactúa con las moléculas de adhesión intercelular (ICAM, *intercellular adhesion molecule*), miembros de la superfamilia de las inmunoglobulinas ICAM-1 e ICAM-2 sobre la superficie del endotelio. La ICAM-1 se expresa de manera importante en los procesos inflamatorios, mientras que ICAM-2 se halla de forma constitutiva en las membranas de los leucocitos. De modo similar, antígeno de macrófagos 1 (Mac-1, *macrophage-1 antigen*) participa pero en forma secundaria en la migración de leucocitos utilizando ICAM-1 e ICAM-2 como sus ligandos. Otras moléculas que participan en la adhesión

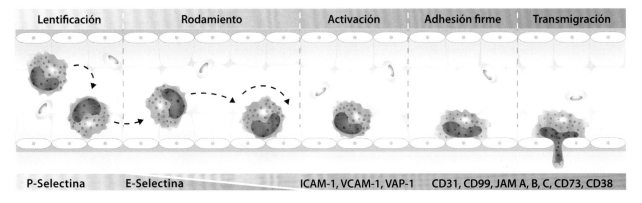

FIGURA 5-6. Fases de la migración de células inflamatorias. La migración de las células inflamatorias desde la luz de los vasos sanguíneos a los tejidos ocurre de manera ordenada. La figura muestra la sucesión de pasos desde el trastabillo inicial por la desaceleración hasta la transmigración o diapédesis. Todo ello depende de la expresión y de la producción secuencial de moléculas de adhesión y de factores quimioatrayentes (véanse recuadros 5-1 y 5-2).

son los proteoglucanos CD44 que se encuentran en la superficie de una gran variedad de subpoblaciones de leucocitos; su ligando es el hialuronato. Estudios de inhibición *in vivo* que emplean anticuerpos que bloquean la función de CD44 indican que esta molécula tiene un papel importante en dirigir los linfocitos a los sitios de inflamación.

Algunos ejemplos de moléculas relacionadas con la transmigración o diapédesis son CD31, miembro de la superfamilia de las inmunoglobuinas; CD99 y las ICAM, las cuales se expresan lo mismo en leucocitos que en células endoteliales. Estas moléculas interactúan en secuencia de forma homotípica entre ellas mismas durante la diapédesis. En la transmigración también participan moléculas de adhesión de las uniones (JAM-A, JAM-B y JAM-C, *junctional adhesion molecules*) cuyos ligandos son LFA-1, integrina α4β1 y Mac-1, respectivamente. Hace poco se describió el papel que tienen las ectoenzimas en la cascada de adhesión. La proteína de adhesión vascular 1 (VAP-1, *vascular adhesión protein-1*) y las CD73 y CD38 se encuentran del todo identificadas durante el proceso de transmigración. Debido a su papel como enzimas, tales moléculas pueden modificar con rapidez las interacciones de adhesividad y modular el microambiente.

❙ RESOLUCIÓN DE LA INFLAMACIÓN

Los mecanismos de control de la inflamación son parte del proceso evolutivo que tiene como función principal asegurar la supervivencia. La inflamación es un proceso crucial en la evolución y el mantenimiento de la fisiología de los seres vivos, en especial de los mamíferos. De modo complementario, la inflamación no solo tiene un vasto potencial de producir daño tisular extenso, sino también, y tal vez con mayor frecuencia, de afectar la función de los tejidos sin provocar daño significativo de forma intrínseca. Así, el potencial de generar lesión o disfunción de los tejidos del hospedero es parte consustancial de la respuesta inflamatoria contra un agresor, irritación, lesión o infección, sin importar su naturaleza, pero debe tener un límite (recuadro 5-3).

Lo anterior explica la existencia de mecanismos de regulación de la respuesta inflamatoria y de reparación de los tejidos lesionados, que han evolucionado en paralelo con los procesos inevitablemente deletéreos de la respuesta inflamatoria. Es decir, dichos procesos de regulación y reparación tienen la responsabilidad evolutiva de atenuar la disfunción y el estrés tisulares mientras los tejidos se reintegran a la homeostasis general del organismo. Sin embargo, en ocasiones se observan fallas en tal proceso de interacción continua con el ambiente y respuesta a los retos, en particular en el caso de organismos complejos y de reciente aparición filogenética. Los humanos son un buen ejemplo de estos últimos y, al parecer, muchas enfermedades humanas de reciente emergencia (obesidad, alergias, enfermedades cardiovasculares o cáncer) son resultado de la falta de equilibrio evolutivo ocasionada por cambios drásticos en el estilo de vida y las condiciones ambientales, aunados a un aumento sustancial en la esperanza de vida.

Las consecuencias patológicas de la inflamación y su resolución inadecuada se observan desde las enfermedades autoinmunes hasta las autoinflamatorias, e incluyen fibrosis o crecimientos tumorales. Esto indica que resolver la inflamación es un factor fundamental para disminuir el daño secundario y su ausencia puede significar un gran peso en la carga de enfermedad de las sociedades contemporáneas. La resolución de la inflamación es un proceso activo. Lo mismo que cuando ésta se genera, en dicho proceso participan numerosos mediadores y células efectoras.

De hecho, cabe destacar que, con base en modelos en roedores y algunas variantes genéticas en humanos, se ha postulado que de no ser por mecanismos antiinflamatorios coordinados entre sí y permanentemente activados, la inflamación se establecería de modo espontáneo. La reparación exitosa de los tejidos que sigue a un proceso inflamatorio requiere que se restituyan tanto estructu-

---

 RECUADRO 5-3. LOS INFLAMASOMAS COMO EJEMPLO DE SISTEMAS DE DETECCIÓN DE SEÑALES DE PELIGRO

La activación de la respuesta inmunológica innata involucra diferentes moléculas solubles, de membrana celular o citosólicas, llamadas PRR. Tales receptores permiten reconocer componentes estructurales indispensables para la supervivencia de los patógenos, llamados PAMP. Los PRR mejor caracterizados son los TLR. Otro tipo de PRR son los receptores tipo NOD (NLR, *Nucleotide-binding oligomerization domain containing receptors*), los cuales reconocen varios PAMP y también algunos productos endógenos que se liberan en respuesta a estrés o daño celular, denominados DAMP.

Los NLR están conformados estructuralmente por tres dominios responsables de dirigir la transducción de señales. Varios de estos PRR se ensamblan en complejos multiproteicos de alto peso molecular que activan la caspasa-1 al regular la activación de citocinas. A estos receptores citosólicos que regulan inflamación y piroptosis se les llama inflamasomas. Una de las subfamilias de los NLR es la de la proteína NOD con dominios de pirina y repeticiones ricas en leucina (NLRP, *NOD leucine rich repeat and pyrin domaincontaining protein*), también denominados NALP, NACHT, LRR y PYD.

El inflamasoma mejor caracterizado hasta la fecha es el NLRP3, un sistema que requiere dos señales para activarse. La primera es completamente inespecífica y ocurre cuando un leucocito es activado mediante algún PRR que active NF-κB, mismo que es necesario para inducir la expresión de NLPR3, pro-IL-1β y pro-IL-18. Luego es necesaria la activación específica del inflamasoma NLRP3. Esta segunda señal puede ocurrir en respuesta a estímulos originados por los PAMP, incluidos derivados bacterianos (endotoxinas y flagelinas), virales (ácidos nucleicos), fúngicos (β-glucanos y zimosán) y de protozoos (hemosoína). Sin embargo, la segunda señal también ocurre mediante el reconocimiento de activadores estériles o DAMP; estas señales endógenas de alarma incluyen el reconocimiento de estructuras microcristalinas (p. ej., los cristales de colesterol, urato monosódico, pirofosfato u oxalato de calcio e hidroxiapatita); de estímulos químicos (como asbesto, sílice y aluminio [con frecuencia utilizado como adyuvante en vacunas]); de estímulos físicos (como la radiación ultravioleta) e inclusive de derivados de la degradación de tejidos (entre éstos: fibras de β-amiloide, heparán sulfato y hialuronato). Una vez iniciada la activación, la proteína adaptadora ASC (*Apoptosis-associated Speck-like protein containing a Caspase recruitment domain*), la cual recluta la procaspasa-1 inactiva a través del dominio CARD para y activar caspasa-1. Por último, la caspasa-1 activada es responsable de la maduración proteolítica de pro-IL-1β y pro-IL-18, con lo que se obtienen las formas biológicamente activas IL-1β e IL-18. Los efectos biológicos de IL-1β incluyen el desarrollo de fiebre por inducción de ciclooxigenasas (COX) a nivel de los centros termorreguladores talámicos; la activación endotelial por producción de prostanoides mediante COX y expresión de moléculas de adhesión; el incremento en la síntesis de proteínas catiónicas por el hígado (como el fibrinógeno y la proteína C reactiva), y la movilización de neutrófilos y plaquetas desde la médula ósea.

Al igual que para otros mecanismos inflamatorios, hay medios para regular e inhibir las acciones del inflamasoma. Por ejemplo, cuando se activa la respuesta inmunológica adaptativa, los linfocitos T efectores y de memoria son capaces de inhibir la activación de caspasa-1 por NLRP1 y NLRP3, vía miembros de la familia de TNF; otras proteínas como Bcl-2 y Bcl-xL también lo inhiben. El hecho de que diversos virus y bacterias hayan desarrollado estrategias para inhibir las acciones del inflamasoma, sugiere que tiene un papel central en la respuesta de protección ante los microorganismos.

De hecho, ante infecciones con patógenos intracelulares, las células mieloides pueden morir por piroptosis. Este es un tipo de muerte celular sumamente inflamatorio inducido por caspasa-1 de manera independiente a la acción de las caspasas generadoras de apoptosis. Durante la piroptosis se observa, como en la necrosis, entrada de agua y lisis osmótica, acompañada de liberación del contenido celular; todo ello es ocasionado por la rotura de la membrana plasmática. Sin embargo, también se observa degradación del ADN y condensación nuclear, pero, a diferencia de la apoptosis, no hay rotura de la membrana del núcleo, ni degradación en escalera del ADN.

Varias enfermedades se asocian a concentraciones elevadas de IL-1β, entre éstas la diabetes mellitus tipo 2 y la gota, por lo que se ha sugerido que el NALP3 tiene un papel crucial como detector de estrés metabólico.

ras como distintos tipos celulares; para ello se necesitan células epiteliales, del mesénquima y proteínas de la matriz extracelular, entre otras. Dado que la oxigenación es indispensable para que los tejidos se reparen de forma adecuada, la remodelación de la vasculatura es esencial, ya que la irrigación insuficiente se asocia a atrofia o fibrosis del tejido. Un punto por resaltar a este respecto es que puede observarse de forma individual o combinada la pérdida de células del parénquima (atrofia) y la acumulación excesiva de tejido conjuntivo (fibrosis) con pérdida secundaria de la función del tejido, sin que exista inflamación previa conocida.

Mecanismos de resolución de la inflamación

Una respuesta inflamatoria aguda exitosa culmina con la eliminación de los patógenos; luego se inicia la resolución del proceso y se reparan y remodelan los tejidos que fueron dañados, para culminar cuando se restaura la función tisular normal y se regresa al estado basal de homeostasis o, en su caso, adaptarse a las nuevas condiciones de funcionamiento (véase figura 5-1). Todos estos mecanismos son dirigidos principalmente por macrófagos residentes tisulares y mediadores solubles que, además de concluir el proceso inflamatorio, inician el reclutamiento y activación de fibroblastos, cuya tarea es reparar y remodelar los tejidos lesionados durante la respuesta inflamatoria.

Los macrófagos son células clave durante todo el proceso inflamatorio, desde que inicia hasta que se resuelve y se reparan los tejidos. Su gran plasticidad les permite adaptarse y cambiar sus funciones en respuesta al medio en el que se encuentran inmersos. Luego de su reclutamiento inicial como monocitos hacia los tejidos inflamados y su posterior activación como macrófagos con fenotipo inflamatorio, sus poblaciones iniciales cambian a otras de fenotipo antiinflamatorio o supresor, en donde la producción de IL-10 tiene un papel central. A partir de aquí los caminos posibles divergen y todavía no hay claridad sobre los mecanismos subyacentes a la selección de las opciones posibles: el restablecimiento de la homeostasis, la adaptación funcional a las nuevas condiciones o el desarrollo de una inflamación crónica.

Así, los macrófagos son primordiales para mantener la homeostasis de los tejidos y favorecer la resolución de la inflamación. Por ejemplo, en estado basal tienen funciones antiinflamatorias, mediadas principalmente a través de la producción de IL-10, una citocina con la cual también inhiben la inflamación generada por los monocitos recién ingresados a los tejidos. Una tarea crucial de los macrófagos es fagocitar y eliminar células muertas, o en proceso de morir, y moléculas tóxicas. Esto es trascendente en particular en el caso de los neutrófilos en apoptosis, ya que eliminarlos de los tejidos es una de las condiciones fundamentales para que la inflamación se resuelva.

Diversas señales generan un cambio de fenotipo de los macrófagos de tipo inflamatorio (M1) a tipo antiinflamatorio (M2). El estrés tisular suele acompañarse de producción de glucocorticoides que tienen múltiples efectos antiinflamatorios e inmunosupresores. Por otro lado, el daño a los tejidos, en específico el daño epitelial, provoca la liberación de las llamadas **alarminas**, como IL-25, IL-33 y linfopoyetina del estroma tímico (TSLP, *thymic stromal lymphopoietin*), que actúan sobre linfocitos innatos del grupo 2, conocidos como células linfoides innatas del grupo 2 (ILC2, *group 2 innate lymphoid cells*), mastocitos, basófilos y linfocitos Th2 CD4$^+$, lo que induce la liberación de IL-4 y de IL-13. Dichas señales, junto con las que reciben los macrófagos al fagocitar detritus celular, estimulan el cambio de fenotipo de M1 a sus antagonistas M2 como uno de los mecanismos de resolución de la inflamación. El antagonismo sucede en parte porque, a diferencia de los M1, los macrófagos M2 suprimen la proliferación de los linfocitos T y con ello rompen el círculo de realimentación positiva con los M1. En un inicio, los macrófagos M2 producen MMP12, inhibidor tisular de metaloproteasas 1 (TIMP1, *tissue inhibitor of metalloproteases 1*), factor de crecimiento derivado de plaquetas (PDGF, *platelet-derived growth factor*) y TGF-β1, importantes para resolver la inflamación y comenzar la reparación del tejido dañado. Sin embargo, su capacidad para activar miofibroblastos (y con ello estimular la síntesis de colágena) puede llevar a fibrosis tisular. Como contraparte,

los M2 pueden volver a modificar su fenotipo hacia uno regulador/supresor. En este caso producen ARG1, molécula tipo resistina alfa (RELM-α, *REsistin-like molecule*-α), ligando de muerte programada 2 (PDL-2, *programmed death ligand 2*) e IL-10; con ello, además de participar en la reparación de tejidos, son capaces también de limitar la formación de fibrosis al inhibir la síntesis de colágena (figura 5-7).

Se desconocen aún los mecanismos relacionados con este último cambio de fenotipo, así como las razones para que no se efectúe, con la consecuente formación excesiva de fibrosis tisular. La otra cara de la moneda de la supresión de las funciones de los linfocitos T es que, si ocurre antes de tiempo o se evita su plena expresión, es posible que el proceso inflamatorio se prolongue: la acción de los linfocitos Th1 CD4$^+$ es crucial en la inflamación, pero también en el inicio de la regulación de la producción de quimiocinas y citocinas por los macrófagos. Lo contrario también es cierto: una deficiencia de linfocitos T reguladores (Treg) contribuye a la persistencia de la inflamación.

Puede entenderse que la falla en alguno de estos mecanismos retrasa o evita que se la resuelva la inflamación. El retraso en la fagocitosis de células en apoptosis puede provocar que progresen al siguiente estado celular: la necrosis. Desde el punto de vista evolutivo, la presencia de células necróticas se interpreta como un signo de infección, de manera que no influyen del mismo modo sobre su entorno que las células en apoptosis. A diferencia de las células en apoptosis, las células en necrosis liberan productos celulares proinflamatorios. Los macrófagos pueden fallar en fagocitar a los neutrófilos en apoptosis debido a algunas deficiencias, por ejemplo en la producción de moléculas que funcionan como opsoninas (C3b, C4b, proteína C reactiva, IgG, fosfatidil serina) o de los receptores de éstas en los propios macrófagos. También es posible que el propio estado inflamatorio prolongue la vida de los neutrófilos gracias a la presencia de factores de crecimiento que inducen al inhibidor de la apoptosis, la survivina (del inglés *survivin*) y a la capacidad de producir ATP en condiciones anaerobias por la presencia del factor inducible por hipoxia 1A (HIF-1, *hypoxia inducible factor 1A*).

Factores solubles que contribuyen a la resolución de la inflamación

Las células ejercen sus funciones antiinflamatorias mediante moléculas clasificadas en citocinas, inhibidores de proteasas, gases, lípidos, adenosina y acetilcolina.

Citocinas

Ya se mencionaron las dos citocinas clave en la resolución de la inflamación: IL-10 y TGF-β. La producción de IL-10 está estrictamente regulada y no alcanza su plena expresión si las células productoras no han recibido al menos dos señales confirmatorias de que existe un proceso inflamatorio en curso, la ocupación de TLR y otra proveniente de moléculas liberadas por la propia inflamación. La IL-10 tiene un papel central en la regulación de la inflamación y su producción deficiente contribuye a que no se resuelva. Las fallas en la producción de citocinas antiinflamatorias pueden deberse a mutaciones que afecten su transcripción, o bien a deficiencias de otras citocinas, como IL-13, que incrementan la producción de TGF-β y de IL-10.

Inhibidores de proteasas

El inhibidor de proteasas leucocitarias secretado (SLPI, *secretory leukocyte protease inhibitor*) es una proteína de expresión tardía en macrófagos estimulados. Su papel para resolver la inflamación y reparar heridas parece muy importante. Por un lado tiene actividad antibacteriana, antifúngica y antiviral, por otro lado evita la acción del TNF sobre la activación de neutrófilos, con lo que evita la producción de elastasa por dichas células. Por último, inhibe proteasas de serina, con lo que protege las superficies epiteliales de enzimas proteolíticas endógenas. Además de suprimir la producción de elastasa por neutrófilos, cuando el SLPI se une a la progranulina evita su digestión a granulina, la cual induce la producción de la quimiocina CXCL8 en células epiteliales. La progranulina es un factor de crecimiento epitelial que participa como mediador en

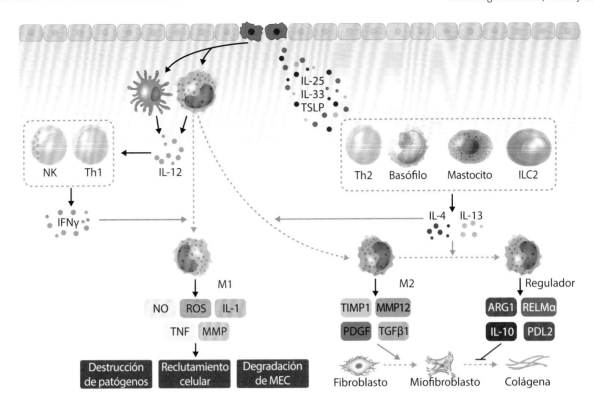

Figura 5-7. Respuestas dependientes de macrófagos M1 y M2 ante una lesión tisular. La respuesta inicial a los retos detectados por los macrófagos y las células dendríticas residentes en los tejidos pasa por la activación de linfocitos productores de IFN-γ, citocina que dirige la diferenciación de los macrófagos al fenotipo M1. Diversas señales generan un cambio de fenotipo de los macrófagos de tipo inflamatorio (M1) a tipo antiinflamatorio (M2). El daño epitelial provoca la liberación de alarminas (como IL-25, IL-33 y TSLP) que actúan sobre las ILC2, mastocitos, basófilos y linfocitos Th2 CD⁺ al inducir la liberación de IL-4 y de IL-13. Dichas señales estimulan el cambio de fenotipo de M1 a M2 como uno de los mecanismos de resolución de la inflamación. Al inicio los macrófagos M2 producen MMP12, TIMP1, PDGF y TGF-β1, importantes para resolver la inflamación e iniciar la reparación del tejido dañado. Sin embargo, también pueden activar miofibroblastos, y con ello estimular la síntesis de colágena que conduce a fibrosis tisular. En contraparte, los M2 pueden modificar su fenotipo hacia uno regulador/supresor. En tal caso producen ARG1, RELM-α, PDL-2 e IL-10. Los M2 reguladores, además de participar en la reparación de tejidos, limitan la formación de fibrosis al inhibir la síntesis de colágena.

la reparación de heridas. Así que una expresión subóptima favorece la inflamación persistente; no obstante, la expresión exagerada tiene influencia sobre el crecimiento de tumores.

Gases

Las ROS y RNS (especies reactivas del nitrógeno, derivadas del óxido nítrico) son moléculas que interactúan entre sí y participan en la regulación de la función de la mayoría de las células. Sus niveles elevados están involucrados en daño celular, pero también tienen importantes acciones que ayudan a resolver la inflamación. Por ejemplo, disminuyen la diapédesis al interferir con las acciones de las moléculas de adhesión y suprimen la producción de IL-1β y de IL-18. La IL-10 induce la producción de monóxido de carbono (CO) al activar la enzima hemo-oxigenasa-1. El CO producido de esta forma tiene un papel central en la respuesta de defensa al estrés generada por radicales libres de oxígeno, por ejemplo durante un choque endotóxico o el daño provocado por un proceso de isquemia-reperfusión. Entre otras acciones tiene un efecto vasodilatador, estimula la producción de IL-10, inhibe la agregación plaquetaria, la producción de TNF y evita la apoptosis de células endoteliales. Otro gas, el sulfuro de hidrógeno (H_2S), también es capaz de incrementar la producción de CO.

Lípidos

Modelos experimentales en múridos han permitido documentar que el tráfico leucocitario hacia y desde los tejidos tiene relación temporal con distintos mediadores lipídicos. Como ya se mencionó, la respuesta inflamatoria moviliza los ácidos grasos poliinsaturados de las membranas celulares, sobre todo epiteliales; en un inicio el ω⁻⁶ ácido araquidónico, que luego es sustituido por los ω⁻³ eicosapentaenoico y docosahexaenoico. A partir del ácido araquidónico se sintetizan prostaglandinas (PG) y leucotrienos (LT) que provo-

can vasodilatación y reclutamiento de neutrófilos, respectivamente. En algunos casos, los neutrófilos reclutados expresan enzimas diferentes, con lo que cambian la producción de PG y LT por ácido epoxieicosatetraenoico (EET) y lipoxinas (LX). El primero inhibe al NF-κB y la inducción de COX2. Las LX, que derivan tanto del ácido araquidónico como del ácido 15-hidroxieicosatetraenoico (HETE), inhiben el influjo de neutrófilos y favorecen el de monocitos, de forma que se estimula la fagocitosis y la salida por vía linfática de los polimorfonucleares muertos de los tejidos. El EPA y DHA, a su vez, son precursores de las resolvinas, protectinas y maresinas, que tienen un papel importante en la resolución de la inflamación por mecanismos similares a los de las LX (figura 5-8).

La propia enzima COX2 cambia de actividad: al principio de la respuesta inflamatoria genera la producción de PGE_2, pero después induce la producción de 15-deoxi-D-prostaglandina J, que tiene efectos antiinflamatorios prominentes por medio de la inhibición tanto de la migración de neutrófilos como de la producción de ROS. Desde el punto de vista médico, esta es la causa por la que el inhibir COX2 en etapas tardías de un proceso inflamatorio puede tener efectos opuestos a los esperados,

Otras moléculas capaces de regular la respuesta inflamatoria son el fosfato de esfingosina-1 (S1P, *sphingosine-1-phosphate*) que induce la liberación de NO por células endoteliales, y la adenosina derivada de ATP que al activarse participa en la reparación de heridas.

Neurotransmisores

El sistema nervioso autónomo también participa en la resolución de la inflamación por medio del nervio vago. Se ha demostrado que existe un reflejo inflamatorio que alerta al sistema nervioso de un reto inflamatorio. El arco aferente de este reflejo está formado por neuronas sensoriales del vago (estimuladas por IL-1β y tal vez

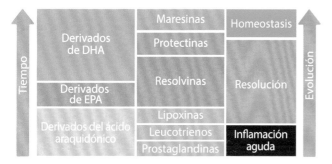

Figura 5-8. Mediadores lipídicos de la inflamación. El tráfico leucocitario hacia y desde los tejidos tiene relación temporal con los distintos mediadores lipídicos. Al inicio de la respuesta inflamatoria se moviliza el ácido araquidónico, que luego es sustituido por los ácidos eicosapentaenoico (EPA) y docosahexaenoico (DHA). A partir del ácido araquidónico se sintetizan prostaglandinas (PG) y leucotrienos (LT). Los neutrófilos reclutados eventualmente expresan diferentes enzimas, con lo que cambia la producción a lipoxinas (LX). Éstas inhiben el influjo de neutrófilos y favorecen el de monocitos. El EPA y DHA, que a su vez son precursores de las resolvinas, protectinas y maresinas, tienen un papel importante en la resolución de la inflamación por mecanismos similares a los de las LX.

por otras moléculas endógenas o exógenas que hacen sinapsis con interneuronas en el tallo cerebral que, a su vez, conectan con el núcleo motor del vago iniciando el arco eferente). Estas neuronas del vago hacen sinapsis en el ganglio celiaco con las neuronas del nervio esplénico. En el bazo existen linfocitos T con receptores para norepinefrina, que es liberada por el nervio esplénico; los linfocitos T liberan acetilcolina, que es captada por receptores α7-nicotínicos en la superficie de macrófagos del propio bazo. La consecuencia es que se inhibe la acción del NF-κB, un factor de transcripción crucial para que se expresen genes que codifican para citocinas proinflamatorias, como TNF-α, IL-1β, IL-6, IL-8 y HMGB1 (figura 5-9). Un grupo de científicos mexicanos reportó que la electroacupuntura aplicada al nervio ciático también regula la respuesta inflamatoria sistémica.

FALLAS EN LA RESOLUCIÓN DE LA INFLAMACIÓN

Si la respuesta inflamatoria aguda no se resuelve, el proceso inflamatorio persiste y adquiere nuevas características. El infiltrado de neutrófilos es remplazado por macrófagos, con frecuencia en asociación con linfocitos T. Si los efectos combinados de estas células son aún insuficientes, se inicia una respuesta inflamatoria crónica que implica la formación de granulomas. Los intentos infructuosos de los macrófagos por engullir y digerir patógenos o cuerpos extraños lleva a la formación de dichos granulomas, en un intento final de proteger al hospedero. En adición a los patógenos, la inflamación crónica también puede estar asociada con otras causas de daño tisular, por ejemplo las respuestas autoinmunes o los cuerpos extraños indigeribles. En ocasiones, la falta de regulación de subpoblaciones de linfocitos Th CD4+ puede llegar a conducir al desarrollo de daño al propio organismo, lo que genera fenómenos de hipersensibilidad o de autoinmunidad.

Así como la inflamación puede pasar de aguda a crónica si no se resuelve, los padecimientos vinculados con inflamación crónica pueden atravesar por periodos en los que ésta se agudiza. Tal es el caso de la ateroesclerosis, en la que la íntima arterial se inflama de manera crónica, pero es posible que un cuadro de inflamación aguda genere fragilidad de una placa de ateroma y la haga vulnerable a una fisura o rotura, con lo que se presenta un síndrome coronario agudo. Otros ejemplos de enfermedades inflamatorias crónicas con agudizaciones periódicas son: artritis reumatoide, esclerosis múltiple, enfermedades inflamatorias intestinales, asma, enfermedad pulmonar obstructiva crónica y algunos tipos de cáncer.

Las fallas en la resolución de la inflamación pueden ser resultado de varios factores no excluyentes, como la estimulación persistente, la incapacidad de eliminar al inductor, las respuestas excesivas en magnitud o duración, o la disfunción o el daño tisular permanente. En ciertos casos, la inflamación se resuelve, aunque de forma inadecuada, lo que genera disfunción permanente por trastornos anatómicos que en ocasiones llevan a la muerte.

Diversos agentes exógenos y endógenos pueden estimular de forma persistente al organismo, lo que implica un reto constante para la homeostasis que impide que la inflamación se resuelva. Ejemplos de ello son los microorganismos con capacidad de establecerse de forma crónica (como *M. tuberculosis*), alérgenos (p. ej., las proteínas

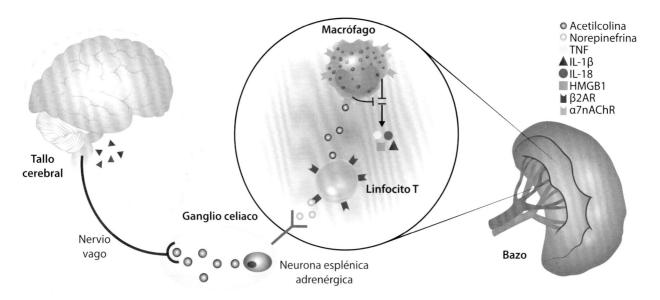

Figura 5-9. Participación del sistema nervioso autónomo en la regulación de la inflamación. El sistema nervioso autónomo también participa para resolver la inflamación a través del nervio vago. Se ha demostrado la existencia de un reflejo inflamatorio que alerta al sistema nervioso de un reto de este tipo. El arco aferente del reflejo está formado por neuronas sensoriales del vago, estimuladas por IL-1β y tal vez por otras moléculas endógenas o exógenas que hacen sinapsis con interneuronas en el tallo cerebral, que a su vez conectan con el núcleo motor del vago e inician el arco eferente. Estas neuronas del vago hacen sinapsis en el ganglio celiaco con las neuronas del nervio esplénico. En el bazo existen linfocitos T con receptores para norepinefrina (β2AR), que es liberada por el nervio esplénico; los linfocitos T a su vez liberan acetilcolina, que es captada por receptores colinérgicos α7-nicotínicos (α7nAChR) en la superficie de los macrófagos del propio bazo. La consecuencia es que se inhibe la acción de NF-κB, factor de transcripción crítico para la expresión de genes que codifican para citocinas proinflamatorias, como TNF-α, IL-1β, IL-6, IL-8 y HMGB1.

TABLA 5-3. Agentes exógenos y endógenos que pueden estimular persistentemente al organismo

Agentes	Ejemplos	Fuente/origen
Microorganismos	*M. tuberculosis*	Infección
Alérgenos	Derp2	Ácaros del polvo
Partículas no degradables	Asbesto Sílice	Contaminación ambiental
Cristales	Colesterol Urato monosódico Pirofosfato de calcio dihidratado	Ingesta y productos del metabolismo
Antígenos de alimentos	Ácido *N*-glucolilneuramínico (Neu5Gc)	Carne roja y productos lácteos

Derp2, presentes en las heces de los ácaros del polvo), las partículas no degradables (como el asbesto) e incluso los cristales de partículas endógenas (p. ej., el colesterol). El humo del cigarro, claramente asociado con enfermedades respiratorias crónicas, cardiovasculares y tumorales, se ha descrito como un inductor de inflamación crónica que genera daño celular y tisular, además de que afecta la capacidad fagocítica de los macrófagos (tabla 5-3).

En seguida se exponen algunas patologías que ejemplifican las fallas en la resolución de la inflamación.

Alergias por mimetismo funcional

Si bien la respuesta inflamatoria generada por las alergias no es la clásica, en ocasiones éstas representan un ejemplo de cómo ciertos mecanismos de vigilancia pueden ser activados por moléculas pequeñas no patógenas *per se*, pero que pueden despertar respuestas dañinas porque poseen homología funcional con moléculas de patógenos. Así, algunos alérgenos tienen actividad proteolítica y por ello pueden iniciar la vía inmunológica que suele ser inducida por los helmintos, ya que estos patógenos típicos de los epitelios mucosos se caracterizan por contener un gran número de proteasas.

Otro es el caso de una de las fuentes de alérgenos aéreos más importantes para pacientes asmáticos, las heces de los ácaros del polvo, cuyo principal alérgeno, Derp2, posee homología estructural y funcional con el componente de TLR4 que se une a lipopolisacáridos (LPS), lo que facilita la señalización vía dicho receptor y la desviación de la respuesta hacia una tipo Th2. De esta manera, el ingreso de Derp2 por vía mucosa induce la activación de mastocitos y otras células que liberan aminas vasoactivas y mediadores lipídicos que inducen aumentos en la producción de moco, la permeabilidad vascular, la vasodilatación y los movimientos peristálticos, lo mismo que fuga de líquido al intersticio y contracción del músculo liso bronquial.

Un caso extremo se observa cuando un alérgeno ingresa de forma sistémica al organismo, lo que causa activación diseminada de los mastocitos. La desgranulación de éstos y otras células provoca la dilatación de los vasos sanguíneos y el aumento de su permeabilidad, y la contracción generalizada del músculo liso. La caída en la presión arterial por pérdida de las resistencias vasculares periféricas ocasiona choque distributivo, mientras que la constricción de las vías aéreas superiores causa asfixia e hipoxia tisular; tales son las manifestaciones que caracterizan al choque anafiláctico.

Sepsis, un ejemplo de regulación inapropiada

Un claro ejemplo de regulación inapropiada de la respuesta del hospedero contra un agresor la podemos observar en el contexto clínico de la sepsis. Si bien las respuestas inflamatorias e inmunológicas de los mamíferos ha evolucionado a la par de los retos antigénicos ofrecidos por patógenos, también se han generado mecanismos de regulación que permiten restaurar de forma rápida la homeostasis tisular. Sin embargo, las respuestas del hospedero contra algún microorganismo se pueden tornar sistémicas. En ocasiones, esta respuesta sistémica, asociada a infección, puede avanzar hasta producir hipotensión, hipoperfusión y disfunción orgánica, lo que lleva a la pérdida de la homeostasis generalizada del organismo, un estado clínicamente definido como choque séptico que incluso puede provocar falla orgánica múltiple.

La secuencia de eventos que siguen a un insulto lesivo es similar sin importar la naturaleza del mismo, sugiriendo que es un mecanismo general del organismo para restaurar la homeostasis tisular. Así, poco después del reto antigénico habitualmente iniciado por endotoxinas o exotoxinas bacterianas, algunos macrófagos residentes tisulares inician la producción local de citocinas como TNF e IL-1β que promueven la liberación de quimioatrayentes, con el consecuente reclutamiento de neutrófilos de la circulación sistémica hacia el intersticio. Estas células se caracterizan por mostrar una respuesta microbicida elevada, a expensas de profuso daño tisular inespecífico. Poco después, pequeñas cantidades de estas citocinas producidas localmente son liberadas hacia la circulación, lo que incrementa la activación de células endoteliales de vasos locales y facilita el reclutamiento de macrófagos y plaquetas desde la circulación. Además, una parte de estas citocinas alcanza el hígado, donde incrementan considerablemente la producción de diferentes proteínas con actividad antiinflamatoria y antagonismo endógeno; algunas de estas proteínas, como la proteína C reactiva y otras pentraxinas funcionan como marcadores de fase aguda y su función está más bien dirigida a marcar o señalizar detritus celulares y apoptóticos para su posterior fagocitosis.

La correlación entre las cascadas de la inflamación y la coagulación es crítica para entender tanto los intentos del organismo por reparar potenciales tejidos dañados como la progresión de la inflamación de lo local a lo sistémico. Las citocinas liberadas ante el estímulo nocivo activan a las superficies endoteliales que liberan factor tisular, el cual tiene función inflamatoria intrínseca y promueve la producción de trombina; además, el TNF y la IL-1β desacoplan el sistema de fibrinólisis vía la producción del inhibidor del activador del plasminógeno. Más aún, estas citocinas inducen la producción hepática de fibrinógeno y otros factores de coagulación mientras alteran mecanismos antiinflamatorios y anticoagulantes naturales como los dependientes de antitrombina y proteína C activada. Estos factores, aunados al reclutamiento local de plaquetas y a los efectos procoagulantes del sistema del complemento, son potencialmente responsables de la trombosis microvascular y la disfunción tisular resultante que caracterizan a los procesos infecciosos no controlados.

Por último, si la activación de la inflamación no es controlada y la homeostasis orgánica restaurada, la respuesta inflamatoria progresa hasta inducir la activación sistémica de diversas cascadas humorales (cascadas de coagulación, complemento, bradicininas, derivados del ácido araquidónico y sistemas de liberación de óxido nítrico) y del sistema retículo endotelial, con pérdida de la integridad del aparato circulatorio y desarrollo de síndrome de disfunción orgánica múltiple con hipotensión, hipoperfusión tisular y daño orgánico grave.

En contraposición a la respuesta inflamatoria sistémica, que tiene la función evolutiva de responder a un reto con fines de contención, existe otra respuesta también sistémica, que tiene la tarea evolutiva de restaurar la homeostasis. El síndrome de respuesta antiinflamatoria compensatoria (CARS, *compensatory anti-inflammatory response syndrome*) en esencia se caracteriza por anergia de respuestas cutáneas, reducción en el número de linfocitos activados mediante la inducción de apoptosis, disminución de la producción de citocinas por parte de los monocitos mediante mecanismos de desensibilización, disminución en el acoplamiento y presentación de moléculas del complejo principal de histocompatibilidad clase I (MHC II, *major histocompatibility complex II*) por las células dendríticas tisulares y otras células profesionales presentadoras de antígenos, producción de antagonistas naturales de los receptores para TNF e IL-1 y expresión de citocinas con propiedades antiinflamatorias como la IL-10 y el TGF-β.

Desde el punto de vista temporal, la respuesta antiinflamatoria sistémica se activa en espejo con la respuesta inflamatoria, orquestando finamente un mecanismo de contrarregulación que mantiene el equilibrio homeostático y evita el daño tisular grave sin interferir con la eliminación de los retos que las indujeron. Sin embargo, cuando el CARS se activa de forma inapropiada, ya sea por actividad incrementada o porque lo hace a destiempo, deja al hospedero demasiado vulnerable ante los retos patogénicos, un estado patológico al que con frecuencia se le llama inmunoparálisis.

Los cristales indigeribles

Los cristales de urato monosódico (relacionados con los ataques de artritis aguda en la gota), el pirofosfato de calcio (vinculado con la seudogota) y los cristales de colesterol asociados con la ateroesclerosis son detectados por el inflamasoma NLRP3, el cual inicia la cascada inflamatoria por activación de IL-1β. Una vez producida la IL-1β, se puede inducir la expresión de moléculas de adhesión en las células endoteliales, la expresión de COX2, proteína C reactiva, amiloide sérico A y fibrinógeno. Más aún, IL-1β induce la producción de colagenasas por células sinoviales y de metaloproteasas por condrocitos y por macrófagos de la íntima arterial. Esto sugiere que el inflamasoma NLRP3 juega un papel importante en las artropatías microcristalinas y en la ateroesclerosis.

El ejemplo arquetípico de activación estéril del sistema inmunológico innato mediante DAMP es la gota. En esta patología se asume que la sobresaturación de ácido úrico sérico más allá de su límite de solubilidad (~7 mg/dL) induce la cristalización de urato monosódico. Estos cristales pueden ser reconocidos mediante TLR-2 y -4 en la membrana celular de sinoviocitos de linaje monocítico, y su fagocitosis desestabiliza las vesículas lisosomales, lo que genera la liberación de especies reactivas del oxígeno y proteasas. Esto inicia la activación de la criopirina (NLRP3) que recluta a la proteína ASC y a CARD8, para conformar la plataforma de activación de procaspasa-1. La liberación de IL-1β activa al endotelio y así se permite el influjo de cantidades masivas de neutrófilos desde la circulación; es importante mencionar que la cavidad sinovial es un espacio habitualmente vedado al ingreso de neutrófilos. Éstos pueden reconocer a los cristales de urato monosódico y liberar las sustancias proteolíticas contenidas en sus gránulos citoplasmáticos.

Al final, la formación de trampas extracelulares de neutrófilos (NET, *neutrophil-extracellular traps*), la regulación positiva de citocinas antiinflamatorias como TGF-β e IL-10, la liberación de lipoxinas y resolvinas vía COX, el incremento en la producción de antagonista del receptor de IL-1, el influjo de ApoB y E (entre otras proteínas plasmáticas) a través del endotelio permeable, la inducción de receptores de proliferación peroxisomal en células de linaje monocítico y el desacoplamiento del inflamasoma NLRP3 mediante la coseñalización CD40/CD40-L, permiten la resolución espontánea del ataque agudo de gota en el curso de 5 a 7 días, aun cuando persistan los cristales de urato monosódico dentro del líquido sinovial.

Síndromes autoinflamatorios, respuesta extrema a productos endógenos

El grado máximo de expresión de daño mediado por los sistemas de vigilancia de productos generados en el medio endógeno son los síndromes autoinflamatorios, un grupo de padecimientos hereditarios con episodios inflamatorios autolimitados recurrentes, caracterizados por fiebre, sinovitis, serositis, exantema y conjuntivitis. Este grupo de fiebres periódicas hereditarias comparten mutaciones que afectan al gen que codifica al NLRP3, de forma que las células mieloides de estos individuos producen cantidades excesivas de IL-1β. Tales patologías incluyen el síndrome autoinflamatorio

familiar inducido por frío, el síndrome de Muckle-Wells y la enfermedad inflamatoria sistémica de inicio neonatal.

El estrés oxidante y sus repercusiones

El oxígeno atómico posee dos electrones libres; esto lo hace susceptible de reducirse y generar la formación de radicales libres: superóxido, peróxido de hidrógeno, radical hidroxilo, ion hidroxilo y óxido nítrico. La producción de ROS forma parte de los mecanismos de respuesta ante trastornos de la homeostasis. Por ejemplo, son producidos por macrófagos como defensa antimicrobiana, pero además son fundamentales en el inicio de diversas cascadas de señalización, entre las que se encuentran los mecanismos que detonan la apoptosis y la expresión de varios genes relacionados con las respuestas de estrés. También se generan durante procesos fisiológicos, por ejemplo, como un producto secundario del transporte de electrones en las mitocondrias durante la respiración celular. Sin embargo, su producción en exceso o su acumulación están vinculadas de manera estrecha a la inflamación no resuelta, debido a que al reaccionar covalentemente con moléculas de muy diversa índole dañan a los tejidos y pueden provocar necrosis celular y tisular. Por ello, la resolución de la inflamación y la supervivencia dependen en gran medida de los mecanismos de remoción de las ROS. Uno de los más importantes es el glutatión. Las propias ROS activan el factor de transcripción necesario para incrementar las enzimas que sintetizan este antioxidante poderoso. Otras actividades autorreguladoras de las ROS son la inhibición de la expresión de COX2, iNOS, IL-6 e IL-17. Sobra decir que el balance es vital. La preeminencia de las ROS sobre sus moléculas reductoras genera el estrés oxidante.

Diversas enfermedades crónicas están asociadas al estrés oxidante, entre éstas las enfermedades metabólicas y cardiovasculares que son las principales causas de morbimortalidad en muchos países, incluido México. El estrés mitocondrial y del retículo endoplásmico (generado por condiciones como hiperglucemia o por exceso de ácidos grasos libres) estimula un aumento en la producción de ROS; una de ellas, el superóxido, reacciona con el óxido nítrico (NO) y forma peroxinitrito. Lo anterior tiene al menos dos consecuencias: una es la disminución de la biodisponibilidad del NO y la otra es un mayor estrés mitocondrial por acción del peroxinitrito. Si consideramos que las citocinas inflamatorias como TNF, IL-1 e IL-6 y las propias ROS (vía la activación de cinasas de serina) tienen además la capacidad de bloquear la producción de NO endotelial, no es extraño que entre la falta de producción de NO y su biodisponibilidad disminuida se genere una disfunción del endotelio. La disfunción endotelial se asocia con ateroesclerosis y enfermedades cardiovasculares, así como con hipertensión arterial. Es comprensible entonces que la asociación de trastornos metabólicos e inflamación aceleren la presencia de enfermedades cardiovasculares.

La obesidad, que ya se considera una epidemia, subyace a varias patologías que incluyen las enfermedades metabólicas y cardiovasculares. Se trata de una inflamación no resuelta relacionada con la producción excesiva de ROS debido a estrés mitocondrial y del retículo endoplásmico de células de músculo liso vascular, endoteliales y adipocitos. El estrés mitocondrial puede detonarse debido a hipoxia generada por la compresión de vasos sanguíneos del tejido graso por los propios adipocitos hipertróficos. Estos adipocitos pierden volumen citosólico a expensas de su vacuola lipídica, lo que disminuye su capacidad de acumular sistemas reductores. Si a esto se suma la presencia de hiperglucemia y exceso de ácidos grasos libres, se incrementa el estrés de los organelos celulares, de forma que en la obesidad el estrés oxidante es marcado, lo que puede generar necrosis de los adipocitos. En tales condiciones, los macrófagos y los adipocitos del tejido adiposo visceral producen citocinas inflamatorias, con lo que cierran el círculo vicioso.

Es posible también lo contrario: la producción deficiente de ROS evita que se resuelva la inflamación, como parece ser el caso de la enfermedad granulomatosa crónica (EGC), en la que la explosión respiratoria de todos los fagocitos es deficiente. Lo mismo sucede cuando hay deficiencia en el inflamasoma NLRP3 o sus productos. Los ratones con este trastorno no reclutan con la misma velocidad que sus contrapartes silvestres células inflamatorias a los pulmones en respuesta al virus de la influenza, y presentan mayor mortalidad, acompañada de mayor extensión de la necrosis y fibrosis pulmonares. Otra patología crónica y recurrente relacionada con deficiencias en la capacidad de inducir inflamación es la enfermedad de Crohn. Algunas citocinas que producen los macrófagos de estos pacientes, lejos de ser secretadas son degradadas, lo que provoca la penetración bacteriana más allá de la mucosa intestinal y genera inflamación intestinal profunda.

Daño persistente al ADN como causa de inflamación crónica

El daño al ADN que se acumula en un organismo es un importante inductor de inflamación; el principal factor de este daño es la edad. Las células senescentes cambian su fenotipo y comienzan a secretar citocinas inflamatorias, lo que genera un circuito de realimentación positiva que amplifica la disfunción, el daño y la degeneración tisulares, y puede conducir al desarrollo de inflamación crónica. Las posibles transformaciones celulares asociadas al ADN dañado, aunadas a los factores de crecimiento producidos durante la inflamación persistente, favorecen la malignidad, la invasividad y la capacidad de extenderse a otros tejidos (metástasis) de células transformadas. La propia presencia de tumores genera una estimulación persistente.

ALTERACIONES EN LOS MECANISMOS DE REPARACIÓN TISULAR

Los macrófagos M2 en su fenotipo regulador/supresor pueden modular la formación de tejido fibroso. Si esto falla, la fibrosis generada puede tener consecuencias en la función del tejido o tejidos involucrados. Las células productoras de colágena pueden generar fibrosis si aumentan en número, actividad o vida media. Lo primero depende de quimiocinas que atraen fibrocitos a los tejidos inflamados; lo segundo, del TGF-β que promueve su diferenciación a fibroblastos, y la vida media depende de los factores que regulan su apoptosis.

Dado que el TGF-β se secreta unido a otras dos proteínas que lo mantienen latente, su actividad depende de las proteasas que lo liberan de dicho complejo. En otras palabras, el grado de fibrosis depende en gran medida del balance entre proteasas y sus inhibidores, que, a su vez, está finamente regulado por las ROS. Además del TGF-β, otras moléculas participan en la generación de fibrosis: IL-13, angiotensina II y proteínas de la matriz extracelular. Los antagonistas de este proceso son: IFN-γ, IL-12, IL-10 e IL-13aR2 (un receptor señuelo).

La reparación de tejidos es un proceso dinámico mediado por diferentes moléculas solubles y células encargadas de la producción de proteínas de la matriz extracelular y de la proliferación celular para el restablecimiento del tejido lesionado. Por lo regular, la cascada de eventos que producen la reparación del tejido lesionado se conduce por un tipo particular de citocinas: los factores de crecimiento, generados por macrófagos y fibroblastos. Los dominios globulares en las proteínas de la matriz extracelular, como la fibrilina, se unen a diferentes factores de crecimiento y los mantienen en un estado latente; cuando esta proteína de la matriz extracelular es disgregada por lesión o remodelado tisular, se liberan los factores de crecimiento y su efecto es inmediato. Durante la fase aguda de un proceso inflamatorio hay producción de factores de crecimiento con actividad inflamatoria, como TGF-β, PDGF y factor estimulante de colonias de granulocitos (G-CSF, *granulocyte colony-stimulating factor*). Durante la fase de proliferación celular y formación del tejido de granulación (un *momentum* inmunológico caracterizado por vasculogénesis acelerada), sobresalen el factor de crecimiento epidérmico (EGF, *epidermal growth factor*), el factor de crecimiento vascular endotelial (VEGF, *vascular endothelial growth factor*) y el factor de crecimiento del tejido nervioso (NGF, *nerve growth factor*). Por último, la etapa de remodelación tisular (dominada por la producción masiva de matriz extracelular y proliferación de células progenitoras, como los miofibroblastos y condroblastos) es dirigida por el factor de crecimiento de fibroblastos (FGF, *fibroblast growth factor*) y el factor de crecimiento del tejido conjuntivo (CTGF, *connective tissue growth factor*) junto con el TGF-β y el PDGF.

En seguida se exponen algunas patologías que ejemplifican las fallas en los mecanismos de reparación tisular.

Cicatrización fibroproliferativa

La cicatrización fibroproliferativa es un ejemplo de desenlace inadecuado de reparación tisular. En ocasiones, los procesos de reparación y remodelado tisular que siguen a una lesión traumática o quirúrgica pueden alterarse y generar desórdenes fibroproliferativos de la dermis, en particular cicatrices hipertróficas y queloides. Las primeras son lesiones fibrosas, eritematosas y sobreelevadas que se forman dentro de los bordes iniciales de una herida, en especial en sitios de tensión. Las cicatrices hipertróficas suelen tener un patrón de regresión espontánea, ya sea total o parcial, y generan poca recidiva posterior a la extirpación quirúrgica. En contraste, las cicatrices queloides son lesiones de aspecto tumoral con contornos bien delimitados, pero irregulares, y que sobrepasan los márgenes iniciales de la herida; rara vez involucionan de manera espontánea y las recidivas posextirpación son muy frecuentes. Ambas lesiones se caracterizan por ser pruriginosas. La formación de cicatrices hipertróficas y queloides siempre está precedida de una prolongación en la fase inflamatoria de la cicatrización; esto lleva a un incremento en la síntesis de citocinas fibrogénicas, lo que se traduce en un aumento en la producción de proteínas de matriz extracelular. El aumento en la matriz extracelular es secundario tanto al incremento en la síntesis de colágena, fibronectina y otros proteoglucanos, como a la disminución en la degradación de estas proteínas por parte de las metaloproteasas. La cicatriz hipertrófica y la queloide se caracterizan por un aumento importante en las fibras de colágena, las cuales están organizadas de manera aleatoria. Además, estas cicatrices poseen un número mucho mayor de mastocitos que las cicatrices normales; estas células, mediante liberación de histamina y otras aminas vasoactivas, son las principales responsables del prurito, el eritema y el edema de estas lesiones.

El mecanismo por el cual existe un aumento en la cantidad de colágena no es un incremento en el número total de fibroblastos, sino un aumento en la producción de proteínas de matriz extracelular. Lo anterior se ha documentado mediante estudios experimentales que muestran un incremento en el número de transcritos de ARN para diferentes proteínas de matriz extracelular. Al mismo tiempo, la degradación de dichas proteínas está comprometida por la disminución en la síntesis y en la actividad de las colagenasas y otras metaloproteasas. El efecto neto es que las fibras de matriz extracelular senescentes quedan dispersas de manera aleatoria, sin una degradación ni organización adecuadas (remodelación). En contraposición con lo que sucede en una respuesta cicatricial habitual, en las lesiones queloides se ha encontrado que PDGF, TGF-β y algunos otros factores de crecimiento se encuentran en gran cantidad y por tiempos prolongados, siguiendo el curso alargado de la fase inflamatoria que caracteriza a estas formas anómalas de cicatrización.

Esclerosis sistémica

Es probable que el fallo máximo en los mecanismos de reparación y fibrosis se observe en pacientes con esclerosis sistémica, un trastorno autoinmune sistémico caracterizado por tres componentes centrales: fibrosis extensa de la piel y las vísceras, vasculopatía proliferativa y activación del sistema inmunológico con altos niveles de autoanticuerpos circulantes. El espectro clínico de daño en la esclerosis sistémica varía desde formas localizadas en la piel que no comprometen la vida o la función tisular (p. ej., las lesiones cutáneas de morfea y esclerodermia lineal), hasta casos con involucro cutáneo sistémico, fibrosis pulmonar y cardiaca, desarrollo de hipertensión pulmonar por vasculopatía proliferativa y fibrosis del aparato gastrointestinal.

Respecto a la fibrosis característica de la esclerosis sistémica, la activación excesiva de los fibroblastos parece ser el principal fenómeno implicado en su patogénesis. Para que se produzca el depósito de proteínas en la matriz extracelular y la fibrosis secundaria se requiere la activación inicial de los fibroblastos, al parecer orquestada por otras células. Algunos estudios han mostrado que los genes de los fibroblastos no se expresan de forma diferente en los pacientes con esclerosis sistémica en comparación con los individuos sanos. Así, es probable que diversos tipos celulares, como las células madre circulantes, los pericitos de la microvasculatura y los miofibroblastos residentes tisulares puedan diferenciarse en fibroblastos con características contráctiles en presencia de distintos factores de crecimiento, siendo éstas las células responsables de la síntesis de colágena de tipo I, III, V, VI y VII, proteoglucanos, fibronectina, laminina y fibrilina.

Además de un aumento en la producción de proteínas de matriz, en la esclerosis sistémica se encuentran elevados diferentes factores con alto potencial profibrótico; los macrófagos, fibroblastos y células endoteliales juegan un papel crucial en la producción de factores de crecimiento y citocinas profibróticas, entre las que se incluyen IL-6, TGF-β, PDGF, MCP-1, endotelina-1 y CTGF.

Además, los mastocitos se colocalizan con los miofibroblastos y desgranulan histamina y triptasas, lo que facilita la proliferación de fibroblastos y la diferenciación de miofibroblastos, incrementando aún más la síntesis de colágena.

El TGF-β ha sido descrito como el factor de crecimiento más relevante en la esclerosis sistémica. Éste aumenta la síntesis de colágena y proteoglucanos, e inhibe la degradación de la matriz extracelular al disminuir la síntesis de metaloproteasas, mientras que aumenta la de su inhibidor, lo que inicia o facilita los procesos fibróticos. El TGF-β media su efecto uniéndose a su receptor de membrana y generando señales al núcleo vía la fosforilación de los factores Smad2 y Smad3. En la esclerosis sistémica se ha observado que la expresión de Smad3 está aumentada y la interrupción de su fosforilación determina la reducción de la fibrosis, al menos en modelos celulares. Además, Smad7 inhibe la señalización intracelular desencadenada por TGF-β al formar un complejo con algunas ligasas, lo cual determina la degradación del receptor de TGF-β. En la esclerosis sistémica, la función de Smad7 se encuentra disminuida, con el consecuente incremento del proceso fibrótico. Al final, todo este proceso de producción de proteínas de matriz extracelular culmina en el desarrollo de fibrosis extensa que involucra típicamente la piel, los tendones, el pulmón, el tracto gastrointestinal alto y, en ocasiones, el corazón.

RESUMEN

- Con frecuencia, la inflamación se considera una respuesta de los tejidos a estímulos nocivos externos al organismo, provenientes de infecciones o de daño del propio tejido. Sin embargo, en años recientes se ha documentado con claridad que los estímulos de origen interno, típicamente por disfunción de un tejido, también son capaces de iniciar una respuesta inflamatoria. En consecuencia, las funciones de la inflamación irían más allá de proteger contra las infecciones y reparar los tejidos y, de manera más amplia, abarcarían la búsqueda de la restauración de la homeostasis independientemente del origen de la perturbación. Por lo general, la respuesta inflamatoria inducida por estímulos externos es aguda, pero si no se resuelve puede volverse crónica, trastornar de manera irreversible la función tisular y generar un círculo vicioso con repercusiones sistémicas.

- Debido a los mecanismos de control homeostático se conserva la estabilidad de los sistemas biológicos, debido a que regulan variables clave y las permanecen dentro de un intervalo adecuado para sus funciones, siempre alrededor de cierto punto de referencia. Cuando las variables reguladas se mantienen dentro del intervalo dinámico característico, el sistema se encuentra en homeostasis. La homeostasis opera en tres niveles: el organismo en su conjunto, los tejidos y las células individuales.

- En cualquiera de los tres niveles, en un extremo de una línea continua se encuentra la homeostasis, en el otro extremo, la inflamación. Entre la homeostasis y la respuesta inflamatoria plena existen estados intermedios denominados respuestas de estrés o de alerta, que se inducen cuando los límites de los intervalos dinámicos se rebasan, o cuando se detectan retos que tienen el potencial de provocar la alteración de las variables reguladas, como infecciones, alérgenos y toxinas. En este caso se induce una respuesta de alerta que podría llamarse de defensa (respuesta inmunológica).

- Así pues, la inflamación puede entenderse como el extremo del abanico de respuestas con las que el organismo confronta los retos y perturbaciones a la homeostasis tisular, cualquiera que sea el origen de éstos. Es posible llegar a dicho extremo de modo paulatino o inmediato, de acuerdo con las características del reto y del propio organismo. La respuesta inflamatoria se deriva de interacciones entre diversas células y moléculas a partir de la emisión y el reconocimiento de señales. Hay cuatro componentes de la vía inflamatoria: inductores, sensores, mediadores y tejidos blanco o efectores. Los inductores exógenos pueden ser de origen infeccioso o de naturaleza no infecciosa. Los inductores endógenos se generan en los tejidos que tienen deficiencias funcionales, provocadas fundamentalmente por estrés o daño. Los sensores, cuya función es detectar la presencia de los retos a la homeostasis, generan señales (mediadores) de muy diversa naturaleza que modifican el funcionamiento de las células blanco o efectoras. Las consecuencias de ello son diversas: el retorno rápido a la homeostasis del tejido y a las funciones originales; la modificación funcional persistente, o incluso permanente, hasta el daño catastrófico del tejido.

- La inflamación plena resulta de la liberación de mediadores y de la expresión de moléculas de adhesión que provocan un aumento de la permeabilidad vascular, el paso de plasma al espacio intersticial, el reclutamiento de leucocitos, el aumento de la temperatura local o sistémica y la estimulación de nociceptores, todo ello acompañado de perturbación de la función. Estos procesos celulares y moleculares se observan con claridad en los casos de infección y de daño al tejido.

- Así como la inflamación es vital, los mecanismos de control de la inflamación son parte del proceso evolutivo que tiene como función principal asegurar la supervivencia. La inflamación es un proceso crucial en la evolución y el mantenimiento de la fisiología de los seres vivos, en especial de los mamíferos y, sin embargo, tiene también un vasto potencial de afectar la función de los tejidos e incluso de producir daño tisular extenso. Así, el potencial de generar lesión o disfunción de los tejidos del hospedero es parte consustancial de la respuesta inflamatoria provocada por un reto a la homeostasis, sin importar su naturaleza, pero debe tener un límite. Con la resolución del proceso deben repararse y remodelarse los tejidos que fueron dañados, de manera que se restaure la función tisular normal o, en su caso, se adapten a las nuevas condiciones de funcionamiento. Todos estos mecanismos son dirigidos principalmente por macrófagos residentes tisulares y mediadores solubles que, además de concluir el proceso inflamatorio, inician el reclutamiento y activación de fibroblastos, cuya tarea es reparar y remodelar los tejidos lesionados durante la respuesta inflamatoria.

- Conforme el proceso inflamatorio avanza, el infiltrado de neutrófilos es remplazado por monocitos/macrófagos, frecuentemente en asociación con linfocitos T. Si la respuesta inflamatoria aguda no se resuelve, el proceso inflamatorio persiste y adquiere nuevas características. Se inicia una respuesta inflamatoria crónica que suele involucrar la formación de granulomas. El cambio de fenotipo de macrófagos M1 a sus antagonistas M2 es uno de los mecanismos de resolución de la inflamación, ya que los macrófagos M2 suprimen la proliferación de los linfocitos Th1 CD4$^+$. Resulta importante que dicha modificación del fenotipo no ocurra antes de tiempo, bajo riesgo de que el proceso inflamatorio se prolongue: la acción de los linfocitos Th1 CD4$^+$ es crucial en la inflamación, pero también en el inicio de la regulación de la producción de quimiocinas y citocinas por los macrófagos. La falta de regulación de subpoblaciones de linfocitos Th CD4$^+$ puede llegar a conducir al desarrollo de daño al propio organismo, lo que genera fenómenos de hipersensibilidad o de autoinmunidad. La deficiencia de linfocitos T reguladores (Treg) puede contribuir también a la persistencia de la inflamación.

- Las fallas en la resolución de la inflamación pueden deberse a varios factores no excluyentes como la estimulación persistente, la incapacidad de eliminar al inductor, las respuestas excesivas en magnitud o duración, o la disfunción o el daño tisulares permanentes. A veces incluso aun cuando la inflamación se resuelve, esto ocurre de forma inadecuada generando disfunción permanente por trastornos anatómicos que en ocasiones llevan a la muerte.

- Así como la inflamación puede pasar de aguda a crónica si no se resuelve, los padecimientos vinculados con inflamación crónica pueden atravesar por periodos de agudización de la inflamación. Este es el caso de la ateroesclerosis, en donde existe inflamación crónica de la íntima arterial, pero es posible que un cuadro de inflamación aguda induzca un síndrome coronario agudo.
Otros ejemplos de enfermedades inflamatorias crónicas con agudizaciones periódicas son: artritis reumatoide, esclerosis múltiple, enfermedades inflamatorias intestinales, asma y enfermedad pulmonar obstructiva crónica. Fallas en la resolución de la inflamación están también involucradas, por ejemplo, en alergias por mimetismo funcional, sepsis, gota y seudogota, padecimientos asociados a la obesidad y algunos tipos de cáncer.

- La reparación de tejidos es un proceso dinámico mediado por diferentes moléculas solubles y células encargadas de la producción de proteínas de la matriz extracelular y de la proliferación celular para el restablecimiento del tejido lesionado. Los macrófagos M2 son importantes para resolver la inflamación y comenzar la reparación del tejido dañado. Sin embargo, su capacidad para activar miofibroblastos (y con ello estimular la síntesis de colágena) puede llevar a fibrosis tisular, con consecuencias en su función. De ahí la importancia de que los macrófagos M2 modifiquen coordinadamente su fenotipo hacia uno regulador/supresor. Algunos ejemplos de patologías asociadas con alteraciones en los mecanismos de reparación tisular son: cicatrices hipertróficas y queloides, y esclerosis sistémica.

TÉRMINOS CLAVE

Apoptosis Se han descrito 12 tipos de muerte celular programada. La apoptosis es el tipo más común. Las células se redondean y su tamaño se reduce, se condensa la cromatina, se fragmenta el núcleo y se forman cuerpos apoptóticos. Característicamente se externalizan fosfolípidos (fosfatidil serina) que normalmente se encuentran en la cara citosólica de la célula, lo que estimula su fagocitosis. El estímulo inicial de la apoptosis puede ser extrínseco o intrínseco.

Inflamación Respuesta del organismo para confrontar los retos y perturbaciones a la homeostasis tisular generada por estímulos externos (nocivos o potencialmente nocivos) o internos (por disfunción celular o tisular). Se caracteriza por la liberación de mediadores que provocan un aumento de la permeabilidad vascular, el paso de plasma al espacio intersticial, el reclutamiento de leucocitos y el aumento de la temperatura local o sistémica.

Homeostasis La estabilidad de los sistemas biológicos se conserva debido a que regulan variables clave y las mantienen dentro de un intervalo adecuado para sus funciones, siempre alrededor de cierto punto de referencia. Cuando las variables reguladas se mantienen dentro de un intervalo dinámico característico, el sistema se encuentra en homeostasis. La homeostasis opera en tres niveles: el organismo en su conjunto, los tejidos y las células individuales.

Necrosis Hay pérdida de la integridad de la membrana plasmática, dilatación de los organelos (típicamente del núcleo, el retículo endoplásmico y las mitocondrias) y agotamiento del ATP intracelular. Todo ello provoca el influjo de calcio, lo que genera un choque osmótico. El contenido del citoplasma sale al espacio extracelular, daña a las células vecinas e inicia una respuesta inflamatoria. La necroptosis es una forma de necrosis programada.

Piroptosis Tipo de muerte celular programada provocada por caspasa-1, activada como consecuencia del reconocimiento de PAMP por el receptor NALP3. La membrana plasmática se rompe y la célula, típicamente un macrófago infectado, libera citocinas y DAMP, lo que induce una respuesta inflamatoria intensa.

Proceso inflamatorio Es el conjunto de fenómenos biológicos que suceden una vez que se inicia una respuesta de inflamación. Incluye la fase proinflamatoria, la antiinflamatoria y la de resolución.

Respuestas de estrés Conforman el abanico de respuestas con las que el organismo confronta los retos y perturbaciones a la homeostasis, su papel es mantenerla y, en su caso, restaurarla. Implica cambios funcionales a nivel celular, tisular o sistémico. Son esenciales para la supervivencia.

PREGUNTAS DE AUTOEVALUACIÓN

1. **La inflamación puede ser inducida por:**
   a. Estímulos nocivos externos, pero no internos
   b. Estímulos internos provenientes de daño, pero no de disfunción
   c. Disfunción tisular, pero no trastornos anatómicos
   d. Retos a la homeostasis, daño tisular, amenazas potenciales

2. **Son inductores exógenos de la inflamación:**
   a. Factores de virulencia, cristales de pirofosfato de calcio
   b. PAMP, alérgenos, cuerpos extraños
   c. Irritantes, ácido hialurónico
   d. Toxinas, cristales de colesterol

3. **Las siguientes afirmaciones con respecto al inflamasoma NALP3 son correctas, excepto:**
   a. Es un receptor citosólico tipo NOD
   b. Se activa por inductores derivados de microorganismos
   c. Su activación induce la producción de IL-1β e IL-18
   d. Su activación induce la producción de IFN-γ, IL-17

4. **Las siguientes afirmaciones con respecto al estado de las células son correctas, excepto:**
   a. Pueden estar simultáneamente en estado basal y de estrés
   b. Los procesos celulares fundamentales son escrutados por receptores
   c. Si las células apoptóticas no son fagocitadas, mueren por necrosis
   d. Existen mecanismos moleculares que impiden el cambio de estado

5. **Son mediadores y efectores de la resolución de la inflamación, excepto:**
   a. Linfocitos Th2, células linfoides innatas, macrófagos M2
   b. IL-4, IL-13, IL-10, TIMP-1, MMP12, TGF-b1
   c. NO, ROS, IL-1, TNF, MMP
   d. Lipoxinas, resolvinas, maresinas

RESPUESTAS A LAS PREGUNTAS DE AUTOEVALUACIÓN

1. **d.** Retos a la homeostasis, daño tisular, amenazas potenciales
2. **b.** PAMP, alérgenos, cuerpos extraños
3. **d.** Su activación induce la producción de IFN-γ, IL-17

4. **a.** Pueden estar simultáneamente en estado basal y de estrés
5. **c.** NO, ROS, IL-1, TNF, MMP

CASO DE CORRELACIÓN

Paciente masculino de 67 años de edad acudió al servicio de urgencias del Hospital General de México por presentar dolor en miembro pélvico inferior. Dentro de sus antecedentes heredofamiliares refiere diabetes mellitus, hipertensión arterial y dislipidemia tanto por línea materna como paterna.

Como antecedentes, trabaja como oficinista en una compañía de papelería. Padece hipertensión arterial sistémica desde hace 15 años, actualmente en tratamiento irregular con enalapril 10 mg cada 12 h, la cual solo consume cuando tiene síntomas. Además, padece hipertrigliceridemia desde hace 2 meses, la cual no ha tratado. Refiere sedentarismo debido al trabajo, además de tener una dieta rica en carbohidratos y en alimentos grasos. Adicionalmente, refiere tabaquismo desde los 30 años a razón de cinco cigarrillos por día, niega alcoholismo.

Su cuadro clínico inició de forma súbita 2 h antes de acudir al servicio de urgencias tras presentar dolor intenso de tipo punzante, refiriendo 10/10 en el primer dedo del pie izquierdo, el cual tuvo un inicio espontáneo durante la madrugada y que le limitó la deambulación, sin irradiación hacia otro sitio, exacerbándose a la deambulación y bipedestación, disminuyendo con el reposo. Además del dolor, ha notado aumento de volumen del dedo y

(continúa)

CASO DE CORRELACIÓN (*continuación*)

coloración roja con aumento de la temperatura local. Negó el consumo de algún analgésico y que es la primera vez que presentó este cuadro clínico. Refirió que horas previas a la presentación del dolor, consumió una dieta rica en carnes rojas acompañada de cerveza.

Reportó los siguientes signos vitales: TA: 145/90 mm Hg, FC: 74 lpm, FR: 14 rpm, temp: 37 °C. A la exploración física se encontró al paciente con fascies de dolor, obeso, con marcha claudicante y limitada por dolor. A nivel cardiopulmonar no se evidenciaron anormalidades, de la misma forma que la exploración a nivel abdominal. En miembro pélvico izquierdo se observó edema de tejidos blandos en área periarticular de la primera metatarsofalángica, con eritema y aumento local de temperatura; la movilización pasiva y activa de la articulación presentó dolor intenso. Además, se demostró una tumoración de color blanquecino de 3 × 2 mm en el pabellón auricular derecho. El resto del examen no mostró datos relevantes. Por lo que se estableció el diagnóstico de gota.

Se realizaron exámenes de laboratorio complementarios, los cuales mostraron los siguientes resultados:

Glucosa	119 mg/dL	Eritrocitos	4.5×10^6 µL
Urea	29 mg/dL	Hemoglobina	12.9 g/dL
Creatinina	1 mg/dL	Hematócrito	45%
Ácido úrico	11 mg/dL	Leucocitos totales	12.4×10^3 µL
Triglicéridos	300 mg/dL	Neutrófilos	80%
Colesterol total	280 mg/dL	Linfocitos	15%
Proteínas totales	6.5 g/dL	Monocitos	4%
Globulinas	3.8 g/dL	Eosinófilos	1%
		Basófilos	0
		Plaquetas	159×10^3 µL

Se inició tratamiento farmacológico con indometacina a una dosis de 100 mg cada 4 h hasta que se resuelva la sintomatología, y se inició tratamiento con alopurinol a una dosis de 100 mg al día, misma que se ajustaría durante las subsecuentes visitas al servicio de medicina familiar. El paciente fue referido al primer nivel de atención con indicaciones enfocadas a modificar el estilo de vida tanto en dieta como en ejercicio.

La respuesta inflamatoria en la gota está mediada principalmente por la producción de IL-1β; esta citocina puede sintetizarse a través de la estimulación de los receptores tipo Toll por cambios metabólicos o por presencia de microorganismos como bacterias gramnegativas por la presencia de LPS.

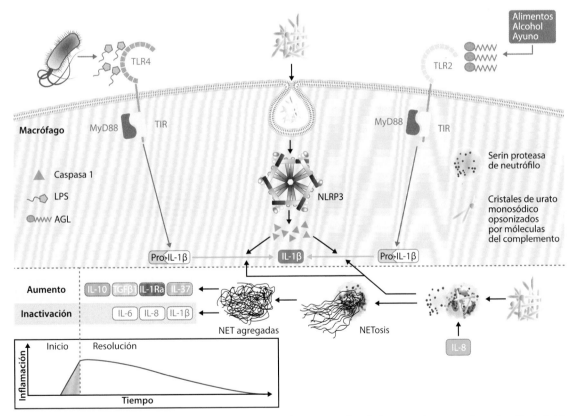

FIGURA 5-1-1. Respuesta inflamatoria en gota. En la gota, la respuesta inflamatoria está mediada principalmente por la producción de IL-1β. Esta citocina puede sintetizarse por la estimulación de TLR a través de cambios metabólicos (ayuno, alimentos, ingesta de alcohol) que elevan la concentración de ácidos grasos libres (AGL), o en infecciones por bacterias gramnegativas y sus lipopolisacáridos (LPS). En la gota, la acumulación de cristales de urato monosódico pueden activar la formación del inflamasoma NLRP3 y generar la producción de IL-1β. Además, la respuesta inflamatoria se amplifica por el reclutamiento de neutrófilos por liberación de IL-8. Los neutrófilos amplifican la respuesta y estimulan la activación del NLRP3. Además, pueden realizar NETosis y, mediante su acumulación, producir un efecto antiinflamatorio por aumento de citocinas antiinflamatorias (IL-1Ra, IL-10, IL-37, TGF-β1) e inactivación de las citocinas proinflamatorias (IL-1β, IL-6 e IL-8).

(*continúa*)

CASO DE CORRELACIÓN (*continuación*)

En el caso particular de la gota, la acumulación de cristales de uratomonosódico pueden activar la formación del inflamasoma NLRP3 (véase capítulo 2) y generar la producción de IL-1β, adicionalmente hay una amplificación de la respuesta inflamatoria, en la cual se reclutan neutrófilos a través de la liberación de IL-8, los cuales pueden amplificar aún más la respuesta inflamatoria y estimular la activación del NLRP3; por otra parte, éstos pueden realizar NETosis (véase capítulo 6) y a partir de la acumulación de estas NET, tener un efecto antiinflamatorio que autodelimita el cuadro.

 PREGUNTAS DE REFLEXIÓN

1. ¿Cómo se vinculan las enfermedades metabólicas entre sí y cuál es el papel de la inflamación en dicho vínculo?
2. ¿Cuál es la importancia de que existan sistemas de reconocimiento de patrones involucrados en la detección de moléculas que forman cristales?
3. ¿Por qué es importante que se desarrollen métodos de diagnóstico molecular en las enfermedades inflamatorias?
4. ¿Cuál es la importancia de contar con herramientas farmacológicas que inhiban el circuito de la IL-1β?
5. Además de inhibir mediadores proinflamatorios, ¿qué otros enfoques podrían ser útiles para mejorar la evolución y el desenlace de las enfermedades inflamatorias?

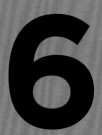

6 FAGOCITOSIS

Fabio Marcelo Cerban • Cinthia Carolina Stempin

OBJETIVOS DE APRENDIZAJE

Al terminar este capítulo el lector será capaz de:

1. Diferenciar la fagocitosis mediada por receptores y la no mediada por receptores
2. Identificar los tipos de receptores de la fagocitosis
3. Conocer las moléculas implicadas en la fagocitosis mediada por receptores
4. Describir los mecanismos de daño independiente de oxígeno (enzimas) y dependiente de oxígeno (estallido respiratorio) e intermediarios reactivos del nitrógeno

5. Describir la presentación antigénica en el contexto molecular del MHC tipo II
6. Identificar las fases críticas en el proceso de fagocitosis
7. Describir otros tipos de endocitosis
8. Identificar la evaluación funcional de la fagocitosis en pacientes

INTRODUCCIÓN

La **fagocitosis** es un componente crítico de la respuesta inmunológica innata dependiente de energía. Es llevado a cabo por células especializadas como macrófagos, neutrófilos y células dendríticas (DC). El conjunto de pasos que involucra este proceso inicia con el reconocimiento y la unión de los patógenos a receptores genéricos, favoreciendo la internalización y el procesamiento de la fuente antigénica. A través de este mecanismo se generan fragmentos peptídicos que presentados en el contexto molecular del MHC II activan a los linfocitos T CD4+ antígeno específicos. Adicionalmente, la fagocitosis es necesaria para la eliminación de cuerpos apoptóticos, un aspecto esencial de la homeostasis y la remodelación de los tejidos.

Ilya Mechnikov describió por primera vez este fenómeno hace más de 100 años. A diferencia de la macropinocitosis, la fagocitosis comprende la ingestión de partículas mayores a 0.5 µm como bacterias y hongos que son reconocidos y pueden ser eliminados desde los sitios de infección. Debido a que partículas de muy diferente naturaleza pueden ser fagocitadas, no es sorprendente que numerosos tipos de receptores pueden mediar este proceso (tabla 6-1).

La fagocitosis forma parte de la primera línea de defensa contra una infección y tiene un papel clave en la iniciación de la respuesta inmunológica adaptativa al promover la liberación de citocinas proinflamatorias que favorecen la activación linfocitaria.

Es importante destacar que los fibroblastos, las células epiteliales y endoteliales a pesar de no ser capaces de internalizar microbios, también pueden realizar este proceso. Estas células ingieren cuerpos apoptóticos y contribuyen así a la renovación celular. Los cuerpos apoptóticos también son reconocidos por los fagocitos profesionales y a diferencia de la reacción inflamatoria desencadenada por agentes infecciosos, median la liberación de moléculas antiinflamatorias, minimizando el daño a los tejidos.

FAGOCITOSIS MEDIADA POR RECEPTORES Y LA NO MEDIADA POR RECEPTORES

El reconocimiento y la eliminación de agentes infecciosos son las primeras funciones reconocidas de la fagocitosis. Estos procesos implican la participación de una variedad de receptores que detectan moléculas microbianas, ya sea en forma directa o a través de opsoninas.

TIPOS DE RECEPTORES DE LA FAGOCITOSIS

Receptores de reconocimiento de patrones (PRR)

Las partículas extrañas como las bacterias, hongos y parásitos muestran muchas moléculas que no se encuentran en organismos complejos, denominadas patrones moleculares asociados a patógenos (PAMP, *pattern associated molecular pathogens*), los cuales son detectados por receptores de reconocimiento de patrones (PRR, *pattern recognition receptors*) y que comprenden varios tipos de receptores, entre los que se encuentran los receptores tipo Toll (TLR, *Toll like receptors*) y los receptores *scavenger* (SR, *scavenger receptors*). Por ejemplo, los polisacáridos presentes en la superficie de algunas levaduras se unen al receptor de manosa o a dectina-1, mientras que el lipopolisacárido (LPS) de bacterias gramnegativas es detectado por el SR-A (tabla 6-1). Algunos de estos receptores, como dectina-1 son suficientes para desencadenar el fenómeno de fagocitosis, aunque el mecanismo a través del cual se desencadena no está totalmente definido, ya que puede generarse de manera indirecta, ya sea por la inmovilización del patógeno a la superficie celular o estar mediada por otros receptores.

TABLA 6-1. Receptores que median la fagocitosis y sus ligandos

Receptor	Ejemplos	Ligando
Receptores de reconocimiento de patrones (PRR)	TLR Receptor de manosa (CD206) Dectina-1 (CLEC7A) CD14 SR A (CD204)	Entre otros, LPS, ácido lipoteicoico, flagelina Manosa β1,3-glucano Proteína de unión al LPS Acetil-LDL
Receptores opsónicos	FcγRs FcαRI (CD89) FcεRI CR1 (CD35) CR3 CR4	IgG IgA1, IgA2 IgE Lectina asociada a manosa, C1q, C4b, C3b (αMβ2, CD11b/CD18, Mac-1) iC3b (αVβ2, CD11c/CD18, gp150/95) iC3b
Receptores de cuerpos apoptóticos	TIM-1, TIM-4, BAI1, Estabilina-2 Mer, Axl, Tyro3 αVβ3 CD36, CD68	Fosfatidilserina Gas6, proteína S MFG-E8 Lípidos oxidados

Receptores asociados a la internalización

Los microorganismos pueden ser reconocidos por moléculas solubles circulantes en la sangre y en los fluidos intersticiales. Los anticuerpos reconocen a los microorganismos iniciando la vía clásica de activación del complemento, lo que favorece la deposición de C3b y C4b sobre su superficie. Un fenómeno similar es inducido por la vía alterna del complemento. Los receptores de complemento principalmente involucrados en el proceso de fagocitosis son el receptor de complemento 1 (CR1, *complement receptor 1*) o CD35, el CR3 (integrina αMβ2 o Mac-1) y el CR4 (αVβ3 o gp150/95). El CR3 es el receptor fagocítico mejor estudiado después de los receptores Fc de los anticuerpos IgG (FcgR, Fcγ *receptors*). Del mismo modo, la fracción Fc de los anticuerpos que se unen a su antígeno específico sobre la superficie del microorganismo son reconocidos por receptores en la membrana de los fagocitos, como el FcγR facilitando el proceso de internalización. Todas las moléculas que facilitan este proceso se denominan opsoninas por ejemplo IgG o el componente del complemento iC3b. En la naturaleza, sin embargo, múltiples receptores opsónicos y no opsónicos trabajan al mismo tiempo produciendo una respuesta compleja y probablemente sinérgica (tabla 6-1).

Los receptores descritos anteriormente pueden agruparse en tres categorías de acuerdo a su función durante la fagocitosis:

1. Median la fagocitosis.
2. Inician la transducción de las señales inflamatorias.
3. Realizan ambas funciones.

Un ejemplo de la primera categoría es el receptor que reconoce residuos de manosa en la superficie de los microorganismos e induce la fagocitosis sin iniciar la activación de las células fagocíticas. También los receptores *scavenger*, incluyendo SR-A, CD36 y el receptor de macrófagos con estructura de colágeno (MARCO, *macrophage receptor with a collagenous structure*), funcionan principalmente como receptores fagocíticos uniéndose a una variedad de componentes microbianos y modulan la señalización de activación mediada por los TLR. Como tal, los receptores *scavenger* y el receptor de manosa median la fagocitosis no opsónica.

Los receptores no opsónicos están expresados en forma variable en los fagocitos profesionales e incluyen moléculas tipo lectinas como CD169, CD33. Además, los fagocitos expresan también dectina-1, relacionados con lectinas de tipo C (como MICL, dectina-2, Mincle y DNGR-1) y un grupo de receptores *scavengers*. Por otro lado, SR-A, MARCO y CD36 varían en estructura de dominios y tienen distintas aunque superpuestas funciones de reconocimiento de ligandos apoptóticos y microbianos. Estos receptores promiscuos unen ligandos polianiónicos y poseen una pobre capacidad de señalización intracelular, tal vez, indicando que las interacciones multiligando con el receptor son un requisito para la captura. En particular, receptores tipo Toll (TLR) son sensores y receptores de entrada no fagocíticos, aunque a menudo colaboran con otros receptores no opsónicos para promover la captura y la señalización.

Los receptores de la segunda categoría se especializan en internalizar las señales de activación inducidas por el reconocimiento antigénico, uno de los mejores ejemplos de los receptores de este tipo son los TLR, los cuales se expresan estratégicamente en la membrana plasmática y a lo largo de las fases de la fagocitosis donde monitorizan la presencia de microorganismos y sus componentes. Estos receptores inician la respuesta inmunológica mediante la señalización a través de dos adaptadores: la proteína adaptadora que contiene un dominio TIR inductora de IFN-β (TRIF, *TIR-domain-containing adapter-inducing IFN-β*), la molécula adaptadora MyD88 (*Myeloid differentiation primary response gene 88*), así como por las vías mediadas por activación de proteín-cinasa activada por mitógenos (MAPK, *mitogen activated protein kinase*), el factor regulador de interferones (IRF, *interferon regulatory factor*) y el factor nuclear κB (NF-κB, *nuclear factor κB*). Estos receptores son esenciales para la maduración del fagosoma, y en la activación de las células fagocíticas. En este mismo sentido, la señalización mediada por los TLR aumenta la capacidad de procesamiento y de presentación de antígenos y se ha demostrado experimentalmente que los TLR mejoran el ensamble y la función microbicida del complejo NOX2 (*NADPH oxidase* [NADPH oxidasa]) en macrófagos.

La tercera categoría de receptores desencadenan tanto la fagocitosis como la transducción de la señales de activación. Por ejemplo, la unión del FcγR a microorganismos opsonizados con IgG activa a la Src cinasa que media la fosforilación de los dominios de tirosina asociados a la activación de inmunorreceptores (ITAM, *immunoreceptor tyrosin-based activation motif*). Después de lo cual la tirosina cinasa Syk activa la fosfatidilinositol 3 cinasa (PI3K, *phosphatidilinositol 3 kinase*) y a las GTPasas pequeñas Rac2 y Cdc42, que dirigen la reorganización del citoesqueleto de actina. Syk también enlaza al complejo CARD9-BCL10-MALT1 (CBM) que culmina en la activación de MAPK y NF-κB. Eventos similares tienen lugar cuando un microorganismo es identificado por la dectina-1, que reconoce estructuras de β-glucano en la célula fúngica e inicia la fagocitosis así como la activación celular utilizando la vía Syk-CBM-NF-κB. La participación de Syk también produce la activación del factor de transcripción del factor nuclear de linfocitos T activados (NFAT, *nuclear factor of activated T cells*).

Receptores de cuerpos apoptóticos

En los individuos sanos una gran cantidad de células mueren cada día y sus cuerpos apoptóticos deben ser depurados por los fagocitos. Las células apoptóticas muestran en su superficie varias moléculas que las distinguen de las células sanas, como la fosfatidilserina (PS). Este lípido está restringido a la capa interna de la membrana plasmática en las células sanas, pero durante la apoptosis aparece en la capa exterior aumentando la cantidad de PS expuesta a la superficie, aproximadamente unas 300 veces.

A pesar de que la importancia de la remoción de los cuerpos apoptóticos a través de la fagocitosis es evidente, este fenómeno se ha comenzado a estudiar solo en años recientes.

Este proceso implica un mecanismo complejo con diversas interacciones ligando-receptor y señales. En primer lugar, las células sometidas a la apoptosis liberan diversas moléculas tales como el ATP, la lisofosfatidilcolina, la fractalquina y la esfingosina 1-fosfato. Estas moléculas solubles actúan como factores quimiotácticos que reclutan fagocitos en el sitio de muerte celular.

Múltiples receptores fagocíticos se unen a la PS. La unión directa a PS está mediada por receptores como TIM, BAI1 y estabilina-2 (tabla 6-1). En otros casos, moléculas solubles pueden unirse a PS y a receptores de superficie sirviendo como puente; un ejemplo de ello es el MFG-E8 que conecta la PS a integrinas αVβ3, que son eficaces receptores fagocíticos. De forma similar, las moléculas como el Gas6 y la proteína S pueden ser puentes entre la PS y receptores fagocíticos como los TAM (Tyro3, Axl, Mer). Los derivados del metabolismo de la PS también pueden contribuir al reconocimiento de cuerpos apoptóticos. La PS aparentemente sufre oxidación, y algunos receptores fagocíticos como CD36 y CD68 se unen a lípidos modificados, incluyendo a la PS oxidada (tabla 6-1). En conclusión, numerosos receptores fagocíticos expresados por células como los macrófagos se unen directamente o indirectamente a cuerpos apoptóticos facilitando su remoción.

Entre ellos se incluyen también los receptores *scavengers* (SR-A) y MARCO, CR3, vitronectina R, calreticulina, estabilina 1 y CD91, un receptor para complejos α-2-macroglobulina-proteinasa. El inhibidor de la angiogénesis específico de cerebro (BAI-1) es importante en la fagocitosis. A diferencia de Tim-4 y Mer-TK, BAI-1 une directamente a la PS. Además, recientemente, se ha definido un nuevo camino de eliminación de células apoptóticas y necróticas a través de una lectina de tipo C, CLEC9A (DNGR-1).

MOLÉCULAS IMPLICADAS EN LA FAGOCITOSIS MEDIADA POR RECEPTORES

Los receptores fagocíticos difieren no solo en la naturaleza de los ligandos que reconocen, sino también en las señales que generan.

En condiciones fisiológicas, varios tipos de receptores y múltiples cascadas de señalización se activan en forma concomitante. Por lo tanto, el proceso de internalización del microorganismo puede dividirse conceptualmente en tres pasos: a) la unión del complejo microorganismo-ligando a los receptores, b) el agrupamiento de los receptores induciendo una cascada de señalización y c) la internalización del microorganismo.

Fagosoma: maduración y acidificación

Inmediatamente después de la unión a los receptores y su posterior internalización, el microorganismo fagocitado es confinado en una gran vacuola intracelular delimitada por una sola bicapa de membrana, denominada **fagosoma naciente**; su membrana deriva en gran parte de la membrana plasmática, y el ambiente luminal es similar al del medio extracelular. Luego, a través de una serie de interacciones de unión y partición secuencial de membranas con otros compartimientos intracelulares (incluyendo endosomas tempranos, endosomas tardíos y lisosomas), se produce la maduración del fagosoma. En esta instancia el fagosoma se denomina **fagolisosoma** y adquiere su capacidad de procesar a los microorganismos.

Durante la maduración del fagosoma, el mismo interactúa con los **endosomas** y los **lisosomas** (figura 6-1), lo que cambia la composición proteica del fagosoma y aumenta su capacidad de degradación y su actividad antimicrobiana a lo largo del tiempo. Poco después de la fagocitosis, el fagosoma formado se fusiona con los endosomas tempranos y adquiere el Rab5. El efector de Rab5, Rabptin-5, recluta a una PI3K clase III, Vsp34. La actividad de Vps34 y de otras moléculas da como resultado la acumulación de PI3P (*phosphatidylinositol 3-phosphate*) en el fagosoma, que es esencial para la progresión de la maduración del mismo. PI3P media el reclutamiento del antígeno endosomal temprano 1 (EEA1) y CORVET (*class C core vacuole/endosome tether*) de la membrana fagosomal y su fusión con membranas dianas. Además, el fagosoma adquiere la V-ATPasa para iniciar la acidificación. La transi-

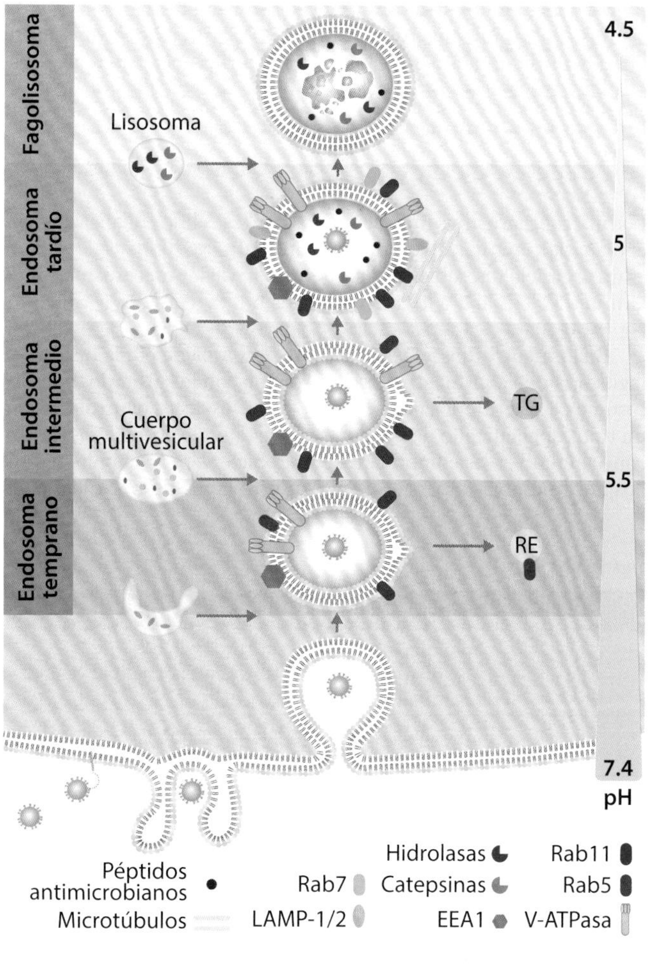

FIGURA 6-1. Etapas de maduración del fagosoma. Tras la internalización de las partículas, el fagosoma experimenta un proceso de maduración, creando un organelo microbicida y degradativo. La maduración del fagosoma se produce a través de la interacción de varios subcompartimientos de la vía endocítica para generar las vacuolas con distintas propiedades bioquímicas. Las etapas de maduración del fagosoma son tempranas, intermedias y tardías así como la formación del fagolisosoma. A medida que madura el fagosoma, se acidifica debido a la incorporación de H+ en su lumen mediante la ATPasa vacuolar (V-ATPasa). Además, el fagosoma adquiere características degradativas debido al enriquecimiento con varias hidrolasas y otras proteínas antimicrobianas.

Fagolisosoma — Lisosoma — 4.5

Endosoma tardío — 5

Endosoma intermedio — Cuerpo multivesicular — TG — 5.5

Endosoma temprano — RE — 7.4 pH

Péptidos antimicrobianos ● Hidrolasas Rab11
Rab7 Catepsinas Rab5
Microtúbulos LAMP-1/2 EEA1 ● V-ATPasa

ción de un fagosoma temprano a uno tardío se caracteriza por la conversión de Rab5 a Rab7. La actividad de Rab7 es un requisito previo para el movimiento de los fagosomas y, por lo tanto, es esencial para una mayor maduración del mismo. Además, el fagosoma adquiere LAMP-1 y LAMP-2, que son necesarios para la fusión fagolisosomal. Finalmente, el fagosoma interactúa con los lisosomas para convertirse en un fagolisosoma, que está mediado por diferentes proteínas SNARE (*soluble NSF attachment protein receptors*). En esta etapa, la capacidad de degradación y la actividad antimicrobiana del fagosoma se ve aumentada por la adquisición de enzimas hidrolíticas, como las catepsinas, y la producción de radicales de oxígeno por nicotinamida-adenina-dinucleótido-fosfato (NADPH) oxidasas. Durante la maduración del fagosoma, las vesículas intraluminales también se forman para la degradación de las proteínas de transmembrana. Alternativamente, ciertas proteínas de carga fagosómicas se reciclan a la membrana plasmática o a la red *trans*-Golgi, mediadas por diferentes proteínas Rab (Rab4, Rab11 y Rab10) y por el complejo retrómero, respectivamente. En las células dendríticas, los fagosomas interactúan con el compartimento intermedio ER-Golgi y el compartimento de reciclaje endocítico para mejorar la presentación cruzada de los antígenos fagosómicos. Estas interacciones están mediadas por diferentes proteínas Rab (Rab11a y Rab22) y por proteínas SNARE (Sec22b y SNAP23). Todo lo descrito anteriormente además es acompañado por la acidificación del lumen del fagosoma a pH 4.5 a 5.5, evento donde la participación de enzima ATPasa vacuolar (V-ATPasa) es esencial.

Fagocitosis asociada a LC3

La autofagia es un proceso catabólico altamente conservado en eucariotas, en el cual el citoplasma, incluyendo organelas deterioradas o aberrantes, es secuestrado en vesículas de doble membrana y liberado dentro del lisosoma/vacuola para su descomposición y eventual reciclado de las macromoléculas resultantes. La LC3 es una de las proteínas marcadoras de autofagia.

La fagocitosis asociada a LC3 (LAP, *LC3-associated phagocytosis*) es una forma de fagocitosis que se caracteriza por el reclutamiento de proteínas de autofagia mediadas por receptores, como LC3, al fagosoma. Aunque LAP utiliza partes de la maquinaria de autofagia, los fagosomas LC3-positivos son distintos de los autofagosomas. Los primeros contienen material extracelular en lugar de intracelular y están rodeados por una única estructura de membrana lipídica a diferencia de una doble membrana de lípidos como presentan los autofagosomas. La LAP se desencadena por estructuras que contienen ligandos de PRR, como bacterias o perlas acopladas a zimosán, LPS o Pam3CSK4 (un lipopéptido triacetilado sintético). Además, la señalización de FcγR por IgG, el reconocimiento de PS en células apoptóticas por TIM4 y la señalización de dectin-1 por hongos también desencadenan el reclutamiento de la LC3 hacia el fagosoma. No todas las proteínas de autofagia son esenciales para la progresión de LAP. Se demostró que Atg5 y Atg7 eran necesarios para la LAP inducida por zimosán o *Aspergillus fumigatus*. Sin embargo, otro estudio demostró que Atg5 y Atg7 eran prescindibles para la LAP inducida por FcγR en células murinas. Esto podría explicar resulta-

dos aparentemente contradictorios en células murinas, donde los fagosomas LC3 positivos, formados después de LAP, muestran una maduración acelerada del fagosoma y favorece la degradación del antígeno, mientras que en los fagocitos humanos, la LAP retrasa la maduración del fagosoma para promover la presentación eficiente del antígeno en el MHC-II. Una fuerte evidencia apunta hacia un papel importante de LAP en la inmunidad porque está involucrada en la regulación de la producción de IFN-γ y en la eliminación de las células muertas. Los defectos en las proteínas asociadas a LAP deterioran la absorción y la digestión eficiente de las células apoptóticas, contribuyendo así a la patogénesis del lupus. Sin embargo, es necesario profundizar los estudios en este campo para comprender la contribución y regulación de LAP en entornos patológicos.

Regulación de la fagocitosis

La capacidad fagocítica fisiológica se adquiere durante la diferenciación del fagocito y puede ser modulada por adherencia a la matriz extracelular, así como por factores estimulantes de colonias, citocinas, glucocorticoides y estímulos microbianos. Aunque ha habido un considerable interés en el estudio de la polarización y plasticidad de los macrófagos por diferentes citocinas pro y antiinflamatorias, estos estudios rara vez han definido la modulación de ligandos y receptores dentro de la vía vacuolar, ni se ha estudiado la actividad fagocítica en células individuales. Por otro lado, durante el desarrollo, la selección negativa en el timo y la muerte de los timocitos apoptóticos son acompañadas por la rápida eliminación de los mismos por la digestión. La ontogenia de diversos receptores y de las vías de señalización parece estar regulada coordinadamente durante el desarrollo, pero la expresión y función de receptores individuales (p. ej., CR3 y Tim4) pueden variar entre las poblaciones de macrófagos de diversos tejidos lo que puede tener influencia además en que no todos los macrófagos de tejidos son constitutivamente fagocíticos, aunque todavía expresan marcadores de macrófagos típicos. Por ejemplo, en la zona marginal del bazo, los macrófagos metalofílicos, que carecen de F4/80, expresan fuertemente CD169 (SIGLEC1), pero son células fagocíticas deficientes. En cambio macrófagos MARCO+ SignR1+ en la zona marginal externa rápidamente eliminan bacterias encapsuladas.

MECANISMOS DE DAÑO INDEPENDIENTE DE OXÍGENO (ENZIMAS) Y DEPENDIENTE DE OXÍGENO (ESTALLIDO RESPIRATORIO) E INTERMEDIARIOS REACTIVOS DEL NITRÓGENO

Los microorganismos internalizados por las células fagocíticas son confinadas en una estructura denominada **fagolisosoma**, el cual es un organelo microbicida que cuenta con varios mecanismos para eliminar y degradar a los microorganismos fagocitados (tabla 6-2, figura 6-2).

En los neutrófilos, el fagolisosoma se conforma por la fusión del fagosoma que confina al microorganismo con los gránulos y los lisosomas. Los gránulos primarios o azurófilos de los neutrófilos son un tipo especializado de vesículas parecidas a los lisosomas. Estos contienen diversos componentes microbicidas por ejemplo, péptidos antimicrobianos y proteasas. Por otro lado, los gránulos espe-

Tabla 6-2. Mecanismos presentes en los fagocitos de destrucción de los microorganismos

Mecanismo	Productos	Modo de acción
Acidificación	pH = 4.5 a 5.5	Impide el crecimiento de la bacteria Favorece la actividad de enzimas hidrolíticas que requieren pH ácido
Intermediarios reactivos del oxígeno y nitrógeno	O_2^-, H_2O_2, $OH\bullet$, $HOCl^-$, $NO\bullet$	Inducen la oxidación, cloración y nitración de moléculas presentes en los microorganismos
Péptidos antimicrobianos	Defensinas y catelicidinas	Se unen a componentes de la pared y forman un poro en la membrana de la bacteria
Enzimas	Lisozima, hidrolasas	Degradan componentes de los microorganismos
Scavengers	Lactoferrina Nramp1 (SLC11A1)	Causan deprivación de nutrientes o factores necesarios para el crecimiento bacteriano

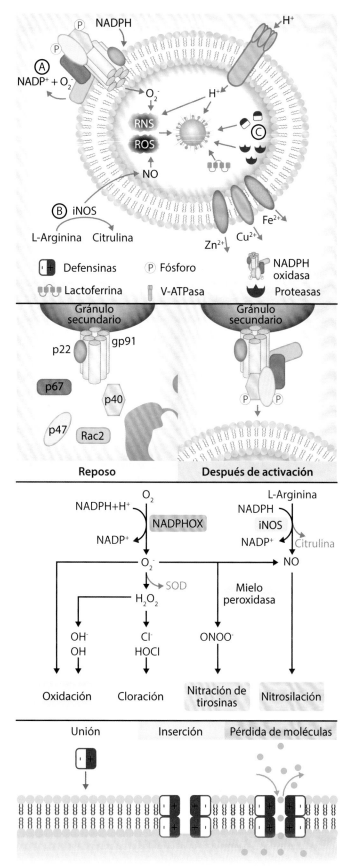

FIGURA 6-2. Mecanismos microbicidas de los fagocitos. Los fagocitos poseen una amplia gama de moléculas con acción microbicida: **A. NPDPH oxidasa.** Ante un estímulo inflamatorio, esta molécula se ensambla, activa y adosa al fagosoma para contribuir a la formación de especies reactivas de oxígeno (ROS). **B. iNOS citoplasmática.** Participa en la síntesis de óxido nítrico (NO) que difunde al interior del fagolisosoma y se combina con los ROS para producir especies reactivas de nitrógeno (RNS), ambas producen daño en componentes microbianos como lípidos, proteínas y ácidos nucleicos. **C. Otros factores.** El fagocito dispone también de *scavengers*; de exportadores de nutrientes, como la lactoferrina que privan al microorganismo de factores para su crecimiento; de péptidos antimicrobianos y de proteínas, como las defensinas, que, al unirse a los fosfolípidos de carga negativa de la membrana del microorganismo, forman un poro que desestabiliza la membrana bacteriana.

RECUADRO 6-1. SÍNDROME DE CHÉDIAK-HIGASHI O LA ENFERMEDAD DE LOS NIÑOS GRISES

El **síndrome de Chédiak-Higashi** (SCH) es un trastorno autosómico recesivo que afecta la función de todos los leucocitos que contienen gránulos lisosomales. Sus defectos repercuten principalmente en los sistemas nervioso y circulatorio. La incidencia de este desorden es de alrededor de 500 casos en los últimos 15 a 20 años.

Estos pacientes tienen una neutropenia leve y los niveles de inmunoglobulinas son normales. Todas las células que contienen lisosomas tienen gránulos grandes.

En neutrófilos, estos gránulos grandes son resultado de la fusión anormal de gránulos primarios o azurófilos con gránulos secundarios o específicos. Además, la fusión de los gránulos grandes con los fagosomas se retrasa, lo que contribuye al establecimiento de una respuesta inmunológica defectuosa. El gen mutado relacionado con este síndrome es el LYST (*Lysosomal Trafficking Regulator*), que codifica para una proteína citoplasmática involucrada en la formación vacuolar y en el transporte de proteínas. Los neutrófilos de los pacientes con el SCH carecen de elastasa y catepsina G y no responden de manera adecuada a los estímulos quimiotáxicos, debido a un defecto en el ensamblaje de los microtúbulos. La respuesta de los pacientes a las infecciones genera solo una leve neutrofilia, pero hay retraso en la diapédesis.

Las características clínicas del SCH incluyen defectos en los nervios periféricos, retraso mental leve, albinismo ocular y cutáneo parcial, disfunción de las plaquetas que ocasiona la aparición de moretones con facilidad, y enfermedad periodontal severa. Estos pacientes presentan infecciones bacterianas recurrentes, en especial por *S. aureus* y estreptococos beta-hemolíticos.

En cerca de 85% de los pacientes con el SCH, la enfermedad culmina en una infiltración inflamatoria, a menudo fatal, mediada por linfocitos T CD8+ y macrófagos, que requiere terapia con agentes inmunosupresores. En pacientes que tienen un periodo de vida mayor a los 20 años, se ha detectado una neuropatía periférica, que puede estar relacionada con el transporte axonal anormal como resultado del defecto de los microtúbulos. Estos pacientes se trasladan en silla de ruedas y por lo general mueren de una infección alrededor de los 30 años.

A nivel celular, el tamaño alterado de los gránulos lisosomales asociados al SCH se ha utilizado como signo patognomónico para describir el defecto morfológico subcelular vinculado a la enfermedad. Todas las células del cuerpo muestran organelos asociados con el tráfico lisosomal normalmente agrandados.

Un modelo de ratón de SCH fue identificado hace décadas. El ratón mostró una alteración de color del pelaje, por lo que se le conoce como beige. Los melanocitos en el SCH contienen gránulos de pigmentos (melanosomas) que están agrandados y no están distribuidos de forma apropiada, como en los queratinocitos o en las células epiteliales. Se ha sugerido que los melanosomas agrandados son el resultado de una fusión aberrante. Un efecto

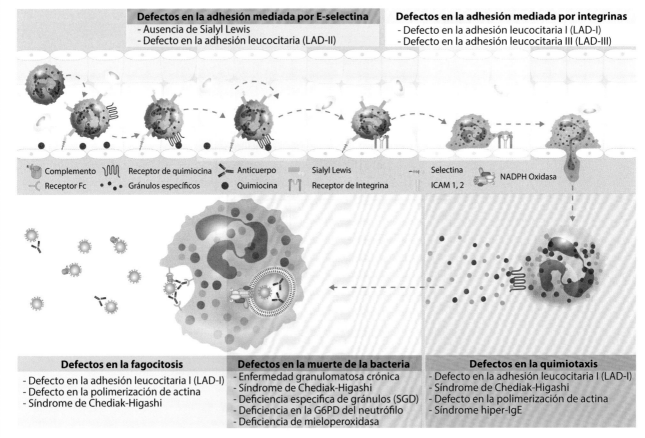

FIGURA 6-1-1. Patologías asociadas a defectos en el reclutamiento de los neutrófilos al sitio de la infección. El reclutamiento de neutrófilos a los sitios de inflamación implica varias etapas. Los neutrófilos circulantes deben reconocer los signos de inflamación y migrar a las áreas donde se necesita su capacidad antimicrobiana para eliminar la infección. **A.** Cerca de los sitios inflamatorios, las células endoteliales estimuladas exponen una clase de moléculas, las P-, E- y L- selectinas, que sirven para captar los neutrófilos circulantes y anclarlos al endotelio mediante la interacción con sus ligandos fucosilados. **B.** Esta interacción transitoria le permite al neutrófilo rodar a lo largo de gradientes de quimioatrayentes, **C.** que inducen la expresión de integrinas en la superficie de los neutrófilos, los cuales interactúan con sus ligandos, principalmente ICAM-1 e ICAM-2, expresados sobre el endotelio inflamado. Esta interacción media la adhesión firme del neutrófilo al endotelio. Después, el neutrófilo atraviesa el endotelio y llega al sitio de la inflamación. Es ahí donde libera citocinas que reclutan otras células de la respuesta inmunológica y comienza a desplegar su potente arsenal antimicrobiano. Existen diversas patologías que afectan las distintas etapas, como la adhesión mediada por selectinas o integrinas, defectos en la quimiotaxis, la fagocitosis o la acción bactericida.

(continúa)

Recuadro 6-1. Síndrome de Chédiak-Higashi o la enfermedad de los niños grises (*continuación*)

similar se ha observado en seres humanos: el cabello también tiene inclusiones grandes y decoloración, por lo que este síndrome se ha denominado la enfermedad de los niños grises.

Del mismo modo, tanto los defectos en la resistencia a las infecciones bacterianas y los defectos neurológicos pueden ser resultado de la falla en el tráfico vesicular que presentan estas vesículas agrandadas. Un hallazgo reciente sugiere que estos pacientes presentan alteraciones en la reparación de la membrana plasmática, que puede estar asociada a la exacerbación de los síntomas en el SCH. La reparación de la membrana plasmática es un proceso dependiente del calcio mediado por vesículas, en el cual los lisosomas periféricos pequeños se fusionan con la membrana plasmática para finalizar la reparación.

Un estudio en la población de linfocitos T citotóxicos de pacientes con SCH sugirió que las primeras etapas de la formación de gránulos son normales, y que la aparición de gránulos citotóxicos agrandados es resultado de la fusión de los gránulos aberrantes, en tanto que los neutrófilos muestran gránulos azurófilos agrandados, pero no los de gelatinasa o gránulos específicos. Se ignora la causa por la que solo los gránulos azurófilos se ven afectados. La proteína CHS1/LYST regula el tamaño y el movimiento de los organelos relacionados con los lisosomas, aunque los mecanismos de esta regulación no están del todo definidos.

Aunque no se han determinado plenamente los defectos bioquímicos subyacentes al SCH, se sugiere que las alteraciones en los niveles de la proteína cinasa C (PKC) dan origen a los lisosomas agrandados. El tratamiento de las células de estos pacientes con inhibidores de la proteólisis de PKC incrementó sus niveles y redujo el tamaño de los lisosomas. Además, la inhibición de la actividad de la PKC resultó en lisosomas perinucleares agrandados y la administración oral de los inhibidores de la proteólisis de PKC dio lugar a la mejora de la actividad de la enzima lisosomal y aumentó la actividad bactericida de las células.

La administración de dicho tratamiento en ratones beige infectados con el *S. aureus* generó un aumento significativo en la tasa de sobrevida. Sin embargo, no queda claro si la alteración en los niveles de PKC es el defecto bioquímico inmediato que resulta de la pérdida de CHS1/LYST/Beige o si los cambios en los niveles PKC es un efecto bioquímico superficial.

En cuanto al tratamiento de los pacientes, se prescriben antibióticos como profilaxis. Esto es eficaz en el control de las infecciones recurrentes, pero no impide que se desarrollen otras complicaciones, como hemorragias, el comienzo de la fase acelerada de la enfermedad y problemas neurológicos. En los últimos 15 años el trasplante alogénico de células hematopoyéticas se ha utilizado para el tratamiento exitoso de las complicaciones hematológicas e inmunológicas de esta enfermedad.

---

cíficos o secundarios son otro tipo de vesículas internas del neutrófilo que contienen componentes de la enzima NADPH oxidasa. Además, como en otras células, los lisosomas del neutrófilo tienen diversas enzimas digestivas. Por lo tanto, la acción combinada de los componentes de los gránulos y los lisosomas es altamente efectiva para destruir a los microorganismos internalizados.

Por otra parte, los macrófagos no tienen componentes microbicidas preformados en gránulos; sin embargo, cuando son estimulados por la presencia de IFN-g y el reconocimiento de componentes microbianos pueden producir mediadores tóxicos capaces de eliminar a los microbios internalizados presentes en el fagosoma.

Acidificación del fagosoma

El fagosoma sufre una acidificación progresiva durante su maduración. Este proceso es llevado a cabo por una ATPasa compuesta por un dominio que hidroliza ATP y otro dominio responsable del transporte de protones hacia el interior del fagosoma. La acidificación del fagosoma crea un ambiente adverso para la supervivencia del microorganismo ya que no solo se perjudica directamente el metabolismo de algunas bacterias, sino que también se favorece la actividad de muchas enzimas hidrolíticas del fagocito que tienen pH óptimos ácidos.

Generación de especies reactivas del oxígeno y especies reactivas del nitrógeno

Los fagocitos profesionales son capaces de generar compuestos denominados especies reactivas del oxígeno (ROS, *reactive oxygen species*) y especies reactivas del nitrógeno (RNS, *reactive nitrogen species*) que son compuestos altamente oxidantes. Los primeros son producidos en el fagolisosoma por la enzima NADPH oxidasa y de esta manera pueden matar a los microorganismos internalizados. Mientras que los intermediarios reactivos derivados del nitrógeno son producidos en el citoplasma por la enzima óxido nítrico sintasa inducible (iNOS, *inducible nitric oxide synthase*) y una vez producidos se difunden en el interior del fagosoma para reaccionar con el microorganismo.

La NADPH oxidasa se expresa en fagocitos polimorfonucleares y mononucleares, aunque la cantidad de ROS que se produce es mayor en neutrófilos que en macrófagos, y los macrófagos producen generalmente, y de modo considerable, más RNS que los neutrófilos.

Estructura de la NADPH oxidasa

La oxidasa fagocítica es un complejo proteínico formado por múltiples subunidades, que como se mencionó anteriormente preexiste en el neutrófilo y es activada a través de las señales de los receptores fagocíticos. La NADPH está constituida por componentes presentes tanto en la membrana de gránulos secundarios como en el citoplasma. Las subunidades, p22phox y gp91phox (esta última conocida como NOX2) forman una proteína heterodimérica de membrana denominada citocromo b558. En ausencia de la activación celular los componentes citosólicos de la NADPH oxidasa, p40phox, p47phox y p67phox, no están asociados con el citocromo b y la oxidasa permanece inactiva. Tras la activación celular, los componentes citosólicos se translocan a la membrana y se asocian con el citocromo b para formar la NADPH oxidasa funcional. Este es un proceso altamente regulado que involucra uno o más cofactores; en los fagocitos humanos el cofactor predominante es Rac2. Una vez que la enzima se ensambla, los gránulos secundarios se fusionan con el fagosoma para generar allí la producción de ROS necesaria para le eliminación del microorganismo (figura 6-2a).

Formación de ROS

La NADPH oxidasa activa transfiere electrones desde el NADPH citoplasmático a través de la membrana al oxígeno molecular. El oxígeno se somete entonces a una reducción de un electrón que conduce a la formación de anión superóxido (O_2^-) que dismuta espontáneamente a peróxido de hidrógeno (H_2O_2) o por acción del superóxido dismutasa (SOD). Adicionalmente, O_2^- y H_2O_2 pueden dar lugar a la formación de metabolitos más reactivos tales como el radical hidroxilo (OH•) o el ácido hipocloroso (HOCl). Los radicales OH• son generados a partir de la reacción de O_2^- y H_2O_2, mientras que para la formación de HOCl y otros halogenuros se requiere la mieloperoxidasa (MPO), una enzima localizada en gránulos azurófilos de los neutrófilos. Colectivamente, estos metabolitos son altamente tóxicos y son capaces de destruir con eficacia a los microorganismos dentro del fagosoma (figura 6-2b).

La importancia de las ROS en la eliminación de microorganismos se pone de manifiesto en la enfermedad granulomatosa crónica (EGC), que se caracteriza por infecciones recurrentes que pueden resultar en la muerte. Estos pacientes presentan mutaciones en alguna de las subunidades de la NADPH oxidasa.

RECUADRO 6-2. DEFICIENCIA ESPECÍFICA DE GRÁNULOS

La deficiencia específica de gránulos de neutrófilos SGD (*Specific Granule Deficiency*) es un trastorno congénito muy poco frecuente, quizás heredado en forma autosómica recesivo caracterizado por la ausencia de gránulos específicos o secundarios en neutrófilos. Los pocos casos que se han reportado presentaron infecciones bacterianas recurrentes con morfología nuclear atípica con núcleos bilobulados y ausencia de gránulos. Se observó la ausencia de proteínas características de los gránulos primarios, secundarios y terciarios, incluidas lactoferrina, transcobalamina I, gelatinasa B y colagenasa. También se observó una marcada disminución en los niveles de defensinas y BPI (*Bactericidal/Permeability-Increasing Protein*), componentes de los gránulos primarios, y del péptido antimicrobiano hCAP18/ LL-37, que por lo regular se encuentra en alta concentración en los gránulos secundarios de neutrófilos. Sin embargo, la mieloperoxidasa y la lisozima, componentes de los gránulos primarios y secundarios, respectivamente, no se ven afectadas en esta patología. Los neutrófilos de pacientes SGD también demuestran defectos quimiotáxicos relativamente graves, que se cree resultan de una disminución en la reserva de moléculas de adhesión leucocitaria intracelulares que suelen movilizarse a la superficie celular en respuesta a estímulos inflamatorios. Si bien la fagocitosis es normal en los neutrófilos de pacientes con SGD, el estallido respiratorio y la actividad bactericida son defectuosos. Aunque los neutrófilos de pacientes con SGD producen niveles normales de especies reactivas de oxígeno (ROS), la frecuencia y gravedad de las infecciones son similares a los de la enfermedad granulomatosa crónica, que presentan defectos en la producción de ROS. Esto indica que tanto las proteínas presentes en los gránulos como las ROS juegan un papel crítico en la capacidad bactericida de los neutrófilos.

Esta patología también afecta las proteínas presentes en los gránulos de los eosinófilos, ya que estas células carecen de la proteína catiónica de eosinófilos (neurotoxina derivada eosinófilos) y la proteína básica principal. También se han reportado, aunque no en todos los casos, algunas alteraciones en la funcionalidad de los macrófagos. Los pacientes con SGD presentan infecciones recurrentes causadas por bacterias, entre las cuales se encuentran *Staphylococcus aureus*, *Pseudomonas aeruginosa* y hongos como *Candida albicans*, que afectan en especial la piel y los pulmones.

Por otra parte, los pacientes que sufren SGD presentan niveles normales de lactoferrina y transcobalamina I en la saliva, pero no en el plasma ni en los neutrófilos; por lo tanto, se consideró que la base molecular de SGD implicaba una mutación específica de linaje mieloide. El defecto molecular en los pacientes con SGD incluye el factor de transcripción mieloide C/EBPε (CCAAT/*Enhancer-Binding Protein Épsilon*), el cual actúa como regulador transcripcional gen-específico durante la etapa de maduración desde la fase de promielocito hasta mielocito temprano. Es importante recordar que, a lo largo de la maduración, en el estado de promielocito se generan las granulaciones azurófilas primarias de los polimorfonucleares y después se diferencia a mielocito, que genera granulaciones secundarias específicas.

La generación y el estudio de ratones deficientes en el gen C/EBPε han mostrado un fenotipo muy similar al detectado en los pacientes con SGD. Los neutrófilos de ratones deficientes en C/EBPε tienen características morfológicas distintivas que incluyen núcleo bilobulado y ausencia de proteínas específicas de gránulos, similares a los neutrófilos de los individuos con SGD. Además, se observan deficiencias en proteínas constitutivas de los gránulos de los eosinófilos. Los neutrófilos de los ratones deficientes en C/EBPε también son defectuosos en la quimiotaxis y la actividad bactericida. Estas similitudes fenotípicas observadas en pacientes con la patología SGD y ratones deficientes en C/EBPε sugirieron una pérdida funcional del gen que codifica para C/EBPε en SGD. De hecho, se han reportado mutaciones en la línea germinal C/EBPε en algunos pacientes con SGD, por lo que este defecto genético puede ser el responsable de la enfermedad.

Para realizar el diagnóstico de SGD se debe realizar un examen microscópico de los neutrófilos, en el que se busque intencionadamente la ausencia de gránulos específicos y núcleos bilobulados, asociándola con una baja expresión de proteínas específicas de gránulos como la lactoferrina o la gelatinasa. Para ello se utilizan como referencia los valores de un voluntario sano. Si bien esta determinación se realizaba por Western Blot o microscopía electrónica, en la actualidad puede realizarse por citometría de flujo, mediante la cual se han logrado determinar mieloperoxidasa, defensinas, proteína BPI, lactoferrina y hCAP18. Esta técnica presenta varias ventajas respecto a las anteriores, ya que las muestras se pueden preparar de forma sencilla y rápida para el análisis, es posible analizar varias proteínas a la vez y se requiere menor cantidad de muestra para la determinación.

La evolución clínica de la enfermedad implica la administración de antibióticos para combatir las infecciones, así como el drenaje de los abscesos. El tratamiento profiláctico con antibióticos puede ser importante para evitar más infecciones bacterianas.

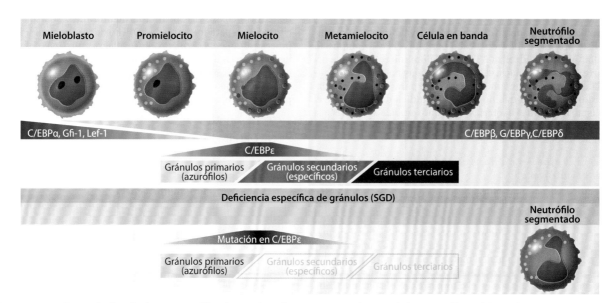

FIGURA 6-2-1. Expresión de gránulos en neutrófilos durante la mielopoyesis. La maduración de los neutrófilos y el desarrollo de los gránulos conllevan la participación de varios factores de transcripción, entre los cuales destaca el factor C/EBPε que se encuentra mutado en pacientes con SGD. Por lo tanto, las anormalidades en SGD implican la ausencia de proteínas específicas de gránulos primarios (a excepción de mieloperoxidasa), secundarios y terciarios. Además, los neutrófilos muestran un núcleo bilobulado.

Formación de RNS

De manera similar a las ROS, el óxido nítrico (NO) y las RNS son importantes efectores antimicrobianos. Estos metabolitos son más prominentes en los macrófagos, en los que se han estudiado en mayor detalle. La actividad de iNOS es regulada principalmente a nivel transcripcional. Aunque los fagocitos normalmente producen ROS inmediatamente después de un estímulo microbiano, la producción de RNS requiere la síntesis *de novo* de la proteína iNOS. La estimulación a través de los TLR que reconocen PAMP junto con la señalización de citocinas proinflamatorias como el IFN-γ y el TNF-α activa la señalización de cascadas que conducen a la transcripción de iNOS, por lo que la generación de RNS requiere más tiempo que la producción de ROS.

La enzima iNOS produce NO y citrulina a partir de L-arginina y O_2. A diferencia de las ROS, el NO es sintetizado en el citoplasma pero tiene la capacidad de difundir a través de las membranas alcanzando los microorganismos dentro del fagosoma. En el fagolisosoma entra en contacto con las ROS y puede sufrir la conversión espontánea o catalítica a una gama de derivados, incluyendo el dióxido de nitrógeno ($NO_2^•$), peroxinitrito ($ONOO^-$) y el trióxido de dinitrógeno (N_2O_3) entre otros (figura 6-2b).

Por lo tanto, las ROS y RNS ejercen efectos altamente tóxicos sobre los microorganismos dentro del fagosoma al atacar numerosos componentes estructurales tales como tioles, proteínas, ácidos nucleicos y lípidos. Como resultado de esta interacción, las proteínas y los lípidos se inactivan por el daño oxidativo. Además, el ADN microbiano puede sufrir daño irreparable. De esta manera, estas reacciones pueden afectar el metabolismo bacteriano y en última instancia inhibir su replicación (figura 6-2b).

Proteínas y péptidos antimicrobianos

Los fagocitos presentan una amplia gama de proteínas y péptidos que antagonizan a los microorganismos dentro del fagosoma y complementan las herramientas antimicrobianas del fagosoma descritas anteriormente. Hay tres tipos principales de antimicrobianos: a) péptidos catiónicos que se unen a la membrana microbiana y comprometen la integridad del microorganismo, b) enzimas proteolíticas que causan la destrucción del microorganismo y c) proteínas que privan a los microorganismos de nutrientes esenciales impidiendo el crecimiento del microorganismo. Los neutrófilos están particularmente bien equipados, ya que en sus gránulos poseen diversas proteínas y péptidos que pueden tener funciones bactericidas y con funciones de degradación, algunas de las cuales también se expresan en macrófagos.

Péptidos catiónicos: defensinas y catelicidinas

Las **defensinas** son péptidos pequeños de 28 a 42 aa, con carga positiva y tienen una estructura terciaria β plegada que incluye tres puentes disulfuro. Se subdividen en α y β, con una estructura similar que difiere levemente en la posición de los puentes disulfuro. Los leucocitos y las células epiteliales son las principales fuentes de defensinas en humanos. Se han descrito seis tipos de α-defensinas. Las α-defensinas 1, 2, 3 y 4 se encuentran principalmente en los gránulos primarios o azurófilos de los neutrófilos, por lo que también se denominan péptidos de neutrófilos humanos (HNP, *human neutrophil peptides*). Las α-defensinas 5 y 6 (HD5 y HD6) son producidas fundamentalmente por las células de Paneth en el intestino, aunque se han encontrado también en el epitelio urogenital y en el epitelio de las vías respiratorias.

Existen seis tipos de β-defensinas denominadas β-defensinas humanas (HBD, *human β-defensins*) producidas fundamentalmente por células epiteliales. El mecanismo de acción de las defensinas consiste en unirse a fosfolípidos cargados negativamente en la superficie microbiana, luego insertan su región hidrofóbica en la membrana y forman un poro que la desestabiliza y permite la difusión de iones a través de la membrana bacteriana creando un desequilibrio osmótico. Adicionalmente los poros también permiten la entrada de otras **moléculas efectoras** del sistema inmunológico que pueden contribuir a matar al microorganismo. La estructura de las defensinas, con regiones cargadas positivamente e hidrofóbicas, les permite insertarse en la membrana microbiana, que contiene una mayor cantidad de fosfolípidos cargados negativamente a diferencia de la membrana celular de los mamíferos (figura 6-2c).

Enzimas proteolíticas

La segunda clase de antimicrobianos abarca una amplia variedad de enzimas proteolíticas que participan en la destrucción del microorganismo.

La lisozima presente en los gránulos azurófilos de los neutrófilos cataliza la hidrólisis de las uniones β-1,4 entre los residuos del ácido *N*-acetilmurámico y la *N*-acetil-D-glucosamina, componentes estructurales de la capa bacteriana del peptidoglucano, lo que compromete la integridad de las bacterias grampositivas.

Los fagosomas además están equipados con un surtido de enzimas que degradan varios componentes microbianos. La acción conjunta de proteasas, lipasas, nucleasas, glucosidasas y fosfatasas pueden mediar la desintegración de los microorganismos.

Proteínas que causan deprivación de nutrientes

La prevención del crecimiento microbiano puede llevarse a cabo limitando la disponibilidad de nutrientes esenciales dentro del fagosoma. Para este fin, los fagocitos secretan SR en el lumen del fagolisosoma o insertan transportadores en la membrana fagosomal. Este fenómeno fue descrito en neutrófilos, ya que muchas de estas proteínas se encuentran presentes en los gránulos y cuando son estimulados liberan su contenido extracelularmente o en el fagosoma. Uno de estos SR es la lactoferrina, una glucoproteína contenida en gránulos de los neutrófilos que es liberada al interior del fagosoma, donde secuestra hierro. El hierro es un metal esencial para diversas bacterias, ya que funciona como cofactor en varios procesos bacterianos, incluyendo la replicación del ADN.

Por otra parte, la proteína 1 de macrófagos asociada a la resistencia natural (Nramp1, *natural resistance-associated macrophage protein 1*), también conocida como SLC11A1, es una proteína integral de membrana que se expresa en los endosomas y lisosomas, la cual es reclutada en la membrana fagosomal poco después de la captación del patógeno. La Nramp1 ejerce un efecto bacteriostático mediante la expulsión de cationes divalentes tales como Fe^{2+}, Zn^{2+} y Mn^{2+} desde el lumen fagosomal, ya que éstos son cofactores utilizados por enzimas microbianas.

Trampas extracelulares de neutrófilos (NET)

Hasta hace unos años, se pensaba que los neutrófilos empleaban esencialmente solo dos estrategias antimicrobianas principales: la fagocitosis, que implica la absorción y posterior eliminación de microbios en el fagolisosoma, y desgranulación, a través de la cual se liberan moléculas antimicrobianas en la vecindad de la infección. Sin embargo, los neutrófilos también matan a los microbios mediante la expulsión de su ADN y del contenido de gránulos formando hilos extracelulares en los cuales los microorganismos son atrapados y muertos. Los contenidos expulsados, que se denominan trampas extracelulares de neutrófilos (NET, *neutrophil extracellular traps*), están compuestos de hebras de ADN e histonas a las que se unen altas concentraciones de productos antimicrobianos del contenido de los gránulos.

Las NET son estructuras de ADN liberadas debido a la descondensación de la cromatina, y por lo tanto ocupan de tres a cinco veces el volumen de cromatina condensada. Varias proteínas se adhieren a las NET, incluyendo histonas y más de 30 componentes de gránulos primarios y secundarios, entre ellos los componentes con actividad bactericida tal como elastasa, MPO, catepsina G, lactoferrina, pentraxina 3, gelatinasa, proteinasa 3, LL37, proteínas de unión al peptidoglucano capaces de destruir factores de virulencia.

Este proceso logra neutralizar al patógeno pero desafortunadamente implica la muerte de la célula fagocítica. En ciertos casos, un neutrófilo que interactúa con un microbio o un producto microbiano es activado para sufrir un programa de muerte celular que causa que las membranas de su núcleo y gránulos se disuelvan. La membrana plasmática se rompe y la célula expulsa las NET. La actividad microbicida de las NET se ha atribuido a los componentes de los gránulos por ejemplo MPO y además se observó que las histonas restringen el crecimiento microbiano muy eficientemente, ya que los anticuerpos contra las histonas previenen la actividad microbicida mediada por las NET.

Se ha sugerido que los microbios quedan atrapados debido a las interacciones electrostáticas entre la superficie bacteriana cargada positivamente y las fibras de cromatina cargadas negativamente. Sin embargo, varias bacterias son capaces de degradar a las NET a través de nucleasas y escapar de esta manera a este mecanismo.

Se ha reportado que numerosos microorganismos inducen la formación de NET entre los que se encuentran bacterias, hongos y parásitos. Además estímulos como el acetato de miristato de forbol (PMA), complejos anticuerpo-antígeno, autoanticuerpos, factor de necrosis tumoral (TNF), interferón (IFN) y otros estímulos también desencadenan NETosis. La formación de NET juega un papel vital en combatir patógenos que son demasiados grandes para ser fagocitados tales como hifas de hongos.

La NETosis se inicia con frecuencia por la unión de ligandos a receptores tipo Toll, de complejos inmunes a receptores Fc, complemento o citocinas. Luego de la activación de estos receptores, se libera calcio al citoplasma desde el retículo endoplásmico que activa la actividad de la proteína cinasa C (PKC) y la fosforilación de gp91phox. Esto induce el ensamblaje de las subunidades citosólicas y ligadas a membrana de NADPH oxidasa y la posterior generación de ROS. Bajo la influencia de ROS se produce rotura de los gránulos y de la envoltura nuclear. Posteriormente, los contenidos nucleares, citoplasmáticos y granulares se mezclan. La elastasa y la MPO participan junto a otras enzimas en la descondensación de la cromatina y en la liberación de histonas.

Finalmente, la rotura de la membrana plasmática permite la liberación de NET conduciendo a la muerte y la pérdida de funciones celulares de la misma como migración y fagocitosis (figura 6-3).

Se ha aceptado que las ROS desempeñan un papel crucial en la vía clásica de NETosis ya que los neutrófilos de pacientes con enfermedad granulomatosa crónica (EGC), que son incapaces de realizar el estallido oxidativo, presentan una reducida capacidad para formar NET.

La NETosis suicida convencional ha sido reconocida como una forma distinta de muerte celular activa. Además, algunos investigadores han descrito un mecanismo diferente por el cual se forman las NET, llamada NETosis vital. Esta vía no suicida permite la liberación de NET en neutrófilos que permanecen viables; sin embargo, esta última vía sigue siendo ampliamente estudiada.

Igualmente interesante es la cuestión de cómo el neutrófilo decide cuál de las tres estrategias puede producir la muerte del microorganismo. Una hipótesis posible apunta al tiempo en el cual los eventos se llevan a cabo. *Ex vivo*, los neutrófilos atacan a los microbios por fagocitosis a los pocos minutos de exposición. La tasa de desgranulación varía dependiendo de su contenido, liberándose vesículas secretoras inicialmente (10 minutos después de la estimulación), seguido de gránulos de gelatinasa, gránulos específicos y gránulos de azurófilos. Por el contrario, la formación de NET es un proceso mucho más prolongado, lo que sugiere que un neutrófilo puede realizar las tres estrategias siempre que se produzcan en la secuencia correcta: fagocitosis, seguida de desgranulación, y finalmente la formación de NET.

Los neutrófilos a través de la formación de las NET desempeñan un papel muy importante para proteger al huésped de enfermedades infecciosas; sin embargo, también pueden participar en el desarrollo de las enfermedades autoinmunes y enfermedades inflamatorias. La formación de NET excesiva está ligada a diversas patologías mediadas por neutrófilos, incluyendo vasculitis, sepsis, lupus eritematoso sistémico y nefritis, ya que las NET son una fuente rica de moléculas proinflamatorias y de autoantígenos. Por lo tanto, el estudio de los procesos de NETosis y la interacción de los componentes de las NET y el sistema inmunológico contribuirá a una comprensión más profunda del rol de los neutrófilos en la inducción y resolución de inflamación.

PRESENTACIÓN ANTIGÉNICA EN EL CONTEXTO MOLECULAR DEL MHC TIPO II

La última fase de la fagocitosis conduce a la presentación antigénica, e involucra la participación coordinada de diversas moléculas como el MHC II, la cadena invariante (I) y la proteína DM.

Las moléculas del MHC II se ensamblan dentro del retículo endoplásmico (RE), seguido de una maduración funcional en compartimientos endosomales ricos en péptidos antigénicos. Dentro del RE, las subunidades α y β del MHC II se asocian en un proceso mediado por una chaperona conocida como cadena I, también denominada CD74. Esta asociación es sumamente importante, ya que en ausencia de la cadena I, los MHC II α y β son inestables, por lo que se agregan y son retenidas en el RE, lo que genera el fracaso para alcanzar la superficie celular. Solo las cadenas α y β unidas a la cadena I pueden ser exportadas en vesículas del RE hacia el endosoma.

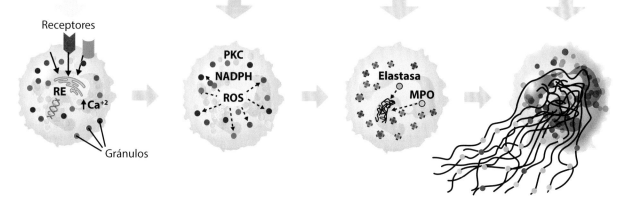

Figura 6-3. Formación de las NET. En respuesta a numerosos estímulos, incluyendo combinaciones de citocinas inflamatorias, patógenos, complejos inmunes, etc., los neutrófilos pueden ser activados para someterse a NETosis suicida, que se produce después de horas de estimulación. Luego de la activación de la NADPH oxidasa se producen ROS y se activa la peptidil arginina deiminasa 4 (PAD4), lo que da lugar a la descondensación de la cromatina. Posteriormente, la elastasa de neutrófilos (NE) y la MPO se translocan al núcleo para promover el despliegue adicional de la cromatina, con la consiguiente disrupción de la membrana nuclear. La cromatina se libera en el citosol, donde se decora con proteínas granulares y citosólicas. Finalmente, las NET se liberan a través de la interrupción de la membrana plasmática y el neutrófilo muere.

Cadena invariante

La cadena I es una glucoproteína transmembranal no polimórfica que no está codificada en el locus del MHC. Existen varias isoformas generadas por procesos de *splicing* alternativo y el uso de diferentes codones de iniciación; su nomenclatura está fundamentada en su peso molecular. La forma más corta denominada p33 es la que se expresa más abundantemente. La variante de mayor peso molecular p41 contiene un dominio glucosilado citoplasmático que presenta una región de retención en el RE; la importancia de esta isoforma radica en su participación durante el plegamiento de las cadenas α y β de la molécula del MHC II en formación.

Ensamblaje de los heterodímeros α y β de las moléculas del MHC II

Las cadenas I recién sintetizadas forman variantes homo o heterotriméricas formadas por p33, p35, p41 o p43 que se acumulan en el RE. Estos multímeros actúan como núcleos de ensamble de las moléculas del MHC II α y β, dando lugar a nonámeros formados por tres cadenas α, tres β y tres I. Distintos alelos del MHC II tienen diferentes afinidades para la unión a la cadena I que pueden influir en su expresión y función. La asociación de la cadena I con los heterodímeros α y β del MHC II, evita la unión de péptidos antigénicos inespecíficos.

Competencia antigénica por el surco

Tras el ensamblaje, los complejos MHC-II-cadena I salen del RE en vesículas que se unen al fagosoma. Esto puede ocurrir en forma directa a través del complejo *trans*-Golgi (TG) o por endocitosis desde la membrana plasmática. La liberación de la cadena I se inicia por una proteólisis progresiva en los endosomas ácidos. Este proceso culmina con la generación de un péptido de tamaño variable de aproximadamente 20 aa asociado al surco a la molécula del MHC II denominado péptido de cadena invariante asociado a moléculas del MHC II (CLIP, *class II associated invariant chain peptide*).

La liberación del CLIP del MHC II es facilitada por una glucoproteína heterodimérica codificada en el *locus* del MHC conocida como HLA-DM (DM), que presenta una alta homología con la molécula del MHC II. Las subunidades α y β de DM muestran un polimorfismo genético limitado y el dímero ensamblado carece de una ranura de unión a ligando abierto. El dominio citoplasmático de la cadena β de DM contiene un motivo de tirosina que es responsable del ensamble de moléculas DM en los endosomas tardíos. La DM también puede unirse a la cadena I. Su interacción con los complejos del MHC II-CLIP ocurre en endosomas tardíos, en donde favorece un cambio conformacional que induce la disociación del CLIP. La eliminación del CLIP del surco del MHC II facilita la asociación de este último con péptidos antigénicos generados durante la fase de procesamiento de la fagocitosis.

La DM puede quitar cualquier tipo de péptidos de baja afinidad del MHC II y las interacciones repetitivas con la DM llevan a la acumulación de complejos MHC II con péptidos de alta afinidad. La función de la DM es modulada por otra molécula codificada en el *locus* del MHC denominada HLA-DO (DO), que inhibe la función de DM. DO se expresa en las células B y en el epitelio tímico. En algunas subpoblaciones de células dendríticas sus niveles de expresión son bajos y son regulados por agonistas de los TLR. Los dímeros de DO se asocian estrechamente con moléculas de DM y se conservan en el RE en la ausencia de DM (figura 6-4).

La selección de los péptidos antigénicos que se asocian al surco del MHC II está influenciada por múltiples factores. Las proteínas pueden contener múltiples secuencias capaces de unir a las moléculas del MHC, pero solo un puñado de péptidos es seleccionado para presentación hacia los linfocitos T. El concepto de que una jerarquía de epítopos antigénicos es reconocida por el sistema inmunológico está bien establecido; el más ávido y afín a sus receptores se llama inmunodominante y hay epítopos subdominantes y crípticos. Los epítopos inmunodominantes son importantes para la inmunidad frente a tumores y patógenos, mientras que un cambio en la jerarquía de las respuestas de los epítopos subdominantes se asocia con trastornos autoinmunes.

Una vez que las moléculas del MHC II han sido cargadas con los péptidos antigénicos, los endosomas se fusionan con la membrana celular favoreciendo la exposición de estos péptidos a los linfocitos T antígeno-específicos en el contexto molecular del MHC. Este último paso es un fenómeno crítico para el establecimiento de respuestas inmunológicas competentes ya que la activación de linfocitos T representa un paso crítico en la respuesta inmunológica adaptativa.

FASES CRÍTICAS EN EL PROCESO DE FAGOCITOSIS

Compartimientos endocíticos en el procesamiento y presentación de antígenos

Los antígenos internalizados son confinados en endosomas con microambientes que favorecen la proteólisis y la desnaturalización de las proteínas. Aunque estas vías permiten la interacción de moléculas del MHC II con antígenos exógenos, las moléculas del MHC I también pueden utilizar estas rutas para adquirir antígenos, lo que se conoce como presentación cruzada de antígenos.

Los endosomas tempranos maduran a endosomas tardíos y lisosomas impulsados en parte por procesos tales como mayor aci-

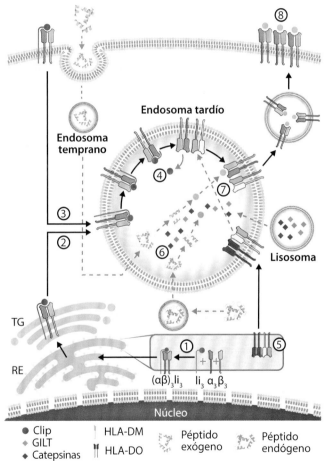

Figura 6-4. Biosíntesis del complejo principal de histocompatibilidad (MHC) II y enlace del *péptido antigénico* en la vía endocítica. Las cadenas MHC II α y β se asocian con la cadena invariante I y forman trímeros (1). Estos complejos se exportan a endosomas maduros por la red del TG (2) o mediante reciclaje de la superficie celular (3). Dentro de los endosomas, la cadena es degradada secuencialmente hasta llegar a la cadena residual del fragmento CLIP (4). El desplazamiento del CLIP de la ranura por el ligando de MHC II αβ es mediado por DM y por DO. La expresión de DO y la regulación de la función por DM implican formación de complejos DM-DO en el RE y su transporte al endosoma (5). Los antígenos exportados a endosomas tardíos por fagocitosis, pinocitosis, endocitosis y autofagia son procesados por catepsinas y GILT lisosomales (6). La adquisición de péptidos de alta afinidad por MHC II es facilitada por DM (7). Finalmente, los complejos péptido-MHC II son transportados a la superficie celular de las CPA (8) para reconocimiento por células T CD4+.

dificación luminal y fusión con vesículas derivadas de TG, que trasladan a las enzimas que promueven la proteólisis y la desnaturalización de antígenos. Las bajas temperaturas, aproximadamente 18 °C, pueden obstruir el paso de maduración e interrumpir la presentación de varios antígenos exógenos por el MHC II.

Las vesículas endosomales tardías o maduras son heterogéneas en morfología y contenido. El procesamiento de antígenos en estas vesículas está influenciado por su pH, que regula la actividad de las proteasas residentes y otras enzimas importantes, como la GILT que es una tiolreductasa lisosomal inducible por IFN-γ. Hay diferencias entre las distintas células presentadoras de antígenos (APC), por ejemplo, el contenido limitado de proteasas y el mayor pH en los compartimientos endocíticos en las células dendríticas puede mejorar su capacidad para la presentación de los antígenos vía MHC I y MHC II en comparación con los macrófagos.

Los pasos precisos de procesamiento para la cadena I varían entre los distintos tipos de APC, en función de su expresión diferencial de catepsinas. Estudios usando inhibidores de proteasas y ratones deficientes en proteasas revelaron que varias enzimas son importantes, incluyendo las catepsinas S, L, F y la asparaginil endopeptidasa (AEP). Aunque la catepsina S desempeña un papel clave en las etapas tardías del procesamiento de la cadena I en células dendríticas y células B, la catepsina F es necesaria en macrófagos. Las catepsinas L o V son indispensables para la proteólisis terminal de la cadena I en las células epiteliales tímicas corticales. Las interrupciones en el procesamiento de la cadena I pueden impedir la unión del MHC II a péptidos antigénicos, así como el tránsito de los complejos MHC-antígeno a la superficie celular.

Aunque se encuentra bien establecido que la cadena I guía a los MHC II hacia los endosomas, la regulación del transporte de estas moléculas dentro y fuera de los compartimientos endosomales no se conoce bien y puede diferir entre los diferentes tipos de APC. En las células dendríticas, la internalización del MHC II es mediada por la ubiquitinación de la cola citoplásmica de la cadena β. Los subcompartimientos dentro de los endosomas maduros también pueden regular la adquisición de péptidos por los MHC II. En los cuerpos multivesiculares, la interacción de DM y DO favorece su colocalización con HLA-DR en la membrana externa y su limitación a los endosomas, mientras que el DM sin el DO migra a vesículas internas que pueden ser desprendidas de las células como los exosomas.

OTROS TIPOS DE ENDOCITOSIS

Macropinocitosis y presentación de antígenos

La macropinocitosis no depende de receptores, sin embargo permite la captura de antígenos de gran tamaño y material extracelular en vesículas denominadas **pinosomas**. Estas vesículas comparten características con endosomas tempranos y tardíos, y eventualmente también se fusionan con los lisosomas. Los ligandos de TLR pueden promover una rápida explosión de la macropinocitosis en células dendríticas que posteriormente se detiene de forma abrupta, estimulando la presentación de los antígenos en el contexto molecular del MHC II.

Autofagia y presentación de antígenos

Entre 10 y 30% de los péptidos unidos al MHC II derivan de las proteínas citoplasmáticas y nucleares. Dentro de las APC, diferentes rutas de la autofagia promueven la entrega de péptidos y proteínas desde el citoplasma y el núcleo en la red endosomal. En la macroautofagia, el material nuclear y citoplasmático, incluyendo mitocondrias, peroxisomas y algunas bacterias intracelulares, es ingerido por las membranas para formar los autofagosomas. Éstos se unen con endosomas y lisosomas, facilitando la presentación en el contexto molecular del MHC II, así como la exposición de los ácidos nucleicos a los TLR.

La inducción de la macroautofagia en macrófagos y células dendríticas enriquece la presentación de micobacterias en el contexto molecular del MHC II, probablemente debido a la maduración más eficiente del fagosoma.

En las células B, la autofagia mediada por chaperonas también promueve la presentación de autoantígenos a las células T CD4+ en el contexto molecular MHC II. En esta vía, las chaperonas citoplasmáticas como Hsc70 y Hsp90, junto con LAMP-2A, exponen selectivamente epítopos antigénicos a las moléculas del MHC II. Las proteínas también pueden ser capturadas por microautofagia para la entrega en los endosomas vía Hsc70 y ESCRT, sin embargo, esta información deberá ser confirmada en el futuro.

EVALUACIÓN FUNCIONAL DE LA FAGOCITOSIS EN LOS PACIENTES

Los fagocitos (macrófagos y neutrófilos) cumplen un papel primordial como elementos celulares de la inmunidad innata en la defensa del organismo. La evaluación funcional de estas células incluye pruebas que se enfocan en distintos aspectos de su actividad: a) la capacidad fagocítica, b) la capacidad microbicida, c) la activación del metabolismo celular y d) la respuesta quimiotáctica. Aunque es posible evaluar la capacidad fagocítica por microscopía, la citometría de flujo permite evaluar el proceso de fagocitosis en una población celular específica, evaluar cuáles células responden, si se produce la señalización, a través de cuál receptor, qué procesos bactericidas están funcionando, y en algunos casos caracterizar las condiciones dentro del fagosoma.

a) Evaluación de la capacidad fagocítica y de la acidificación del fagosoma

Existen diversas técnicas para la evaluación de la actividad fagocítica. Su principio general consiste en incubar una fracción rica en leucocitos (obtenida de sangre periférica) con una suspensión de partículas inertes (p. ej., microesferas de látex o dextrán) o de microorganismos (p. ej., bacterias como *Staphylococcus* o levaduras como *Candida* o *Saccharomyces*), marcados con una sustancia fluorescente.

La eficiencia de la fagocitosis inducida puede ser analizada mediante citometría de flujo, la observación en un microscopio de fluorescencia o a través de la lectura en un lector de fluorescencia de microplacas.

Dado que los fagocitos son adherentes es relativamente sencillo eliminar las bacterias no internalizadas mediante lavado. En el caso de utilizar citometría de flujo las bacterias se pueden excluir del análisis seleccionando solo la población de células fagocíticas.

No obstante, un problema general de estos métodos es la imposibilidad de diferenciar entre las partículas fagocitadas y aquellas que solo se han adherido de manera superficial a las células.

Por lo tanto, es importante extinguir la fluorescencia de cualquier partícula ligada que se encuentre en el exterior de las células; para ello se agrega azul de tripán. El azul de tripán absorbe la fluorescencia emitida por los fluorocromos de emisión verde. Se utiliza mucho para apagar la fluorescencia verde en microscopía y citometría de flujo.

Los ensayos de fagocitosis y de acidificación de fagosomas son ensayos de citometría de flujo donde se utilizan bacterias marcadas como sondas para monitorizar la internalización y el pH del fagosoma.

En este ensayo, las bacterias son marcadas con dos sustancias fluorescentes: una sensible y otra estable al pH. Fluoresceína (FITC) es sensible al pH y se apaga al disminuir el pH dentro del fagosoma. El otro fluorocromo estable al pH, es utilizado como control de internalización. La relación de emisiones entre estos dos fluorocromos nos permite estimar el pH dentro del fagosoma durante la progresión de la maduración del mismo.

b) Evaluación de la capacidad microbicida

Por otro lado, las técnicas que evalúan la actividad microbicida de los fagocitos proveen resultados más significativos, pues van más allá de la simple ingestión de los microorganismos, ya que permiten determinar si los fagocitos son capaces de matar a los microorganismos fagocitados.

En estos procedimientos se incuban los fagocitos con una cantidad determinada de un microorganismo (bacterias, levaduras) para permitir la internalización y muerte. Luego las células fagocíticas se lisan para liberar las bacterias y los microorganismos que sobreviven se cuantifican por plaqueado en agar contando colonias bacterianas después de 24 horas de incubación. La disminución del número original de unidades formadoras de colonias (CFU, *colony-forming units*) indica la destrucción del agente por parte de los fagocitos.

c) Activación del metabolismo celular

La actividad de la enzima NADPH oxidasa se puede medir por el consumo de oxígeno, la generación de superóxido o la posterior producción de peróxido de hidrógeno. En los diferentes ensayos que se describen a continuación, los fagocitos deben ser estimulados para activar la NADPH oxidasa, pues los fagocitos no activados presentan la enzima NADPH inactiva. Con frecuencia los estímulos utilizados son ésteres de forbol como el PMA (*phorbol myristate acetate*), que estimula la proteína cinasa C, partículas de zimosán incubadas con suero (un estímulo de partículas que se une a los receptores Fc-γ) y al receptor de complemento-3 en la superficie de la célula o el péptido bacteriano *N*-formil-metionil-leucil-fenilalanina (fMLP, *formyl-methionyl-leucyl-phenylalanine*).

Producción de superóxido

Un método simple y útil para evaluar la activación del metabolismo celular de los fagocitos sanguíneos es la prueba de reducción del nitroazul de tetrazolio (NBT, *nitrobluetetrazolium*). Con esta técnica es posible evaluar pacientes en estudio por inmunodeficiencia, principalmente niños, como un primer análisis de su sistema fagocítico.

El NBT es un compuesto soluble amarillo que, al ser endocitado y reducido por la acción del superóxido se precipita en forma de cristales color púrpura oscuro (cristales de formazán). En ciertas deficiencias innatas de los fagocitos como la enfermedad granulomatosa crónica (EGC), existen defectos genéticos que afectan el funcionamiento del sistema NADPH, lo cual disminuye su capacidad microbicida y expone a los pacientes a infecciones bacterianas y fúngicas, graves. Estos defectos se pueden detectar en el laboratorio como una incapacidad de los fagocitos para reducir el NBT. En individuos normales, cuando se estimula a los fagocitos, se observa que la gran mayoría de las células (> 90%) reducen el NBT, con lo que genera formazán.

La ausencia de reducción del NBT (< 10% de células positivas) en leucocitos que han sido estimulados indica que existe un defecto metabólico importante, por lo regular asociado con EGC u otros trastornos de los fagocitos. Dado que esta enfermedad con frecuencia puede hallarse ligada al cromosoma X, cabe la posibilidad de encontrar estados portadores (heterocigotas) en mujeres, con resultados intermedios en esta prueba (p. ej., 10 a 40% de positividad en fagocitos activados). Sin embargo, también existen formas de la EGC que son autosómicas recesivas. Se ha reportado que en 20% de los pacientes que tienen deficiencia de deshidrogenasa de glucosa-6-fosfato (G6PD) se encuentra alterada la función de la NADPH; por lo tanto, en estos pacientes también pueden observarse valores bajos en la prueba de reducción del NBT.

Es posible realizar la prueba haciendo el recuento microscópico manual de las células que reducen el NBT; el precipitado de forma-

zán también puede ser extraído de las células, solubilizado, y por último, cuantificado por espectrofotometría a 620 nm.

Existen otros reactivos que pueden usarse para detectar la producción de superóxido, pues al reaccionar con éste son excitados y luego liberan energía en forma de luz (quimioluminiscencia). Estos ensayos son muy sensibles y es viable llevarlos a cabo con muy pocas células: se pueden realizar en microplacas y la lectura se hace en un lector de placas de luminiscencia.

Generación de peróxido de hidrógeno

Hay compuestos para la detección de H_2O_2 como la dihidrorodamina-1, 2, 3 (DHR) y el luminol, entre otros. La DHR es una sonda permeable a las células que es útil para la detección de ROS con alto poder oxidante tales como peróxido y peroxinitrito. La DHR entra en las células de manera libre y se oxida intracelularmente a rodamina-1, 2, 3, que emite una señal fluorescente brillante en 585 nm cuando se excita por la luz con una longitud de onda de 488 nm. Tal reacción de oxidación es peroxidasa dependiente y, por lo tanto depende de la actividad de la mieloperoxidasa o peroxidasa de los eosinófilos.

El luminol es una sonda de ROS con propiedades quimioluminiscentes. Entra en las células y por lo tanto detecta H_2O_2 intra y extracelular. Mediante la adición de SOD y catalasa, para eliminar el O_2^- y H_2O_2 extracelular, la reacción se puede hacer específica para ROS intracelular. El ensayo de luminol depende de la disponibilidad de peroxidasa intracelular y, por lo tanto de nuevo conlleva el riesgo de diagnosticar a la deficiencia de MPO como EGC.

Estos ensayos se llevan a cabo mediante una citometría de flujo, son muy sensibles y pueden ser realizados con muy poca sangre. Las pruebas con DHR y luminol darán negativas en caso de deficiencia de mieloperoxidasa (MPO), sin embargo también serán negativas en el caso de deficiencia de NADPH oxidasa, es decir, EGC. Para confirmar la deficiencia en general se hacen análisis genéticos y moleculares para detectar la mutación o ausencia del gen.

d) Medida de la respuesta quimiotáctica

La medición de la quimiotaxis se basa en el movimiento activo y selectivo de los neutrofilos estimulados a través de un filtro de 3 micras. La población de origen sirve de referencia, y las células no estimuladas como control. Dos o más estímulos quimiotácticos, como zimosán tratado con suero y formil-metionil-leucil-fenilalanina (fMLP), se utilizan de forma rutinaria.

Este ensayo monitoriza la migración *in vitro* de células desde la cámara superior de un dispositivo quimiotáctico a través de una membrana semipermeable a la cámara inferior que contiene un quimioatrayente. En la parte inferior se colocan diferentes concentraciones del quimioatrayente, luego se coloca la membrana y por encima de la misma se colocan las células. Las células en la parte superior de la cámara migran a través de la membrana semipermeable a la cámara inferior que contiene el agente quimiotáctico. Luego se quitan las células que no migraron de la parte superior a través de lavados, se retira la membrana y se realiza el recuento de las células que migraron a la parte inferior. El índice de quimiotaxis se calcula dividiendo el número de células que migran hacia la cámara inferior en respuesta al agente quimiotáctico por el número de células que migran en una condición control donde se utiliza una solución sin agente quimiotáctico (figura 6-5).

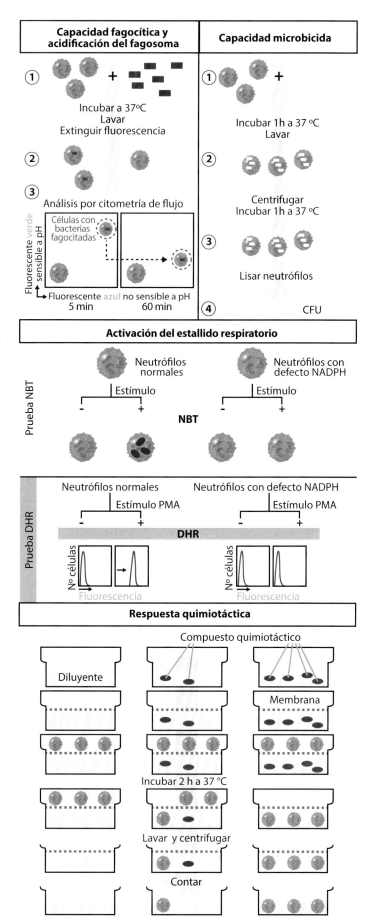

FIGURA 6-5. Evaluación funcional de células fagocíticas. La evaluación funcional de las células fagocíticas incluye pruebas que se enfocan en distintos aspectos de su actividad: a) la capacidad fagocítica y acidificación del fagosoma, b) la capacidad microbicida, c) la activación del metabolismo celular y d) la respuesta quimiotáctica.

a) Las células fagocíticas son incubadas con bacterias marcadas con dos sustancias fluorescentes: FITC, un colorante sensible al pH que se inactiva al disminuir el pH dentro del fagosoma y un colorante estable al pH utilizado como control de internalización. Luego de lavar y extinguir la fluorescencia externa, la fagocitosis y la acidificación del fagosoma se evalúa por citometría de flujo. Las células con bacterias fagocitadas se observarán como una región que tiene fluorescencia para ambos colores a los 5 minutos. Con el tiempo, esta región se moverá hacia abajo sobre el eje de fluorescencia verde, ya que el FITC se apagará a medida que la acidificación del fagosoma se incremente.

b) Las células fagocíticas se incuban con una cantidad determinada de bacterias para permitir la internalización y muerte. Luego las células fagocíticas se lisan para liberar las bacterias y los microorganismos que sobreviven se cuantifican por plaqueado en agar contando las unidades formadoras de colonias (CFU). La estimación de la capacidad de muerte de las células fagocíticas se realiza comparando las CFU finales con las CFU iniciales.

c) La activación del metabolismo celular puede evaluarse a través de la prueba del NBT. Los neutrófilos en presencia o ausencia de estímulo son incubados con el NBT que puede ser reducido en las células con actividad de la NADPH oxidasa. En los neutrófilos normales que recibieron estímulo el NBT pasa a formazán, una sustancia de color púrpura oscuro que se deposita como partículas insolubles dentro de las células. Mientras que en los neutrófilos con defectos en la NADPH oxidasa el NBT no puede reducirse. Los neutrófilos con precipitados de formazán se observan al microscopio. Adicionalmente, los precipitados de formazán pueden solubilizarse y medir la absorbancia en un espectrofotómetro.

La actividad de la enzima NADPH oxidasa también puede evaluarse en neutrófilos estimulados con PMA e incubados con DHR. La DHR, es permeable a la membrana de la célula, donde es oxidada a rodamina-1, 2, 3 como resultado de la activación del sistema NADPH oxidasa en fagocitos. Por lo tanto, los neutrófilos normales estimulados con PMA mostrarán un incremento en la fluorescencia observado como un corrimiento del histograma hacia la derecha respecto a los neutrófilos sin estímulo. Mientras que en los neutrófilos que presentan un defecto en la NADPH oxidasa no se observarán diferencias en la fluorescencia cuando son estimulados con PMA.

d) La migración de las células en respuesta a un compuesto quimiotáctico puede evaluarse *in vitro*. Para ello, se utiliza una cámara que consiste en una placa de 96 pocillos que mediante una membrana separa cada pocillo en un compartimento inferior y uno superior. Para realizar el ensayo, en la parte inferior de cada reservorio se coloca diluyente o diferentes concentraciones del quimioatrayente, luego se coloca la membrana y por encima de la misma se colocan las células en un volumen pequeño. La cámara se tapa y se incuba por 2 h a 37 °C para permitir la migración de las células. Las células que no migraron se eliminan de la parte superior a través de lavados, luego se centrifuga, se retira con cuidado el filtro y resuspenden las células migradas para realizar un recuento total de células.

RESUMEN

- La fagocitosis es un componente crítico de la respuesta inmunológica innata. Es llevado a cabo por células especializadas como macrófagos, neutrófilos y células dendríticas (DC).
- El reconocimiento y la eliminación de agentes infecciosos son las primeras funciones reconocidas de la fagocitosis. Estos procesos implican la participación de una variedad de receptores que detectan moléculas microbianas, ya sea en forma directa o a través de opsoninas. Estos receptores pueden agruparse en tres categorías de acuerdo a su función durante la fagocitosis: a) algunos median la fagocitosis, b) otros inician la transducción de las señales inflamatorias y c) también existen los que realizan ambas funciones.
- Del mismo modo, el proceso de internalización del microorganismo puede dividirse conceptualmente en tres pasos: a) la unión del complejo microorganismo-ligando a los receptores, b) el agrupamiento de los receptores, induciendo una cascada de señalización y c) la internalización del microorganismo. Así, los microorganismos internalizados por las células fagocíticas son confinados en una estructura denominada fagolisosoma, el cual es un organelo microbicida que cuenta con varios mecanismos para eliminar y degradar a los microorganismos, fagocitados.
- En los neutrófilos, el fagolisosoma se conforma por la fusión del fagosoma que confina al microorganismo con los gránulos y los lisosomas. Los gránulos primarios o azurófilos de los neutrófilos son un tipo especializado de vesículas parecidas a los lisosomas. Éstos contienen diversos componentes microbicidas, por ejemplo, péptidos antimicrobianos y proteasas. Por otro lado, los gránulos específicos o secundarios son otro tipo de vesículas internas del neutrófilo que contienen componentes de la enzima NADPH oxidasa. Además, como en otras células, los lisosomas del neutrófilo tienen diversas enzimas digestivas. Por lo tanto, la acción combinada de los componentes de los gránulos y los lisosomas es altamente efectiva para destruir a los microorganismos internalizados. Los macrófagos no tienen componentes microbicidas preformados en gránulos. Sin embargo, cuando son estimulados por la presencia de IFN-γ y el reconocimiento de componentes microbianos, pueden producir mediadores tóxicos capaces de eliminar a los microbios internalizados presentes en el fagosoma.
- La última fase de la fagocitosis conduce a la presentación antigénica, e involucra la participación coordinada de diversas moléculas como el MHC II, la cadena invariante (I) y la proteína DM. Las moléculas del MHC-II se ensamblan dentro del retículo endoplásmico (RE), seguido de una maduración funcional en compartimientos endosomales ricos en péptidos antigénicos. Dentro del RE, las subunidades α y β del MHC II se asocian a la cadena I. Solo las cadenas α y β unidas a la cadena I pueden ser exportadas en vesículas del RE hacia el endosoma. La liberación de la cadena I se inicia por una proteólisis progresiva en los endosomas ácidos. La selección de los péptidos antigénicos que se asocian al surco del MHC II está influenciada por múltiples factores, como la proteína DM, y solo un puñado de péptidos es seleccionado para presentación hacia los linfocitos T.
- Una vez que las moléculas del MHC II han sido cargadas con los péptidos antigénicos, los endosomas se fusionan con la membrana celular favoreciendo la exposición de estos péptidos a los linfocitos T antígeno-específicos en el contexto del MHC II. Este último paso es un fenómeno crítico para inducir respuestas inmunológicas competentes ya que la activación de linfocitos T es un paso crítico en la respuesta inmunológica adaptativa.
- También existen otros tipos de fagocitosis como la macropinocitosis y la autofagia que son relevantes en la presentación de antígenos. La macropinocitosis no depende de receptores, sin embargo, permite la captura de antígenos de gran tamaño y material extracelular en vesículas denominadas pinosomas. Estas vesículas comparten características con endosomas tempranos y tardíos, y eventualmente también se fusionan con los lisosomas. Los ligandos de TLR pueden inducir rápidamente la macropinocitosis en las células dendríticas que posteriormente se detiene de forma abrupta estimulando la presentación de los antígenos en el contexto molecular del MHC II.
- Por otro lado, entre 10 y 30% de los péptidos unidos a MHC II derivan de las proteínas citoplasmáticas y nucleares. Dentro de las APC, diferentes rutas de la autofagia promueven la entrega de péptidos y proteínas desde el citoplasma y el núcleo en la red endosomal. En la macroautofagia, el material nuclear y citoplasmático, incluyendo mitocondrias, peroxisomas y algunas bacterias intracelulares, es ingerido por las membranas para formar los autofagosomas. Éstos se unen con endosomas y lisosomas, facilitando la presentación en el contexto molecular MHC II, así como la exposición de los ácidos nucleicos a los TLR.
- Finalmente, como los fagocitos (macrófagos y neutrófilos) cumplen un papel primordial como elementos celulares de la inmunidad innata en la defensa del organismo, la evaluación funcional de estas células incluye pruebas que se enfocan en distintos aspectos de su actividad: a) la capacidad fagocítica, b) la capacidad microbicida, c) la activación del metabolismo celular y d) la respuesta quimiotáctica, las cuales ya se han estudiado en este capítulo.

TÉRMINOS CLAVE

Células efectoras Son las células del sistema inmunológico que en respuesta a un estímulo desempeñan las funciones específicas finales asociadas a los mecanismos de defensas del organismo.

Defensinas Son proteínas catiónicas que se adhieren preferentemente a las membranas bacterianas y ejercen funciones de formación de poros, quimiotaxis y pueden regular la respuesta inmunológica.

Fagocitosis Proceso dependiente de energía llevado a cabo por neutrófilos, macrófagos y células dendríticas que incorporan elementos del exterior (generalmente más pequeños, como bacterias, desechos o partículas) y los degradan por medio de enzimas.

Lisosoma Es una organela que contiene enzimas capaces de degradar proteínas, ácidos nucleicos asociados a proteínas y participan activamente en los fenómenos de fagocitosis.

Péptidos antigénicos Son estructuras pequeñas que derivan de proteínas procesadas por células del sistema inmunológico y que tienen la característica de ser reconocidas por receptores de los linfocitos.

PREGUNTAS DE AUTOEVALUACIÓN

1. **Los componentes de la enzima NADPH oxidasa en su forma inactiva en neutrófilos se encuentran en:**
   a. Las mitocondrias y el citoplasma.
   b. El lisosoma y los gránulos primarios o azurófilos.
   c. El citoplasma y los gránulos secundarios o específicos.
   d. Los gránulos primarios o azurófilos y los gránulos secundarios o específicos.

2. **Los componentes de la enzima NADPH oxidasa son:**
   a. p22phox y gp91phox conocidos como citocromo b558 en la membrana de los gránulos, los componentes citosólicos p40phox, p47phox, p67phox y el cofactor Rac2.
   b. p22phox y gp91phox conocidos como citocromo b558 en la membrana de los gránulos y los componentes citosólicos p40phox, p47phox y p67phox.
   c. p47phox y gp91phox conocidos como citocromo b558 en la membrana de los gránulos y los componentes citosólicos p40phox, p22phox y p67phox.
   d. p40phox, p47phox y p67phox conocidos como citocromo b558 en la membrana de los gránulos y los componentes citosólicos p22phox y gp91phox.

PREGUNTAS DE AUTOEVALUACIÓN

3. **Referido a las siguiente afirmaciones, indique la opción correcta:**
   a. Los intermediarios reactivos derivados del nitrógeno (RNS) son producidos en el fagosoma por la enzima iNOS donde contribuyen junto a los ROS a la eliminación del microorganismo.
   b. Tras la activación de los neutrófilos, los componentes citosólicos de NADPH oxidasa se asocian con el citocromo b para formar la NADPH oxidasa funcional. Luego los gránulos secundarios se fusionan con el fagosoma para generar allí la producción de ROS necesaria para la eliminación del microorganismo.
   c. Los radicales OH• son generados a partir de la reacción de O_2^- y H_2O_2 mientras que para la formación de HOCl y otros halogenuros se requiere la acción de la enzima superóxido dismutasa localizada en los gránulos azurófilos de los neutrófilos.
   d. Las células fagocíticas normalmente producen ROS y RNS inmediatamente después de un estímulo microbiano.

4. **Referido a péptidos microbianos, indique la opción correcta:**
   a. El mecanismo de acción de las defensinas consiste en unirse a fosfolípidos cargados negativamente en la superficie microbiana, luego insertan su región hidrofóbica en la membrana y forman un poro que la desestabiliza y permite la difusión de iones a través de la membrana bacteriana creando un desequilibrio osmótico.
   b. Las defensinas son péptidos pequeños de 28-42 aa, con carga negativa y tienen una estructura terciaria β plegada que incluye tres puentes disulfuro.
   c. La estructura de las defensinas, con regiones cargadas negativamente e hidrofóbicas, le permite insertarse en la membrana microbiana, que contiene una mayor cantidad de fosfolípidos cargados positivamente.
   d. Las catelicidinas son de mayor tamaño que las defensinas pero tienen una estructura similar. En humanos, se ha descrito una única catelicidina, la hCAP-18 que produce por escisión proteolítica un péptido maduro de 37 aa denominado LL-37.

5. **Referido a la evaluación de la fagocitosis, indique la opción falsa:**
   a. El diagnóstico de enfermedad granulomatosa crónica (EGC) en la cual existen defectos genéticos que afectan el funcionamiento del sistema NADPH puede realizarse solo con la prueba de NBT.
   b. Las técnicas que evalúan la actividad microbicida involucran la incubación de los fagocitos con una cantidad determinada de un microorganismo (bacterias, levaduras), y después de un tiempo de incubación, se realiza un recuento de la viabilidad residual del agente microbiano.
   c. La prueba de reducción de NBT es útil para evaluar la activación del metabolismo celular de los fagocitos sanguíneos. El NBT es un compuesto soluble amarillo que, al ser endocitado y reducido por la acción del superóxido, precipita en forma de cristales color púrpura oscuro.
   d. La producción de ROS se puede evaluar a través de la utilización de compuestos como luminol y dihidrorrodamina-1, 2, 3 (DHR).

RESPUESTAS A LAS PREGUNTAS DE AUTOEVALUACIÓN

1. c. En el citoplasma y los gránulos secundarios o específicos.

2. a. p22phox y gp91phox conocidos como citocromo b558 en la membrana de los gránulos, los componentes citosólicos p40phox, p47phox, p67phox y el cofactor Rac2.

3. b. Tras la activación de los neutrófilos, los componentes citosólicos de NADPH oxidasa se asocian con el citocromo b para formar la NADPH oxidasa funcional. Luego los gránulos secundarios se fusionan con el fagosoma para generar allí la producción de ROS necesaria para le eliminación del microorganismo.

4. a. El mecanismo de acción de las defensinas consiste en unirse a fosfolípidos cargados negativamente en la superficie microbiana, luego insertan su región hidrofóbica en la membrana y forman un poro que la desestabiliza y permite la difusión de iones a través de la membrana bacteriana creando un desequilibrio osmótico

5. a. El diagnóstico de enfermedad granulomatosa crónica (EGC) en la cual existen defectos genéticos que afectan el funcionamiento del sistema NADPH puede realizarse solo con la prueba de NBT.

VIÑETA CLÍNICA

Enfermedad granulomatosa crónica

Introducción: La enfermedad granulomatosa crónica (EGC) es una inmunodeficiencia primaria (IDP) de la fagocitosis. Tiene una incidencia mundial de 1 por cada 250 000 recién nacidos vivos. En América Latina, los trastornos de la fagocitosis comprenden 8.6% del total de las IDP. Más de 60% de los enfermos presenta una herencia recesiva ligada al cromosoma X; entre 30 y 40 % la heredan de forma autosómica recesiva; y en 10% existen nuevas mutaciones que se generan en la célula germinal durante la embriogénesis.

La EGC es causada por mutaciones en cualquiera de los genes que codifican para las subunidades que conforman la enzima-nicotinamida-adenina-dinucleótido-fosfato-oxidasa (NADPH oxidasa), la glucoproteína gp91phox y las proteínas p22phox, p47phox, p67phox, p40phox y para el regulador Rac2.

Este complejo enzimático activado cataliza la reducción de NADPH, dependiente de oxígeno, para formar anión superóxido que reacciona espontáneamente con el hidrógeno para formar peróxido de hidrógeno. Las mutaciones en los distintos componentes de la NADPH oxidasa en estos pacientes impiden la formación de las especies reactivas de oxígeno en el fagocito activado (estallido respiratorio), la muerte de los microorganismos fagocitados y la fragmentación del material ingerido. Por lo tanto, estos pacientes presentan alta susceptibilidad a infecciones con bacterias intracelulares.

CASO DE CORRELACIÓN

Paciente masculino de 15 años de edad. Al examen físico se encontró aumento de la temperatura corporal (38 °C), palidez cutáneo-mucosa con tinte ictérico, periodontitis, principalmente en la encía superior, abdomen distendido, gran hepatomegalia, múltiples adenopatías. En la evaluación nutricional estuvo por debajo del tercer percentil, con gran disminución en el peso y la talla para la edad.

Entre sus antecedentes personales, se encuentra que recibió lactancia materna exclusiva durante 2 meses. Presentó un ligero retraso del desarrollo psicomotor. Comenzó a presentar infecciones recurrentes desde el primer mes de vida, que evolucionaron hacia la cronicidad, de intensidad moderada a grave, con una pobre respuesta a los tratamientos habituales y aparición frecuente de complicaciones, lo que requirió de múltiples ingresos hospitalarios.

Entre las principales infecciones que sufrió el paciente antes del primer año de edad, se encontraron: diarreas por bacterias gramnegativas. A los dos años se le diagnosticó una tuberculosis pulmonar. A partir de los 3 años, presentó neumonías bacterianas recurrentes, gingivitis, estomatitis, forunculosis, celulitis y abscesos cutáneos. Recibió vacuna antiestafilocócica terapéutica que le provocó la formación de granulomas cutáneos en los sitios de inyección.

A partir de los 12 años, empezó a presentar múltiples abscesos hepáticos recidivantes, causados por *S. aureus*, los cuales requirieron tres intervenciones quirúrgicas para su abordaje venoso profundo y drenaje percutáneo. Presentó, además, manifestaciones alérgicas respiratorias y cutáneas.

Resultados de análisis de laboratorio:
Hemoglobina: 80 g/L (valor normal: 120 a 160 g/L).
Leucocitos totales: 20×10^9/L (valor normal: 4.5 a 11×10^9/L).
Fórmula leucocitaria: polimorfonucleares: 75% (valor normal: 55 a 65%); linfocitos: 13% (valor normal: 25 a 40); monocitos: 5% (valor normal: 2 a 8%), y eosinófilos: 7% (valor normal: 1 a 4%).
La velocidad de sedimentación eritrocitaria fue de 40 mm/h (valor normal: 0 a 10 mm/h).
Serología: anticuerpos anti-VIH: negativos.
El pediatra solicita la determinación de inmunoglobulinas (Ig) séricas, componentes del complemento y subpoblaciones linfocitarias la cual arroja los siguientes resultados: concentraciones normales de las inmunoglobulinas séricas: IgM, 1 g/L (0.7 a 2.7 g/L); IgA, 3 g/L (1.60 a 3.90 g/L), e IgE, 12 UI/mL (hasta 50 UI/mL), respectivamente, y poco aumentadas de IgG, 18 g/L (7.80 a 15.30 g/L). Las proteínas C3 y C4 del complemento fueron normales: 1.5 g/L (0.9 a 1.7 g/L) y 0.35 g/L (0.2 a 0.4 g/L), respectivamente. Las subpoblaciones linfocitarias T CD4 y CD8 estuvieron normales: 65% (50 a 80%), 40% (25 a 50%) y 25% (10 a 35%). El conteo de células B CD19 positivas fue normal: 20% (10 a 25%).
La ecografía Doppler abdominal mostró un aumento de la ecogenicidad hepática con múltiples imágenes ecolúcidas en su interior, en la zona costal del hígado.
El cultivo de las secreciones procedentes del absceso hepático fue positivo a *S. aureus*, con hemocultivos negativos.
Los médicos sospechaban de una inmunodeficiencia que compromete las células fagocíticas por lo que solicitan pruebas para evaluar la actividad de la enzima NADPH oxidasa. Se realizó la prueba de reducción de NBT estimulando los leucocitos de sangre periférica del paciente con *C. albicans* para inducir la activación de NADPH oxidasa. La misma arrojó resultados negativos: 0% (≥ 57%). Se realizó el diagnóstico diferencial por exclusión con la deficiencia de glucosa-6-fosfato-deshidrogenasa, el síndrome de hiperIgE, la deficiencia de mieloperoxidasa y la sarcoidosis. Se concluyó como una EGC ligada al cromosoma X.
Tratamiento. Se le realizaron tres drenajes de los abscesos hepáticos y se administraron antimicrobianos de amplio espectro por vía endovenosa. Además, se indicó tratamiento profiláctico con antibióticos y antimicóticos: sulfametoxazol-trimetoprim (5 mg/kg por día) e itraconazol (200 mg diarios) durante 3 meses; posteriormente se le administró interferón gamma (INF-γ) en una dosis de 50 µg/m² de superficie corporal, tres veces a la semana durante 12 meses.
Se indicó tratamiento antiséptico de las heridas de la piel, aumentar la higiene dental y de la región anal.
Discusión. Es importante destacar que la presencia de infecciones frecuentes o inusualmente graves desde edades tempranas debe sugerir el diagnóstico de una IDP. En el paciente que se presenta, las infecciones comenzaron en el primer mes de vida y luego se hicieron recurrentes, con una pobre respuesta a los tratamientos y presencia de complicaciones graves no esperadas.
El paciente que se reporta presentó infecciones bacterianas cutáneas y respiratorias, adenitis, tuberculosis pulmonar y granulomas hepáticos estafilocócicos recidivantes. Es frecuente que los enfermos con EGC presenten un retraso en el crecimiento pondoestatural, lo que puede ser la primera manifestación clínica. Los estudios hematológicos e inmunológicos realizados mostraron: anemia, leucocitosis, neutrofilia, monocitosis, eosinofilia y linfopenia, debido a su estado séptico. Se encontró, una ligera hipergammaglobulinemia posiblemente en respuesta a la infección o al estado inflamatorio presente.
La prueba de reducción del NBT por fagocitos activados es el método universalmente aceptado para definir la normalidad en la producción de anión superóxido. La misma fue negativa, permitiendo confirmar el diagnóstico clínico.
El tratamiento de las complicaciones infecciosas presentes en estos enfermos se basa en la identificación del germen causante, la antibioticoterapia adecuada y el drenaje quirúrgico precoz de los abscesos. La indicación del INF-γ incrementó los periodos libres de infecciones, disminuyó la gravedad de éstas, lo que evitó que requiriera hospitalización, y mejoró su calidad de vida.
El diagnóstico temprano de la EGC, el inicio oportuno del tratamiento con antibióticos profilácticos e INF-γ, así como el seguimiento clínico, de laboratorio y terapéutico en los centros especializados, contribuye a modificar los índices de morbilidad y mortalidad en estos pacientes.

PREGUNTAS DE REFLEXIÓN

- ¿Cuál es la función del IFN-γ en el tratamiento de la EGC?
- ¿Cuáles son los principales síntomas que hacen pensar en una IDP relacionada con alteraciones en los fagocitos?
- ¿Cuál es la causa de la neutrofilia y la hipergammaglobulinemia en los pacientes con EGC?

- ¿Cuáles son los principales cuidados que se deben tener para evitar complicaciones severas?
- ¿Cuál es el razonamiento para realizar el diagnóstico diferencial con las patologías indicadas más arriba?

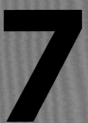

7 ANTÍGENOS E INMUNÓGENOS

Isaac Abraham Vásquez Bochm • Rafael Eduardo González Reyes • Silvana Castelán Sánchez

OBJETIVOS DE APRENDIZAJE

Al terminar este capítulo el lector será capaz de:

1. Definir antígenos e inmunógenos
2. Describir la clasificación de los antígenos
3. Definir qué es determinante antigénico o epítopo
4. Definir qué son los haptenos
5. Identificar los requisitos para que una molécula sea inmunogénica
6. Definir qué son los adyuvantes

INTRODUCCIÓN

En este libro se ha explicado el papel que tiene el sistema inmunológico innato en la respuesta inmunológica, y es momento de adentrarse en el **sistema inmunológico adaptativo**, aquel sistema con una mayor especificidad, mayor diversidad, y con características particulares como la memoria y la expansión clonal. Hay que recordar que las células encargadas de mediar una respuesta adaptativa son los linfocitos, tanto los linfocitos T como los linfocitos B. Para que estas células puedan interactuar con su entorno cuentan con receptores que tienen la capacidad de reconocer una gran diversidad de moléculas, a las que se conocen con el nombre de **antígenos**.

ANTÍGENOS E INMUNÓGENOS

En este capítulo se hablará de los términos antígenos (Ag), inmunógenos y haptenos, lo primero será diferenciar el término antígeno del término inmunógeno, aunque a lo largo de este libro se emplearán ambos términos de manera indistinta. Es importante puntualizar que no son sinónimos; mientras el antígeno es cualquier molécula que puede ser reconocida por el receptor de linfocitos B (BCR, *B-cell receptor*), el receptor de linfocitos T (TCR, *T-cell receptor*) o los anticuerpos solubles (Ab), los inmunógenos después de ser reconocidos tienen la capacidad de generar una respuesta inmunológica, lo que permite la activación y diferenciación de linfocitos T y B (figura 7-1).

Partiendo de esta definición, cualquier biomolécula (proteínas, carbohidratos, lípidos o ácidos nucleicos) puede ser reconocida mientras se cuente con el receptor específico para ella; estas biomoléculas y sus combinaciones (p. ej., glucoproteínas y lipopéptidos) pueden encontrarse solubles en el organismo, o pueden ser propios del individuo (Ag propios) y lo que determina si el organismo lo considera un inmunógeno o no, serán las características que se abordarán a lo largo del capítulo.

CLASIFICACIÓN DE LOS ANTÍGENOS

La definición de antígeno puede incluir cualquier tipo de biomolécula. Debido a esto, es necesario clasificar a los antígenos para facilitar su estudio y posibles aplicaciones; estas categorizaciones se realizan con base en su origen o interacción con las células del sistema inmunológico. A continuación se listan las clasificaciones más importantes y su relevancia en la inmunología.

- Por su origen:
  - **Autólogos**: son antígenos propios del individuo, que en condiciones normales no son inmunogénicos, pero en situaciones patológicas son el blanco de las respuestas autoinmunes.
  - **Alogénicos**: son antígenos derivados de otros individuos de la misma especie; estos son relevantes en el caso de transfusiones sanguíneas y trasplantes, ya que al ser diferentes a los del individuo resultan inmunogénicos e inducen el rechazo a éstos.
  - **Xenogénicos**: son antígenos derivados de organismos de otras especies; éstos son relevantes en el caso de injertos de tejidos derivados de animales, como son las válvulas protésicas biológicas y algunos injertos, además son los responsables de las reacciones cruzadas entre anticuerpos en contra de productos bacterianos y eritrocitos de animales en las pruebas serológicas.
- Por su interacción con linfocitos T (LT):
  - **T independientes**: son aquellos que no son reconocidos por linfocitos T-$\alpha\beta$; es decir, polisacáridos, ácidos nucleicos y lípidos; sin embargo, estos antígenos son capaces de inducir respuestas humorales poco especializadas y de mediana afinidad.
  - **T dependientes**: son aquellos reconocidos por linfocitos T-$\alpha\beta$; es decir, proteínas; estos antígenos inducen respuestas celulares, además permiten la cooperación entre linfocitos T y B, generando respuestas humorales especializadas y de mayor afinidad.

DETERMINANTE ANTIGÉNICO O EPÍTOPO

Cada antígeno tiene una región específica que interacciona directamente con el receptor del linfocito, a esta región se le conoce como **determinante antigénico**. Con lo anterior se puede afirmar que solo una porción de todo el antígeno es la que está en contacto íntimo con el receptor. Una forma más clásica de llamar a los determinantes antigénicos es **epítopo** o epítope, formado a partir del griego antiguo επί, *epí*, "sobre" y τόπος, *tópos*, "lugar".

Un solo antígeno puede tener varios determinantes antigénicos, entre más compleja sea la molécula mayor número de determinantes habrá (o viceversa), de ahí que entre más complejo sea el antígeno, mayor será la respuesta ante éste. Estos determinantes antigénicos pueden ser idénticos estructuralmente (homopolímero) o pueden ser de estructura completamente distinta (heteropolímero). Por lo tanto, un solo antígeno puede presentar distintos epítopos y así se pueden estimular distintas clonas de linfocitos para cada uno de

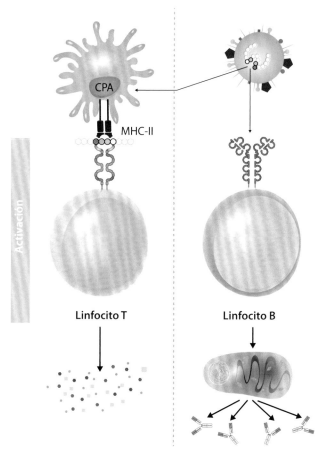

Figura 7-1. El inmunógeno es una molécula que es reconocida por los receptores de células T (TCR) y B (BCR) activándolos. Los inmunógenos poseen epítopos que interactúan con el TCR o el BCR, lo que induce el proceso de activación de los linfocitos T y B e induce la producción de derivados de la respuesta inmunológica adaptativa: en caso de los linfocitos B, anticuerpos; en caso de los linfocitos T, citocinas.

estos epítopos, es decir un antígeno es una macromolécula multivalente (la presencia de múltiples determinantes idénticos en un antígeno se denomina polivalencia o multivalencia).

Con respecto a los receptores para antígeno del linfocito B y los anticuerpos, la porción específica que se une a los epítopos del antígeno se le llama **parátopo** del griego antiguo παρα, *pará*, "junto a" y τόπος, *tópos*, "lugar", mismo que está formado por la región variable tanto de la cadena pesada como de la cadena ligera del receptor o del anticuerpo.

En 1930, el inmunólogo israelí Michael Sela logró clasificar a los epítopos por sus diferencias estructurales. En la literatura es posible encontrar distintas clasificaciones y nomenclaturas (figura 7-2); en este capítulo se listan algunas de éstas.

Epítopos secuenciales

También llamados **continuos** o **lineales**. Éstos dependen del orden en el que se acomodan los monómeros en la macromolécula, por ejemplo, la secuencia de aminoácidos en una proteína (estructura primaria).

Una analogía sería como un collar con cuentas de colores. Si se cambia el color a una cuenta, el collar sería distinto. Si a la secuencia de aminoácidos se le cambia uno de éstos, el epítopo cambiará.

Este tipo de determinantes antigénicos son los reconocidos por el TCR en los linfocitos T.

Epítopos conformacionales o discontinuos

Estos epítopos están formados por monómeros de la estructura del antígeno separados en la secuencia, pero que se encuentran próximos en el espacio, debido a que dependen de la disposición tridimensional de la macromolécula. En caso de que el antígeno cambiara de conformación, el epítopo se perdería. Este tipo de epítopos son característicos de las proteínas en su conformación terciaria o cuaternaria y son reconocidos por el BCR y los anticuerpos.

Por lo anterior se puede concretar que el linfocito T es capaz de reconocer solo epítopos secuenciales (péptidos pequeños), los cuales se forman en las células presentadoras de antígeno (APC, *antigen-presenting cells*) y son presentados por el MHC, mientras que el linfocito B reconoce epítopos conformacionales de antígenos en su forma libre.

En la clínica esto tiene una gran importancia sobre todo hablando de vacunas. ¿Por qué las vacunas deben mantenerse en una red fría? Las vacunas generalmente están compuestas por antígenos con epítopos conformacionales los cuales pueden ser lábiles a la temperatura, al perder su conformación tridimensional ya no serían capaces de activar la respuesta específica que se requiere y estas vacunas serían completamente ineficaces.

Epítopo oculto

Cuando una proteína se encuentra en su estado nativo la mayoría de sus determinantes antigénicos no son accesibles al anticuerpo; como su nombre lo menciona, están escondidos en la macromolécula por su conformación tridimensional. Si esta molécula se desnaturaliza (debido a estrés oxidativo, cambios de temperatura u otros factores), sufrirá un cambio conformacional y los epítopos que estuvieron escondidos pueden ahora quedar expuestos, activando una nueva respuesta en caso de ser reconocidos.

Epítopo inmunodominante

Es aquel que, aun cuando un antígeno tiene varios epítopos hay uno que es reconocido de manera predominante por la mayoría de los receptores o anticuerpos y esto dependerá de su inmunogenicidad, como la estructura química.

Dadas todas las posibilidades de epítopos que pueden encontrarse en un antígeno, ¿existe la posibilidad de que antígenos extraños tengan epítopos similares a antígenos propios? Y si es así, ¿el sistema inmunológico podría confundirse? La respuesta es, sí. A esto se le llama **reactividad cruzada** y hace referencia a la generación de una respuesta inmunológica contra un epítopo que pueden compartir dos moléculas distintas. Un ejemplo clásico de esta reactividad cruzada

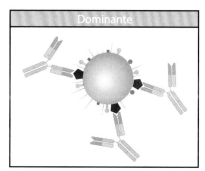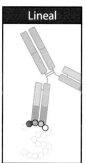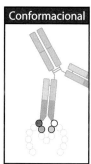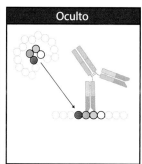

Figura 7-2. Epítopos. Un antígeno como el mostrado en la figura posee uno o más epítopos según su complejidad. En las proteínas, los epítopos se clasifican de acuerdo con la conformación tridimensional de la molécula. Si el epítopo presenta estructura primaria dada por la secuencia de aminoácidos, se denomina epítopo lineal. Los epítopos estabilizados por estructuras secundarias, terciarias o cuaternarias generan epítopos conformacionales y ocultos. Si la proteína inmunogénica se desnaturaliza, los epítopos conformacionales desaparecerán y los epítopos ocultos quedarán expuestos.

es el desarrollo de fiebre reumática posterior a una faringoamigdalitis causada por estreptococo β-hemolítico del grupo A (SβHGA). El SβHGA tiene en su membrana varias proteínas que actúan como epítopos, una de estas proteínas es la llamada proteína M, cuando el paciente presenta por primera vez una faringoamigdalitis se generan anticuerpos en contra de sus diferentes epítopos en este caso en contra de la proteína M, pero en las células del músculo cardiaco se encuentra una proteína muy similar a esta proteína M, por lo tanto, una vez que se generen los anticuerpos, éstos no solo reconocerán al SβHGA sino también a las células del miocardio, generando miocarditis, uno de los criterios diagnósticos de esta enfermedad.

Propiedades de epítopos reconocidos por el TCR

Los antígenos que logran entrar al organismo son capturados por las APC y transportados a los órganos inmunes secundarios para ser presentados a los linfocitos T. Las APC se encargan de procesar el antígeno, es decir cortarlo en fragmentos más pequeños para que puedan entrar en la hendidura del MHC y así ser reconocidos por el TCR. Por lo anterior se concluye que:

1. El tamaño del epítopo quedará determinado por el tamaño del surco de la molécula del MHC, en caso del MHC I el péptido será entre 8 a 10 aa y en el caso del MHC II entre 11 a más de 30 aa.
2. El MHC solo es capaz de presentar péptidos proteicos por lo tanto el TCR solo reconocerá epítopos peptídicos y lineales.
3. Cada molécula del MHC presentará un epítopo distinto por lo que en una sola APC se pueden estar presentando diferentes epítopos de un solo antígeno, asegurándose así que haya una respuesta ante la mayoría de los elementos que conforman al antígeno.

Propiedades de epítopos reconocidos por el BCR

Como se ha mencionado el linfocito B es capaz de reconocer epítopos lineales y conformaciones tanto de antígenos proteínicos como de polisacáridos, lípidos o ácidos nucleicos. Estas células no necesitan que le presenten al antígeno, lo puede reconocer en su forma libre, del mismo modo que lo haría un anticuerpo (figura 7-3).

▌HAPTENOS

Todos los inmunógenos son antígenos, pero no todos los antígenos son inmunógenos. Existen moléculas con un peso molecular bajo (generalmente menor a los 10 kDa) las cuales por sí solas son incapaces de activar una respuesta inmunológica. Sin embargo, si estas son unidas covalentemente a una proteína acarreadora (de peso molecular mucho mayor como la albúmina) es posible inducir una respuesta contra la primera. A estas moléculas orgánicas pequeñas se les llama **haptenos** (figura 7-4). Una variedad de moléculas como fármacos, azúcares simples, aminoácidos, pequeños péptidos, fosfolípidos o triglicéridos pueden funcionar como haptenos.

En las primeras décadas del siglo xx, Karl Landsteiner (1868-1943) realizó unos famosos experimentos estudiando sistemática-

mente las características de inmunogenicidad y especificidad de reacción de antígenos con anticuerpos; valiéndose de la modificación química de antígenos, éstos mostraron por primera vez la asombrosa especificidad del sistema inmunológico. Observó que cuando se inmunizaba un animal con haptenos (utilizando una serie de derivados del benceno, como el dinotrofenol [DNP]) estos eran incapaces de producir una respuesta y por lo tanto, anticuerpos específicos contra los mismos; sin embargo, si alguno de estos haptenos se unía (conjugaba) de modo covalente a una proteína acarreadora, el animal inmunizado con este conjugado producía anticuerpos contra el hapteno y contra la proteína. Igualmente se puede concluir en estos experimentos la enorme diversidad posible de anticuerpos: cualquier estructura química definida, natural o artificial, puede dar origen, si va unida a un acarreador, a anticuerpos específicos.

Aplicaciones clínicas de los haptenos

En el aspecto clínico el uso de haptenos se ha aplicado con éxito en el diseño de vacunas; tal es el caso de la vacuna contra la bacteria *Haemophilus influenzae*. La protección contra esta bacteria la proporcionan Ab de clase IgM dirigidos contra la cápsula polisacárida. Esto se debe a que los polisacáridos se comportan como Ag T independientes; es decir, solo estimulan a los linfocitos B sin que exista cooperación de las células T, lo que genera una respuesta de corta duración sin memoria. Para construir la vacuna fue necesario acoplar de modo covalente el polisacárido polirribitol fosfato (PRP), que es una macromolécula, a una proteína acarreadora. De esta forma, los niños inmunizados generan Ab protectores de clase IgG; el PRP se comporta como hapteno al tener que ser unido covalentemente a un acarreador para inducir una respuesta inmunológica con memoria, y se puede considerar como un hapteno macromolecular.

Otro punto donde los haptenos juegan un papel importante es en las reacciones inmunitarias contra fármacos. Frecuentemente, los fármacos provocan una respuesta inmunológica, pero solo algunos individuos presentan reacciones clínicas de hipersensibilidad (una respuesta exacerbada). Así, la mayoría de pacientes expuestos a la penicilina por ejemplo, presentan anticuerpos frente a ésta, pero sin consecuencias clínicas. Los factores que determinan la capacidad de un fármaco para provocar una respuesta inmunológica son, principalmente, las características moleculares del fármaco y el propio paciente. La inmunogenicidad del fármaco depende directamente del tamaño y de la complejidad molecular; sin embargo, la mayoría de los fármacos son pequeños y su inmunogenicidad depende de la facilidad para actuar como haptenos, es decir, de formar enlaces covalentes con macromoléculas tisulares. Este mecanismo ha sido claramente demostrado en las reacciones a beta-lactámicos como las penicilinas, cefalosporinas y sus metabolitos, que actúan como haptenos, en correspondencia con su bajo peso molecular.

▌REQUISITOS PARA QUE UNA MOLÉCULA SEA INMUNOGÉNICA

La capacidad de los antígenos para ser reconocidos depende de una complementariedad espacial entre los aminoácidos que conforman el parátopo y las moléculas que conforman el epítopo, de la misma manera que una llave encaja en una cerradura; sin embargo, esta unión no asegura la inducción de la respuesta inmunológica. Dicho de otra forma, una llave (antígeno) puede encajar en múltiples cerraduras (BCR/TCR) pero únicamente abrir una de ellas. Es decir, no todos los antígenos son inmunógenos, pero todos los inmunógenos son antígenos.

La **inmunogenicidad** está dada por características que son inherentes a la molécula antigénica, propiedades intrínsecas, y otras que son ajenas a ella, propiedades extrínsecas; a continuación se explican estas características.

Propiedades inmunogénicas intrínsecas

• **Accesibilidad molecular:** como se comentó en la sección previa, los epítopos pueden presentarse en estructuras secuenciales o conformacionales; en el caso particular de los conformacionales, mientras más expuesto se encuentre en la molécula existe mayor probabilidad de que sea reconocido y se desencadene una respuesta.

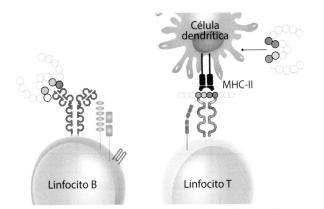

FIGURA 7-3. **Diferencias entre epítopos de linfocitos B y de linfocitos T.** El BCR tiene la capacidad de reconocer antígenos conformacionales de cualquier biomolécula sin la necesidad de ser presentado por otra células. El TCR para poder reconocer un antígeno debe ser presentado por otra célula a través de una molécula del MHC, lo que implica que los determinantes conformacionales deban ser procesados y presentados de manera lineal.

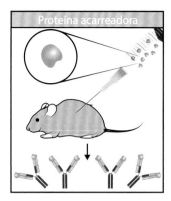
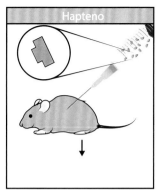
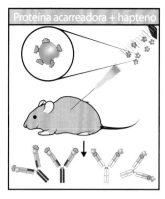

Figura 7-4. Haptenos. Las proteínas acarreadoras son inmunogénicas debido a su tamaño y complejidad molecular, a diferencia del hapteno que es reconocido, pero no desencadena una respuesta. Sin embargo, podemos conjugar químicamente el hapteno y la proteína acarreadora, para que compartan estas propiedades inmunogénicas, lo que desencadena la formación de anticuerpos específicos contra ambos componentes.

Esta característica es más relevante en el caso de los linfocitos B, ya que la mayoría de las respuestas humorales están dirigidas en contra de epítopos conformacionales, como es el caso de una proteína membranal de un microorganismo.

- **Propiedades fisicoquímicas:**
  - *Hidrofilicidad*: el hecho de que una molécula sea hidrofílica permite uniones de mayor afinidad al permitir la formación de un gran número de interacciones débiles (puentes de hidrógeno y fuerzas de van der Waals) entre el receptor y el antígeno.
  - *Carga*: las moléculas presentes en el epítopo pueden ser catiónicas o aniónicas, lo cual permite la formación de enlaces iónicos con el parátopo complementario, incrementando la afinidad de la interacción.
  - *Complejidad*: los componentes moleculares del antígeno determinan los enlaces que pueden formarse con el receptor; mientras estos componentes sean más diversos, existe mayor probabilidad de que se formen más enlaces y por ende se incremente la afinidad del reconocimiento. Esto lleva a clasificar a las biomoléculas esenciales por su inmunogenicidad, siendo de mayor a menor: proteínas, carbohidratos, ácidos nucleicos y lípidos.
  - *Tamaño molecular*: el peso del antígeno juega un papel trascendente en la inmunogenicidad; las moléculas inmunógenas presentan una masa molecular mayor a 10 000 Da, siendo mayores a 100 000 Da las más inmunógenas y menores a 1 000 Da no inmunógenas. Un hapteno es una molécula antigénica que se vuelve inmunógena al conjugarse con un acarreador, esto se debe en parte al incremento en la masa aunado a un incremento en la complejidad molecular.
- **Alteridad:** el concepto de alteridad tiene un origen filosófico y se refiere a la "condición de ser otro", en el contexto inmunológico se emplea para designar la extrañeza del antígeno con respecto al organismo; esta extrañeza se basa en la distancia filogenética (entre especies) existente entre el antígeno y el individuo. A mayor distancia filogenética, mayor inmunogenicidad; es por eso que en el caso de los humanos, los antígenos derivados de microorganismos tienden a ser más inmunógenos que los derivados de otros mamíferos.
- **Susceptibilidad al procesamiento antigénico:** como se comentó anteriormente, los antígenos que son reconocidos por los linfocitos T son péptidos lineales asociados a una molécula del complejo principal de histocompatibilidad I o II (MHC I o MHC II); se denomina procesamiento antigénico al mecanismo mediante el cual el antígeno conformacional debe ser endocitado por una APC, como son las células dendríticas, linfocitos B o macrófagos, para después ser degradado en fragmentos secuenciales y finalmente, ser unidos a moléculas del MHC.

La susceptibilidad a este proceso depende de la facilidad con la que el antígeno es reconocido por la APC, ya sea por la presencia de PAMP o por unión a opsoninas, mediante receptores, tales como: fagocíticos opsónicos, no opsónicos o el BCR; la disponibilidad de recursos para degradarlo (enzimas hidrolíticas, especies reactivas de oxígeno y nitrógeno) y, por último, la afinidad de las moléculas del MHC por los diferentes fragmentos derivados del antígeno.

Propiedades inmunogénicas extrínsecas

- **Autotolerancia:** el origen de la diversidad de los receptores del sistema inmunológico adaptativo hace posible la existencia de TCR y BCR capaces de reconocer antígenos propios; sin embargo, gracias a mecanismos de tolerancia éstos no desencadenan respuestas inmunológicas. Debido a esta falta de reactividad a lo propio, el sistema inmunológico es incapaz de responder por completo a moléculas similares a las del individuo, por lo que la inmunogenicidad será influenciada por las diferencias existentes entre los autoantígenos y los aloantígenos o xenoantígenos; de tal manera que, aunque varias especies posean moléculas homólogas, cada una de ellas puede generar anticuerpos ante las moléculas de otra especie sin atacar a las propias.
- **Genotipo del individuo:** los genes codificados en la región del MHC, encargados de la presentación antigénica, tienen la peculiaridad de ser excesivamente polimórficos; esta característica permite a los MHC unirse de manera selectiva a diversos fragmentos de los antígenos para presentarlos; por lo tanto, cada individuo tendrá la capacidad de presentar ciertos epítopos y por ende montar respuestas en contra de ellos, explicando en parte la resistencia y susceptibilidad a ciertas enfermedades infecciosas.
- **Dosis del antígeno y vías de administración:** la cantidad de antígeno necesaria para suscitar una respuesta es determinada por medio de una curva dosis-respuesta; la concentración idónea es aquella que genera el pico máximo de producción de anticuerpos específicos. Concentraciones mayores a las idóneas tienden a suscitar anergia (falta de respuesta al estímulo); este último caso es un ejemplo de tolerancia periférica; por otra parte, concentraciones bajas del antígeno no son capaces de activar suficientes linfocitos para tener una respuesta apreciable.

Múltiples exposiciones al antígeno, en concentraciones idóneas, favorecen la generación de respuestas vigorosas; sin embargo, exposiciones continuas al antígeno, en bajas concentraciones, favorecen la inducción de anergia y, por lo tanto, tolerancia al antígeno.

La vía de administración determina los órganos que entrarán en contacto con el antígeno; por ejemplo, en la vía intramuscular o subcutánea participarán los ganglios linfáticos, en la vía intravenosa el bazo y en la vía oral el tejido linfoide asociado a las mucosas (MALT); en cada uno de los casos, las poblaciones celulares que interactúen con el antígeno establecerán el tipo y magnitud de la respuesta. Las vías intramuscular y subcutánea tienden a ser inmunogénicas, en comparación a la intravenosa y oral, que tienden a ser tolerogénicas.
- **Uso de adyuvantes:** Además de las condiciones inherentes al antígeno y al individuo es posible incrementar la inmunogenicidad por medio de otras sustancias, éstas son llamadas adyuvantes; su función es promover la participación de la inmunidad innata, para así facilitar el reconocimiento y activación de la inmunidad adaptativa.

▌ ADYUVANTES

Los adyuvantes son sustancias que al unirse a un antígeno o al ser inyectado simultáneamente con éste, aumentan su inmunogenicidad. Estos son utilizados de manera predominante en la generación de vacunas, aumentando así su eficacia.

La utilización del término adyuvante se debe a Gaston Ramon, quien en 1925 observó que la respuesta inmunológica a las antitoxinas podía incrementarse añadiendo sustancias como agar, lectinas, tapioca, entre otras. En 1926 Glenny y cols., observaron que el toxoide diftérico asociado a hidróxido de aluminio era más inmunógeno que el toxoide diftérico solo. Las investigaciones y trabajos más extensos sobre la importancia de los adyuvantes se deben a Freund, quien en 1937 descubrió los efectos inmunopotenciadores del aceite de parafina combinado con el bacilo tuberculoso inactivado.

Los adyuvantes deben cumplir ciertas características para poder ser utilizados en la generación de vacunas. El adyuvante ideal no debe ser tóxico, debe estimular la respuesta inmunológica tanto celular como humoral, debe promover memoria inmunológica, no debe inducir autoinmunidad, ni ser mutagénico, carcinogénico o teratogénico, ni ser pirógeno y debe ser estable en condiciones de temperatura, pH y tiempo.

Tipos de adyuvantes:

- *Sales minerales:* hidróxido de aluminio, fosfato de aluminio, fosfato cálcico.
- *Partículas lipídicas:* liposomas, complejos estimulantes de la inmunidad.
- *Adyuvantes inmunoestimuladores:* saponinas, muramil dipéptido (MPD), ADN bacteriano (oligo CpG), lipopolisacáridos (LPS), monofosforil lípido A (MPL) y derivados sintéticos, lipopéptidos.
- *Micropartículas:* microesferas de partículas biodegradables, partículas virus-*like*.
- *Adyuvantes mucosales:* toxina colérica, toxina de mutantes: LTK63 y LTR72, toxina lábil de *E. coli*.
- *Interleucinas:* IL-2, IL-12, GM-CSF, INF-γ.
- *Genéticos:* genes que codifican moléculas coestimuladoras.

Mecanismo de acción de los adyuvantes

Pueden actuar a través de dos mecanismos principales:

1. *Aumentando la disponibilidad del antígeno:* actuando directamente en las APC se consigue un retraso en el aclaramiento antigénico y un aumento de la respuesta al antígeno en localizaciones fisiológicas específicas. Se incluyen en este grupo de adyuvantes las sales insolubles de aluminio, liposomas, virosomas, micropartículas (PLG), emulsiones y partículas virus-like.

2. *Inmunopotenciadores:* activan directamente los receptores celulares e inducen la liberación de citocinas. Un ejemplo son el MPL y derivados, MDP y derivados, oligonucleótidos (CpG), ARN de doble cadena, patrones alternativos moleculares asociados a patógenos, quils, resiquimod.

Las sales de aluminio son de los adyuvantes más utilizados en la industria e investigación por lo que explicaremos de manera detallada su mecanismo de acción.

Habitualmente se utiliza el hidróxido de aluminio como oxihidróxido de aluminio cristalino. Las sales de aluminio convierten los antígenos solubles en partículas con un diámetro menor a 10 μm, que son captadas por las APC. Además, las sales de aluminio inducen eosinofilia, activan el complemento, estimulan los linfocitos B, CD y macrófagos, regulan las señales de coestimulación en monocitos y promueven la liberación de IL-4. Su administración induce una respuesta inflamatoria en el sitio de inyección por lo que atrae APC y potencia de esta forma la respuesta inmunológica. Asimismo estimulan la respuesta Th2, la secreción de IL-5, y ésta a su vez la producción de IgG1 e IgE. Por todo ello, las reacciones adversas más frecuentemente relacionadas con el uso de sales de aluminio como adyuvante son las reacciones locales del tipo de eritema, formación de granulomas o nódulos subcutáneos.

RESUMEN

- **Antígenos e inmunógenos.** Un antígeno es una molécula que puede ser reconocida por un BCR, un TCR o un anticuerpo soluble. Un inmunógeno es aquel antígeno que desencadenará una respuesta en las células de la inmunidad adaptativa.
- **Clasificación de los antígenos.** Los antígenos pueden clasificarse en diversas formas, ya sea por su composición química, su origen o su interacción con las células del sistema inmunológico adaptativo, la utilidad de estas clasificaciones radica en sus posibles aplicaciones; por ejemplo, la clasificación basada en el origen de los antígenos es ampliamente utilizada en el contexto de trasplantes, ya que dependiendo del origen del injerto se tienen que considerar diversas estrategias para prevenir el rechazo a éste; en el caso de la clasificación basada en la interacción con células T, ésta se emplea en el desarrollo de vacunas y el estudio de la respuesta inmunológica en contra de agentes infecciosos, ya que la cooperación de linfocito T con B permite la generación de respuestas humorales de mayor afinidad, especialización y el desarrollo de memoria inmunológica.
- **Determinante antigénico o epítopo.** Cada antígeno tiene una región específica que interacciona directamente con el receptor del linfocito, a esta región se le conoce como determinante antigénico o epítopo. En este capítulo se les clasifica como secuenciales, conformacionales, ocultos e inmunodominante lo que nos permite entender cómo reconoce el sistema inmunológico la estructura tridimensional del antígeno.
- **Haptenos.** Un hapteno es una molécula antigénica que puede ser reconocida e interactuar con un anticuerpo o receptor, pero no es inmunogénico; solo se vuelve inmunogénico cuando se une covalentemente a una molécula acarreadora lo que le confiere propiedades de activación celular.
- **Requisitos para que una molécula sea inmunogénica.** Los antígenos pueden poseer características que los hacen capaces de desencadenar la respuesta inmunológica adaptativa; a estas características se les denomina propiedades inmunogénicas, las cuales pueden ser inherentes (intrínsecas) o ajenas (extrínsecas) a la molécula.

  Las propiedades intrínsecas incluyen la accesibilidad molecular al epítopo; características fisicoquímicas, tales como: hidrofilicidad, carga, complejidad y tamaño; la distancia filogenética entre la molécula y el individuo, además de la susceptibilidad de ésta a ser procesada y presentada en moléculas del MHC.

  Las propiedades extrínsecas pueden estar dadas por el individuo, como es el caso de la incapacidad de responder a moléculas similares a las propias debido a los mecanismos de tolerancia inmunológica, por lo que moléculas diferentes a él serán más inmunogénicas; así como al conjunto de genes del MHC del individuo, cuyos productos se unirán preferencialmente a algunos antígenos, haciéndolos más inmunogénicos, determinando así la susceptibilidad y resistencia del individuo a enfermedades infecciosas. Otras propiedades están dadas por la dosis, frecuencia y vía de administración del antígeno.

  En resumen, una molécula muy inmunogénica será aquella que presente un epítopo conformacional, hidrofílico, con carga complementaria al parátopo, proteica, con peso mayor a 100 000 Da, que sea reconocida como PAMP y sea administrada en dosis óptimas, en múltiples ocasiones por vía intramuscular o subdérmica.
- **Adyuvantes.** Sustancias que potencian la inmunogenicidad de los antígenos. Utilizadas en la generación de vacunas para aumentar su eficacia.

TÉRMINOS CLAVE

Adyuvante Sustancia que al inocularse junto con un antígeno incrementa la inmunogenicidad de este.

Antígenos Cualquier molécula que puede ser reconocida por el TCR, BCR o Ab solubles.

Determinante antigénico Porción de todo el antígeno que está en contacto íntimo con el receptor. Una forma más clásica de llamar a los determinantes antigénicos es "epítopo" o "epítope".

Epítopo También se le conoce como epítope. Región específica que interacciona directamente con el receptor del linfocito; a esta región se le conoce como determinante antigénico.

Haptenos Moléculas orgánicas de bajo peso molecular (por lo general menor a los 10 kDa), las cuales por sí solas son incapaces de activar una respuesta inmunológica.

Inmunógeno Cualquier molécula que, posterior al reconocimiento por linfocitos induce la activación, diferenciación e inducción de mecanismos efectores.

PREGUNTAS DE AUTOEVALUACIÓN

1. ¿Qué molécula permite la generación de citocinas posterior a su reconocimiento por un linfocito T?
   a. Antígeno
   b. Hapteno
   c. Inmunógeno
   d. Parátopo
2. ¿Qué tipo de determinante antigénico requiere modificaciones en su estructura para poder ser reconocido?
   a. Conformacional
   b. Estructural
   c. Lineal
   d. Oculto
3. ¿Qué tipo de antígenos permiten la colaboración entre linfocitos T y B?
   a. Lípidos
   b. Carbohídratos
   c. Proteínas
   d. Ácidos nucleicos
4. ¿Qué característica le confiere mayor inmunogenicidad a una molécula?
   a. Administración por vía oral
   b. Conjugación con un adyuvante
   c. Una molécula con 800 Da de peso molecular
   d. Una menor distancia filogenética
5. ¿Cuál de las siguientes características debe cumplirse para ser un adyuvante útil en la generación de vacunas?
   a. Alta capacidad mutagénica
   b. Estimular respuestas de IL-6 y TNF-α
   c. Generar respuestas humorales
   d. Ser un antígeno T independiente

RESPUESTAS A LAS PREGUNTAS DE AUTOEVALUACIÓN

1. **c.** Inmunógeno
2. **d.** Oculto
3. **c.** Proteínas

4. **b.** Conjugación de un adyuvante
5. **c.** Generar respuestas humorales

CASO DE CORRELACIÓN

Don Jaime de 85 años de edad acude al centro de salud a solicitar los medicamentos para la hipertensión arterial que tiene desde hace 30 años. Durante la espera, escucha a un médico pasante hablar acerca de la importancia de las vacunas en una población de riesgo, principalmente en temporada invernal. Preocupado por su propia salud y la de su nieto, Carlos de 1 año de edad, decide acercarse a una enfermera para pedirle que revise sus cartillas de vacunación y les apliquen las vacunas faltantes.

Al revisar la cartilla, la enfermera le menciona que es necesario aplicarles la vacuna del neumococo, por lo cual solicita a un estudiante que vaya por una vacuna neumocócica de 13 serotipos para el niño y una de 23 para el señor. Al escuchar esto don Jaime sorprendido pregunta por qué a él le van a poner la de 23 y a su nieto la de 13 si el pequeño debería de estar más protegido y aplicarle la vacuna más "potente", para lo cual la enfermera le pide al pasante de servicio social que le explique el porqué.

El médico pasante inicia comentando que las vacunas son una herramienta indispensable en la protección de un individuo frente a diferentes tipos de infecciones, tanto bacterianas como virales, ya que con ellas se favorece la generación de células que confieren memoria y con ello la capacidad de activar una respuesta más rápida, potente y eficiente ante una posible segunda exposición contra ese mismo microorganismo. Posteriormente, les explica que las vacunas que les serán administradas están dirigidas contra el neumococo, una bacteria extracelular que afecta el tracto respiratorio inferior generando neumonía y síndrome de dificultad respiratoria aguda (SDRA); debido a que este microorganismo presenta una cápsula rica en azúcares, dificulta su reconocimiento por los linfocitos, las células de defensa, evitando la generación de una respuesta eficaz de larga duración; es por esto que existen diferencias en las vacunas que protegen contra esta bacteria, la variante de 13 serotipos va dirigida contra 13 subtipos diferentes de neumococo y aunque la variedad es menor que la de 23 serotipos, esta vacuna viene con sustancias añadidas que permiten al sistema inmunológico generar una protección de mayor eficacia y por un tiempo mucho mayor, mientras que la de 23 serotipos, pese a cubrir una mayor cantidad de variantes, únicamente genera protección por corto tiempo; sin embargo, ésta se complementa con la de 13 serotipos, que se aplica a menor edad, reactivando a las células para prolongar la protección.

Con la explicación anterior don Jaime queda más tranquilo y ahora entiende que a su nieto le deben poner una vacuna que lo proteja por más tiempo y contra los tipos de neumococo que le puedan causar enfermedades respiratorias que pongan en peligro su vida, y a él una vacuna que lo proteja contra más tipos de neumococo que le generen una enfermedad grave y a los que puede estar más expuesto por su edad.

A lo largo del capítulo se han revisado las propiedades que confieren inmunogenicidad a un antígeno, como bien explicó el pasante, la vacuna de 13 serotipos para el neumococo (PCV13) contiene antígenos de tipo polisacárido (antígenos poco inmunogénicos, que despiertan respuestas independientes de linfocitos T) sin embargo, para incrementar la inmunogenicidad es necesario que se conjuguen con la proteína CRM197 (compuesto obtenido de la toxina de la difteria), para así poder ser reconocido como un antígeno T dependiente (generando una respuesta humoral con mayor afinidad, especialización y duración).

La vacuna de 23 serotipos para el neumococo (PPSV23) que solo contiene polisacáridos, permite el incremento de anticuerpos contra el neumococo en personas que han sido previamente vacunadas con la de 13 serotipos.

Las indicaciones clínicas para sus aplicaciones son las siguientes:

La vacuna PCV13 está indicada en niños de 2 a 59 meses de edad, asegurando una adecuada protección contra neumonía causada por neumococo y formas graves de la enfermedad. Previo a la aplicación de esta vacuna, la morbimortalidad por enfermedades neumocócicas como neumonías o meningitis era extremadamente alta, sobre todo en niños menores de 5 años. En México se incluye al esquema nacional de vacunación en el año 2012; antes de ese año se aplicaba una vacuna de neumococo conjugada de 7 serotipos.

La vacuna PPSV23 está indicada en adultos mayores de 65 años de edad, ya que en éstos permite la activación de células de memoria y el incremento en la producción de anticuerpos, previniendo en mayor proporción las formas graves de la enfermedad, las cuales tienen un alto índice de mortalidad en este grupo etario. Esta vacuna también se recomienda para adultos de 19 y 64 años de edad que sufran de asma, EPOC, o que sean fumadores activos.

La importancia de la vacunación en grupos vulnerables como lo son los niños y los adultos mayores permite favorecer las respuestas inmunitarias en condiciones donde la actividad del sistema inmunológico no es la óptima.

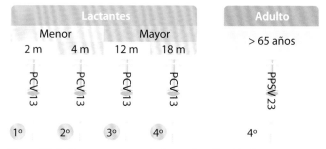

Figura 7-1-1. Esquema recomendado para la aplicación de vacunas neumocócicas.

PREGUNTAS DE REFLEXIÓN

1. ¿Qué modificaciones se pueden realizar a una sustancia para favorecer su inmunogenicidad en el desarrollo de vacunas?
2. ¿El uso de vacunas inmunogénicas y poco inmunogénicas dependientes del grupo etario es una estrategia epidemiológica adecuada?
3. ¿Tenemos alternativas para fomentar la activación del sistema inmunológico de manera inespecífica?

4. ¿El papel de la inmunogenicidad es el único factor involucrado en el uso de refuerzos durante la vacunación?
5. ¿Qué factores del individuo hay que considerar en el desarrollo y aplicación de vacunas?

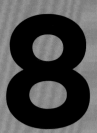

8 ANTICUERPOS

Rosendo Luria Pérez • María Martha Pedraza Escalona
• Gabriela Mellado Sánchez • Edith González González

OBJETIVOS DE APRENDIZAJE

Al terminar este capítulo el lector será capaz de:

1. Conocer y describir la estructura básica de los anticuerpos
2. Describir detalladamente los dominios que conforman a los anticuerpos

3. Conocer las clases de anticuerpos
4. Describir detalladamente la actividad biológica de los anticuerpos
5. Reconocer la utilidad de los anticuerpos en investigación

INTRODUCCIÓN

Los **anticuerpos** o **inmunoglobulinas** son glicoproteínas, y constituyen moléculas con funciones efectoras del sistema inmunológico; estas funciones están mediadas por la dualidad en su estructura y función que permite, por un lado, reconocer una gran gama de antígenos propios y no propios localizados tanto en la superficie de otras células, como de manera soluble, y por otro, fijan complemento y se unen a receptores Fc en la superficie de monocitos, granulocitos y otras células del sistema inmunológico. Los anticuerpos pueden quedarse anclados a la membrana del linfocito B o ser secretados en sangre u otros fluidos corporales, gracias a los rearreglos del empalme alternativo. De esta manera, los anticuerpos unidos a la membrana confieren especificidad antigénica a los linfocitos B, permitiendo su activación y proliferación al interaccionar con el antígeno, y los anticuerpos secretados actúan como efectores de la inmunidad humoral para neutralizar o eliminar antígenos extraños. Las características estructurales y funcionales de los anticuerpos se abordan detalladamente en este capítulo.

Las primeras referencias de la existencia de un fenómeno protector derivado del contacto con una enfermedad datan del año 400 a.C. en el libro *Historia de la Guerra del Peloponeso* de Tucídides; sin embargo, fue hasta 1890 que Emil Adolf von Behring, en colaboración con Shibasaburo Kitasato describieron que la transferencia de suero de un conejo inyectado con dosis no letales de toxina tetánica a un animal sano lo protegía de desarrollar la enfermedad de tétanos (fenómeno conocido como inmunidad pasiva), experimentos posteriores con la toxina diftérica mostraron un fenómeno similar. Estos hallazgos los llevaron a postular la existencia de una sustancia presente en el suero de los animales, con actividad de antitoxina, capaz de neutralizar al agente causante de la enfermedad. Posteriormente, los estudios realizados por Paul Erlich permitieron describir la naturaleza de la interacción entre la toxina y la antitoxina diftérica, y el surgimiento del concepto de "Anticuerpo" (*antikörper*). Estudios realizados por Arne Wilhelm Kaurin Tiselius y Elvin Abraham Kabat en 1939, documentaron la presencia de estos anticuerpos en la fracción globulínica γ en el corrimiento electroforético de sueros de conejos inmunizados con ovoalbúmina, a estos anticuerpos séricos se les denominó inmunoglobulinas, para diferenciarlos de cualquier otra proteína en la fracción de las globulinas γ. En este texto los términos anticuerpo o inmunoglobulina se emplean indistintamente.

ESTRUCTURA BÁSICA DE LOS ANTICUERPOS

Los avances en las técnicas físicas y químicas que ocurrieron a finales del siglo XIX y hasta mediados del XX permitieron dilucidar la estructura de los anticuerpos. En 1949, Rodney Robert Porter sometió a digestión con papaína a la inmunoglobulina G (IgG, peso molecular alrededor de 150 KDa), logrando separar tres fracciones. Encontró dos fragmentos con pesos moleculares entre 45 a 50 KDa cada uno, capaces de unirse al antígeno sin formar precipitados, por lo que fueron llamados **fragmentos de unión al antígeno** (Fab, *Fragment antigen binding*), y la tercera fracción de 50 KDa, completamente diferente, fue denominada **fragmento o fracción cristalizable** (Fc, *Fragment crystallizable*) debido a que ésta tenía la capacidad de formar cristales al almacenarse en frío (figura 8-1). Por otro lado, Alfred Nisonoff digirió la IgG con pepsina, generando un fragmento de aproximadamente 100 KDa compuesto por dos fragmentos similares a los fragmentos Fab descritos por Porter, este fragmento fue denominado F(ab´)$_2$ el cual conservaba la capacidad de unirse al antígeno (figura 8-1). Por su parte, Gerald Edelman y Miroslav Poulik, emplearon 2-mercaptoetanol con el cual rompieron los enlaces disulfuro presentes en la IgG, con esto demostraron que cada anticuerpo está formado de 3 a 5 polipéptidos. En trabajos posteriores, Porter confirmó que la molécula de IgG es heterodimérica y está compuesta por dos cadenas polipeptídicas de alrededor de 55 KDa, las cuales fueron denominadas **cadenas pesadas** (H, *Heavy*) y dos cadenas de aproximadamente 25 KDa denominadas **cadenas ligeras** (L, *Light*). En 1975 la tecnología para la generación de anticuerpos monoclonales a partir de hibridomas, desarrollada por Georges Jean Franz Köhler y César Milstein, fue una revolución biotecnológica que inició una nueva etapa de descubrimientos, como la clonación molecular de los anticuerpos, y facilitó los estudios de difracción de rayos X y microscopía electrónica, donde se determinó la estructura en "Y" básica de las

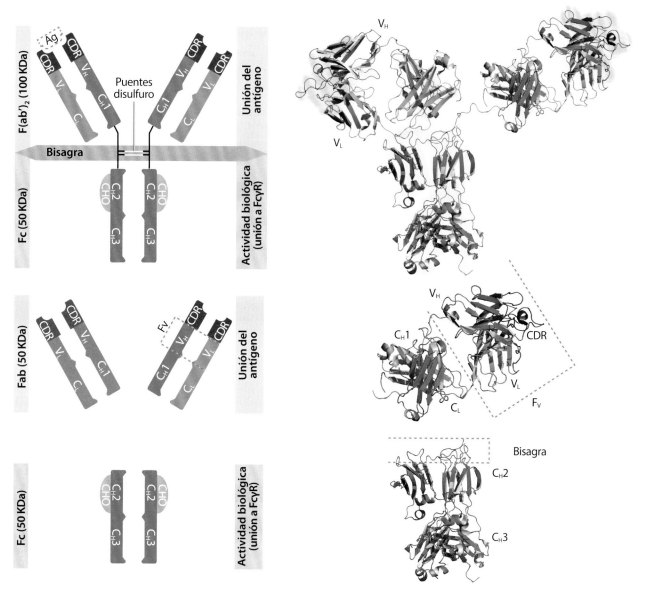

FIGURA 8-1. Estructura básica de un anticuerpo. Los anticuerpos están formados por dos cadenas pesadas (H) y dos ligeras (L) asociadas entre sí por puentes disulfuro que, en conjunto, le confieren su forma característica de Y. Por digestión enzimática un anticuerpo se separa en dos regiones: una se denomina fracción Fab (*Fragment antigen binding*) y es capaz de reconocer y unir antígenos; la segunda se denomina Fc (*Fragment crystallizable*), fragmento capaz de cristalizar a bajas temperaturas. Ambas fracciones se unen en la *bisagra* que aporta flexibilidad estructural al anticuerpo. Las cadenas L poseen dos dominios: uno variable en el extremo amino terminal (V_L), y otro constante en el carboxilo terminal (C_L). Las cadenas H poseen cuatro dominios (en IgG), uno variable en la región amino terminal (V_H) y cuatro constantes (C_H1, C_H2 y C_H3). Los dominios V_L y V_H conforman el fragmento variable (Fv) que, junto con los dominios C_L y C_H1, forman la fracción Fab. En los dominios V_L y V_H se encuentran seis asas cuya función es reconocer y unir de forma específica al antígeno y se les denomina regiones determinantes de complementariedad o CDR (*complementarity determining regions*). Los dominios C_H2 y C_H3 se localizan en la fracción Fc y se relacionan con funciones efectoras del anticuerpo; en el dominio C_H2 se encuentran los sitios de unión a carbohidratos. La figura muestra la representación esquemática de un anticuerpo y una vista estructural creada por software de un anticuerpo IgG contra aislados HIV-1 reportada en el PDB (*protein data bank*) como 1HZH.

inmunoglobulinas formadas por los dos dominios Fab unidos al dominio Fc a través de una región conocida como **bisagra**, la cual es sensible a la acción de proteasas antes mencionadas (figura 8-1 y figura 8-2A). En esta estructura básica, las cadenas H se unen a las cadenas L formando dos heterodímeros H-L, estabilizados mediante puentes disulfuros intercadena (entre cisteínas del extremo carboxilo terminal de la cadena ligera y del dominio C_H1 de la cadena pesada) e interacciones no covalentes, como puentes de hidrógeno, interacciones hidrofóbicas y puentes salinos. A su vez, para estabilizar la estructura tetramérica del anticuerpo $(H-L)_2$, las cadenas H de los heterodímeros (H-L) se unen por las mismas interacciones no covalentes y por puentes disulfuro intercadenas cuyas posiciones difieren entre las clases y subclases de anticuerpos (figuras 8-1 y 8-2A).

Cadenas ligeras

En la estructura de los anticuerpos humanos y algunos mamíferos, solo existen dos tipos de **cadenas ligeras** denominadas kappa (κ) y lambda (λ), descritas en un inicio como proteínas de Bence-Jones, presentes en la orina de pacientes con mieloma. Cada anticuerpo puede tener solo un tipo de cadena ligera. No se han observado diferencias en la funcionalidad de los anticuerpos con alguna de las dos cadenas ligeras. La frecuencia en la presencia de las cadenas ligeras varía entre especies, por ejemplo, en el humano el porcentaje de cadenas κ es de 60% y de λ de 40%, mientras que para ratones es 95% κ y 5% λ.

Los análisis de las cadenas κ o λ han revelado que están constituidas por cerca de 213-218 aminoácidos, con dos fragmentos o dominios de 107 aminoácidos cada una. El fragmento N-terminal presenta alta variabilidad, por lo que se denomina **región variable** (V_L), y el fragmento de la región C-terminal es altamente conservado, por lo que se denomina región constante (C_L). Dos cisteínas en la región variable y dos en la constante permiten la estabilización por puentes disulfuro intracadena de los dominios de inmunoglobulinas (figuras 8-1 y 8-2A).

En la región constante de las cadenas κ se han observado variaciones relacionadas con los tipos serológicos genéticos (alotipos). Los marcadores genéticos se heredan por una serie de tres alelos: Km^1, $Km^{1,2}$, y Km^3; en el mismo contexto, se han observado variaciones en regiones constantes de la cadena λ, variaciones que se utilizan para clasificarlas en subtipos $λ_1$, $λ_2$, $λ_3$, y $λ_4$. En humanos, el locus de la cadena κ se localiza en el cromosoma 2 y el de la cadena λ en el cromosoma 22.

Cadenas pesadas

La secuenciación de las cadenas pesadas, provenientes de células de mieloma, mostró que la porción N-terminal presenta una gran variabilidad en su primeros 110 aminoácidos, que corresponden a su primer dominio de inmunoglobulina denominada V_H mientras que los dominios restantes son constantes entre las inmunoglobulinas de la misma clase y son denominados C_H1, C_H2, C_H3 y así su-cesivamente (figura 8-1). La **cadena pesada** define la clase y la función efectora de los anticuerpos; se han descrito cinco cadenas pesadas principales o isotipos, algunas de ellas tienen subclases o subtipos, de esta manera la cadena pesada μ corresponde a la IgM, la δ a la IgD, la γ a la IgG, la α a la IgA, y ε a la IgE. En humanos el locus de las cadenas pesadas se localiza en el cromosoma 14.

▌DOMINIOS DE LOS ANTICUERPOS

La secuencia de aminoácidos de las cadenas pesadas y ligeras de los anticuerpos presentan un arreglo estructural similar pero no idéntico de aproximadamente 110 aminoácidos cada uno, estas estructuras se denominan **dominios de inmunoglobulinas**. Dentro de cada dominio un enlace disulfuro intracadena forma un asa de unos 60 aminoácidos. Las cadenas ligeras contienen un dominio variable (V_L) y uno constante (C_L); las cadenas pesadas tienen un dominio variable (V_H) y tres o cuatro constantes (C_H1, C_H2, C_H3 y C_H4). La región N-terminal variable o también denominada dominio variable de la cadena pesada y ligera (V_H y V_L) conforman la región variable del anticuerpo (Fv) (figura 8-1 y figura 8-2D) y confieren la capacidad de unirse específicamente al antígeno. Los dominios constantes (localizados en la porción C-terminal) de las cadenas pesadas y ligeras (C_H y C_L) constituyen la región constante asociada a las funciones efectoras mediadas por los receptores Fc (figuras 8-1 y 8-2A).

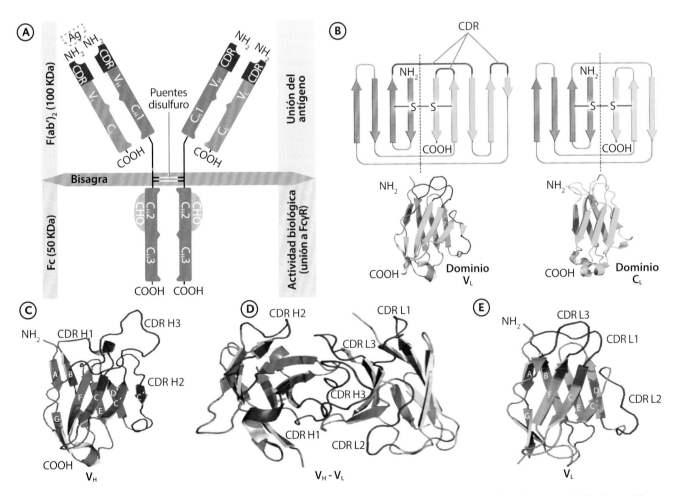

Figura 8-2. Dominios estructurales de los anticuerpos. **A.** Estructura básica de un anticuerpo. Se esquematizan las cadenas pesadas (H) y ligeras (L), los sitios de reconocimiento del receptor de inmunoglobulina y del antígeno (CDR), la región de bisagra y los puentes disulfuro intracadena e intercadena (*amarillo*). **B.** Estructura secundaria y terciaria de los dominios de anticuerpos. Arriba se muestra la representación bidimensional (llave griega) del plegamiento tipo sándwich β de los dominios variables (*izquierda*) y los constantes (*derecha*) de una inmunoglobulina. Las hojas β antiparalelas conectadas por asas de longitudes diferentes forman dos hebras o láminas β. Los dominios variables poseen nueve hojas y los constantes siete. Los primeros son más largos que los de la región constante debido al par de cadenas β antiparalelas adicionales y al asa que conecta a estas cadenas, la cual forma el CDR2. La parte inferior muestra la estructura tridimensional de cada dominio con la formación de las dos láminas β. **C.** Dominio variable de cadena pesada (V_H). El dominio se observa en azul; las asas de los CDR en rojo y en mayúsculas las cadenas β antiparalelas (9 para este dominio). **D.** Fragmento variable Fv. Este fragmento se forma por los dominios variables (V_H y V_L). **E.** Dominio variable de cadena ligera (V_L). El dominio se observa en verde; en rojo las asas de los CDR y en mayúsculas las cadenas β antiparalelas (9 para este dominio). La figura se compone de una representación esquemática de un anticuerpo y diferentes vistas estructurales creadas por software de un anticuerpo IgG contra aislados HIV-1 y reportada en el PDB como 1HZH.

Cada dominio de inmunoglobulina tiene un plegamiento tipo sándwich β, el cual consiste de dos hebras β plegadas, estabilizadas por un enlace disulfuro entre dos residuos conservados de cisteínas, e interacciones hidrofóbicas. Cada dominio tiene siete (constantes) a nueve (variables) hojas β antiparalelas, que están conectadas por asas de diversas longitudes (figura 8-2B). Las cadenas β dentro de una hebra se han designado con letras del alfabeto de la A a la G (figuras 8-2C y E), estas cadenas son estabilizadas por puentes de hidrógeno que conectan los grupos amino de una cadena con grupos carbonilo de la cadena adyacente. La secuencia de las cadenas β contiene aminoácidos hidrofóbicos e hidrofílicos alternados. Los aminoácidos hidrofóbicos orientados hacia el interior del sándwich ayudan a mantener la estabilidad de la estructura al punto que si por ingeniería genética se reemplazan las cisteínas conservadas por residuos de serina, el dominio variable aún tiene la capacidad de reconocer al antígeno. Los dominios variables y constantes tienen estructuras similares, con diferencias mínimas. Los dominios de la cadena pesada y ligera se mantienen juntos, debido a la interacción no covalente entre las caras internas de las láminas β plegadas. Estas interacciones forman enlaces entre dominios no idénticos (V_H/V_L y C_H1/C_L), e idénticos (C_H2/C_H2, C_H3/C_H3 y C_H4/C_H4).

Dominios de la región variable

Los dominios variables son ligeramente más largos que los constantes y contienen un par adicional de cadenas β antiparalelas y el asa que conecta a estas cadenas, dentro de la estructura de la hebra β (figuras 8-2C y E). Comparaciones de las secuencias primarias de los dominios variables (V_H/V_L) de diferentes anticuerpos identificaron cuatro intervalos con secuencias de relativa estabilidad los cuales se denominaron **regiones marco** o **estructurales** (FR, *Framework regions*), estas regiones están separadas por tres intervalos de secuencias hipervariables de alrededor de 10 aminoácidos, actualmente conocidas como **regiones determinantes de la complementariedad** (CDR, *Complementarity Determining Regions*). Las tres CDR de las cadenas pesadas y las tres CDR de las cadenas ligeras se localizan en las asas que conectan las cadenas β en los dominios V_H y V_L, las cuales quedan expuestas en la superficie del anticuerpo y se unen en el espacio tridimensional para crear una superficie de unión al antígeno (figura 8-2D). Comenzando con el extremo amino-terminal del dominio V_L o del V_H, estas regiones se denominan CDR1, CDR2 y CDR3. Las regiones CDR3 de los dominios V_H y V_L son las más variables y las que están en mayor contacto con el antígeno. Las variaciones en la longitud y la secuencia de aminoácidos en los CDR son exclusivas de cada anticuerpo y están asociadas con su especificidad. Los CDR de la cadena pesada y, sobre todo el CDR3-V_H, tienen un mayor número de aminoácidos que hacen contacto con el antígeno, en comparación con los CDR de la cadena ligera, e inclusive algunos aminoácidos de las regiones marco también estén involucrados en la unión al antígeno.

Dominios de la región constante

Los dominios constantes son más compactos, presentan siete cadenas β antiparalelas distribuidas como tres cadenas en la primera hebra β plegada y cuatro cadenas en la segunda hebra β plegada, y están asociados con varias funciones biológicas. Los dominios C_H1 y C_L están involucrados en la extensión de los brazos Fab del anticuerpo, facilitando la interacción con el antígeno e incrementando la rotación máxima de los brazos Fab. Estos dominios de región constante también ayudan a conservar juntos los dominios V_H y V_L; además, contribuyen a la diversidad del repertorio de los anticuerpos al permitir más asociaciones aleatorias V_H y V_L. Las cadenas γ, δ, y α contienen un elemento estructural que no corresponde a la estructura canónica de los dominios variable y constante, el cual se denominó región de bisagra, esta secuencia peptídica que puede contener de 10 hasta más de 60 aminoácidos se localiza entre los dominios C_H1 y C_H2. Esta región es rica en residuos de prolina y es flexible, lo que confiere mayor flexibilidad a los anticuerpos IgG, IgD e IgA. Como resultado los brazos Fab pueden asumir varios ángulos entre sí cuando se unen al antígeno. Los residuos de prolina la hacen susceptible a la digestión enzimática con pepsina y papaína. Las cadenas μ y ε carecen de región de bisagra y poseen un dominio de inmunoglobulina adicional de 110 aminoácidos (C_H2/C_H2) con características de bisagra. Los dominios CH2 de la IgD, IgG e IgA y los dominios CH3 de la IgM y la IgE están separados por cadenas laterales de carbohidratos, que impiden el contacto entre los dominios unidos entre sí, haciéndolos más accesibles al ambiente acuoso. Las cinco clases y subclases de anticuerpos pueden expresarse como **inmunoglobulinas secretadas** (sIg, *secreted Immunoglobulin*) o **inmunoglobulinas unidas a membrana** (mIg, *membrane Immunoglobulin*). Los anticuerpos unidos a membrana tienen en su dominio carboxilo terminal tres componentes: una secuencia hidrofílica extracelular de 26 residuos, una secuencia hidrofóbica transmembranal y una cola corta citoplasmática. El extremo carboxilo terminal de las inmunoglobulinas secretadas difiere en estructura y función de los anticuerpos unidos a membranas, y cuenta con una secuencia hidrofílica de longitud variable, asociado a las funciones de los anticuerpos secretados.

CLASES DE ANTICUERPOS

Tomando como base la heterogeneidad en la estructura de las cadenas pesadas se han descrito cinco clases de anticuerpos en humanos designados como: *mu* (μ), *delta* (δ), *gamma* (γ), *alfa* (α) y *épsilon* (ε) y dependiendo del tipo de cadena pesada los anticuerpos se han designado como anticuerpos tipo IgM, IgD, IgG, IgA e IgE respectivamente (tabla 8-1).

Clases y subclases de anticuerpos

Inmunoglobulina M (IgM). Es un anticuerpo que se puede encontrar anclado a la membrana del linfocito B y de manera secretada. Si se encuentra anclada a la membrana del linfocito B, es una molécula constituida por dos cadenas pesadas μ y dos cadenas ligeras idénticas κ o λ ($\mu_2\kappa_2$ o $\mu_2\lambda_2$) de aproximadamente 180 KDa, la cual está asociada de manera no covalentemente a dos cadenas, Ig-α(CD79a) e Ig-β (CD79b), a través del cual la IgM transduce la señal una vez que se ha unido a su antígeno. En la forma secretada la IgM puede encontrarse como pentámero ($\mu_2\kappa_2$ o $\mu_2\lambda_2$)5, o hexámero ($\mu_2\kappa_2$ o $\mu_2\lambda_2$)6. En la forma pentamérica (de alrededor de 950 KDa), los

TABLA 8-1. Propiedades biológicas de las clases y subclases de los anticuerpos séricos humanos

	IgM	IgD	IgG1	IgG2	IgG3	IgG4	IgA1	IgA2	IgE
Peso molecular (Kda)	950(p)	175	150	150	160	150	160(m), 300(d)	160(m), 350(d)	190
Cadena pesada	μ	δ	γ1	γ2	γ3	γ4	α1	α2	ε
Cadena ligera	λ o κ	λ o κ	λ o κ	λ o κ	λ o κ	λ o κ	λ o κ	λ o κ	λ o κ
Vida media en suero (días)	5-10	2-8	21-24	21-24	7-8	21-24	5-7	4-6	1-5
Valor sérico (mg/mL)	0.25-3.1	0.03-0.4	5-12	2-6	0.5-1	0.2-1	1.4-4.2	0.2-0.5	0.0001-0.0002

m= monómero, d = dímero, p= pentámero.

monómeros se unen entre ellos mediante un enlace disulfuro localizado en el dominio CH4, la estructura pentamérica se estabiliza y se cierra cuando dos monómeros de IgM se unen a una cadena polipeptídica de cerca de 15 KDa, denominada cadena J. Este anticuerpo se encuentra en el suero en 5 a 10% con una concentración de aproximadamente 0.25 a 3.1 mg/mL de la inmunoglobulina sérica. La vida media de la IgM en suero es de alrededor de 5 a 10 días.

Inmunoglobulina D (IgD). Es un anticuerpo con peso molecular de 175 KDa, es una molécula constituida por dos cadenas pesadas δ y dos cadenas ligeras idénticas κ o λ ($\delta_2\kappa_2$ o $\delta_2\lambda_2$) que se localiza en la membrana del linfocito B *naïve* y maduro, también se encuentra asociada no covalentemente a las cadenas, Ig-α(CD79a) y Ig-β (CD79b), a través del cual transduce señales al interior del linfocito B. La IgD puede localizarse en pequeñas cantidades de manera soluble en la sangre, y constituye 0.2% de la inmunoglobulina sérica a una concentración aproximada de 0.03 a 0.4 mg/mL. La vida media en suero de la IgD es de alrededor de 2 a 8 días.

Inmunoglobulina G (IgG). Es un anticuerpo con peso molecular de aproximadamente 150 KDa, es una molécula constituida por dos cadenas pesadas γ y dos cadenas ligeras idénticas κ o λ ($\gamma_2\kappa_2$ o $\gamma_2\lambda_2$), constituye cerca de 70 a 80% de las inmunoglobulinas séricas. En humanos, se conocen cuatro subclases las cuales están ordenadas acorde a sus concentraciones en el suero: IgG1, IgG2, IgG3 e IgG4. La vida media de las subclases de la IgG es de alrededor de 21 a 24 días excepto para la IgG3 cuya vida media está documentada entre 7 a 8 días, esta inmunoglobulina presenta una **región de la bisagra** de mayor tamaño que las demás subclases. Los valores séricos de las IgGs son: IgG1 5 a 12 mg/mL, IgG2 2 a 6 mg/mL, IgG3 0.5 a 1 mg/mL y IgG4 0.2 a 1 mg/mL para la IgG4 (tabla 8-1 y figura 8-3).

Inmunoglobulina A (IgA). Es un anticuerpo con peso molecular de aproximadamente 160 KDa, es una molécula constituida por dos cadenas pesadas α y dos cadenas ligeras idénticas κ o λ ($\alpha_2\kappa_2$ o $\alpha_2\lambda_2$), la forma monomérica se localiza predominantemente en suero o plasma, aunque también pueden encontrarse formas poliméricas en pequeñas cantidades (dímeros, trímeros y tetrámeros, asociados a la cadena J, descrita para la IgM), representa de 10 a 15% de las inmunoglobulinas séricas. La IgA también se localiza en secreciones externas, como mucosas genitourinarias, bronquiales y digestivas, lecha materna, lágrimas y saliva, en estas secreciones la IgA se localiza principalmente como dímero, y en menor cantidad como trímero o tetrámero, consta de la cadena J que se une a los dominios C_H3 de la cadena pesada y de un componente secretorio, el cual es un polipéptido de aproximadamente 70 KDa, que se une a la cisteína del dominio C_H2 de los monómeros que constituyen el dímero. Para la IgA se conocen dos cadenas pesadas α1 y α2 que dan origen a las subclases IgA1 e IgA2. La IgA1 es la subclase predominante en suero y la IgA2 se encuentra predominantemente en las secreciones de mucosas. El componente secretor es la porción extracelular del receptor de Ig poliméricas (pIgR), el cual se expresa en la superficie basolateral de las células epiteliales de la mucosa y ayuda en la transferencia de la IgA e IgM poliméricas hacia la superficie apical. La vida media en suero de la IgA1 e IgA2 es de alrededor de 5 a 7 y 4 a 6 días respectivamente. La concentración sérica para IgA1 oscila entre 1.4 a 4.2 mg/mL y 0.2 a 0.5 mg/mL para IgA2.

Inmunoglobulina E (IgE). Es un anticuerpo con peso molecular de aproximadamente 190 KDa, es una molécula constituida por dos cadenas pesadas ε y dos cadenas ligeras idénticas κ o λ ($\varepsilon_2\kappa_2$ o $\varepsilon_2\lambda_2$), predominan las que tienen cadenas κ. La IgE se encuentra en una concentración de aproximadamente 0.0001 a 0.0002 mg/mL en el suero, cinco órdenes de magnitud menor que la IgG. La cadena pesada de la IgE consta de 5 dominios de inmunoglobulinas. La IgE se conoce por su asociación con reacciones de hipersensibilidad, alergia y en la inmunidad contra parásitos. La IgE es reconocida por el receptor de alta afinidad FcεRI expresados en basófilos, mastocitos, eosinófilos y células de Langerhans. También se une al receptor de baja afinidad de IgE, FcεRII (CD23), con una afinidad de tres órdenes de magnitud menos que FcεRI, este receptor se expresa en linfocitos B, células NK, eosinófilos, monocitos/macrófagos, células dendríticas foliculares, y células de Langerhans. La vida media en suero de la IgE es de aproximadamente 1 a 5 días.

▌ ACTIVIDAD BIOLÓGICA DE LOS ANTICUERPOS

Los anticuerpos se caracterizan por su dualidad en estructura y función, lo cual permite que puedan unirse al antígeno a través de la región Fab, y puedan mediar diversas actividades biológicas o funciones efectoras a través de su región Fc (figura 8-1 y figura 8-4) contribuyendo a la inducción o mantenimiento de la inflamación y eventual eliminación del antígeno o la muerte del patógeno.

Funciones independientes de células o moléculas efectoras

Una de las funciones de los anticuerpos más sencillas de entender es la neutralización de microorganismos y de sus toxinas, específicamente las exotoxinas (proteínas secretadas), esto se logra evitando la unión de estos a sus receptores celulares, impidiendo la primera etapa de la infección además de la acción específica de exotoxinas, como la toxina botulínica, colérica, diftérica o tetánica. Adicionalmente, se puede llevar a cabo la neutralización en pasos posteriores durante el ciclo de vida del microorganismo, por ejemplo, inhibiendo la entrada y fusión de proteínas virales o incluso en la liberación de los viriones de células infectadas (figura 8-3). En estudios oncológicos, se han desarrollado anticuerpos con capacidades útiles para la destrucción de células neoplásicas. Una actividad descrita es la de bloqueo, esta se presenta cuando los anticuerpos se unen a ligandos solubles, o incluso cuando lo hacen directamente al receptor celular, impidiendo de esta forma la unión del ligando a su receptor, bloqueando, por ejemplo, la formación de nuevos vasos sanguíneos. Otra actividad que se ha analizado es la inducción de la señalización que conlleva a la muerte celular programada (apoptosis) de la célula cancerígena (figura 8-3).

Funciones dependientes de complemento

El sistema del complemento es un conjunto de glicoproteínas séricas que actúan en cascada e incluyen un grupo de proteínas capaces de perforar las membranas celulares ya sea de un microorganismo o de una célula infectada. Hay tres formas de activar este sistema, pero solo la vía clásica está mediada por anticuerpos.

Una vez que el anticuerpo reconoce a su antígeno sobre la superficie de un patógeno, se forma el complejo C1q iniciando la activación de todo el sistema del complemento hasta concluir con la formación de complejo de ataque a la membrana (MAC, *Membrane-Attack Complex*). En forma similar, este proceso se lleva a cabo si el blanco es una célula infectada o transformada, actividad funcional conocida como citotoxicidad dependiente de complemento (CDC, *complement-dependent citotoxicity*). Además, de manera muy particular, se ha descrito en el estudio de neoplasias, el mecanismo conocido como **citotoxicidad celular dependiente de complemento** (CDCC, *complement-dependent cell-mediated citotoxicity*). Este mecanismo inicia con la interacción de C1q a las regiones Fc de los anticuerpos unidos a los antígenos blanco. Durante este proceso, se generan diversos componentes del complemento, entre ellos el C3b, los cuales a su vez son reconocidos por sus receptores en macrófagos y células NK, lo que conduce a fagocitosis y citotoxicidad (figura 8-3).

Funciones dependientes de interacciones Fc-Receptores de Fc

Otra función de gran relevancia es la opsonización-fagocitosis, fenómeno que ocurre cuando el patógeno es recubierto con anticuerpos cuya región Fc es reconocida por los receptores Fc sobre la membrana celular de células fagocíticas como macrófagos y células dendríticas, facilitando de esta forma el proceso fagocítico, con la consecuente destrucción del patógeno.

Una función efectora ampliamente estudiada es la conocida como **citotoxicidad celular dependiente de anticuerpo** (ADCC, *antibody-dependent cell citotoxicity*) llevada a cabo por células NK cuando sus receptores Fc reconocen al anticuerpo unido a la célula infectada o cancerosa, liberan el contenido de sus gránulos citolíticos conduciendo a la célula blanco hacia apoptosis. De forma similar, en el proceso oncológico se ha descrito la **fagocitosis celular dependiente de anticuerpo** (ADCP, *antibody-dependent cell phagocytosis*), en donde la célula efectora es el macrófago y la forma de eliminación de la célula blanco es la fagocitosis (figura 8-3).

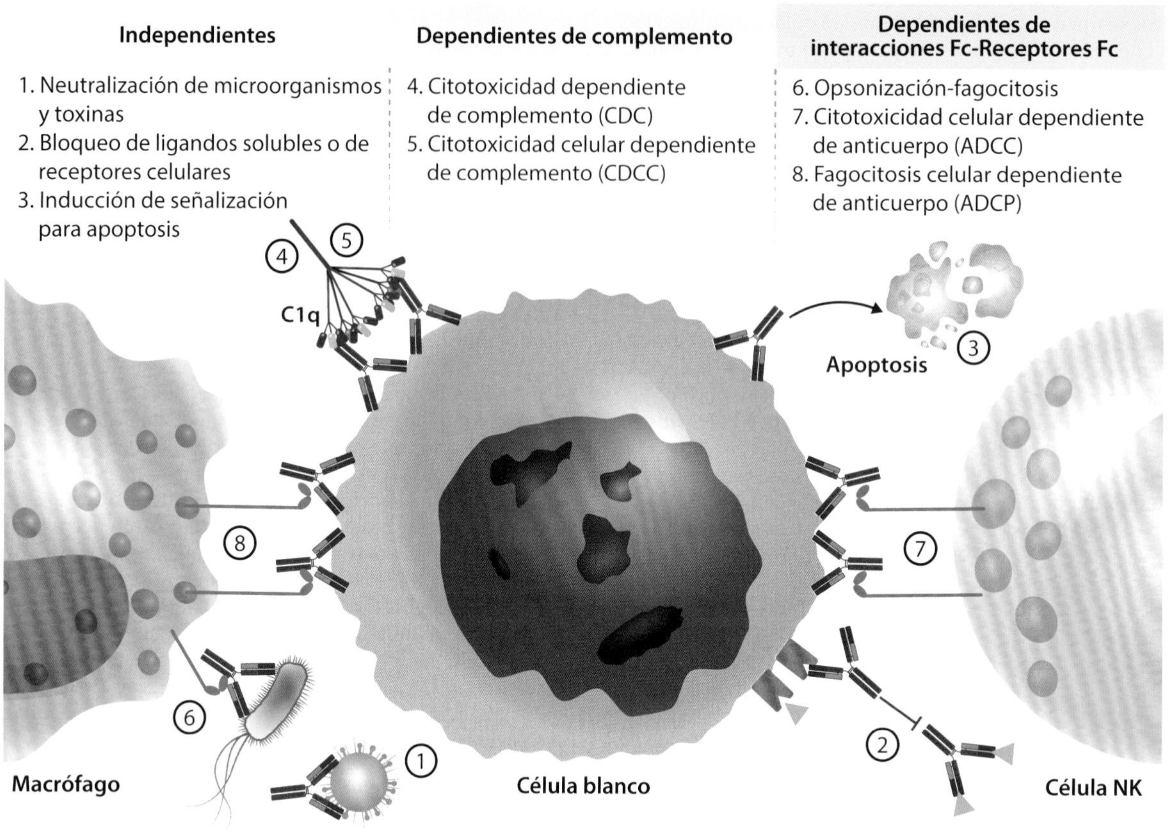

FIGURA 8-3. Funciones efectoras de los anticuerpos. Se han descrito diferentes funciones efectoras de los anticuerpos: *funciones independientes de células o de moléculas efectoras* como la neutralización de microorganismos y de sus toxinas, el bloqueo de ligandos solubles o de sus receptores celulares y la inducción de señalización para conducir a muerte celular programada (apoptosis) de una célula cancerígena; las *funciones dependientes de complemento* como la citotoxicidad dependiente de complemento (CDC) y la citotoxicidad celular dependiente de complemento (CCDC); y *funciones dependientes de interacciones Fc-Receptores Fc* como la opsonización-fagocitosis, citotoxicidad celular dependiente de anticuerpo (ADCC) y la fagocitosis celular dependiente de anticuerpo (ADCP).

Funciones efectoras de las clases y subclases de los anticuerpos

Inmunoglobulina M. Es la primera clase de anticuerpo en producirse en respuesta al antígeno, debido a que puede expresarse sin que se lleve a cabo el "switch" de clase, esta inmunoglobulina es característica distintiva de la respuesta inmunológica primaria, aunque también se produce un poco en la respuesta secundaria y subsecuentes. Este anticuerpo tiende a ser de poca afinidad, pero esto se compensa con su capacidad de formar pentámeros y, por lo tanto, la hace única en su habilidad de captación o de unión hacia un antígeno pues puede tener hasta 10 sitios de unión al antígeno, por lo que tiene una avidez más alta en todo su conjunto cuando se une a antígenos multivalentes como los polisacáridos capsulares. Por el gran tamaño de los pentámeros, ésta se encuentra principalmente en el torrente sanguíneo y, en menor grado en la linfa en vez de los espacios intercelulares dentro de los tejidos, también se encuentra presente en el lumen del intestino. Su forma pentamérica la hace especialmente efectiva para activar complemento, aunque también neutraliza y opsoniza en menor grado que la IgG.

Inmunoglobulina D. Es la principal inmunoglobulina unida a membrana que expresan los linfocitos B maduros. Por estudios evolutivos se ha observado que se encuentra conservada desde peces hasta los humanos y tiene un papel central en la regulación de las respuestas de células B tolerogénicas y protectoras. Se sugiere que la IgD secretada pudiera regular la homeostasis en mucosas estableciendo una interacción mutualista con la microbiota comensal en sitios de entrada de antígeno, además de ejercer vigilancia inmunológica a través del "armado" de células mieloides efectoras como basófilos y mastocitos con IgD reactivas contra antígenos mucosales provenientes de microbios patogénicos y comensales.

Inmunoglobulina G. Siempre se presenta en monómeros, se encuentra en sangre y en fluidos extracelulares. En el humano existen cuatro isotipos (IgG1, IgG2, IgG3 e IgG4), los cuales se encuentran en diferentes concentraciones séricas (figura 8-4) y poseen diferentes funciones efectoras (tabla 8-1 y tabla 8-2). En tanto que en el ratón también se han descrito cuatro isotipos pero estos no incluyen IgG4 (IgG1, IgG2a, IgG2b e IgG3) (figura 8-4). Se difunde con facilidad, de forma general, opsoniza patógenos de forma eficiente a través del "engullimiento" que realizan los fagocitos, tiene alta capacidad de bloqueo, de neutralización de patógenos y de sus exotoxinas, activa fuertemente al sistema del complemento, también participa en CDC, ADCC, ADCP y CDCC. Es la única que atraviesa placenta durante la vida intrauterina, por lo que brinda inmunidad pasiva al feto y una vez nacido, junto con la IgA y la IgM que están en mayor concentración, sigue proporcionando este tipo de inmunidad mediante el calostro y la leche materna. Existen diferencias importantes en los enlaces disulfuro intercatenarios entre las cadenas pesadas de los isotipos, para la IgG1 son 2, para IgG2 son 4, para la IgG3 son 11 y para la IgG4 son 2, estas y otras ligeras diferencias, hacen que cada subclase presente variaciones en su actividad biológica, por ejemplo: a) en la activación del complemento la IgG3 tienen mayor afinidad por C1q seguido de IgG1, IgG2 e IgG4. b) En la unión a receptores Fc que median la fagocitosis la IgG 1 e IgG3 tienen una gran afinidad seguida de la IgG4 y la IgG2.

Inmunoglobulina A. Esta clase de inmunoglobulina es la predominante en secreciones, como las provenientes del recubrimiento epitelial del intestino, tracto respiratorio, uro-reproductivo, del pecho lactante, así como de las glándulas salivales, lagrimales y sudoríparas. Existe en forma monomérica y dimérica. La primera forma se produce por células plasmáticas que se diferenciaron de los linfocitos B que hicieron switch de clase en los nódulos linfáticos y el bazo por lo que actúa con capacidad neutralizante en la sangre y en el espacio extracelular, la relación IgA1:IgA2 en la sangre es 10:1. Mientras que la forma dimérica es producida por las células plasmáticas en el intestino y predominantemente de la subclase

TABLA 8-2. Actividades biológicas de las clases y subclases de los anticuerpos séricos humanos

	IgM	IgD	IgG1	IgG2	IgG3	IgG4	IgA1	IgA2	IgE
Neutralización	+	-	++	++	++	++	++	++	-
Opsonización	+	-	+++	+	++	+	+	+	-
Activación del complemento	+++	–	++	+	+++	–	+	+	-
Sensibilización de NK	-	-	++	-	++	-	-	-	-
Sensibilización de células cebadas	-	–	+	-	+	-	-	-	+++
Cruza la placenta	-	-	+++	+	++	+	–	–	–
Difusión a sitios extravasculares	+	–	+++	+++	+++	+++	++(m)	++(m)	+
Localización en membrana de linfocito B	+	+	–	–	–	–	–	–	–

Valores de actividad: +++ alto, ++ moderado, + mínimo, - ninguno; m= monómero.

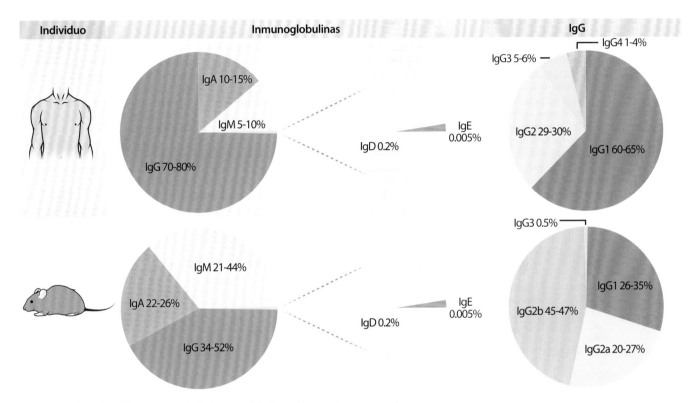

FIGURA 8-4. Distribución porcentual de las inmunoglobulinas séricas en humano y ratón.

IgA2, la relación de IgA2:IgA1 en este órgano es 3:2. Esta inmunoglobulina difunde fácilmente, tiene una menor capacidad de opsonina en comparación con IgG y activa pobremente al complemento. Tanto la IgA como la IgM llevan a cabo el proceso llamado transcitosis que consiste en el paso de las inmunoglobulinas a través de capas epiteliales, esto y su capacidad neutralizante les permite agregarse o aglutinarse creando una trampa para bacterias en el moco intestinal y la eliminación posterior para patógenos por peristaltismo. La IgA que alcanza el lumen intestinal posee un elemento llamado componente secretor, que fue parte del receptor de inmunoglobulina polimérico, este componente le confiere propiedades de mucha relevancia a la IgA, como son la unión a mucinas del moco, actuando como pegamento para unir a la IgA secretada a la capa mucosa de la superficie luminal del epitelio intestinal, en donde el anticuerpo se une y neutraliza a los patógenos del intestino, así como a sus exotoxinas. Además, el componente secretor protege a los anticuerpos de los cortes llevados a cabo por las enzimas intestinales. Se ha descrito su capacidad de mediar la ADCC teniendo como célula efectora a los neutrófilos contra células tumorales. **Inmunoglobulina E.** Se difunde fácilmente en tejidos, solo existe en forma monomérica. Se presenta en bajísimas cantidades en la sangre y en fluido extracelular, pero se une con gran avidez a sus receptores sobre células cebadas, en la piel y en mucosas, así como a lo largo de los vasos sanguíneos en el tejido conectivo. La unión del antígeno a las IgE asociadas a sus receptores celulares detona la liberación de mediadores químicos potentes por las células cebadas, eosinófilos y basófilos; siendo éste un evento característico de las hipersensibilidades tipo I.

Impacto biológico de la glicosilación de los anticuerpos

Las funciones efectoras mediadas por la fracción Fc como la fijación del complemento y el reconocimiento y activación de los diversos receptores presentes en las células, son facilitadas por la presencia de carbohidratos unidos a las secuencias peptídicas de la molécula de anticuerpo; los glicanos presentes en el dominio $C_H 2$ de la fracción Fc de una IgG (IgGFc-glicanos) están compuestos por un *core* denominado G_0 formado por residuos de fucosa, GlcNAc, galactosa y ácido siálico unidos a dos brazos de un heptasacárido ($GlcNAc_2 Man_3 GlcNAc_2$), los glicanos son heterogéneos y esto se debe a la cantidad de residuos de galactosa presentes en los brazos del glicano y dependiendo de esto se clasifican en G_0, G_1 y G_2, cada uno de estos grupos a su vez contienen 4 especies que resultan de la presencia o ausencia de un *core* de fucosa y dos "antenas" de GlcNac.

Las cadenas de oligosacáridos presentes en la posición Asn 297 del dominio C_H2 de una IgG son esenciales para lograr una óptima activación de los FcγRs (receptores para Fcγ) y de C1q, se ha demostrado que algunos de los mecanismos de eliminación de patógenos, de células infectadas o neoplásicas mediados por receptores Fcγ y C1q como fagocitosis, ADCC y CDC se ven severamente comprometidos por la presencia de formas aglicosidas o deglicosiladas de las IgG. Este hecho ha tomado gran relevancia, debido al surgimiento y desarrollo de anticuerpos terapéuticos seguros y eficaces para el tratamiento de diversas patologías como el cáncer.

Se ha observado que un patrón de hiperglicosilación puede favorecer la unión al FcγRIIIa y la inducción de una respuesta de ADCC más fuerte, lo que sugiere que modificaciones en un solo azúcar pueden impactar en las funciones efectoras de los anticuerpos, como se ha observado en el caso de la adición de ácido siálico el cual se ha asociado con efectos antiinflamatorios, aunque el mecanismo exacto aún no se define, algunas teorías sugieren que la presencia de ácido siálico puede provocar cambios en la conformación del Fc que resultan en la pérdida de la afinidad por los receptores clásicos y un incremento en la afinidad por lo receptores no clásicos como DC-SIGN o Siglec/CD22 que pueden derivar en una respuesta antiinflamatoria. Por otro lado, se ha observado que la pérdida de fucosas (afucosiación) potencializa la respuesta de ADCC, debido a que se favorecen las interacciones carbohidrato-carbohidrato entre el anticuerpo y el receptor, estabilizando la unión e incrementando la afinidad del anticuerpo hasta 100 veces.

La expresión de patrones de glicosilación puede estar influenciada por los componentes genéticos, y por los estímulos antigénicos que un individuo recibe, se ha observado que la heterogeneidad en los patrones de glicosilación de los individuos en distintas regiones geográficas puede disminuir con la inmunización, debido a que se ha observado que se obtienen patrones de glicosilación más o menos homogéneos una vez que las poblaciones son inmunizadas con algún antígeno en particular, además de que los patrones de glicosilación pueden ser antígeno-específicos como se ha demostrado tras la vacunación contra influenza y tétanos.

ANTICUERPOS EN INVESTIGACIÓN: INGENIERÍA DE ANTICUERPOS

Actualmente existen cerca de 100 anticuerpos, en diferentes formatos, que han sido aceptados para su uso terapéutico por los órganos regulatorios más importantes del mundo: *The Food and Drug Administration* (FDA) y la *European Medicines Agency* (EMA); estos anticuerpos han demostrado su efectividad terapéutica contra un amplio espectro de enfermedades, y han cambiado la calidad de vida de miles de personas. En la figura 8-5A se concentran algunos hallazgos importantes que han dado origen a estos anticuerpos.

Anticuerpos monoclonales y recombinantes

Hace más de 100 años, Paul Ehrlich hipotetizó el uso de receptores secretados por las células inmunes como "balas mágicas" para atacar diferentes enfermedades. La aplicación práctica de este concepto permitió el desarrollo de las primeras inmunoterapias basadas en el uso de esos "receptores" (actualmente conocidos como anticuerpos) provenientes de un hospedero animal hiperinmune. Este procedimiento se mantuvo intacto hasta 1975, cuando George Köhler y César Milstein reportaron la producción de anticuerpos monoclonales murinos *in vitro* mediante la "formación de hibridomas", técnica que implica fusionar células inmortales deficientes en la síntesis *de novo* de ADN (células de mieloma múltiple carentes de la enzima hipoxantina-guanina-fosforribosil-transferasa o HGPRT·) con células plasmáticas, productoras de anticuerpos, ais-

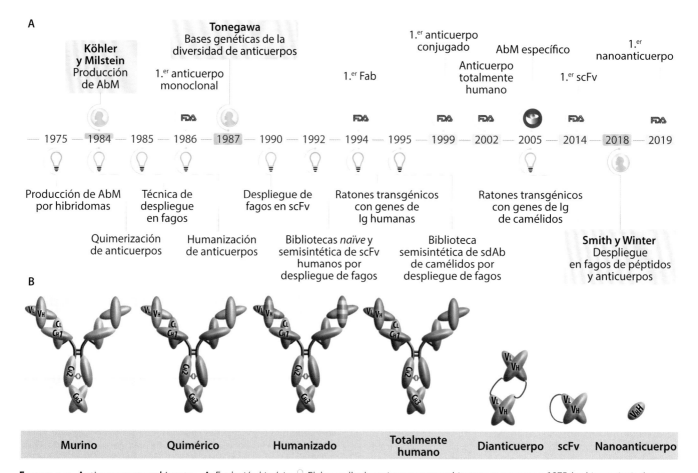

FIGURA 8-5. Anticuerpos recombinantes. A. Evolución histórica. El desarrollo de anticuerpos recombinantes se remonta a 1975; los hitos principales se relacionan con la obtención de los anticuerpos recombinantes y con las fechas de aceptación como agentes terapéuticos en EU (FDA) y Europa (EMA). Muchos de estos desarrollos han sido merecedores de premios Nobel. **B.** Formatos de anticuerpos.

ladas del bazo de un ratón inmunizado. En la generación de anticuerpos monoclonales una parte medular consiste en garantizar la fusión celular, esto se logra empleando polietilenglicol, seguida de la selección correcta de monoclonas inmortales productoras de anticuerpos, lo cual se obtiene empleando un medio integrado por una fuente de bases nitrogenadas, utilizadas en vías alternas de síntesis (hipoxantina y timidina) y un inhibidor (aminopterina) de la enzima dihidrolato reductasa, enzima esencial de la síntesis *de novo* de las bases púricas y pirimídicas en mamíferos. Estos investigadores obtuvieron el premio Nobel de Medicina por este desarrollo en 1984. Este sistema ha tenido un gran número de aplicaciones en investigación diagnóstica e inclusive en la terapéutica. Por ejemplo, OKT3 (muromonab, el primer **anticuerpo monoclonal** de origen murino aceptado por la FDA en 1986) es un anticuerpo empleado para el tratamiento contra el rechazo del trasplante de riñón. Sin embargo, esta tecnología presenta algunas limitaciones, como la generación de anticuerpos en tiempos largos y la posibilidad de inducir reacciones inmunes no deseadas en los pacientes, lo cual ha limitado su uso en la terapéutica. No obstante, es una herramienta muy socorrida en la investigación básica.

El arribo de la tecnología del ADN recombinante y el descubrimiento previo de las bases genéticas de la diversidad de los anticuerpos por Susumu Tonegawa (Premio Nobel de Medicina en 1987), permitieron el desarrollo de dos técnicas novedosas descritas a mediados de la década de 1980: la quimerización y la humanización de anticuerpos. Estas técnicas resolvieron algunas de las limitaciones propias de los anticuerpos monoclonales murinos. La quimerización, reportada por Boulianne y colaboradores en 1984, produce anticuerpos que contienen las regiones constantes del humano y las regiones variables del ratón, esto mantiene el reconocimiento por el antígeno y disminuye considerablemente la respuesta inmunológica (figura 8-5B). Un ejemplo de un anticuerpo quimérico terapéutico aprobado por la FDA es el abciximab, el cual reconoce a CD41, una integrina relacionada con la agregación plaquetaria y que ha sido eficaz para evitar complicaciones después de cirugías de arterias coronarias. En la humanización, desarrollada por Jones y colaboradores en 1986, se mantienen las CDR de los anticuerpos murinos insertados en una estructura de un anticuerpo humano (figura 8-5B). El anticuerpo humanizado bevacizumab (aprobado por la FDA en 2004) reconoce al factor de crecimiento endotelial vascular (VEGF-A), por lo que es excelente como inhibidor de la angiogénesis. La técnica de humanización presentó una disminución marcada en la respuesta inmunológica inducida por estos anticuerpos; sin embargo, las CDR de los murinos acomodados en una nueva base humana generaba, en ocasiones, una disminución considerable de la afinidad. Este problema se resolvió manteniendo los residuos murinos en las zonas de los *frameworks*, que permiten mantener el sitio de reconocimiento intacto cambiando solamente aquellos residuos que se encuentran expuestos al disolvente. Ambos procedimientos se siguen utilizando hasta la fecha.

La generación de anticuerpos totalmente humanos (figura 8-5B) se desarrolló a partir de dos tecnologías novedosas: la primera es el desarrollo de bibliotecas de fragmentos de anticuerpos recombinantes humanos usando la tecnología del despliegue en fagos y la segunda es la generación de un sistema inmunológico humoral humanizado utilizando animales transgénicos. El despliegue en fagos fue desarrollado totalmente *in vitro* y reportado por primera vez por George Smith en 1985; esta técnica se basa en el uso de bacteriófagos o fagos filamentosos (virus capaces de infectar bacterias) deficientes en su capacidad de replicarse y de fagémidos (plásmidos a los que se les ha incorporado el origen de replicación de un bacteriófago y cuentan con una construcción hecha del gen de interés ligado a uno de los genes que codifican para una proteína de la cubierta del bacteriófago). Esta combinación asegura la expresión de la proteína de interés en la superficie del fago filamentoso. Greg Winter y su grupo aprovecharon esta tecnología usando los fragmentos de anticuerpos en formatos de cadena sencilla (scFv), provenientes de células B, u obtenidos de manera sintética. Esta combinación revolucionó el campo del desarrollo de los anticuerpos a principios de la década de 1990, debido a que pueden tener millones de variantes de anticuerpos en formato de fago y seleccionarse contra un blanco específico

a través de varias rondas de tamizaje, obteniendo anticuerpos específicos y afines en corto tiempo. Este desarrollo hizo acreedores a George P. Smith y Gregory P. Winter al premio Nobel de Química en 2018. La segunda técnica fue el desarrollo de animales transgénicos productores de anticuerpos humanos, reportada por primera vez por Brüggemann y colaboradores en 1989, la cual ha sido perfeccionada a través del desarrollo de cepas de ratones carentes de los genes de inmunoglobulinas y de construcciones de los genes de inmunoglobulinas humanas cada vez más completos. Este sistema se basa en la introducción del *loci* de inmunoglobulinas humanas dentro de una línea germinal de ratón. Para tal efecto los segmentos humanos V, D y J son construidos en cromosomas artificiales bacterianos (BAC, *bacterial artificial chromosomes*) o de levaduras (YAC, *yeast artificial chromosomes*) y son introducidos en células madre embrionarias (ESC, *embryonic stem cells*) o en fibroblastos por lipofección o fusión de esferoplastos, también pueden introducirse en oocitos de rata o ratón por microinyección de ADN. Cuando los ratones alcanzan la edad adulta son inmunizados, por lo que los procesos de rearreglo del ADN como la hipermutación somática, la adición de nucleótidos al azar y el cambio de isotipo pueden llevarse de manera normal bajo el control del sistema inmunológico animal. Esta tecnología ha permitido la generación de anticuerpos humanos de alta afinidad y con capacidad terapéutica, como el panitumumab, anticuerpo anti-EGFR utilizado para el tratamiento contra el cáncer colorrectal aprobado por la FDA en 2006.

Anticuerpos conjugados

Algunos anticuerpos monoclonales o recombinantes han mostrado una modesta actividad terapéutica o tienen una actividad promisoria en el diagnóstico. Con el objetivo de mejorar su capacidad terapéutica, estos anticuerpos se han conjugado a fármacos, toxinas o radionúclidos, moléculas que al conjugarse a los anticuerpos, aumentan su eficacia al reducir los efectos tóxicos sistémicos de su administración. Los anticuerpos conjugados pueden obtenerse mediante procedimientos de conjugación química aceptados por la FDA, como la modificación de lisinas o cisteínas de las cadenas laterales de los anticuerpos permitiendo la obtención de productos conjugados homogéneos.

Anticuerpos conjugados a fármacos

Los anticuerpos conjugados a fármacos o ADC (*antibody drug conjugates*) fueron diseñados originalmente para aprovechar la especificidad de los anticuerpos contra ciertos blancos (p. ej., receptores expresados de manera específica en células cancerosas, como CD30, HER2 y CD33) y liberar agentes quimioterapéuticos (p. ej., auristatinas [análogos de la dolastatina] y maitansinoides [anticancerígenos de origen bacteriano]). El primer anticuerpo conjugado a fármacos aprobado por la FDA fue el gemtuzumab ozogamicina en el año 2000, el cual consiste en un anticuerpo humanizado IgG4 anti-CD33 unido a dos o tres moléculas de calicamicina y es utilizado para el tratamiento de pacientes con leucemia mieloide aguda.

Anticuerpos conjugados a toxinas

Algunas toxinas se han acoplado a los anticuerpos recombinantes generando las "inmunotoxinas" empleadas particularmente en la terapia contra el cáncer. De esta manera toxinas de plantas, como la ricina o la saporina; toxinas bacterianas, como la exotoxina de *Pseudomonas* o la toxina diftérica, y toxinas de hongos como la sarcina alfa, obtenida de *Aspergillus giganteus*, se han acoplado a anticuerpos antirreceptor de transferrina (TfR1) y se han probado contra diferentes neoplasias como la neoplasia leptomeningeal, el linfoma de células B y el glioblastoma con resultados muy alentadores.

Anticuerpos conjugados a radioisótopos

Varias tecnologías utilizan anticuerpos unidos a radioisótopos. La radioinmunoescintigrafía emplea cámaras gamma o tomografía computarizada de emisión de fotones simples y requiere de anticuerpos monoclonales acoplados a isótopos que emitan radiación gamma (^{99m}Tc, ^{123}I, ^{111}In). La tomografía de emisión de positrones (PET) requiere de anticuerpos acoplados a elementos que emitan positrones (^{18}F, ^{64}Cu, ^{68}Ga, ^{86}Y o ^{124}I). Mientras que los anticuerpos acoplados a radioisótopos que emitan rayos beta (^{131}I, ^{90}Y, ^{177}Lu, ^{67}Cu) o radiaciones alfa (^{213}Bi y ^{211}At) son empleados para radioinmunoterapia. La FDA ha aprobado dos anticuerpos monoclonales murinos radiomarcados para el tratamiento de linfomas de células B (el ibritumomab tiuxetan [anti-CD20- ^{90}Y] y el tositumomab [anti-CD20-^{131}I]). A pesar de estos esfuerzos, los anticuerpos monoclonales no parecen ser adecuados para la liberación *in vivo* de radioisótopos hacia los tejidos tumorales, dada su prolongada vida media en circulación que puede ser de días o semanas, aumentando la exposición a los radioisótopos. Sin embargo, se ha demostrado que los fragmentos de los anticuerpos como los scFv (*single chain fragment variable*), los dímeros de scFv (*diabodies*) o dianticuerpos así como los nanoanticuerpos obtenidos por ingeniería genética, pueden ser eliminados mucho más fácilmente por el riñón, incluso en pocas horas (figura 8-5B).

 RECUADRO 8-1. ANTI-TNF-α RECOMBINANTE COMO AGENTE INMUNOTERAPÉUTICO: BREVE HISTORIA

Adalimumab (D2E7, Humira™ acrónimo de **Hu**man **M**onoclonal **A**ntibody **i**n **r**heumatoid **a**rthritis, de Laboratorios AbbVie) fue el primer anticuerpo monoclonal humanizado aprobado por la FDA en 2002 y por la EMA en 2003. Este anticuerpo está indicado para reducir los signos y síntomas, así como inhibir el progreso del daño estructural ocasionado por la artritis reumatoide moderada y severa. El desarrollo de este anticuerpo comenzó en 1993, cuando BASF Bioresearch Corporation división Pharma comisionó a Cambridge Antibody Technology (CAT) para hacer un anticuerpo humano que neutralizara al factor de necrosis tumoral alfa (TNF-α), molécula que dispara los procesos inflamatorios involucrados en enfermedades autoinmunes. El diseño y creación del proyecto estuvo a cargo de Gregory Winter y Richard Lerner. Winter fue el fundador del CAT y ganador del premio Nobel de Química en 2018 por el desarrollo de la técnica de despliegue en fagos, mientras el patólogo Richard Lerner fue el primer científico en reportar el uso de bibliotecas combinatorias de anticuerpos. Al principio obtuvieron un anticuerpo de origen murino con alta afinidad por TNF-α (MAK 195), a través de la selección guiada fueron reemplazando las cadenas ligeras y pesadas por sus contrapartes humanas. Finalmente, se obtuvo al candidato idóneo, D2E7, un anticuerpo humano IgG1 k con alta afinidad (6.09×10^{-10} M) capaz de contrarrestar los efectos biológicos de TNF-α tanto *in vitro* como *in vivo*. Además, muestra un tiempo de vida media de 2 semanas, similar a la de las IgG endógenas. Debido a su origen humano, adalimumab tiene muy baja inmunogenicidad, esto evita la necesidad de coadministrar inmunosupresores, como se usan para otros anticuerpos terapéuticos. Posterior a este hallazgo se comenzaron los estudios preclínicos y las pruebas clínicas, los aspectos regulatorios, el proceso de manufactura y los formatos de venta. En el 2000, Abbot Laboratories adquirió a BASF Pharma y con esto comenzaron los estudios clínicos masivos en pacientes. Esto contribuyó a su aprobación como medicamento. Actualmente, adalimumab es el anticuerpo con mayor número de aplicaciones terapéuticas, entre las que destacan la artritis reumatoide, la artritis psoriásica, la psoriasis, la espondilitis anquilosante, la enfermedad de Crohn, la colitis ulcerativa, entre otras. Aunque este anticuerpo representa ventas de miles de millones al año en Estados Unidos y Europa, la patente de exclusividad expiró en 2018. Esto abrió la posibilidad para que pequeñas y grandes empresas generen sus propios biosimilares, aumentando la oferta en el mercado.

 RECUADRO 8-2. INMUNOTERAPIA CON ANTICUERPOS EN EL TRATAMIENTO DE COVID-19

Recientemente la humanidad se ha visto flagelada por la pandemia del Coronavirus 2019 (COVID-19), enfermedad aguda respiratoria producida por el Coronavirus 2 causante del síndrome respiratorio agudo severo (SARS-CoV-2), el genoma de este virus es ARN de cadena sencilla positiva que pertenece a la familia *Coronaviridae* y al genero β-coronavirus. Tiene un genoma de 30 Kb y codifica para múltiples proteínas que comprenden la proteína espiga (S), la proteína de envoltura (E), la proteína de membrana (M), la nucleocápside (N), y proteínas no estructurales [1]. La mayoría de los pacientes cursan asintomáticos o con síntomas moderados, pero cerca de 15% progresa a neumonía severa y aproximadamente 5% desarrolla síndrome de dificultad respiratoria aguda (SDRA), choque séptico o falla orgánica múltiple. Desafortunadamente, al momento las únicas opciones terapéuticas se limitan al tratamiento de los síntomas, terapia con oxígeno y ventilación mecánica para pacientes con falla respiratoria[2]. Algunos análogos de nucleótidos como el remdesivir han mostrado resultados alentadores en ensayos clínicos[3]. Con este panorama, diversas alternativas terapéuticas están siendo evaluadas, incluyendo la inmunoterapia con anticuerpos.

Los hallazgos sobre la presencia de anticuerpos neutralizantes protectores en modelos con *Macacus rhesus* infectados con SARS-CoV-2, que sobreviven a los retos con este nuevo coronavirus[4], y la presencia de anticuerpos de naturaleza IgG neutralizantes en pacientes convalecientes de COVID-19[5], han dado pauta a la propuesta de emplear inmunoterapia pasiva para el tratamiento de pacientes en terapia intensiva por COVID-19, en estos procedimientos se emplea el plasma o concentrados de inmunoglobulinas provenientes de pacientes convalecientes con altos títulos de anticuerpos neutralizantes contra SARS-CoV-2 con resultados muy alentadores (figura 8-2-1 A)[6,7]. Otros esfuerzos se han enfocado en el empleo de inmunoglobulinas intravenosas (IVIg)[8,9] que se encuentran en el mercado, estas preparaciones contienen anticuerpos que pueden reaccionar de manera cruzada contra SARS-CoV-2 o bloquear receptores Fc-γ y neutralizar citocinas inflamatorias que son parte de la tormenta de citocinas (IL-6, IL-2, IL-7, IL-10, G-CSF, MCP1, MIP1α y TNF- α) involucrada en la inmunopatogénesis de los pacientes con COVID-19 en cuidados intensivos (figura 8-2-1 B)[10,11]. Los anticuerpos monoclonales han sido uno de los principales bioterapéuticos en inmunoterapia pasiva para la eliminación de los virus, acorde con esto, se han analizado anticuerpos monoclonales contra la proteína S, que es la proteína que facilita la entrada del virus a su célula huésped[12], estudios recientes con anticuerpos monoclonales humanos de naturaleza IgG contra la porción S1 de la proteína S del SARS-CoV-2 bloquearon su interacción con la enzima 2 convertidora de angiotensina 1 (ACE2) y mostraron neutralización de partículas seudovirales que expresan la proteína S de SARS-CoV-2 evitando la infección de la célula hospedera (figura 8-2-1 A)[13,14]. El tratamiento con anticuerpos monoclonales contra citocinas (figura 8-2-1 B), como el anticuerpo monoclonal recombinante IgG1 anti IL-6[15], también ha sido analizado en pacientes graves con COVID-19, con resultados muy alentadores.

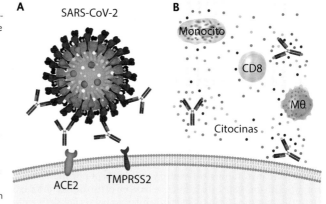

FIGURA 8-2-1. Inmunoterapia contra el SARS-CoV-2 empleando anticuerpos. A. Los anticuerpos neutralizantes, provenientes del plasma de pacientes convalescientes, inmunoglobulinas intravenosas comerciales (IVIg) y los anticuerpos monoclonales contra la proteína S del virus, pueden bloquear la entrada del virus a la célula hospedera. **B.** Citocinas inflamatorias causantes de la tormenta de citocinas (IL-6, IL-2, IL-7, IL-10, G-CSF, MCP1, MIP1α y TNF-α), pueden ser bloqueadas por IVIg, o anticuerpos monoclonales recombinantes en el tratamiento de COVID-19.

Las referencias de este apartado pueden consultarse en la página en línea de esta obra.

RESUMEN

- Los anticuerpos o inmunoglobulinas son glicoproteínas producidas por los linfocitos B, que tienen la capacidad de reconocer específicamente a un antígeno y pueden permanecer anclados a la membrana o secretarse. Cuando se anclan a la membrana actúan como receptores que median la activación del linfocito B, si son secretados sirven como mediadores de la respuesta inmunológica adaptativa humoral. Todos los anticuerpos tienen una estructura básica común compuesta por dos cadenas pesadas idénticas unidas por enlaces covalentes y dos cadenas ligeras idénticas, cada una unida a las cadenas pesadas. Cada cadena consta de dominios de inmunoglobulinas de aproximadamente 110 aminoácidos que contienen secuencias conservadas y puentes disulfuros intracatenarios.
- Los dominios N-terminal de las cadenas pesadas y ligeras forman las regiones variables del anticuerpo que difieren entre los distintos anticuerpos de distintas especificidades. Las regiones variables de las cadenas pesadas y ligeras contienen cada una tres regiones determinantes de la complementariedad que se ensamblan espacialmente para formar el sitio de unión al antígeno de la molécula de anticuerpo. Los anticuerpos se clasifican en diferentes clases dependiendo de la región constante de la cadena pesada.
- Las clases y subclases de anticuerpos presentan diferentes propiedades funcionales. Las distintas clases de anticuerpo son: IgM, IgD, IgG, IgE, e IgA, y las subclases de IgA, son IgA1 e IgA2, para las IgG, tenemos IgG1, IgG2, IgG3 e IgG4 en humanos, mientras que para el ratón son IgG1, IgG2a, IgG2b e IgG3. Las dos cadenas ligeras de un anticuerpo pertenecen al isotipo λ o κ. La unión del antígeno al anticuerpo através de su región variable inicia las funciones efectoras de los anticuerpos mediadas por las regiones constantes de las cadenas pesadas de los anticuerpos; estas funciones efectoras incluyen: ADCC, ADPC, CDC, muerte celular programada, neutralización de microorganismos y toxinas, opsonización y fagocitosis de microorganismos, entre otras.
- Actualmente, se cuenta con una gran gama de anticuerpos de naturaleza recombinante con fines terapéuticos o de diagnóstico que pueden ser modificados en los dominios variables o constantes para mejorar su función, de igual manera estos anticuerpos pueden conjugarse a fármacos, toxinas, y radioisótopos.
- Recientemente, se han aprobado diversos anticuerpos recombinantes para su uso terapéutico en humanos en el tratamiento de enfermedades infecciosas, autoinmunidad y cáncer.

TÉRMINOS CLAVE

Anticuerpo monoclonal Inmunoglobulinas que provienen de una sola clona y presentan un idiotipo homogéneo entre ellas. En la actualidad se utilizan con fines diagnósticos y terapéuticos en un amplio grupo de padecimientos.

Anticuerpos Proteínas producidas por linfocitos B, que tienen la capacidad de interactuar específicamente con un antígeno determinado.

Cadena ligera de inmunoglobulina Parte de la estructura de las inmunoglobulinas, está conformada por dos dominios, uno variable que interacciona con el antígeno y otro constante, con una longitud total entre 210 y 220 aminoácidos.

Cadena pesada de inmuglobulina Parte de la estructura de las inmunoglobuinas, conformada por varios dominios, uno variable que interacciona con el antígeno y tres o cuatro constantes que definen el isotipo de las inmunoglobulinas

Dominio estructural de inmunoglobulina Unidad estructural fundamental de moléculas de adhesión y anticuerpos. Consta de 70-110 residuos de aminoácidos estabilizados por un enlace de cisteínas y que están organizadas en cadenas β plegadas antiparalelas.

Fracción Fab Es un producto de la digestión de las inmunoglobulinas por la enzima papaina. Tiene la capacidad de reconocer a su antígeno sin inducir reacciones de aglutinación o precipitación.

Fracción Fc Se refiere al fragmento cristalizable de los anticuerpos; por lo tanto, no tiene capacidad de reaccionar con el antígeno. Presenta diferentes funciones que dependen de la unión del antígeno al fragmento Fab, como la activación del complemento, la unión a células fagocíticas (fagocitosis) y la citotoxicidad dependiente de anticuerpo (ADCC), en el cual la célula blanco recubierta por los anticuerpos es destruida vía el receptor para Fc presente en las NK, los macrófagos y PMN.

Región de la bisagra Zona flexible de 10 a 60 aminoácidos entre los dominios C_H1 y C_H2 de las cadenas H de los anticuerpos.

Región determinante de la complementariedad (CDR) Segmento de las partes variables de las inmunoglobulinas (hipervariables) que entran en contacto con los epitopos de un antígeno.

Región variable Región que es diferente en cada inmunoglobulina, tiene la capacidad de unión a los epitopes de los antígenos y está compuesta por partes de las cadenas pesadas y ligeras.

PREGUNTAS DE AUTOEVALUACIÓN

1. ¿ Glicoproteínas con funciones efectoras del sistema inmunológico localizadas en la membrana de linfocitos B o secretadas en la sangre u otros fluidos corporales?
   a. Quimiocinas
   b. Complemento
   c. Anticuerpo
   d. MHC

2. Forman parte de la estructura básica de los anticuerpos:
   a. Cadenas H y L
   b. Pepsina y papaina
   c. Cadenas β y hélices α
   d. Ninguna de las anteriores

3. ¿Cuál es la región determinante de la complementariedad o CDR que presenta mayor variabiliad?
   a. CDR1
   b. CDR3
   c. CDR2
   d. CDR1-2

4. Son funciones efectoras de los anticuerpos mediadas por la fracción Fc:
   a. CDC, ADCC, ADCP
   b. Reconocimiento del antígeno
   c. Neutralización de microorganismos y toxinas, bloqueo de ligandos,
   d. Ninguna de las anteriores

5. ¿Qué clase de inmunoglobulina tiene mayor versatilidad de actividades efectoras y es la única capaz de atravesar placenta?
   a. IgG
   b. IgM
   c. IgA
   d. IgD

RESPUESTAS A LAS PREGUNTAS DE AUTOEVALUACIÓN

1. **c.** Anticuerpo
2. **a.** Cadenas H y L
3. **b.** CDR3

4. **a.** CDC, ADCC, ACDP
5. **a.** IgG

CASO DE CORRELACIÓN

Inmunoterapia contra el Ébola, un ejemplo de medicina traslacional

La enfermedad por el virus Ébola fue reportada por primera vez en 1976 en la República Democrática del Congo, y desde entonces se han presentado casi 40 brotes, la mayoría de ellos en África, solo tres en Europa y uno en EU; a pesar de su baja incidencia a nivel mundial, este padecimiento tiene una gran relevancia en la salud pública dado que puede causar una infección fulminante y de rápida progresión hacia la muerte hasta en 90% de los individuos infectados.

El agente causal de esta patología es el virus Ébola (EBOV) perteneciente a la familia de los filovirus, se transmite al humano por el contacto directo con órganos, sangre, secreciones y otros fluidos corporales de murciélagos frugívoros (hospedero natural), chimpancés, gorilas, monos, antílopes y puercoespines enfermos o muertos; mientras que la transmisión entre humanos ocurre también por contacto directo a través de las membranas mucosas y heridas en la piel, con materiales contaminados e incluso se sospecha de la transmisión vía sexual. El periodo de incubación es de 2 a 21 días, los síntomas son la aparición súbita de fiebre, debilidad intensa, dolores musculares, de cabeza y de garganta, seguidos de vómito, diarrea, erupciones cutáneas, disfunción renal y hepática, y algunas veces, hemorragias internas o externas.

Hasta el momento, la intervención que se aplica a los pacientes es el tratamiento de apoyo mediante la rehidratación con líquidos orales o intravenosos dado que no existe un tratamiento profiláctico (vacuna) con una gran eficacia demostrada, pero se encuentran en evaluación diversas formas de hemoterapia, farmacoterapia e inmunoterapia. La forma de transmisión, la tasa de letalidad en humanos y la falta de una vacuna, obliga al empleo de instalaciones de nivel de bioseguridad nivel 4 para llevar a cabo investigaciones a este respecto, lo que dificulta el desarrollo de biológicos profilácticos y terapéuticos contra esta enfermedad.

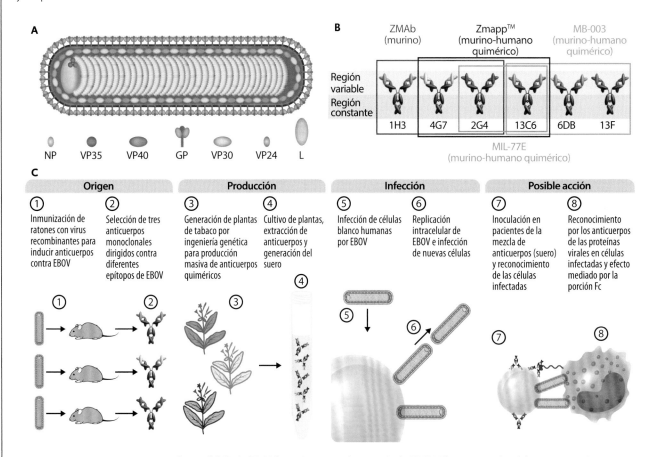

FIGURA 8-3-1. Inmunoterapia contra el virus del ébola (EBOV). A. Estructura de un virión de EBOV. El genoma viral codifica siete proteínas estructurales: nucleoproteína NP, cofactor polimerasa VP35, proteína matriz VP40, glicoproteína estructural GP, activador transcripcional VP30, proteína asociada a nucleocápside VP24 y polimerasa L. La GP es la proteína más expuesta y la de mayor inmunogenicidad al inducir anticuerpos protectores, por ello es el blanco molecular más estudiado para el desarrollo de una vacuna o inmunoterapia. **B.** Combinaciones de anticuerpos monoclonales para el tratamiento del ébola. Se prueban diferentes combinaciones de anticuerpos monoclonales contra algunas de las regiones de las GP virales con el fin de mejorar el tratamiento de la enfermedad. Las de mayor eficacia y seguridad serán las que se conviertan en el tratamiento recomendado para brotes futuros. **C.** Ciclo de desarrollo de inmunoterápicos contra EBOV.

(continúa)

CASO DE CORRELACIÓN (*continuación*)

Por estudios en modelos de primates no humanos (PNH) y en otros mamíferos, se ha demostrado que una respuesta inmunológica de anticuerpos potente durante las fases iniciales de la infección con el EBOV correlaciona con la supervivencia a la enfermedad. Es por lo anterior que muchos investigadores se han dado a la tarea de estudiar a la inmunidad pasiva, como alternativa para el tratamiento terapéutico de esta enfermedad.

Una forma clásica del empleo de la inmunidad pasiva como tratamiento, ha sido el uso de plasma o sangre completa obtenidos de personas convalecientes de la enfermedad por este virus (terapia de anticuerpos policlonales) y que se ha aplicado en algunos pacientes, logrando resultados satisfactorios, aunque con los riesgos asociados al uso de hemoderivados humanos y más en regiones endémicas de varias enfermedades infecciosas que puedan transmitirse vía sanguínea. Por otro lado, una forma de inmunoterapia más novedosa ha sido el uso de mezclas o cócteles de anticuerpos monoclonales quiméricos contra alguna región de las glicoproteínas de envoltura del EBOV (figura 8-3-1A). En primera instancia, se clonaron los genes que codifican para las proteínas virales en diversos sistemas de expresión, con los que se inmunizaron ratones, de los cuales se obtuvieron anticuerpos monoclonales, como los que dieron origen a la mezcla llamada MB-003 (figura 8-3-1C). Posteriormente, usando la tecnología del ADN recombinante se quimerizaron estos anticuerpos con secuencias humanas y se usó como sistema de expresión a las plantas de tabaco (*Nicotiana benthamiana*) dada la gran biomasa que se puede producir y la rapidez de crecimiento de éstas (figura 8-3-1B). De forma similar se generaron los anticuerpos quiméricos, generando el cóctel denominado ZMab. Posteriormente, se optimizaron las mezclas según su grado de eficacia en modelos animales, y se generó el cóctel ZMapp®. Una combinación más reciente es la conocida como MIL-77E, ésta tuvo como base a dos anticuerpos de ZMapp® pero producida en células de mamífero (CHO) (figura 8-3-1C). A pesar de no conocer con exactitud el mecanismo de acción del ZMab y del ZMapp® (se sugiere algún mecanismo mediado por la porción Fc como ADCC o CDC) (figura 8-3-1B), ambos fueron autorizados por la Organización Mundial de la Salud para emplearse en protocolos humanitarios de emergencia durante el brote de la enfermedad por el virus Ébola en el 2014 en África Occidental. De forma excepcional, estos cócteles pasaron rápidamente de los estudios en fase preclínica en PNH directamente a estudios en fase clínica con enfermos, sin seguir el camino clásico de un medicamento para su uso autorizado en humanos lo cual hubiera llevado demasiados años para poderse aplicar. Afortunadamente, el empleo exitoso de estos cócteles de anticuerpos en algunos pacientes ha justificado el riesgo que se tomó al usarlos aún en etapas experimentales, debido a las características apremiantes de la enfermedad. Este es un claro ejemplo de lo que se denomina medicina traslacional, en donde el enfoque multidisciplinario colaborativo entre los laboratorios de virología, inmunología y biotecnología, permitió atender a los pacientes de estos brotes de ébola y a su vez la información clínica generada ha servido para incrementar el conocimiento básico de la enfermedad. No obstante, aún quedan cuestionamientos por resolver como los relacionados con la seguridad y con la eficacia de estos tratamientos.

PREGUNTAS DE REFLEXIÓN

1. ¿Qué tan decisivo fue contar con toda la información relacionada con la estructura y función de las proteínas virales?
2. ¿Cuál sería el desenlace si no se tuvieran todas las herramientas de ingeniería genética para lograr obtener los cócteles de anticuerpos neutralizantes?
3. ¿Qué tan factible es aplicar el mismo procedimiento para la obtención de curas a enfermedades emergentes?

4. ¿Qué tan probable es el desarrollo de resistencia a este tipo de inmunoterapia?
5. ¿Se hubiera llegado al mismo resultado sin el aporte de conocimientos de alguna de las disciplinas que intervinieron para este desarrollo?

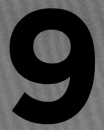

9 REACCIÓN ANTÍGENO-ANTICUERPO

Rodrigo Arreola Alemón • Saray Quintero-Fabián
• Ricardo Lascurain Ledesma

OBJETIVOS DE APRENDIZAJE

Al terminar este capítulo el lector será capaz de:

1. Describir el reconocimiento del anticuerpo por su antígeno
2. Conocer las características y generación de los epítopos
3. Definir valencia
4. Detallar qué es especificidad y los paratopos
5. Definir afinidad
6. Definir avidez
7. Conocer las variables que afectan la formación del complejo Ag-Ab
8. Conocer cuál es el empleo de anticuerpos como reactivos de separación e identificación

RECONOCIMIENTO DEL ANTICUERPO POR SU ANTÍGENO

Los **anticuerpos** (Ab) son glucoproteínas especializadas del sistema inmunológico; las producen los linfocitos B y tienen la capacidad de unir antígenos para su remoción y eliminación. Un **antígeno** (Ag) es toda aquella partícula (o molécula biológica, orgánica e inclusive inorgánica) que puede interactuar con los productos de la respuesta inmunológica. Los antígenos contra los que contiende el sistema inmunológico son proteínas, carbohidratos, ácidos nucleicos y lípidos complejos, por lo general, procedentes de bacterias, virus, hongos y parásitos, así como de partículas ambientales y células propias.

Existen cinco subclases de anticuerpos o inmunoglobulinas: las IgD, IgM, IgG, IgA e IgE, que son parte de la respuesta inmunológica humoral para el reconocimiento de antígenos. Los anticuerpos de tipo más abundante en suero sanguíneo son los IgG; este anticuerpo está conformado por 12 dominios de inmunoglobulina, especializados según la región del anticuerpo, y constituidos por dos tipos de cadenas, la cadena ligera o L (*Light*) y la cadena pesada o H (*Heavy*). Cada IgG está formada por dos cadenas L y dos cadenas H, estabilizadas por puentes de disulfuro intracatenarios e intercatenarios.

La interacción **antígeno-anticuerpo** (Ag-Ab) es una reacción de enlace bimolecular en la que el antígeno no es modificado por el anticuerpo; tiene similitudes con las reacciones de enlace de otras proteínas, como la interacción ligando-receptor y la interacción enzima-sustrato. La interacción Ag-Ab se caracteriza por ser una reacción reversible y por tener especificidad y afinidad respecto al antígeno. Otra característica de los anticuerpos es que pueden presentar variabilidad en cuanto a la especificidad y afinidad por un mismo antígeno; esto es, que el sistema inmunológico es capaz de generar una amplia variedad de estas proteínas, incluso contra un solo antígeno, usando un mismo andamiaje estructural: el plegamiento de inmunoglobulinas. La región responsable de la especificidad antigénica se denomina **paratopo**, y está conformada por las regiones hipervariables de los dominios variables, tanto de la cadena pesada como de la cadena ligera. El paratopo identifica estructuralmente la región complementaria ubicada en el antígeno que se denomina **epítopo**.

La capacidad del sistema inmunológico de generar variedad en la especificidad y afinidad de los paratopos por los antígenos puede ser inducida (p. ej., por inmunización activa) y aprovechada para obtener anticuerpos con propiedades específicas. Los anticuerpos con propiedades específicas son muy apreciados como reactivos de identificación de alta precisión (como en el caso de la identificación de proteínas asociadas con enfermedad o la identificación de moléculas pequeñas relacionadas con fenómenos específicos). También se pueden emplear a modo de reactivos de separación-identificación; por ejemplo, las tecnologías de esferas acopladas a anticuerpos que aprovechan las reacciones de inmunoprecipitación e inmunoaglutinación.

El sistema inmunológico no genera una respuesta mediada por anticuerpos contra moléculas pequeñas debido a su poca complejidad estructural, su bajo peso molecular y su naturaleza química; estos antígenos se denominan haptenos. Sin embargo, cuando un hapteno se conjuga en forma covalente con una proteína de alto peso molecular (proteína acarreadora), se convierte en uno o más epítopos por su asociación con proteínas que son estructuralmente complejas e inmunogénicas. La inmunización activa con **conjugados inmunogénicos** (de proteína-hapteno) es una estrategia que hace posible obtener anticuerpos cuyos paratopos reconocen moléculas pequeñas, como la serotonina, la cafeína y la nicotina.

Es posible inducir una respuesta inmunológica a través de anticuerpos catalíticos empleando inmunización activa de conjugados inmunogénicos de haptenos. Los haptenos que son enlazados de forma covalente han sido modificados para ser análogos del **estado de transición** de una reacción química o enzimática. A los anticuerpos generados con estos conjugados inmunogénicos se les llama **abzimas** y aunque pueden encontrarse de forma natural (p. ej., en la leche materna) no son abundantes. Estos anticuerpos, además de reconocer un antígeno particular llevan a cabo una reacción de catálisis a baja velocidad, por lo regular de hidrólisis proteolítica, hidrólisis de ADN e inclusive hidrólisis de algunos carbohidratos como el almidón.

Para entender este fenómeno es necesario explicar qué es el **estado de transición** (EDT) o **complejo activado**. El EDT es una estructura intermedia teórica entre los reactantes y los productos de una reacción química o enzimática que se caracteriza por su alto nivel energético, que la hace ser inestable y la lleva a estabilizarse generando una reacción química. En el EDT se empiezan a debilitar los enlaces de los reactantes y a formar los nuevos enlaces que aparecerán en los productos, lo que induce un cambio en la geometría de la molécula, el cual para producirse tiene que remontar una barrera energética que es el máximo en su energía de activación. Un análogo del EDT es una molécula que imita la geometría estructural del EDT. Los análogos del EDT inhiben enzimas al atascar la reacción debido a esa imitación en las geometrías, pero no en los niveles energéticos de activación ni en las propiedades atómicas específicas. La explicación de por qué aparecen abzimas con conjugados inmunogénicos de haptenos que son EDT puede ser simple: el sistema inmunológico, al introducir cambios en las bases nucleotídicas en las líneas germinales por recombinación somática para formar las IgG, selecciona los aminoácidos que mejor enlazan un EDT; éstos suelen ser las combinaciones de aminoácidos en disposición de catálisis. Por ejemplo, se han observado tríadas catalíticas de serina-histidina-aspártico en geometrías de catálisis similares a las observadas en la serín proteasa.

Los métodos avanzados de producción de anticuerpos usan librerías combinatorias formadas con el repertorio producido por el sistema inmunológico para la mejora o generación de nuevos paratopos. En este sentido, los métodos computacionales también son empleados para la predicción de nuevas combinaciones de las regiones hipervariables; de ahí la necesidad de conocer la estructura tridimensional de los dominios variables de los anticuerpos, cuando la secuencia peptídica de un asa de la región hipervariable no puede ser predicha en forma adecuada y se ignora el tipo de conformación canónica a la que pertenece. Los métodos computacionales usan directamente información generada a partir del estudio de la interacción Ag-Ab a nivel molecular, que puede influir en la selección y el diseño de las librerías. Los métodos artificiales de optimización de paratopos tienen como finalidad el desarrollo de anticuerpos mejorados para uso médico, como la terapia con anticuerpos mediante inmunización pasiva artificial y la identificación de moléculas específicas asociadas con patologías, como las isoformas de una misma proteína. Asimismo, es de gran importancia la predicción de epítopos cuyas características moleculares permitan que se genere una respuesta inmunogénica controlada y enfocada por medio de la vacunación.

El estudio de la interacción Ag-Ab considera un elevado número de técnicas y aproximaciones que redundan en la obtención del conocimiento sobre su funcionamiento; por lo tanto, se pueden estudiar específicamente las características de los epítopos y los paratopos.

CARACTERÍSTICAS Y GENERACIÓN DE LOS EPÍTOPOS

Los antígenos con alto peso molecular (p. ej., una toxina bacteriana como el toxoide tetánico [TT]) no pueden ser reconocidos en su totalidad por un solo anticuerpo, que reconoce únicamente un epítopo particular del TT; diversos anticuerpos reconocen diferentes epítopos del TT. El sistema inmunológico puede generar múltiples anticuerpos contra múltiples epítopos, pero no todos los fragmentos de una proteína globular tienen el mismo potencial inmunogénico; es decir, suelen existir epítopos dominantes para un antígeno determinado. Los epítopos reconocidos por los linfocitos B para la generación de anticuerpos suelen ser regiones accesibles y exteriores del antígeno con propiedades hidrofílicas, con movilidad conformacional, con continuidad secuencial de los antígenos peptídicos (epítopos secuenciales) y con continuidad no secuencial (epítopos conformacionales). Sin embargo, los epítopos también pueden presentar regiones hidrofóbicas que por lo general van acompañadas de una región hidrofílica. Otro tipo de epítopo son los haptenos que simulan un enlace enzima-sustrato sin la propiedad de catálisis (con excepción de las abzimas).

El término **movilidad conformacional** hace referencia a la propiedad de una molécula que en solución presenta múltiples posiciones geométricas. Un ejemplo son los péptidos de 1-42 y 1-40 aminoácidos del beta amiloide, que en un primer modelo estructural de 42 aminoácidos, obtenido por espectroscopia de resonancia magnética nuclear (NMR, *nuclear magnetic resonance*), adopta en solución las conformaciones correspondientes a tres hélices alfa (dos de ellas cortas), más una región desplegada en el N-terminal. La región desplegada del péptido puede presentar múltiples conformaciones, así como movimientos de las hélices alfa, que incrementan sus conformaciones. En un segundo modelo de 40 aminoácidos, obtenido por espectroscopia de NMR, se observa la estructura en su mayoría desplegada con una reducida hélice 3-10 central y el resto de la cadena adoptando conformaciones de estructura tipo asas y giros beta. Este fenómeno se puede observar en otras estructuras de péptidos cuyas secuencias de aminoácidos son idénticas o muy similares, todas obtenidas por espectroscopia de resonancia magnética nuclear (figura 9-1).

Los estados conformacionales de una proteína dependen de las características fisicoquímicas de la solución en la que se encuentra suspendida, lo mismo que de su talla. Las proteínas nativas, o no desnaturalizadas, presentan movilidad conformacional en sus estructuras secundarias, pero se presenta con mayor frecuencia en especial en las asas y los extremos N- y C-terminales. Los iones metálicos o los iones como el sulfato y el fosfato pueden estabilizar algunas asas, sobre todo cuando se presentan en altas concentraciones de entre 100 y 200 mM en la solución. Los péptidos de entre 2 a 100 aa presentan estructuras de amplia movilidad conformacional, como se observa en el péptido 1-42 del beta amiloide. Estas estructuras quizás originan en forma directa los epítopos secuenciales.

Las estructuras secundarias (como las hélices y las capas beta) también presentan movilidad y su estado conformacional depende de la talla y la presencia de otras estructuras secundarias, situación que suele ocurrir en proteínas globulares que ya forman estructuras cuaternarias, entre éstas la triosafosfato isomerasa y la hemoglobina humanas. Los epítopos formados por regiones no continuas en la secuencia peptídica integran los epítopos conformacionales; tal vez se deba a regiones de estructura secundaria que permanecen estables en su plegado tridimensional, debido a la formación de una estructura supersecundaria o subdominio.

Los antígenos proteínicos intactos pueden ser hidrolizados por las proteasas del sistema inmunológico para integrar epítopos conformacionales y secuenciales, lo que contribuye a la formación de fragmentos con diversos tamaños y grado de flexibilidad. La flexibilidad de los estados conformacionales parece favorecer la posibilidad de encontrar los paratopos adecuados de los anticuerpos al permitir el escaneo de varias posibles geometrías de enlace. Un péptido que presenta movilidad conformacional expone diferencialmente las regiones del epítopo; de hecho, es posible suponer que un epítopo está integrado por epítopos más pequeños y la conveniente selección de sus disposiciones geométricas permite la selección de paratopos con un mejor enlace y afinidad.

La variación de los epítopos se acompaña de la variación de los paratopos; cada epítopo es una superficie con propiedades electrostáticas y químicas propias, aunque pueden existir epítopos relacionados con propiedades similares y un mismo paratopo podrá reconocer y enlazar epítopos similares con diferentes constantes de afinidad. También se han encontrado epítopos de naturaleza química distinta y que mimetizan otros epítopos (epítopos miméticos).

VALENCIA

La **valencia de los anticuerpos** es un término referido al número de paratopos que porta cada tipo de anticuerpo. La estructura básica funcional de los anticuerpos adopta una conformación de Y y porta dos paratopos (valencia 2). En cada brazo de la Y está contenido un paratopo. Las IgG, IgD e IgE tienen valencia 2, ya que su unidad biológica es una unidad básica de los anticuerpos; las IgA están formadas por dos unidades básicas funcionales de anticuerpos (dos unidades Y) unidas por el extremo C-terminal de las Fc y presentan cuatro paratopos (valencia 4). Las IgM están formadas por cinco unidades básicas de anticuerpos (cinco unidades Y) unidas por sus extremos C-terminal de las Fc portando 10 paratopos (valencia 10).

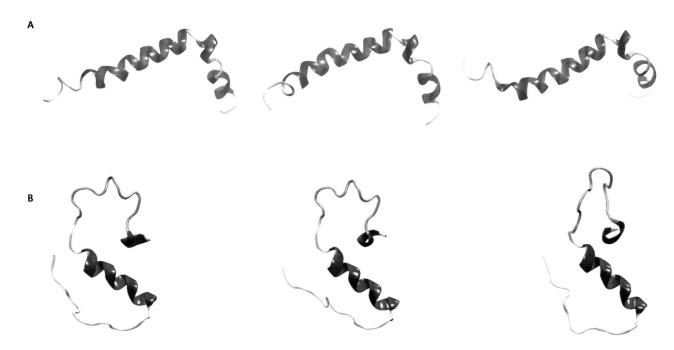

Figura 9-1. La variación conformacional en péptidos. El péptido beta amiloide humano tiene una secuencia de 40 a 42 aminoácidos y es el componente mayoritario de las placas de la enfermedad de Alzheimer. Los péptidos presentan una amplia gama de conformaciones en solución. La misma estructura tridimensional puede tener variación conformacional. **A)** La estructura resuelta por resonancia magnética nuclear (NMR) del péptido en un microambiente apolar (similar a la fase lipídica membranal) tiene un plegado con un motivo estructural denominado *helix-kink-helix* (PDB ID. 1IYT). Se muestran tres conformaciones de la misma estructura con este motivo. **B)** La secuencia del péptido beta amiloide tiene la propiedad de cambiar de estructura según el medio; en solución acuosa el péptido de 40 aminoácidos presenta una estructura mayoritariamente desplegada (PDB ID. 2LFM). Se observan tres conformaciones de una estructura con una hélice 3-10 central con los extremos C- y N terminales con regiones no estructuradas llamadas *random coil*. Los péptidos de tallas cortas tienen una variación conformacional amplia que les limita la variación conformacional (con excepción de aquellos que tienen puentes disulfuro).

ESPECIFICIDAD Y LOS PARATOPOS

La **especificidad** es el compromiso de un anticuerpo para reconocer y enlazar una sola molécula o región particular de un antígeno, y de discriminar los antígenos entre otras moléculas o regiones específicas presentes en el medio. La especificidad hacia el epítopo presentada por el anticuerpo se encuentra en las características tridimensionales de la información química de la superficie del paratopo.

La interacción del paratopo con el epítopo da como resultado la formación del complejo Ag-Ab. El paratopo puede estar formado por un *pocket* (bolsa o hueco) de enlace a los haptenos, que es una cavidad restringida a la talla de los mismos, o es posible que el paratopo sea una cavidad relativamente extendida (para unir epítopos conformacionales) y expuesta al solvente, que presenta poco movimiento cuando el epítopo se enlaza, es decir, la geometría de enlace está optimizada en la mayoría de los anticuerpos, por lo que la formación del complejo Ag-Ab no requiere energía adicional para su estabilización y formación. Sin embargo, se ha observado que puede haber un *induced fit* o ajuste inducido de las asas que forman el paratopo para el enlace de haptenos o péptidos de longitudes cortas de 7 a 10 aa, el cual es un ajuste de las superficies del paratopo hacia la superficie del epítopo, similar al observado en las proteínas que realizan catálisis.

Las interacciones entre paratopo y epítopo son del mismo orden que las que intervienen en la formación del plegamiento de las proteínas y las reacciones enzimáticas y, de hecho, son regidas por las mismas fuerzas de interacción intra e intermoleculares. Para la formación del complejo Ag-Ab se requiere que haya un reconocimiento (especificidad) entre el paratopo y el epítopo, esto es, que el epítopo tenga complementariedad de forma (geométrica y tridimensional) y de propiedades químicas (complementariedad molecular) con el paratopo.

La superficie del paratopo está formada por las regiones hipervariables de los dominios variables. Las regiones hipervariables o regiones determinantes de complementariedad (CDR, *complementary determining region*) están integradas por seis estructuras secundarias tipo asas: tres son de la cadena L y tres de la cadena H, y se denominan CDR-L1, CDR-L2, CDR-L3, CDR-H1, CDR-H2 y CDR-H3, respectivamente. En la formación del paratopo intervienen tanto las cadenas laterales como la cadena principal de las CDR y contribuyen a las interacciones paratopo-epítopo.

Las asas son estructuras secundarias que no tienen un patrón repetitivo en cuanto a sus interacciones de puentes de hidrógeno de la cadena principal; lo anterior les permite adoptar las conformaciones más convenientes en el paratopo, solo restringidas por el tamaño de cada tipo de CDR que porta y produce el sistema inmunológico, los ángulos de Ramachandran permitidos para la secuencia peptídica de cada CDR, las interacciones entre las cadenas laterales de las asas y las cadenas laterales precedentes de estructuras secundarias cercanas.

Por lo general, cada CDR está restringida a una talla mínima y otra máxima en su número de residuos, aunque en los últimos años las bases de datos de secuencias de anticuerpos han encontrado un incremento en el tamaño de algunas CDR. Un ejemplo es la CDR-H1, de la que se han observado longitudes de entre 10, 12, 16 y 24 aa; según una clasificación reciente para la CDR-H1 se observaron 17 grupos conformacionales, agrupados por criterios de similitud estructural expresados en desviación de la raíz cuadrada media (RMSD, *root-mean-square deviation*) y los valores de los ángulos de Ramachandran de cada residuo. Para otras CDR existen situaciones similares. La primera clasificación de CDR pudo establecer la existencia de grupos canónicos para cada CDR y solo con el tiempo se han obtenido nuevos datos para las clasificaciones más recientes.

AFINIDAD

Durante la maduración de los anticuerpos en esencia se refleja la modulación en el control entrópico del paso de asociación y no del de disociación; esto se realiza mediante la manipulación de la flexibilidad conformacional del paratopo. Las mutaciones somáticas adquiridas por el anticuerpo maduro en su afinidad actúan para fijar la conformación de las CDR para enlazar un epítopo específico, así como para introducir cadenas laterales con la finalidad de hacer al anticuerpo altamente específico.

La afinidad hace referencia a la fuerza de enlace con que un paratopo puede retener a su epítopo; por lo regular puede ser medida con una constante de disociación (Kd). El reconocimiento y la unión de un paratopo con su epítopo se lleva a cabo por una serie de fuerzas débiles dependientes del inverso de la distancia entre los grupos químicos en interacción, que en su conjunto suelen formar interacciones moleculares estables, como las formadas entre las subunidades de una enzima (p. ej., las regiones de hexamerización entre subunidades de la glucosamina 6-fosfato desaminasa humana). Dichas fuerzas son los puentes de hidrógeno, las interacciones electrostáticas y polares (puentes salinos y dipolos eléctricos), fuerzas de van der Waals y fuerzas hidrofóbicas. Este tipo de interacciones no covalentes permiten que la interacción Ab-Ag sea reversible:

$$Ab + Ag \leftrightarrow Ab\text{-}Ag$$

La ecuación puede ser replanteada para obtener una constante Keq:

$$Keq = [Ab\text{-}Ag] / [Ab] [Ag] \qquad (1)$$

Si se considera la concentración de Ab es mejor expresarla como la concentración de los sitios de unión que porta el anticuerpo o la concentración de paratopos P:

$$Ka = [P\text{-}Ag] / [P] [Ag] \qquad (2)$$

Donde Ka es una constante de asociación o de afinidad de las concentraciones molares de los reactantes (representado por los paréntesis cuadrados). Por lo general, la variación en el aumento de la concentración del Ag libre se observa como el incremento de la formación del complejo P-Ag hasta alcanzar la totalidad de los sitios P (o total de Ab). Esto puede ser representado con una curva esquemática de la función de la concentración de Ag libre en la concentración de sitios P formados. La fórmula puede ser reescrita como:

$$[P\text{-}Ag] = Ka ([Ab] - [P\text{-}Ag]) [Ag] \qquad (3)$$

O bien como:

$$[P\text{-}Ag] = Ka [Ab] [Ag] / (1 + Ka [Ag]) \qquad (3.1)$$

Donde [Ab] es la concentración total de anticuerpo y [P-Ag] la concentración del complejo formado por los sitios de unión del Ab y el Ag.

La medición de la afinidad de un Ab se determina con las concentraciones de equilibrio de Ag enlazado y libre, a concentraciones en incremento constante del Ag y, por lo regular, a concentración constante del Ab; también se puede variar la concentración del Ab y realizar un análisis más amplio. En un ejemplo del caso más simple, la interacción de un Ab con un Ag monovalente, la estimación de dichas concentraciones pueden valorarse en un experimento sencillo y clásico: la diálisis de equilibrio.

El experimento consiste de dos cámaras separadas por una membrana semipermeable al Ag, el cual está en equilibrio en ambas cámaras. La adición de una cantidad específica de Ab a una de las cámaras provoca un descenso en la concentración de Ag. A bajas concentraciones de Ag en las cámaras, la mayoría del Ag es enlazado por el Ab y se observa un notorio descenso de su concentración de la cámara sin Ab. A altas concentraciones de Ag en las cámaras se observa un descenso en ambas cámaras, y la cantidad faltante corresponde a la cantidad de Ag enlazado al Ab (figura 9-2).

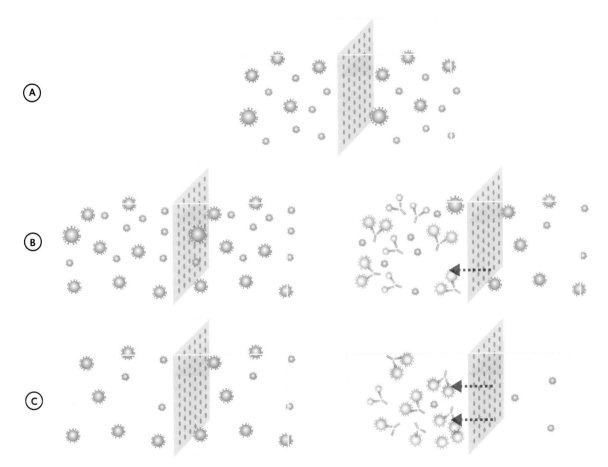

Figura 9-2. Experimento de diálisis al equilibrio. A) Dos cámaras separadas por una membrana semipermeable al antígeno. Dicho antígeno se encuentra en equilibrio en ambas cámaras, a la misma concentración. **B)** A altas concentraciones de antígeno la adición de anticuerpo a una de las dos cámaras provoca un descenso de la concentración de antígeno en ambas cámaras. **C)** A bajas concentraciones de antígeno la adición de anticuerpo a una de las cámaras provoca un descenso notorio de la concentración de antígeno en la cámara sin anticuerpo; esto es debido a que el anticuerpo enlaza la mayoría de antígeno.

El análisis de los datos más empleado es el descrito por Scatchard. Consiste en graficar las concentraciones estimadas del Ag enlazado contra B/F y aplicar una regresión lineal. La concentración del complejo [P-Ag] es sustituido por B y la concentración del antígeno [Ag] por F; en esta definición B es referencia de ligando enlazado y F de ligando libre. De la ecuación 3 podemos sustituir términos como sigue:

$$[B] = Ka ([Ab] - [B]) [F] \qquad (4)$$

La ecuación de Scatchard resulta en:

$$B/F = Ka ([Ab] - B) \qquad (5)$$

Es evidente que ([Ab] – B) = [Ab] libre y se debe enfatizar que la línea de la regresión nos dará una pendiente con una intersección en el eje de las abscisas, cuyo valor estima la concentración de los sitios de enlace del anticuerpo. Recordemos que esta ecuación es válida únicamente para antígenos monovalentes (**figura 9-3**).

La afinidad de un paratopo por el epítopo dependerá de interacciones clave entre ambas superficies; por ejemplo, puentes salinos (entre GLU y ARG) y redes de puentes de hidrógeno (entre GLN) establecidos entre ambas partes.

Si bien todos los tipos de interacciones contribuyen al enlace, cada una de éstas presenta características propias y modos de formarse. La fuerza de las interacciones hidrofóbicas es proporcional al área de la superficie que se oculta del agua; los antígenos con altos componentes hidrofóbicos (p. ej., un par de TRP y PHE) son un importante componente de la fuerza de enlace. Las fuerzas de van der Waals son de muy corto rango y, junto con las fuerzas hidrofóbicas, suelen contribuir a reunir dos superficies con formas complementarias.

Los puentes de hidrógeno y las interacciones iónicas enlazan átomos como los oxígenos y nitrógenos (en diversos estados electrónicos), lo que permite el ordenamiento de grupos químicos con características específicas; este tipo de interacciones fortalece la interacción entre paratopo y epítopo. Las interacciones electrostáticas parecen tener un importante papel en la aparición y determinación de la afinidad, pues contribuyen a un fuerte incremento de la energía de enlace.

Las interacciones catión-π se llevan a cabo entre grupos aromáticos de carbonos con configuraciones electrónicas sp2 y un ión positivo, y suelen ser una interacción de mayor energía de unión que la interacción del agua y el mismo catión. Los carbonos sp2 son más electronegativos (δ-) y se encuentran presentes en los aminoácidos aromáticos TRP, PHE y TRY. Estos aminoácidos interaccionan con los aminoácidos cargados positivamente LYS y ARG, que portan un grupo amino-NH_3^+ y un grupo guanidinio $NH-C^+-N_2H_4$, respectivamente. Este tipo de enlaces es común en las proteínas y según las estadísticas 80% de estas interacciones son preferidas con una ARG y 26% de los TRP está implicado en una interacción catión-π.

Por último, es importante mencionar el aporte de las moléculas de agua, pues debido a éstas se genera el efecto hidrofóbico, una de las fuerzas conductoras del plegamiento de proteínas, lo que permite la ocultación de las partes hidrofóbicas del epítopo junto con su región complementaria del paratopo. Las moléculas de agua son excluidas normalmente de la superficie del paratopo y del epítopo durante el proceso de formación del complejo Ag-Ab; sin embargo, pueden también formar parte de la red de interacciones entre el paratopo y el epítopo al establecer redes de puentes de hidrógeno junto con los átomos polares o cargados de ambas superficies. Suele decirse que el agua queda atrapada en un hueco o cavidad entre ambas superficies, pero es preferible suponer que el agua forma parte de la superficie de interacción, quizá como una molécula complementaria, ya que también suelen tener complementariedad geométrica en dichas superficies debido a sus propiedades de solvatación (**figura 9-4**).

AVIDEZ

La **afinidad** es la fuerza de unión del anticuerpo con su antígeno en términos de un antígeno único y monovalente a un sitio único de enlace. La avidez o afinidad funcional hace referencia a la fuerza de unión de una molécula con más de un sitio de unión. Dicho de otro modo, la avidez es la fuerza con la que un Ab multivalente se une a un antígeno multivalente, y por lo regular el término se aplica a la interacción de un suero proveniente de un individuo inmunizado (que contiene una elevada cantidad de anticuerpos multivalentes) y un antígeno multivalente (como una proteína con un alto número de sitios antigénicos). La avidez depende de la afinidad individual de cada anticuerpo único, que en conjunto presenta una fuerza aún mayor (avidez) que la suma de las afinidades. La valencia de los anticuerpos es muy importante para la avidez, ya que las interacciones estables con ambas regiones Fab eleva la avidez. Por otro lado, la disponibilidad, la concentración y la distribución del antígeno afecta directamente la avidez, ya que los anticuerpos policlonales forman complejos estables y grandes en su zona de equivalencia; en esta zona se establece un equilibrio entre la cantidad de antígenos y los anticuerpos para formar una red de complejos inmunes estables y entrecruzados que integran agregados. Esta habilidad de los anticuerpos policlonales la utiliza el sistema inmunológico para poder capturar antígenos como células bacterianas o partículas virales. Si bien todos los tipos de anticuerpos tienen su zona de equivalencia, las IgM en este sentido tienen ventajas debido a la valencia 5 que portan, lo cual les permite establecer una red más amplia de interacciones con los antígenos (**figura 9-5**).

VARIABLES QUE AFECTAN LA FORMACIÓN DEL COMPLEJO Ag-Ab

La formación del complejo Ag-Ab y su estabilidad pueden ser afectadas por variaciones en las constantes fisicoquímicas del medio, como el pH, la concentración del *buffer*, la fuerza iónica, la concentración del anticuerpo, la concentración del antígeno, el radio del complejo Ag-Ab, la presencia de solventes (detergentes y alcoholes) y la temperatura, principalmente. Los factores más relevantes para esta interacción son la temperatura, el pH y la fuerza iónica, aunque la presencia de solventes suele afectarla de modo considerable. Tanto la elevación de la concentración de sal como las variaciones de pH pueden interrumpir la unión del complejo Ag-Ab; lo anterior se logra por medio del debilitamiento de las fuerzas electrostáticas, entre éstas, puentes salinos y puentes de hidrógeno. Un método común utilizado para que un anticuerpo libere su antígeno es el incremento de la salinidad.

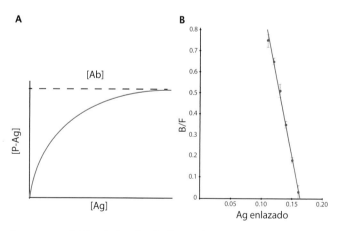

FIGURA 9-3. Gráfica de Scatchard. A) La gráfica muestra la formación del complejo P-Ag con una curva asintótica, en función del incremento de la concentración de antígeno libre a una concentración constante de anticuerpo. La cúspide de la curva alcanza la formación de un plato que brinda información de la concentración máxima de complejos P-Ag, que puede ser considerada la concentración total de sitios de enlace del anticuerpo. **B)** La gráfica de Scatchard es un análisis de los datos de la formación del complejo P-Ag en función de la concentración creciente del antígeno contra el término resultante de antígeno enlazado, B, entre el antígeno libre, F mostrado como B/F. La regresión lineal de los datos no puede llevar a determinar la concentración de los sitios de enlace del anticuerpo o paratopos cuando la extrapolación de la recta llega a la intersección con el eje de las abscisas o eje X.

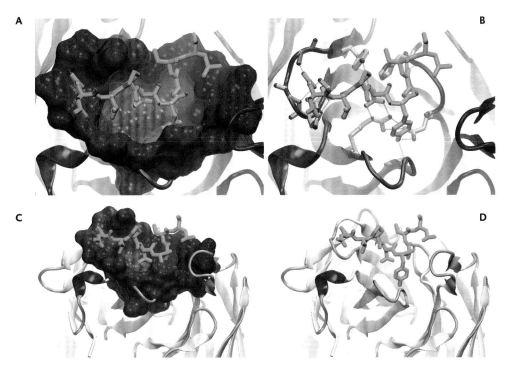

FIGURA 9-4. Estructura de cristal resuelta por difracción de rayos X, a 2.8 Å de resolución, del Fab 26/9 (una IgG 2A) contra un epítopo peptídico de ocho residuos de la hemaglutinina (residuos del 101 al 108) del virus de la influenza HA1 (cepa X47). **A)** Se observa el anticuerpo en un modelo de *newcartoon* junto con una superficie de accesibilidad a solvente (*en azul* la cadena L y *en rojo* la cadena H), los residuos del anticuerpo que forman parte de la superficie de contacto con el péptido. El péptido está en un modelo de tubos y *esferas en color verde*; las *esferas rojas y azules* representan los átomos de oxígeno y nitrógeno, respectivamente. Dicha superficie contiene el paratopo de enlace al epítopo peptídico al cual es complementario geométrica y químicamente. **B)** Las interacciones de más energía entre el antígeno y el anticuerpo son los puentes de hidrógeno y los puentes salinos. En esta estructura se pueden observar al menos ocho puentes de hidrógeno (*líneas punteadas en color gris*) y un puente salino entre el aspártico, cinco del péptido y la arginina 316 del anticuerpo (*líneas punteadas en color azul*). Se observa una interacción de estabilización del mismo anticuerpo hacia la arginina 316 con el aspártico 97, el cual forma parte de otra interacción con el péptido mediante la tirosina 6 mediante un puente de hidrógeno. **C)** Se observa el anticuerpo en modelo de *newcartoon* y colores de estructura secundaria (*amarillo*: hebras beta; *azul cyan y blanco*: asas; azul oscuro: hélices 3-10) junto con la misma superficie de contacto del paratopo con su epítopo en una inclinación diferente. El paratopo está formado por las CDR que son las asas (*en azul cyan y blanco*) entre hebras beta (*amarillo*) de cada dominio variable. Las asas se pueden observar rodeando el péptido en **D)** desde la misma perspectiva, pero sin la superficie del paratopo (PDB ID.1FRG).

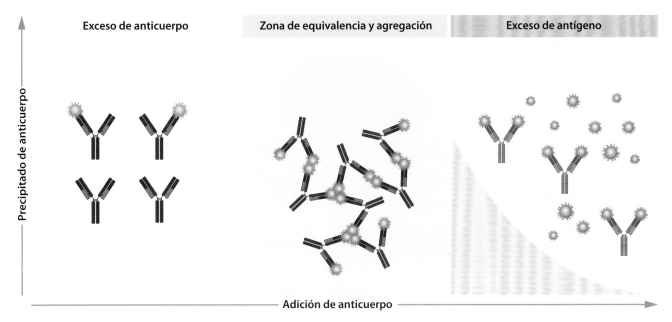

FIGURA 9-5. La zona de equivalencia es el resultado de la adecuada relación de concentración de anticuerpos multivalentes y de antígeno. Esta relación de concentración genera una red de interacciones que permite a los anticuerpos agregar; dicha propiedad es usada por el sistema inmunológico para inmovilizar patógenos como bacterias o partículas virales. A bajas o altas concentraciones de antígeno, solo se observan pocos complejos Ab-Ag (sin ocupar por completo todos los paratopos de los anticuerpos), o bien una saturación de los paratopos que lleva a la solubilidad de los anticuerpos sin formar una densa red de interacciones, condición que no permite la agregación. Sin embargo, en ambos casos (alta y baja concentración de antígeno) se puede inducir la precipitación de los complejos Ab-Ag; p. ej., mediante la centrifugación y el empleo de partículas de látex cubiertas con un segundo anticuerpo anti-anticuerpo.

EMPLEO DE ANTICUERPOS COMO REACTIVOS DE SEPARACIÓN E IDENTIFICACIÓN

Con base en lo expuesto en este capítulo, es importante explicar algunas técnicas que emplean las propiedades de reconocimiento, discriminación y enlace de los anticuerpos. Las técnicas de inmunoprecipitación e inmunoaglutinación aprovechan la reacción antígeno-anticuerpo según condiciones particulares de la muestra. En seguida se describen las técnicas básicas empleadas con regularidad (inmunoprecipitación e inmunoaglutinación), aunque existen otras, más recientes, que utilizan las mismas propiedades de los anticuerpos. Muchas de estas técnicas consisten en el acoplamiento de anticuerpos con alguna matriz artificial sólida (p. ej., resinas y placas) o soluble (entre éstas, partículas esféricas de diversas tallas). Otras técnicas experimentales para investigación usan conjugados covalentes de anticuerpos con enzimas o los marcan con moléculas especiales como la biotina (capaz de enlazarse a la avidina) o cromóforos que les permiten acoplar algún mecanismo colorimétrico de detección.

RECUADRO CLÍNICO 9-1. RECONOCIMIENTO ANTIGÉNICO CRUZADO MEDIADO POR ANTICUERPOS: INFECCIÓN POR *STREPTOCOCCUS PYOGENES*

La infección por *Streptococcus pyogenes*, una bacteria grampositiva del grupo A, provoca una respuesta inmunológica contra las diferentes estructuras que la constituyen. Su virulencia está estrechamente relacionada con la presencia de la cápsula y con cepas ricas en proteína M. Entre los componentes de la cápsula destacan la proteína M, el ácido hialurónico y el ácido lipoteicoico. Además, la bacteria contiene multitud de moléculas, y cada una de las mismas tiene regiones de reconocimiento (epítopos) para los receptores específicos de antígeno de los linfocitos T y B. Así pues, la bacteria puede presentar cientos de epítopos, entre éstos, los epítopos hidrofílicos, rígidos y complejos, que son dominantes comparados con aquellos de menor complejidad y rigidez estructural. Cada proteína inmunogénica de la bacteria puede contener seis o siete epítopos inmunodominantes reconocidos por los receptores de antígeno (BCR) de las distintas clonas de linfocitos B. Asimismo, cada una de estas proteínas puede tener epítopos reconocidos por los receptores de antígeno (TCR) de los linfocitos T CD4+ (cooperadores). Los epítopos proteicos bacterianos reconocidos por los linfocitos T son diferentes de los reconocidos por los linfocitos B. Mientras que los linfocitos B reconocen al epítopo tanto en la estructura primaria, secundaria o terciaria de la proteína, los linfocitos T CD4+ solo reconocen un epítopo peptídico lineal combinado con la molécula del complejo principal de histocompatibilidad de clase II (MHC-II) en la superficie de la célula presentadora de antígeno (APC). Es decir, para que el linfocito T reconozca el epítopo, la proteína debe ser procesada por la APC y presentada en las moléculas del MHC-II. A diferencia de las proteínas, las estructuras oligosacarídicas y polisacarídicas tienen pocos epítopos, porque éstos se presentan en forma iterativa a lo largo de la molécula. En el caso de los glucolípidos, el epítopo reconocido por los linfocitos B se localiza en la parte hidrofílica de la molécula; de manera similar, el epítopo del glucolípido reconocido por algunas poblaciones de linfocitos T corresponde a la porción sacarídica presentada por las moléculas CD1.

La infección por las bacterias de *Streptococcus pyogenes* encapsuladas tiene dos secuelas importantes: fiebre reumática y glomerulonefritis posestreptocócica. Ambas son poco frecuentes en la población humana que ha sido infectada, y dependen de las diferencias genéticas inherentes a la expresión de moléculas del MHC y de la regulación de la respuesta inmunológica contra antígenos estreptocócicos. La fiebre reumática se caracteriza por miocarditis, artritis, eritema marginado, corea de Sydenham y nódulos subcutáneos, mientras que el rasgo principal de la glomerulonefritis posestreptocócica es el daño a los glomérulos renales.

Los anticuerpos que se forman durante la infección por estreptococos, y que perduran luego de que se ha eliminado a la bacteria, reconocen antígenos propios debido a una reacción cruzada. Es decir, hay un parecido estructural (mimetismo molecular) entre los componentes de la bacteria con las moléculas que se expresan en tejidos propios. En la fiebre reumática, la miocarditis es la manifestación que se presenta con mayor frecuencia. Los

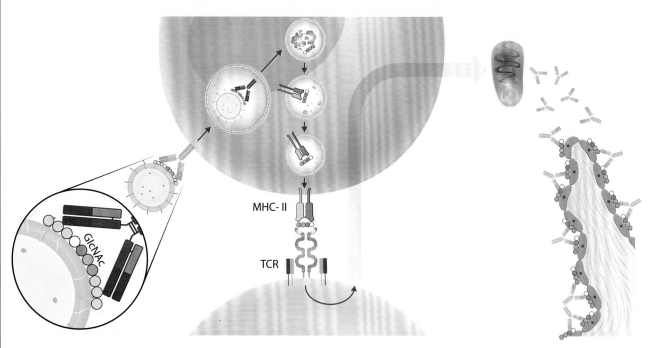

FIGURA 9-1-1. Modelo de reacción cruzada por interacción entre un linfocito B y un linfocito T CD4+ específicos de *Streptococcus pyogenes*. La figura representa un linfocito B con su anticuerpo de membrana que reconoce un epítopo que contiene GlcNAc en la pared celular de *Streptococcus pyogenes*. El linfocito B mediante su anticuerpo de membrana internaliza la bacteria y, después de digerirla, un epítopo de la proteína M bacteriana es presentado al TCR de un linfocito T CD4+ mediante la molécula de histocompatibilidad de clase II. El linfocito T específico ayudará al linfocito B para su diferenciación en célula plasmática productora de anticuerpos contra el epítopo que contiene GlcNAc. Los anticuerpos contra GlcNAc reconocerán al epítopo sacárido de la bacteria y por reacción cruzada también se unirán a un epítopo conformado por GlcNAc y una secuencia peptídica de la laminina expresada en las células endoteliales de las válvulas cardiacas. Por su parte, los linfocitos T CD4+ específicos de la proteína M estreptocócica también reconocen por reacción cruzada antígenos propios, como la laminina y la miosina cardiaca, lo que genera la autorreactividad.

RECUADRO CLÍNICO 9-1. RECONOCIMIENTO ANTIGÉNICO CRUZADO MEDIADO POR ANTICUERPOS: INFECCIÓN POR *STREPTOCOCCUS PYOGENES* (CONTINUACIÓN)

anticuerpos que se forman contra componentes de la pared celular estreptocócica reconocen de modo dominante la *N*-acetil-O-glucosamina (GlcNAc) en estructuras formadas por ramnosa en enlaces con GlcNAc (carbohidrato del grupo A); la razón es que hay un núcleo de ramnosas con enlaces *O*-glucosídicos alternativos 1, 2 y 1, 3 con la GlcNAc como residuo sacarídico terminal. La estructura tiene similitud con muchos glucoconjugados de membranas tisulares. Por reacción cruzada, los anticuerpos anti-GlcNAc reconocen un epítopo dominante conformado por la GlcNAc y una secuencia peptídica hallada en la laminina de la membrana de las células endoteliales de las válvulas cardiacas y en la membrana basal. Los anticuerpos contra GlcNAc también se unen a la tropomiosina, la miosina cardiaca y la vimentina.

Además de los autoanticuerpos, se detectan linfocitos T dirigidos contra un epítopo de la proteína M y por reacción cruzada reconocen un epítopo similar en la miosina del corazón. Los linfocitos T autorreactivos se infiltran en las válvulas del corazón a través del endotelio, que expresa VCAM-1; estas células endoteliales posiblemente son activadas por los anticuerpos anti-GlcNAc. Los linfocitos T autorreactivos también reconocen la laminina dentro de la membrana basal y en la superficie de las válvulas del corazón. Cabe mencionar que la proteína M es una proteína inmunogénica del *Streptococcus pyogenes*, que se encuentra anclada a la membrana bacteriana y se extiende hasta quedar expuesta en la superficie capsular. Los estudios sobre la estructura de la proteína M cristalizada muestran dos cadenas peptídicas en conformación α-hélice enrolladas en forma espiral. Por otra parte, la laminina es una glucoproteína de la lámina basal compuesta por tres cadenas peptídicas en conformación α-hélice unidas en espiral con dominios homólogos a la miosina cardiaca y a la proteína M estreptocócica. El epítopo reconocido en la proteína M se considera la base de la reacción cruzada con la laminina y la miosina cardiaca.

También se sabe de la presencia de anticuerpos contra la colágena tipo I durante la fiebre reumática. Sin embargo, no se debe a la reacción cruzada, ya que no se ha encontrado un parecido estructural de la colágena I con antígenos estreptocócicos. Los anticuerpos anticolágena I parecen formarse por la exposición de colágena de las válvulas cardiacas durante el daño causado por los elementos efectores de la respuesta inmunológica.

La acción concomitante de los autoanticuerpos contra un epítopo que contiene GlcNAc y de los linfocitos T autorreactivos que reconocen un epítopo en la miosina conduce al daño de las válvulas cardiacas, con la consecuente pérdida de su función debido a la deformación que éstas sufren por la autorreactividad del sistema inmunológico. La lesión inflamatoria se establece en granulomas submiliares por la infiltración celular de histiocitos, células gigantes multinucleadas y fibroblastos.

Aunque en la glomerulonefritis posestreptocócica se acepta que el daño tisular es ocasionado por el depósito de complejos inmunes formados por anticuerpos antiestreptocócicos unidos a los antígenos estreptocócicos, recientemente se sugirió la existencia de anticuerpos contra la exotoxina B pirogénica y que se unen al endotelio de los glomérulos renales por reacción cruzada.

Inmunoprecipitación

La inmunoprecipitación consiste en el uso de anticuerpos para seleccionar y separar de una muestra compleja un antígeno específico. La muestra, por lo general, es un lisado celular proveniente de una biopsia o de cultivos celulares, pero también puede ser cualquier líquido biológico, como plasma, suero u orina. Es posible que el antígeno sea un grupo funcional (alcohol, éster, cetona, etc.), un péptido, una proteína o incluso complejos de proteínas. El antígeno puede estar marcado con anterioridad con un precursor radiactivo, el cual fue adicionado con anterioridad al cultivo celular e incorporado al antígeno, aunque no siempre es necesaria esta técnica adicional. La muestra requiere tener al antígeno soluble y disponible para ser capturado por el anticuerpo, por lo que las células son lisadas. Los anticuerpos se adicionan a la muestra y ésta se incuba para dar tiempo a la formación del complejo Ag-Ab. Después se somete al proceso de separación del complejo Ag-Ab mediante adsorción en una fase sólida que presenta proteínas que unen anticuerpos (como las proteínas A o G, ambas proteínas de superficie de estafilococos que unen anticuerpos por la región Fc). La proteína A es ampliamente usada por su preferencia a unirse a todas las subclases de las IgG, pero también se puede unir a otros anticuerpos; también es posible utilizar en la fase sólida anticuerpos anti-anticuerpo que reconocen la región Fc de las IgG. Luego la fase sólida es lavada y sometida a algún proceso que permita cuantificar el antígeno capturado.

La inmunoprecipitación es muy utilizada tanto en investigación como en aplicaciones clínicas; suele emplearse junto con otras técnicas, como la electroforesis y el *western blot* o el *dot blot*. La inmunoprecipitación es separada por electroforesis en gel de poliacrilamida desnaturalizante y después inmovilizada por electrotransferencia (*western blot*) a un tipo de fase sólida que emplea membranas sintéticas. La inmovilización en membranas permite realizar mediciones analíticas de la detección de antígenos proteínicos específicos en una muestra biológica, mediante el uso de anticuerpos marcados, por lo regular con peroxidasa de rábano (HRP, *horse radish peroxidase*).

Inmunoaglutinación

La inmunoaglutinación es, de algún modo, similar a la inmunoprecipitación. Funciona bajo los mismos principios, pero la diferencia consiste en la localización del antígeno. En la inmunoprecipitación la condición es que el antígeno esté libre y soluble para que se genere la precipitación; en la inmunoaglutinación los antígenos forman parte de la superficie de alguna partícula, ya sean células (leucocitos, glóbulos rojos o bacterias), partículas subcelulares (plaquetas) o partículas artificiales (látex), y la interacción con sus anticuerpos conduce a la aglutinación. La aglutinación funciona mejor cuando la partícula blanco tiene altas cantidades de antígenos en su superficie. En este sentido, los anticuerpos con mejores prestaciones para la inmunoaglutinación son las IgM, por tener una valencia más alta que las IgG. El uso de IgG debe ir acompañado de alguna estrategia que permita la aglutinación, como el uso de partículas de látex recubiertas de IgG empleadas para atrapar antígenos solubles y luego el uso de IgM para inducir la aglutinación. La determinación del grupo sanguíneo y el factor Rh se realizan mediante esta técnica.

Las ilustraciones científicas fueron amablemente donadas por el Dr. Rodrigo Arreola y construidas mediante el programa "VMD – Visual Molecular Dynamics" desarrollado por Theoretical and Computational Biophysics Group de la Universidad de Illinois at Urbana-Champaing, como herramienta gráfica para la comunidad científica (Humphrey, W., Dalke, A. and Schulten, K., "VMD - Visual Molecular Dynamics", J. Molec. Graphics, 1996, vol. 14, pp. 33-38.) http://www.ks.uiuc.edu/Research/vmd/

PDB 1IYT: Crescenzi O, Tomaselli S, Guerrini R, Salvadori S, D'Ursi A, Temussi PA, Picone D. Solution structure of the Alzheimer amyloid β-peptide (1-42) in an apolar microenvironment. Similarity with a virus fusion domain. European Journal of Biochemistry. 2002;269,5642–5648.

PDB 2LFM: A partially folded structure of amyloid-beta(1-40) in an aqueous environment. Vivekanandan S, Brender JR, Lee SY, Ramamoorthy A. Biochemical and Biophysical Research Communications. 2011;Jul 29;411(2):312-316.

PDB ID 1FRG: Churchill ME, Stura EA, Pinilla C, Appel JR, Houghten RA, Kono DH, Balderas RS, Fieser GG, Schulze-Gahmen U, Wilson IA. Crystal structure of a peptide complex of anti-influenza peptide antibody Fab 26/9. Comparison of two different antibodies bound to the same peptide antigen. Journal Molecular Biology. 1994;26;241(4):534-556.

RESUMEN

- Los anticuerpos o inmunoglobulinas son parte de la respuesta inmunológica; tienen la capacidad de unir y reconocer antígenos (partículas biológicas, orgánicas o inorgánicas).
- La interacción antígeno-anticuerpo es una reacción de enlace reversible mediada por superficies moleculares y se caracteriza por tener **especificidad** y **afinidad**.
- El reconocimiento y la afinidad de los anticuerpos puede tener amplia variabilidad a través de la modificación del **paratopo**.
- Un paratopo es la región de los anticuerpos complementaria al epítopo del antígeno. Está conformada por las regiones hipervariables de los dominios variables del plegamiento de las inmunoglobulinas.
- La **variabilidad** se logra por la recombinación somática de secuencias de nucleótidos del paratopo respecto a un epítopo, y por selección posterior del linaje celular de linfocitos que portan las variantes.
- La vacunación induce variabilidad y **especificidad** en los paratopos para generar anticuerpos con propiedades clínicas o de identificación específicas.
- Los anticuerpos dirigidos hacia antígenos **hapteno** (bajo peso molecular) no son generados naturalmente, pero se inducen con técnicas de inmunización por conjugados inmunogénicos.
- La interacción antígeno-anticuerpo no modifica al antígeno de forma natural, pero en enfermedades crónicas y en la leche materna existen anticuerpos con propiedades catalíticas y se denominan **abzimas**.
- Las propiedades catalíticas de los paratopos se inducen por conjugados inmunogénicos con epítopos especiales denominados **análogos del estado de transición de una reacción enzimática**.
- Los epitopos normales inducen conformaciones geométricas de **enlace** en los aminoácidos del paratopo; los epítopos con análogos del estado de transición inducen conformaciones geométricas de **catálisis** y **enlace**.
- Los anticuerpos producidos con técnicas avanzadas utilizan **librerías combinatorias de repertorios naturales** inducidos para encontrar nuevos paratopos. Las técnicas *in silico*, basadas en estructuras de antígeno-anticuerpo, fomentan el diseño de librerías combinatorias.
- Los antígenos proteicos naturales de alto peso molecular portan diversidad y heterogeneidad de epítopos e inducen una respuesta multivariada de paratopos.
- Los **epítopos dominantes** son aquellos que siempre inducen respuesta humoral y sus características predicen su potencial inmunogénico.
- Los epítopos se suelen ubicar sobre las **regiones accesibles y exteriores** (incluido los extremos N- y C- terminales) de la superficie de los antígenos de alto peso molecular.
- Por su disposición, los epítopos poseen propiedades hidrofílicas (carga) y se acompañan de regiones hidrofóbicas y de variabilidad conformacional.
- La estructura primaria de aminoácidos determina la formación de **epítopos secuenciales**; sus estructuras secundaria, terciaria y cuaternaria pueden determinar diversos grados de generación de **epítopos conformacionales**.
- Los **péptidos** (2 a 100 aa) se sujetan a reglas similares pero por su reducido tamaño, poseen menor diversidad y heterogeneidad de epítopos, y un notable aumento en la variabilidad conformacional lo que incrementa la variabilidad de epítopos conformacionales asociados a una misma secuencia.
- Los haptenos son epítopos especiales; suelen ser superficies formadas por un reducido conjunto de átomos con diferentes propiedades químicas y electrostáticas, y con menos de 1 000 Da de peso atómico.
- Para que un hapteno sea visible y asimilado por el sistema inmunológico y resulte en la generación de paratopos ha de ser atado covalentemente a una **proteína acarreadora**.
- Un mismo paratopo puede enlazar diversos epítopos de naturaleza química y propiedades similares, pero con diferentes constantes de afinidad.
- Un mismo epítopo puede ser enlazado por diversos paratopos formados por variantes de una misma combinación de aminoácidos y por combinaciones alternas de aminoácidos donde las constantes de afinidad serán distintas y propias para cada epítopo.
- Algunos epítopos pueden mimetizar otros epítopos de naturaleza química distinta y ambos enlazar al mismo paratopo.

 TÉRMINOS CLAVE

Abzimas Inmunoglobulinas, también conocidas como catmab (*catalytic monoclonal antibody*), que presentan actividad catalítica en el paratopo. Son de origen natural y se presentan principalmente en la leche materna durante el periodo de lactancia. Sin embargo, se han observado en algunas enfermedades crónico-degenerativas como parte del cuadro clínico de la enfermedad.

Anticuerpos terapéuticos Inmunoglobulinas certificadas para su empleo como medicamentos en el tratamiento de enfermedades e intoxicaciones específicas.

Conjugado inmunogénico Preparado farmacológico empleado para la inmunización activa basado en proteínas de conocida efectividad antigénica (elevada), normalmente un toxoide (botulínico, diftérico o un combinado de ambos) aunque suele emplearse de forma experimental la KLH (*keyhole limpet hemocyanine*) de *Megathura crenulata* o lapa gigante (un gasterópodo). Los conjugados inmunológicos pueden contener haptenos unidos covalentemente de moléculas de menos de 1000 Da o incluso antígenos peptídicos, en tal caso son conocidas como las proteínas acarreadoras del conjugado, ya que se emplean para potenciar la antigenicidad de una molécula.

Epítopo Región expuesta presente en los antígenos, reconocida de forma complementaria con el paratopo conformado por el conjunto de CDR del dominio variable de las cadenas pesadas y ligeras de los anticuerpos.

Estado de transición Estructura intermedia teórica entre los reactantes y los productos de una reacción química o enzimática que se caracteriza por su alto nivel energético, que la hace ser inestable y la lleva a estabilizarse generando una reacción química. Los análogos del estado de transición son moléculas que imitan la geometría de un estado de transición y su principal característica es estancar una reacción enzimática específica. Unidos a conjugados inmunogénicos pueden inducir la aparición de abzimas.

Faboterápico Anticuerpos terapéuticos de alta afinidad empleados como medicamento de neutralización y retención molecular, que no contienen la región Fc. Estos anticuerpos se editan por proteólisis limitada en laboratorio y pueden contener únicamente las regiones F(ab)2, Fab o scFv de los anticuerpos.

Inmunoglobulina Proteínas de la respuesta humoral del sistema inmunológico encargadas de reconocer antígenos, en seres humanos existen cinco subclases: IgD, IgM, IgG, IgA e IgE. Véase también anticuerpos.

Paratopo Región de los anticuerpos ubicada en las regiones hipervariables (CDR) de los dominios variables VH/VL mediante la cual un anticuerpo puede enlazar un epítopo. Se consideran regiones complementarias a los epítopos que enlazan.

Valencia de los anticuerpos Término que refiere al número de paratopos que presentan cada tipo de anticuerpo. Las IgG al tener dos paratopos presentan valencia 2 y las IgM presentan diez paratopos funcionales por lo que su valencia es de 10.

PREGUNTAS DE AUTOEVALUACIÓN

1. ¿Cuál es la propiedad más relevante de los anticuerpos?
   a. Su tamaño molecular es ideal
   b. Su estructura formada por dominios de inmunoglobulinas
   c. Su habilidad de enlazar antígenos para su remoción y eliminación
   d. Son glicoproteínas
   e. Son proteínas de producción exclusiva en el bazo

2. Los antígenos forman epítopos reconocidos por los anticuerpos y sus características son:
   a. Tener regiones accesibles y exteriores de los antígenos con características hidrofílicas
   b. Tener movilidad conformacional y continuidad secuencial
   c. Pueden estar en parte estructurados conformacionalmente y de continuidad no secuencial
   d. Pueden presentar regiones hidrofóbicas que, por lo general, van acompañadas de una región hidrofílica
   e. Todas las anteriores

3. ¿Cuáles son las regiones específicas y las estructuras definidas en las que se forman las superficies de los paratopos de los anticuerpos?
   a. Los dominios variables de las inmunoglobulinas
   b. Todos los dominios de inmunoglobulina de las cadenas L y H
   c. Las que están formadas por seis estructuras secundarias tipo asas en las que intervienen las cadenas laterales y la cadena principal
   d. Las regiones hipervariables o CDR
   e. Las que están formadas entre las hebras beta del núcleo de barril alfa/beta y sus hélices exteriores

4. La unidad básica funcional de los anticuerpos (que adoptan conformación de Y) está formada por varios y diferentes dominios de inmunoglobulinas, y cada tipo de inmunoglobulina tiene una unidad básica funcional Y con número determinado de dominios. Las IgG, que son las más abundantes en suero, están formadas por una unidad básica funcional Y constituida de:
   a. 18 dominios de inmunoglobulinas
   b. Ocho dominios de inmunoglobulinas, más cuatro dominios de inmunoglobulinas variables
   c. Un dominio de inmunoglobulina
   d. 12 dominios de inmunoglobulinas
   e. 10 dominios de inmunoglobulinas

5. ¿Cuáles son las unidades básicas funcionales Y que definen a cada uno de los cinco tipos de inmunoglobulinas?
   a. Las IgA son dímeros (dos unidades Y)
   b. Las IgG son monómeros (una unidad Y)
   c. Las IgN son octámeros (ocho unidades Y)
   d. Las IgF son multímeros pesados (de hasta 18 unidades Y)
   e. A, B y D son correctas

6. ¿A qué hace referencia el término afinidad?
   a. A la fuerza nuclear débil del átomo con que un paratopo puede retener a su epítopo
   b. A la fuerza de catálisis con que un paratopo puede atacar a su epítopo
   c. A la fuerza de enlace con que un paratopo puede retener a su epítopo
   d. A dos grupos químicos en interacción de enlace con que el paratopo puede unir a su epítopo
   e. A la formación de interacciones moleculares entre el paratopo y su epítopo

7. ¿Qué es la valencia?
   a. Un término referido al número de epítopos que porta cada tipo de anticuerpo
   b. Un término referido al número de paratopos que porta cada tipo de anticuerpo
   c. Un término referido al número de sitios de unión de antígeno que porta cada tipo de anticuerpo
   d. El compromiso de un anticuerpo para reconocer y enlazar una sola molécula
   e. La habilidad de un único anticuerpo para alcanzar la zona de equivalencia y agregación

8. ¿Qué es la avidez?
   a. La fuerza de unión de una molécula con más de un sitio de unión
   b. La habilidad de un único anticuerpo para alcanzar la zona de equivalencia y agregación
   c. El compromiso de un anticuerpo para reconocer y enlazar una sola molécula
   d. La concentración de sustrato en la que se encuentra ocupada la mitad de los sitios de una abzima
   e. La fuerza con la que un Ab multivalente se une a un antígeno multivalente

9. ¿Qué fuerzas intervienen en la unión antígeno-anticuerpo?
   a. Puentes de hidrógeno, fuerzas de van der Waals y fuerzas hidrofóbicas
   b. Puentes disulfuro
   c. Puentes salinos y dipolos eléctricos
   d. Fuerzas del enlace peptídico

10. El uso de anticuerpos como reactivos ha generado técnicas básicas basadas en las propiedades de su funcionamiento general como reactivos de:
    a. Inmunoprecipitación e inmunoaglutinación
    b. Separación e identificación
    c. Inmunoidentificación
    d. Inmunoapropiación

RESPUESTAS A LAS PREGUNTAS DE AUTOEVALUACIÓN

1. **c.** Su habilidad de enlazar antígenos para su remoción y eliminación.
2. **e.** Todas las anteriores.
3. **d.** Las regiones hipervariables o CDR.
4. **d.** 12 dominios de inmunoglobulinas.
5. **e.** A, B y D son correctas.
6. **c.** A la fuerza de enlace con que un paratopo puede retener a su epítopo.
7. **b.** Un término referido al número de paratopos que porta cada tipo de anticuerpo.
8. **e.** La fuerza con la que un Ab multivalente se une a un antígeno multivalente.
9. **a.** Puentes de hidrógeno, fuerzas de van der Waals y fuerzas hidrofóbicas.
10. **a.** Inmunoprecipitación e inmunoaglutinación.

VIÑETA CLÍNICA: EMPLEO DE ANTICUERPOS DIRIGIDOS CONTRA AGENTES TÓXICOS Y HAPTENOS

Los anticuerpos de aplicación clínica (vacunación pasiva) cubren un mismo, pero simple y efectivo mecanismo de acción, básicamente los anticuerpos monoclonales de alta afinidad encubren las regiones de interacción específicas (regiones activas) que retrasan o neutralizan los efectos de las moléculas a las que van dirigidas. También se asume que al capturar la molécula blanco ésta es secuestrada y por lo tanto neutralizada. Los anticuerpos de potencial clínico van dirigidos contra proteínas, péptidos y haptenos cuya retención modula su actividad durante el proceso de enfermedad para el que fueron diseñados, encausando la disminución de los síntomas, la recuperación del paciente, e idealmente la erradicación de la enfermedad y para los anticuerpos de tipo antídoto la neutralización de efectos nocivos por toxicidad. Los anticuerpos más empleados son para tratamientos de cáncer, padecimiento que lidera el uso de anticuerpos de uso clínico (para más información revisar el capítulo 29).

Los anticuerpos dirigidos al reconocimiento de moléculas tóxicas tienen la finalidad de neutralizar sus efectos secuestrando la molécula y bloqueando sus regiones activas, en otras palabras, son empleados como antídotos de captura del agente tóxico. Por ejemplo, anticuerpos monoclonales/policlonales de alta afinidad pueden ir dirigidos contra toxinas inyectadas por la picadura de animales ponzoñosos, inhibiendo su actividad biológica y marcando la molécula para su recuperación y destrucción por el sistema inmunológico (opsonización y fagocitosis). Los anticuerpos dirigidos al reconocimiento de agentes tóxicos pueden ser usados ya sean completos (regiones Fab + Fc) o únicamente sus regiones activas más pequeñas como los F(ab)2, Fab, scFab (*single chain*) y scFv (*single chain fragment-variable*, que son únicamente las cadenas VH/VL en formulaciones de patente farmacéutica (para estructura de anticuerpos revisar el capítulo 8). La eficacia de estos anticuerpos está centrada en su capacidad para enlazar efectivamente la toxina bajo altas constantes cinéticas de asociación y bajas constantes de liberación, idealmente constantes de asociación consideradas "infinitas" que teóricamente permiten suficiente tiempo para que los anticuerpos sean recuperados y destruidos en los lisosomas junto con su carga proteica o molecular.

Actualmente se emplean los antídotos, diseñados por la farmacéutica mexicana Silanes en colaboración con la Universidad Nacional Autónoma de México (UNAM), para neutralizar venenos de algunas víboras y algunos artrópodos de la Clase *Arachnida* (alacranes, escorpiones y arañas) basados en el empleo de la región Fab (faboterápicos, véase tabla 9-1-1). También existen Fabs de otras compañías en el mercado para evitar intoxicaciones medicamentosas por digoxina (molécula con actividad cardiotónica), un derivado glucosidado del esteroide extraído (digoxigenina) de las plantas de genero *Digitalis*. Un tipo especial de **anticuerpo terapéutico** es el de la inmunoglobulina empleada contra el antígeno D (Rh) de eritrocitos humanos para casos de embarazo de riesgo por incompatibilidad de factor Rh que son los casos de enfermedad hemolítica del recién nacido portador de factor Rh(+), donde la madre es Rh(-). Otros desarrollos recientes de los últimos 15 años incluyen anticuerpos policlonales y monoclonales para neutralizar las infecciones por *Bacillus anthracis* (ántrax) dirigidos al antígeno protector (PA, *protective antigen*; nombre alterno: *anthrax toxins translocating protein*), uno de los tres componentes de la toxina del ántrax y responsable de la unión al receptor de la toxina ántrax (ATR, *anthrax toxin receptor*). La unión de PA a ATR facilita la translocación de los otros dos componentes de la toxina, el factor letal (LF, *lethal factor*) y el factor de edema (EF, *edema factor*), por lo que se asume que el mecanismo de acción es bloquear esta interacción evitando el ingreso de la toxina completa. En tanto que, los anticuerpos contra las toxinas de la familia A-B como la ricina (una de las fitotoxinas más potentes, conocida y producida por *Ricinus communis*) han estado en desarrollo experimental por varios años. Por ejemplo, un trabajo de reciente publicación, muestra la efectividad de un anticuerpo biespecífico de camello formado por dos dominios variables distintos dirigidos a partes distintas de la toxina. Un VHH reconoce la subunidad enzimática (una glucosidasa) y el otro VHH reconoce la subunidad de unión a beta-D-galactopiranósidos. Cabe aclarar que los camélidos presentan una variable evolutiva de inmunoglobulina constituida por dos cadenas pesadas de 3 dominios de inmunoglobulina cada una (sin cadenas ligeras), donde las regiones variables están constituidas por un único dominio pesado denominado VHH. También se han desarrollado anticuerpos monoclonales de mamíferos que pueden realizar una efectiva protección pasiva (en modelo murino) inhibiendo la subunidad catalítica de la ricina e interfiriendo con los mecanismos de transporte celular.

Por otro lado, los tratamientos de inmunización pasiva con anticuerpos para tratar intoxicación por abuso de drogas de origen natural (como cocaína y heroína), de drogas de diseño o sintéticas (como metilendioximetanfetamina, metanfetamina y anfetaminas) y como auxiliares en los tratamientos antiadictivos son y siguen siendo una promesa por más de 30 años que actualmente no culmina con el arribo de anticuerpos comercializados. Entre los problemas de obtención de estos anticuerpos están principalmente la generación de anticuerpos con constantes de afinidad y especificidad altas, así como bajas constantes de liberación que permita que la molécula blanco sea secuestrada de forma definitiva permitiendo su opsonización/fagocitosis y digestión lisosomal efectiva y por lo tanto evitar la reintoxicación por liberación al equilibrio. Otro problema es la transformación que sufren las drogas de abuso cuando ingresan al usuario, tales como oxidación, decarboxilación, acetilación y glucoronización entre otros, esto dificulta el diseño de anticuerpos que puedan completamente erradicar la droga y sus metabolitos adictivos, ya que los cambios son rápidos y dependientes del tiempo transcurrido a partir de la ingesta. Este campo se trabaja activamente con el objetivo de encontrar anticuerpos no solo contra drogas de abuso sino también de drogas de uso legal como la nicotina contenida en el tabaco y drogas de uso médico restringido como morfina, codeína, oxicodona, hidrocodona, fentanilo y tramadol, así como drogas sintéticas menos comunes como la ketamina y el rohypnol.

Respecto a las motivaciones de los desarrollos de anticuerpos contra toxinas del tipo del ántrax y la ricina son diversas, si bien se prevé que evolutivamente existe la posibilidad de aparecer un bacilo muy agresivo y se extienda como pandemia, también se basa en las ideas preventivas antiterroristas del sector de defensa militar. Sin embargo, la utilización de anticuerpos contra otras moléculas como insecticidas y pesticidas, algunos organofosforados y organoclorados de elevada toxicidad y capacidad teratógena y cancerígena (algunos asociados a leucemia) se han contemplado experimentalmente y reportados en revistas de investigación. Como corolario podemos asumir que en el futuro cercano/medio posiblemente se desarrollen algunos antídotos asociados a su uso continuo (como herramientas de prevención para el usuario) y como reactivos de secuestro en biorremediación.

TABLA 9-1-1. Anticuerpos empleados como antitoxinas o antídotos

Anticuerpo	Descripción	Blanco terapéutico
Alacramin®	Faboterápico polivalente antialacrán	Dirigido a toxinas del genero *Centruroides*
Antivipmyn Tri®	Faboterápico polivalente antiofídico de diversas especies de víbora	Dirigido a toxinas de *Crotalus durissus*, *Lachessis muta*, diversas especies del genero *Bothrops*, *Sistrurus ssp* y *Agkistrodon spp*
Antivipmyn Africa®	Faboterápico polivalente antiofídico de diversas especies de serpiente de las familias de *viperidae* y *elapidae*	Dirigido a toxinas principalmente de *Echis ocellatus*, *Bitis arietans*, *Naja nigricollis* y *Dendroaspis polylepi*
Aracmyn®	Derivado del plasma de caballo hiperinmunizado con veneno de araña *Latrodectus spp*	Principalmente dirigidos contra toxinas de *Latrodectus mactans*
DigiFab® Digibind®	Faboterápicos policlonales de ovino contra intoxicación por digoxina	Dirigido a digoxina
Anthrasil®	Anticuerpos policlonales tipo IgG contra el PA	Dirigido a controlar la Infección por *Bacillus anthracis*
Raxibacumab, Obiltoxaximab y Thravixa	Anticuerpos monoclonales completos contra el PA	Dirigido a controlar la Infección por *Bacillus anthracis*
Anti-D (Rh) inmunoglobulina	Anticuerpos policlonales IgG contra el antígeno D (Rh) de eritrocitos humanos	Dirigido a evitar que la madre Rh(-) forme anticuerpos contra los eritrocitos Rh(+) del feto

10 MOLÉCULAS DE RECONOCIMIENTO ANTIGÉNICO Y COESTIMULADORAS

Edgar Zenteno Galindo • Eda P. Tenorio Zumárraga

CONTENIDO

OBJETIVOS DE APRENDIZAJE

Al terminar este capítulo el lector será capaz de:

1. Describir el reconocimiento antigénico en el linfocito T
2. Describir la estructura del TCR
3. Identificar la estructura del CD3 y su relación con el TCR
4. Integrar la presentación de antígenos no proteínicos en el contexto molecular del CD1

5. Describir el reconocimiento antigénico por el linfocito B
6. Describir la señalización en linfocitos B y T
7. Integrar la regulación de la expresión entre las moléculas accesorias
8. Describir modulación de la respuesta inmunológica a través de anticuerpos monoclonales terapéuticos

INTRODUCCIÓN

En la respuesta inmunológica adaptativa existen receptores para **antígenos** provenientes de proteínas intactas, antígenos procesados presentados en el contexto del complejo principal de histocompatibilidad (MHC, *Major Histocompatibility Complex*) y antígenos no peptídicos presentados por el CD1; dichos antígenos serán reconocidos por el receptor de linfocitos B (BCR, *B cell receptor*), por el receptor de linfocitos T (TCR, *T cell receptor*) alfa-beta y el TCR gamma-delta, respectivamente. El reconocimiento antigénico por medio de cualquiera de dichos receptores no es suficiente para la modulación efectiva de la respuesta inmunológica, pues para que los linfocitos se activen y realicen de manera apropiada cualquiera de sus funciones efectoras necesitan una segunda señal de alguna de las diversas moléculas de coactivación; dicha señal depende de la estirpe celular y de su estadio de maduración.

RECONOCIMIENTO ANTIGÉNICO EN EL LINFOCITO T

El TCR es la molécula que en los linfocitos T se encarga del reconocimiento de los epítopes de antígenos presentados en el contexto molecular del MHC. También es primordial para el proceso de selección positiva y negativa durante el desarrollo de los múltiples linajes de linfocitos T en el timo. Existen otras moléculas correceptoras de superficie, como el CD4 y CD8, específicas para el reconocimiento del MHC-II y MHC-I, respectivamente (figura 10-1), y otras que están involucradas en ambos linajes de linfocitos T en mecanismos de coactivación o coinhibición. El reconocimiento del MHC/péptido por el TCR junto con la unión de las moléculas coestimuladoras con sus ligandos provoca la activación celular, lo que induce varios programas funcionales en los linfocitos T que pueden llevar tanto a la síntesis de factores de crecimiento como a la de sus receptores específicos, y también a la proliferación celular, selección clonal, apoptosis y producción de citocinas, quimiocinas y perforinas.

Una vez en la circulación, o durante su migración a diversos tejidos, el linfocito T interactúa con distintos tipos celulares, sobre los cuales puede reconocer antígenos exógenos. Las APC (células presentadoras de antígeno) con las que interactúa el linfocito T procesaron ya proteínas y expresan en su superficie celular numerosos epítopos, que formarán un complejo con el MHC. Los péptidos que son reconocidos por los linfocitos T deben tener una estructura secundaria en α-hélice, caracterizada por aminoácidos polares. Se ha determinado que la mayoría de los péptidos antigénicos presentados por MHC son anfipáticos, con una porción hidrofílica y otra hidrofóbica; dichas porciones interactúan de manera simultánea con el complejo TCR/CD3 y el MHC, respectivamente. Por esta razón, la asociación MHC/péptido-TCR es un proceso dinámico que depende de complejas interacciones célula-célula previas al contacto que generará la activación celular.

ESTRUCTURA DEL TCR

El TCR es un heterodímero estricto, está formado por dos subunidades proteínicas integrales de membrana que pueden ser de tipo alfa-beta o gamma-delta; estas cadenas pertenecen a la superfamilia de las inmunoglobulinas y las unen puentes disulfuro. Todos los componentes del TCR son proteínas integrales de membrana y están formados por un dominio N-terminal extracelular, un dominio transmembranal y un dominio citoplasmático C-terminal (figura 10-2). La mayor parte de los linfocitos T en circulación o en los órganos linfoides secundarios expresan un TCR tipo alfa-beta, mientras que la variante gamma-delta del TCR se expresa en un bajo porcentaje de linfocitos T, distribuidos particularmente en tejidos linfoides asociados a mucosas. Dichas cadenas participan de manera relevante en la respuesta a antígenos de origen no proteínico que no han sido procesados ni presentados por el MHC, sino presentados en el contexto de la molécula CD1.

La cadena TCRα contiene oligosacáridos con ácido siálico y está formada por un dominio extracelular constituido por una región variable y dos cisteínas implicadas en los puentes disulfuro; una región de unión y una región constante que también contiene dos cisteínas indispensables para los puentes disulfuro intracatenarios. El dominio transmembranal contiene aminoácidos básicos, implicados en la formación del enlace iónico con las cadenas del complejo

CD3, y el dominio intracelular comprende solo cinco aminoácidos. La cadena beta del TCR es una proteína con estructura similar a la cadena alfa; también está glucosilada, consta de un péptido líder y está compuesta en la porción extracelular por una región variable, una de unión y otra constante que posee cuatro cisteínas. El dominio transmembranal está conformado por una región hidrofóbica con un residuo básico de lisina que crea un enlace iónico con el CD3. La porción intracelular la constituyen solo cinco aminoácidos. La estructura de las cadenas alfa y beta guarda homología secuencial con los dominios de las inmunoglobulinas.

Al igual que ocurre en los anticuerpos, los genes que codifican para las cadenas alfa-beta y gamma-delta del TCR se forman a partir de la unión de elementos génicos separados. El reordenamiento génico es el proceso por el cual se genera la diversidad de los anticuerpos y del TCR; depende tanto de la expresión de RAG1, RAG2 y de la desoxinucleotidil transferasa terminal (TdT) como de la presencia de secuencias de ADN específicas adyacentes a los segmentos génicos de reordenamiento. El sitio del TCR que reconoce los determinantes antigénicos está codificado por el producto de la recombinación de segmentos VDJ para la cadena beta o la delta, lo mismo que por los segmentos VJ de los genes *alfa* y *gamma* de las cadenas del TCR. Al igual que para la diversidad de anticuerpos, la diversidad de TCR se incrementa debido a la adición de nucleótidos en los segmentos génicos durante la recombinación somática; esta adición es catalizada por la TdT y no requiere una plantilla de ADN. Este proceso ocurre en los linfocitos pre-T en el timo, y en cuanto la secuencia de cada TCR queda organizada se mantiene sin cambios y no desarrolla hipermutaciones somáticas. Las regiones de cada molécula del TCR que interactúan con los determinantes antigénicos se denominan **regiones determinantes de complementariedad** o CDR. En la interacción con el péptido presentado por el MHC participan tres CDR; el CDR3 se une al péptido mientras que el CDR1 y CDR2 estabilizan su unión al MHC (véase figura 10-1).

La organización génica de la cadena TCRα y delta se encuentra en el cromosoma 14; el gen *alfa* se puede dividir en cuatro regiones (3′→5′), una región constante que se reparte en cuatro exones y que codifica para la región constante de la cadena (Cα); una serie de segmentos de unión (J); segmentos que codifican para las secuencias variables de la cadena Vα, y la región en que se encuentran los genes V(D) J del TCRδ localizada entre los segmentos génicos Vα y Jα. El gen TCRβ que se encuentra en el cromosoma 7 posee dos genes constantes, usados de forma intercambiable en todos los tipos de linfocitos T, denominados Cβ1 y Cβ2. Están repartidos en cuatro exones que codifican el dominio constante y una porción del péptido de unión, la región bisagra y la cisteína de unión entre las

cadenas alfa y beta, el dominio transmembranal y el dominio citoplasmático, respectivamente. La organización genética de los *loci* del TCRγ se localiza también en el cromosoma 7; esta región la constituye una serie de 14 segmentos génicos V, seguida de dos segmentos diferentes de segmentos *J-C*. La diversidad de combinaciones generadas es muy limitada. Además, una de las regiones constantes es defectiva y podría eliminar uno de los genes Vγ, lo que genera una molécula que no es funcional; una característica de la región constante es que en el segundo exón se ha perdido el residuo de cisteína que está implicado en la formación del puente disulfuro intercatenario.

Para generar la gran diversidad de receptores de linfocitos T intervienen diversos factores, como la unión aleatoria de los múltiples segmentos de los genes de la línea germinal, la diversidad de unión que resulta de una fusión imprecisa entre los distintos segmentos genéticos (lo que provoca deleciones y adiciones de nucleótidos y da origen así a una diferencia en el número de aminoácidos), la asociación al azar de las subunidades peptídicas que constituyen el receptor y, por último, la multiplicidad de los genes variables V. A consecuencia de la recombinación de estos factores se podrían generar hasta 5 000 tipos distintos de cadenas alfa y más de 500 cadenas beta, que tienen el potencial de formar 2.5 millones de combinaciones del TCR V(D) J. En contraste con las inmunoglobulinas, los genes del TCR no parecen diversificarse mediante mutaciones somáticas de los genes reordenados, quizá debido a la necesidad de crear dominios que serán específicos en la molécula del MHC y que generan superficie de contacto con los denominados **histotopos** y los **paratopos**. Estas características son esenciales para el correcto despliegue de la activación de los linfocitos T, de tal forma que, por estas características, el MHC de una APC de un individuo difícilmente sería reconocido por el TCR de las células de otro individuo, aunque ambos reconocieran un epítopo semejante.

▌ ESTRUCTURA DEL CD3 Y SU RELACIÓN CON EL TCR

Asociado con las dos cadenas alfa-beta o con las cadenas gamma-delta del TCR, se encuentra un grupo de moléculas monomórficas de membrana denominado de manera colectiva CD3, juntos conforman el complejo TCR/CD3. El CD3 es la porción invariante del complejo; está formado por al menos tres monómeros unidos no covalentemente (denominados delta, épsilon y gamma) (figura 10-2). Cuando ocurre el reconocimiento antigénico entre el TCR y la molécula MHC que presenta al antígeno, el complejo TCR/CD3 se encarga de transmitir la señal de reconocimiento al desencadenar una cascada de reacciones bioquímicas en el citoplasma de la célula T, lo que inicia el proceso de activación.

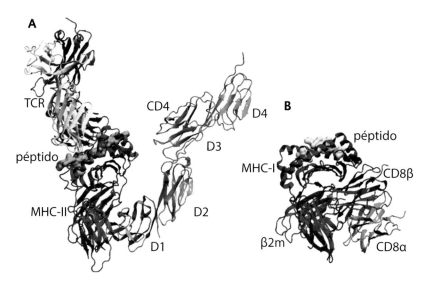

Figura 10-1. Presentación antigénica en el contexto molecular del MHC-I y II al receptor de linfocitos T (TCR) αβ de linfocitos T CD4+ o CD8+. **A)** El dominio D1 del CD4 reconoce principalmente residuos del dominio β2 e indirectamente del dominio α2 del MHC-II contactando así ambas cadenas del MHC-II (PDB ID. 3T0E). **B)** Un sitio localizado entre las cadenas α y β del CD8 se enlaza con el dominio α3 del MHC-I (PDB ID 1AKJ).

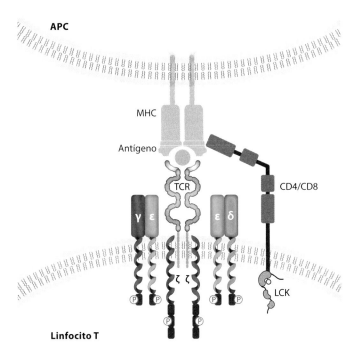

FIGURA 10-2. Organización del complejo CD3/TCR. Las cadenas αβ del TCR se encuentran asociadas al CD3. El CD3 está formado por tres cadenas denominadas δ, ε y γ, las cuales están unidas entre sí de manera covalente. Cuando el TCR reconoce a su antígeno en el contexto del MHC, son las cadenas del CD3 las encargadas de la transmisión de la señal debido a sus regiones ITAM (*rojo*). La estabilidad de la señal se incrementa por la presencia de un correceptor, ya sea CD4 o CD8.

La cadena CD3δ es una glucoproteína constituida por tres dominios bien diferenciados: un dominio extracelular que lleva dos oligosacáridos unidos, un dominio transmembranal y un dominio intracitoplasmático. La cadena CD3γ es una glucoproteína de estructura similar al CD3δ y se cree que su función es fundamentalmente estructural o de interacción con otros correceptores, como el CD2, CD4 o CD8. Los genes que codifican para el CD3γ y CD3δ se encuentran muy próximos en casi todas las especies. En humanos, ambos genes se localizan en el brazo largo del cromosoma 11; el gen CD3γ está constituido por cinco exones y el gen CD3β tiene siete exones. Las uniones exón-intrón están localizadas en posiciones homólogas en los dos genes, excepto porque el gen CD3γ contiene dos exones adicionales. Una característica del gen CD3δ es

que posee un alto nivel de conservación de la secuencia de nucleótidos. La cadena CD3ε es una proteína no glucosilada constituida por tres dominios: extracelular, transmembranal (que es hidrofóbico) e intracitoplasmático. Al igual que ocurre en el caso del CD3δ, el CD3ε posee un ácido aspártico en posición 115 que participa en enlaces de tipo iónico transmembranal en la porción intracelular. El gen CD3ε está constituido por nueve exones, dos de los cuales son inusualmente pequeños.

Al complejo CD3 se le asocia un homodímero intracitoplasmático formado por proteínas zeta, también conocido como CD247. La cadena zeta posee una estructura distinta de los otros péptidos del complejo CD3, ya que su dominio intracelular es de mucho menor tamaño que el extracelular. Es una proteína de 18.6 kDa y el gen que la codifica se encuentra en el cromosoma 1; contiene seis tirosinas en el dominio intracelular que se fosforilan por la acción de cinasas Zap70 cuando el TCR se activa. El segmento transmembranal de la cadena zeta es requerido tanto para su expresión como para la transducción de señales. La subunidad zeta se encuentra asociada al TCR formando un homodímero zeta-zeta o, con menor frecuencia, un heterodímero unido a otra proteína, llamada h, que proviene del mismo gen zeta como resultado de la edición alternativa. Al igual que el CD79, el dominio citoplasmático de todas las cadenas que forman el CD3 (gamma, delta, épsilon) y la cadena zeta contiene motivos fosforilables o ITAM ricas en tirosinas y susceptibles de ser fosforiladas en el proceso de transducción de señales de activación hacia el interior celular.

PRESENTACIÓN DE ANTÍGENOS NO PROTEÍNICOS EN EL CONTEXTO MOLECULAR DEL CD1

El CD1 es una familia de moléculas que reconoce antígenos lipídicos, pues tiene sitios específicos que interactúan con los ácidos grasos a través de sus grupos alquilo. Al mismo tiempo, el CD1 expone los dominios lipídicos terminales para ser reconocido por el TCRγδ. Este tipo de TCR se expresa en 5% de linfocitos T periféricos, principalmente en la piel y el intestino; se encuentra también en una población minoritaria de linfocitos T que carece de las moléculas CD4 y CD8, en el timo. El TCRγδ tiene un papel relevante en las enfermedades autoinmunes, ya que en tales patologías se observa un aumento del número de este subtipo celular en la sangre periférica. El grupo de linfocitos que expresa el TCRγδ también posee actividad efectora, ya sea como linfocitos Th CD4⁺ o Tc CD8⁺, y reconoce los antígenos presentados en el contexto molecular de CD1 en diversos grupos celulares, que incluyen macrófagos, células dendríticas, células NK, linfocitos B y linfocitos NKT, por lo que participan de manera importante tanto en la respuesta innata como en la adaptativa. El reconocimiento del CD1, en especial por las cadenas invariantes del TCR de los linfocitos, tiene un papel relevante

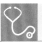

RECUADRO 10-1. ENFERMEDADES ASOCIADAS AL COMPLEJO TCR/CD3

Los linfocitos T constituyen una población policlonal en la que están representadas, en proporciones equivalentes, todas las regiones V de las cadenas TCRα y TCRβ. Sin embargo, las diferencias en la configuración de los genes del receptor del MHC o en la selección intratímica pueden afectar el repertorio de linfocitos T, lo que provoca la reducción de algunas clonas y el aumento de los niveles de otras. Tales alteraciones pueden detectarse al analizar la expresión de las regiones V de las cadenas alfa y beta de estas células, y se ha demostrado que se asocian a ciertas enfermedades autoinmunes, como la artritis experimental inducida por colágeno.

Se han descrito diversas enfermedades causadas por deficiencias que afectan de forma selectiva una o varias moléculas del complejo TCR/CD3, conocidas como defectos estructurales; o bien, provocadas por un defecto en la transmisión de la señal de activación al interior de la célula que provoca deficiencias funcionales primarias o secundarias. Estas deficiencias producen alteraciones en el sistema inmunológico: disminución del número de linfocitos, inhibición de la proliferación celular, reducción de la síntesis de citocinas, etcétera. Las consecuencias clínicas que se derivan de estos defectos son variadas y más o menos graves; lo que más se observa son infecciones recurrentes y, a veces, enfermedades autoinmunes.

Hasta el momento, se han descrito tres deficiencias en humanos que afectan el complejo CD3 o sus proteínas asociadas, como el CD3-γ, CD3-ε y las cinasas de tipo Zap-70. En los enfermos con déficit de las cadenas CD3-γ y CD3-ε hay disminución del número de moléculas de membrana del complejo TCR/CD3: 50% para la deficiencia de CD3-γ y 90% para el CD3-ε, lo que sugiere que la cadena épsilon es la más relevante para la conformación del complejo, aunque es factible que las CD3-γ y CD3-ε sean alternativas y suficientes para que el CD3 se transporte a la membrana. Se han identificado también defectos secundarios del reconocimiento a través del TCR/CD3. Por ejemplo, algunos virus pueden producir efectos patogénicos directos en el sistema inmunológico al interferir en la transducción de señales por el TCR/CD3. Se demostró que algunos virus infectan linfocitos T humanos, entre otros el virus de la inmunodeficiencia humana (VIH), el citomegalovirus (CMV), el herpesvirus humano tipo 6 (HHV-6) y el virus del sarampión. También se sabe que algunos tumores inducen inmunodeficiencias secundarias de los linfocitos T, además de alteraciones estructurales en el complejo CD3.

en la respuesta antimicrobiana, la respuesta inmunológica antitumoral y, al parecer, en la regulación del balance entre la tolerancia y la autoinmunidad.

Las moléculas CD1 fueron las primeras en ser identificadas con anticuerpos monoclonales producidas a partir de timocitos humanos y que reconocen linfocitos, por lo que fueron designadas como CD1 (cluster de diferenciación) en el Primer Simposio Internacional sobre Marcadores de Diferenciación de Leucocitos. Los genes *CD1* tienen una organización semejante a la de la molécula del MHC-I y codifican una proteína integral de membrana tipo 1 formada por los dominios alfa1, alfa2, y alfa3. En humanos los genes *CD1* se encuentran en el cromosoma 1 y codifican a una familia de cinco proteínas denominadas CD1a, CD1b, CD1c, CD1d y CD1e; la CD1e es la menos estudiada.

De la misma forma que ocurre con el MHC-I, CD1 es un heterodímero compuesto por una cadena CD1 pesada con tres dominios unidos de forma no covalente a la beta2-microglobulina. La cadena pesada de CD1 tiene una masa molecular relativa (Mr) de 49, 45 y 43 kDa para CD1a, b y c, respectivamente, y las diferencias en la Mr se deben al número de secuencias oligosacarídicas con enlaces glucosídicos de tipo N colocadas durante las modificaciones postraduccionales, ya que la estructura polipeptídica es de 33 kDa para todas las formas de CD1. La proteína CD1d es expresada en la membrana como una cadena de 49 kDa asociada con la beta2-microglobulina. Aunque se desconoce el significado biológico de la asociación con la beta2-microglobulina, esta unión es aparentemente necesaria para la correcta expresión del CD1, ya que existen diversos trabajos que confirman que en ausencia de la beta2-microglobulina las moléculas CD1 no se expresan en la membrana celular.

Los análisis estructurales de las moléculas CD1d, CD1b y CD1a, que son las mejor descritas, indican que el sitio de interacción con los antígenos en el CD1b es el más extenso, con un volumen estimado de 2 200 Å para CD1a, de 1 300 Å para CD1b y de 1 650 Å para CD1d. La organización estructural del CD1b le permite interactuar con 76 moléculas de carbono; sin embargo, el sitio del CD1a solo puede interactuar con 36 carbonos, lo que confirma que la diferente organización estructural para cada CD1 influye de forma relevante en la especificidad y la capacidad para interactuar con antígenos lipídicos de diversas tallas y composición. Algunos de los antígenos presentados por estas moléculas ya han sido caracterizados e incluyen diversos lípidos identificados en las paredes celulares de la micobacteria, como el ácido micólico, los ácidos grasos alfa y beta hidroxilados de cadena larga, la glucosa-monomicolato (GMM), el manosil-fosfatidilinositol y la lipoarabinomanana (LAM). De forma más específica, se sabe que las moléculas CD1c presentan a los linfocitos T la manosil-β-1-fosfoisoprenoide micobacteriana, que es un glucofosfolípido que contiene un fragmento lipídico corto, y que el CD1a reconoce un lipopéptido (didehidroximicobactina) de *Mycobacterium tuberculosis*. Algunos lípidos microbianos y antígenos de tipo lipopéptido son presentados por CD1a, CD1b y CD1c, y se ha sugerido que en el modelo murino CD1d reconoce glucoproteínas unidas a glucosilfosfatidilinositol (GPI) de *Plasmodium* o *Trypanosoma*. En este mismo sentido, existen evidencias en los mamíferos de que el CD1 presenta lípidos propios, que incluyen fosfolípidos ubicuos como el fosfatidilinositol, la fosfatidiletanolamina y el fosfatidilglicerol, lo que eventualmente puede generar la activación de linfocitos autorreactivos. Los esfingolípidos que contienen oligosacáridos (p. ej., el gangliósido GM1 que se encuentra en especial en el tejido nervioso) son presentados por el CD1b a los linfocitos T. El gangliósido GD3, que constituye el principal componente de los glucolípidos de tumores de origen neuroectodérmico como los melanomas, es presentado a los linfocitos T por el CD1d. Diversos sulfátidos, lo mismo que los esfingolípidos que forman parte importante de los lípidos en el cerebro de los mamíferos, son ésteres de sulfato betagalactosilceramida y pueden ser presentados por el CD1a, CD1b o CD1c a los linfocitos Tγδ, lo que sugiere que el mismo tipo de estructura lipídica podría ser presentado por diferentes moléculas CD1.

El CD1d humano presenta alfagalactosilceramida (alfaGalCer) a los linfocitos T; las alfaGalCer están conformadas de una base de esfingosina y tienen unida una piranosa, a su vez unida por enlaces tipo O-glucosilación a la cadena lipídica. De esta forma pueden formar complejos con gangliósidos GM2 y con fosfatidilinositol. Estudios realizados para identificar la especificidad del reconocimiento de los antígenos que presenta el CD1 al TCRγδ han permitido identificar que el CD1 soporta modificaciones en el carbono 4 de la hexosa, de tal forma que es posible que el CD1 presente antígenos que contengan glucosa o galactosa. Sin embargo, no es posible que presente a otro isómero como manosa. Además, la posición del carbono anomérico es esencial, porque el carbono 1 de una hexosa debe ser presentado específicamente en posición alfa anomérica, pues las formas anoméricas beta no son reconocidas en el contexto del CD1. De igual manera, el contexto menos hidrofóbico que se puede generar por la adición de un carbohidrato al antígeno para ser presentado (p. ej., la adición de una galactosa en la alfa-GalCer, tal como la α–Gal (1,2) GalCer, no genera respuesta en el linfocito T que ha interactuado con la molécula CD1d, lo que indica el alto nivel de especificidad de la interacción entre el TCR y el CD1.

La expresión del CD1a, CD1b o CD1c ha sido identificada tanto en procesos no infecciosos, como en enfermedades autoinmunes. Algunos macrófagos presentes en lesiones agudas o crónicas de inflamación, provocadas por desmielinización, neuropatías y vasculopatías, expresan CD1a y CD1b, lo que podría explicar la infiltración de linfocitos T a la zona de los nervios periféricos. Asimismo, los astrocitos del sistema nervioso central expresan CD1b en las placas de las lesiones agudas o crónicas de la esclerosis múltiple. Se han aislado lípidos de tipo gangliosídico o sulfatídico de tales tejidos, lo que sugiere la participación específica del reconocimiento por CD1b de estos componentes en la patogénesis de esta enfermedad autoinmune organoespecífica. Hallazgos similares se identificaron en células dendríticas que expresan CD1a y CD1c en el líquido sinovial en enfermedades reumáticas; en lesiones por psoriasis se han identificado CD1b y CD1c, en tanto que CD1a y CD1c son reconocidos por linfocitos T que se han infiltrado en la enfermedad de Sjögren.

En el caso del antígeno alfaGalCer, que es presentado en el contexto de CD1d a los linfocitos T, cabe señalar que se le han atribuido efectos antitumorales contra tumores de diferentes orígenes y sus metástasis, incluidos melanomas; tumores de colon, pulmón, próstata y mama; carcinoma de células renales y linfomas. Esto se debe a que la activación de linfocitos T por CD1d a través del reconocimiento de alfaGalCer genera la síntesis y secreción de IFN-γ, lo mismo que la regulación positiva de la expresión de CD154 (CD40L) en los linfocitos T específicos para CD1d; luego este proceso promueve la producción de IL-12, la cual (al parecer junto con el IFN-γ secretado por los linfocitos T) favorece la activación de células NK y linfocitos Tc (CD8+) que funcionan en forma directa como efectores antitumorales.

En el caso del CD1e, aunque su función no ha sido identificada por completo, se demostró que el proceso de interacción con antígenos micobacterianos del tipo manosilados (p. ej., el fosfatidilmioinositol [PIM] que estimula los linfocitos T a través del CD1b), solo es posible después que el PIM sufre una digestión parcial, que elimina la porción de las estructuras oligomanosídicas por alfamanosidasas lisosomales, para lo cual se requiere la participación del CD1e soluble. Dicha participación se confirmó utilizando CD1e producido de modo sintético, que al unirse al PIM favorece su digestión. Estos datos sugieren que el CD1e facilita la modificación de glucolípidos para aumentar el repertorio de antígenos de tipo glucolipídico que activan los linfocitos Tγδ y optimizan la respuesta contra micobacterias (figuras 10-3 y 10-3bis).

RECONOCIMIENTO ANTIGÉNICO POR EL LINFOCITO B

El BCR es el encargado del reconocimiento antigénico en los linfocitos B; a diferencia del TCR, el BCR identifica epítopos provenientes de proteínas intactas. No obstante, al igual que en el linfocito T, el BCR tiene importancia significativa en la selección de las clonas que saldrán a la periferia. Una vez que el ligando oligomeriza varias unidades del BCR hay diversas señales que pueden generarse según el nivel de maduración y el estadio en que se encuentre el

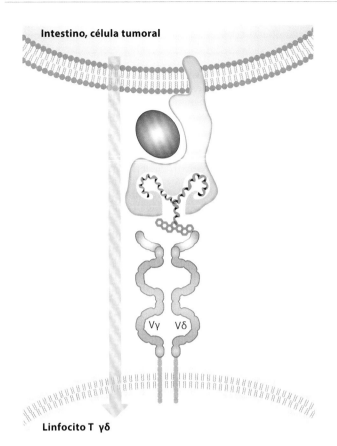

Intestino, célula tumoral

Vγ   Vδ

Linfocito T γδ

Figura 10-3. **Presentación de antígenos glucolipídicos por CD1.** CD1 es una proteína de membrana que se expresa asociada a la β2 microglobulina, reconoce los grupos alquilo de los antígenos lipídicos y al mismo tiempo presenta los dominios lipídicos terminales para su reconocimiento por el TCR γδ. Este último se expresa únicamente en 5% de la población periférica de linfocitos T.

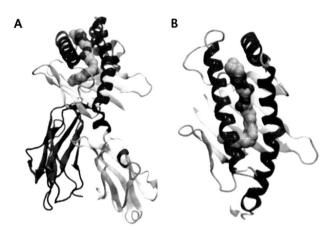

A   B

Figura 10-3 bis. **Características estructurales de la presentación de antígenos lipídicos por el CD1 al TCR.** **A)** Estructura de cristal de la glicoproteína de superficie de células T CD1 humana; en complejo de presentación de un lípido. El lípido está alojado en una cavidad formada por dos hélices α largas descansando sobre una capa β anti paralela de 8 hebras. CD1 humano en complejo con un lípido. Modelos de NewCartoon en colores de estructura secundaria; Hebras β en amarillo. Hélices α en magenta. Hélices 3-10 en azul oscuro. Asas con tipos de *turn* o giros en azul cyan y blanco. β 2-microglobulina; modelos de NewCartoon en color azul oscuro. Lípido en modelo de superficie y colores por átomos. Carbonos: azul cyan, oxígenos: rojo. **B)** Imagen basada en la anterior a 90 grados y presentando el lípido extendido sobre la capa β que forma el fondo de la cavidad de enlace de CD1. Las hélices α forman los bordes de la cavidad y contactan el lípido por ambos extremos dejando libre la región superior del lípido. (PDB ID: 4X6C)

linfocito B. Algunas consecuencias de la señalización por el BCR pueden ser, por ejemplo, la ejecución de programas apoptóticos, de sobrevivencia, generación de células secretoras de anticuerpos, división celular, expansión clonal y cambio de isotipo de anticuerpos. Al igual que en el linfocito T, la selección del mecanismo que seguirá la célula que ha reconocido a su antígeno depende en gran medida de las señales estimuladoras e inhibidoras provistas por otros correceptores.

Estructura del BCR

Los linfocitos B maduros expresan receptores conocidos como BCR, que están formados por una inmunoglobulina de membrana (mIg) capaz de reconocer al antígeno; dicho anticuerpo está asociado a CD79, un heterodímero Igα/Igβ o CD79a/CD79b con una estequiometría de 1:1. La mIG del BCR es miembro de la superfamilia de las inmunoglobulinas y está formado por dos cadenas pesadas de 55 kDa y por dos cadenas ligeras de 25 kDa. Las cadenas pesadas las conforman cuatro dominios y están unidas entre sí por enlaces disulfuro intracatenarios. Las cadenas ligeras contienen dos dominios y están unidas a las cadenas pesadas también por enlaces disulfuro intercatenarios. En los humanos, el *locus* de la cadena pesada se encuentra en el cromosoma 14, mientras que el de la cadena ligera kappa está en el cromosoma 2, y el de la cadena ligera lambda en el cromosoma 22. El isotipo de los anticuerpos está determinado por la estructura de la región constante, en tanto que la especificidad antigénica se encuentra en los dominios variables. Los dominios variables comprenden a las regiones amino terminal, tanto de la cadena ligera como de la pesada, y se caracterizan por su gran variabilidad de secuencia, la cual es consecuencia de la recombinación génica, la adición de nucleótidos y la hipermutación somática. Los mecanismos de la generación de la variabilidad son muy semejantes a los del TCR y fueron descritos con anterioridad.

El otro componente del BCR es el heterodímero Igα/Igβ o CD79a y CD79b, miembros también de la superfamilia de las inmunoglobulinas. En los humanos, la cadena Igα es codificada por el gen *mb-1*, que está localizado en el cromosoma 19 y contiene cinco exones. Es una glucoproteína de 226 aminoácidos compuesta de una secuencia líder, un dominio extracitoplásmico con seis sitios potenciales de N-glucosilación, tres residuos de cisteína para potenciales enlaces disulfuro, un dominio transmembranal y un dominio intracitoplasmático. La cadena Igβ es codificada por el gen B29 que se localiza en el cromosoma 17. Es una proteína de 229 aminoácidos con una estructura similar a Igα y su porción citoplasmática promueve la internalización del complejo BCR-antígeno.

En linfocitos B *naïve* el BCR está compuesto por un anticuerpo de membrana que puede ser del isotipo IgM (y contener solo cinco dominios en la cadena pesada) o del isotipo IgD (con cuatro dominios en las cadenas pesadas). Uno de dichos dominios es variable y el resto son constantes. Estas cadenas contienen una región de bisagra, un dominio transmembranal y un dominio intracelular corto que consta solamente de tres aminoácidos: lisina, valina y lisina (KVK). En el caso de los linfocitos B activados o transformados a células plasmáticas, el isotipo del anticuerpo puede ser IgG, IgA o IgE, pero siempre conserva la misma especificidad. Estas mIg son las encargadas del reconocimiento antigénico, pero no poseen secuencias que puedan ser fosforiladas, por lo que la transducción de la señal depende de CD79, que contiene ITAM. Dichos sitios están compuestos por secuencias bien conservadas de cuatro aminoácidos, en los cuales la tirosina que será fosforilada por la acción de cinasas de la familia Syk está separada de la leucina o isoleucina por cualquier tipo de aminoácido (YxxL/I) (figura 10-4).

❚ SEÑALIZACIÓN EN LINFOCITOS B Y T

En 1970 se habló por primera vez de la teoría de la coestimulación, la cual propone que la primera señal proviene del BCR o del TCR, identificando a la célula como competente para reconocer al antígeno; la segunda señal proviene de alguna **molécula coestimuladora**, la cual provee señales intracelulares de progresión de activación que permite a los linfocitos activarse, proliferar, diferenciarse y ejercer sus funciones efectoras. Un ejemplo claro se da en

Reconocimiento

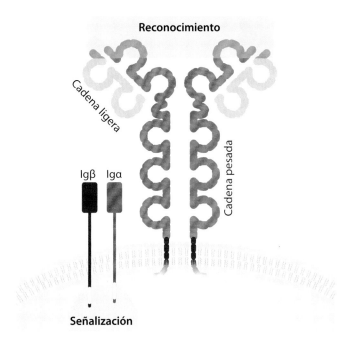

Señalización

Figura 10-4. Características del receptor de los linfocitos B. El BCR está formado por una inmunoglobulina de membrana capaz de reconocer y unirse a un antígeno y por las proteínas invariantes Igα y β, también conocidos como CD79a y CD79b. Cada una de las anteriores contiene en su región citoplásmica una región ITAM (*amarillo*) y por lo tanto son las encargadas de la transducción de la señal.

los linfocitos T, cuando la activación del TCR sin señalización adicional es insuficiente para activarlos y los deja anérgicos; es decir, incapaces de responder a una activación posterior. De manera más reciente se sugirió que la teoría de coestimulación debería considerarse una ola de señales, ya que la activación o inhibición de los linfocitos parece ser, en realidad, resultado de una serie de eventos regulados tanto secuencial como temporalmente: la combinación del reconocimiento por el receptor antígeno específico, junto con la combinación y la intensidad de señales coestimuladoras y coinhibidoras que favorecerán la selección de los mecanismos celulares que se activarán en la célula. Dichas señales están influenciadas, además, por el subtipo y el estadio celular, el microambiente, las células aledañas y las citocinas, lo cual dicta el contexto de la situación.

Las moléculas que coseñalizan con cualquiera de los receptores antígeno específicos pertenecen principalmente a dos familias: la superfamilia de las inmunoglobulinas (SfIg) (cuyas subfamilias CD28 y B7 son las mejor descritas [tabla 10-1]) y la superfamilia del receptor del factor de necrosis tumoral (TNFR), en la que se encuentran el CD40, OX40 y CD30, por mencionar algunas (tabla 10-2). El conocimiento acerca de la coseñalización en linfocitos ha crecido de modo notable, y se han descrito gran cantidad de moléculas involucradas en procesos de activación e inhibición (véanse tablas 10-1 y 10-2).

CD28/CTLA-4 y CD80/CD86

Entre las moléculas de coseñalización mejor estudiadas de los linfocitos T se encuentran el CD28 y el CTLA-4 (*Citotoxic T-Lymphocyte Antigen* 4, o antígeno 4 de linfocitos T citotóxicos) o CD152; ambas interactúan con sus ligandos CD80/CD86 en las APC. La compleja relación entre estas moléculas se debe a que el CD80 y el CD86 tienen una especificidad dual, tanto para el CD28 como para el CTLA-4; estas moléculas aportan en el linfocito T señales de activación o inhibición, respectivamente.

CD28 y CTLA-4 pertenecen a la subfamilia CD28 de la SfIg; en humanos sus genes se hallan en el cromosoma 2, tienen un porcentaje de identidad de 30% y ambos se expresan en linfocitos T. El CD80 y CD86 pertenecen a la subfamilia B7 de la SfIg; en humanos sus genes están en el cromosoma 3 y se expresan en linfocitos B, T, macrófagos y células dendríticas. En 1987 se describió que el CD28 amplifica la señal del TCR al inducir la proliferación y la producción de IL-2; se le considera la molécula coestimuladora dominante en la superficie de los linfocitos T. Dicha amplificación depende de la interacción del CD28 con el CD80 o CD86, y es importante para prevenir la inducción de tolerancia. El CD28 se expresa de manera constitutiva en los linfocitos T y su velocidad de recambio es muy baja, por lo que parece estar siempre disponible para generar una señal activadora. Cuando el CD28 y el CD80/CD86 se entrelazan, la señalización no se limita al linfocito T; la célula dendrítica también recibe una señal que puede llevar, por ejemplo, a la producción de IL-6 y de otras moléculas que tienen efectos estimuladores para la activación de linfocitos T. Cabe mencionar que la interacción del CD28 con el CD80 tiende a generar un microambiente de polarización hacia Th1, mientras que con el CD86 lo polariza hacia Th2. Por otro lado, la interacción del CTLA-4 con el CD80/CD86 origina una señal inhibitoria de la activación en los linfocitos T y puede generar anergia; este proceso es básico para la homeostasis linfocitaria y la regulación de la respuesta celular. La expresión del CTLA-4 en linfocitos T activados está restringida a vesículas intracelulares; una vez que el linfocito se activa, el CTLA-4 es transportado con rapidez a la membrana y tiene una velocidad de recambio muy alta, pues la vida media en la membrana es de alrededor de 2 h. Por otro lado, cuando las células dendríticas reciben la señal del CTLA-4 se incre-

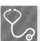

RECUADRO 10-2. EL ANTICUERPO MONOCLONAL TERAPÉUTICO CONTRA CD28

CD28 es la molécula de coactivación más estudiada y mejor caracterizada en los linfocitos T; sin embargo, no existe una herramienta terapéutica que permita modular las células que la expresan para tratar enfermedades autoinmunes, cáncer o algunas infecciones.

En el año 2005, TeGenero AG (un *spin-off* de la escuela de medicina de la Universidad de Würzburg), desarrolló una clona superagonista específica para el CD28 llamada TGN1412. Se le llamó superagonista porque, a diferencia de las clonas tradicionales, este anticuerpo es capaz de activar *in vitro* los linfocitos T sin el entrecruzamiento previo del TCR (p. ej., utilizando un anticuerpo contra CD3). Los experimentos realizados en ratones demostraron que el tratamiento con dicho mAb ocasionaba la expansión de los linfocitos Treg y la producción de citocinas antiinflamatorias, por lo cual resultó ser un tratamiento efectivo para enfermedades autoinmunes. Con estos resultados claramente prometedores, se hicieron las primeras pruebas de seguridad y tolerancia en macacos, que también fueron exitosas. Por último, se aprobó un ensayo clínico en humanos. El resultado de dicho ensayo fue un desastre del todo inesperado, ya que luego de 1 h del tratamiento, los receptores desarrollaron una respuesta inflamatoria sistémica denominada *tormenta de citocinas* y enfermaron de gravedad durante las 12 a 16 h subsecuentes. Al revisar la formulación y purificación del anticuerpo no se encontró error alguno o contaminación, por lo que la agencia reguladora correspondiente solicitó a los investigadores un análisis biológico más profundo del anticuerpo. Los ensayos *in vitro* demostraron que las células humanas solo generaban citocinas proinflamatorias si el anticuerpo se encontraba inmovilizado y que, de acuerdo con este sistema, los receptores habían sido expuestos a una dosis máxima de estimulación. Análisis más profundos demostraron que tal efecto no se observaba en las células de macacos, debido a una pequeña diferencia entre especies, pues en los humanos hay una población efectora de memoria que expresa CD28 y que, muy probablemente, fue la causante de la tormenta de citocinas.

Esta experiencia, si bien inesperada para los investigadores y peligrosa para los receptores, es un recordatorio de que el balance inmunológico es delicado y complicado. Gracias a este ensayo, en la actualidad existen nuevas reglamentaciones para los estudios de anticuerpos monoclonales terapéuticos, y se incentivan mayores y más detalladas investigaciones relacionadas con la expresión y modulación de las moléculas de coseñalización, no solo en modelos animales, sino también en humanos.

TABLA 10-1. Moléculas de coseñalización en los linfocitos B

Receptores (en linfocitos B)	Ligandos	Función
CD40	CD40L (CD154) en linfocitos T activados	Activación
Complejo de correcepción de linfocitos B (CD19, CD21, CD81)	C3d, EBV gp350, IFN-γ, CD23	Activación
CD72	CD100, CD5	Inhibición
FCγRIIb	IgG en forma de complejos inmunes o unido a membrana FC (baja afinidad)	Inhibición
CD22	Siaα2,6Galβ1, 4GlcNAc en linfocitos y endotelio inflamado	Inhibición
PD1	PD-L	Inhibición
CD5 en linfocitos B1	CD72	Inhibición
ILT-2	HLA-A, HLA-B y HLA-G	Inhibición

menta la producción de IFN-γ y de la enzima indolamina 2,3-dioxigenasa, lo cual conlleva al catabolismo del triptófano y, por ende, a la supresión indirecta de la proliferación de los linfocitos T. Por último, se ha demostrado también que células Treg pueden utilizar su CTLA-4 de membrana para capturar y degradar al CD80 y CD86 de otras células por un proceso llamado **transendocitosis**, que imposibilita la coestimulación a través del CD28 y, por lo tanto, suprime la activación de linfocitos.

ICOS-ICOSL

La molécula coestimuladora inducible de células T (ICOS, *Inducible T-cell Coestimulator*) también pertenece a la subfamilia CD28. Es una glucoproteína homodimérica transmembranal de tipo 1;

contiene un domino extracelular semejante al de las cadenas variables de las inmunoglobulinas (*IgV-like*) y tiene homología con el CD28. La ICOS es inducida tras la activación del linfocito T, pero la estimulación vía CD28 es indispensable para inducir la expresión de la ICOS en la superficie de los linfocitos T estimulados por antígeno. A pesar de la alta homología que tiene la ICOS con el CD28, la ICOS carece del motivo MYPPPY (metionina, tirosina, prolina, prolina, prolina, tirosina), el cual se requiere para la unión de CD28 y CTLA-4 a sus receptores, por lo que la ICOS no tiene la posibilidad de interactuar con el CD28. La ICOS se expresa en específico en el linfocito T después de 24 a 48 h de la activación; tiene además especial relevancia en la ontogenia e inducción de la proliferación del linfocito T. La ICOS se expresa de modo predominante en célu-

TABLA 10-2. Moléculas de coseñalización en los linfocitos T

Familia	Subfamilia	Receptor	Ligandos	Función
IgSF	CD28	CD28	CD80 (B7-1), CD86 (B7-2)	Activación
		CD278 (ICOS)	CD275 (ICOS-L)	Activación
		CTLA-4	CD86	Inhibición
		PD1	CD274 (PDL-1) CD273 (PDL-2)	Inhibición
		BTLA	HVEM	Inhibición
IgSF	SLAM	SLAM	SLAM	Activación
		CD2	CD48, CD58	Activación
		2B4	CD48	-
IgSF	TIM	TIM 1	TIM 1 y otros desconocidos	Activación
		TIM3	Galectina 9	Inhibición
IgSF	CD226	TGIT	CD155, CD112, CD113	Inhibición
		CD226	CD155, CD122	Activación
		CD335	NELL2	Activación
IgSF	LAIR	LAIR1	Colágeno	Activación
IgSF	Huérfanos	CD160	HVEM	Inhibición
		LAG3	MHC-II	Inhibición
TNFSF	Tipo V (divergente)	CD27	CD70	Activación
		CD137 (4-1BB)	CD137 (4-1BB)	Activación
		CD134 (OX40)	OX40L	Activación
		GITR	GITRL	Activación
		CD30	CD30L	Activación
TNFSF	Tipo L (convencional)	HVEM	LIGHT	Activación
		DR3	TL1A	Activación
		CD40	CD40L	Activación
		CD95 (FAS)	CD95L (FasL)	Activación

las que se encuentran en el centro germinal de los órganos linfoides secundarios.

El ligando de la ICOS (ICOSL) es una proteína con un dominio tipo IgV y uno tipo IgC (*IgC-like*). Este ligando cuenta con un dominio libre de cisteína en el dominio IgC extracelular. El ICOSL se presenta de forma constitutiva como monómero o como dímero en la superficie de linfocitos B, células dendríticas, monocitos, macrófagos, linfocitos T y en células epiteliales durante los procesos de inflamación. Aunque el ICOSL tiene homología de 20% con el B7 no interactúa con el CD28 o el CTLA-4, y posee alta especificidad e interacciona solo con la ICOS. El dominio IgV del ICOSL es responsable de la unión con la ICOS, lo que favorece diversas funciones del linfocito T, por ejemplo la proliferación y el desarrollo de distintas estirpes de linfocitos T. Se ha observado que la expresión de niveles intermedios de la ICOS se asocia con alta producción de citocinas de respuesta tipo Th2, en tanto que niveles elevados se asocian con un incremento de IL-10, lo que favorece el desarrollo y la función de linfocitos T reguladores y la alta expresión de la ICOS en linfocitos T de memoria.

PD-1-PDL

La proteína muerte celular programada 1 (PD-1, *Programmed Cell Death 1*) es una proteína transmembranal tipo I que pertenece a la subfamilia B7. Tiene un dominio de inmunoglobulina, uno transmembranal y su región intracitoplasmática tiene un dominio de inhibición de inmunorreceptores basado en tirosina (ITIM, *Immunoreceptor Tyrosine-based Inhibitory Motif*) y un dominio de cambio de inmunorreceptores basado en tirosina (ITSM, *Immunoreceptor Tyrosine-based Switch Motif*). Es codificada por el gen Pdcd1 localizado en el cromosoma 1 humano; se expresa en linfocitos T activados, linfocitos B *naïve*, linfocitos B activados, células dendríticas mieloides y monocitos. Sus ligandos son PDL-1 y PDL-2, que son proteínas transmembranales tipo I y son codificadas por genes que se encuentran en el cromosoma 9 humano. La PDL-1 se expresa en linfocitos T activados, células dendríticas plasmocitoides (pDC) y endotelio vascular; los mayores niveles de expresión se encuentran en los monocitos y neumocitos. La PDL-2 se expresa en células dendríticas mieloides, monocitos, pulmón y endotelio vascular.

La vía de PD-1 y PDL-1/PDL-2 es importante para generar tolerancia, pues regula la activación linfocitaria. PD-1 se expresa en la membrana de los linfocitos T después de activarse y, a diferencia del CTLA-4 que va de vesículas intracelulares a la membrana, PD-1 se relocaliza en la membrana para acercarse a la zona de la sinapsis inmunológica. La interacción de PD-1 con su ligando modula la señalización del TCR a través de la vía de PI3k hasta AKT, lo cual resulta en la baja de la producción de citocinas (como IFN-γ) y de factores de sobrevivencia (p. ej., Bcl-xL). Recientemente se describió que la PDL-1 genera señales inhibitorias al unirse con el CD80, lo que demuestra que la regulación mediada por este grupo de moléculas es muy compleja y su estudio será fundamental para comprender procesos de inmunomodulación.

CD40 y CD40L

El CD40 es una proteína integral de membrana de 40 a 45 kDa con cuatro dominios extracelulares ricos en cisteína de 45 aminoácidos cada uno, característicos de la familia del TNF-R. Tiene una cola citoplasmática que se asocia con segundos mensajeros de la familia TRAF (factor asociado al receptor del TNF), los cuales traducen vías de señales que activan los factores NF-kB, AP-1 y NF-AT. El gen del CD40 se encuentra en el brazo largo del cromosoma 20 humano y su expresión es ubicua, por lo que se identifica en todas las APC (linfocitos B, células dendríticas, monocitos/macrófagos), epitelio tímico, endotelio vascular, queratinocitos y fibroblastos. El CD40 también ha sido encontrado en varios tipos de carcinomas, como de ovario, nasofaringe, hígado, vejiga y mama.

El CD40L (CD154, gp39) es una proteína integral de membrana de 32 a 39 kDa que se expresa en particular en linfocitos Th CD4+ activados, aunque también se ha descrito en linfocitos Tc CD8+, eosinófilos, mastocitos, basófilos, células NK y células dendríticas. Su gen se localiza en el brazo largo del cromosoma X humano. Desde el punto de vista estructural, CD154 forma un trímero y CD40 se une a dicho trímero en la interfase entre dos monómeros.

La interacción CD40/CD154 es clave en la regulación de numerosos procesos de activación de la respuesta inmunológica. Cuando los linfocitos B reciben la señal vía CD40, como se ha demostrado de manera experimental al inducir entrecruzamiento con anticuerpos monoclonales, el CD154 soluble o en membrana induce la activación y proliferación en estas células. Se ha probado que la señalización vía CD40 en linfocitos B es primordial para la formación de centros germinales, la adhesión mediada por CD18/CD11a para incrementar la expresión de IL-6, el cambio de isotipo de anticuerpos, y la proliferación, diferenciación y secreción de citocinas y anticuerpos. Además, dicha asociación modula la actividad de cinasas y fosfatasas que afectan el ciclo celular y regulan en forma positiva factores de sobrevivencia como Bcl-2 y Bcl-xL, que protegen a los linfocitos B de la apoptosis. En los linfocitos T, la interacción entre CD40 y CD154 juega un papel relevante en la maduración en el timo; además, ensayos *in vivo* e *in vitro* indican que la expresión de CD154 en linfocitos Th y Tc es básica para su sensibilización, expansión y maduración hacia células efectoras capaces de producir citocinas y ejercer su actividad cooperadora o lítica, respectivamente. Esto se relaciona con la interacción CD40-CD154, que regula la expresión de moléculas coestimuladoras como LFA-3, ICAM-1 o B7, entre otras, que también favorecerán la activación de macrófagos, células NK y células endoteliales.

De igual modo, las interacciones de este complejo ligando-receptor están involucradas en la actividad de otras APC, por ejemplo, en las células dendríticas, donde modulan la producción de quimiocinas y de citocinas como IL-8, MIP-1α, TNF-α e IL-12, se favorece un ambiente tipo Th1. En los monocitos, el enlace con el CD40 es fundamental para la producción de IL-1α, IL-1β, TNF-α, IL-6 e IL-8, lo mismo que para el rescate de los monocitos circulantes de la muerte por apoptosis. Se ha demostrado también que el estímulo con la proteína quimérica CD154-CD8 induce la expresión de CD54, moléculas del MHC-II y CD40.

En macrófagos, se requiere la unión CD40/CD154 para producir NO e IL-12; las células NK que expresan CD154 lisan células blanco que expresan CD40. La expresión deficiente o la sobreproducción de estas moléculas de superficie de los linfocitos en los seres humanos tiene implicaciones clínicas importantes; los pacientes que no expresan el CD40 por lo general tienen activación deficiente de la respuesta inmunológica humoral dependiente de IgG y, por otro lado, los pacientes con enfermedades autoinmunes tienen sobreexpresión de estas moléculas.

LFA-1 e ICAM-1

La molécula antígeno asociado a la función linfocitaria 1 (LFA-1, *Lymphcyte Function-associated Antigen 1*) pertenece a la superfamilia de las integrinas. Como todas las integrinas, se expresa en la membrana como un heterodímero, en este caso compuesto por una subunidad alfa (alfa1 o CD11α) y una subunidad beta (beta2 o CD18). La molécula LFA-1 se expresa constitutivamente en todas las células de la línea linfoide y en la mayoría de las mieloides; se incrementa en los linfocitos después de la activación y permanece elevada en los linfocitos T de memoria. Al igual que las otras beta2 integrinas (MAC-1, P150/95 y αDb2), la molécula LFA-1 participa en la adhesión firme de los leucocitos al endotelio de las zonas inflamadas durante el proceso de extravasación. También está involucrada en la adhesión o la migración de las linfocitos T *naïve* y de memoria a los órganos linfoides secundarios. Hace poco se demostró que algunos compuestos de bajo peso molecular, no polares, biodisponibles por vía oral, como el BIRT 377, tienen valor terapéutico potencial al inhibir los efectos adhesivos de la molécula LFA-1.

Las integrinas funcionan regulando interacciones adhesivas y también desencadenan señales de activación celular; estas señales implican la fosforilación y activación de numerosos blancos intracelulares que provocan cambios en la organización del citoesqueleto y la motilidad celular, así como la proliferación y producción de citocinas. La unión de molécula LFA-1 con ICAM-1 induce la polarización de la talina, que es una proteína de unión a la actina (figura 10-5). El resultado de cada interacción CD28/B7 y LFA-1/ICAM favorece la expresión de citocinas que tienen papeles antagónicos en la regulación; por ejemplo, el complejo CD28/B7 favorece la expresión de citocinas tipo Th2 como IL-4 e IL-5, pero la coestimulación de molécula LFA-1/ICAM favorece la disminución de este perfil de citocinas y la activación de una respuesta tipo Th1. Al utilizar células que carecen de LFA-1 como modelo, se ha demostrado que esta integrina es esencial para la activación óptima de los linfocitos Tc CD8⁺, lo mismo que de su función efectora, y que participan, además, en el desarrollo de los linfocitos NKT hepáticos. La ICAM-1 es el ligando predominante y de mayor afinidad de la molécula LFA-1; es una glucoproteína con cinco dominios extracelulares de tipo inmunoglobulina, que se expresa principalmente en linfocitos T activados, linfocitos B, macrófagos y células dendríticas. La ICAM-1 es inducida en el endotelio vascular y los fibroblastos por las citocinas proinflamatorias IL-1, IFN-γ y TNF-α. Al usar los ligandos específicos para ICAM-1 y CD80, se ha demostrado que estos correceptores son capaces de generar procesos de estimulación para favorecer la proliferación de los linfocitos Tc CD8⁺. También es factible que regule de manera positiva las actividades de la cinasa de fosfatidilinositol, la esfingomielinasa y la activación de las cinasas de la familia *Junk*. Estas vías son distintas de las activadas por el TCR y se han implicado en la regulación positiva de la producción de IL-2 en respuesta a la interacción de B7 con CD28.

REGULACIÓN DE LA EXPRESIÓN ENTRE LAS MOLÉCULAS ACCESORIAS

Un modelo de las interacciones finas entre las moléculas accesorias que contribuyen a la activación de los linfocitos se desarrolla al seguir estrictamente este esquema: la unión del TCR con el complejo MHCAg en las APC, junto con la molécula LFA-1, induce la expresión del CD154 (CD40L) en la célula T efectora; después, el CD154 interactúa con el CD40 de la APC y causa la regulación positiva del CD80 (B7.1) o del CD86 (B7.2), los cuales se unen al CD28 en los linfocitos T. El enlace simultáneo del TCR y el CD28 lleva a la activación del linfocito T y el CD154 permite que los linfocitos T favorezcan a los linfocitos B para la producción de anticuerpos. Cuando dicho proceso no se realiza en este orden, es muy común que exista anergia o incapacidad celular para responder a antígenos específicos (figura 10-6).

Luego de la activación celular iniciada por el **reconocimiento antigénico** y la coestimulación en los linfocitos T, se favorece la

expresión de la molécula CTLA-4; ésta tiene mayor afinidad por el CD80 y CD86 que por el CD28, por lo que estos ligandos coestimuladores interactúan de preferencia con el CTLA-4 en linfocitos T activados y, de esta forma, favorecen la regulación negativa de los linfocitos T al inhibir la respuesta inmunológica. El CTLA-4 puede favorecer la apoptosis o competir con el CD28 para evitar la activación, al reclutar fosfatasas intracelulares que más tarde inhiben los mecanismos de señalización para activar factores transcripcionales (entre otros NF-kB, NF-AT o AP1), que deberían favorecer la síntesis de proteínas. El creciente número de receptores de coseñalización descritos en los linfocitos nos muestra la gran versatilidad que tienen estas células en la modulación de respuestas y le da sentido al hecho de que el BCR y el TCR no tienen regiones citoplasmáticas para señalización. En este sistema, la especificidad está dada por el reconocimiento antigénico vía TCR o BCR, y la plasticidad de la respuesta es consecuencia de las moléculas de coestimulación y coinhibición disponibles tanto en el reconocimiento antigénico como durante los procesos de activación y modulación subsecuentes (figuras 10-5 y 10-6).

La interfaz en la que ocurren las interacciones mencionadas entre el linfocito T y la célula presentadora de antígeno se denomina **sinapsis inmunológica**, la cual está formada por tres anillos concéntricos llamados SMAC (*Supramolecular Activation Clusters*). En medio del aro central (cSMAC) existe una alta concentración de TCR, CD3 y MHC-antígeno, mientras que en su periferia se concentran CD28, CD3 y PKCθ; en el aro periférico (pSMAC) hay gran cantidad de integrinas, por ejemplo LFA e ICAM-1, y en el anillo distal (dSMAC) se encuentran moléculas como CD43 y CD45. Esta estructura genera suficiente estabilidad entre las interacciones de ambas células y se convierte en una plataforma para la señalización que tendrá como consecuencia la activación celular (figura 10-6).

MODULACIÓN DE LA RESPUESTA INMUNOLÓGICA A TRAVÉS DE ANTICUERPOS MONOCLONALES TERAPÉUTICOS

La importancia de las moléculas coactivadoras se refleja en los esfuerzos invertidos en los últimos años para la creación de anticuerpos monoclonales (mAb) que permitan modular la respuesta inmunológica bajo diferentes contextos (tabla 10-3). Si bien no se conocen todos los detalles de los mecanismos de acción involucrados en los tratamientos con anticuerpos monoclonales, se sabe que algunas clonas del mAb anti(α)-CD20 eliminan los linfocitos B en

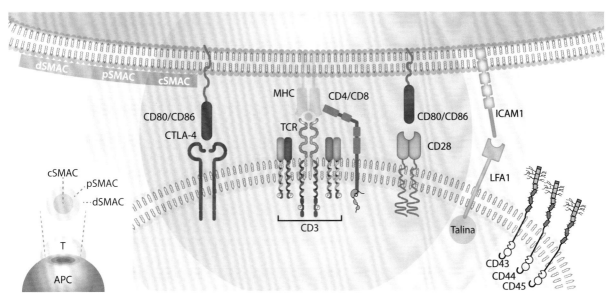

FIGURA 10-5. Organización de la sinapsis inmunológica en el linfocito T. La sinapsis inmunológica se organiza en tres anillos concéntricos llamados SMAC. En cSMAC se concentran el TCR, CD3, CD28, PKCθ. En pSMAC se localizan principalmente integrinas y en dSMAC moléculas como CD43 y CD45. La organización descrita permite darle estabilidad al reconocimiento antigénico y a la señalización que ocurre entre linfocito T y célula presentadora de antígeno. Las cadenas y estructuras resaltadas en CD43 y CD45 representan cadenas oligosacáridas tipo mucina.

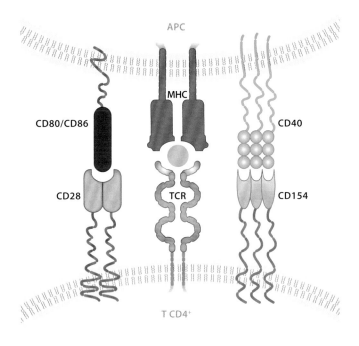

circulación, mientras que otras inhiben la activación de los mismos. El mAb α-CD25 compite con la IL-2 por la unión a la cadena α del receptor para IL-2 y, por lo tanto, previene la activación de los linfocitos T y B. El mAb α-CD30 se acopla al agente antimitótico monometil auristatina E y elimina las células que expresan altos niveles de dicha molécula, como el linfoma de Hodgkin. El α-CD152 bloquea la interacción del CTLA-4 con cualquiera de sus ligandos y así evita que se inhiba la activación de los linfocitos T; en consecuencia, los linfocitos Tc CD8⁺ son capaces de seguir eliminando las células cancerígenas. El mismo principio ocurre con el mAb α-PD1, pues al bloquear su interacción con PDL1 y PDL2 también se evita la inhibición de los linfocitos T.

Es muy probable que los estudios futuros no solo demuestren la efectividad de nuevos mAbs contra otras moléculas de coactivación y coinhibición, sino que se diluciden nuevos usos terapéuticos de los mAb ya existentes para otras enfermedades.

Figura 10-6. Moléculas de coactivación en el linfocito T. Una vez que el linfocito T ha reconocido a su antígeno en el contexto de MHC, la misma célula presentadora provee una segunda señal de activación a través de las moléculas CD80/86 y CD40 que se unen a sus ligandos en el linfocito T, C28 y CD154 respectivamente.

Tabla 10-3. Anticuerpos monoclonales terapéuticos contra moléculas de coseñalización de linfocitos T

Especificidad	Tipo	Nombre genérico	Nombre comercial	Aprobación por la FDA	Indicación terapéutica	Mecanismo de acción
CD4 (dominio 2)	IgG4 humanizada	Ibalizumab-uiyk	Trogarzo	2018	VIH	Evita la invasión del HIC a linfocitos T CD4⁺
Anti-CD20	IgG1 quimérico	Rituximab	MabTher, Rituxan	1997	Linfoma no Hodgkin, Artritis reumatoide	Eliminación de linfocitos B
Anti-CD20	IgG1 humano I	Ofatumumab	Arzerra	2009	leucemia linfocítica crónica	Inhibe la activación de linfocitos B
Anti-CD20	IgG1 humanizada y glicosilada	Ocrelizumab	Ocrevus	2017	Esclerosis múltiple	Citólisis dependiente de anticuerpos y mediada por complemento de linfocitos B
Anti-CD25	IgG1 quimérico	Basiliximab	Simulect	1998	Prevención de rechazo en trasplante de riñón	Inhibe activación de linfocitos T y B
Anti-CD25	IgG1 humanizado	Daclizumab	Zinbryta	2016	Esclerosis múltiple	Media la activación de linfocitos
Anti-CD30	IgG1 quimérico, inmunoconjugado	Brentuximab vedotin	Adcetris	2011	Linfoma de Hodgkin	Elimina específicamente a linfocitos CD30+
Anti-CD152 (CTLA-4)	IgG1 humano	Ipilimumab	Yervoy	2011	Melanoma metastásico	Mantiene la activación de linfocitos T
Anti-CD279 (PD1)	IgG4 humanizada	Pembrolizumab	Keytruda	2014	Melanoma	Libera a las células T de la inhibición mediada por la vía de PD1/PD-L1
Anti-CD279 (PD1)	IgG4 humano	Nivolumab	Opdivo	2014	Melanoma metastásico Cáncer de pulmón metastásico de células no pequeñas	Libera las células T de la inhibición mediada por la vía de PD1/PD-L1
Anti-274 (PD-L1)	IgG1 humanizada no glicosilada	Atezolizumab	Tecentriq	2016	Carcinoma urotelial Cáncer de pulmón metastásico de células no pequeñas	Libera a las células T de la inhibición mediada por la vía de PD1/PD-L1
Anti-274 (PD-L1)	IgG1 humano	Durvalumab	Imfinzi	2017	Carcinoma urotelial	Libera a las células T de la inhibición mediada por la vía de PD1/PD-L1
Anti-274 (PD-L1)	IgG1 humano	Avelumab	Bavencio	2017	Carcinoma metastásico de células de Merkel	Libera a las células T de la inhibición mediada por la vía de PD1/PD-L1

RESUMEN

- La activación de los linfocitos T y B depende de un reconocimiento antigénico altamente específico. Es un proceso fino y complejo que requiere del contacto celular, se regula por gran variedad de moléculas y tiene como objetivo inducir la proliferación y la función efectora de los linfocitos. En este capítulo se describe en forma detallada como los linfocitos T y B reconocen a su antígeno y cómo gracias a la ayuda de moléculas coestimuladoras y coinhibidoras se generan señales que dictan el destino de la célula en cuestión.
- Los linfocitos T reconocen únicamente a los antígenos que se encuentran anclados a moléculas presentadoras de antígeno. El receptor de la célula T o TCR puede estar formado por una cadena α y una β o por una cadena γ y una δ. La mayor parte de los linfocitos T en circulación expresan un TCR αβ mientras que únicamente entre el 1-10 % expresan el γδ, siendo los primeros la población que contiene mayor variabilidad en el receptor. En el caso de los linfocitos T cuyo TCR es de tipo αβ el complejo CD3, conformado por sus cadenas γ, δ y ε, es particularmente importante para el proceso de activación, pues si bien la molécula que reconocerá al MHC-Antígeno es el TCR αβ, el complejo formado por CD3 y CD247 es quien se encargará de transmitir la primera señal de activación gracias a sus regiones ITAM. En algunas ocasiones, cuando el antígeno no es de origen peptídico, la célula lo presenta usando la molécula CD1; un complejo que gracias a sus grupos alquilo puede anclar moléculas como glucolípidos. Es entonces que el complejo CD1-glucolípido puede ser reconocido por linfocitos que expresan un TCR γδ.
- A diferencia de los linfocitos T que para activarse requieren que el antígeno sea previamente procesado y presentado en el contexto molecular del MHC o CD1 los linfocitos B son capaces de reconocer antígenos nativos provenientes de proteínas intactas. Este reconocimiento ocurre mediante la inmunoglobulina presente en el receptor del linfocito B o BCR, en este caso, son las cadenas CD79a y CD79b quienes acompañan a la inmunoglobulina ayudándole a transmitir las primeras señales en el proceso de activación a través de sus regiones ITAM.
- Sin embargo, ni para los linfocitos B ni para los T la señal generada por el reconocimiento antigénico es suficiente para activarse, este es solo el primer paso en el establecimiento de la sinapsis inmunológica. Este proceso se refiere a una aglomeración concéntrica de moléculas de reconocimiento antigénico, TCR o BCR, con otras moléculas coactivadoras y de adhesión que, en conjunto, generan señales suficientes que le permitan a la célula activarse, proliferar y llevar a cabo sus funciones efectoras. Ejemplos clásicos de estas moléculas incluyen a CD28 y CD2 en linfocitos T y a CD40 y CD21 en linfocitos B.
- En los linfocitos T se habló por mucho tiempo de la teoría de las 2 señales requeridas para la activación, esto se refería a la señal provista primero por el reconocimiento del MHC-Antígeno vía el TCR y posteriormente por la interacción de CD28 por su ligando CD80/CD86 en la célula presentadora de antígeno o APC. Conforme ha avanzado el conocimiento en el área, ahora se maneja el término de ola de señales, pues se han descrito ya una gran cantidad de moléculas que participan no solo en el inicio de la activación sino también en su mantenimiento y su inhibición. Parte importante del funcionamiento de estas moléculas incluye la temporalidad de su expresión, así pues, hay un orden específico en que se expresa cada molécula, lo cual le permite saber a la célula cuándo iniciar, continuar o acabar con algún proceso. La función de cada receptor y las diferentes combinaciones de moléculas, tanto en las células presentadoras de antígeno como en los linfocitos T y B, pueden tener como consecuencia distintos programas efectores o reguladores.
- El descubrimiento de estas moléculas y su funcionamiento las han convertido en importantes blancos terapéuticos, muestra de esto es la gran cantidad de anticuerpos monoclonales disponibles comercialmente que se utilizan con el objetivo de modular la respuesta inmunológica. Existen anticuerpos que inhiben la unión de la molécula blanco con su ligando impidiendo la activación de la señal, por ejemplo, el ipilimumab impide la unión de CTLA-4 con su ligando CD80/CD86 manteniendo a la célula T en estado activo. Una estrategia diferente es utilizada por el rituximab, que al unirse a su ligando CD20 permite que la célula marcada pueda eliminarse por diferentes mecanismos de citotoxicidad. Estas estrategias son evidencia de la importancia que tiene el estudio de las moléculas coestimuladoras y coinhibidoras de los linfocitos T; seguramente en próximos años se observará un incremento importante en la cantidad y variedad de anticuerpos monoclonales inmunomoduladores.

 TÉRMINOS CLAVE

Antígeno Moléculas que pueden ser reconocidas por una inmunoglobulina o un TCR.

Linfocito B Células mononucleares de origen linfoide, algunos se generan en hígado fetal y el resto maduran en la médula ósea y en el bazo. En su mayoría reconocen antígenos en contextos nativos. Se pueden subdividir en linfocitos B que se activan de manera T independiente y los que se activan de manera T dependiente. Tras su activación producen anticuerpos.

Linfocito T Células mononucleares de origen linfoide que maduran en el timo. En su mayoría reconocen a su antígeno en el contexto molecular del MHC y se dividen principalmente en dos grandes grupo: los linfocitos T cooperadores que secretan citocinas y los T citotóxicos que secretan granzimas y perforinas.

Moléculas coestimuladoras Moléculas localizadas en células presentadoras de antígeno que contribuyen a la correcta activación de los linfocitos T.

Presentación antigénica Proceso mediante el cual fragmentos peptídicos derivados de antígenos proteínicos se asocian al complejo mayor de histocompatibilidad para ser presentados a los linfocitos T antígeno específicos.

Las ilustraciones científicas fueron amablemente donadas por el Dr. Rodrigo Arreola y construidas mediante el programa "VMD–Visual Molecular Dynamics" desarrollado por Theoretical and Computational Biophysics Group de la Universidad de Illinois en Urbana-Champaing, como herramienta gráfica para la comunidad científica (Humphrey W, Dalke A and Schulten K, "VMD-Visual Molecular Dynamics", J. Molec. *Graphics*, 1996, vol. 14, pp. 33-38.) http://www.ks.uiuc.edu/Research/vmd/»

PDB ID. 1AKJ: Crystal structure of the complex between human CD8alpha(alpha) and HLA-A2. Gao GF, Tormo J, Gerth UC, Wyer JR, McMichael AJ, Stuart DI, Bell JI, Jones EY, Jakobsen BK. *Nature*. 1997 Jun 5;387(6633):630-4.

PDB ID. 4X6C: αβ T cell antigen receptor recognition of CD1a presenting self lipid ligands. Birkinshaw RW, Pellicci DG, Cheng TY, Keller AN, Sandoval-Romero M, Gras S, de Jong A, Uldrich AP, Moody DB, Godfrey DI, Rossjohn J. *Nat Immunol*. 2015 Mar;16(3):258-66.

PDB ID. 3T0E: Crystal structure of a complete ternary complex of T-cell receptor, peptide-MHC, and CD4. Yin Y, Wang XX, Mariuzza RA. *Proc Natl Acad Sci USA*. 2012 Apr 3;109(14):5405-10.

CASO DE CORRELACIÓN

Se presenta varón de 7 años de edad, que inicia su padecimiento actual hace 6 días, con tos, fiebre, cefalea, malestar general, dolor de garganta, hace 4 días empezó a presentar exantema, inicialmente en cuello y luego en tronco. Actualmente presenta faringe hiperémica, amígdalas hipertróficas sin exudado, petequias en paladar blando, lengua aframbuesada, adenomegalias dolorosas a la palpación en regiones laterales de cuello, campos respiratorios limpios. Se observan lesiones de tipo exantema en tronco principalmente en regiones axilares, tronco, en extremidades, observándose más intenso en los pliegues (signo de Pastia). El exantema es áspero al tacto (figura 10-1-1).

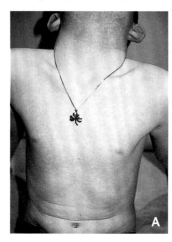
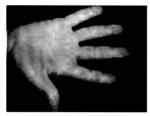
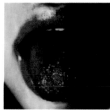
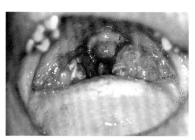

FIGURA 10-1-1. Imágenes tomadas de: **A.** Ricci S, Kyle T, Carman S. *Maternity and Pediatric Nursing*. 3rd ed. Philadelphia, PA: Lippincott Williams & Wilkins; 2016:1351. **B.** Neville BW, Damm DD, White DK. *Color Atlas of Clinical Oral Pathology*. 2nd ed. Baltimore, MD: Williams & Wilkins; 1998. **C.** Bickley LS. *Bates' Guide to Physical Examination and History Taking*. 8th ed. Philadelphia, PA: Lippincott Williams & Wilkins; 2002:772.

Exámenes de laboratorio: títulos de anti-estreptolisinas que aparecen a la segunda semana de evolución, manteniendo títulos elevados hasta los 3 meses, cultivo de exudado faríngeo y antibiograma.

Se prescriben antibióticos de la familia de las penicilinas, antitérmicos y analgésicos. Se le indica no asistir a la escuela, hasta que la fiebre haya desaparecido ya sin el uso de antitérmicos, medidas higiénicas. No compartir platos ni cubiertos y evitar el contacto cercano con niños sanos o personas inmunosuprimidas, ya que el contagio es directo por las gotas de Flügge.

Se mantuvo en vigilancia por la posibilidad de la aparición de complicaciones, en lo inmediato como el choque tóxico estreptocócico, abscesos periamigdalinos, otitis, neumonía y de aparición tardía como fiebre reumática, pericarditis, meningitis, hepatitis y glomerulonefritis. El padecimiento remitió sin complicaciones.

Diagnóstico: escarlatina. El agente etiológico es el estreptococo beta hemolítico; este microorganismo, al producir exotoxinas como los superantígenos, toxinas pirogénicas, hemolisinas y proteasas principalmente, existe el riesgo de que se desencadene sepsis o choque tóxico. En el caso del estreptococo los superantígenos son las proteína M1 y M3 y las exotoxinas pirogénicas A, B y C. La capacidad de estos microorganismos para causar estos cuadros es dependiente en parte de la producción de exotoxinas como los superantígenos de toxinas pirogénicas (PTSA), hemolisinas, proteasas, etc. Los PTSA son una familia de exotoxinas verdaderas de bajo peso molecular, asociadas con la producción de síndrome de choque tóxico (TSS) agudo.

PREGUNTAS DE REFLEXIÓN

- Defina el mecanismo de acción de un superantígeno.
- Defina la activación celular policlonal.
- Identifique cuáles son componentes de la respuesta inmunológica que estarían participando el cuadro clínico.

- Relacione en término "Tormenta de citocinas" con lo que observa en esta patología.
- Reflexione sobre la suma de todos los puntos involucrados en la correcta activación de los linfocitos T. ¿Cuál es la importancia de que la activación de las células T requiera tantos puntos de control?

11

COMPLEJO PRINCIPAL DE HISTOCOMPATIBILIDAD

Vianney Ortiz Navarrete • Marcela Hernández Ruiz • Marcela López Medina

OBJETIVOS DE APRENDIZAJE

Al terminar este capítulo el lector será capaz de:

1. Conocer la historia del descubrimiento del MHC en ratones y humanos
2. Identificar la organización genómica del MHC en ratones y humanos
3. Describir la estructura de moléculas clases I y II
4. Describir la regulación de la transcripción del MHC

5. Integrar las implicaciones clínicas del HLA
6. Describir el procesamiento de antígeno que genera péptidos presentados por MHC-I
7. Describir la presentación de antígeno por moléculas CD1

DESCUBRIMIENTO DEL MHC EN RATONES Y HUMANOS

El descubrimiento del complejo principal de histocompatibilidad (MHC, *major histocompatibility complex*) está ligado a la historia de los trasplantes. Si bien es posible encontrar antecedentes remotos de trasplantes en la medicina ancestral china, en la hindú o durante el Renacimiento, fue hasta la década de 1930 cuando —gracias a los estudios de rechazo a tumores en cepas de ratones endogámicos que llevaron a cabo George Snell y muchos otros investigadores— se pudo concluir que el éxito del injerto tumoral dependía de la cercanía genética entre el donador y el receptor. También se observó que el segundo injerto del mismo origen era rechazado con mayor rapidez que el primero. Lo verdaderamente importante que se estableció con ese tipo de experimentos fue que las reglas que rigen el rechazo de trasplante de tumores son similares a las del rechazo de tejido normal. Debido a tales resultados, Snell denominó a los genes involucrados **genes de histocompatibilidad** (H).

En esa misma época, Peter Gorer estudiaba los grupos sanguíneos de los eritrocitos de ratones, lo cual le permitió describir el antígeno II, mismo que únicamente se expresaba en ciertas cepas de ratones. Uno de sus hallazgos relevantes fue la inducción de anticuerpos contra el antígeno II en ratones injertados con un sarcoma de ratón. Así, en la década de 1940, Gorer inició su colaboración con Snell, quien trabajaba en Jackson Laboratory en Bar Harbor, Maine. Un resultado de sus investigaciones fue la descripción de que el *locus* H es idéntico al *locus* que codifica el antígeno II, por lo que en lo sucesivo se le llamó *locus* **de histocompatibilidad 2 (H-2)**. Más tarde se obtuvieron antisueros contra el H-2 al inmunizar células linfoides de una cepa congénica en otras; tales antisueros se emplearon en ensayos de citotoxicidad mediada por fijación de complemento sobre células linfoides provenientes de diversas cepas de ratones singénicos y congénicos. Esto fue definiendo las especificidades H-2, que a la postre llevarían a identificar todos los *loci* del MHC del ratón.

Tal vez la serología del H-2 inspiró a Jean Dausset y sus colegas, quienes (a principios de la década de 1950) describieron que en el suero de individuos politransfundidos estaban presentes anticuerpos que aglutinaban leucocitos de los donadores, pero no los del paciente. El mismo resultado se observó en el suero de mujeres multíparas. Los primeros anticuerpos obtenidos mediante transfusiones planeadas a partir de un mismo donador fueron descritos en 1958 y se les denominó Mac. Desde entonces se llamó **antígenos leucocitarios humanos (HLA,** *human leukocyte antigens***)**. En 1962, J.J. van Rood utilizó varios sueros para describir el primer grupo reactivo en los leucocitos humanos, a los que denominó 4A y 4B. En 1964, Payne y Bodmer describieron el segundo grupo: LA1 y LA2. Por otro lado, en 1962 F.T. Rapaport describió la existencia de grupos tisulares entre individuos sometidos a injertos de piel. Más adelante, Dausset y Rapaport demostraron que los grupos tisulares eran los mismos que los grupos presentes en los leucocitos, de tal manera que el sistema HLA resultó ser el MHC humano. Cabe resaltar los esfuerzos realizados al principio por D. Bernard Amos para coordinar la primera reunión de los grupos de investigación del HLA realizada en Durham, Carolina del Norte, en 1964. Estas reuniones se llevan a cabo hasta la fecha y se denominan International Histocompatibility Workshops (la información sobre sus resultados puede consultarse en línea en el sitio del mismo nombre).

Una vez identificada la participación del H-2 y el HLA en los trasplantes, en la década de 1970 se describieron dos hallazgos de extraordinaria importancia para sentar las bases de lo que sería la descripción de la función de las moléculas del MHC.

El primer hallazgo estuvo relacionado con la capacidad heredable de producir anticuerpos contra algunos antígenos. Baruj Benacerraf, al utilizar cobayos exogámicos inmunizados con dinitrofenilo acoplado a poli-L-Lisina, demostró que la producción de anticuerpos estaba controlada por un gen autosómico dominante; por medio del empleo de dos cepas endogámicas, las cepas 2 y 13, confirmó sus resultados del control genético de la respuesta inmunológica. El primer mapeo de los genes que controlan la producción de anticuerpos fue descrito por Hugh McDevitt, quien identificó la cepa de ratones C57 como alta respondedora contra el polímero (Try-Glu)-Ala-Lys, mientras que la cepa CBA fue baja respondedora. Los genes autosómicos dominantes que controlaban esta capacidad de producción de anticuerpos se denominaron **inmunorrespuesta-1** (Ir-1), y mediante el empleo de cepas de ratones generadas por George D. Snell fue posible demostrar que dicha respuesta se asociaba con el H-2. El segundo hallazgo lo describieron Rolf Zinkernagel y Peter Doherty, quienes al estudiar la respuesta de linfocitos T citotóxicos (Tc) contra el virus de la coriomeningitis demostraron que los ratones infectados con éste generaban una respuesta citotóxica específica. Por medio de ensayos *in vitro* describieron que estas Tc fueron capaces de eliminar las células infectadas solo cuando los Tc y las células infectadas expresaban el mismo H-2; a este fenómeno se le llamó restricción genética de la respuesta inmunológica (principio de restricción de Zinkernagel).

La importancia de estos hallazgos fue tal que George D. Snell, Jean Dausset y Baruj Benacerraf recibieron el Premio Nobel en Medicina en 1980, mientras que a Peter Doherty y Rolf Zinkernagel se les otorgó en 1996.

ORGANIZACIÓN GENÓMICA DEL MHC EN RATONES Y HUMANOS

El MHC se refiere a una región del cromosoma 6 en humanos y del cromosoma 17 en los ratones. Donde se localizan los genes que codifican para proteínas involucradas en la presentación de antígeno a linfocitos T. Ambas copias de esos cromosomas contienen *loci* que codifican moléculas del MHC clase I (MHC-I) y los que codifican para moléculas del MHC clase II (MHC-II). En humanos, los MHC-I se denominan HLA-A, HLA-B y HLA-C, mientras que los MHC-II son HLA-DP, HLA-DQ y HLA-DR. En los ratones los *loci* que codifican para MHC-I son K, D y L, en tanto que los MHC-II son I-A e I-E. Una característica muy importante de los genes del MHC es su polimorfismo, y las variantes de los genes se llaman alelos. Entre la población existe una gran variedad de alelos de HLA; a la fecha se han descrito más de 9 000 alelos clase I y más de 3 000 clase II. A las moléculas del MHC con gran polimorfismo se les conoce como MHC clásicas. Dentro del MHC también se localizan *loci* que codifican para alelos con bajo polimorfismo, llamados moléculas no clásicas. En humanos, HLAG, HLA-F y HLA-E codifican para MHC-I, mientras que **HLA-DM** y HLA-DO codifican para MHC-II. La contraparte en ratón son M, Q y T, las cuales codifican para MHC-I, en tanto que H2-M y H2-O codifican para MHC-II. Además de los *loci* mencionados, dentro del MHC también están presentes genes que codifican para otro tipo de proteínas; por ejemplo, dos subunidades de los proteasomas *LMP2* y *LMP7*, transportadores de los péptidos antigénicos TAP-1 y TAP-2; proteínas del complemento C4 factor B y C2, y las citocinas TNFα y TNFβ (**figura 11-1**).

El grupo de genes codificados dentro del MHC se denomina **haplotipo**; éste se hereda en bloque, de tal manera que un individuo heterocigoto hereda el paterno y también el materno. Aunque en ocasiones se presentan recombinaciones que originan un haplotipo diferente a los paternos, estos eventos son raros, ya que la frecuencia de recombinaciones meióticas son del orden de 1% entre *loci* homólogos maternos y paternos del MHC. Los genes clases I y II son codominantes, del tal manera que las células del organismo expresan el haplotipo heredado de ambos progenitores. Así, todas las células del organismo expresan seis moléculas clase I clásicas (tres de origen paterno y tres de origen materno), mientras que las células de origen mieloide, además de las moléculas de clase I, también expresan seis moléculas clase II (tres de origen paterno y tres de origen materno).

Nomenclatura de HLA

El HLA se localiza en la región 6p21.3 del brazo corto del cromosoma 6, y abarca cerca de 4 000 Kb, donde se codifican más de 220 genes con diversas funciones. El comité de nomenclatura para el HLA de la Organización Mundial de la Salud es el encargado de nombrar a los nuevos genes, las secuencias de los alelos y vigilar todo lo que concierne al sistema HLA. Los alelos de HLA se nombran con un número que es único para cada uno cuando son definidos serológicamente, de tal manera que el *locus* es denominado con una letra y con el número del alelo; por ejemplo, HLA-A1, HLA-

DR4. Cuando se nombran con base en la secuencia nucleotídica, al *locus* se le denomina con una letra y un número de cuatro a ocho dígitos; los primeros dígitos corresponden al antígeno serológicamente identificado, los siguientes dígitos al subtipo y se asignan conforme se obtiene la secuenciación del gen. Así, por ejemplo, HLA-A*02:01 corresponde al *locus* A, grupo 2, alelo 1. Con seis dígitos se identifican los alelos que son diferentes en su secuencia nucleotídica pero no en la de aminoácidos; por ejemplo, HLA-A* 02:03:01 y HLA-A*02:03:02 corresponden al *locus* A, grupo 2, alelos 3. Con siete y ocho dígitos se designan los alelos con polimorfismos en los intrones o en regiones no traducidas. Es posible consultar mayores detalles acerca de la nomenclatura y las actualizaciones de los alelos HLA en el sitio electrónico del Nomenclature Committee for Factors of the HLA System.

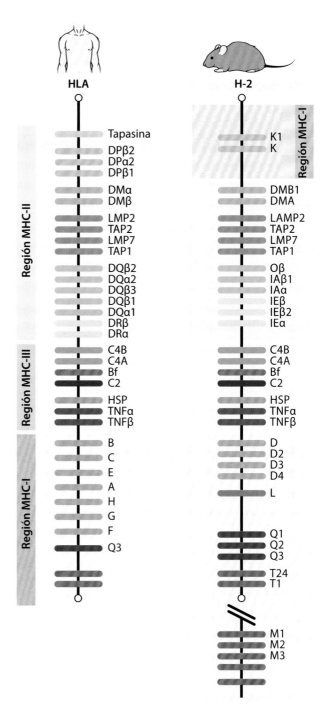

FIGURA 11-1. Organización genómica del MHC en humanos y ratón. La figura ilustra las semejanzas y diferencias en la posición cromosómica de los genes que codifican para las moléculas MHC clases I, II y III en el ratón (H-2) y en el ser humano (HLA).

ESTRUCTURA DE MOLÉCULAS CLASES I Y II

Moléculas clase I

Las **moléculas del complejo principal de compatibilidad clase I** (**MHC-I**) clásicas son glicoproteínas transmembranales heterodiméricas formadas por una cadena α y una β_2 microglobulina (β_2m). La cadena α, también conocida como cadena pesada, la cual tiene un peso molecular entre 44 a 47 kD y está codificada por los *loci* HLA-A, B y C humanos, mientras que en ratón lo está por los *loci* K, D y L. En el cromosoma 15 en humanos y en el 2 del ratón se codifica la β_2m que tiene un peso molecular de 12kD. Ambas proteínas son miembros de la superfamilia de las inmunoglobulinas Ig; la cadena α posee tres dominios extracelulares de Ig (α1, α2 y α3) de unos 90 aminoácidos cada uno; una región transmembranal de cerca de 25 aminoácidos hidrofóbicos y una región carboxilo terminal citoplasmática de unos 30 aminoácidos hidrofílicos. La β_2m, también llamada cadena ligera, tiene solo un dominio de Ig de unos 90 aminoácidos con semejanza a un dominio constante de Ig y se une a todas las diferentes cadenas α de las MHC-I.

La estructura tridimensional de las moléculas MHC-I se determinó mediante cristalografía de rayos X, lo que permitió establecer con claridad que su función es la de presentar el antígeno a los linfocitos Tc CD8. En el caso de estas moléculas, el antígeno es un péptido de entre ocho a 11 aminoácidos de longitud, el cual proviene principalmente de la degradación de proteínas en el citosol por el proteasoma. Los dominios α1 y α2 se pliegan de manera que forman una plataforma de ocho hojas antiparalelas (cuatro del domino α1 y cuatro del dominio α2); sobre esa plataforma se ubican las estructuras en α-hélices (una pertenece al domino α1 y la otra al dominio α2), para formar la hendidura donde se une el péptido. Los residuos polimórficos de las moléculas MHCI se localizan en los dominios α1 y α2; por lo tanto, esas diferencias polimórficas permiten que cada alelo pueda unir y presentar péptidos específicos de cada uno de los alelos. El domino α3 se pliega como un dominio de Ig para unirse de manera no covalente con la β_2m, que también adopta un plegamiento de dominio de Ig. Este par de dominios se localiza debajo de la hendidura donde se une el péptido. El dominio α3, además, tiene un sitio de unión para la cadena α del correceptor CD8 (figura 11-2).

Moléculas clase II

Las **moléculas del complejo principal de compatibilidad clase II** (**MHC-II**) son glicoproteínas transmembranales heterodiméricas formadas por la unión no covalente de una cadena α y una cadena β. La cadena α presenta poco polimorfismo y tiene un peso molecular entre 32 y 34 kD, mientras que la cadena β presenta mucho polimorfismo y tiene un peso molecular entre 29 y 32 kD. Ambas cadenas están codificadas los genes A y B ubicados en la región II del MHC; en humanos corresponden a los *loci* HLA-DR, HLA-DP y HLA-DQ, y en ratón a los *loci* I-A e I-E. Las cadenas α y β son miembros de la superfamilia de Ig y poseen dos dominios extracelulares de Ig, denominados α1, α2, β1 y β2, de aproximadamente 90 aminoácidos; una región transmembranal de unos 23 residuos hidrofóbicos y una región citoplasmática de unos 15 aminoácidos hidrofílicos.

Al igual que para las moléculas MHC-I, la estructura tridimensional de las moléculas MHC-II se determinó mediante cristalografía de rayos X, y permitió establecer con claridad su función, que es presentar el antígeno a los linfocitos Th CD4. En este caso, el antígeno es un péptido de entre 10 y más de 20 aminoácidos de longitud, aunque los óptimos son de 12 a 16 residuos de longitud, y provienen sobre todo de la degradación de proteínas en la vía endocítica, principalmente por las catepsinas. Los dominios α1 y β1 se pliegan formando una plataforma de ocho hojas beta-antiparalelas (cuatro de α1 y cuatro de β1); sobre esa plataforma se ubican dos estructuras en alfa-hélices (una pertenece al domino α1 y la otra al dominio β1), lo que forma la hendidura donde se une el péptido. Los residuos polimórficos de las moléculas MHC-II se localizan en los dominios α1 y β1; por lo tanto, al igual que las moléculas MHC-I, esas diferencias polimórficas permiten que cada alelo pueda unir y presentar péptidos específicos de cada uno de los alelos. Los dominios α2 y β2 se pliegan como dominios de Ig, se aparean entre sí y se localizan por debajo de la hendidura donde se une el péptido. Ambos dominios contribuyen a formar un sitio de unión para el correceptor CD4 (figura 11-3).

REGULACIÓN DE LA TRANSCRIPCIÓN DEL MHC

Los factores de transcripción regulan la expresión de los genes al unirse a elementos conservados en el ADN del promotor correspondiente. Éstos, además, interaccionan con proteínas que incrementan o inhiben su actividad, como los complejos modificadores de la estructura de la cromatina y el complejo de preinicio de la transcripción. Por lo tanto, el nivel de expresión de un gen dependerá del arreglo de proteínas que predomine en determinado microambiente; por ejemplo, homeostasis o desequilibrio.

El nivel de expresión de diversos genes también es dependiente del órgano o tejido; tal es el caso de la expresión de los genes del

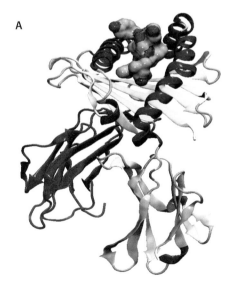
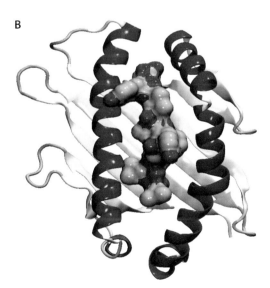

FIGURA 11-2. Estructura tridimensional de la molécula MHC-I. A) Modelo de lazos donde se muestra la estructura de la parte extracelular de la molécula MHC-I y el péptido unido a ésta (los dominios α1, α2, en amarillo y púrpura; el dominio α3 en amarillo y azul. En rojo (β_2m y el péptido en verde y rojo. B) Esquema de hojas beta-plegadas de los dominios α1y α2 (en amarillo) y las alfa-hélices (en púrpura) sobre esos dominios y el péptido (en verde y rojo) (PDB ID. 1BD2).

A

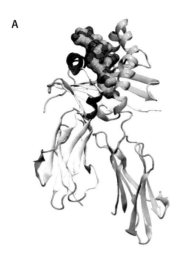

B

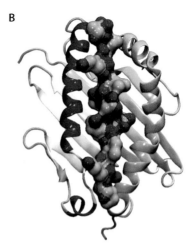

Figura 11-3. Estructura tridimensional de la molécula MHC-II. A) Modelo de lazos donde se muestra la estructura de la parte extracelular de la molécula MHC-II y el péptido unido a ésta (los dominios α1, β1, en púrpura y *beige*; el dominio α2 en amarillo y *beige*; el dominio β2 y el péptido en verde y rojo. B) Esquema de hojas beta-plegadas de los dominios α1(en amarillo) y β1 (en *beige*) y las alfa-hélices (en púrpura y *beige*) sobre esos dominios y el péptido (en verde y rojo) (PDB ID. 1FYT).

MHC-I y MHC-II, cuya expresión es variable debido a la presencia de factores de transcripción, activadores o represores específicos de tejido. En la tabla 11-1 se muestra que la expresión de las moléculas del MHC es mayor en los tejidos linfoides, menor en los órganos periféricos y muy baja o nula en las células neuronales. Aunque con diferentes niveles, la expresión de las moléculas clásicas del MHC-I es constitutiva en todas las células nucleadas, por lo que sus genes se encuentran transcripcionalmente activos. A diferencia de éstas, las moléculas clásicas del MHC-II solo se expresan de modo constitutivo en células presentadoras de antígeno; no obstante, su expresión es inducible en otras estirpes celulares bajo condiciones inflamatorias.

Al caracterizar los promotores de las moléculas del MHC-I, MHC-II y β$_2$m, se encontró que conservan algunos elementos y que, por lo tanto, responden de manera similar a estímulos como citocinas inflamatorias e inmunomoduladores. El siguiente texto se enfoca en la regulación del promotor de las moléculas del MHC-I. En su mayoría, los elementos que regulan la expresión de las moléculas del MHC-I se encuentran dentro de los primeros 250 pares de bases río arriba del sitio de inicio de la transcripción, en los segmentos proximal y distal.

Segmento proximal

El segmento proximal se conoce como promotor mínimo y, según su nombre lo indica, es la región mínima de ADN necesaria para reclutar el complejo de preinicio de la transcripción e iniciar la síntesis del ARN. Este complejo consta de la proteína de unión a la caja o secuencia TATAA (TBP, *TATA Binding Protein*), de 11 subunidades o factores asociados con TBP (TAF, *TATA Associated Factors*) y de la ARN polimerasa II.

En los genes del MHC-I el promotor mínimo se ubica entre las posiciones –68 a +14, en donde se localizan cuatro elementos conservados y relevantes para la transcripción de genes eucariotas: CCAAT, TATAA-like, una región rica en CG y un motivo iniciador conocido como Inr (figura 11-4).

Enseguida se describe la función de cada elemento:
a) La caja CCAAT se encuentra solo en promotores de genes eucariontes y se le ha atribuido la función de estabilizar el complejo de preinicio de la transcripción y unir a la ARN-polimerasa para dar inicio a la transcripción.
b) La caja TATAA-like es una variante de la caja TATAA; por lo general se localiza en la posición –30 y es el motivo más conservado entre especies. Como se describió antes, al igual que la caja CCAAT este elemento tiene la función de reclutar el complejo de preinicio de la transcripción.
c) La región rica en CG es un sitio de unión para el factor de transcripción Sp1; suele ubicarse entre –200 y –50 pb, y su

presencia correlaciona con los promotores de genes que se expresan constitutivamente en todas las células. El Sp1 es un factor de transcripción con un dominio de dedo de zinc que puede interaccionar con proteínas, como modificadores de la cromatina, por lo que su actividad como inductor o represor depende de las proteínas con las cuales se asocie.
d) El elemento Inr se localiza en el sitio de inicio de la transcripción, es el elemento más común en los promotores mínimos y también tiene capacidad de reclutar el complejo TFIID. Cuando se encuentra a una distancia de 30 pares de bases o menos del elemento TATA, actúa en forma sinérgica.

El estudio de los elementos proximales del promotor del MHC-I se ha realizado a partir del transgen PD-1, derivado de un gen del MHC-I que, por lo tanto, muestra los mismos patrones de expresión específicos de tejido y responde a los estímulos de manera semejante. Mutaciones puntuales en cada elemento en el promotor del transgen han permitido concluir que, en condiciones basales, los

Tabla 11-1. Niveles de expresión de moléculas del MHC-I y del MHC-II en diversos tejidos

Órgano/tejido	MHC-I	MHC-II
Leucocitos	+++	+++
Pulmones	++	+++
Nódulos linfáticos	++	++
Próstata	++	++
Glándulas adrenales	+	+
Hígado	+	+
Tejido adiposo	+	+
Colon	+	+
Corazón	+	+
Riñón	+	+
Testículos	+	+
Glándulas tiroides	+	+
Músculo esquelético	+	+
Ovarios	+	+
Mama	+	+
Cerebro	+/–	+/–

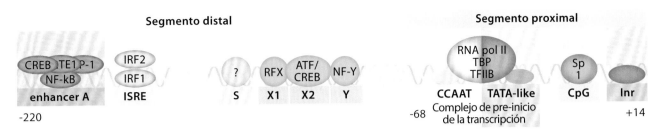

FIGURA 11-4. Región promotora de las moléculas del MHC-I. Los elementos encargados de regular la transcripción de las moléculas del MHC-1 se agrupan en dos segmentos, uno proximal y uno distal. En el proximal se ubican elementos característicos de los promotores mínimos, mientras que en el distal lo hacen los reguladores específicos de tejido y de estímulos como citocinas e inmunomoduladores.

elementos CCAAT y TATAA-like regulan la expresión constitutiva en tejidos linfoides, la región rica en CG muestra una respuesta variable que no permite determinar su función con claridad y el elemento Inr es un regulador negativo de la transcripción.

Ante condiciones inflamatorias como el estímulo con IFN-γ —el principal inductor de la expresión de los genes del MHC-I—, los elementos Inr y CG mutados no muestran actividad a nivel de promotor. Lo anterior indica que en condiciones homeostáticas dichos sitios funcionan a modo de represores, pero en condiciones inflamatorias funcionan como activadores.

A diferencia de la mayoría de promotores en eucariontes, ninguno de los elementos antes descritos resulta necesario para la expresión de las moléculas del MHC-I.

Elementos distales

En el segmento distal se localizan tres elementos reguladores desde la posición –68 hasta la –220 pares de bases río arriba del sitio de inicio de la transcripción (figura 11-4):

a) El enhancer A (enhA). Se le atribuye la función de regular el nivel de expresión basal del MHC-I en cada tejido. A través de ensayos de retardamiento electroforético (EMSA, *electrophoretic mobility shift assay*) se determinó que los factores de transcripción NF-κB, AP-1, CREB y H2TF1 se pueden asociar con dicho elemento en células procedentes del bazo y el hígado, órganos en los cuales hay un nivel medio de expresión del MHC-I. En contraste, en células provenientes del cerebro —en las cuales la expresión del MHC-I es muy baja o nula— dichos factores de transcripción son incapaces de asociarse con el elemento enhA.

b) El elemento de respuesta estimulado por IFN (ISRE). Une los factores de transcripción IRF1 e IRF2, cuya expresión se genera como consecuencia de la señalización mediante IFN-γ. El IRF-1 es un activador de la transcripción y el IRF-2 un inhibidor. Ambos compiten por el mismo sitio de unión al ADN, por lo que a pesar de que la citocina inflamatoria IFN-γ es el principal inductor de la transcripción del MHC-I, también es capaz de regular negativamente su actividad.

c) El módulo SXY. Está formado por cuatro elementos (S, X1, X2 y Y), los cuales unen al complejo RFX, formado por los factores de transcripción RFX5, RFXB/ANK y RFXAP, así como a ATF, CREB y NF-Y. Al complejo RFX también se le denomina enhanceosoma, debido a que funciona como plataforma para reclutar proteínas coactivadoras NLRC5 o CIITA.

Las NLRC5, CIITA y NLRP12 pertenecen a la familia de proteínas NLR. A los miembros de dicha familia se les ha descrito como sensores de DAMP o PAMP en el citosol de las células, que participan ensamblando los inflamasomas para activar las caspasas y generar las formas activas de las citocinas inflamatorias IL-1β o IL-18. De manera alternativa a dicha función, algunos miembros de esta familia también actúan como moduladores de los niveles de expresión del MHC-I y MHC-II.

La proteína NLRC5 mantiene la expresión del MHC-I de diversos tejidos, pues su silenciamiento en líneas celulares provenientes del riñón, los linfocitos y el epitelio disminuye la expresión de las

moléculas del MHC-I en la superficie de la célula. Por el contrario, la sobreexpresión de la proteína incrementa los niveles del MHC-I.

El mecanismo que emplea la NLRC5 para mantener el nivel de expresión del MHC-I se da por medio de su asociación con el factor de transcripción RFXANK/B en el módulo SXY, y con histonas acetiltransferasas como CBP/p300, lo cual permite el mantenimiento de la forma laxa y transcripcionalmente activa del ADN. El incremento en la expresión del MHC-I después del estímulo con interferones α, β y γ puede ser en parte resultado de que dichos estímulos también promueven el incremento de la expresión de NLRC5.

Otra proteína NLR moduladora de los niveles de expresión de genes clásicos y no clásicos es NLRP12, cuya expresión es predominante en células de estirpe mieloide. El mecanismo que emplea para mantener los niveles del MHC-I no se ha diluido, pero se conoce que su función impacta la transcripción de los genes.

Aunque las proteínas NLRC5 y NLRP12 incrementan la expresión del MHC-I al ser sobreexpresadas, ninguna de éstas es indispensable para que ocurra la transcripción de los genes del MHC-I, y no afectan la actividad del promotor del MHC-II.

A diferencia de éstas, la proteína CIITA es indispensable para que ocurra la transcripción de los genes del MHC-II, y su ausencia o falta de actividad genera inmunodeficiencias severas por la expresión deficiente de moléculas del MHC-II. Su expresión está restringida a **células presentadoras de antígeno (APC)**, pero bajo condiciones inflamatorias ésta es inducible en células de otras estirpes celulares.

La proteína CIITA, al igual que la NLRC5, se asocia con el complejo RFX y a complejos remodeladores de la cromatina (como p300/CBP, PCAF y SWI/SNF), para formar parte del enhanceosoma (figura 11-5). Sin embargo, la CIITA también funciona como regulador negativo de la transcripción a través de su asociación con desacetilasas de histonas (HDAC), en particular HDAC1 y HDAC2, lo que genera de nuevo la forma compacta y transcripcionalmente inactiva de la cromatina.

Debido a que los promotores de las moléculas del MHC-I, β₂m y MHC-II conservan el módulo SXY, su actividad transcripcional es dependiente del enhanceosoma.

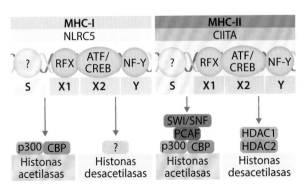

FIGURA 11-5. Enhanceosoma del MHC-I y MHC-II. El módulo SXY se asocia con las proteínas NLRC5 y CIITA en MHC-I y MHC-II, respectivamente, para aumentar su actividad transcripcional.

Al contrario del incremento en la expresión de las moléculas del MHC en condiciones inflamatorias, los ambientes inmunosupresores (como infecciones virales, episodios de estrés o tratamiento con inmunomoduladores, en especial hormonas esteroides) provocan el decremento en su expresión.

Algunos virus, entre otros VHS, CMVH, VEB y VCPX, han desarrollado mecanismos de evasión inmunológica que interfieren con el procesamiento y la presentación del antígeno pero, debido a que no impactan la regulación transcripcional, no se abordarán en esta sección.

El estrés fisiológico genera la liberación de hormonas corticoesteroides hacia la circulación. Los corticoestroides poseen función antiinflamatoria e inmunosupresora, por lo que se emplean en el tratamiento de autoinmunidades o como profilaxis posterior a un trasplante alogénico, para evitar la enfermedad injerto contra huésped.

El mecanismo que emplean los corticoestroides para interferir con la transcripción del MHC-I es evitar la formación de un complejo compuesto de la subunidad p50 de NF-κB y de AP-1 en la región denominada enhA.

Otros inmunosupresores que modulan la expresión de moléculas del MHC son las estatinas. Éstas actúan como antiinflamatorios al interferir con procesos como la expresión de la enzima iNOS, la proliferación de linfocitos T, la adhesión e infiltración de leucocitos al órgano blanco, y la reducción de la expresión de moléculas coestimuladoras y de la expresión de moléculas del MHC-I y MHC-II inducible por IFN-γ.

El mecanismo por medio del cual las estatinas afectan la expresión de las moléculas del MHC-I no es claro. Sin embargo, la inhibición de la expresión del MHC-II deriva del impedimento en la generación de CIITA, ya que éstas afectan la expresión de STAT-1, que es indispensable para la expresión de IRF-1, un factor de transcripción necesario para la transcripción de CIITA.

HLA: IMPLICACIONES CLÍNICAS

Haplotipos del HLA como factores de predisposición genética a enfermedades

El componente genético es determinante para el desarrollo de diversas enfermedades. La asociación entre polimorfismos y enfermedades ha despertado interés en el área clínica debido a su utilidad como marcador de susceptibilidad y como factor pronóstico. Sin embargo, pueden estar implicados otros factores genéticos, ambientales y los hábitos alimentarios.

La asociación entre la presencia de haplotipos específicos de HLA y la frecuencia en el desarrollo de una patología se ha descrito para cientos de enfermedades. En la tabla 11-2 se describen enfermedades con alta incidencia entre individuos con haplotipos específicos de HLA, lo mismo que el mecanismo responsable de la respuesta inmunológica adversa. En general, debido a la naturaleza de las moléculas del HLA de presentar péptidos a los linfocitos T, se ha determinado que los péptidos modificados son presentados a los linfocitos T y provocan una respuesta inflamatoria. En la tabla 11-3 se describe la asociación entre reacciones adversas a fármacos y el HLA.

Moléculas del HLA: responsables del éxito o rechazo de un trasplante alogénico

El trasplante es el procedimiento de elección cuando se requiere del reemplazamiento de un órgano debido a la pérdida de su función. Entre los trasplantes más comunes se encuentran los de riñón, corazón, hígado y células hematopoyéticas.

Para que un trasplante se pueda efectuar con éxito se requiere de cierto grado de histocompatibilidad entre el donador y el receptor del órgano, así como un ambiente inmunosupresor generado por células T reguladoras que limitan las respuestas de los linfocitos T citotóxicos y los linfocitos T cooperadores.

Por el contrario, si el grado de histocompatibilidad es pobre o el organismo no puede mantener un estado tolerogénico, se inician reacciones de alorreconocimiento, en las cuales las células del huésped reconocen las moléculas del MHC presentes en las células del órgano como extrañas, e inician respuestas desencadenadas principalmente por linfocitos T CD8, T CD4 y células NK, que culminan con la destrucción y el rechazo del tejido.

En un trasplante de células hematopoyéticas, también conocido como trasplante de médula ósea, se desea que las células madre hematopoyéticas del donador se implanten en los nichos hematopoyéticos en la médula ósea del huésped, para generar nuevas células precursoras que repueblen todas las estirpes celulares del individuo en los órganos y tejidos del sistema inmunológico.

TABLA 11-2. Enfermedades con alta incidencia entre individuos con haplotipos específicos de HLA y mecanismo responsable de la respuesta inmunológica adversa

Enfermedad	Haplotipo de HLA asociado	Mecanismo
Enfermedad celiaca	Heterodímero DQA1*05:01, DQB1*02:01	Los péptidos derivados del gluten sufren una modificación postraduccional de desaminación por la enzima transglutaminasa 2. El péptido modificado es presentado por las moléculas del MHC-II, lo cual provoca la expansión de linfocitos T CD4 específicos, así como el reclutamiento de linfocitos intraepiteliales y un infiltrado inflamatorio en la lámina propia
		El daño en el tejido provoca la mala absorción de nutrientes
Artritis reumatoide	DRB1*04:01 DRB1*04:04 DRB1*04:05	Las moléculas del MHC-II que contribuyen a la patología de la enfermedad presentan un antígeno compartido y conservan la secuencia de aminoácidos 70-74 que se localiza en la tercera región hipervariable de la cadena DRB1. La naturaleza del péptido presentado se desconoce, pero existe una correlación entre los pacientes que presentan el haplotipo mencionado y la existencia de anticuerpos contra péptidos citrulinados, una modificación postraduccional que ocurre en condiciones inflamatorias
		El infiltrado inflamatorio destruye las coyunturas sinoviales, lo que afecta principalmente manos y pies
Diabetes mellitus tipo 1	DQB1*03:02 DQB1*02:01 DQB1*03:03	Los alelos que contribuyen a la enfermedad se caracterizan por conservar al aminoácido alanina o serina en la posición 57 en la cadena DQβ de la molécula DQB1. Dicho aminoácido es crucial para la estabilidad del péptido en el sitio de unión y, por lo tanto, del repertorio de péptidos que puedan ser unidos y presentados a las células T
		La reacción inmunológica que se desencadena culmina con la destrucción de las células β pancreáticas

TABLA 11-3. Asociación entre reacciones adversas a fármacos y el HLA

Asociaciones MHC	Fármaco	Mecanismo
B*57:01	Abacavir	Síndrome de hipersensibilidad por abacavir. El fármaco se une a la hendidura de unión al péptido, lo que modifica el repertorio de péptidos presentados por el alelo y lleva a la activación de linfocitos T CD8 que reconocen péptidos propios
B*58:01	Alopurinol	Síndrome de Stevens Johnson/necrólisis epidérmica tóxica Síndrome de hipersensibilidad
B*15:02	Carbamazepina	Síndrome de Stevens Johnson/necrólisis epidérmica tóxica
DOB1*03:01 DRB1*13:02-DQB1*06:09	Aspirina	Asma/urticaria
DRB1*07:01 DQA1*02:01 DQB1*02:02	Lepatinib	Daño hepático inducido por fármacos
DR4	Hidralazina	Lupus eritematoso sistémico

Debido a que las nuevas células se encontrarán en circulación a través de todo el organismo, el éxito del trasplante depende de una respuesta alogénica moderada del donador contra el huésped (reacción injerto contra huésped). Es necesario que ésta permita la sobrevida de las nuevas células implantadas sin que destruyan los tejidos y órganos con los que están en contacto al grado de impedir su correcta función.

Los trasplantes de médula ósea se realizan en pacientes con enfermedades de origen hematológico, tales como cáncer de células mononucleares o autoinmunidades. El alorreconocimiento en un grado moderado es deseable para eliminar las células malignas o autorreactivas remanentes en el individuo después del proceso de inmunoablación. En el caso del cáncer la reacción se conoce como enfermedad injerto contra tumor.

HLA y tolerancia inmunogénica durante el embarazo

El embarazo es la única situación en la cual un organismo hemialogénico, el feto, coexiste naturalmente en paz con la madre. Algunos mecanismos para mantener un ambiente inmunosupresor son la desregulación de la señalización de linfocitos T como consecuencia de la expresión de la molécula inhibitoria PD-L1, el decremento en la expresión del receptor NKG2 en las células NK y la prevalencia de las citocinas antiinflamatorias TGF-β e IL-10.

La expresión de moléculas no clásicas del HLAE, HLA-F y HLA-G, así como la desregulación de la expresión de moléculas HLA-A, HLA-B y HLA-C clásicas y polimórficas también son fundamentales para evitar el rechazo del feto.

Diversos estudios concluyen que la expresión de HLA-G, una de las moléculas no clásicas de HLA, es un factor determinante para que se efectúe la reproducción debido a la expresión constitutiva de esta molécula en el tracto genital de la madre y en los trofoblastos que infiltran la decidua. También se ha demostrado que para que se lleve a cabo la concepción, se requiere de la presencia de una isoforma soluble de HLA-G en la sangre de la madre y el líquido seminal del padre.

Los polimorfismos en las moléculas del HLA-G se encuentran en la región 5' río arriba del sitio de inicio de la transcripción, y en la región 3' no transcrita. Éstos afectan la tasa de transcripción o la estabilidad del transcrito, pero no la secuencia de la proteína, que es idéntica entre diversos individuos y, por lo tanto, incapaz de generar una reacción de alorreconocimiento.

Evidencias que refuerzan la importancia de la expresión de HLA-G durante el embarazo son:

a) La expresión de HLA-G y el número de células reguladoras es menor en la placenta de mujeres que presentan preeclampsia con respecto a las que no la presentan.

b) En mujeres, el bajo nivel de expresión de HLA-G correlaciona directamente con un polimorfismo en el exón 8.

c) La presencia de células CD4+ HLA-G+ en la periferia de mujeres embarazadas sanas es mayor en relación con la de las mujeres con preeclampsia.

d) En hombres, la presencia del alelo HLA-G G*01:06 contribuye al riesgo de que la madre presente preeclampsia.

PROCESAMIENTO DE ANTÍGENO QUE GENERA PÉPTIDOS PRESENTADOS POR MHC-I

Procesamiento de antígenos citosólicos

La vía de procesamiento que genera los péptidos presentados por moléculas MHC-I se orienta en gran medida hacia el procesamiento de proteínas sintetizadas por la célula; es decir, son proteínas endógenas localizadas en el citoplasma, el núcleo y las mitocondrias de las células. No obstante, los patógenos intracelulares, que residen en el citosol de las células infectadas, generan proteínas extrañas para el huésped. Entre estos patógenos se incluyen virus, bacterias, hongos o protozoos intracelulares. Por su parte, las células cancerosas alteran las proteínas propias y, en consecuencia, también se generan péptidos modificados a partir de esas proteínas. Una fuente importante a partir de la cual se generan péptidos endógenos presentados por moléculas de MHC-I son los productos incompletos de la traducción (DRIP, *defective ribosomal products*), las proteínas malformadas y aquellas que fueron retrotranslocadas del RE hacia el citosol.

Degradación de antígenos citosólicos

La maquinaria proteolítica que se encarga de la degradación de 80 a 90% de las proteínas intracelulares, tanto propias como extrañas, es un complejo enzimático macromolecular denominado proteosoma. Este complejo, compuesto de múltiples subunidades proteicas, se ensambla en forma de cilindro y está compuesto por múltiples subunidades proteínicas; el proteosoma degrada, de forma selectiva, proteínas marcadas con varios monómeros de la proteína ubiquitina (polyUb). Como resultado, la cadena polipeptídica se abre y se extiende para ser hidrolizada, lo que produce péptidos de un tamaño de 3 a 25 residuos de aminoácidos. Estos péptidos son liberados en el extremo terminal del canal; a dicho proceso se le llama degradación de proteínas dependiente de Ub. El proteasoma tiene actividades tipo caspasa (hidroliza el enlace peptídico después de residuos de aminoácidos cargados negativamente), tipo tripsina (hidroliza la unión del péptido, por lo general después de residuos de aminoácidos cargados positivamente) y tipo quimiotripsina (hidroliza el enlace peptídico después de grandes residuos de aminoácidos hidrofóbicos).

El proteasoma está compuesto por dos subcomplejos básicos: el protesoma 20S (20S, 700kDa) y el activador PA700, o bien por la partícula reguladora 19S (19S, 900 kDa). El complejo 20S contiene subunidades con actividad proteolítica, mientras que el 19S incluye subunidades capaces de unirse a las cadenas de polyUb y al sustrato. Además, este complejo contiene isopeptidasas que cortan la Ub y ATPasas que abren la proteína sustrato y la llevan al canal nuclear del proteosoma.

El núcleo 20S está formado por siete diferentes subunidades α y por siete diferentes subunidades β, las cuales forman dos anillos de heptámeros acomodados de manera apilada; los anillos externos contienen únicamente las subunidades α y los internos tienen solo las subunidades β. En cambio, la unidad 19S se puede ensamblar al complejo 20S, ya sea por uno o ambos extremos, para formar el proteosoma 26S y éste, a su vez, puede incluir proteínas regulatorias en los extremos terminales del núcleo 20S. Dichas proteínas interactúan con los anillos α de la subunidad 20S y producen las isoformas del proteosoma que afectan su actividad proteolítica. Sin embargo, aún no está claro cuáles son las implicaciones fisiológicas de estos complejos alternativos.

Por otro lado, además de la subunidad constitutiva del 20S, en los mamíferos existe el inmunoproteasoma, cuyo ensamblaje se incrementa por acción del IFN-γ que dispara un incremento en la síntesis de tres subunidades adicionales conocidas como: β1i (LPM2), β2i (LMP10) y β5i (LMP7), las cuales son incorporadas en el lugar de las subunidades constitutivas β1, β2 y β5. Básicamente, los productos generados por el inmunoproteasoma son péptidos empleados para la presentación de antígenos (figura 11-6).

En el proteasoma existen tres compartimentos que incluyen dos cavidades externas, conocidas como antecámaras, y un centro proteolítico ubicado hacia la cámara interna. Dichos centros están formados por las subunidades β; el sustrato tiene acceso hacia el interior de la cámara proteolítica al pasar por la puerta formada por las α. No obstante, este acceso es limitado y depende de la activación del proteosoma. De hecho, se propone que el paso de las proteínas seleccionadas es a través de rearreglos conformaciones dependientes de ATP en las regiones N-terminales de las subunidades α que forman la puerta del complejo 20S. Tales cambios pueden darse ya sea mediante la interacción con partículas regulatorias o bien por la interacción con los sustratos. En ese sentido, la partícula reguladora 19S, componente clave del proteosoma 26S, depende del ATP para llevar a cabo su función: el reconocimiento de las proteínas poliubiquitinadas. Es decir, selecciona las proteínas sustrato que serán degradadas y también participa en el despliegue y avance del sustrato en la cámara proteolítica, en la puerta de entrada del complejo 20S.

Por otro lado, en el citosol existen otras peptidasas como la leucina aminopeptidasa inducible por IFN-γ o la tripeptidil peptidasa II, que también generan péptidos, aunque en menor medida, los cuales se unen a las moléculas de MHC clase I.

Transporte de péptidos desde el citosol al RE y ensamblaje de los complejos MHC clase I unidos con el péptido

Los péptidos exógenos, generados por el proteasoma o por las aminopeptidasas citosólicas, son traslocados hacia el lumen del retículo endoplásmico (RE) por medio de un transportador asociado con el procesamiento de antígenos denominado TAP. Allí, en el interior del RE, los péptidos se unen a las moléculas de MHC-I recién sintetizadas.

El transportador TAP es un heterotrímero compuesto de las subunidades TAP1 y TAP2, moléculas que pertenecen a la familia de proteínas conocidas como ABC-transportadores; entre sus características están la de cruzar varias veces las membranas celulares y poseer un dominio de unión a ATP. La expresión y capacidad de transporte de TAP1 y TAP2 se incrementa por acción de IFN-γ. En forma simultánea, el TAP se encuentra asociado con los dímeros de las moléculas MHC-I a través de la proteína tapasina. El transporte del péptido a través del TAP es un proceso que conlleva varios pasos; es decir, la unión del péptido produce cambios conformacionales en el complejo TAP, que disparan la hidrólisis del ATP y la subsecuente translocación del péptido. En esencia, el correcto ensamblaje y la unión eficiente de los péptidos con la molécula de MHC clase I recién sintetizada requiere la participación de un complejo de carga del péptido y, además, la ayuda de al menos cuatro diferentes proteínas chaperonas que serán descritas enseguida.

Durante la biogénesis de la molécula de MHC clase I, en el RE participan principalmente dos proteínas chaperonas: la calnexina y la calreticulina. Allí se sintetiza la cadena α, se asocia con la calnexina y, después, ésta se sustituye por la calreticulina, que se une con la cadena α y con la β_2m. A su vez, este complejo se asocia con otras proteínas chaperonas: la ERp57 y la tapasina. Asimismo, la tapasina también puede actuar como editora de péptidos y, de esta manera, permite que la molécula de MHC-I pueda intercambiar péptidos para favorecer una mayor variedad de éstos o la unión de otros de mayor afinidad. Sin embargo, la ERp57 es la principal aminopeptidasa encargada de cortar el péptido a un tamaño de alrededor de ocho a nueve residuos de aminoácidos que después serán cargados en un surco.

El péptido se fija a lo largo de los extremos amino (NH_2) y carboxilo (COOH) terminales; no obstante, en el interior del surco también existen residuos ancla ubicados en la posición dos o tres y en el residuo terminal COOH, que son claves para la estabilidad del péptido. De hecho, la variabilidad alélica de las moléculas de MHC ocurre en los residuos involucrados en la unión del péptido y produce alteraciones en la especificidad del sustrato para la molécula de MHC-I. En consecuencia, el surco es capaz de albergar un péptido de un tamaño de ocho a nueve aminoácidos en una conformación extendida y, gracias a este arreglo, el péptido puede ser reconocido por el receptor de los linfocitos T.

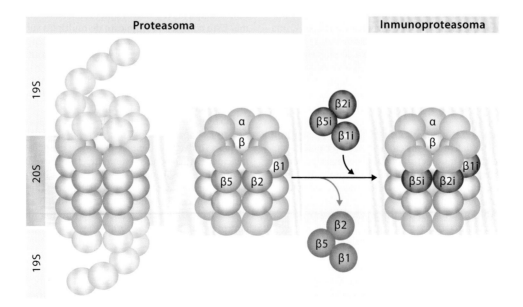

FIGURA 11-6. Proteasoma e inmunoproteasoma. El proteasoma está compuesto por siete subunidades β y siete más α; durante el estado activado se sustituyen tres unidades β por subunidades βi y se le denomina inmunoproteasoma.

Por lo regular, la unión de los péptidos a los heterodímeros libera las moléculas cargadas de MHC-I del complejo de ensamblaje, ya que dicha unión estabiliza el complejo recién formado.

Por otro lado, es importante remarcar que la unión preferencial del péptido a las moléculas de MHC-I se da, en primer lugar, porque las moléculas recién sintetizadas están unidas en la cara luminal del complejo TAP y, por lo tanto, están listas para recibir péptidos. En segundo lugar, porque la presencia de la cadena invariante bloquea esta unión en moléculas de MHC clase II. Entonces, una vez que se ha formado, el complejo maduro sale del RE y es transportado a la red de transGolgi, para luego ser transportado a través de vesículas exocíticas a la superficie celular. Con este paso se completa la vía de procesamiento del MHC-I que genera complejos capaces de llevar a cabo la presentación de antígeno a los linfocitos T CD8 (figura 11-7).

Presentación cruzada de antígenos

La presentación cruzada es la habilidad de ciertas células presentadoras de antígeno, como macrófagos y células dendríticas, de procesar antígenos que residen dentro de la vía endosomal o fagosomas o en ambos, y de presentarlos en moléculas MHC-I a linfocitos T CD8. Este tipo de presentación es muy importante, ya que permite que antígenos exógenos sean presentados en el contexto de moléculas de MHC clase I, cuando por lo regular es por moléculas de MHC clase II. A la fecha, se han propuesto dos principales modelos intracelulares para la presentación cruzada, que suelen ser llamados vía vacuolar y vía vacuolar citosólica.

La vía vacuolar propone que los antígenos internalizados son procesados a péptidos en los endosomas y los fagosomas. En este modelo, las moléculas de MHC-I tienen acceso a los compartimentos endocíticos a través del reciclaje desde la membrana plasmática, para después unir a los péptidos generados en la vesícula endosomal. En cambio, la vía vacuolar citosólica propone que los antígenos, parcialmente degradados, son exportados hacia el citosol para ser procesados por el proteasoma y luego continuar con la ruta endógena. En otras palabras, los péptidos exógenos procesados por el proteasoma son translocados por el TAP hacia el RE y después se cargan en moléculas de MHC-I. No obstante, existen evidencias que indican que las proteínas residentes del RE, entre éstas el TAP y la maquinaria de carga del péptido, pueden ser reclutadas a los fagosomas o incluso a los endosomas. Así, los péptidos generados por el proteasoma pueden ser translocados hacia el lumen de los compartimentos endocíticos, para más tarde cargarse en moléculas de MHC clase I y, por último, llegar a la membrana plasmática (figura 11-8).

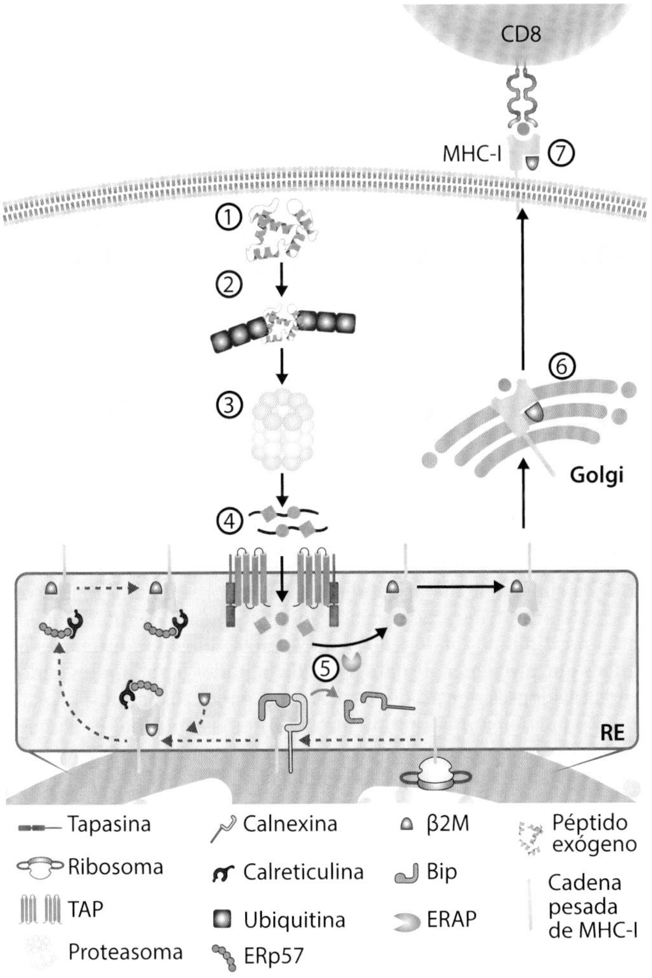
CD8
MHC-I
①
②
③
④
⑤
⑥
⑦
Golgi
RE
Tapasina
Ribosoma
TAP
Proteasoma
Calnexina
Calreticulina
Ubiquitina
ERp57
β2M
Bip
ERAP
Péptido exógeno
Cadena pesada de MHC-I

Figura 11-7. Síntesis de MHC-I y presentación de antígenos por vía citosólica. Los antígenos se adquieren en el citosol celular (**1**); las proteínas del antígeno se marcan con ubiquitina para su degradación (**2**); las proteínas citosólicas marcadas con PolyUb son degradadas a péptidos individuales por el proteasoma (**3**); los péptidos se traslocan al RE por el TAP y cada péptido se une a moléculas MHC recién sintetizadas (**4**); diferentes miembros del complejo de ensamblaje, como la tapasina y las proteínas chaperonas calreticulina y ERP57 facilitan el ensamble del MHC-I con los péptidos (**5**). Finalmente, el MHC-I ensamblado es transportado a la superficie celular mediante el complejo de Golgi (**6**) y expresado en la superficie celular para presentar el antígeno a linfocitos CD8 (**7**).

PRESENTACIÓN DE ANTÍGENO POR MOLÉCULAS CD1

El sistema inmunológico reconoce antígenos proteicos, pero también es capaz de identificar los lípidos que son presentados por moléculas de CD1, las cuales son proteínas parecidas a las moléculas MHC-I. En el humano la familia de los genes del CD1 está formada por cinco miembros cuyos genes se ubican en el cromosoma 1, mientras que en el ratón está formada por dos miembros codificados en el cromosoma 3. En los humanos, los miembros son CD1a, CD1b, CD1c, CD1d y CD1e; en ratones son CD1d1 y CD1d2.

Estructura del CD1

En general, la estructura de las moléculas del CD1, que incluye las isoformas CD1a a CD1e, es muy parecida a las moléculas MHC-I; es decir, ambas tienen tres dominios de Ig: α-1, α-2, y α-3. Los dominios α-1 y α-2 se pliegan para formar la estructura de hojas β sobre la que se posan las alfa-hélices, de la misma forma que una molécula clase I clásica. Por su parte, el dominio α-3 también se asocia a la β_2m para ubicarse por debajo de la hendidura de unión al antígeno.

Existen algunas diferencias entre las moléculas del CD1 y las de MHC-I en el surco de unión al antígeno. Es decir, mientras las moléculas de MHC-I tienen un surco capaz de albergar un péptido largo y estrecho, las moléculas del CD1 pueden contener un antígeno profundo y voluminoso. Sin embargo, ambos surcos de unión al antígeno pueden recibir péptidos de naturaleza hidrofóbica. En consecuencia, las vías de biosíntesis y expresión en la superficie celular para ambas moléculas son muy similares a las de las moléculas de MHC-I clásicas.

Ruta de presentación para CD1d

Ensamblaje de CD1d

Las moléculas de CD1d recién sintetizadas tienen una secuencia señal que las dirige al lumen del retículo endoplásmico donde son glicosiladas con rapidez; además, son retenidas por la calnexina y calreticulina que participa en su plegamiento, y después se une la tioloxidorreductosa ERp57, misma que promueve la formación de los puentes disulfuro de la cadena α de CD1. Por su parte, la proteína microsomal de transferencia de triglicéridos (MITP) proporciona los glucolípidos que se unen a la hendidura de unión de antígeno de CD1. Entre los lípidos endógenos que se unen a CD1 están fosfatidilcolina, fosfatidiletanolamina, fosfatidilglicerol y fosfatidilinositol. Como resultado del proceso, los complejos estables de CD1d/β_2m/glucolípido dejan el retículo endoplasmático para dirigirse hacia la superficie celular a través de la red transGolgi.

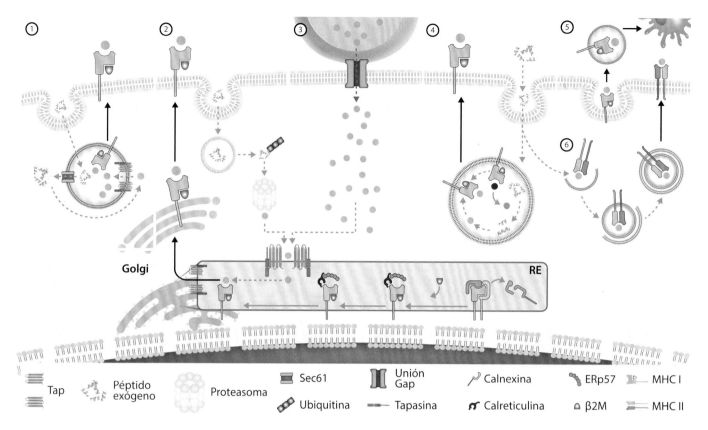

≣≣ Tap	🔬 Péptido exógeno	🔵 Proteasoma	▬ Sec61	▮▮ Unión Gap	⌇ Calnexina	🔶 ERp57	▯ MHC I
			🔶 Ubiquitina	▬▬ Tapasina	𝒇 Calreticulina	△ β2M	≣ MHC II

Figura 11-8. Presentación cruzada. La fusión del fagosoma con el RE permite la transferencia de proteínas, incluidos los componentes requeridos para ensamblar MHC-I como tapasina y proteínas chaperonas. A partir de este punto, un antígeno puede seguir una de seis rutas posibles: **1. ruta fagosoma-citosol-fagosoma**: el Sec61 exporta un antígeno exógeno al citosol y, a través del TAP fagosomal, retorna al fagosoma como péptido; **2. ruta fagosoma-citosol-RE**: Sec61 exporta antígenos al citosol donde se ubiquitinan y procesan por el proteasoma y transportan al RE por el TAP para unirse a MHC-I; **3. uniones gap**: las uniones intercelulares permiten la transferencia directa de péptidos hacia el citosol desde células infectadas; **4. ruta del reciclaje**: las moléculas del MHC-I pueden optar por la vía del reciclaje e intercambiar péptidos. Otras rutas alternativas incluyen: **5. exosomas**: los exosomas secretados por células infectadas se unen a células dendríticas y son presentados por moléculas MHC-I; y **6. autofagia**: secuestro en autofagosomas de antígenos nucleares o citosólicos y fusión con MHC.

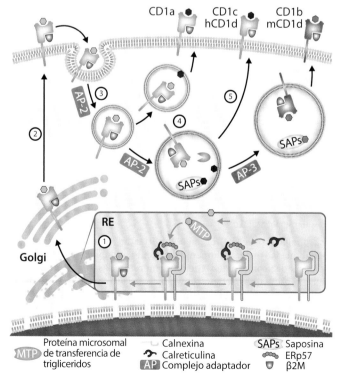

〰 MTP Proteína microsomal de transferencia de triglicéridos	⌇ Calnexina ᖆ Calreticulina ▣ AP Complejo adaptador
	SAPs Saposina 🔶 ERp57 ▽ β2M

Vía endocítica de CD1d

En las células presentadoras de antígenos (como las células dendríticas, los macrófagos y los linfocitos B) existe una alta densidad de moléculas de CD1d. No obstante, cuando las moléculas de CD1 llegan a la superficie de las células presentadoras de antígenos son internalizadas y llevadas hacia el endolisosomal. Es ahí donde los antígenos lipídicos endógenos son reemplazados por antígenos lipídicos que provienen de patógenos fagocitados o por lípidos endógenos residentes dentro de las vesículas endolisosomales; en este proceso participa principalmente la proteína saposina. En consecuencia, las moléculas de CD1d regresan a la superficie celular donde presentan glucolípidos a las células NKT (figura 11-9).

Figura 11-9. Ensamble, tráfico y presentación de antígenos por CD1. **1.** Las moléculas de CD1d se ensamblan en el retículo endoplásmico y ahí mismo se unen a glicolípidos endógenos. **2.** A través de la red del aparato de Golgi, los CD1 ensamblados se desplazan hasta la superficie celular. **3.** Desde la superficie celular, los CD1 son internalizados hacia compartimentos lisosomales. **4.** Dentro de los compartimentos celulares los antígenos son reemplazados por glucolípidos endógenos o por glucolípidos provenientes de patógenos. **5.** Los CD1 ensamblados con sus nuevos antígenos se expresan de nueva cuenta en la superficie celular.

RESUMEN

- El MHC se refiere a una región del cromosoma 6 en humanos y del cromosoma 17 en los ratones, allí se localizan los genes que codifican para proteínas involucradas en la presentación de antígeno a linfocitos T.
- Hay tres *loci* que codifican moléculas clase I (MHC-I) y tres que codifican para moléculas clase II (MHC-II).
- En humanos, los genes MHC-I se denominan HLA-A, HLA-B, y HLA-C, mientras que los MHC-II son HLA-DP, HLA-DQ y HLA-DR. Y se les denominan clásicos porque codifican glicoproteínas de membrana.
- Una característica muy importante de los genes del MHC es su polimorfismo; las variantes de los genes se llaman alelos.
- En estas regiones se encuentran también las moléculas no clásicas. En humanos, HLA-G, HLA-F y HLA-E codifican para MHC-I, mientras que HLA-DM y HLA-DO codifican para MHC-II y éstas no se expresan en constitutivamente en la superficie celular.
- Otras dos características importantes de estos genes es que se expresan por codominancia y los productos tiene poligenismo.
- Las moléculas MHC-I clásicas son glicoproteínas transmembranales heterodiméricas formadas por una cadena α y una β2 microglobulina. Y se expresan constitutivamente sobre la membrana de células nucleadas.
- Las moléculas MHC-II son glicoproteínas transmembranales heterodiméricas formadas por la unión no covalente de una cadena α y una cadena β. Y se expresan en la membrana de CPA profesionales.
- El MHC-I presenta antígenos de entre ocho y 11 aminoácidos de longitud al TCR de los linfocitos T citotóxicos. Y estos antígenos son producto de la degradación de proteínas en el citosol por el proteasoma.
- La vía de procesamiento que genera los péptidos presentados por moléculas MHC-I se orienta hacia el procesamiento de proteínas sintetizadas por la célula. No obstante, los patógenos intracelulares, que residen en el citosol de las células infectadas, generan proteínas extrañas para el huésped que son presentadas mediante esta vía.
- El MHC-II presenta antígenos de entre 10 y más de 20 aminoácidos de longitud al TCR de los linfocitos T cooperadores; éstos provienen principalmente de la degradación de proteínas en la vía endocítica y está restringido a CPA, aunque hay otras poblaciones celulares que pueden presentar antígenos en esta vía bajo condiciones especiales.
- Algunas células como los macrófagos y células dendríticas tienen la capacidad de realizar presentación cruzada; es decir, de procesar antígenos que residen dentro de la vía endosomal o fagosomas, y de presentarlos en moléculas MHC-I a linfocitos T CD8.
- El componente genético del MHC es determinante para el desarrollo de diversas enfermedades. La asociación entre polimorfismos y enfermedades ha despertado interés en el área clínica debido a su utilidad como marcador de susceptibilidad y como factor pronóstico.

Las ilustraciones científicas fueron amablemente donadas por el Dr. Rodrigo Arreola y construidas mediante el programa "VMD–Visual Molecular Dynamics" desarrollado por el Theoretical and Computational Biophysics Group de la Illinois University en Urbana-Champaing, como herramienta gráfica para la comunidad científica (Humphrey W, Dalke A and Schulten K, "VMD-Visual Molecular Dynamics", J. Molec. Graphics, 1996, vol. 14, pp. 33-38.), http://www.ks.uiuc.edu/Research/vmd/»

PDB ID. 1BD2: Two human T cell receptors bind in a similar diagonal mode to the HLA-A2/Tax peptide complex using different TCR amino acids. Ding YH, Smith KJ, Garboczi DN, Utz U, Biddison WE, Wiley DC. Immunity. 1998 Apr;8(4):403-11.

PDB ID. 1FYT: Hennecke J, Carfi A, and Wiley DC (2000). Structure of a covalently stabilized complex of a human αβ T-cell receptor, influenza HA peptide and MHC class II molecule, HLA-DR1. The EMBO Journal, 19(21),5611-5624.

TÉRMINOS CLAVE

Antígeno leucocitario humano DM (HLA-DM) Molécula expresada en células presentadoras profesionales que participa durante el proceso de presentación removiendo el CLIP, permitiendo la competencia de péptidos derivados del procesamiento antigénico por el nicho de las moléculas del MHC II.

Antígeno leucocitario humano (HLA) Son proteínas que pertenecen al complejo principal de histocompatibilidad (MCH).

Células presentadoras de antígeno (APC) Son aquellas células (macrófagos, células dendríticas y linfocitos B) que pueden expresar de forma constitutiva moléculas del MHC de clase II; expresan receptores genéricos mediante los cuales pueden reconocer y luego fagocitar, procesar y presentar antígenos en el contexto molecular del MHC clase II.

Haplotipo del MHC Combinación de *locus* de la región del complejo principal de histocompatibilidad de clase II que brinda resistencia o susceptibilidad al individuo que la expresa.

Locus **de histocompatibilidad 2 (H-2)** Se refiere a las moléculas del complejo principal de histocompatibilidad en el ratón.

Moléculas del complejo principal de histocompatibilidad clase I (MHC I) Proteínas expresadas sobre la superficie celular de todas las células nucleadas, que tienen la capacidad de presentar antígenos propios o endógenos a los linfocitos T CD8+.

Moléculas del complejo principal de histocompatibilidad clase II (MHC II) Heterodímero formado por la cadena a y b, expresado en células presentadoras profesionales de antígeno que tiene la capacidad de presentar péptidos a los linfocitos T CD4+ provenientes de antígenos exógenos procesados.

PREGUNTAS DE AUTOEVALUACIÓN

1. El MHC recibe su nombre debido a que codifica para proteínas involucradas en:
   a. La embriogénesis de los órganos linfoides
   b. La generación de células hematopoyéticas
   c. El rechazo de eritrocitos
   d. El rechazo de tumores
   e. El rechazo de injertos

2. Los genes ubicados en el MHC codifican para proteínas que participan en la activación de:
   a. Linfocitos B
   b. Linfocitos NK
   c. Linfocitos T
   d. Linfocitos NKT
   e. Macrófagos

(continúa)

PREGUNTAS DE AUTOEVALUACIÓN (*continuación*)

3. En la región I del MHC se ubican los *locus*:
   a. HLA-DP, HLA-DQ y HLA-DR
   b. I-A e I-E
   c. TAP-1 y TAP2
   d. HLA-A, HLA-B y HLA-C
   e. *LMP2* y *LMP7*
4. Las moléculas clase I le presentan el antígeno a los linfocitos:
   a. T CD4
   b. NKT

   c. T CD8
   d. T gd
   e. NK
5. Las moléculas clase II le presentan el antígeno a los linfocitos:
   a. T CD4
   b. NKT
   c. T CD8
   d. T gδ
   e. NK

RESPUESTAS A LAS PREGUNTAS DE AUTOEVALUACIÓN

1. **e.** El rechazo de injertos
2. **c.** Linfocitos T
3. **d.** HLA-A, HLA-B y HLA-C

4. **c.** T CD8
5. **a.** T CD4

CASO DE CORRELACIÓN

Paciente femenino de 25 años de edad que acudió al Centro Médico Nacional de Occidente por presentar un cuadro clínico de 2 meses de evolución consistente en problemas de visión borrosa y dolor al mirar hacia arriaba, así como entumecimiento de rostro, brazos, piernas y dedos. Refirió que todas las molestias tuvieron una aparición súbita y remisión espontánea. Posteriormente, presentó rigidez en la espalda y piernas, acompañada de dolor en las piernas; de igual forma, la paciente refirió tener episodios de vértigo y "ganas constantes de orinar". La paciente explicó que todo este cuadro es resultado del estrés que le ocasiona su trabajo.

Al indagar sobre sus antecedentes heredofamiliares, refirió que no tuvo contacto con sus padres biológicos, por lo que carece de cualquier referencia sobre antecedentes de enfermedades heredofamiliares. Respecto a sus antecedentes patológicos, refirió que ha sido muy sana hasta la aparición de la sintomatología referida.

Se le solicitaron pruebas de gabinete y laboratorio en busca de alteraciones bioquímicas, metabólicas, y presencia de infecciones, por lo que se aplicaron diferentes estudios, todos ellos mostrando que la paciente no presenta hallazgos de interés clínico.

Perfil químico		Biometría hemática	
Analito	**Concentración**	**Población/analito**	**Concentración**
Glucosa	100 mg/dL	Eritrocitos	4×10^6 uL
Urea	20 mg/dL	Hemoglobina	9.2 g/dL
Creatinina	0.7 mg/dL	Hematócrito	35%
Triglicéridos	4.1 mg/dL	Leucocitos totales	10.5×10^3 uL
Ácido úrico	140 mg/dL	Neutrófilos	70%
Colesterol total	150 mg/dL	Linfocitos	25%
Proteínas totales	6.2 g/dL	Monocitos	4%
Globulinas	2.6 g/dL	Eosinófilos	1%
		Basófilos	0%
		Plaquetas	255×10^3 uL
Examen general de orina	Sin datos patológicos		

Tras ser revisada en el servicio de medicina interna, la paciente fue invitada a participar en un estudio de genotipificación molecular para determinar su haplotipo utilizando material genético proveniente de sus PBMC (células mononucleares de sangre periférica), detectándose que presentaba un haplotipo DR15/DQ6 (subtipos de DR2/DQ1).

Este haplotipo está asociado a la esclerosis múltiple en la población española, por lo que la paciente fue programada para consulta de seguimiento en 6 meses y tiene pase abierto en caso de la aparición súbita de los síntomas referidos por ella.

PREGUNTAS DE REFLEXIÓN

1. ¿Qué es el HLA?
2. ¿Qué utilidad clínica tiene la determinación del haplotipo?
3. ¿Este estudio se debe de aplicar a la población abierta?
4. ¿Qué utilidad terapéutica tiene un diagnóstico temprano y la determinación de un factor de riesgo genético?

5. Una vez determinado el haplotipo de un paciente, ¿se debe de iniciar tratamiento farmacológico?

12

LINFOCITOS T

A. Karina Chávez Rueda • Octavio Castro Escamilla • Laura C. Bonifaz

OBJETIVOS DE APRENDIZAJE

Al terminar este capítulo el lector será capaz de:

1. Clasificar los linfocitos T de acuerdo con el TCR expresado
2. Explicar los eventos de maduración de los linfocitos T en el timo
3. Detallar el proceso de activación de los linfocitos T

4. Describir los perfiles de diferenciación de los linfocitos T
5. Identificar y reconocer la importancia biológica de la sinapsis inmunológica
6. Explicar la generación de memoria inmunológica

INTRODUCCIÓN

Los **linfocitos T** comprenden uno de los dos grandes tipos de células con los que cuenta la inmunidad adaptativa. Estas células provienen de precursores que se originan en médula ósea y migran a timo, donde se lleva a cabo la ontogenia del linfocito T. Durante este proceso se da la recombinación de segmentos génicos que permiten generar al **receptor de linfocitos T** (TCR, *T cells receptor*) con un alto grado de especificidad antigénica. Además de la generación de su receptor, los linfocitos T pasan por diferentes procesos (selección positiva, selección negativa) que aseguran la eliminación de células que reconocen antígenos propios y generan linfocitos T con un TCR capaz de reconocer antígenos extraños. Estos linfocitos salen del timo como células maduras *naïve* y migran a los órganos linfoides secundarios donde inicia la respuesta inmunológica adaptativa.

La activación de los linfocitos T depende de la presentación de antígeno por parte de una célula presentadora de antígeno mediante un intercambio de señales, así como una señalización intracelular que conlleva a que el linfocito T se active, se diferencie y adquiera características efectoras muy particulares. Los linfocitos T se consideran como los orquestadores de la respuesta inmunológica, ya que incrementan la respuesta de las células innatas en contra de los microorganismos, eliminan a células infectadas o células tumorales e incluso regulan negativamente la activación de las células inmunes y los procesos inflamatorios. Además, estas células tienen la capacidad de generar células de memoria, con las cuales podemos responder en un menor tiempo y con una mayor eficiencia en contra de posteriores encuentros con el mismo microorganismo. Todas estas características hacen de los linfocitos T una de las células con mayor potencial para desarrollar nuevas vacunas e inmunoterapias.

En este capítulo se abordan los procesos que están involucrados en la ontogenia de los linfocitos T; la formación del complejo TCR-CD3 y su asociación con los correceptores CD4/CD8, la señalización que desencadena la interacción TCR-péptido/MHC; la activación de los linfocitos T, así como la diferenciación a distintas subpoblaciones, sus funciones efectoras y la plasticidad entre las distintas subpoblaciones. Finalmente, se explorará el concepto de memoria inmunológica y se describirá la diferenciación a las distintas poblaciones de linfocitos T de memoria, así como el metabolismo de estas células.

ONTOGENIA DEL LINFOCITO T

La linfopoyesis del linfocito T comienza en médula ósea a partir de progenitores linfoides tempranos que derivan de células troncales hematopoyéticas en un proceso regulado y continuo. En esta etapa se pierden gradualmente los potenciales de diferenciación múltiple y se adquieren funciones especializadas del linaje; cuando estos precursores ingresan a timo y comienzan a madurar reciben el nombre de **timocitos**. Este proceso comienza con la llegada por vía sanguínea de un número pequeño de progenitores que colonizan timo (TSP, *Thymic Seeding Progenitors*), los cuales son importantes en la ontogenia de T, ya que en este sitio no existen progenitores con capacidad de autorrenovación. En el timo los progenitores proliferan, se diferencian y se someten a diferentes procesos de selección que resultan en la maduración de dos linajes distintos de linfocitos T (Tγδ y Tαβ); en ambos el receptor de los linfocitos T conocido como TCR (*T cell receptor*) es codificado por distintos genes.

A medida que los timocitos se diferencian, comienzan a migrar a través del timo donde pueden interaccionar con células estromales como las células dendríticas (DC, *dendritic cells*), las endoteliales (CE) y las del epitelio tímico (TEC, *thymic epithelial cells*) que se localizan tanto en la corteza (cTEC) como en la médula (mTEC). Las células estromales crean diferentes microambientes al expresar y secretar distintas moléculas que son importantes para el reclutamiento de progenitores, compromiso de linaje, selección β, selección positiva, selección negativa, inducción de linfocitos T reguladores (selección agonista), así como la salida del timo de los linfocitos T maduros vírgenes o *naïve*.

ESTADIOS DE MADURACIÓN

Distintos **estadios de maduración de los linfocitos T** se encuentran presentes en los diferentes microambientes que existen en el timo. Los TSP provienen de la médula ósea y maduran en el timo al pasar por diferentes estadios que se distinguen de acuerdo con la expresión de las moléculas CD4 y CD8, madurando primero a timocitos dobles negativos (DN, CD4⁻CD8⁻) que son aproximadamente 2% de las células del timo, seguido de los dobles positivos (DP, CD4⁺CD8⁺) que es la mayor población celular en el timo (80 a 85%), y finalmente madurando a los simples positivos (SP, CD4⁺ o CD8⁺) que componen aproximadamente de 10 a 15% de los timocitos, los cuales residen en la médula del timo durante 4 a 5 días antes de su salida a la periferia.

Los TSP llegan al timo a través de los vasos sanguíneos de la región que se encuentra entre la corteza y la médula (corticomedular); su migración es regulada por las moléculas de adhesión y quimiocinas expresadas y secretadas por las células endoteliales (P-selectina, VCAM-1, ICAM-1, CCL25, CCL19, CCL21), así como por las moléculas CD62L, CCR9, CCR7 expresadas en los TSP. En el timo, las cTEC secretan IL-7, SCF y DLL4 (*Delta-like protein 4*), que al interaccionar con sus receptores expresados en los TSP (IL7R, c-kit, Notch1) promueven la supervivencia, el compromiso del linaje T y la diferenciación hacia los progenitores tímicos tempranos (ETP, *early thymic progenitors*), la población más inmadura de timocitos que se ha detectado. Se identifican por tener el siguiente fenotipo: CD4⁻CD8⁻CD25⁻CD44⁺c-kit⁺(CD117⁺), y son las células con mayor capacidad de generar linfocitos de linaje T, aunque tienen el potencial para dar origen a otros linajes (NK, CD, linfocitos B).

Los ETP se diferencian a timocitos DN cuando migran de la región corticomedular hacia la zona subcapsular. En el parénquima, los ETP proliferan extensamente y expresan la molécula CD25, convirtiéndose así en timocitos DN2 (CD4⁻CD8⁻CD25⁺CD44⁺c-kit⁺), los cuales migran a la corteza central donde se terminan de comprometer al linaje de T y comienzan con el reordenamiento de los *locus Tcrγ*, *Tcrδ* y *Tcrβ* (que codifican a las cadenas γ, δ y β del TCR, respectivamente).

Después de un periodo de proliferación y disminución en la expresión de CD25 y CD44, estos timocitos se diferencian en DN3, los cuales se acumulan en la zona subcapsular. En esta etapa de diferenciación los timocitos que producen un TCRγδ funcional maduran a linfocitos Tγδ y salen a la periferia. Sin embargo, la mayoría de los timocitos se diferencian hacia linfocitos Tαβ y para estas células la reorganización del *locus* de *Tcrβ* y expresión de la cadena TCRβ funcional es crítica durante el proceso llamado **selección β**. Durante la selección β se da la unión de la cadena β del TCR con la cadena invariante pre-Tα y el complejo CD3 para formar el pre-TCR que junto con Notch dan las señales necesarias para la exclusión alélica de *Tcrβ*, comenzando la proliferación (solo de los timocitos DN3 que expresan una cadena TCRβ funcional) y la progresión a la etapa DN4 y DP (CD4⁺CD8⁺). En los timocitos DP se reordena el *locus Tcrα* para que se exprese la cadena α y se asocie con la β para dar un Tαβ maduro, el cual puede reconocer a las moléculas del complejo principal de histocompatibilidad (MHC).

SELECCIÓN POSITIVA Y NEGATIVA

La **selección positiva** permite la supervivencia solo de aquellos timocitos DP que expresan un Tαβ capaz de reconocer el complejo compuesto por el péptido y el MHC (pMHC). Estas células tienen tres posibles destinos que dependen de la capacidad del TCR de reconocer o no al pMHC y de la afinidad con que lo haga. Si los timocitos DP con un TCR recién generado no reconocen de manera específica al pMHC propio expresado en las células estromales, estos timocitos no recibirán las señales de supervivencia que se dan a través de su TCR y morirán por medio del proceso conocido como "muerte por abandono" en aproximadamente 3 días, pero si se unen al pMHC con demasiada afinidad se eliminarán por apoptosis. En contraste, si hay un reconocimiento del pMHC con una afinidad baja, entonces se reciben señales que rescatan al timocito DP de la "muerte por abandono" y puede continuar con la diferenciación a las etapas de SP.

La diferenciación de DP a SP implica la determinación del linaje a linfocitos T CD4⁺ o CD8⁺, para lo cual las cTEC expresan péptidos únicos que son esenciales para la selección positiva debido a que las cTEC tienen un proteosoma específico de timo. Este timoproteosoma contiene la subunidad catalítica β5t (Psmb11) y es esencial para la producción de péptidos requeridos en la selección positiva de linfocitos T CD8⁺. Además, se expresan las proteasas lisosomales, catepsina L y PRSS16 (serina proteasas específicas de timo), que están involucradas en la selección positiva de los linfocitos T CD4⁺. Por lo tanto, aquellos timocitos que expresan un TCRαβ que reconozcan al MHC-I se convierten en timocitos CD8 y aquellos que reconozcan al MHC-II se convierten en CD4. En el caso de la selección positiva solo se van a seleccionar a los timocitos capaces de reconocer el MHC propio, dando lugar al proceso conocido como la restricción del MHC. Los timocitos SP seleccionados positivamente expresan el receptor de quimiocina CCR7 que favorece que migren a la médula del timo, donde las mTEC secretan los ligandos de CCR7 (CCL19 y CCL21).

En la médula, los timocitos CD4 o CD8 que reconozcan con alta afinidad al complejo pMHC que presenta péptidos propios (timocitos autorreactivos) serán eliminados por **selección negativa**. La selección negativa es un importante paso para la eliminación de las clonas autorreactivas y para limitar su escape a los órganos linfoides secundarios. Este mecanismo se conoce como tolerancia central (tolerancia a antígenos propios) y es importante para mantener la homeostasis. Los péptidos presentados por las células presentadoras de antígeno (APC, *antigen presenting cells*) del timo (mTEC y CD) provienen de autoantígenos proteicos ampliamente distribuidos, así como de algunos antígenos que solo se expresan en tejidos específicos (TRA, *tissue restricted antigens*).

Los TRA son presentados por las mTEC y se ha demostrado que algunos son transferidos de las mTEC a las células dendríticas de médula, lo que favorece la presentación de los TRA tanto por las mTEC como por las DC y la eliminación de casi todos los timocitos SP autorreactivos. Para que los TRA sean presentados por las mTEC, es necesaria la presencia de la proteína reguladora de la transcripción llamada AIRE (*autoimmune regulator*), la cual permite que las mTEC puedan procesar y presentar proteínas que en circunstancias normales solo se encontrarían en los órganos periféricos. Además, de expresarse en las mTEC, AIRE también puede ser expresado por los linfocitos B de timo y en menor medida en DC de la periferia. La disfunción de AIRE se asocia con una tolerancia central defectuosa y la presencia de trastornos autoinmunes como el síndrome poliendócrino autoinmune tipo 1 (APS1, *autoimmune polyendocrine síndrome type 1*). Durante mucho tiempo se creyó que la expresión de los TRA dependía exclusivamente de AIRE. Sin embargo, se ha encontrado que algunos TRA pueden ser expresados en su ausencia. Por ejemplo, las mTEC además de expresar AIRE, también expresan el factor de transcripción FezF2 (*Fez family zinc-finger 2*), lo que permite la presentación de TRA diferentes a los que son presentados por AIRE. La expresión de FezF2 está regulada por el receptor de linfotoxina β, mientras que la de AIRE es regulada por la vía de RANK/CD40.

A pesar de que las mTEC presentan diversos TRA y contribuyen en gran medida a la inducción de la tolerancia, no pueden abarcar todo el espectro de autoantígenos periféricos, por lo que el papel que tienen las CD en la tolerancia es importante. En el timo existen tres poblaciones de CD: las residentes, las migratorias y las plasmacitoides (pCD). Las CD residentes se localizan principalmente en la médula del timo y contribuyen a la eliminación de los timocitos autorreactivos. Esto lo realizan mediante la presentación de antígenos derivados de células en apoptosis que representan una fuente crucial y posiblemente más abundante de autoantígenos, además de los TRA transferidos a las CD por las mTEC. Las CD migratorias y pCD pueden migrar a la periferia, por lo que pueden transportar antígenos capturados en ésta y presentarlos en el timo de manera eficiente, ayudando así a la eliminación de timocitos autorreactivos o inducir células Treg. Además de mTEC y CD, un tercer tipo de APC, los linfocitos B, también participan en la tolerancia central. Los linfocitos B tímicos tienen características fenotípicas únicas en comparación con los periféricos; expresan altos niveles de MHC-II y moléculas coestimuladoras; capturan autoantígenos a través de su BCR; capturan y presentan autoantígenos, y eliminan a los timocitos que los reconozcan. Asimismo, al igual que las mTEC y CD, contribuyen a la generación de células Treg.

Los timocitos SP que pasaron por la selección positiva y negativa (tolerancia central), pasan del estado inmaduro (HSA^{hi}CD-69^{+}CD62L^{-}) al maduro (HSA [CD24]^{hi}CD69^{-}CD62L^{+}). Además, los timocitos maduros son capaces de expresar S1PR1 (*sphingosine-1 phosphate receptor 1*) que les permite salir del timo, así como CCR7 que les permite llegar a los órganos linfoides secundarios. Se calcula que al menos 97% de los timocitos son eliminados, asegurándose la eliminación de los linfocitos T autorreactivos y generando linfocitos T con un TCR tolerante a antígenos propios o capaces de reconocer antígenos extraños (figura 12-1).

SELECCIÓN AGONISTA DE LINFOCITOS T

Aunque la mayoría de los linfocitos T autorreactivos son eliminados durante la selección negativa, algunos parecen escapar de este destino y se diferencian a linfocitos T reguladores (Treg), que se denominan naturales o de timo. Estos se caracterizan por la expresión del factor de transcripción maestro FoxP3 (*Forkhead box P3*), además de inhibir eficientemente las respuestas inmunitarias autorreactivas. Este proceso se llama selección agonística debido a que la selección se realiza en función de la capacidad de reconocer con alta afinidad el complejo MHC/autoantígeno presentado en las APC de timo.

TOLERANCIA PERIFÉRICA

Uno de los principales retos en el sistema inmunológico es inducir una respuesta contra antígenos extraños mientras se mantiene la tolerancia contra antígenos propios. Diferentes experimentos han demostrado que un mismo antígeno puede inducir una respuesta inmunológica o tolerancia; esto dependerá de las condiciones en las que se presente el antígeno, por ejemplo, en presencia o ausencia de la respuesta inmunológica innata o ausencia de moléculas coestimuladoras. La tolerancia a antígenos propios es muy importante para mantener la homeostasis y, cuando esta tolerancia falla, se presenta una respuesta inmunológica contra antígenos propios (autoinmunidad).

Durante la tolerancia central se calcula que al menos 97% de los linfocitos autorreactivos son eliminados. Sin embargo, la tolerancia central no es perfecta por lo que algunos linfocitos T autorreactivos son capaces de terminar su maduración. Los linfocitos T que escapan a la selección negativa deben eliminarse en la periferia por diferentes mecanismos de tolerancia periférica como: 1) ignorancia, donde los linfocitos T autorreactivos nunca encuentran su antígeno relacionado; 2) anergia; 3) deleción clonal; o 4) supresión mediada por células Treg. Estos mecanismos son importantes para el establecimiento y mantenimiento de la tolerancia periférica y pueden verse como un segundo filtro para los linfocitos T autorreactivos.

Para que las CD puedan activar eficientemente a un linfocito T es necesaria la presencia de un ambiente inflamatorio para que las CD "maduren" y adquieran la habilidad de presentar antígeno al incrementar la expresión del pMHC y moléculas coestimuladoras. En ausencia de inflamación, las CD inducen tolerancia; estas CD presentan un fenotipo inmaduro que se caracteriza por una baja expresión de moléculas coestimuladoras, MHC y secreción de citocinas. La presentación del antígeno sin coestimulación conduce a un estado de anergia en los linfocitos T por la falta de la inte-

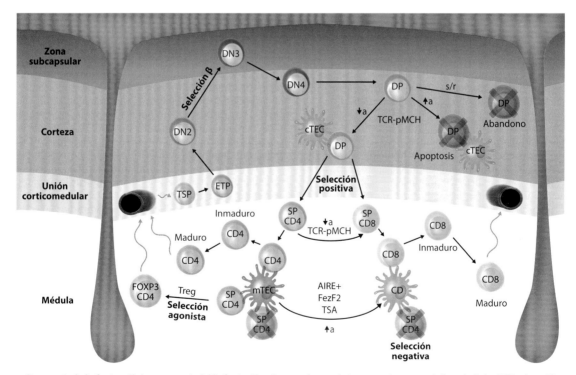

Figura 12-1. Ontogenia de linfocitos T. La ontogenia del linfocito T se lleva a cabo en el timo y comienza con la llegada de los TSP a la región corticomedular. Los TSP se diferencian a ETP que son los timocitos más inmaduros que se han encontrado, los ETP pasan a ser timocitos DN2 donde se lleva a cabo la selección β, los DN2 se diferencian a DN3, y después a DN4 y DP. En corteza se lleva a cabo la selección positiva en los timocitos DP, en la cual los DP que tengan un TCR capaz de reconocer el pMHC con una afinidad baja van a sobrevivir para migrar a la médula como timocitos SP (CD4 o CD8). En la médula se lleva a cabo la selección negativa, donde se van a eliminar a los timocitos SP que reconozcan con alta afinidad los antígenos propios presentados en el MHC de las mTEC y CD. Los timocitos que pasaron por la selección positiva y negativa (tolerancia central), maduran y son capaces de salir del timo y llegan a los órganos linfoides secundarios; a, afinidad; s/r, sin reconocimiento.

racción de CD28 con su ligando. El reconocimiento del antígeno en estas condiciones induce la vía de señalización para que se exprese el factor de transcripción NFAT y se transloque al núcleo, pero esta señal no es suficiente para la activación de AP-1. La interacción entre NFAT y AP-1 es necesaria para que se unan a las regiones promotoras de IL-2 y de otras citocinas, por lo que las células en estado de anergia presentan una menor transcripción de IL-2 y otros genes de citocinas, así como una disminución en la estabilidad del mARN de IL-2. En contraste, existe un incremento en la expresión de los factores de transcripción como Egr-2 y Egr-3 que inhiben la activación del TCR, por lo que el linfocito T termina en un estado de hiporreactividad. Cuando los linfocitos T en un estado de anergia se activan vía TCR y en presencia de moléculas coestimulatorias son incapaces de proliferar y producir IL-2.

Otro mecanismo es la deleción clonal a través de la apoptosis inducida por interacción entre Fas y FasL. Cuando los linfocitos T son estimulados constantemente vía TCR, se incrementa la expresión en su superficie de Fas y FasL, por lo que la interacción entre Fas-FasL se puede dar de forma autónoma en la misma célula o con células vecinas. A este proceso se le conoce como "muerte celular inducida por activación" (AICD, *activation-induced cell death*). La importancia de la AICD en eliminar las clonas autorreactivas se observa en las enfermedades autoinmunes que se desarrollan en ratones y humanos cuando se presentan defectos en las moléculas Fas o FasL. Además de la AICD, también participa en la deleción clonal la vía intrínseca de la apoptosis a través de activación de Bim. Las células T reguladoras (Treg) son una población de linfocitos T CD4+ que mantiene la tolerancia a través de la supresión de la activación y expansión de clonas autorreactivas por diferentes mecanismos, como contacto célula-célula, secreción de citocinas, competencia por factores de crecimiento y producción de granzima B y perforina.

COMPLEJO TCR-CD3

A principios de la década de 1980, varios grupos identificaron en los linfocitos T el receptor responsable de reconocer antígenos, el TCR (*T-cell receptor*), que puede interactuar y distinguir péptidos (tanto propios como extraños) presentados en las moléculas del MHC induciendo distintas funciones biológicas en el linfocito T. En el timo, la intensidad de las señales generadas por el TCR en respuesta a péptidos propios regula el desarrollo y la supervivencia de progenitores de linfocitos T y el compromiso del linaje T CD4 y CD8. En la periferia, estas señales contribuyen a una completa activación y diferenciación de los linfocitos T contra antígenos extraños.

TCR

El TCR es un heterodímero formado por las cadenas α y β para formar el Tαβ que se expresa en la superficie del linfocito T CD4, CD8 o por las cadenas γ y δ que forman el receptor Tγδ que se expresa en los linfocitos Tγδ. Las cadenas del TCR pertenecen a la superfamilia de las inmunoglobulinas y están formadas por tres regiones: 1) la región extracelular que presenta dos dominios, uno variable (V) y uno constante (C), siendo estructuralmente parecido al fragmento Fab de las inmunoglobulinas; 2) una región hidrofóbica transmembranal y 3) una región intracelular corta compuesta por 5 a 12 aminoácidos, la cual no está involucrada en la transducción de señales.

El dominio variable de las cadenas α y β del TCR, al igual que de las cadenas ligeras y pesadas de las inmunoglobulinas, es codificado por diferentes segmentos con múltiples genes que se rearreglan durante la maduración del linfocito T. Los dominios variables de la cadena α (Vα) y la cadena β (Vβ) presentan secuencias cortas de aminoácidos donde la variabilidad entre los diferentes TCR se concentra; estas regiones hipervariables (CDR, *complementary determining region*) son las responsables de reconocer específicamente los péptidos que son presentados en el MHC. Existen 6 CDR, tres en cada una de las regiones variables (Vα y Vβ). Dentro de las regiones hipervariables las más diversas son CDR3α y CDR3β, las cuales desempeñan un papel importante en el reconocimiento del antígeno, mientras que los CDR1 y CDR2 de las cadenas α y β hacen

contacto principalmente con las moléculas del MHC. El dominio constante de las cadenas del TCR tiene una región rica en cisteínas que forman un puente disulfuro intercadena, permitiendo la formación del heterodímero.

CD3

El TCR se asocia de forma no covalente con el complejo CD3 formado por las cadenas CD3γ, CD3δ, CD3ε y cadenaζ (CD247), idénticas en todos los linfocitos. Estas cadenas están formadas por tres regiones:

1. Extracelular: las cadenas CD3γ, CD3δ y CD3ε tienen un dominio extracelular constante y similar a las inmunoglobulinas, mientras que la región extracelular de cadena ζ es muy corta.
2. Transmembranal: se encuentran aminoácidos con carga negativa (ácido aspártico) que se une con los aminoácidos con carga positiva presentes en la región transmembranal de las cadenas del TCR.
3. Intracelular: es más larga que la del TCR y es importante en la señalización. Las cadenas del CD3 forman los heterodímeros γε y δε, mientras la cadena ζ forma homodímeros o puede formar heterodímeros con la cadena CD3η, que es un homólogo de la cadena ζ, pero su expresión es menor.

Cada TCR se asocia con dos heterodímeros (γε, δε) y un homodímero (ζζ). Las regiones intracelulares de las cadenas del complejo CD3 presentan motivos de secuencia recurrente ricos en tirosinas, los cuales son fosforilados después de la interacción del TCR con el complejo pMHC; esto permite el acoplamiento de moléculas adaptadoras, facilitando así el inicio de la cascada de señalización. Estos motivos reciben el nombre de ITAM (*Immuno-receptor Tyrosine Activation Motif*). Las cadenas CD3γ, CD3δ y CD3ε presentan un solo motivo ITAM, mientras las cadenas ζ tienen tres motivos ITAM.

En los linfocitos T que se encuentran en reposo, el complejo TCRαβ-CD3 se encuentra preorganizado en oligómeros de hasta 20 moléculas de TCRαβ-CD3, denominados nanoclusters, mientras que en la sinapsis inmunológica este número se incrementa y se denominan microcluster.

CORRECEPTOR DE LINFOCITO T

El TCR además de estar asociado de forma no covalente con el complejo CD3 también se asocia con diferentes moléculas, entre ellas el correceptor del linfocito T, que reconoce a las moléculas del MHC. Los linfocitos Tαβ pueden expresar el correceptor CD4 o CD8, pero no ambos. Los linfocitos T CD4 reconocen péptidos presentados en las moléculas del MHC-II, mientras los T CD8, los péptidos presentados en el MHC-I.

Los correceptores del linfocito T son glicoproteínas transmembranales que pertenecen a la superfamilia de las inmunoglobulinas; presentan tres regiones: extracelular, transmembranal e intracelular. El CD4 está formado por cuatro dominios en su región extracelular, una región transmembranal y una región intracelular de 38 aminoácidos. El CD8 es un dímero unido por un puente disulfuro. Además, existen dos isoformas, siendo la más abundante el dímero formado por las cadenas CD8α y CD8β, mientras que la menos frecuente está formada por el homodímero CD8α. El CD8 tiene un solo dominio extracelular perteneciente a la superfamilia de las inmunoglobulinas seguido de un segmento rico en prolinas, tienen una región transmembranal y una intracelular de 25 aminoácidos. Los dominios de la región extracelular de los correceptores reconocen de forma débil a las regiones no polimórficas de las moléculas del MHC. Dos de los dominios amino-terminal del CD4 reconocen a los dominios α2 y β2 del MHC-II y los dominios extracelulares de CD8 interaccionan principalmente con el dominio α2 del MHC-I, mientras que la región intracelular se asocia a la cinasa Lck. Los correceptores CD4 o CD8 ayudan a iniciar los diferentes eventos intracelulares que activan las distintas vías de señalización, permitiendo la activación de los linfocitos T durante la interacción del pMHC con el TCR (figura 12-2).

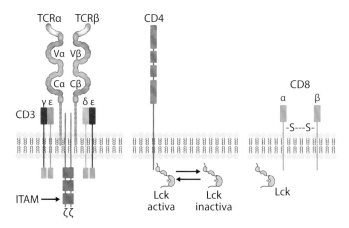

FIGURA 12-2. Complejo TCR-CD3. El TCR está formado por una cadena α y una β unidas a través de un puente disulfuro formando un heterodímero; la región extracelular de las cadenas tiene un dominio variable (Vα, Vβ) y uno constante (Cα, Cβ). El TCR está unido no covalentemente con el complejo CD3 formado por dos heterodímeros (γε y δε) y un homodímero (ζζ). Las regiones intracelulares de las cadenas de CD3 presentan motivos ITAM que son fosforiladas durante la transducción de señales. Además, los linfocitos T están asociados con sus correceptores (CD4, CD8), los cuales se unen a las moléculas del MHC. CD4 está formado por cuatro dominios en su región extracelular y CD8 es un dímero formado por las cadenas CD8α y CD8β. En la región intracelular de los correceptores se encuentra la cinasa Lck tanto en su forma activa como inactiva.

❚ SEÑALIZACIÓN DEL LINFOCITO T

La señalización a través del TCR es importante para el desarrollo adecuado de timocitos y la homeostasis de los linfocitos T maduros, así como en la diferenciación de los linfocitos T CD4 a los distintos subtipos de linfocitos T CD4 cooperadores (Th1, Th2, Th17, entre otros). La intensidad y duración de la señalización del TCR es importante en la diferenciación entre linfocitos T efectores y de memoria, además de ser determinante en la inducción de anergia y agotamiento de los linfocitos T, por lo que el control preciso de la intensidad de la señalización del TCR es crítico para la generación de respuestas apropiadas de los linfocitos T contra patógenos o tumores. La señalización del TCR está controlada por un conjunto de mecanismos bioquímicos que pueden proporcionar retroalimentación positiva o negativa, que conducen a una señalización amplificada o atenuada, respectivamente.

La señalización del TCR inicia con el reconocimiento del péptido presentado en el MHC. Además de esta interacción (TCR-pMHC), es necesaria la participación de moléculas coestimuladoras, como CD28 y el reclutamiento de los correceptores CD8 o CD4. Debido a que el TCR no tiene actividad enzimática, las tirosinas cinasas Lck (*Lymphocyte-specific protein tyrosine kinase*) y Zap70 (*ζ-associated protein of 70 kDa*) inician la señalización del TCR.

Lck pertenece a la familia de las cinasas Src y se encuentra asociada de forma no covalente a la región intracelular de CD4 y CD8. Un porcentaje de Lck se encuentra en su forma activa antes de la interacción TCR-pMHC, y después de la interacción el porcentaje de activación de Lck incrementa. La unión TCR-pMHC permite que CD8 o CD4 reconozcan las regiones conservadas de las moléculas del MHC-I o MHC-II y movilicen a Lck (que se encuentra anclada en la membrana plasmática) hacia el TCR, favoreciendo que Lck fosforile el par de tirosinas presentes en los ITAM de las cadenas ζ de CD3, iniciando así la cascada de activación del linfocito T.

Lck está formada por los dominios SH4, SH3, SH2, el dominio catalítico y el de la región carboxilo terminal (C-terminal). Lck se encuentra anclada a través de su dominio SH4 (amino-terminal) a la membrana, donde puede estar en su forma inactiva o activa, lo cual depende de cuál sea su conformación (cerrada o abierta). La conformación se da por la fosforilación y desfosforilación de dos residuos de tirosina (Y505 y Y394).

La Y505 se encuentra en la región C-terminal y es fosforilada por acción de la tirosina cinasa CsK; esta fosforilación permite la interacción intramolecular del dominio SH2 resultando en una conformación cerrada (inactiva). Cuando Y505 se desfosforila por la fosfatasa CD45 da como resultado una conformación abierta, que permite que la tirosina interna Y394 se fosforile por trans-autofosforilación, activando así la función de cinasa de Lck. La fosfatasa CD45 también puede desfosforilar a la tirosina Y394, por lo que CD45 puede ejercer un control tanto positivo como negativo sobre la actividad de Lck. Además de CD45, otras fosfatasas como PTPN2, PTPN22, PTPN12 y DUSP22 pueden desfosforilar la tirosina Y394 e inhibir la actividad de Lck. La presencia de Lck solo se ha encontrado en linfocitos T y células NK, por lo que inhibidores selectivos para Lck serían un buen tratamiento para enfermedades en donde existe un incremento en la activación de los linfocitos, como por ejemplo en artritis reumatoide (figura 12-3a).

Lck en su forma activa se agrupa con el TCR y fosforila las tirosinas que se encuentran en cada ITAM de CD3ζ, creando sitios de unión para la tirosina cinasa de la familia Syk llamada Zap70, que al igual que Lck solo se expresa en linfocitos T y células NK. Estructuralmente Zap70 está conformada por dos dominios SH2 separados por un interdominio A; posterior al dominio SH2 se encuentra el interdominio B y el dominio de cinasa.

Zap70 se encuentra en el citoplasma con una conformación cerrada (inactiva), debido a la interacción intramolecular de Y315 e Y319 que se encuentran en el dominio de cinasa. Esta interacción entre Y315 eY319 se elimina cuando el dominio SH2 se une a las dos tirosinas fosforiladas de los ITAM, permitiendo una conformación abierta de Zap70 y facilitando la fosforilación de Y315 e Y319 por Lck. La fosforilación de estas tirosinas no afecta la actividad de Zap70, pero estabiliza la unión de Zap70-ITAM incrementando el tiempo de unión con el complejo TCR-CD3. La liberación de Zap-70 activa ocurre cuando Lck fosforila la tirosina Y126 de Zap70, la cual se encuentra dentro del interdominio A. Esta liberación permite que más moléculas de Zap70 se puedan unir a los ITAM de CD3ζ y se activen. Una vez que se libera la forma activa de Zap70 es capaz de fosforilar a las proteínas adaptadoras, LAT (*linker for activation of T cells*) que se encuentra anclada a la membrana y SLP-76 (*SH2 domain–containing leukocyte protein of 76 kD*) que se encuentra en el citoplasma. LAT y SLP-76 poseen múltiples residuos de tirosina que al ser fosforiladas proporcionan sitios de acoplamiento para el dominio SH2 de otras proteínas.

La proteína adaptadora que primero se incorpora en la señalización del linfocito T es LAT con la que se inicia la formación del señalosoma. Este señalosoma es un conjunto de proteínas cinasas y adaptadoras de varias cascadas de señalización que culminan con la activación del linfocito T. LAT tiene nueve tirosinas que son fosforiladas por Zap-70, las cuales se unen el dominio SH2 C-terminal de la fosfolipasa C-γ1 (PLCγ1), la subunidad p85 de PI3K, las proteínas adaptadoras GRB2 (*grow factor-bound protein 2*) y Gads (*GRB2- related adapter downstream of Shc*). La proteína adaptadora SLP-76 se une a LAT y consta de tres dominios: el amino-terminal (N-terminal) con tres tirosinas que se fosforilan y son sitios de unión para Vav1, Nck e Itk (*IL2-induced tyrosine kinase*); el dominio PRR en el que se une Gads y PLCγ1, y el dominio SH2 C-terminal al cual se une ADAP (*degranulation-promoting adapter protein*) y HPK1 (*hematopoieticprogenitor kinasa 1*).

Las proteínas adaptadoras LAT y SLP-76 forman el núcleo del señalosoma, mientras las demás moléculas son importantes para estabilizarlo. Por ejemplo, Itk (cinasa de la familia Tec) es importante para reclutar Vav1 y a su vez Vav1 es importante para la fosforilación óptima de SLP-76.

En los linfocitos T en reposo se han identificado nanocluster de LAT, los cuales aumentan de tamaño para formar microclusters después de la interacción del TCR-pMHC. Esta agregación de los nanocluster para formar los microcluster es favorecida por la proteína adaptadora GRB2 que interactúa con SOS1, la cual es capaz de unirse simultáneamente a dos moléculas de GRB2. Los complejos GRB2-SOS1-GRB2 promueven la oligomerización de moléculas de LAT en la membrana celular. Esto genera la señalización de ERK-MAPK cinasa y también se requiere para la máxima fosforilación y activación de PLCγ (figura 12-3b).

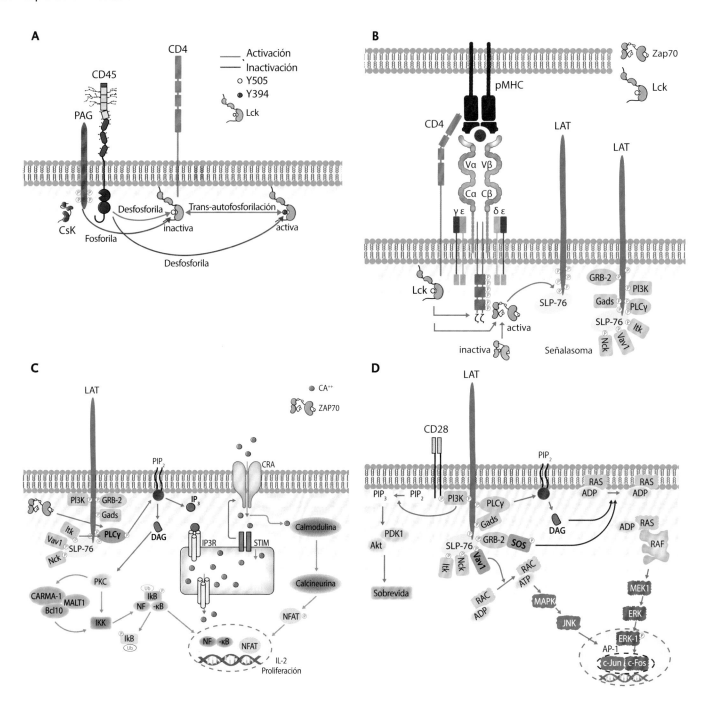

Figura 12-3. Señalización de linfocito T. A. En la región intracelular de los correceptores del linfocito T se localiza la cinasa Lck, la cual se encuentra en su forma cerrada (inactiva) y cuando pY505 es desfosforilada por la fosfatasa CD45 permite que Lck cambie a una conformación abierta, por transfosforilación Y394 es fosforilada, con lo que se activa Lck. **B.** La interacción TCR-pMHC permite que CD4 reconozca el MHC y acerque a Lck a las cadenas CD3ζ. Lck fosforila las tirosinas que se encuentran en los ITAM de CD3, los ITAM fosforilados permiten que se una Zap70 y sea activada por Lck, Zap70 fosforila a las proteínas adaptadoras LAT y SLP-76 que forman el núcleo del señalosoma y permiten la unión de otras cinasas. **C.** La PLCγ1 activada por Zap70 hidroliza el lípido de la membrana PIP2 para generar DAG e IP3, que funcionan como segundos mensajeros. DAG activa predominantemente la vía de señalización del factor nuclear-κB a través de la activación de la proteína cinasa C θ (PKC-θ), mientras IP3 activa la ruta de calcio y al factor de transcripción NFAT. **D.** Tanto DAG como SOS activan la vía de Ras, permitiendo el paso de RasGDP a RasGTP, mientras Vav1 activa a Rac (RacGDP a RacGTP), y estas vías activan la cascada de las MAPK, que resulta en la activación del factor de transcripción AP-1.

El ensamble, fosforilación y activación de las proteínas que forman el señalosoma contribuyen a una variedad de efectos posteriores, como la movilización de Ca⁺⁺, la reorganización del citoesqueleto, la activación de las rutas de MAPK, de la proteína cinasa C (PKC) y los factores de transcripción. Deficiencias en varios componentes de la vía de señalización, incluyendo Lck, Zap70, Itk, CD45, se han encontrado en casos de inmunodeficiencia combinada severa (SCID, *severe combined immunodeficiency*), lo cual demuestra su importancia en la activación de los linfocitos T.

▌ FOSFOLIPASA C-γ1

La fosfolipasa C-γ1 (PLC-γ1) es un miembro de la familia de las fosfolipasas C expresadas en diversas células. La fosforilación de LAT genera sitios de acoplamiento que facilitan la unión de otras moléculas como PLC-γ1, que es fosforilada y activada por Zap70, así como por otras cinasas Itk. La activación de PLC-γ1 marca un paso importante en la activación de los linfocitos T debido a que su activación induce: 1) la entrada de Ca⁺⁺, 2) la activación de la proteína cinasa C-θ (PKC-θ), y 3) la activación de Ras, cada una de las cuales termina en la activación de diferentes factores de transcripción.

La PLC-γ1 activada hidroliza el lípido de la membrana plasmática fosfatidilinositol 4,5-bisfosfato (PIP_2) para generar diacilglicerol (DAG) e inositol 1,4,5-trifosfato (IP_3), que funcionan como segundos mensajeros. DAG activa predominantemente la vía de señalización del factor nuclear-κB (NF-κB) a través de PKC y la ruta de señalización mediada por Ras.

Por otro lado, el IP_3 liberado al citoplasma se une y activa a su receptor (IP3R) expresado en el retículo endoplásmico (RE), induciendo la liberación de iones de Ca^{++} de las reservas intracelulares del RE al citoplasma. A medida que la concentración de iones de Ca^{++} disminuyen en el RE, se comienzan a disociar los iones de Ca^{++} de las moléculas STIM1 y STIM2 (localizadas en la membrana del RE). Esta disociación ocasiona que STIM1 y STIM2 se unan y activen a los canales de calcio en la membrana plasmática denominados CRA (Ca^{++} *release-activated channels*), compuestos por las proteínas ORAI1 (*calcium release-activated calcium channel protein 1*) y ORAI2 de calcio, permitiendo así la entrada de Ca^{++} por un proceso llamado SOCE (*store-operated Ca^{++} entry*). Se han descrito otros canales de Ca^{++} presentes en la membrana plasmática como: TRP (*transient receptor potential*) que pueden ser activados por DAG, P2X (*ATP receptors*) que responden a adenosina trifosfato (ATP) así como canales de Ca^{++} dependientes del voltaje (CaV). El aumento intracelular de los iones de Ca^{++} promueve la unión del Ca^{++} a la proteína calmodulina, la cual es capaz de unirse y activar una amplia gama de enzimas, entre ellas a la proteína fosfatasa calcineurina. La calcineurina desfosforila al factor de transcripción NFAT (*Nuclear Factor of Activated T cells*), lo cual promueve su translocación al núcleo y la transcripción de genes diana que regulan la homeostasis de los linfocitos T, la activación del gen de IL-2, proliferación, diferenciación, apoptosis y supervivencia. La importancia de NFAT en la activación de los linfocitos T se ilustra por los efectos de inhibidores selectivos de la calcineurina, llamados ciclosporina A (CsA) y FK506. Estos medicamentos inhiben la activación de NFAT disminuyendo la de los linfocitos T (véase capítulo 29, Inmunofarmacología) (figura 12-3c).

PKC

PKC-θ se expresa predominantemente en las células T y, tras su activación por DAG, media la activación del factor de transcripción NF-κB. PKC-θ activa varias proteínas adaptadoras importantes en la activación de NF-κB, como son CARMA1 (*CARD-containing MAGUK protein 1*), BCL10 (*B-cell lymphoma 10*) y MALT1 (*mucosa-associated lymphoid tissue*). Estas proteínas junto con PKC-θ facilitan la activación de la cinasa IKK, lo que lleva a la fosforilación, ubiquitinación y degradación del inhibidor IκB, que da como resultado la translocación de NF-κB al núcleo, participando en la activación de genes blanco, esenciales para la activación de los linfocitos T (figura 12-3c).

VÍA RAS-MAPK

La vía de señalización de Ras-MAPK está muy conservada a lo largo de la evolución y se activa río abajo por una amplia gama de estímulos y posiblemente es una de las vías de señalización más importantes del TCR. Ras es una pequeña GTPasa intrínseca unida a la membrana, la cual hidroliza el GTP en GDP. Cuando se encuentra asociada a GTP (Ras-GTP) se encuentra en un estado activo, mientras que unida a GDP (Ras-GDP) se encuentra en estado inactivo. El mecanismo más eficiente para la activación de Ras en los linfocitos T es a través del DAG generado por PLC-γ. También puede ser activada por SOS que es reclutado por la proteína adaptadora GRB2, que a su vez es reclutada por LAT y SLP-76. Durante la activación de Ras los factores de intercambio del nucleótido guanina (GEF) desempeñan un papel importante debido a que inducen la liberación de GDP permitiendo la entrada de GTP. En los linfocitos T se expresan diferentes familias de GEF, como lo son SOS (*son of sevenless*) y RasGRP (*ras guanine nucleotide releasing protein*) que presentan un dominio de unión para DAG y ambas favorecen el paso de Ras-ADP a Ras-ATP.

Una vez que Ras es activada, se activa la cascada de señalización de la enzima serina/treonina cinasa, conocida como proteína cinasa activada por mitógeno o MAP cinasa (MAPK). El primer miembro que Ras activa es una MAPK cinasa (MAP3K) llamada Raf, la cual es una serina/treonina cinasa que fosforila al siguiente miembro, una MAPK cinasa (MAP2K) llamada MEK1. MEK1 fosforila a la tercera cinasa de la cascada: ERK (*extracellular signal-related kinase*), la cual se transloca al núcleo y fosforila al factor de transcripción Elk-1, que junto con la proteína SRF activa la transcripción de c-Fos.

En paralelo a la activación de Ras, en el señalosoma se recluta y activa a la proteína Vav1 que pertenece a otra familia de GEF (Vav). Vav1 actúa sobre Rac generando Rac-GTP, lo cual inicia una cascada en paralelo de las MAPK, que termina en la activación de JNK (*c-Jun N-terminal kinase*). Posteriormente JNK transloca al núcleo e induce la transcripción de c-Jun, que junto con c-Fos forman el factor de transcripción AP-1 (*Activator protein 1*). Similar a NFAT, AP-1 participa en activar la transcripción de muchos genes importantes para la activación de los linfocitos T, incluyendo el gen que codifica para la citocina IL-2 (figura 12-3d).

PI3K-AKT

PI3K (*phosphatidylinositol 3-kinase*) es un heterodímero proteico formado por la subunidad catalítica de aproximadamente 110 kDa (p110α, p110β o p110δ) y la subunidad reguladora que contiene el dominio Src-homology 2 (SH2) (p85), p50 y p55α. En las células del sistema inmunológico PI3K se puede activar a través de múltiples receptores que contienen el motivo YXXM en su dominio intracelular, como la molécula coestimuladora CD28 que contiene en su dominio intracelular el motivo Tyr-Val-Asn-Met (YMNM). Los motivos YXXM fosforilados proporcionan sitios de unión para la subunidad p85, que controla la actividad enzimática a través del reclutamiento de la subunidad p110 a la membrana, donde convierte el PIP_2 a PIP_3.

PIP_3 actúa como sitio de unión para diversas enzimas intracelulares que albergan dominios PH (*pleckstrin-homology*), en particular para la serina/treonina cinasa Akt, que es reclutada a la membrana celular para ser fosforilada. La actividad de Akt está regulada positivamente por la unión de PIP_3 a su dominio PH, pero también por la fosforilación en la posición Thr308 por la cinasa dependiente de fosfoinosítido-1 (PDK1) y en la posición Ser473 por TORC2. La activación de Akt es importante para la sobrevida, activación, proliferación y diferenciación celular (figura 12-3d).

ACTIVACIÓN DE LINFOCITOS T

Los linfocitos T tienen un papel elemental en la respuesta inmunológica contra diversos microorganismos. Para ello, se requiere que los linfocitos T (LT) sean activados por las células presentadoras de antígeno (APC), las cuales presentan los péptidos específicos y proveen de señales adicionales que favorecen la activación y polarización de los linfocitos T. Este proceso de activación ocurre en los órganos linfoides secundarios donde la APC se encuentra con un linfocito T virgen o *naïve*.

La activación de células T requiere de un contacto bien estructurado entre la APC y el LT, a lo que se denomina sinapsis inmunológica. Este término (al igual que la sinapsis nerviosa) hace referencia a la conexión que puede existir entre dos células inmunes (LT-APC, linfocitos T citotóxicos o célula NK con su célula blanco) y el intercambio de información que hay entre estas dos células. En este caso, nos referimos con sinapsis inmunológica al contacto entre LT-APC, lo cual permite la correcta activación de los linfocitos T.

La primera señal que debe ocurrir entre la APC-LT es la interacción de la molécula de MHC-I o MHC-II cargada con el péptido agonista (pMHC) y el TCR, ya que de ello depende que la activación del linfocito T sea antígeno específico y en contra del microorganismo procesado. Esta interacción permite la dimerización, agrupamiento y la movilización de balsas lipídicas para reorganizar a los TCR en el sitio de interacción con el MHC, los cuales pueden estar compuestos entre 10 a 100 TCR. Existen tres fases en esta interacción, la primera involucra el contacto transitorio y rápido entre el linfocito T y la APC, cuya duración es entre 30 minutos y 8 horas, dependiendo de la densidad del complejo pMHC. La segunda fase comprende una interacción más estable de aproximadamente 12 h entre el linfocito T y la presentadora de antígeno, la cual permite la interacción del resto de las moléculas involucradas en la activación. Mientras que la tercera fase se caracteriza por tener interacciones transitorias, lo que permite la proliferación del linfocito T. La segunda señal requerida para la activación del linfocito T es el contacto de las moléculas de coestimulación CD80 y CD86 (presentes en la APC) y CD28 (presente en el linfocito T). La interacción TCR-pMHC sirve de sitio para el inicio de la coestimulación, la cual genera una señal de activación en el linfocito T y favorece el reclutamiento de CD28 al sitio de activación.

Al conjunto de TCR-pMHC y CD28-CD80/86 se le denomina Complejo de Activación Supramolecular Central o cSMAC (*Supramolecular Activación Cluster*). Este conjunto molecular está rodeado por un anillo de moléculas involucradas en la adhesión celular, como son CD2 y LFA-1 (*leukocyte function-associated antigen 1*) expresados en el LT y CD58 e ICAM1 (*intercellular adhesion molecule 1*) expresados en la APC. Estas interacciones son indispensables para la formación de la sinapsis inmunológica, ya que proporcionan la estabilidad requerida para la interacción entre TCR-pMHC. También modifican el citoesqueleto favoreciendo el reclutamiento de TCR y las moléculas coestimuladoras al cSMAC. A este conjunto de moléculas que rodean a cSMAC se le conoce como **complejo de activación supramolecular periférico** o pS-MAC. El último complejo de moléculas involucradas en la sinapsis inmunológica se localiza alrededor del pSMAC y se denomina **complejo de activación supramolecular distal** o dSMAC. Dentro de este complejo se localizan moléculas como CD45, la cual contiene un dominio intracelular que recluta fosfatasas, con lo cual se regula negativamente la activación del Linfocito T.

DIFERENCIACIÓN Y FUNCIÓN DE LINFOCITOS T CD4 COOPERADORES

Inicialmente Coffman y Mossmann demostraron que la cooperación de linfocitos T con linfocitos B y las reacciones de hipersensibilidad retardada eran mediadas por dos subpoblaciones de linfocitos T cooperadores (Th, *T helper*): Th1 y Th2, respectivamente. Durante muchos años solo se estudiaron estos dos subtipos de linfocitos Th, aunque ahora se conoce la existencia de linfocitos Th17, Th9, Th foliculares y T reguladores (Treg), cuyas funciones son importantes en infecciones y en la regulación negativa de la función de linfocitos T efectores. Para que lleven a cabo sus funciones, los linfocitos Th pasan por un proceso de diferenciación que requiere la presencia de citocinas polarizantes, así como de factores de transcripción maestros que permitan la expresión de sus moléculas efectoras. Enseguida se analizan las características de los diferentes tipos de linfocitos T cooperadores, sus funciones, así como la plasticidad que existe entre los diferentes tipos (tabla 12-1, figura 12-4).

Linfocitos Th1

Una vez que el linfocito está en contacto con la APC, se genera la activación de la célula T CD4+ *naïve* a través del TCR y señales coestimuladoras que inducen una baja expresión del factor maestro de transcripción T-bet (*T-box expressed in T cells*). Este factor de transcripción pertenece a la familia T-box, está codificado por el gen *tbx21* y es el principal inductor de la expresión de las moléculas asociadas al perfil Th1. En la etapa inicial de la polarización, se requiere de la expresión de T-bet, así como de interferón gamma (IFN-γ), el cual puede ser secretado por el linfocito T activado, células dendríticas y células NK. La activación por IFN-γ induce la activación de STAT1 (*Signal Transducers and Activator of Transcription 1*) permitiendo un incremento en la expresión de IFN-γ, T-bet y la cadena beta del receptor de IL-12 (IL-12Rβ2). En la etapa posterior de la polarización, la presencia del IL-12Rβ2 favorece que el fenotipo Th1 se establezca mediante la activación de STAT4, el cual induce una mayor expresión de T-bet. Finalmente, T-bet favorece el reclutamiento de enzimas que inducen cambio en la cromatina permitiendo la expresión del *locus* Th1, que incluye citocinas como IFN-γ, IL-2, TNF-α, quimiocinas como CCL4, CCL5 CXCL9, CXCL10 y los receptores de quimiocinas CCR5 y CXCR3.

Una vez diferenciados, los linfocitos Th1 participan en la cooperación con linfocitos B para la producción de anticuerpos de clase IgG3 e IgG2a. Además, la producción de IFN-γ induce una mayor expresión de moléculas de MHC-II en macrófagos incrementando su capacidad de presentación antigénica, mientras que el TNF-α incrementa su actividad bactericida al inducir la producción de especies reactivas de nitrógeno. Se han demostrado que todos estos mecanismos efectores son importantes para la inmunidad contra diversos microorganismos como *Mycobacterium tuberculosis*, *Leishmania major*, *Staphylococcus aureus* y *Salmonella typhimurium*, entre otros. Sin embargo, también participan de manera importante en enfermedades inflamatorias crónicas como artritis reumatoide, tiroiditis y colitis ulcerativa.

Linfocitos Th2

Los linfocitos Th2 requieren de la estimulación vía TCR, lo cual induce una baja expresión del factor de transcripción maestro GATA3 (*GATA-binding 3 protein*) perteneciente a la familia de factores de transcripción GATA. Además de la expresión de GATA3 se

TABLA 12-1. Poblaciones de linfocitos T cooperadores. Aquí se muestran las moléculas implicadas en la diferenciación, así como las funciones más importantes de los seis tipos de linfocitos T cooperadores

Perfil de diferenciación	Citocinas polarizantes	Factores de transcripción	Moléculas de superficie	Citocinas efectoras	Funciones efectoras
Th1	IL-12, IFN-γ	T-bet, STAT4	IL-12R β2, CCR5, CXCR3	IFN-γ, IL-12, TNF-α	Inmunidad antitumoral, eliminación de bacterias intracelulares (*M. tuberculosis, S. typhimurium*) Inducción de IgG3 e IgG2a
Th2	IL-4	GATA-3, STAT6, NOTCH, NLRP3	CCR4, IL-4R	IL-4, IL-5, IL-13	Eliminación de parásitos (*N. brasiliensis, T. muris*) Inducción de IgE Fisiopatología de asma, dermatitis atópica
Th9	IL-4 + TGF-β	PU.1, IRF4	IL-4R, TGF-βR	IL-9, IL-21	Respuesta contra parásitos (*N. brasiliensis*) Reacciones alérgicas
Th17	IL-6 + TGF-β1 IL-1 β + IL-23	RORγt, STAT3	IL-23R, CCR6	IL-17A, IL-17F, IL-21, IL-22	Eliminación de bacterias extracelulares y hongos (*S. aureus, C. albicans*) Participación en enfermedades inflamatorias y autoinmunidades
T Foliculares	IL-6 + IL-21, IL-27	BCL-6, STAT3, c-MAF	ICOS, CXCR5, CD40L, PD-1	IL-4 + IL-21	Sobrevida de linfocitos B Inducción de centros germinales Incremento en afinidad de los anticuerpos Participación en enfermedades autoinmunes
T reguladores	IL-2 + TGF-β	FoxP3, STAT5	CD25-, CTLA-4, LAG3	IL-10, IL-35, TGF-β	Promueve tolerancia inmunológica Mantiene la homeostasis linfocitaria Inhibe la inmunidad antitumoral

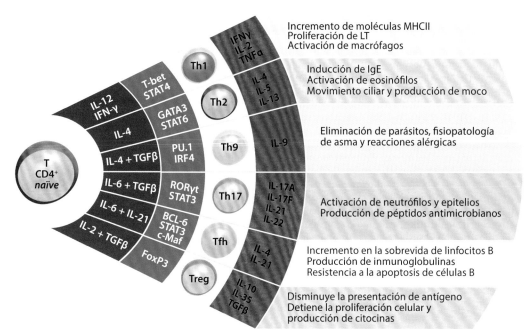

Figura 12-4. Diferenciación de linfocitos T CD4. El esquema muestra los perfiles de diferenciación de los linfocitos T cooperadores a partir de una célula *naïve*. Después de la presentación de antígeno se requiere la presencia de citocinas polarizantes (*negro*), las cuales regulan la expresión de los factores de transcripción maestros (*azul*) que determinan el tipo de célula cooperadora. Una vez diferenciados, los linfocitos T cooperadores ejercen sus funciones efectoras a través de la producción de citocinas (*rojo*) que impactan sobre las células inmunes innatas, adaptativas, así como en los tejidos del organismo.

requiere la presencia de citocinas como IL-4, que puede provenir ya sea del mismo linfocito T debido a que GATA3 induce una baja expresión de IL-4, o de basófilos o de los linfocitos innatos del grupo 2. Esta IL-4 señaliza a través del receptor de IL-4 y genera la activación de STAT6 permitiendo un incremento en la expresión de los genes *il-4* y *gata3*, iniciando así una señal de retroalimentación positiva. Finalmente, GATA3 ayuda a la apertura y reorganización de la cromatina específicamente en el *locus* Th2, favoreciendo la expresión de citocinas como IL-4, IL-5, IL-13, IL-9 y quimiocinas como CCL2, CCL11, CCL17, CCL22 y el receptor de quimiocina CCR4.

Sin embargo, en años recientes se han reportado algunos mecanismos alternos que pueden controlar la diferenciación de los linfocitos T CD4 hacia un perfil Th2. Por ejemplo, la interacción de Notch en el linfocito T con su ligando presente en la APC induce un corte en la parte intracelular de Notch y, junto con las proteínas RPBJ (*recombination signal–binding protein for immunoglobulin-κ J region*), MAML-1 (*Mastermind–like 1*) y p300, induce la expresión de GATA3. Otro mecanismo relevante para la polarización hacia un perfil Th2 es a través del receptor de reconocimiento de patrones NLRP3. La presencia de IL-2 activa STAT5, el cual genera la expresión de NLRP3. Posteriormente este receptor funciona como un factor de transcripción que se une a IRF4 (*interferon regulator factor 4*) promoviendo la expresión de IL-4.

Dentro de las funciones efectoras de la IL-4 producida por las células Th2 se encuentra el favorecer el cambio de clase de los anticuerpos IgG1 e IgE. Aunado a la generación de IgE, la IL-5 es capaz de activar e inducir la degranulación de eosinófilos, siendo estos dos mecanismos esenciales en la respuesta inmunológica contra parásitos. La IL-13 tiene un papel fundamental en la respuesta inmunológica, ya que incrementa el movimiento ciliar en el pulmón e intestino, así como la producción de moco en estos sitios. Todos estos mecanismos efectores son cruciales en infecciones causadas por parásitos como *Nippostrongylus brasiliensis*, helmintos como *Trichuris muris* y patógenos intracelulares como *Leishmania* spp. Por otra parte, los linfocitos Th2 han sido implicados en respuestas de tipo alérgicas y en enfermedades inflamatorias como dermatitis atópica, asma y rinosinusitis crónica.

Linfocitos Th9

La diferenciación de linfocitos Th9 es promovida por los factores de transcripción GATA3, STAT6 e IRF4. La presencia de IL-4 ge-

nera la activación de STAT6, que suprime la expresión de FoxP3 y de T-bet, inhibiendo la diferenciación hacia un perfil T regulador y Th1, respectivamente. Además, esta citocina induce la expresión de IRF4, el cual se puede unir directamente al promotor de *il-9* e incrementar su transcripción. Otra de las citocinas que se requiere para la diferenciación de linfocitos Th9 es TGF-β (*transforming growth factor-*β), ya que activa a las proteínas SMAD, que se unen al promotor de *il-9* y también promueven la expresión del factor de transcripción maestro PU.1 (perteneciente a la familia de factores de transcripción de dominio ETS y que reconoce la caja PU). Éste se une directamente al promotor de *il-9* y recluta enzimas modificadoras de la cromatina que favorecen la expresión de esta citocina.

Los linfocitos Th9 se caracterizan por la producción de IL-9 e IL-21. La IL-9 tiene funciones pleiotrópicas, ya que promueve el crecimiento de mastocitos y linfocitos T, estimula la acumulación de mastocitos en tejidos, promueve la sobrevida de células linfoides innatas e incrementa el cambio de clase a IgE en linfocitos B. El receptor de IL-9 también es expresado en células no hematopoyéticas, como lo son células epiteliales de intestino y vías respiratorias, músculo liso y queratinocitos. En estas células promueve la expresión de quimiocinas, incrementa la producción de moco en células epiteliales de vías respiratorias y altera la integridad de la barrera epitelial intestinal.

Los linfocitos Th9 tienen actividad contra ciertos parásitos como *Nippostrongylus brasiliensis* e incrementan tanto la producción de moco en células epiteliales intestinales como la contracción del músculo liso. Además, inducen la acumulación y activación de basófilos, eosinófilos y mastocitos. Estas células también tienen actividad antitumoral, puesto que estimulan la producción de IFN-γ en linfocitos T CD8⁺ y linfocitos NK. Sin embargo, la actividad de los linfocitos Th9 también se ha asociado a diferentes procesos alérgicos como asma.

Linfocitos Th17

La diferenciación de linfocitos Th17 requiere la activación del factor de transcripción maestro RORγt (*retinoid-related orphan receptor gamma t*), el cual pertenece a una familia de receptores nucleares de hormonas (NHR) que junto con RORα (otro miembro de la familia ROR) y RUNX1 (*runt-related transcription factor 1*) favorecen la polarización hacia el perfil Th17. Además de estos factores de transcripción, se ha descrito que la señalización por IL-6 lleva a la activación STAT3, que se une al promotor de *il17a*, mientras que la señalización por TGFβ1 a través de SMAD lleva a cabo la supresión del factor transcripcional EOMES (Eomesodermin), el cual es un regulador negativo de los promotores de *rorc* e *il17a*. Adicionalmente, se sabe que los linfocitos Th17 pueden ser generados en ambientes inflamatorios debido a la presencia de citocinas como IL-1β e IL-23. Este tipo de linfocito cooperador se caracteriza por la expresión de citocinas como IL-17A, IL-17F, IL-22 y GM-CSF; receptores como IL23R y CCR6, así como la producción de la quimiocina CCL20.

Los linfocitos Th17 son importantes en la respuesta inmunológica contra las bacterias *Staphylococcus aureus*, *Propionibacterium acnes*, *Citrobacter rodentium*, *Klebsiella pneumoniae*, *Bacteroides* spp., *Mycobacterium tuberculosis* y hongos como *Pneumocystis jirovecii* y *Candida albicans*. Las funciones efectoras de las células Th17 están mediadas por las citocinas que producen; por ejemplo, la IL-17 genera la activación de neutrófilos, así como la expresión de IL-8, la cual es un quimioatrayente de estas células. También favorece un ambiente inflamatorio, ya que induce la expresión de IL-6 en células epiteliales. La IL-22 tiene su efecto en células de los epitelios, generando la producción de péptidos antimicrobianos que ayudan a combatir las infecciones. Mientras que el GM-CSF es una citocina que induce la activación y el incremento de especies reactivas de oxígeno en los macrófagos, las cuales contribuyen a la eliminación de los microorganismos. Al igual que los otros linfocitos T cooperadores, las células Th17 también participan en condiciones patológicas, principalmente en enfermedades inflamatorias crónicas y autoinmunes como la enfermedad de Crohn y psoriasis.

▌ LINFOCITOS T FOLICULARES (TFH)

El desarrollo de estos linfocitos cooperadores comienza de igual forma durante la presentación de antígeno y en presencia de las citocinas polarizantes IL-6, IL-21 e IL-27. La acción de estas citocinas lleva a la activación de STAT1 y STAT3, los cuales inducen la expresión de factor de transcripción maestro BCL-6 (*B-cell lymphoma 6 protein*). BCL-6 pertenece a la familia de factores de transcripción BTB-POZ que contienen dedos de zinc. Además, puede interactuar con otros factores de transcripción y modificadores de la cromatina; esto le permite la expresión y represión de sus moléculas blanco. Por una parte, BCL-6 evita la diferenciación hacia los perfiles Th1, Th2, Th17 y Treg, puesto que reprime la expresión de T-bet, RUNX1, GATA3, RORα, IL12Rβ2, IL2R, IL23R, TGFβR, FoxP1 y BLIMP1, entre otros. Por otra parte, induce la expresión de los factores de transcripción c-MAF (*cellular muscular aponeurotic fibrosarcoma*) y BATF (*Basic leucine zipper transcription factor ATF-like*), entre otros, los cuales regulan la producción de las moléculas efectoras IL-21, CXCR5, CXCL13, ICOS y CD40L.

La función primordial de los linfocitos Tfh es la cooperación con los linfocitos B para la generación de respuestas a antígenos T dependientes, a través de una sinapsis inmunológica (TCR-MHC, coestimulación y citocinas). La expresión de CXCR5 les permite localizarse en el límite de la zona T-B de los ganglios linfáticos para poder interactuar con los linfocitos B. La IL-21 producida por Tfh actúa de manera autocrina y en las células B induce la proliferación y producción de anticuerpos, así como el incremento en su sobrevida. Otra interacción celular es a través de la expresión de ICOS (*Inducible T-cell costimulator*), que induce una activación en los Tfh después de estar en contacto con ICOSL expresado en la célula B, lo cual lleva al incremento en la expresión de CD40L. Finalmente el CD40L expresado en la célula Tfh interactúa con el CD40 expresado en el linfocito B generando su activación. Todas estas interacciones generan la formación de centros germinales y favorecen la hipermutación somática, maduración de la afinidad y cambio de clase de anticuerpos. Los linfocitos Tfh son importantes en la generación de anticuerpos neutralizantes en contra de infecciones virales, como el virus de la inmunodeficiencia humana (VIH), aunque también se han visto implicados en procesos autoinmunes como lupus eritematoso sistémico y artritis reumatoide.

▌ LINFOCITOS T REGULADORES

Durante las respuestas inmunológicas es necesario que se genere la activación de las células para la eliminación del patógeno. Sin embargo, también se requiere que exista una regulación de la respuesta para así evitar el daño al tejido y controlar la inflamación. Los linfocitos T reguladores (Treg) son los encargados de este proceso. Es importante señalar que las células Treg pueden ser clasificadas de acuerdo con su sitio de desarrollo, de tal forma tenemos a las células Treg originadas en timo (denominadas naturales o tímicas) y a las generadas en órganos linfoides secundarios a partir de linfocitos T CD4 *naïve* (denominadas reguladoras inducidas o periféricas). El desarrollo y función de estos Treg depende de la expresión del factor de transcripción maestro FoxP3, que es un miembro de la familia de factores de transcripción *forkhead/winged*. La diferenciación de células Treg tímicas depende de la interacción de alta afinidad con el complejo pMHC. Además, se requiere de la señalización del receptor de IL-2, que a través de STAT5 induce la expresión de FoxP3. Mientras que la diferenciación de los linfocitos Treg periféricos a partir de linfocitos T CD4⁺ *naïve* depende de la estimulación antigénica bajo condiciones tolerogénicas. Esto significa que se requiere de una fuerte señalización a través del TCR, una coestimulación subóptima (baja expresión de moléculas coestimuladoras) y la presencia de TGF-β y ácido retinoico. Todas estas señales en conjunto inducen la expresión de FoxP3 de manera estable en linfocitos T CD4⁺ *naïve*. Una vez inducido, FoxP3 regula la expresión de citocinas como IL-10, TGF-β e IL-35, moléculas de superficie como CD25 (cadena α del receptor de IL-2) CTLA-4 (*cytotoxic T-lymphocyte-associated protein 4*), LAG3 (*Lymphocyte activation gene 3*), GITR (*Glucocorticoid-induced TNFR-related protein*) y enzimas como la IDO (*indoleamine 2,3-dioxygenase*).

Los linfocitos Treg ejercen su actividad supresora mediante diferentes mecanismos, entre ellos la secreción de citocinas inmunosupresoras como IL-10, IL-35 y TGF-β que regulan de manera negativa a los linfocitos T, las APC, así como la producción de citocinas inflamatorias. El incremento en CD25 induce el consumo de IL-2, ya que esta cadena del receptor de IL-2 tiene mayor afinidad por su ligando y, por lo tanto, se evita que los linfocitos T efectores consuman esta citocina. Otro mecanismo de regulación involucra el contacto célula-célula a través de moléculas de superficie como CTLA-4 y LAG3. CTLA-4 al unirse a sus ligandos CD80/CD86 induce la secreción de IDO en las CD; esta enzima favorece el catabolismo del triptófano hacia un metabolito tóxico para los linfocitos T. CTLA-4 también puede disminuir la expresión de las moléculas CD80/CD86, afectando la capacidad estimuladora de las APC y limitando la interacción de CD28 con su ligando (CD80/CD86). Por su parte, LAG3 interacciona con las moléculas del MHC suprimiendo la actividad de las APC. Además, las Treg pueden expresar granzimas y perforinas, las cuales causan la apoptosis de linfocitos T efectores. Otros procesos inmunológicos donde las Treg tienen un papel importante es en los trasplantes, al permitir que estos sean exitosos; en el control de enfermedades autoinmunes, puesto que controlan la inflamación y la activación, y en los ambientes tumorales, donde evitan la eliminación del tumor.

▌ PLASTICIDAD DE LINFOCITOS T COOPERADORES

La biología de las células T cooperadoras parece ser muy compleja, debido a que se ha descrito que algunas poblaciones de linfocitos Th tienen una característica definida como plasticidad. A través de cambios en el perfil transcripcional y por modificaciones epigenéticas, las células T pueden adquirir características fenotípicas y funcionales distintas a las adquiridas durante la presentación de antígeno. Inicialmente se propuso que los programas de diferenciación de los linfocitos Th y sus características funcionales eran excluyentes, ya que se sabía que los programas Th1 y Th2 son antagónicos y que la presencia de IFN-γ inhibe la diferenciación de los linfocitos Th2. Sin embargo, esta visión estricta de un factor de transcripción asociado a un tipo de linfocito Th cambiaría por la evidencia obtenida en enfermedades inflamatorias donde se han encontrado mezclas de fenotipos. Utilizando un modelo de infección viral se observó uno de los ejemplos más drásticos de plasticidad, ya que linfocitos Th2 GATA3⁺ adquirieron un perfil Th1 debido a la expresión de IFN-γ y T-bet, lo cual está mediado por interferones de tipo I. Se ha visto que las células Th2 tienen marcas epigenéticas represoras como H3K27me3 (trimetilación en la lisina 27 de la histona 3) y marcas permisivas como H3K4me3 en el *loci* de *ifn-g*, lo cual les confiere un estado "listo para" expresar IFN-γ. Esto ocurre siempre y cuando estén presentes estímulos que favorezcan su expresión, de lo contrario seguirá reprimida.

Los linfocitos Th17 también han demostrado tener plasticidad, sobre todo en condiciones de inflamación crónica. En modelos de encefalitis autoinmune experimental o colitis se encontró la presencia de linfocitos T CD4⁺ capaces de coexpresar IL-17 e IFN-γ, los cuales incrementaron la severidad de la patología al ser transferidos a un ratón con la enfermedad. Los linfocitos Th17 (RORγt⁺ IL-17⁺) pueden adquirir la expresión de IFN-γ y T-bet debido a que en los sitios promotores de estos genes se encuentran las marcas epigenéticas "listas para", donde la activación de STAT4 generada por IL-23 favorece la expresión de IFN-γ y T-bet. Finalmente, el fenotipo Th1 se estabiliza debido a que T-bet puede dimerizar con el factor de transcripción RUNX1 y suprimir la expresión de RORγt, perdiendo las características de un linfocito Th17. También se ha demostrado que las células Th17 pueden adquirir un fenotipo regulador. Bajo condiciones inflamatorias en el intestino, se encontró que los linfocitos Th17 (RORγt⁺ IL-17⁺) adquieren un fenotipo regulador, puesto que incrementan la expresión de LAG3 y de IL-10 mientras disminuyen los niveles de RORγt e IL-17, lo cual les confiere una función reguladora.

Los linfocitos T reguladores también han mostrado plasticidad, ya que en respuesta a IFN-γ adquieren un fenotipo Th1 debido a la expresión de T-bet y CXCR3, permitiéndoles migrar a los sitios de inflamación. También se ha observado que Treg (FoxP3⁺) de intestino y piel son capaces de expresar GATA3, que es inducido por la estimulación de TCR e IL-2. Esta población podría ser importante para regular la inflamación en estos sitios e inhibir la diferenciación de los linfocitos Treg hacia algún otro fenotipo. Interesantemente las células Treg pueden co-expresar marcadores del perfil Th17 como son RORγt, IL-17 y CCR6; ello les permite migrar a los sitios inflamatorios y mantener su función supresora.

Una de las poblaciones con mayor plasticidad son los linfocitos Tfh, ya que se ha visto que estas células pueden adquirir las citocinas características de los linfocitos Th1, Th2, Th17. Esto se debe a que los genes *tbx21*, *gata3* y *rorc* contienen las marcas epigenéticas "listas para", lo cual confiere esta plasticidad pese a la expresión de BCL-6. La gran plasticidad de las Tfh pudiera tener una función importante debido a que probablemente den señales de acuerdo con el tipo de respuesta Th1, Th2 o Th17 que sea necesaria inducir, sobre todo si consideramos que los linfocitos Tfh se encuentran en los órganos linfoides secundarios y son los encargados de interactuar con los linfocitos B.

La clasificación de los diversos tipos de linfocitos cooperadores ha sido de gran ayuda para el entendimiento de la respuesta inmunológica, así como los mecanismos que emplean estas células para llevar a cabo su función. Sin embargo, es necesario ampliar nuestra visión acerca de esta clasificación para poder entender los procesos en los cuales estarían implicadas estas células T que muestran plasticidad en su fenotipo y función (figura 12-5).

I LINFOCITOS T CD8⁺

Los linfocitos T CD8 son otra de las células inmunes adaptativas que se originan en el timo y se localizan en los órganos linfoides secundarios para posteriormente viajar a los órganos periféricos y realizar su función. Estas células reconocen antígenos presentados a través de las moléculas MHC-I expresadas en todas las células nucleadas, por lo que reconocen antígenos presentados por casi todas las células de nuestro cuerpo con excepción de los eritrocitos. El mecanismo de activación de estos linfocitos es muy similar al de los linfocitos T CD4⁺, es decir, necesitan la formación de la sinapsis inmunológica, pero se requiere de la molécula de MHC-I. Debido a que las moléculas MHC-I expresan antígenos provenientes del citosol (endógenos), los linfocitos T CD8⁺ son relevantes contra patógenos intracelulares, así como contra tumores. Ahora se sabe que además de la citotoxicidad, las células T CD8⁺ cuentan con más mecanismos efectores debido a las diferentes subpoblaciones generadas después de su activación.

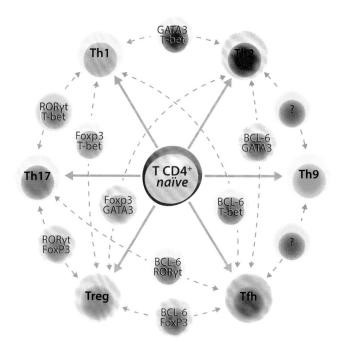

Figura 12-5. Plasticidad de las poblaciones de linfocitos T cooperadores. A partir de una célula T CD4⁺ *naïve* se generan las poblaciones Th1 (núcleo azul claro), Th2 (núcleo rojo), Th9 (núcleo verde), Th17 (núcleo azul fuerte), Treg (núcleo café) y Tfh (núcleo naranja), las cuales expresan un factor de transcripción maestro que controla su fenotipo y funciones. Sin embargo, en diversas condiciones se observa que un fenotipo Th puede adquirir características de otra población cooperadora (líneas punteadas). Por ejemplo, los linfocitos Th2 adquieren la expresión de T-bet manteniendo la expresión de GATA3, por lo tanto, muestran un fenotipo Th2/Th1 (célula con núcleo rojo y citoplasma azul). Las células sobre las líneas punteadas indican poblaciones con plasticidad donde el color del núcleo refleja su fenotipo Th original y el color del citoplasma menciona las características adquiridas de otro fenotipo cooperador.

Diferenciación y función de los linfocitos T CD8⁺ citotóxicos

La diferenciación de un linfocito T CD8⁺ *naïve* hacia un linfocito T CD8⁺ citotóxico (Tc) es promovida por la presencia de IL-2 e IL-12. Estas dos citocinas a través de STAT5 y STAT4 generan la expresión de los factores de transcripción maestros T-bet y EOMES que regulan el fenotipo y función de estas células, además de promover la expresión de IFN-γ, TNF-α, CXCR3, perforinas y granzimas, las cuales son rápidamente expresadas después de la activación. Los Tc son muy importantes contra infecciones por patógenos intracelulares como *Listeria monocytogenes*, virus de Epstein-Barr, Influenza, herpes simple, así como contra las células tumorales, ya que células transformadas pueden expresar antígenos tumorales a través de MHC-I y ser reconocidos por los Tc. Una vez que se da la interacción pMHC-TCR, las células citotóxicas liberan IFN-γ, que incrementa la expresión de moléculas MHC-I favoreciendo la presentación de antígenos endógenos. Asimismo, aumenta la expresión de FasR (*First apoptotic signal Receptor*) en las células blanco, haciéndolas susceptibles de ser eliminadas a través de la apoptosis. La liberación de TNF-α incrementa la capacidad bactericida de macrófagos y en las células blanco induce la apoptosis a través de la interacción con su receptor.

El segundo mecanismo efector involucra la liberación de moléculas capaces de generar la lisis y la muerte de las células infectadas o transformadas. Las perforinas son glicoproteínas capaces de insertarse en la membrana celular, polimerizar y generar poros de 16 a 22nm de diámetro, los cuales generan desequilibrios osmóticos y la lisis de la célula blanco. Estos poros también permiten el paso de otras moléculas efectoras de los linfocitos Tc como son las granzimas; estas proteínas son proteasas de serina capaces de pasar por los poros formados por las perforinas en las células blanco. Una vez en el citosol, las granzimas actúan sobre sustratos que controlan la apoptosis como son las caspasas, generando su corte proteolítico y su activación. Las caspasas son proteasas de cisteína-aspártico con actividad catalítica las cuales se pueden clasificar en iniciadoras y efectoras; las iniciadoras (caspasa 2, 8, 9) hacen un corte proteolítico en las caspasas efectoras (3, 6 y 7) causando su activación. Estas caspasas tienen como mecanismo efector la fragmentación del ADN, así como la inducción en la pérdida del potencial de membrana mitocondrial, con lo cual se induce la muerte de la célula blanco.

El tercer mecanismo de acción de los linfocitos Tc involucra la expresión de ligandos de muerte como son FASL y TRAIL (*TNF-related apoptosis-inducing ligand*). Ambas moléculas, que pertenecen a la familia del factor de necrosis tumoral, después de interactuar con su receptor en la célula blanco (FasR o TRAILR, respectivamente) y a través de sus dominios de muerte generan el reclutamiento y activación de las caspasas iniciadoras y efectoras para finalmente inducir la muerte de la célula blanco.

Linfocitos T CD8+ citotóxicos alternativos

Al igual que los linfocitos T cooperadores, se ha encontrado que los linfocitos T citotóxicos pueden tener la expresión de factores de transcripción y citocinas que confieren funciones adicionales a la citotoxicidad. Por ejemplo, hay linfocitos Tc denominados Tc2 (haciendo alusión al tipo cooperador) que pueden expresar el factor de transcripción GATA3 y citocinas como IL-4 e IL-13, aunque en niveles inferiores en comparación con los Th2.

Los linfocitos Tc2 han sido implicados en las respuestas alérgicas donde principalmente incrementan la inflamación en estos sitios. Los linfocitos Tc9 producen IL-9 y requieren del factor de transcripción IRF4 y STAT6 para su desarrollo. Además, estos linfocitos tienen una menor expresión de T-bet, EOMES y granzima B en comparación con un linfocito Tc convencional. Se sabe que los linfocitos Tc9 están presentes en respuestas alérgicas en vías respiratorias, así como en dermatitis atópica; igualmente, parecen tener una mejor actividad antitumoral en modelos murinos de melanoma.

De manera similar a los linfocitos Th17, la presencia de IL-6 y TGF-β1 induce la expresión de RORγt y RORα, los cuales confieren la capacidad de expresar IL-17, IL-22, IL23R y CCR6, generando a los linfocitos Tc17. Estos linfocitos también tienen disminuida la expresión de los factores de transcripción y moléculas citotóxicas. Debido al perfil de citocinas que expresan, estas células se han asociado a diversas condiciones inflamatorias crónicas y autoinmunes tanto en modelos de ratón como en humanos. La otra población alternativa son los linfocitos Tc reguladores (Tc reg). Estas células se caracterizan por expresar el factor de transcripción FoxP3 y moléculas efectoras como IL-10 e IDO. Una característica muy particular de los linfocitos Tc reg es que están restringidos por las moléculas no clásicas de MHC-I como Qa-1 y HLA-E presentes en ratón y humano, respectivamente. Estas células identifican a linfocitos Th activados y ejercen su función supresora a través de la liberación de perforinas, así como de la actividad de la IDO.

LINFOCITOS Tγδ

Los linfocitos Tγδ al igual que los Tαβ se desarrollan en el timo, expresan un TCR compuesto por dos cadenas (γ y δ) que está asociado al complejo CD3, pero a diferencia del Tαβ que presenta una gran diversidad, la diversidad del TCRγδ es poca. Los Tγδ son los primeros linfocitos que aparecen durante el desarrollo fetal, además de ser los más abundantes durante esta etapa, lo que sugiere que tienen una función protectora importante incluso antes de nacer. Este porcentaje de linfocitos Tγδ disminuye después del nacimiento y varía dependiendo del tejido. Por ejemplo, del total de los linfocitos T presentes en sangre periférica y órganos linfoides secundarios, los Tγδ representan entre 1 y 5%, mientras que en tejidos epiteliales como la epidermis, el tracto gastrointestinal y el aparato reproductivo este porcentaje se incrementa.

La vía de activación de los linfocitos Tγδ es diferente a los Tαβ, debido a que es independiente del MHC. Estos linfocitos no reconocen péptidos presentados en las moléculas del MHC; sin embargo, reconocen glicoproteínas y lípidos microbianos expresados en las moléculas no clásicas del MHC-I (CD1d). También pueden unir proteínas solubles o de membrana como el toxoide tetánico, proteí-

nas bacterianas, virales, así como de choque térmico. Además, los linfocitos Tγδ expresan en su superficie receptores de células NK (NKG2D, DNAM-1), lo que les permite tener respuestas muy rápidas en contra de células infectadas o transformadas, contribuyendo así a una primera línea de defensa.

Existen diferentes subpoblaciones de linfocitos Tγδ en el humano; los Tγδ se dividen en cuatro subpoblaciones dependiendo de la cadena δ (Vδ1, Vδ2, Vδ3 y Vδ5) que expresen, mientras que en ratones estas subpoblaciones se distinguen por la cadena Vγ. Todas las subpoblaciones van a detectar una clase diferente de antígeno o molécula generada por infección microbiana, estrés o transformación maligna. En sangre periférica la mayoría de los linfocitos Tγδ humanos expresan la cadena Vδ2 (Vγ9Vδ2), mientras que, en piel, pulmones, intestino, tracto reproductivo, hígado, bazo y el timo expresan la cadena Vδ1 o Vδ3.

Los linfocitos Tγδ presentes en los tejidos tiene diferentes funciones en las que se incluyen: la inmunidad protectora contra patógenos (intracelulares y extracelulares); vigilancia de tumores; modulación de la respuesta inmunológica innata y adaptativa; la homeostasis tisular y reparación del epitelio; eliminación de células infectadas, activadas o transformadas a través de receptores que activan la vía de la apoptosis como FASR y TRAILR; liberación de componentes citotóxicos como las perforinas y granzimas; la eliminación directa de los patógenos a través de la producción de moléculas bacteriostáticas o líticas como granulisinas y defensinas, o indirectamente al inducir la liberación de estas moléculas por las células epiteliales; secretar citocinas que se encuentran involucradas en la protección contra virus y patógenos intracelulares (IFN-γ y TNF-α), hongos y bacterias extracelulares (IL-17), y parásitos extracelulares (IL-4, IL-5 e IL-13); modular de manera negativa a las células de la respuesta inmunológica innata mediante la producción de TGF-β e IL-10, y promover la cicatrización y regeneración de las células epiteliales a través de factores de crecimiento como el factor de crecimiento de queratinocitos (KGF, KGF2).

Finalmente, las respuestas de los linfocitos Tγδ pueden tener un efecto perjudicial como se puede observar en las enfermedades autoinmunes como la artritis reumatoide y el lupus eritematoso sistémico, por la secreción de IFN-γ e IL-17. También en alergia y asma por la secreción de IL-4 e IL-13.

MEMORIA DE LINFOCITOS T

La memoria inmunológica es una de las principales características de la respuesta inmunológica adaptativa, lo cual es fundamental en la inducción de una respuesta inmunológica protectora. Las definiciones clásicas de la memoria inmunológica mencionan la capacidad de responder después de un largo lapso de tiempo, así como el desarrollo de una respuesta mucho más rápida y robusta frente a una reexposición al mismo estímulo. Sin embargo, definiciones más especializadas toman en cuenta diferentes características que deben adquirir los **linfocitos T de memoria**, como su capacidad de autorrenovarse y permanecer en el organismo por largo tiempo sin la necesidad de una exposición repetida a su antígeno.

Diversos estudios han mostrado que existe una gran diversidad de linfocitos T de memoria de acuerdo con sus características fenotípicas, funcionales y anatómicas. En una respuesta primaria los linfocitos T *naïve* se activan y proliferan dando origen a una progenie de linfocitos T efectores (cooperadores y citotóxicos) y de memoria capaces de mediar una respuesta inmediata y protectora durante largo tiempo. Por ejemplo, exposiciones antigénicas agudas favorecen el fenotipo efector, mientras que exposiciones repetidas y crónicas favorecen el desarrollo de células de memoria. Enseguida se discuten los procesos que ocurren durante la diferenciación de los linfocitos T de memoria, las distintas subpoblaciones, sus principales funciones, así como los cambios en el metabolismo de estas poblaciones celulares.

Diferenciación de linfocitos T de memoria

Hoy en día existe una lista creciente de factores de transcripción que han sido ligados a la diferenciación de los linfocitos T hacia linfocitos efectores o de memoria. La presencia de distintas poblaciones de linfocitos de memoria está relacionada con la avidez con la que interacciona el TCR con el complejo pMHC, el tipo de infección, la abundancia de antígeno, el microambiente de citocinas, el sitio de infección y el microambiente en el que se encuentre el linfocito T durante su activación. Incluso se ha observado que el tipo de división (asimétrica o simétrica) determina la generación de células efectoras y de memoria. Algunos estudios en los que se compara la expresión de genes en los linfocitos T CD8+ durante el curso de una infección han encontrado la expresión de grupos de genes y vías de señalización con una gran similitud (cercano a 95%) entre las células de memoria, linfocitos T *naïve* y células efectoras, revelando un número pequeño de genes que son exclusivos de las células de memoria. Por ejemplo, los linfocitos T CD8+ con una alta expresión del regulador transcripcional Id3, así como de CXCR3 y CCL5, exhiben un programa transcripcional similar a las células de memoria de larga vida, mientras la expresión del receptor IL2Rα, la lectina Gal-1, el represor transcripcional Zeb2 y la disminución en la expresión del factor de transcripción TCF-7 y L-selectina son predictivos de la generación de linfocitos T efectores.

También se ha propuesto que los factores de transcripción operan en pares desarrollando vías opuestas de diferenciación que facilitan el desarrollo de linfocitos T efectores o de linfocitos T de memoria. Por ejemplo, una alta expresión del factor de transcripción T-bet facilita la diferenciación hacia linfocitos T CD8 efectores, en tanto que la expresión del factor de transcripción EOMES favorece principalmente el desarrollo de linfocitos T CD8+ de memoria. Otros factores de transcripción que pudieran regular por pares son Id2/Id3 y Blimp-1/BCL-6; sin embargo, aún no se ha establecido un gen que funcione como un "regulador maestro", lo que refuerza la idea de que una compleja red transcripcional controla la diferenciación del linfocito T de memoria.

Otro factor importante que regula las diferencias entre las células *naïve*, efectoras y de memoria es el estado de la cromatina. Por ejemplo, las células de memoria comparten diversos marcadores con las células *naïve* (CD45RA, CCR7, CD127) pero epigenéticamente se parecen a una célula efectora. Esto es porque las células de memoria disminuyen la metilación del ADN (generando que la cromatina esté más accesible para la iniciar transcripción) en los genes que codifican para IFN-γ, granzima B y perforina. Por lo tanto, tienen una capacidad de expresar moléculas efectoras mucho más rápido en comparación con una célula *naïve*.

Poblaciones de linfocitos de memoria

Los linfocitos T de memoria se clasifican en 4 diferentes subpoblaciones de acuerdo con las moléculas que expresan en su membrana, así como por su función y localización (tabla 12-2): los linfocitos T de memoria central (Tcm), linfocitos T de memoria efectora (Tem), linfocitos T de memoria residentes de tejido (Trm) y una subpoblación denominada como linfocitos T "stem" o troncales de memoria, los cuales se ha descrito tienen la capacidad de dar origen tanto a células terminalmente diferenciadas como a células capaces de autorrenovarse después de una reexposición con su antígeno.

Tanto los linfocitos Tcm como los linfocitos Tem son considerados como poblaciones que recirculan en el organismo con la función fundamental de combatir infecciones crónicas y participar en la respuesta de hipersensibilidad de tipo retardada (DTH). Mientras los linfocitos Tcm recirculan a través de los órganos linfoides secundarios, los linfocitos Tem son células de memoria capaces de recircular entre los tejidos en los cuales puede ocurrir una reinfección.

Los linfocitos Tcm han sido considerados como una población en transición que poseen plasticidad y la capacidad de dar origen a otro tipo de poblaciones de memoria. Sin embargo, se ha demostrado que en la mayoría de los tejidos existe una población de linfocitos T CD8 de larga vida que no recircula y se queda presente en el sitio de la infección, la cual ha sido denominada como Trm. Esta población se localiza en la mucosa intestinal, genital y respiratoria, así como en la piel y se propone que participa en la respuesta inicial contra el patógeno, favoreciendo además el reclutamiento de linfocitos T de memoria circulantes. Diversas señales inducidas por citocinas como TGF-β, IL-15, IL-33 y TNF-α incrementan la expresión de moléculas como CD69 y la integrina CD103. En contraste, disminuyen la expresión de CD122, CD62L, S1P$_1$, el factor de transcripción KLF2 y el receptor de quimiocinas CCR7, los cuales en conjunto median la retención de estas células en el tejido. Los linfocitos Trm se acumulan principalmente en el sitio original de la infección; sin embargo, se ha observado que pueden presentar protección en sitios distales al sitio primario de infección. Finalmente, se ha propuesto que los linfocitos Trm pueden diferenciarse a partir de linfocitos T de memoria recirculantes (Tcm), sugiriendo que las distintas subpoblaciones de memoria poseen plasticidad.

En este sentido, es importante mencionar que la gran mayoría de los estudios realizados para evaluar memoria de T se han desarrollado en modelos de linfocitos T CD8+, en los cuales se utilizan algunos marcadores diferentes a los utilizados para distinguir entre las diferentes subpoblaciones de linfocitos T CD4+ de memoria. Por ejemplo, los linfocitos T CD8+IL-7R^alto^KLRG1^bajo^ se consideran como linfocitos T de memoria, mientras que su contraparte los linfocitos T CD8+IL-7R^bajo^KLRG1^alto^ son considerados como linfocitos T efectores, tomando en cuenta para su clasificación la capacidad que posee cada uno de ellos para permanecer por un largo lapso de tiempo una vez terminada la infección. Además, se ha observado que la población IL-7R^alto^KLRG1^bajo^ conserva cierta plasticidad para generar poblaciones como los linfocitos Trm o linfocitos T efectores, característica que no posee la población IL-7R^bajo^KLRG1^alto^.

Metabolismo de las células T de memoria

Dentro de los diversos cambios que sufren los linfocitos T *naïve* durante su activación está la forma en la que obtienen y generan energía, es decir, su metabolismo. Los linfocitos T *naïve* requieren de niveles basales de energía para sobrevivir, los cuales derivan de mecanismos como la oxidación del piruvato y la β-oxidación de los ácidos grasos en la mitocondria. Sin embargo, durante las primeras 24 h posteriores a la activación del linfocito T se inicia un cambio metabólico importante caracterizado por un rápido incremento en la glicólisis y en la oxidación de glutamina, en el cual participan de manera importante moléculas como mTOR y las vías de señalización de Akt y PI3K. Posteriormente en la fase efectora la glicólisis aerobia se convierte en la vía metabólica principal. Una vez terminada la respuesta inmunológica, las células de memoria adoptan

TABLA 12-2. Poblaciones de linfocitos T de memoria. Se muestran las poblaciones de linfocitos T *naïve*, efectores y de memoria caracterizados con la ayuda de marcadores de superficie

Propiedad	Linfocitos T *naïve*	Linfocito T efector	Linfocito T de memoria central	Linfocito T de memoria efectora	Linfocito T de memoria residente de tejido
CD44	Baja	Alta	Intermedia	Alta	Alta
CD62L	Alta	Baja	Alta	Baja	Baja
CCR7	Alta	Baja	Alta	Baja	Baja
CD45 (isoforma)	CD45RA	CD45RO	CD45RO	CD45RO/ CD45RA	CD45RO
CD69	Baja	Alta	Baja	Baja	Alta
Propiedades migratorias	Tejido linfoide Circulación	Tejidos periféricos	Tejido linfoide	Tejidos periféricos	Residentes en tejidos periféricos

un perfil metabólico similar al que poseen los linfocitos T *naïve* donde la fosforilación oxidativa es la vía metabólica dominante. Esto es de vital importancia pues múltiples estudios han demostrado que el metabolismo puede afectar directamente a la expresión de ciertos genes e influenciar la diferenciación de los linfocitos. Por lo tanto, la comprensión del mecanismo por el cual el metabolismo puede afectar directamente la diferenciación de los linfocitos T *naï-* *ve* promete ser clave para su aplicación en el desarrollo de nuevas estrategias vacunales efectivas.

Finalmente, la meta principal de todos estos estudios es el poder capitalizar los conocimientos moleculares que regulan la diferenciación de los linfocitos T efectores y de memoria para generar de manera específica vacunas e inmunoterapias en donde se favorezca la población celular que más nos convenga (tabla 3).

Tabla 12-3. Factores que afectan la generación de células T efectoras o de memoria

	Efectora	Memoria
Señal de TCR	Fuerte	Débil
Marcadores de superficie	IL-2Rα, KLGR1	CXCR3 IL-7R
Factores de transcripción	T-bet, Id2, BLIMP-1	EOMES, Id3, BCL-6
División asimétrica	Célula hija proximal	Célula hija distal
Accesibilidad de la cromantina	Abierta y transcripción activa	Semiabierta y transcripción inactiva
Metabolismo	Glicolisis	Fosforilación oxidativa

La tabla muestra las diferentes variables que determinan la generación de células efectoras y de memoria. En azul se reflejan las condiciones que favorecen el fenotipo efector mientras que en rojo aquellas que favorecen un fenotipo de memoria.

RESUMEN

- Los linfocitos T son células linfoides pertenecientes a la inmunidad adaptativa, ya que poseen un receptor de linfocitos T (TCR) el cual es antígeno específico, y son capaces de generar memoria inmunológica. Estas células se clasifican de acuerdo con el tipo de cadenas que componen su TCR, que pueden ser αβ o γδ, originando a los dos grupos de linfocitos Tαβ y Tγδ (cuya frecuencia es aproximadamente de 95 y 5%, respectivamente).

- Los linfocitos T se originan a partir de un precursor linfoide común presente en la médula ósea, el cual se deriva de una célula troncal hematopoyética. Sin embargo, a diferencia de los linfocitos B que se desarrollan en la médula ósea, los linfocitos T se desarrollan en el timo (de ahí su nombre) a partir de progenitores que colonizan éste (TSP). Posterior a la llegada de estos progenitores al timo se diferencian a progenitores tímicos tempranos (ETP), que son los timocitos más inmaduros (también denominados DN1 de acuerdo con la expresión de CD4 y CD8). Después pasan a la etapa de DN2 donde gracias a una red de factores de transcripción se adquiere el compromiso al linaje de linfocito T y se inicia el rearreglo de las cadenas del TCR γ y δ, originándose los linfocitos Tγδ.

- En el caso de los linfocitos Tαβ, primero se expresa la cadena β y durante las etapas DN3 y DN4 se comprueba su funcionalidad; cuando los timocitos expresan un TCR completo (Tαβ) pasan a la etapa de dobles positivos (CD4+ CD8+). En este punto ocurre la selección positiva en la cual a través de las células epiteliales tímicas de la corteza se asegura que los linfocitos T sean capaces de interactuar con las moléculas del MHC propias. Aquellas que son capaces de hacerlo con baja afinidad continúan su maduración en la médula tímica como células simples positivas (SP), mientras que aquellas que interactuaron con alta afinidad o no interactuaron son eliminadas. Una vez en la médula, las células epiteliales de la médula tímica, así como las células dendríticas presentan autoantígenos (debido a la expresión del factor de transcripción AIRE) y ocurre la selección negativa. Este proceso permite la eliminación de clonas autorreactivas, ya que las células que tienen alta afinidad por el autoantígeno son eliminadas. Mientras que los linfocitos T con baja afinidad sobreviven, salen a la sangre periférica como linfocitos T vírgenes y migran hacia los órganos linfoides secundarios.

- Los linfocitos T se activan y diferencian en los órganos linfoides secundarios, debido a que ahí es el sitio donde ocurre la presentación de antígeno por parte de una APC, involucrando una serie de señales y eventos celulares necesarios para la activación del linfocito T. La primera interacción es la del TCR-MHC, que depende de la afinidad del linfocito T por su antígeno y del correceptor que exprese; si es CD4, entonces va a interactuar con moléculas MHC-II, mientras que si es CD8 lo hará con moléculas MHC-I. El TCR del linfocito T está asociada con un complejo de cadenas peptídicas denominado CD3; éstas tienen una cola citoplasmática larga y poseen dominios ITAM que favorecen la activación. Una vez que se da el reconocimiento del antígeno, la cinasa Lck fosforila a los ITAM de CD3 generando el reclutamiento de la cinasa ZAP70, así como su activación. Posteriormente ZAP70 fosforilado se libera de los ITAM y fosforila a dos proteínas adaptadoras que son LAT y SLP-76, las cuales tienen la función de ser proteínas de andamiaje. Estas proteínas son la base para la formación de un complejo molecular denominado como señalosoma, el cual consta de diversas proteínas como Vav1, Nck e Itk, PLCγ1 y PI3K, entre otras que continúan con la cascada de señalización y el incremento de calcio intracelular. La subsecuente activación de vías como las MAPK cinasas y la vía PI3K-AKT favorecen la sobrevida, así como la activación del factor de transcripción NFAT que induce la proliferación y producción de IL-2 en los linfocitos T.

- La formación de la sinapsis inmunológica para la activación de las células T está dada por tres complejos supramoleculares (SMAC) que son el central, periférico y distal. El SMAC central consta de la interacción TCR-MHC, así como de la interacción de moléculas coestimuladoras como CD80/CD86 (presentes en la APC) que interactúan con CD28 (en el linfocito T), lo que incrementa su sobrevida y activación. El SMACp contiene a las moléculas de adhesión como CD2 y LFA-1 (en T) y CD58 e ICAM (en la APC), que al ser moléculas de adhesión confieren estabilidad a la sinapsis inmunológica. Finalmente, el complejo SMAC distal contiene a la molécula CD45, que al ser una fosfatasa permite controlar negativamente la activación de los linfocitos T.

- En el caso de los linfocitos T CD4 (Th), además de su activación es necesario la presencia de citocinas que polaricen o induzcan la adquisición de las moléculas efectoras que les ayuden con su función cooperadora. Se ha descrito la existencia de diversos perfiles de polarización Th, como el Th1, Th2, Th17. Estos perfiles son dependientes de las citocinas encontradas durante la presentación de antígeno las cuales favorecen la expresión de factores de transcripción maestros que regulan la producción de citocinas. Por ejemplo, los linfocitos Th1 requieren la presencia de IFN-γ e IL-12 y a través de STAT1 y STAT4 favorecen la expresión del factor de transcripción maestro T-bet. Una vez expresado, T-bet es el encargado de la expresión de citocinas como IFN-γ y TNF-α, entre otras, que son importantes en contra de infecciones bacterianas y parasitarias, así como para la generación de anticuerpos de clase IgG2 e IgG3.

- Para el caso de los linfocitos Th2 se requieren citocinas como IL-4, que mediante STAT6 incrementan la expresión del factor maestro GATA3. Este factor favorece la expresión de IL-4, IL-5 e IL-13 que son importantes en la protección contra parásitos y para la generación de IgE. Los linfocitos Th17 requieren de la presencia de TGF-β e IL-6 para la activación de SMAD3 y STAT3, lo que induce la expresión del factor de transcripción maestro RORγt. Este factor controla la expresión de IL-17A/F, IL-22 e IL-21, mismas que resultan relevantes en la respuesta inmunológica contra bacterias y hongos.

- Por su parte, las células Tfh necesitan la presencia de IL-6 e IL-21 para la expresión del factor de transcripción maestro BCL-6, lo que le permite la expresión de IL-4, IL-21, así como de las moléculas CXCR5, CD40L e ICOS. Estas moléculas en conjunto favorecen la cooperación de linfocito Tfh con el linfocito B, incrementando la sobrevida del linfocito B, la formación de centros germinales, la hipermutación somática, la maduración de la afinidad y el cambio de clase. En cuanto a los linfocitos T reguladores inducidos a partir de un linfocito T *naïve*, se requiere de la presencia de las citocinas polarizantes IL-2 y TGF-β, las cuales a través de STAT5 y SMAD inducen la expresión del factor maestro FoxP3. Esta proteína controla la expresión de citocinas antiinflamatorias como IL-10, IL-35 y TGF-β, que son las encargadas de regular negativamente la presentación antigénica, la proliferación de linfocitos T y la producción de citocinas.

- Recientemente la evidencia obtenida de modelos infecciosos y de inflamación crónica ha demostrado que los linfocitos T pueden adquirir características de un perfil de diferenciación distinto al adquirido durante la presentación antigénica. Esta característica denominada como plasticidad revela que la biología de los linfocitos Th es compleja. Por ejemplo, las células Th2 pueden adquirir la expresión de moléculas asociadas a Th1 como T-bet e IFN-γ. Otro ejemplo documentado es la adquisición de T-bet e IFN-γ por parte de los linfocitos Th17; éstos se encuentran incrementados en diversos modelos inflamatorios y se ha sugerido su asociación con la gravedad de la enfermedad. También los linfocitos Tfh y Treg tienen esta capacidad de plasticidad; sin embargo, aún queda por demostrar cuál es su papel en las respuestas inmunes de estos linfocitos Th con plasticidad y si son causa o consecuencia algunas enfermedades.

- Por otra parte, la activación de los linfocitos CD8 (linfocitos citotóxicos, Tc) ocurre de manera similar a lo descrito para los linfocitos T CD4; esto es, se requiere de la formación de los complejos macromoleculares en la sinapsis inmunológica. Sin embargo, hay una excepción, ya que el SMACc se encuentra la interacción de su TCR con moléculas de MHC-I dada la restricción por el correceptor CD8. Para su diferenciación se requiere de la presencia de IL-2 e IL-12, los cuales a través de STAT5 y STAT4 generan la transcripción de los factores T-bet y EOMES, que son los reguladores de la expresión de citocinas como IFN-γ, TNF-α y de las moléculas citotóxicas como granzimas y perforinas. Los linfocitos T CD8 son cruciales en contra de las infecciones intracelulares y células tumorales, ya que inducen la muerte de estas células. Uno de los mecanismos involucrados en este proceso es la liberación de perforinas, debido a que éstas forman pequeños poros por los cuales pasa la granzima, que es la encargada de iniciar la activación de las caspasas, lo que conduce a la apoptosis. Además, los linfocitos Tc expresan en su superficie moléculas pertenecientes a la superfamilia del TNF como FasL o TRAIL, las cuales al interactuar con su receptor en la célula infectada o tumoral inducen la activación de caspasas y su apoptosis. Al igual que los linfocitos Th, se ha descrito que los linfocitos Tc pueden tener perfiles de diferenciación alternativos; esto es, que pueden adquirir producción de citocinas como IL-4 e IL-13 (Tc2), IL-17 e IL-22 (Tc17), entre algunos otros. En estos casos se ha observado que las moléculas citotóxicas de los linfocitos Tc disminuyen y aumentan la producción de moléculas cooperadoras, y esto podría tener un papel importante en la inmunidad.

(continúa)

RESUMEN (*continuación*)

- El otro grupo de linfocitos T denominados como Tγδ son los linfocitos más abundantes durante la etapa fetal, cuestión que se invierte durante la etapa adulta. Los linfocitos Tγδ tienen un TCR acoplado a las cadenas del complejo CD3; sin embargo, su mecanismo de activación difiere en algunas moléculas comparado con los Tαβ. Se ha demostrado que los linfocitos Tγδ tienen un repertorio mucho más restringido, lo que implica menor diversidad de su receptor. Otra diferencia es que estos linfocitos reconocen glicoproteínas y lípidos microbianos, los cuales son presentados en moléculas no clásicas del MHC como CD1d. En humano los linfocitos Tγδ se han subdividido en cuatro grupos de acuerdo con la cadena δ que expresan (δ1, δ2, δ3 y δ5), mientras que en ratón se caracterizan por la cadena γ. Estos linfocitos son importantes en la protección en contra de patógenos intra y extracelulares, así como en procesos tumorales y reparación de epitelios.
- Una de las características principales de los linfocitos T es su capacidad de generar memoria inmunológica, que durante mucho tiempo se ha concebido como la capacidad "recordar" o responder de manera más rápida y robusta ante un segundo encuentro con el mismo patógeno tras un largo lapso de tiempo. Adicionalmente, se propone que estos linfocitos de memoria deben ser capaces de autorrenovarse y sobrevivir durante largo tiempo aun sin estar en contacto con su antígeno. Ahora se sabe que las exposiciones agudas de patógenos inducen la formación de células efectoras y las crónicas favorecen la generación de linfocitos T de memoria. Con la ayuda de algunos marcadores de superficie como CD44, CD62L, CCR7, y las isoformas de CD45 y CD69, se propone la existencia de tres subpoblaciones de linfocitos T de memoria: linfocitos T de memoria central, memoria efectora y memoria residente de tejido. Cada una de estas poblaciones contribuye en mayor o menor medida en las respuestas inmunológicas secundarias, y en algunos casos se ha demostrado la cooperación entre ellas.
- Otra particularidad de las células de memoria es que mantienen la expresión de genes de linfocitos T *naïve* como aquellos involucrados en su capacidad de proliferación, pero también comparten genes con las células efectoras como aquellos necesarios para la expresión de citocinas. Finalmente, se comienzan a conocer los mecanismos involucrados en la generación de memoria como la débil afinidad de su TCR y la expresión de CXCR3 e IL-7R. Además, es necesaria la expresión de factores de transcripción como son EOMES, Id3 y BCL-6 para establecer el fenotipo de memoria, incluso se ha propuesto que tras la división del linfocito T, la célula hija distal será la célula de memoria.
- Consideramos que el conocimiento de la biología del linfocito T es indispensable para la comprensión de su importancia en la inmunidad. Este conocimiento puede servir como base para el desarrollo de fármacos que modulen su activación o el estudio de poblaciones con características de plasticidad que podría ayudar en el entendimiento de las patologías. Lo anterior, aunado con los mecanismos que controlan la generación de memoria, podría ser de gran relevancia en el desarrollo de nuevas vacunas enfocadas a potenciar y generar una protección de mayor duración.

TÉRMINOS CLAVE

CD28 Molécula estimuladora que se expresa de forma constitutiva en los linfocitos T; tiene como ligando a las moléculas CD80 y CD86 expresadas en las APC. La interacción entre CD28 y su ligando durante la sinapsis inmunológica incrementa la sobrevida de linfocitos y la producción de IL-2.

Linfocitos T Célula de origen linfoide que tiene un papel importante en la respuesta inmunológica adaptativa. Los linfocitos T maduran en el timo y se pueden dividir principalmente en dos grupos: los CD8 (citotóxicos) que secretan principalmente granzimas y perforinas, aunque también secretan citocinas, y los T CD4 (cooperadores) que secretan citocinas, y dependiendo del patrón de citocinas que secreten y la expresión del factor de transcripción maestro se pueden dividir en Th1, Th2, Th9, Th17, T foliculares, T reguladoras.

Linfocitos T de memoria Los linfocitos T CD4 y CD8 de memoria se producen por la estimulación antigénica de los linfocitos vírgenes; son capaces de autorrenovarse y de sobrevivir durante un largo lapso de tiempo, aun sin estar en contacto con su antígeno; asimismo, son importantes en la respuesta inmunológica secundaria al antígeno que los originó. Podemos encontrar linfocitos T de memoria central, periférica y residente de tejido.

Receptor de linfocitos T (TCR) El receptor de linfocitos T (*T cell receptor*) se encuentra distribuido de forma clonal en la membrana de los linfocitos T CD4 y CD8, y reconoce a los péptidos en el contexto de las moléculas del MHC. Está formado por dos cadenas peptídicas (heterodímero); la forma más frecuente está compuesta por el heterodímero αβ (linfocito Tαβ) y la menos frecuente por el heterodímero γδ (Tγδ).

Selección negativa Proceso por el cual se elimina por apoptosis a los timocitos cuyo TCR reconoce antígenos propios (autoantígenos); este proceso contribuye al mantenimiento de la tolerancia frente a lo propio.

Selección positiva Proceso por el cual se rescata de la apoptosis a los timocitos en la corteza del timo. Esto se lleva acabo cuando el TCR del timocito reconoce el MHC propio; cuando el TCR del timocito no reconoce al MHC propio, los timocitos mueren por defecto. La selección positiva asegura que los linfocitos T maduros estén restringidos por el MHC propio, que los linfocitos T CD8+ reconozcan al MCH clase I y que los linfocitos T CD4+ reconozcan al MHC clase II.

PREGUNTAS DE AUTOEVALUACIÓN

1. **¿Cuáles son las posibles cadenas peptídicas que conforman el TCR?**
   a. Cadenas γ/β
   b. Cadenas α/δ
   c. Cadenas α/β o γ/δ
   d. Cadenas ζ/ε
2. **Procesos ocurridos en el timo que son necesarios para el desarrollo de linfocitos T:**
   a. Selección positiva y selección negativa
   b. Presencia de antígenos y proliferación celular
   c. Proliferación celular y maduración de la afinidad
   d. Fuerte señalización del TCR y baja expresión de moléculas MHC
3. **Es el complejo molecular formado para la correcta activación de linfocitos T:**
   a. Inmunoproteosoma
   b. Señalosoma
   c. Inflamasoma
   d. Apoptosoma

4. **La polarización de linfocitos T requiere de:**
   a. Citocinas y factores de transcripción
   b. Quimiocinas
   c. Factores de crecimiento
   d. Todas las anteriores
5. **¿Cuáles son las características de los linfocitos T de memoria?**
   a. Autorrenovación y gran tiempo de vida media
   b. Gran afinidad por su antígeno y baja proliferación
   c. Poco tiempo de vida media y alta proliferación
   d. Ninguna de las anteriores

 RESPUESTAS A LAS PREGUNTAS DE AUTOEVALUACIÓN

1. **c.** Cadenas α/β o γ/δ
2. **a.** Selección positiva y selección negativa
3. **b.** Señalosoma

4. **a.** Citocinas y factores de transcripción
5. **a.** Autorrenovación y gran tiempo de vida media

 VIÑETA CLÍNICA

La psoriasis es una de las enfermedades inflamatorias cutáneas más frecuentes en el mundo, cuya prevalencia oscila entre 2 y 3%. Esta patología inflamatoria crónica se caracteriza por la formación de lesiones en forma de placa bien definidas con presencia de eritema, induración y descamación. La psoriasis es considerada una enfermedad multifactorial donde el sistema inmunológico tiene un papel relevante en la fisiopatología.

Una de las células involucradas son los linfocitos Th17, ya que a través de la producción de IL-17 e IL-22 contribuyen al mantenimiento del ambiente inflamatorio en las lesiones psoriásicas. La biología de los linfocitos Th17 es compleja, un ejemplo de ello es su gran plasticidad de adquirir características fenotípicas y funcionales de otros perfiles de diferenciación. Por ejemplo, en diabetes tipo 1 o en la enfermedad de Crohn se han encontrado linfocitos Th17 con características de Th1 como la expresión de T-bet y la producción de IFN-γ, los cuales se correlacionan con la severidad.

Evidencias en modelos de ratón como la encefalitis autoinmune experimental (modelo que mimetiza lo ocurrido en la esclerosis en humano) o colitis demostraron que la transferencia de linfocitos Th17/Th1 incrementa la gravedad y acelera la aparición de la enfermedad. En relación a estas evidencias, se ha denominado a estos linfocitos Th17/Th1 como linfocitos Th17 patogénicos. En particular, en la psoriasis se desconocía cuáles son las características fenotípicas y funcionales de los linfocitos Th17 y si un estímulo asociado a la severidad tiene un efecto en éstos. Como se observa en la figura 12-1-1a, los linfocitos Th17 identificados como células CD3⁺, CD4⁺ y RORγt⁺ se encuentran presentes en la dermis lesionada de pacientes con psoriasis. Los datos muestran que tanto en dermis lesionada como en aquella sin lesión existen linfocitos Th17 convencionales (RORγt⁺, Runx1⁺) y patogénicos (RORγt⁺, T-bet⁺). De manera interesante, se observa que los pacientes con lesiones pequeñas tienen aproximadamente el mismo porcentaje de linfocitos convencionales y patogénicos. En contraste, los pacientes con placas más grandes tienen un porcentaje incrementado de linfocitos Th17 patogénicos, lo que podría sugerir que están involucrados en la severidad de la enfermedad.

Además de sus características fenotípicas, los linfocitos Th17 convencionales y patogénicos tienen una producción de citocinas diferencial. Por ejemplo, los linfocitos Th17 convencionales producen IL-17, mientras que los patogénicos son productores de IFN-γ. En psoriasis se había descrito en células mononucleares de sangre periférica la presencia de linfocitos T CD4⁺ capaces de producir simultáneamente IL-17 e IFN-γ. Sin embargo, no era claro si los linfocitos Th17 pudieran tener plasticidad y, sobre todo, si la estimulación a través de su TCR podría inducir un cambio fenotípico y funcional. Para contestar esto, se realizó la purificación de linfocitos Th17 de sangre periférica en pacientes con psoriasis mediante citometría de flujo y se utilizaron CD4 y CD161 como marcadores para identificar a células Th17. Ya en cultivo, los linfocitos se estimularon con anticuerpos agonistas para CD3 y CD28 –simulando la presentación de antígeno— y se evaluó la producción de IL-17 e IFN-γ intracelularmente. Se encontró que la estimulación vía TCR induce una coexpresión de RORγt y T-bet, sugiriendo la inducción de un fenotipo Th17 patogénico, el cual está acompañado de la producción simultánea de IL-17 e IFN-γ. En psoriasis se ha reportado el incremento en circulación, así como en dermis lesionada de IL-1β e IL-23 y ambas han sido relacionadas con la inducción de un perfil Th17 patogénico. Considerando esta información, se realizó el mismo experimento solo que en presencia de IL-1β e IL-23, y de manera interesante se encontró la coexpresión de RORγt y T-bet y además un incremento considerable en la producción de IFN-γ, sugiriendo que el ambiente inflamatorio contribuye a la generación de linfocitos Th17 patogénicos. Otra diferencia entre estas dos subpoblaciones de linfocitos Th17 es su capacidad de proliferación, por lo que se determinó esta característica bajo las mismas condiciones de estimulación previas. Este experimento reveló que la estimulación vía TCR en presencia de IL-1β e IL-23 induce que los linfocitos Th17 tengan una proliferación más robusta.

(continúa)

VIÑETA CLÍNICA (*continuación*)

La función de los linfocitos Th17 es la protección en contra de bacterias extracelulares e infecciones por hongos. Sin embargo, trabajos como éste revelan que en condiciones inflamatorias crónicas es posible que los linfocitos Th17 tengan el potencial de participar en la fisiopatología de las enfermedades. Además, estas observaciones nos reflejan que la visión estricta de un perfil de diferenciación –una citocina– un factor de transcripción maestro puede no ser tan restrictiva como se creía antes. Sería interesante conocer si desde su salida de timo los linfocitos T tienen una predisposición que les permita tener mayor o menor plasticidad. También sería importante determinar si los linfocitos T que hayan llevado a cabo la plasticidad tienen una función protectora en el contexto de infecciones o procesos tumorales. Finalmente, el conocer si los linfocitos T con plasticidad tienen fenotipo efector o inclusive de memoria podría ser útil para el entendimiento de las patologías inflamatorias crónicas.

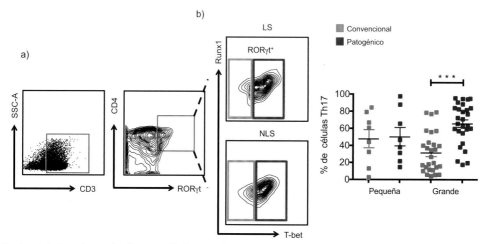

FIGURA 12-1-1. En dermis lesionada y sin lesión existen linfocitos Th17 con fenotipo convencional y patogénico. a) La identificación de linfocitos Th17 en dermis lesionada de pacientes con psoriasis se realizó mediante citometría de flujo, utilizando anticuerpos que reconocen CD3, CD4 y RORγt. **b)** Los linfocitos Th17 de dermis no lesionada (NLS) y dermis lesionada (LS) tienen un fenotipo convencional (RORγt+, T-bet-, *recuadro azul*) y patogénico (RORγt+, T-bet+, *recuadro rojo*). La gráfica de puntos representa el porcentaje de células Th17 convencionales y patogénicas encontrado en pacientes con lesiones pequeñas o lesiones grandes.

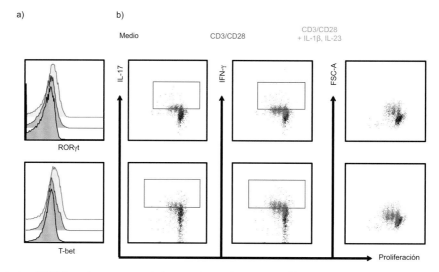

FIGURA 12-1-2. Los linfocitos Th17 de pacientes con psoriasis provenientes de sangre periférica tienen gran plasticidad hacia el perfil Th1. Los linfocitos Th17 purificados por citometría de flujo fueron puestos en cultivo y estimulados con anticuerpos anti-CD3/CD28 solo (*rojo*) o en presencia de IL-1β e IL-23 (*azul*). **a)** Histograma de la expresión de RORγt y T-bet en linfocitos T CD4. **b)** Producción de IL-17 e IFN-γ y proliferación de linfocitos Th17 (CD161⁺ RORγt⁺) en respuesta a los estímulos indicados.

PREGUNTAS DE REFLEXIÓN

1. ¿Cómo se da el desarrollo de un linfocito T?
2. ¿Cómo se da la activación de los linfocitos T?
3. ¿Cuáles son los procesos que ocurren para la diferenciación de los linfocitos T CD4?

4. ¿Son excluyentes los perfiles de diferenciación de los linfocitos T CD4?
5. En general, ¿cuáles serían los dos procesos inmunológicos donde participan las células T?

13

LINFOCITOS B

Jesús Martínez Barnetche

OBJETIVOS DE APRENDIZAJE

Al terminar este capítulo el lector será capaz de:

1. Describir el origen celular y los determinantes moleculares del compromiso al linaje de linfocitos B
2. Describir los elementos genéticos y los eventos moleculares que implica la generación de un repertorio diverso de receptores de antígeno de linfocitos B
3. Identificar la expresión del BCR como el evento fundamental que determina la selección clonal
4. Integrar la generación de diversidad en linfocitos con los mecanismos celulares de reparación del daño al ADN
5. Describir los eventos que conllevan a la maduración a linfocito B *naïve*

6. Identificar las subpoblaciones de linfocitos B maduros
7. Reconocer las características generales de la respuesta humoral y su relación con las subpoblaciones de linfocitos
8. Describir la memoria inmunológica en los linfocitos B y sus implicaciones biológicas
9. Identificar los elementos fundamentales de la señalización y activación de linfocitos B, así como sus posibles desenlaces funcionales
10. Integrar la tolerancia inmunológica, la regulación y autoinmunidad mediada por linfocitos B

INTRODUCCIÓN

Los linfocitos B tienen una participación relevante en la respuesta inmunológica adaptativa. Son las células responsables de la secreción de anticuerpos o inmunoglobulinas capaces de reconocer un vasto repertorio de antígenos y, en consecuencia, de desempeñar diferentes funciones efectoras al utilizar diversos segmentos genéticos que codifican para la región constante (IGHC, *Immunoglobulin heavy constant genes*). Las clases de inmunoglobulinas conocidas son IgM, IgG, IgA e IgE. Las funciones efectoras de los anticuerpos resultantes de su interacción con el antígeno y la cooperación con otros elementos del sistema inmunológico son: 1) la neutralización de patógenos y toxinas mediante bloqueo estérico; 2) la activación del sistema de complemento por la vía clásica; 3) la opsonización y fagocitosis, y 4) citotoxicidad dependiente de anticuerpos mediada por células NK.

Además, los linfocitos B juegan un papel fundamental como células presentadoras de antígeno a los linfocitos Th CD4+ y desempeñan funciones inmunorreguladoras. Por ello, su adecuada función es fundamental para el desarrollo de la respuesta inmunológica protectora, lo que incluye la protección inducida por la mayoría de las vacunas que se usan en la actualidad. Las alteraciones en la función de los linfocitos B se manifiestan en la práctica clínica por lo regular como neoplasias hematológicas (leucemias y linfomas), inmunodeficiencias primarias con deficiencia total o parcial de anticuerpos, o enfermedades autoinmunes caracterizadas por la producción de autoanticuerpos patogénicos (lupus eritematoso sistémico [LES] y artritis reumatoide).

Igual que los linfocitos T, los linfocitos B como población celular tienen una enorme capacidad de reconocer una vasta gama de determinantes estructurales (determinantes antigénicos o epítopos) en virtud de la expresión de receptores de antígeno distribuidos de modo clonal. En el caso de los linfocitos B, el receptor del antígeno es un anticuerpo de clase IgM anclado a la superficie celular, acoplado con un sistema de transducción de señales denominado receptor de linfocito B (BCR, *B cell receptor*). Cada linfocito B es único porque su BCR tiene una secuencia única en la región aminoterminal, también llamada región variable (V) y, por lo tanto, tiene especificidad por un único determinante antigénico.

COMPROMISO AL LINAJE DE LINFOCITOS B

Los linfocitos B derivan de un precursor linfoide común (CLP, *common lymphoid progenitor*), el cual, a su vez, deriva de células hematopoyéticas pluripotenciales. El CLP tiene potencial restringido de generar precursores comprometidos al linaje de linfocitos B, T y células NK. La mayor parte del conocimiento sobre los eventos moleculares y celulares involucrados en la diferenciación del linaje linfoide B deriva de estudios en ratón, por la similitud a la linfopoyesis B humana. Sin embargo, la nomenclatura puede ser confusa y hay diferencias importantes (figura 13-1).

Los precursores de linfocitos B más tempranos se identifican en el hígado fetal y en la médula ósea después del nacimiento. La producción de nuevos linfocitos B no cesa a lo largo de la vida, aunque tiende a disminuir de intensidad en edad avanzada. Los precursores hematopoyéticos multipotenciales (MPP, *multipotential progenitors*) en el humano se definen por el fenotipo de superficie CD34+CD38− y la ausencia de marcadores de linaje diferenciado (lin−). La restricción del potencial genera precursores denominados progenitores multilinfoides (MLP, *multi-lymphoid progenitors*)

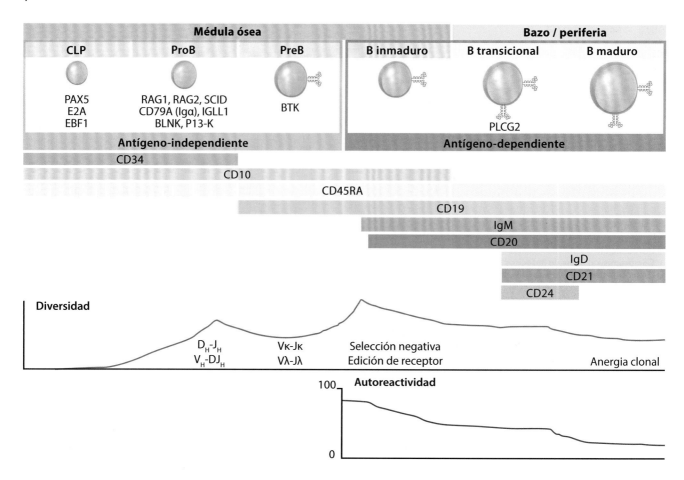

FIGURA 13-1. Desarrollo de linfocitos B. Cada día se producen millones de linfocitos B maduros, los cuales atraviesan por etapas de maduración identificables mediante la expresión de marcadores de superficie distintivos. Las etapas más tempranas ocurren en la médula ósea a partir de un precursor linfoide común (CLP). Una vez adquirido el compromiso al linaje linfoide B (linfocito proB), se inicia la recombinación VDJ en el *locus* de cadena pesada; esto genera diversidad clonal del repertorio (panel medio, línea azul). La expresión del preBCR en la superficie por recombinación exitosa de la cadena pesada (VH) induce la recombinación del *locus* de la cadena ligera (kappa o lambda). Una vez recombinada la cadena ligera, se expresa en la superficie el BCR (linfocito B inmaduro), lo cual permite el reconocimiento de antígenos, el inicio de la fase de maduración antígeno dependiente y, por lo tanto, el potencial de autorreactividad en el repertorio (panel inferior, línea roja). El reconocimiento antigénico en esta etapa (por ejemplo, el reconocimiento de autoantígenos) induce selección negativa, con la concomitante disminución de la diversidad clonal total (línea azul) y de la proporción de clonas autorreactivas en el repertorio (línea roja).

CD34+CD38-lin-CD45RA+CD10+ con potencial de generar linfocitos B, linfocitos T, células NK y células dendríticas. Existe una rara inmunodeficiencia caracterizada por déficit de linfocitos B, linfocitos T, células NK, células dendríticas y monocitos. Se denomina inmunodeficiencia DCML o MonoMaC y la causan mutaciones esporádicas en el gen del factor de transcripción GATA-2, al estar implicado en la determinación del MLP.

Asimismo, la siguiente etapa de maduración es el CLP el cual se caracteriza por el fenotipo CD34+CD38+CD45RA+CD10+lin-. En el ratón, el CLP se define por la expresión de los marcadores c-Kit+ Sca1+ IL-7Ra+ Flt3+ CD34+ y, en particular, el receptor de IL-7 (IL-7R). Una diferencia importante entre la linfopoyesis humana y la murina es que la última depende de la IL-7 producida por células del estroma para la maduración subsecuente de linfocitos T y B, mientras que la linfopoyesis B humana no depende de IL-7. En contraste con ratones deficientes de IL-7 o IL-7R, los humanos deficientes de la cadena γ común (IL2RG) de los receptores de IL-2, IL-4, IL-7, IL-9 e IL-15 presentan inmunodeficiencia grave combinada ligada al cromosoma X (XSCID) con deficiencia de linfocitos T y células NK, pero con linfopoyesis B normal. Se desconoce cuál citocina cumple la función de la IL-7 en humanos; sin embargo, al igual que en el ratón, las etapas tempranas de maduración de linfocitos B humanos son dependientes del contacto con las células del estroma medular.

La restricción del potencial al linaje linfoide depende de los factores transcripcionales IKAROS (IKZF1), E2A (TCF3), EBF1 y PAX5, cuya actividad jerárquica determina el compromiso final al

linaje linfoide B como linfocitos proB CD34+ CD38+ CD45RA+ CD22+ CD10+ CD19-. La función de E2A, IKZF1, EBF1 y PAX5 como reguladores maestros de la diferenciación al linaje linfoide B ha quedado claramente demostrada por medio de la mutagénesis dirigida en el ratón, en la alta frecuencia de mutaciones somáticas en E2A, EBF1 y IKZF1 en pacientes con leucemia linfoblástica aguda (ALL, *acute lymphoblastic leukemia*) y en mutaciones espontáneas del gen *PAX5* en individuos con alta susceptibilidad al desarrollo de ALL. Además, el *Pax5* reprime la transcripción de genes asociados con otros linajes de origen linfohematopoyético.

GENERACIÓN DE UN REPERTORIO DIVERSO DE RECEPTORES DE ANTÍGENO DE LINFOCITOS B

Se estima que cada día se producen en la médula ósea decenas de millones de linfocitos B, cada uno con un BCR diferente y, por lo tanto, con una especificidad antigénica también diferente. Se calcula que la diversidad potencial del repertorio de linfocitos B es de 1×10^{11}, cantidad que excede en gran número el total de linfocitos B en el organismo (~1×10^9). ¿Cómo codificar en el genoma los genes para una cantidad tan vasta de BCR? La solución al enigma fue descubierta por S. Tonegawa en la década de 1970, como un complejo mecanismo de recombinación genética denominado recombinación somática o V(D)J: la línea germinal del genoma codifica para un número limitado de segmentos llamados V (*Variable*), D (*Diversity*) y J (*Joining*). El número de segmentos V, D y J varía para cada especie y para cada *locus* (cadena pesada o IgH, cadena ligera kappa, Igκ, o cadena ligera lambda, Igλ) (tabla 13-1). Durante

Tabla 13-1. Número de segmentos V(D)J del BCR y alelos codificados en la línea germinal humana*

	IGH (14q32.33)		IGL (22q11.2)		IGK (2p11.2)	
	Genes	Alelos	Genes	Alelos	Genes	Alelos
Segmento V (*variable*)	55 (IGHV)	255	34 (IGLV)	72	41 (IGKV)	66
Segmento D (*diversity*)	23 (IGHD)	30	0	0	0	0
Segmento J (*joining*)	6 (IGHJ)	13	7 (IGLJ)	10	5 (IGKJ)	9
Diversidad combinatoria	7 590		238		205	

* Basado en http://www.imgt.org/ mayo, 2015.

su maduración, cada linfocito recombina un segmento V, D y J (para IgH) o VJ (para IgL) de los disponibles, para conformar un solo exón que codificará para la región variable (V$_H$ o V$_L$) del BCR. Si se asume que el proceso de recombinación es aleatorio y dada la disponibilidad de múltiples elementos V, D y J, la diversidad combinatoria posible es muy alta. La diversidad potencial que se logra mediante la recombinación de segmentos V(D)J se conoce como diversidad combinatoria. La recombinación V(D)J es un mecanismo único en los vertebrados y, en esencia, es el mismo que utilizan los linfocitos proT en el timo para generar diversidad de TCR.

Una vez comprometidos al linaje linfoide B, los linfocitos proB inician la recombinación V(D)J en el *locus* de IGH. La actividad de los factores de transcripción E2A, EBF y Pax5, entre otros, determina la activación de un alelo del *locus* de IGH y la expresión de componentes del futuro BCR, así como de la maquinaria de recombinación somática, en particular los genes de las recombinasas *Rag1* y *Rag2*. Éstas inician la recombinación secuencial de segmentos D$_H$-J$_H$, y V$_H$-DJ$_H$. La enzima desoxinucleotidil-transferasa terminal (TdT) se expresa en dicha etapa en la médula ósea, pero no en el hígado fetal, y participa en la adición de nucleótidos en los extremos libres de los segmentos V$_H$, D$_H$ y J$_H$; esto multiplica la diversidad combinatoria. Una vez recombinado el exón de la región V$_H$ se transcribe la IgH de clase μ (VDJCμ), la cual se puede detectar en el citoplasma; en tal etapa se les conoce como linfocitos preB-I y, además, se caracteriza por la expresión de superficie del correceptor y marcador genérico de linfocitos B, CD19. En humanos, las mutaciones asociadas con defectos funcionales de *Rag1* y *Rag2* causan el síndrome de Omenn, que se caracteriza por la ausencia de linfocitos B y T, fenotipo parecido a la inmunodeficiencia combinada grave (SCID, *severe combined immunodeficiency*) (véase figura 13-1).

El ensamblaje y la traducción correcta de VDJCμ le permite su asociación con una proteína denominada cadena ligera subrogada (SLC, *surrogate-light-chain*), la cual es codificada por los genes *VPREB1* e *IGLL1* (λ5/14.1). Esta proteína se parece a una cadena ligera Igλ, pero no se genera mediante recombinación V(D)J y, por lo tanto, no es variable. El complejo VDJCμ-SLC se denomina receptor preB o **preBCR** y es transportado a la superficie celular en la etapa de linfocito preB-II CD19⁺ CD10⁺, el cual pierde la expresión de CD34. El preBCR se asocia con las Igα e Igβ, mismas que contienen dominios intracitoplásmáticos ITAM (inmunorreceptor con motivo de activación basado en tirosinas). Dichas cadenas son homólogas al CD3 en linfocitos T y mediante éstos señalizan constitutivamente; es decir, no requieren de algún ligando endógeno o de antígeno. La señalización constitutiva mediada por el preB-CR previene la recombinación del otro alelo de IgH y la apoptosis del linfocito preB-II, e induce varias rondas de proliferación de linfocitos preB-II, o sea que los linfocitos preB-II que logran expresar un preBCR son sujetos a una selección positiva.

No obstante, dado que el proceso de recombinación VDJ está sujeto a errores, sobre todo en desplazamientos del marco de lectura, muchos de los linfocitos preB-I no generan cadenas VDJCμ funcionales, lo cual impide la asociación con la SLC y la consecuente conformación del preBCR. Tales linfocitos no son seleccionados positivamente y mueren por apoptosis, a menos que puedan recombinar con éxito el otro alelo de IGH.

La selección positiva durante la etapa preB tiene implicaciones funcionales importantes, ya que representa un sistema de control de calidad que asegura que solo aquellos linfocitos con rearreglos funcionales de cadena pesada puedan continuar el proceso de maduración, lo que contribuye a garantizar que cada linfocito exprese una IgH única derivada de una recombinación monoalélica. Dicho fenómeno se denomina **exclusión alélica** y representa una señal positiva para la activación y recombinación del *locus* de cadena ligera. La importancia de la señalización del preBCR ha sido demostrada en forma clara en ratones deficientes de SLC o Igβ, en quienes no se detectan linfocitos B posteriores a la etapa de maduración proB. Más aún, en humanos, las mutaciones en el gen *BTK* que codifica para la cinasa de tirosina de Bruton, esencial para la señalización del preBCR y BCR, se asocia con una deficiencia profunda de linfocitos B maduros y con la consecuente agamaglobulinemia ligada al cromosoma X. De modo similar, las mutaciones en el gen *IGLL1* (λ5/14.1) que codifica para la SLC y del gen *CD79A* que codifica para Igα son causa de una deficiencia profunda de linfocitos B y una agamaglobulinemia autosómica en humanos (véase figura 13-1).

La señalización del preBCR en linfocitos preB-II induce de nuevo la expresión de *Rag1* y *Rag2*, así como la activación del *locus IGK*; esto permite la recombinación V-J de la cadena ligera κ. A diferencia de la etapa proB, en la etapa preB-II no hay expresión de TdT, lo que, aunado a la ausencia de un segmento D, explica que la diversidad en IgL es mucho menor que en IgH. Aquellos linfocitos preB-II que no rearreglan de manera productiva ambos alelos de IGK pueden iniciar rearreglos V-J en el *locus* de IGL. El resultado de la generación de rearreglo productivo de IGL es que se permite el ensamblaje de un receptor de antígeno, o BCR propiamente, el cual se expresa como IgM.

En humanos, la relación normal de linfocitos que expresan cadena ligera kappa con respecto a los que expresan cadena ligera lambda es de 2:1. Desviaciones significativas sugieren una neoplasia linfoide B.

EXPRESIÓN DEL BCR Y LA SELECCIÓN NEGATIVA

La expresión de IgM en la superficie define la etapa de linfocito B inmaduro, y solo hasta ese momento el linfocito tiene la capacidad de reconocimiento antigénico. Los linfocitos B inmaduros son CD34⁻ CD19⁺ IgM⁺ IgD⁻ CD10⁺ y CD20⁺. De acuerdo con la intensidad del estímulo, la señalización por medio del BCR induce anergia clonal o deleción clonal. La anergia clonal es un estado de no respuesta a la estimulación antigénica inducida por la interacción con autoantígenos solubles monoméricos con poca capacidad de entrecruzamiento del BCR. La deleción clonal es la eliminación de la clona autoespecífica mediante apoptosis, y está inducida por la interacción con autoantígenos multiméricos o anclados a membranas celulares que producen un mayor entrecruzamiento del BCR, una señalización más intensa y, por ello, deleción clonal. En consecuencia, la etapa de linfocito B inmaduro es el primer punto de selección negativa de linfocitos B con potencial autorreactivo.

Existe una vía alternativa que pueden seguir los linfocitos B inmaduros en caso de interactuar con ligandos propios; ésta consiste en reiniciar los rearreglos del *locus IGK* o *IGL* con la finalidad de sustituir la cadena ligera previa por otra cuya asociación con IgH no confiera autoespecificidad. Dicho fenómeno se llama **edición de** receptor, y se considera un mecanismo común para evitar la formación de linfocitos B autorreactivos (véase figura 13-1).

GENERACIÓN DE DIVERSIDAD EN LINFOCITOS Y MECANISMOS CELULARES DE REPARACIÓN DEL DAÑO AL ADN

El ADN celular sufre daño constante como resultado de los mismos procesos celulares y la interacción con el medio ambiente. El daño al ADN puede asociarse con inestabilidad cromosómica, falla celular o neoplasias. Para contrarrestar un desenlace fatal, las células cuentan con un complejo sistema de reparación del daño al ADN, que tiene como finalidad 1) identificar el daño; 2) inducir apoptosis; o 3) reparar el daño.

La recombinación V(D)J implica la rotura de la doble cadena del ADN; por lo tanto, además de las recombinasas Rag1 y Rag2 y de la TdT, depende de un complejo sistema de reparación de daño al ADN que permite que el linfocito recombine de modo adecuado los segmentos V(D)J requeridos para la expresión de un BCR funcional. En particular, la recombinación V(D)J depende del mecanismo de unión de extremos no homólogos (NHEJ, *non-homologous end joining*) para religar los extremos libres de los segmentos V, D y J. El sistema NHEJ se compone de múltiples enzimas conservadas desde levaduras, entre las cuales se encuentra una cinasa de serina-treonina dependiente de ADN (ADN-PKcs), XRCC5 (Ku80) y XRCC6 (Ku70). El complejo multienzimático de NHEJ actúa coordinadamente en respuesta al corte de la cadena doble de ADN efectuado por Rag1 y Rag2, y permite unir los extremos libres del ADN. Los defectos en la ADN-PKcs en ratón causan el fenotipo SCID, caracterizado por una virtual ausencia de linfocitos B y T. Otros síndromes similares en humanos se asocian con deficiencias del sistema de NHEJ.

La rotura de ADN de doble cadena mediada por las recombinasas Rag1 y Rag2, lo mismo que la participación de TdT y de los sistemas de reparación del daño al ADN, son fundamentales para multiplicar la diversidad estructural de la región que codifica el CDR3 de las inmunoglobulinas (**diversidad combinatoria**) al hacer que las uniones entre segmentos DH-JH y VH-DJH (y sus contrapartes en la cadena ligera) sean reparadas de manera única en cada linfocito B, lo cual se denomina **diversidad de unión**.

MADURACIÓN A LINFOCITO B *NAÏVE*

A la fase de linfocito B inmaduro le sigue una etapa denominada linfocito B transicional, caracterizada por la migración de la médula ósea a los órganos linfoides secundarios, en particular al bazo. La migración final es hacia el interior del folículo linfoide, una zona rica en linfocitos B *naïve* o foliculares, y está promovida por la quimiocina CXCL13 (SLC) secretada por las células dendríticas foliculares, la cual interactúa con CXCR5 y con el linfocito B transicional. Con base en su fenotipo de superficie, los linfocitos B transicionales son CD10⁻ CD19⁺ IgM⁺⁺ IgD⁺⁺, CD20⁺, CD21⁺ CD24⁺ y CD38⁺. Desde el punto de vista funcional, una alta proporción de los linfocitos B transicionales son autorreactivos y están sujetos a la inducción de anergia clonal y edición de receptor, por lo cual esta etapa es similar a la del linfocito B inmaduro. Esta última etapa es promovida por una citocina de la familia del TNF denominada BAFF/BLyS, la cual ejerce efectos tróficos en los linfocitos B en transición al folículo. Los anticuerpos monoclonales α-BAFF/BLyS se utilizan en la actualidad en la clínica para el tratamiento de LES.

Al quedar anérgicos, muchos linfocitos B transicionales autorreactivos son menos capaces de ingresar al folículo, de manera que solo una pequeña fracción de éstos llega al folículo; su eventual llegada implica la maduración final del linfocito. En dicha etapa se le llama linfocito B *naïve* o folicular y se caracteriza por la expresión de CD19⁺ IgM⁺ IgD⁺⁺, CD20⁺⁺⁺ y CD21⁺. Los linfocitos B foliculares tienen la capacidad de recircular entre los órganos linfoides secundarios hasta ser activados por el antígeno y la cooperación de linfocitos Th CD4⁺. Por consiguiente, son los responsables de la mayoría de las respuestas contra antígenos proteínicos.

SUBPOBLACIONES DE LINFOCITOS B MADUROS

En el ratón, además de los linfocitos B foliculares o B2 (Bfo), existen al menos dos supoblaciones de linfocitos B funcionalmente maduros: los linfocitos B1 y los linfocitos de zona marginal (ZM) (Bzm). Ambas subpoblaciones producen anticuerpos IgM sin la sensibilización antigénica y en forma T-independiente, por lo cual se les considera una primera línea de defensa que funciona en la interfase entre la inmunidad innata y la adaptativa. Los linfocitos B1 se encuentran en las cavidades peritoneal y pleural, y no derivan de los precursores hematopoyéticos pluripotenciales de la médula ósea, sino de un precursor de hígado fetal y se mantienen mediante autorrenovación. En cuanto al fenotipo se caracterizan por la expresión de IgM, pero no IgD, y la expresión de CD5 o de CD11. La existencia de una población homóloga a los linfocitos B1 en humanos es aún controversial.

Por su parte, los linfocitos Bzm se encuentran en la zona marginal del bazo, pero también en el seno marginal de los ganglios linfáticos y el domo subepitelial de las placas de Peyer. Dado que la zona marginal representa la interfase entre la pulpa blanca y la pulpa roja, los linfocitos Bzm en el bazo pueden reconocer patógenos que ingresan por vía hemática. Los linfocitos Bzm producen altos niveles de IgM en contra de antígenos no proteínicos, como las cápsulas polisacarídicas bacterianas, pero también pueden producir respuestas contra antígenos proteínicos en forma T dependiente. En los humanos, los linfocitos Bzm se originan a partir de linfocitos T transicionales y se caracterizan fenotípicamente por ser IgM⁺⁺⁺ IgD⁺ CD1c⁺ CD21⁺⁺⁺ CD23⁻ CD27⁺.

CARACTERÍSTICAS GENERALES DE LA RESPUESTA HUMORAL

Por razones históricas, la respuesta **inmunológica adaptativa humoral** se refiere a la respuesta de anticuerpos en suero y, por lo tanto, en el compartimiento intravascular, mediada en especial por los anticuerpos IgM e IgG. La transferencia de suero de animales inmunizados a animales no inmunizados provee de inmunidad pasiva, la cual es el principio de la inmunoterapia. Sin embargo, se sabe que la respuesta humoral también se manifiesta de forma importante en las mucosas y está mediada sobre todo por la IgA.

La respuesta adaptativa humoral es la manifestación de la selección clonal de linfocitos B. Los linfocitos B no requieren del procesamiento antigénico para reconocer el antígeno. También tienen la peculiaridad de secretar su receptor de antígeno en respuesta a la activación, mediante *splicing* alternativo del exón que codifica para la región transmembranal de la región C. De esta forma, los anticuerpos identificados en el suero y demás fluidos corporales son copias solubles del receptor de antígeno.

En términos generales, un determinado antígeno con capacidad de entrecruzar el BCR en un linfocito B particular induce un proceso de activación caracterizado por el inicio de un programa de proliferación celular y diferenciación a célula efectora, la cual puede ser una célula plasmática o un linfocito B de memoria. Además del reconocimiento antigénico, la diferenciación a célula efectora depende de señales bioquímicas adicionales, denominadas señales coestimuladoras, que pueden provenir de la activación del sistema inmunológico innato, o bien de los linfocitos Th CD4⁺. La señalización mediante el BCR en ausencia de señales coestimuladoras resulta en anergia clonal; esto representa un importante mecanismo de tolerancia en la periferia.

Respuestas primaria y secundaria

La esencia de la respuesta inmunológica adaptativa radica en sus diferencias cuantitativas y cualitativas ante el encuentro inicial contra un patógeno en contraste con los encuentros subsecuentes. En el caso de la respuesta primaria de linfocitos B, el anticuerpo antígeno específico predominante es de clase IgM, la cual suele llegar a un máximo alrededor de la primera semana posinmunización, aunque después de ese tiempo es posible encontrar títulos bajos de IgG antígeno específica. La IgM de la respuesta primaria por lo regular es de baja afinidad; sin embargo, en virtud de su carácter pentamérico, es de alta avidez por el antígeno.

La exposición repetida al mismo antígeno de una respuesta primaria induce cambios relevantes en la respuesta de anticuerpos, y el tiempo en el que se llega al título máximo suele ser más breve.

La **recombinación de cambio de clase** influye en forma significativa en que la clase predominante no sea la IgM, sino la IgG, IgA o IgE; esto permite diferentes funciones efectoras y localizaciones anatómicas. No obstante, la característica más distintiva de la respuesta secundaria de anticuerpos es la maduración de afinidad, que se refiere a un incremento en la afinidad de los anticuerpos seleccionados en forma clonal mediante repetidos encuentros con un mismo antígeno.

Respuestas contra antígenos T independientes y T dependientes

Los ratones *desnudos* (nu/nu) se caracterizan por un defecto congénito en la formación de ciertos tejidos derivados del ectodermo. En consecuencia, carecen de folículos pilosos (por eso son desnudos), pero también tienen atrofia del timo por defectos en la formación del epitelio cortical. Al tener atrofia tímica, carecen de linfocitos T. Los ratones desnudos son incapaces de desarrollar una respuesta de anticuerpos contra antígenos proteínicos y tienen títulos bajos de anticuerpos diferentes a la IgM. No obstante, son capaces de desarrollar respuestas de anticuerpos sobre todo de clase IgM contra antígenos polisacarídicos, por ejemplo, las cápsulas de las bacterias grampositivas.

Los experimentos en ratones atímicos, ante la evidencia de que la respuesta de anticuerpos contra antígenos proteínicos en ratones inmunocompetentes está ligada al MHC, demuestran que la respuesta de anticuerpos es heterogénea y se pueden definir al menos dos clases. Una está dirigida contra antígenos proteínicos, depende de la cooperación de linfocitos Th CD4+, y que solo reconocen antígenos peptídicos asociados con las moléculas del MHC. La otra respuesta está dirigida contra antígenos no proteínicos y, por lo tanto, es independiente de linfocitos Th CD4+.

Las respuestas T independientes y T dependientes difieren fundamentalmente en los niveles anatómico, funcional y estructural. A nivel anatómico, la respuesta T independiente ocurre como un rápido foco de expansión clonal (3 a 5 días) fuera de los folículos linfoides o extrafolicular, lo que constituye una primera línea de defensa. En la respuesta T independiente participan lo mismo linfocitos Bfo que Bzm. Por su parte, en la respuesta T dependiente intervienen sobre todo linfocitos B foliculares; es mucho más lenta,

puesto que se da en el interior del folículo linfoide como un foco proliferativo prolongado (más de 1 semana), y de manera eventual genera un microambiente llamado centro germinal, en el cual interactúan los linfocitos B antígeno específicos proliferantes, los linfocitos Th CD4+ foliculares (T$_{FH}$) y las células dendríticas foliculares (Figura 13-2).

Desde el punto de vista funcional, la diferencia más importante entre la respuesta T independiente y la T dependiente radica en que, como resultado de la formación de centros germinales, la segunda se asocia con el cambio de clase a IgG, IgA o IgE y de maduración de afinidad, pero, en especial, con el desarrollo de linfocitos B de memoria, los cuales tienen un papel central en la respuesta secundaria ante una eventual reexposición con el antígeno. La memoria inmunológica es la base biológica de la vacunación.

El factor determinante de las diferencias entre las respuestas T independientes y T dependientes es la naturaleza estructural del antígeno, en particular su valencia y arreglo tridimensional. Los polisacáridos capsulares se componen de unidades repetidas de diferentes carbohidratos. Por ello, se trata de antígenos polivalentes con alta capacidad de entrecruzar y, en consecuencia, de activar el receptor de linfocitos B mediante señales activadoras lo bastante intensas para inducir la activación. Además, los antígenos T independientes opsonizados con C3d proveniente de la activación del sistema del complemento proveen señales coestimuladoras a los linfocitos B mediante el reconocimiento vía CD21 (CR2) y la señalización a través de CD19. En conjunto, las señales derivadas del reconocimiento antigénico y las señales coestimuladoras derivadas de CD21/CD19 promueven la activación y la diferenciación celular sin necesidad de señales coestimuladoras derivadas del linfocito T.

Por su parte, los antígenos proteínicos suelen ser monovalentes, por lo que, a pesar de que hay un reconocimiento de alta afinidad por parte del BCR, la interacción es de baja avidez. Como resultado, en términos generales los antígenos proteínicos, en particular los solubles, tienen poca capacidad de entrecruzar el receptor de antígeno e inducir la señalización intracelular para activar al linfocito B. Para activarse, los linfocitos B que reconocen antígenos proteínicos

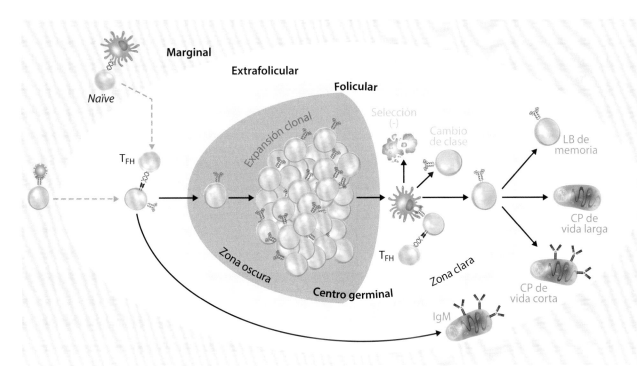

Figura 13-2. Organización de los órganos linfoides secundarios en la respuesta inmunológica mediada por linfocitos B. La organización funcional es común a todos los órganos linfoides secundarios: **zona marginal** en la periferia; **zona extrafolicular** poblada por linfocitos T (corresponde a la zona periarteriolar en el bazo); y **zona folicular**, poblada por linfocitos Bfo y por células dendríticas foliculares. La interacción inicial con antígenos proteicos (respuesta T dependiente) se da entre linfocitos T y B en los márgenes de los folículos primarios y con rapidez genera focos de proliferación extrafolicular y diferenciación a células plasmáticas secretoras de IgM. Algunos linfocitos B activados regresan al folículo e inician una reacción en el centro germinal dependiente de células dendríticas foliculares y linfocitos T$_{FH}$ cuyo resultado, dentro del centro germinal, es la maduración de la afinidad por hipermutación somática, cambio de clase y diferenciación a células plasmáticas de larga vida y linfocitos B de memoria. Las respuestas T independientes suelen darse en la zona extrafolicular.

requieren señales derivadas de los linfocitos T, las cuales suelen darse en el centro germinal. Sin embargo, es necesario hacer notar que en ciertas circunstancias en las que los antígenos proteínicos adoptan conformaciones complejas y repetitivas que aumentan la valencia antigénica, también pueden inducir respuestas T independientes. Por ejemplo, las cápsides virales, a pesar de su naturaleza proteínica, pueden inducir respuestas T independientes, debido al reconocimiento del arreglo tridimensional de múltiples capsómeros (multivalencia) y su capacidad de fijar complemento.

Desarrollo de la respuesta T dependiente y de linfocitos B de memoria

Las características más distintivas de la respuesta inmunológica secundaria humoral son el cambio de clase, la maduración de afinidad y el desarrollo de memoria inmunológica, que dependen en gran parte de la cooperación con linfocitos Th CD4+ antígeno específicos. Además, se requieren las células dendríticas foliculares. En conjunto, estas células interactúan para formar el centro germinal, en el cual se dará el cambio de clase, la maduración de afinidad y la diferenciación a célula plasmática y linfocitos B de memoria (véase figura 13-2).

En los órganos linfoides secundarios, las células dendríticas presentan el antígeno a los linfocitos Th CD4+ *naïve*. El reconocimiento antigénico conlleva la activación del linfocito Th CD4+, la expresión de CD154 (CD40L) (entre otras moléculas), y su diferenciación hacia linfocito T_{FH}. Los linfocitos T_{FH} activados expresan CXCR5, lo cual les permite migrar rumbo al folículo linfoide rico en linfocitos B. La diferenciación de los linfocitos T_{FH} depende del regulador transcripcional Bcl6. Los ratones deficientes de Bcl6 no tienen respuestas T dependientes.

Por su parte, los linfocitos B foliculares reconocen el antígeno de manera directa, lo procesan y lo presentan en el contexto molecular del MHC II. El reconocimiento inicial promueve la migración del linfocito B activado a la interfase del folículo, lo que maximiza las posibilidades de encontrar linfocitos T_{FH} recién activados por el antígeno. La interacción T-B implica la presentación antigénica al linfocito T, así como la interacción de CD154 con el receptor CD40 en el linfocito B e IL-21, entre otras señales. En consecuencia, los linfocitos B activados inician un foco proliferativo extrafolicular que resulta en la rápida diferenciación a células plasmáticas, en especial secretoras de IgM.

Se desconocen las señales que determinan que algunos linfocitos B activados en la zona extrafolicular reingresen al folículo siguiendo un gradiente de CXCL13 secretado por las células dendríticas foliculares. En el folículo inicia una fase proliferativa intensa que lleva a la formación del centro germinal. Algunas estimaciones establecen que un centro germinal es fundado desde uno hasta 30 linfocitos B activados; al cabo de 1 semana éstos generan incrementos en el número de linfocitos B de tres a cuatro órdenes de magnitud.

Histológicamente, el centro germinal se divide en dos zonas: una zona oscura (ZO) que constituye el foco proliferativo, y una zona clara (ZC) en la que hay menos proliferación y en la que se encuen-

tran las células dendríticas foliculares. La división entre la ZO y la ZC es más que anatómica, pues los linfocitos B proliferantes, también llamados centroblastos, inician el cambio de clase en la ZO. En este proceso de recombinación genética se pierden los genes que codifican para Cμ y Cδ, de tal forma que el exón que codifica para la región variable queda en proximidad con el nuevo gen C. Asimismo, en los centroblastos se da un proceso mecanísticamente asociado con la recombinación de cambio de clase, por el cual acumulan mutaciones en el gen que codifica para la región V de IgH e IgL. Este proceso se denomina **hipermutación somática**. Al cabo de varias rondas de proliferación, la progenie de los linfocitos fundadores genera diversidad estructural en el receptor de antígeno original. Se espera que algunas mutaciones no tengan impacto alguno en la afinidad del receptor (p. ej., mutaciones sinónimas). Sin embargo, otras mutaciones pueden incrementar o disminuir la afinidad por el antígeno selector (tabla 13-2).

Como se mencionó antes, uno de los resultados finales de la respuesta T dependiente es la maduración de afinidad. Ésta ocurre en el centro germinal. Se trata de un proceso de selección darwiniana, en el que clonas de linfocitos B antígeno específicas preseleccionadas en la zona extrafolicular, y diversificadas en forma estructural mediante hipermutación somática en la ZO, son seleccionadas con base en la afinidad de su receptor de antígeno.

Las células dendríticas foliculares son células de origen no hematopoyético y difieren de modo considerable de las células dendríticas de origen hematopoyético, cuya función principal es la de capturar antígenos en la periferia y activar linfocitos T. Por su parte, las células dendríticas foliculares son un componente sésil del estroma de los órganos linfoides secundarios, en particular de los folículos linfoides ricos en linfocitos B. Son esenciales para la compartamentalización anatomofuncional de órganos linfoides secundarios, ya que secretan CXCL13, la cual organiza el folículo. También desempeñan un papel fundamental en el desarrollo de los centros germinales; sus abundantes ramificaciones dendríticas y la expresión de los receptores FcR y de complemento CR1, CR2 y CR3 permiten desplegar al espacio extracelular complejos inmunes y opsonizados por complemento. Las células dendríticas foliculares representan un andamiaje o malla reticular antigénica en la ZC, mediante la cual los linfocitos B hipermutados provenientes de la ZO pueden interactuar con el antígeno. En esta fase, los linfocitos son en especial susceptibles a apoptosis debido a la falta de expresión del gen antiapoptótico BCL-2, por lo cual solo las señales intensas derivadas de las interacciones de alta afinidad con el antígeno son capaces de rescatarlos. Mueren todos aquellos linfocitos B que no ganaron suficiente afinidad como resultado de la hipermutación somática.

Sin embargo, los linfocitos cuyos genes V del BCR adquirieron mutaciones no sinónimas que resultan en una ganancia de afinidad son rescatados de apoptosis. En parte, el rescate se debe a que, al ganar afinidad, una mayor cantidad de antígeno es endocitado y presentado a linfocitos T_{FH}, los cuales en respuesta proveen señales coestimuladoras que previenen la apoptosis y promueven su diferenciación a células plasmáticas o a linfocitos B de memoria. A ma-

TABLA 13-2. Tipos de respuestas efectoras en linfocitos B

	Bfo (B2)		Bzm		B1
Sitio anatómico	Folicular	Extrafolicular	Folicular	Extrafolicular	Cavidad peritoneal y pleural
Cambio de clase	Generalmente IgG, IgA, IgE	Ocasionalmente IgG y ?	Generalmente IgG, IgA1	Ocasionalmente IgG, IgA2	No
Hipermutación somática	Generalmente	No	Generalmente	No	No
Célula cooperadora	Linfocito Th CD4+	Linfocito Th CD4+	Linfocito Th CD4+	Neutrófilos	Independiente
Estructura del antígeno	Proteína	Proteína	Proteína, polisacárido, fosfolípido	Proteína, polisacárido, fosfolípido	Proteína, polisacárido, fosfolípido
Memoria	Generalmente	Generalmente	Ocasionalmente	No	No

yor afinidad, mayor capacidad de competir por ayuda del linfocito T_{FH} y, por lo tanto, de lograr la diferenciación terminal.

La diferenciación a célula plasmática secretora de clases diferentes a IgM y la diferenciación a linfocitos B de memoria se lleva a cabo en la ZC. Aún no está claro qué determina que un centrocito adopte una ruta de diferenciación u otra. La diferenciación a célula plasmática depende de la IL-21 producida por el linfocito T_{FH}, así como de la expresión de un factor transcripcional denominado Blimp1. Los centrocitos que se diferencian a células plasmáticas atraviesan por una fase transicional denominada plasmablasto, la cual se caracteriza por tener capacidad proliferativa y aumento de la transcripción y secreción de anticuerpos. Es interesante notar que los plasmablastos humanos caracterizados por la expresión de CD19+ CD20- CD27+ CD38+ se movilizan en forma transitoria a la sangre periférica y alcanzan un pico a los 7 días posinmunización. Una vez diferenciadas, las células plasmáticas alcanzan su máximo nivel de expresión de anticuerpo, suprimen la expresión de marcadores característicos de linfocitos B, como CD19 y CD21, y se establecen en la médula ósea, en donde pueden persistir por largos periodos manteniendo títulos de anticuerpos a niveles biológicamente relevantes.

Según se mencionó antes, Bcl6 es determinante en la diferenciación a linfocito T_{FH}. Por su parte, la diferenciación a linfocito B de memoria, caracterizada en humanos por los marcadores CD19+ CD20+ CD27+ IgD-, también es dependiente de Bcl6. Los linfocitos B de memoria permanecen en los órganos linfoides secundarios. El encuentro con el antígeno, incluso en ausencia de señales del sistema inmunológico innato, los activa e induce su reubicación a la interfase del folículo, donde presentan el antígeno a linfocitos T_{FH} de memoria. Esta interacción secundaria se acompaña de un rápido foco proliferativo que resulta en la diferenciación a células plasmáticas con la capacidad de responder con la rapidez (3 a 5 días) y la intensidad características de la respuesta secundaria.

Recombinación de cambio de clase e hipermutación somática

Si bien la **recombinación somática o V(D)J** es un proceso exclusivo de los linfocitos B y T y ocurre en los órganos linfoides primarios, la recombinación de cambio de clase y la hipermutación somática son exclusivos de los linfocitos B. Ambos mecanismos son un ejemplo claro de la enorme versatilidad y plasticidad genética, estructural y funcional de estas células.

Ambos procesos dependen de la activación celular, la cual se asocia con la inducción de la expresión de la desaminasa de citidina inducida por activación (AID, *activation induced cytidine deaminase*). Esta enzima pertenece a la familia de APOBEC, a la que pertenecen diferentes enzimas con capacidad de edición del ARN. La desaminación de citidina resulta en uracilo, lo cual induce la activación del sistema de reparación de ADN (figura 13-3).

Recombinación de clase

En la recombinación de cambio de clase, la AID desamina citidinas de las regiones de *switch* (S) localizadas en el intrón 5′ de cada uno de los genes IGH de región C (Sμ, Sγ3, Sγ1, Sα1, Sγ2, Sγ4, Sε, Sα2), las cuales presentan enriquecimiento de la secuencia tetramérica AGCT, blanco de la desaminación por AID (figura 13-4). En el extremo 5′ de cada región S hay un promotor de transcritos no codificantes denominados transcritos de línea germinal de IGH. La iniciación de la transcripción en Sμ y alguna otra región S de la clase

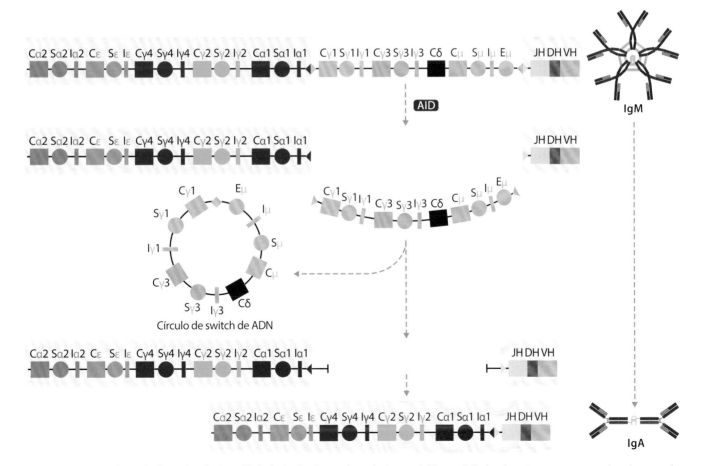

FIGURA 13-3. Recombinación de cambio de clase. Un linfocito B *naïve* puede producir tanto IgM como IgD al ser los primeros segmentos de cadena pesada en el *locus* de inmunoglobulina. Una vez activado en la reacción de centro germinal (respuesta T dependiente contra antígenos proteicos), un linfocito B puede modificar su producción de anticuerpos (*cambio de* clase) modificando la cadena pesada de la inmunoglobulina para producir anticuerpos IgE, IgG o IgA. Lo anterior se produce sin que se altere su especificidad contra antígeno ya que la región variable se mantiene sin cambios. El mecanismo involucrado se denomina *recombinación de cambio de clase* y consiste en la escisión (*deleción*) de porciones del *locus* de cadena pesada de anticuerpos (círculos de *switch* de ADN) y la unión de los segmentos restantes para producir una nueva clase de anticuerpos. Los *cortes* se hacen en las regiones *switch* (S) por diferentes enzimas, incluida la citidina desaminasa inducida por activación (AID).

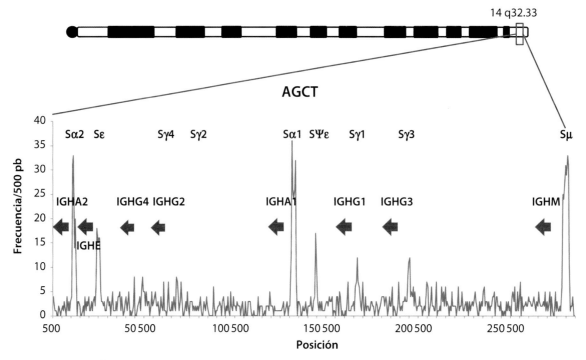

FIGURA 13-4. Distribución de la frecuencia de motivos AGCT blancos de desaminación mediada por AID a lo largo del *locus* de la cadena pesada de inmunoglobulina en el cromosoma 14: 105.5-105.8 Mbp (coordenadas relativas en el eje x). La línea azul denota el número de motivos AGCT por cada 500 pb (eje y). Las flechas rojas corresponden a la región codificante para los genes de IGHC de las diferentes clases. La región de *switch* de clase corresponde a las regiones de alta frecuencia de motivos AGCT, la cual se conserva en todos los vertebrados.

por recombinar remodela la cromatina y recluta la AID, que desamina ambas regiones S. La inducción del sistema de reparación de ADN, en particular la reparación de *mismatch*, induce el corte de la doble cadena de ADN en ambas regiones S, lo que promueve la deleción del segmento que abarca desde Sμ y Sδ hasta la región S correspondiente al futuro gen C. Los extremos son religados por el sistema NHEJ, de tal forma que la nueva configuración genómica de la célula que cambió de clase consiste del mismo exón V(D)J, seguido del nuevo gen codificante de la región constante, el cual puede ser Cγ3, Cγ1, Cα1, Cγ2, Cγ4, Cε o Cα2. Este proceso es irreversible, ya que el segmento eliminado se pierde (véanse figuras 13-3 y 13-4).

Una de las señales que define la clase de anticuerpo en este proceso proviene de CD40/CD154. Los individuos deficientes de CD154 o CD40 desarrollan una inmunodeficiencia denominada síndrome de hiperIgM, caracterizada por la ausencia o la reducción significativa de anticuerpos séricos de clases diferentes a IgM. El cambio a IgE está promovido por la IL-4 y el CD40, mientras que el cambio a IgA está muy influenciado por el TGF-β abundante en mucosas, lo que explica la abundancia de IgA en estos tejidos. Desde el punto de vista molecular, el tipo de citocina presente en el microambiente, en conjunción con la señal del BCR y otros coestímulos, da como resultado la activación específica de alguno de los transcritos de línea germinal de IGH, los que, a su vez, reclutan a la AID para iniciar el cambio de clase.

Hipermutación somática

La desaminación de la citidina en el gen V(D)J mediada por la AID en los centroblastos también induce la activación del sistema de reparación del ADN. A diferencia de la recombinación de cambio de clase, durante la hipermutación somática no hay rotura de la doble cadena de ADN, sino que el uracilo resultante es removido por la uracilo-ADN glicosilasa. El daño al ADN es reparado por el sistema de reparación de *mismatch*, y la escisión de bases repara el sitio al introducir una sustitución y, con menos frecuencia, inserciones o deleciones puntuales.

La AID desamina preferentemente la citidina en los motivos WCGW (en los que W puede ser timina o adenina), por lo cual la hipermutación no es del todo aleatoria. El análisis de las mutaciones en anticuerpos de alta afinidad derivados de múltiples inmu-

nizaciones revela un patrón no aleatorio, que se caracteriza por una elevada preferencia por los CDR tanto en la cadena ligera como en la pesada. Asimismo, los anticuerpos hipermutados de alta afinidad se caracterizan por un exceso de mutaciones no sinónimas con respecto a mutaciones sinónimas. En conjunto, estas modificaciones indican que la maduración de afinidad es un proceso de selección clonal en el cual solo persisten los linfocitos B cuyas mutaciones confieren cambios en la secuencia proteínica del receptor de antígeno involucrados en el contacto y la mejora de la afinidad por el antígeno, ya sea como célula plasmática o linfocito B de memoria (véase figura 13-2).

Dado que el cambio de clase y la hipermutación somática están relacionados de modo funcional con la expresión de la AID y el funcionamiento del sistema de reparación del ADN, suelen ocurrir en forma conjunta en la reacción del centro germinal. Sin embargo, en la respuesta extrafolicular puede darse el cambio de clase sin hipermutación somática. De manera similar, los linfocitos IgM de ZM pueden ingresar al centro germinal e hipermutar sin que necesariamente cambien de isotipo. Los defectos genéticos que afectan la función de la AID en humanos también pueden ser causantes de síndrome hiperIgM.

Por otro lado, la mayoría de las neoplasias de linfocitos maduros surgen de linfocitos B. Si bien la activación de la AID utiliza de preferencia los *loci* de inmunoglobulinas como sustrato, se ha implicado en la inducción de mutaciones en otros *loci* distantes. Un ejemplo son las translocaciones del protooncogen *c-myc* (cromosoma 8) al *locus* de IgH (cromosoma 14), por lo común observadas en el linfoma de Burkitt asociado con la infección por el virus de Epstein-Barr, así como los mielomas murinos se deben a la actividad mutagénica de la AID.

▌ MEMORIA INMUNOLÓGICA EN LOS LINFOCITOS B

La **memoria inmunológica** es el elemento distintivo de la respuesta inmunológica adaptativa en los vertebrados. En el caso particular de la memoria en los linfocitos B, su importancia biológica y en salud pública radica en que confiere inmunidad preventiva al mantener por periodos prolongados niveles de anticuerpos biológicamente relevantes que previenen la reinfección, y no brinda una inmunidad curativa como la que confieren los linfocitos T de memoria.

Lo anterior se manifiesta en el hecho de que la mayor parte de las vacunas utilizadas en la actualidad dependen de la inducción de anticuerpos neutralizantes.

Más allá de la vacunación, los linfocitos B de memoria (B_{mem}) tienen una función fundamental en las enfermedades alérgicas y ciertas enfermedades autoinmunes mediadas por anticuerpos, ya que promueven respuestas exacerbadas ante la reexposición a los alérgenos y los autoantígenos, respectivamente. No obstante, según se describió, la memoria de los linfocitos B es dependiente de la participación de los linfocitos Th CD4$^+$.

Desde el punto de vista biológico, la memoria inmunológica implica la capacidad de emitir respuestas más rápidas y eficientes ante retos subsecuentes, sin importar la persistencia del antígeno durante el intervalo entre dichas respuestas. Tal independencia contrasta con la posibilidad de que la memoria a largo plazo dependa de la persistencia del antígeno; por ejemplo, en inmunocomplejos asociados con la red de células dendríticas foliculares. En tal caso, no se puede hablar de manera formal de memoria, ya que el estímulo persiste. El consenso general dicta que para mantener títulos protectores a largo plazo y generar respuestas rápidas y efectivas ante un reestímulo, se requiere tanto de una auténtica memoria (independiente de la persistencia del antígeno) como de la persistencia antigénica en sitios anatómicos especializados.

La memoria en los linfocitos B se categoriza al menos en dos grupos: uno está conferido por células plasmáticas de vida larga (PC_{LV}) y el otro por linfocitos B_{mem}. Las PC_{LV} son células plasmáticas que emergen de la reacción del centro germinal, cambiaron de clase, secretan cantidades elevadas de anticuerpos y persisten en el organismo por periodos prolongados manteniendo niveles de anticuerpos lo bastante elevados para conferir protección, por lo cual también se les llama PC de memoria. Las PC_{LV} se reubican sobre todo en la médula ósea gracias a la expresión del receptor de quimiocinas CXCR4.

Por su parte, los linfocitos B_{mem} se caracterizan por haber cambiado de clase y porque expresan el BCR (IgG, IgA o IgE), no secretan cantidades significativas de anticuerpos y expresan el marcador CD27. Después de generarse en el centro germinal se pueden reubicar en diferentes órganos linfoides a través de los cuales pueden recircular por largos periodos. Al ser producto de la expansión clonal, la frecuencia de linfocitos B_{mem} antígeno específicos es más alta que la de los precursores *naïve*. El reencuentro con el antígeno induce su rápida diferenciación a PC secretoras de anticuerpos de alta afinidad, lo cual se manifiesta como una rápida elevación de los niveles de anticuerpos específicos contra el antígeno inductor. La rapidez con la que el linfocito B_{mem} se diferencia a célula plasmática se debe en parte a que no se requiere la formación de centros germinales *de novo*.

La duración de la memoria inmunológica es variable y depende de muchos factores, entre los cuales destacan las propiedades fisicoquímicas y estructurales del antígeno, y la activación del sistema inmunológico innato. Por ejemplo, la memoria inducida por infección natural suele ser más prolongada que la inducida por vacunación. Las observaciones seroepidemiológicas en poblaciones aisladas que sufrieron brotes únicos de enfermedades como sarampión y poliomielitis han documentado memoria inmunológica por más de 5 décadas. A raíz de la reciente pandemia de influenza A H1N12009pdm, un virus antigénicamente relacionado con el de la pandemia de 1918, permitió evidenciar que los individuos nacidos antes de la década de 1950 presentaban inmunidad preexistente, lo cual indica que la duración de la memoria es de al menos 50 años.

El incuestionable valor biológico de la memoria inmunológica en términos de proveer inmunidad a largo plazo tiene su lado oscuro, ya que se trata de un proceso determinante en los cuadros recurrentes de enfermedades alérgicas y autoinmunes. En el primer caso, los linfocitos B_{mem} seleccionados por el antígeno en forma T dependiente han cambiado de clase a IgE, lo que reactiva su secreción ante el alérgeno selector, por lo regular ubicuo. En el caso de las enfermedades autoinmunes, entre éstas el lupus eritematoso sistémico (LES) o la artritis reumatoide, los linfocitos B_{mem} autoespecíficos contra ADN y proteínas propias citrulinadas son reactivados de modo sistemático por los autoantígenos ubicuos.

▌ SEÑALIZACIÓN Y ACTIVACIÓN DE LINFOCITOS B

En la primera sección se describió la sucesión de eventos que llevan a un progenitor comprometido al linaje linfoide B a desarrollarse a linfocito B funcional. En gran parte, dichos eventos están relacionados con la generación de un repertorio diverso de linfocitos B, pero también con la maduración de un aparato celular capaz de transducir la información estructural derivada del reconocimiento antigénico a eventos bioquímicos capaces de ser integrados a nivel celular para emitir respuestas biológicas. Ejemplos de éstas son la sobrevivencia celular, la apoptosis y la activación celular asociada con proliferación y diferenciación a linfocito B efector como célula plasmática o linfocito B de memoria.

El receptor de antígeno es un elemento fundamental de este aparato celular, ya que es determinante del reconocimiento antigénico y de la especificidad. Sin embargo, el reconocimiento antigénico es necesario, pero no suficiente, para inducir una respuesta biológica. A lo largo de su maduración, el linfocito B debe integrar información adicional que complemente la proporcionada por el receptor de antígeno, a través de diferentes correceptores y receptores. Además, las diferentes respuestas biológicas dependerán no solo de la combinación de señales derivadas de estos receptores y correceptores, sino de la etapa ontogénica del linfocito B y su experiencia con el antígeno.

Estructura del BCR

El anticuerpo IgM de superficie tiene un dominio intracelular corto e incapaz de transducir señales resultantes de su interacción con el antígeno. Un componente fundamental del complejo del receptor es el heterodímero Igα/Igβ, estructural y funcionalmente homólogo al complejo CD3 en los linfocitos T. Los ectodominios de Igα e Igβ mantienen un estrecho contacto con el dominio CH4 de la IgM, mientras que sus dominios intracelulares son largos y contienen ITAM (figura 13-5).

La agregación de receptores por el antígeno y quizá su relocalización en la membrana citoplásmica permiten la fosforilación de los residuos de tirosina de los ITAM por la tirosina cinasa Lyn. Esto, a su vez, permite el reclutamiento de la tirosina cinasa Syk a través de sus dominios SH2. La Lyn también fosforila a Btk (*Bruton's tyrosine kinase*), la cual es reclutada a la membrana después de la activación del receptor. La activación de estas tres cinasas promueve el reclutamiento de diferentes proteínas adaptadoras que estabilizan el complejo señalizador, también llamado señalosoma (véase figura 13-5).

La formación del señalosoma es fundamental para la generación de segundos mensajeros y la activación de intermediarios enzimáticos que eventualmente permiten la activación de factores de transcripción, los cuales determinan la iniciación de un programa de activación y proliferación celular. Se activa mediante fosforilación por la fosfolipasa Cγ2 (PLCγ2), la cual cataliza la formación de diacilglicerol (DAG) e inositol trifosfato (IP_3) a partir de fosfolípidos de membrana (PIP_2). El DAG activa la proteína-cinasa Cβ (PKCβ) que promueve la activación de factores transcripcionales de la familia de NF-κB. Por su parte, el IP_3 promueve la liberación de Ca^{2+} del retículo endoplásmico al citosol; esto contribuye a la activación del factor de transcripción NFAT. Por último, la formación del señalosoma permite la activación de factores intercambiadores de GTP/GDP, lo cual lleva a la activación de Ras y la vía de las cinasas de proteína activadas por mitógenos (MAPK, *mitogen activated protein kinases*), y culmina en la activación de ERK y JNK que contribuyen a la activación del factor de transcripción AP-1 (véase figura 13-5).

La correcta integración del señalosoma se ve afectada en individuos con mutaciones en el gen *BTK*, lo que afecta la selección positiva en la médula ósea y se manifiesta como agamaglobulinemia de Bruton. Dicha condición clínica se caracteriza por una marcada reducción de linfocitos B maduros y la consecuente agamaglobulinemia. Por el contrario, el Ibrutinib es un inhibidor farmacológico de la Btk utilizado actualmente como tratamiento en ciertas neoplasias linfoides B con fenotipo activado. De forma similar, las mutaciones dirigidas en ratón de cualquiera de los miembros del señalosoma de linfocitos B se asocian con afectaciones profundas

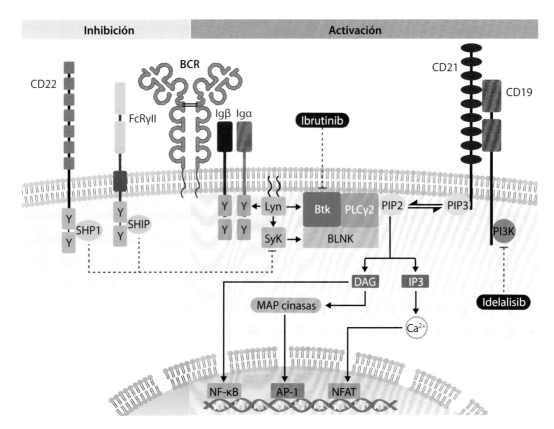

FIGURA 13-5. Complejo del receptor de linfocitos B (BCR) y correceptores activadores e inhibidores. El reconocimiento antigénico se asocia con la fosforilación de tirosinas (Y) de los motivos ITAM de Igα e Igβ por Lyn, este proceso constituye la señal inicial para el ensamblado del *señalosoma* en el cual intervienen Syk, Btk, BLNK y la activación de PLCγ. El correconocimiento de antígeno opsonizado por complemento y mediado por el complejo CD21/CD19 permite la activación de PI3K para amplificar las señales proactivadoras. La producción de IP3 y DAG conlleva movilización de calcio intracelular y activación de cinasas MAP. El proceso culmina con la activación de factores de transcripción que regulan programas de diferenciación efectora (sobrevida, activación y proliferación). La señalización de correceptores inhibitorios activa fosfatasas SHP1 y SHIP que regulan de forma negativa la actividad del señalosoma.

en el desarrollo de los linfocitos B. En los humanos, la deficiencia de fosfolipasa Cγ2 causa hipogamaglobulinemia con manifestaciones autoinmunes denominadas PLAID.

Correceptores del BCR

Además de la señal derivada del reconocimiento antigénico, el linfocito B cuenta con correceptores asociados que amplifican o suprimen la intensidad de las señales de activación resultantes del reconocimiento antigénico. Su función es esencial y determinante para regular el umbral de activación celular. A diferencia de los receptores que contribuyen a la activación del linfocito proporcionando señales coestimuladoras, los correceptores son estructuras que intervienen en el reconocimiento antigénico, pero no forman parte del BCR.

El principal correceptor activador de linfocitos B es el complejo CD21 (CR2)/CD19/CD81/Leu-13. El CD21 reconoce al fragmento C3d del complemento y se une de forma no covalente al CD19, el cual contiene un dominio intracitoplásmico sujeto a fosforilación. El reconocimiento dual de antígenos opsonizados con complemento mediante el BCR y el CD21 aproxima y concentra al correceptor CD21/CD19 a la sinapsis inmunológica, lo que permite la fosforilación del dominio intracelular de CD19 por Lyn. Este evento permite la activación de la fosfatidilinositol 3 cinasa (PI$_3$K), que genera trifosfato de fosfatidil-inositol (PIP$_3$). El PIP3 potencia la activación de Btk y PLC-γ2 y amplifica así la señal del BCR. La participación del correceptor CD21/CD19 es fundamental en el desarrollo de respuestas en contra de antígenos no proteínicos que no reciben coestimulación por parte de los linfocitos Th CD4+. Los ratones deficientes de CD21 o CD19 presentan deficiencias profundas en la activación de los linfocitos B y en la producción de anticuerpos (véase figura 13-5). De manera similar a la inhibición farmacológica de Btk, la inhibición de la PI3K con Idelalisib es una alternativa terapéutica para neoplasias linfoides B con fenotipo activado.

Autolimitación de la respuesta de linfocitos B mediante correceptores inhibitorios del BCR

Así como el correceptor CD21/CD19 tiene efectos amplificadores de la intensidad de la señalización del BCR, el receptor FcRγIIB ejerce el efecto contrario; es decir, regula de manera negativa la activación del BCR al aumentar el umbral de activación. El receptor FcRγIIB se compone de un ectodominio que reconoce la región Fc de la IgG, y un dominio intracelular que contiene ITIM (motivos de inhibición de inmunorreceptores basados en tirosina). Cuando la cantidad de anticuerpo secretado es suficiente para la formación de complejos inmunes, se da el correconocimiento del antígeno vía BCR y de la Fcγ vía el FcRγIIB. Este correconocimiento implica la aproximación de ambos receptores, lo cual, a su vez, permite que Lyn fosforile las tirosinas del ITIM de FcRγIIB. La fosforilación del ITIM recluta a la fosfatasa SHIP, la cual desfosforila PIP$_3$ e inhibe la activación de Btk y PLCγ2 (véase figura 13-5).

Otro importante correceptor inhibitorio es el CD22, perteneciente a la familia de las lectinas tipo inmunoglobulina de ácido siálico (SIglecs). El ectodominio de CD22 reconoce el ácido siálico (α2-6) en las glicoproteínas del mismo linfocito B (reconocimiento en *cis*), o bien en la superficie de células propias. Al igual que FcRγIIB, el dominio intracitoplásmico de CD22 tiene ITIM, los cuales son fosforilados por Lyn. En este caso, la fosforilación de los ITIM de CD22 recluta a la fosfatasa SHP-1 y previene el ensamble y la activación del señalosoma. La función de CD22 es análoga a la de FcRγIIB; la diferencia radica en el ligando, ya que CD22 previene la activación del linfocito B constantemente en condiciones de no infección mediante su interacción con ácido siálico propio, lo cual se revierte en presencia de un microorganismo que suele carecer de glicoproteínas sialiladas.

En modelos animales con pérdida de la función de alguno de los componentes del correceptor FcRγIIB y CD22, se observa una hiperactivación de los linfocitos B y la producción de autoanticuerpos. En los humanos, las mutaciones del FcγIIB se asocian con un riesgo mayor de desarrollar lupus eritematoso sistémico (LES), una enfermedad autoinmune caracterizada por la producción de autoanticuerpos.

Receptores coestimuladores en linfocitos B

Además del reconocimiento antigénico mediado por el BCR y el correceptor asociado, se requieren otras señales para la activación y diferenciación efectora del linfocito B. A diferencia de la señal antigénica, las señales coestimuladoras son antígeno inespecíficas; sin embargo, son específicas en el contexto de un reto inmunológico.

En el caso de los linfocitos B, la señal proporcionada por el receptor CD40 es fundamental para la respuesta contra antígenos proteínicos. El CD40 es un receptor de la familia de receptores del TNF; su ligando es el CD154 (CD40L) que se expresa en los linfocitos T activados. La interacción del linfocito B con linfocitos T se da en el contexto de la respuesta contra antígenos proteínicos; es decir, T dependientes (véase la tabla 13-1 en páginas anteriores) y requiere la sensibilización antigénica mediada por células dendríticas en los órganos linfoides secundarios, así como del intercambio de señales entre el linfocito B y el linfocito T. De esta forma, los linfocitos B pueden presentar el antígeno en el contexto molecular de MHCII a los linfocitos Th CD4$^+$ y expresar CD80 y CD86. El reconocimiento por medio del TCR y el receptor CD28 promueve la expresión de CD154 en los linfocitos T que, a su vez, estimulan al linfocito B. El diálogo de señales coestimuladoras entre linfocitos B y T se lleva a cabo en la zona extrafolicular y es necesario para la expansión inicial y la producción de IgM, pero también es crucial durante la reacción del centro germinal, la cual es básica para el desarrollo de linfocitos B$_{mem}$ y las células plasmáticas con cambio de clase y maduración de afinidad.

El receptor CD40 señaliza a través de las proteínas de factor asociado al receptor del TNF (TRAF, *TNF Receptor Associated Factor*,), en particular TRAF 2, 3 y 6. La trimerización de CD40 por CD154 permite la activación del TRAF; éste activa diferentes cinasas como NIK y RIP, que conllevan a la activación de NF-κB, cinasas MAP, y p38 y JNK. En conjunto con las señales del BCR, las señales vía CD40 son fundamentales para inducir la proliferación y sobrevivencia (efectos antiapoptóticos), la expresión de AID que media el cambio de clase y la hipermutación somática en los linfocitos B de centro germinal.

Los TLR recibieron mucha atención hace poco como mediadores de señales coestimuladoras directas para la activación y diferenciación de linfocitos B, en particular durante la respuesta contra antígenos T independientes. La señalización mediada por TLR resulta en la activación de la vía NF-κB y la vía de las cinasas MAP, por lo cual ejercen efectos amplificadores o sinérgicos con el BCR y con el receptor CD40. Los linfocitos B humanos expresan TLR3, TLR7 y TLR-9, lo que les permite el reconocimiento de ácidos nucleicos provenientes de patógenos endocitados por el BCR. La activación de TLR-7 y 9 promueve el cambio de clase independiente de la cooperación de linfocitos T; esto se cree que está implicado en la respuesta primaria contra diferentes tipos de virus.

TOLERANCIA INMUNOLÓGICA Y AUTOINMUNIDAD MEDIADA POR LINFOCITOS B

La producción de anticuerpos por parte de los linfocitos B requiere un control adecuado, pues la falta de respuesta, la producción excesiva o la producción de anticuerpos contra determinantes antigénicos propios (autoantígenos) resulta contraproducente, pues no combate la infección o produce inmunopatologías (hipersensibilidad) o enfermedades autoinmunes.

La tolerancia inmunológica y la regulación de la respuesta son dos conceptos diferentes aunque, en ciertos aspectos, están funcionalmente relacionados. La tolerancia inmunológica se refiere a los procesos y mecanismos biológicos a través de los cuales se previene la inducción de una respuesta inmunológica por parte de linfocitos autoespecíficos derivados de un vasto repertorio de especificidades, mismas que están determinadas por receptores de antígeno distribuidos en forma clonal. Por su parte, la regulación de la respuesta inmunológica implica la inducción de asas de regulación negativa

una vez iniciada la respuesta. En este sentido, la regulación también es un proceso activo e independiente de la eliminación del patógeno por la misma respuesta inmunológica. Un ejemplo de regulación intrínseca del linfocito B es el correceptor FcγIIB, el cual se activa por complejos inmunes que se forman cuando los niveles de anticuerpos son lo bastante elevados, lo que inhibe que continúe la activación del linfocito B (véase la figura 13-5).

La capacidad del sistema inmunológico de reconocer e inducir respuestas específicas en contra de una infinidad de determinantes antigénicos, incluidos los patógenos, y a la vez de respetar el universo antigénico propio ha provocado asombro y motivación a muchas generaciones de investigadores. Como resultado de más de medio siglo de investigación teórica y experimental se sabe que la tolerancia inmunológica en linfocitos B se da mediante dos procesos básicos: 1) selección negativa por deleción clonal o tolerancia central, y 2) anergia clonal o tolerancia periférica.

Desde la primera mitad del siglo xx se concibió el reconocimiento antigénico como un proceso mediado por un repertorio de receptores celulares con potencial de ser secretados (Paul Erlich y la teoría de las cadenas laterales). Los trabajos de Owen y Medawar apuntaron a que la tolerancia se podía inducir en etapas tempranas del desarrollo, en especial en la fase pre y neonatal. Fue así que Frank Macfarlane Burnet postuló la deleción clonal como el mecanismo que explicaba la tolerancia inmunológica. La deleción clonal implica la eliminación mediante apoptosis del linfocito autoespecífico del repertorio de linfocitos. Según se describió en la primera sección, la inducción de tolerancia central se da en la médula ósea, en la etapa de linfocitos B inmaduros. En la actualidad se sabe que, debido a que la producción de linfocitos B dura toda la vida de un individuo, la deleción clonal de linfocitos B autorreactivos no solo ocurre en fases ontogénicas tempranas, sino a lo largo de toda la vida.

Sin embargo, la demostración de la existencia de linfocitos B autoespecíficos en individuos sanos en ausencia de respuesta inmunológica, así como la posibilidad de inducir tolerancia de modo experimental en contra de antígenos extraños, cuestionó la deleción clonal como único mecanismo para lograr tolerancia inmunológica. Así surgió el concepto de anergia clonal, en el cual linfocitos autoespecíficos que no fueron eliminados por deleción clonal entran en un estado de inactivación funcional inducido por el reconocimiento antigénico (señal 1), en ausencia de señales coestimuladoras (señal 2). En el caso de los linfocitos B, las principales señales coactivadoras/coestimuladoras son C3d (sistema del complemento), CD40 (señal T dependiente) y los TLR (dependiente de PAMP). Por lo tanto, además de la autoespecificidad, la anergia clonal depende del contexto inmunológico, ya que en ausencia de un proceso infeccioso, no existen señales coactivadoras/coestimuladoras. Por lo tanto, los linfocitos B autoespecíficos son refractarios a la activación (anérgicos) y, por ello, tolerantes al autoantígeno.

Los linfocitos B anérgicos se caracterizan por la supresión de la expresión de IgM en superficie, la poca capacidad de ingresar al folículo linfoide, una pobre fosforilación de Igα/Igβ y la incapacidad para ensamblar el señalosoma y promover flujos de calcio intracelular. En consecuencia, los linfocitos B anérgicos tienden a ser más sensibles a ser eliminados por apoptosis; esto, a su vez, es una forma de deleción clonal en la periferia.

Si bien en la actualidad no se pone en duda el papel de la tolerancia central y la tolerancia periférica, aún se desconoce qué define si un linfocito B autoespecífico es eliminado por deleción clonal o sometido a anergia clonal. La evidencia indica que tiene que ver con la intensidad de la señal inducida por el autoantígeno, en conjunto con el momento ontogénico de la interacción. Por ejemplo, autoantígenos anclados a la membrana o multiméricos promueven deleción clonal al inducir la agregación de múltiples BCR, mientras que antígenos monoméricos y solubles promueven anergia clonal.

Por otro lado, la contribución relativa de ambos mecanismos al mantenimiento de la tolerancia ha sido difícil de establecer, lo cual resulta de la imposibilidad tecnológica de evaluar y cuantificar la especificidad de todo el repertorio a nivel clonal. Mediante el análisis de la reactividad de linfocitos B individuales con células HEp-2, se estima que cerca de 80% del repertorio preselectivo es autoespecífico. La proporción de linfocitos autoespecíficos después de la inducción de tolerancia central en la fase de linfocitos B inmaduros es de 40%. La tolerancia central se ocupa de reducir a la mitad los linfocitos B inmaduros autorreactivos. Más aún, es probable que una buena proporción de estas células autorreactivas no sean eliminadas, sino salvadas mediante edición de receptor.

Por último, se estima que 20% de los linfocitos B *naïve* son potencialmente autoespecíficos, lo cual indica que durante la transición de linfocito B inmaduro a linfocito B maduro recirculante, la mitad de éstos son sometidos a anergia clonal (véase figura 13-1). Estas proporciones son muy diferentes en las enfermedades autoinmunes como el LES y la artritis reumatoide, en las que la proporción de linfocitos B autoespecíficos en la periferia es de 40%.

Funciones inmunorreguladoras de los linfocitos B

La función de los linfocitos B siempre ha sido vinculada con la producción de anticuerpos. En las secciones previas se describió su función en la presentación antigénica a linfocitos T cooperadores, y sus implicaciones en la respuesta de anticuerpos contra antígenos proteínicos y la memoria inmunológica. Sin embargo, desde los años 70 surgió evidencia de que los linfocitos B tenían la capacidad de atenuar respuestas de hipersensibilidad retardada (tipo IV). Más tarde, con el advenimiento de tecnología de mutagénesis dirigida en ratón (*knock out*), se demostró que la deficiencia de linfocitos B agravaba la inmunopatología y la evolución clínica en el modelo encefalomielitis alérgica experimental en ratón, un modelo de esclerosis múltiple caracterizado por una respuesta autoinmune mediada por linfocitos T específicos contra la proteína básica de mielina. Estos efectos fueron observados en diferentes modelos de inflamación y autoinmunidad, los cuales están mediados por una población de linfocitos B secretores de IL-10 denominados linfocitos B reguladores (Breg) o linfocitos B10 (B10). Esta subpoblación se encuentra bajo intensa investigación; sin embargo, se sabe que puede diferenciarse a partir de linfocitos Bfo o linfocitos Bzm, en respuesta a la integración de diferentes señales mediadas por el TLR y el BCR. En consecuencia, los linfocitos Breg secretan grandes cantidades de IL-10, la cual tiene un papel antiinflamatorio al suprimir la diferenciación de linfocitos T a linfocitos Th1 y Th17, y suprimir también la activación de macrófagos. Asimismo, se piensa que los linfocitos Breg intervienen para promover la diferenciación de linfocitos T hacia Treg. El entendimiento de la biología de los Breg puede abrir nuevas perspectivas terapéuticas en procesos autoinmunes, trasplante de órganos, respuesta inmunológica contra tumores e infecciones crónicas.

RESUMEN

- Los linfocitos B son los responsables de la secreción de anticuerpos, presentan antígeno a linfocitos T CD4+ y son inmunoreguladores. Se diferencian a partir de las células hematopoyéticas totipotenciales, mediante la acción concertada de reguladores transcripcionales y de interacciones con el estroma del órgano linfoide primario que promueven el establecimiento de un programa transcripcional específico que destaca por la capacidad de generar y expresar un repertorio diverso de receptores de antígeno B (BCR, *B cell receptor* o anticuerpo anclado a la membrana) clonalmente distribuido.
- Cada linfocito B maduro generado difiere entre sí en la estructura de la región variable (V) de su BCR, lo cual le confiere la capacidad de interacción con alta afinidad con un único determinante antigénico. Una vez comprometidos al linaje B, los precursores inician un proceso complejo de recombinación somática (RS, o V(D)J) de segmentos génicos denominados V, D y J. Dicho proceso combinatorio genera millones de linfocitos B diariamente, lo cual confiere una capacidad de reconocimiento antigénico prácticamente ilimitado.
- Debido a que la RS es un proceso combinatorio, muchos linfocitos B generan un BCR autoreactivo (específico contra antígenos propios). Muchos de estos linfocitos B son eliminados mediante apoptosis en el órgano linfoide primario, reduciendo las posibilidades de una enfermedad autoinmune (tolerancia central).
- La recombinación somática involucra las regiones (*loci*) del genoma en donde se hayan codificados los genes que codifican para las inmunoglobulinas. La RS implica rotura de doble cadena del ADN y la potencial inestabilidad cromosómica, por lo cual los linfocitos B dependen del funcionamiento adecuado de los mecanismos de reparación del daño al ADN. Las fallas en este sistema se asocian causalmente con neoplasias linfoides.
- Los rearreglos funcionales de H y L mediante RS implican la capacidad de expresar el BCR y, por lo tanto, de reconocimiento antigénico. Aquellos linfocitos que no son seleccionados negativamente por autoantígenos, emigran a los órganos linfoides secundarios como linfocitos B transicionales. Aquellos que reconocen antígenos propios que no estaban presentes en la médula ósea son inactivados funcionalmente mediante anergia clonal y los que no ingresan a los folículos linfoides de los órganos linfoides secundarios como linfocitos B *naïve* o vírgenes.
- Los linfocitos B vírgenes son funcionalmente heterogéneos, pues difieren en cuanto a la naturaleza estructural de los antígenos que reconocen (proteínicos o no proteínicos), su localización anatómica y su grado de dependencia por señales coestimuladoras derivadas de linfocitos T. De esta forma, tenemos linfocitos B foliculares, los linfocitos B de zona marginal y al menos en el ratón, una población conocida como linfocitos B1.
- La secreción duradera de anticuerpos antígeno-específicos es el sello característico de la respuesta inmunológica humoral, y a la que se atribuyen sus propiedades protectoras ante una segunda exposición. Su carácter adaptativo implica que la respuesta antígeno-específica tiende a mejorar en cuanto a la rapidez, intensidad y calidad. Adicionalmente representa la base de su utilidad en el diagnóstico.
- La respuesta humoral es heterogénea en cuanto al origen de los linfocitos B que la generan, al tipo de antígeno que la induce y a la clase de anticuerpos que se producen. Podemos distinguir dos tipos de respuesta de anticuerpos: una que es independiente de la interacción y co-estimulación de linfocitos T CD4+ foliculares (T_{FH}), y la inducen por lo general antígenos de naturaleza no proteínica (antígenos T-I, o timo-independientes). La otra depende de la presentación de antígenos proteínicos (T-dependientes o T-D) por parte del linfocito B al linfocito T_{FH} y la consecuente coestimulación recíproca y expansión clonal para formar una microestructura anatómica especializada conocida como **centro germinal (CG)**. La respuesta contra antígenos T-I suele ser rápida y no hay formación de CG, predominan los anticuerpos de clase IgM y no suele desarrollar memoria inmunológica de larga duración. Por su parte, la respuesta contra antígenos T-D se acompaña de un incremento en la afinidad (maduración de afinidad) y al cambio de clase de IgM a otras clases. Debido a la complejidad de la respuesta del CG, esta suele ser más tardía que contra antígenos T-I.
- Un sello característico de la respuesta contra antígenos T-D es que resulta en diferenciación de linfocitos B de memoria (Bmem) y células plasmáticas de larga vida (CPLV). Los Bmem pueden ser activados, expandidos y diferenciados a células plasmáticas rápidamente ante un reencuentro con el antígeno, lo cual explica la rapidez y mayor intensidad de las respuestas secundarias. Por su parte, las CPLV son células secretoras de anticuerpos reubicadas en la médula ósea y mantienen niveles de anticuerpos antígeno-específicos a títulos protectores por décadas. Las Bmem y las CPLV constituyen la base biológica de la vacunación y tienen un papel fundamental en la cronicidad de las enfermedades alérgicas y autoinmunes.
- La IgMs es incapaz de transducir señales que modulen las posibles respuestas del linfocito B: apoptosis, diferenciación y activación/proliferación. El heterodímero Iga/Igb son dos proteínas transmembranales asociadas no covalentemente a la IgMs, y contienen motivos de activación basados en tirosinas (ITAM) necesarios para iniciar la fosforilación de componentes enzimáticos que a su vez activan programas transcripcionales que dictan el destino funcional del linfocito B. La deficiencia de componentes del BCR conlleva a un déficit en la maduración o capacidad funcional de los linfocitos B. Por el contrario, su sobreactivación conlleva a autoinmunidad, leucemias y linfomas B. La supresión farmacológica de componentes de la vía de activación del BCR tiene valor terapéutico en patologías que resultan de la sobreactivación de linfocitos B.
- A pesar de que en el órgano linfoide primario se generan muchos linfocitos autoespecíficos, el sistema inmunológico de individuos sanos es tolerante a lo propio, lo cual se logra mediante dos mecanismos fundamentales: 1) La tolerancia central, la cual implica la eliminación clonal de linfocitos B autorreactivos (selección negativa). 2) Anergia clonal o tolerancia periférica, la cual es un estado funcional de no respuesta al antígeno, inducido por la ausencia de señales coestimuladoras derivadas del sistema inmunológico innato en contextos infecciosos. Adicionalmente, una subpoblación de linfocitos B denominadas Breg, pueden regular negativamente la función de otras células mediante la secreción de IL-10.

TÉRMINOS CLAVE

BCR Receptor del linfocito B, (BCR, *B cell receptor*). Anticuerpo anclado a la superficie del linfocito B con capacidad de reconocimiento antigénico, asociado a un complejo multiproteíco capaz de transducción de señales.

Centro germinal Estructura microanatómica formada por la expansión clonal de linfocitos B activados por antígenos T-dependientes. Además de linfocitos B, se compone de células dendríticas foliculares y linfocitos T CD4+ foliculares (T_{FH}).

Hipermutación somática Proceso que ocurre en el centro germinal mediante el cual los linfocitos B específicos de antígenos T-D sufren mutaciones puntuales en la región V del BCR, que permiten su selección clonal basada en incrementos de afinidad. Es la base genética de la maduración de afinidad de los anticuerpos que caracteriza a la respuesta secundaria.

preBCR Receptor de linfocito B que se compone de una cadena H funcional y la cadena ligera subrogada. Es necesario para la maduración de los linfocitos B. Se expresa transitoriamente en linfocitos pre-B. No reconoce antígenos, pero tiene capacidad de transducción de señales.

Recombinación somática o V(D)J Mecanismo genético por el cual se genera diversidad estructural en la región Variable del BCR. Implica la combinatoria de segmentos V, D y J (V y J en caso de las cadenas L), más la adición de diversidad adicional mediante la reparación de extremos no homólogos.

Switch Proceso que ocurre en el centro germinal mediante el cual los linfocitos B específicos de antígenos T-D cambian la región constante de su BCR (inicialmente IgM) por alguna otra clase de anticuerpo (IgG, IgA o IgE), lo cual cambia las propiedades funcionales de anticuerpo, mas no su especificidad.

CASO DE CORRELACIÓN

Paciente masculino de 67 años de edad fue referido por el servicio de medicina familiar para valoración y manejo. Es originario y residente del Estado de Hidalgo, México. Actualmente es jubilado, pero trabajó durante mucho años en la industria de la minería.

Dentro de sus antecedentes heredofamiliares, refirió que sus padres son finados, su madre por causas naturales, mientras que, su padre fue por complicaciones de la hipertensión arterial sistémica y una insuficiencia cardiaca. Refiere tener dos hermanos, quienes padecen de hipertensión arterial sistémica. Por otra parte tuvo un tío paterno finado por "cáncer en la sangre" hace 15 años.

Con respecto a sus antecedentes personales, refirió tener tabaquismo ocasional de los 20 a los 35 años a razón de 10 cigarrillos por día y consumo de bebidas alcohólicas de forma ocasional. Negó padecer diabetes mellitus, hipertensión arterial sistémica o dislipidemias. Sin embargo, hace 1 año fue internado debido a una neumonía por *Streptococcus pneumoniae*, la cual fue resuelta con antibióticos sin complicaciones. Refirió contar con todas las vacunas del esquema.

Acudió a consulta por presentar desde hace 2 semanas astenia y adinamia progresiva al grado que desde hace 1 semana interfiere con sus labores cotidianas. Adicionalmente, ha padecido cuadros de diaforesis nocturna con una frecuencia de 2-3 por semana. Desde hace 6 meses ha presentado dos cuadros de sinusitis aguda, mismos que fueron resueltos con antibióticos, además de haber tenido una pérdida de 12 kg de peso.

A la exploración física se encontraron los siguientes signos vitales: FC: 77 lpm, FR: 22 rpm, Temp: 37 °C, TA: 130/80 mm Hg. A la inspección se destacó una ligera palidez conjuntival y en mucosa oral, además de múltiples hematomas de entre 1-3 cm de diámetro en brazos y espalda. A la palpación se identificaron tres adenomegalias indoloras, no fijas a planos profundos en la región cervical (dos en la región submandibular derecha de 1.5 cm, y una retroauricular de 3 cm). Adicionalmente, se evidenciaron múltiples adenomegalias indoloras y no fijas en región axilar e inguinal de aproximadamente 2 cm. La exploración cardiaca y en campos pulmonares no mostró datos patológicos. Mientras que en la exploracón abdominal se identificó una hepatomegalia de 3 cm por debajo del reborde costal y esplenomegalia, ambas sin dolor a la palpación, no se evidenciaron signos apendiculares. El resto de la exploración no reveló datos significativos.

Posteriormente se realizaron estudios de laboratorio clínico. En el examen general de orina únicamente se observó una ligera concentración de cristales de urato amorfos. Se realizó un panel viral y búsqueda de VIH, las cuales fueron negativas. Por otra parte, se realizó una química sanguínea y una biometría hemática que arrojó los siguientes resultados:

Adicionalmente se realizó un frotis de sangre periférica, en cual se observaron linfocitos maduros, monomórficos, pequeños, el citoplasma se observó con un borde delgado y en el núcleo se obervaron agregados cromatínicos, en proporción de más de 5×10^9/L, adicionalmente se evidenció una gran cantidad de debris.

Con todos los datos se estableció el diagnóstico de leucemia linfocítica crónica (LLC) como diagnóstico probable, motivo por el cual se refirió hacia el servicio de hematología, donde se terminó de realizar el protocolo para definir el diagnóstico definitivo, para lo cual, se tomó una muestra de sangre para tipificación celular de células mononucleares mediante la técnica de citometría de flujo, la cual reveló un incremento absoluto de linfocitos con el fenotipo CD19+/CD5+/CD23+ (15 100/µL), así como un aumento de linfocitos B κ+ con respecto a los λ + (15:1), confirmando así, el diagnóstico de leucemia linfocítica crónica.

Glucosa	88 mg/dL
Urea	24 mg/dL
Creatinina	0.9 mg/dL
Ácido úrico	4.7 mg/dL
Triglicéridos	210 mg/dL
Colesterol total	189 mg/dL
Proteínas totales	6 g/dL
Globulinas	2.1 g/dL

Eritrocitos	4.5×10^6 µL
Hemoglobina	10.9 g/dL
Hematócrito	35%
Leucocitos totales	23.3×10^3 µL
Neutrófilos	30%
Linfocitos	65%
Monocitos	4%
Eosinófilos	1%
Basófilos	0
Plaquetas	90×10^3 µL

PREGUNTAS DE REFLEXIÓN

1. ¿Qué explica las infecciones bacterianas recurrentes en un individuo con LLC?
2. ¿Qué significado tiene la relación de las proporciones de linfocitos κ+:λ+ en las neoplasias linfoides B?
3. ¿A qué estadio normal corresponde el fenotipo de los linfocitos B neoplásicos en CLL?

4. ¿Qué implicaciones funcionales tiene la frecuente expresión de CD5 y CD23 en CLL?
5. ¿Por qué los pacientes con CLL mejoran con el tratamiento con Ibrutinib o con Idelalisib?

14 CITOCINAS

Luis Felipe Montaño Estrada • Erika Patricia Rendón Huerta

OBJETIVOS DE APRENDIZAJE

Al terminar este capítulo el lector será capaz de:

1. Identificar la estructura
2. Describir los receptores
3. Identificar las interleucinas
4. Integrar los principales efectos inmunorreguladores de las interleucinas

5. Describir a los interferones o citocinas clase II
6. Describir al factor de necrosis tumoral o TNF
7. Describir los factores de crecimiento transformantes
8. Identificar a las quimiocinas
9. Identificar las adipocinas
10. Integrar el efecto de las citocinas sobre la diferenciación de leucocitos

INTRODUCCIÓN

Las citocinas son un grupo extenso y heterogéneo de glucoproteínas de bajo peso molecular secretadas por diversos tipos celulares, fenómeno al cual se llama pleomorfismo. Las citocinas se unen a receptores de señalización presentes en varios tipos celulares, sobre todo leucocitos, y regulan las funciones de las células involucradas en la respuesta inmunológica innata o adaptativa.

Las citocinas son moléculas que median la comunicación intercelular, lo mismo que las hormonas y los neurotransmisores. La acción que ejercen por lo general se asocia con la regulación del crecimiento y la diferenciación, activación y respuesta de poblaciones celulares directa o indirectamente relacionadas con la respuesta inmunológica. También son muy importantes en la regulación de la hematopoyesis, los procesos de cicatrización y el reclutamiento de poblaciones leucocitarias. Por ejemplo, algunas citocinas actúan y activan células endoteliales para favorecer y reforzar el reclutamiento de monocitos hacia los sitios de infección, pero sus efectos no son solo locales, ya que pueden modular múltiples procesos fisiológicos, entre otros el sueño y la respuesta al estrés.

Algunas citocinas tienen un efecto potenciador, o sinérgico, que es resultado del efecto combinado de dos o más de ellas y que produce un efecto biológico mayor que la suma de los efectos individuales de cada una. Por el contrario, ciertas citocinas ejercen un efecto inhibidor o antagonista sobre el efecto biológico o la producción de otras citocinas.

Las citocinas se producen únicamente durante las fases efectoras de la respuesta inmunológica. En cuanto a sus características, se sabe que existen al menos 180 genes que codifican proteínas determinadas de forma estructural como citocinas. Son similares a las hormonas y a los neurotransmisores en cuanto a su capacidad de favorecer la comunicación entre diferentes tipos celulares, pero, a diferencia de estas moléculas, las citocinas no se almacenan dentro de la células de manera inactiva; su síntesis se inicia a partir de la transcripción de *novo* de un gen como consecuencia de señales de activación celular. Sin embargo, una característica fundamental de este proceso de transcripción es ser transitorio, ya que los mARN que codifican a las citocinas son inestables; esta propiedad favorece su secreción rápida y produce una "explosión" de citocinas en los sitios en que se necesitan.

El efecto de las citocinas suele darse en distintos tipos celulares e induce múltiples y diferentes efectos biológicos; este fenómeno se denomina pleiotropismo. Por su parte, varias citocinas pueden inducir el mismo efecto sobre una población celular, acción llamada redundancia. Cuando la acción de las citocinas se ejerce sobre la misma célula que la sintetiza y secreta se habla de un efecto autocrino; cuando, por el contrario, se ejerce sobre células diferentes pero cercanas a la célula que la sintetiza y secreta, se le llama efecto paracrino, y si las citocinas se producen en gran cantidad, pueden ingresar al torrente sanguíneo y actuar en sitios lejanos, se dice que presentan un efecto endocrino.

Existen dos grandes grupos de citocinas: las interleucinas y las quimiocinas. Las citocinas, además de estar involucradas en las cascadas de activación inmunológica y en la definición de la intensidad de la respuesta, también tienen que ver con el reclutamiento y la migración de células hacia órganos y tejidos, y el establecimiento y la permanencia de las células en órganos (fenómeno que conocemos como *homing*). Además, son importantes en la maduración y diferenciación de las células pluripotenciales de prácticamente todos los órganos y sistemas, y se han descrito funciones de las citocinas asociadas con procesos de embriogénesis, mantenimiento y autoproliferación de células pluripotenciales embrionarias, así como en el crecimiento del trofoblasto.

En favor de mantener la homeostasis inmunológica, en ciertas condiciones las citocinas promueven la inflamación y en otras la inhiben; a las primeras se les llama citocinas proinflamatorias y a las segundas, antiinflamatorias. Al principio se consideraba que, de acuerdo con las citocinas a las que se expusiera un linfocito T (característico de la respuesta inmunológica celular), este podría diferenciarse en Th o Tc y que no existía otra subpoblación; no obstante, en la actualidad se ha demostrado que existe una amplia gama de subpoblaciones leucocitarias. Un ejemplo son los linfocitos Treg, o reguladores, que controlan las diferentes respuestas efectoras mediadas por linfocitos T. Se describieron linfocitos Treg que se originan de precursores tímicos y se conocen como "naturales" (nTreg) e " inducidos" (iTreg), y también Th3 o Tr1 que se originan de precursores de linfocitos T periféricos bajo la influencia directa de diferentes citocinas. Una respuesta inmunológica enérgica o sostenida a lo largo del tiempo puede tener efectos nocivos sobre el huésped, por ello se requieren moléculas que generen mecanismos de retroalimentación positivos o negativos; es decir, mecanismos de activación o de inhibición que puedan ser finamente controlados. La aparente redundancia de los efectos biológicos de diferentes citocinas permite al sistema inmunológico suplir su función con una proteína similar, y evitar el desequilibrio inmunológico puede derivar en daño inmunopático o en autoinmunidad. El ejemplo más reciente de la importancia de mantener la regulación es la epidemia de influenza, que tuvo una alta mortalidad debido a que muchos pacientes desarrollaron lo que se conoce como "tormenta de citocinas", condición que induce falla orgánica múltiple. Los cuadros de sepsis secundarios a la infección por *Staphylococcus sp.* también presentan este cuadro.

Recientemente se ha determinado que, además de estas funciones, las citocinas también ejercen una función antimicrobiana. Así como la IL-1β es un sensor que detecta la proteólisis asociada a patógenos de manera independiente al mecanismo asociado con la activación por caspasa-1 derivado del inflamasoma, la IL-26 tiene actividad antibacteriana indirecta a través de favorecer el reclutamiento de neutrófilos pero también directa ya que su estructura contiene en la región N-terminal un fragmento anfipático que mata bacterias extracelulares a través de: 1) la formación de poros en la membrana y; 2) la formación de complejos IL-26/ADN bacteriano que activan la producción de **interferón tipo I** vía activación de TLR9 en células dendríticas plasmacitoides. Es probable que la IL-22 tenga una función similar ya que su gen deriva de un clúster en el cromosoma 15 formado por IL-26 e IFN. Estas observaciones abren un campo nuevo en nuestro enfoque homeostático y regulador de las citocinas y también en la función de las células T cooperadoras ya que esta citocina es secretada por linfocitos Th17.

Con base en lo anterior, se afirma que la secreción de citocinas se induce tanto en la respuesta inmunológica innata como en la adaptativa; su secreción durante un tipo de respuesta en específico con frecuencia induce la secreción de otras citocinas que influyen de forma importante en la regulación del otro tipo de respuesta. A pesar de ello se ha intentado subdividir a las citocinas en las que participan en la respuesta inmunológica innata y las que lo hacen en la respuesta inmunológica adaptativa (tabla 14-1). A lo largo del capítulo se explica como todas las citocinas pueden, eventualmente

y de acuerdo con el microambiente y el antígeno, interactuar en todos los tipos de respuesta inmunológica.

Las interacciones mediadas por citocinas también están reguladas por la comunicación intracelular que depende de la transducción de señales por medio de receptores. Estos, a su vez, son finamente regulados por su estructura terciaria, que depende del número y la clase de dominios extracelulares, transmembranales o citoplasmáticos.

ESTRUCTURA

La mayoría de las citocinas agrupadas dentro del término interleucinas (IL) pesan entre 8 y 26 kDa, con la única excepción de la IL-12 que pesa 75 kDa. La estructura terciaria de las citocinas es muy parecida y su clasificación se basa en la presencia de un conjunto de cuatro hélices α, llamadas citocinas tipo 1. Estas alfa-hélices pueden ser de cadena larga (25 amino ácidos como en el caso de la IL-3 e IL-6), o bien de cadena corta (15 amino ácidos p. ej., en la IL-2 e IL-5), o estar presentes en forma de dímeros de cuatro hélices, según se observa en la IL-10 y el IFN-γ, todas ellas con una estructura β pequeña. Es cada vez mas evidente que diferencias en el tipo de α hélice pueden diferenciar la función biológica de la citocina; el ejemplo mas evidente es en el IFN (si la α hélice es corta se forma el IFN-γ, pero si es larga entonces se forman IFNα/β) y es claro que la función del primero es inmunorregular mientras que la de los otros dos es antiviral. Además se sabe que la conformación y el tipo de enlaces disulfuro de las hélices al formar los dímeros regulan la biogénesis y la secreción de las interleucinas; el ejemplo típico está en la estructura de los miembros de familia de la IL-12. Las citocinas tipo 2 están conformadas por tres hojas β; entre estas se encuentran la IL-1β y el TNF-α. Además, existen citocinas que presentan características comunes a ambos tipos; tal es el caso particular de MIP-1β. Hasta la fecha se han descrito más de 100 citocinas diferentes, algunas de las cuales tienen un mayor impacto médico debido a su función. Las quimiocinas son mas pequeñas que las interleucinas, pues pesan entre 8 y 14 kDa y poseen de 2 a 6 cisteínas que generan puentes disulfuro internos en sitios muy conservados. El número y la localización de los dos primeros residuos conservados de cisteína dan lugar a su nomenclatura: las quimiocinas con un solo puente son las llamadas C; las de dos son las CC; una variedad en la que hay dos puentes disulfuro, pero con un residuo intermedio, se conoce como CXC y, por ultimo, un cuarto tipo en el que hay tres residuos intermedios se denomina Cx3C. Este último tipo de quimiocina posee además un dominio similar a mucina y un dominio hidrofóbico que le permite promover la adhesión celular a través de un mecanismo independiente a las integrinas. Muy recientemente se describió una nueva familia de quimiocinas, llamada Cx, que se une a glucosaminoglicanos y tiene similitud de secuencia y estructura con CCL5 y CXCL12.

En la tabla 14-2 se enlistan las citocinas de mayor impacto médico. Aunque más adelante se mencionan mas de 100 diferentes citocinas descritas hasta la fecha, esta tabla tiene como objetivo

TABLA 14-1. Principales citocinas asociadas con la respuesta inmunológica innata y adaptativa

Citocinas de la respuesta inmunológica innata	Citocinas de la respuesta inmunológica adaptativa
TNF	IFN-γ
IL-1	IL-4
IL-6	IL-5
IL-10	IL-10
IL-12	IL-13
IL-15	IL-17
IL-18	Quimiocinas
IL-23	
IL-27	
IFN tipo 1	
Quimiocinas	

TABLA 14-2. Citocinas de relevancia clínica

IL-2
IFN-γ
Linfotoxina
TNF-α
GM-CSF
IL-3
IL-4
IL-5
IL-10
IL-13

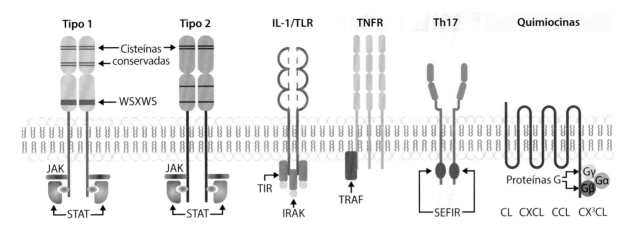

FIGURA 14-1. **Estructura de los diferentes tipos de familias de receptores de citocinas clasificados de acuerdo a sus homologías estructurales, y que se expresan en la superficie celular.** Los tipo 1 contienen una o más copias de un dominio con dos residuos de cisteína conservados y una secuencia cercana a la membrana conformada por triptófano-serina-X-triptófano-serina (WSXWS), esta estructura permite que se unan a citocinas con 4 hélices α, los tipo 2 carecen de la secuencia WSXWS y una de sus dos cadenas es más corta en la región intracitoplasmica. Los de la familia IL-1/TLR contienen un dominio extracelular similar a inmunoglobulina y un dominio de señalización Toll-IL-1R (TIR) intracitoplasmico, la cascada de señalización mediada por estos receptores es similar a la que se da a través de los receptores tipo Toll o receptores TLR. Los receptores TNFR son trímeros conservados ricos en cisteínas en sus dominios extracelulares y un factor asociado al receptor TNF intracitoplásmico (TRAFs). Los receptores de Th17 carecen de cisteínas en sus dominios extracelulares y contienen en la región citoplásmica un dominio llamado SEFIR (SEF, *Similar Expression of Fibroblast growth-factor genes*; e IR, *Interleukin 17 Receptor*). Los receptores de quimiocinas consisten de 7 dominios alfa-hélice transmembranales unidos a proteína G en la cola intracitoplásmica que se desplazan hacia adentro y hacia afuera a través de la membrana por lo que se les llama receptores serpentina.

resaltar la principal función de las citocinas que se describen en la fisiopatología de casi todas las enfermedades mas frecuentes. En el capítulo se describe con detalle la enorme heterogeneidad de las funciones de las citocinas.

RECEPTORES

La acción de las citocinas, ya sean las interleucinas o las quimiocinas, inicia al unirse al **receptor** específico que expresan todos los leucocitos y muchas otras células. La afinidad de los receptores de citocinas es muy alta, alrededor de 10^{-10} a 10^{-15}, por lo se requiere poca cantidad para saturar a su receptor. Los receptores de membrana para citocinas se agrupan en cinco grandes familias establecidas por sus homologías estructurales, que se expresan de forma extracelular y median la internalización de las señales inducidas por las citocinas. Se trata de la superfamilia de las inmunoglobulinas o familia IL-1/TLR (p. ej., IL-1R); la familia de receptores de hematopoyetinas, también llamados receptores de citocinas tipo 1 (como IL-2R); la familia de receptores de interferones conocidos como receptores de citocinas tipo 2 (p. ej., IFN-γR); la familia de receptores del TNF, o factor de crecimiento tumoral (p. ej. TNF-αR y CD40R), y la familia de receptores de quimiocinas (como IL-8).

Casi todos los receptores de citocinas pertenecen a la familia de receptores de hematopoyetinas (tipo 1) y de interferones (tipo 2), el segundo dominio externo de los receptores tipo 1 no existe en los receptores tipo 2 (figuras 14-1 y 14-1bis). La especificidad de unión de los receptores a su citocina está determinada por las variaciones en la estructura generados por cambios en algunos aminoácidos. Para estos dos tipos de receptores, la unión de la citocina al receptor induce la dimerización de las cadenas α y β, seguida de la unión de cinasas Jak a las regiones intracelulares de las cadenas dimerizadas; la autosfosforilación de las Jak; una fosforilación mediada por pJak de tirosinas en las regiones intracelulares de las cadenas dimerizadas; la unión de proteína transductora de señal y activadora de la transcripción (STAT, *Signal Transducer and Activator of Transcription Protein*) a las tirosinas fosforiladas; la fosforilacion de STAT por Jak; la liberación de STAT de las regiones intracelulares de las cadenas del receptor; la formación de dímeros de STAT, y la migración de éstos al núcleo donde actúan como activadores de la transcripción de genes. La primera parte de la figura 14-1 esquematiza la unión de Jak y STAT después de la unión de la citocina (IL-2 para el ejemplo) con su receptor.

La unión de una citocina a los receptores de la superfamilia de las inmunoglobulinas hace que una secuencia intracelular en la cola intracitoplasmática, denominada receptores IL 1 tipo Toll (TIR, *Toll-like/IL-1 Receptor*), se una a las cinasas IRAK, que eventualmente activan NF-38 kB o MAPk. Los receptores de la familia de TNF están formados por lo general por trímeros que contienen

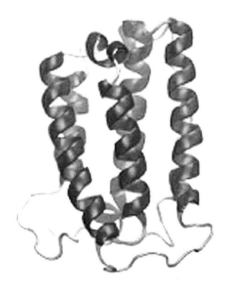

FIGURA 14-1 BIS 1. **Estructura tridimensional del IFN-α.** El IFN-α posee considerable homología estructural con los otros tipos de IFN-αβ. La imagen es un ejemplo, pues la familia de IFN-α en realidad está integrada por 13 diferentes proteínas con 70 a 80% de identidad en la secuencia de aminoácidos entre ellas. Estos interferones son codificados por un solo cluster de genes en el cromosoma 9. Los conforman 165 aminoácidos y poseen dos puentes disulfuro entre las cisteínas 1-99 y la 29-139. Poseen cinco alfa-hélices que se empacan como un manojo helical. Los valores de constante de disociación entre los 13 diferentes tipos de IFN-α varían mucho en relación con su enlace con la cadena 2 del receptor para interferón, que para los IFN-α es la de mayor afinidad. Las diferencias en la afinidad de unión a la cadena 1 del receptor de interferón están dadas por el ángulo de la zona en la que se ancla el interferón. (PDB ID. 1ITF)

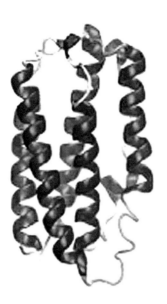

Figura 14-1 bis 2. Estructura tridimensional del IFN-β. El IFN-β solo posee 35% de identidad en cuanto a su secuencia de aminoácidos en comparación con los IFN-α. Sin embargo, también está constituido por 166 aminoácidos y posee dos puentes disulfuro, uno entre la cisteína 31 y la cisteína 141, además de que está glucosilado en la asparagina 80. Esta glucosilación previene la agregación del IFN-β con otros interferones, pero debido a que posee un ión de zinc en la interfase entre dos de las hélices, es posible que existan dímeros de IFN-β. Este interferón no forma familia, es solo una molécula característica, pero también se une inicialmente con la cadena 2 del receptor para interferón y luego recluta la cadena 1 del receptor para iniciar el proceso de señalización intracelular. La afinidad de la interacción entre el IFN-β y la cadena 1 del receptor es 100 veces mayor que la que se da para el IFN-α. La unión se realiza a través de un cluster de residuos aromáticos (tirosina 70 y fenilalanina 97) que se enlazan con la cadena lateral alifática en la lisina 118 del IFN-β, y con la tirosina 98 del receptor que se intercala con la metionina 110 y la lisina 118 del IFN-β. Este último es más potente que el IFN-α para inducir las vías apoptótica y antiproliferativa. (PDB ID. 1AU1)

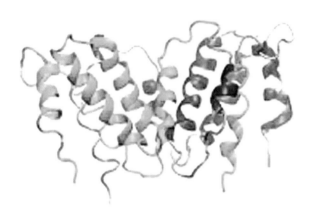

Figura 14-1 bis 3. Estructura tridimensional del IFN-γ. El IFN-γ es el único miembro de los interferones tipo II y se codifica en el cromosoma 12. El monómero está integrado por 143 aminoácidos que forman un centro compuesto por seis alfa-hélices y una porción carboxilo terminal linear en la que hay una zona que interactúa con heparan-sulfato. La unión con este último protege al interferón de la degradación por proteólisis. La forma biológica es un homodímero antiparalelo conformado por dos monómeros. El receptor consiste en un complejo constituido por dos cadenas α y dos cadenas β unidas a Jak1 y Jak2, respectivamente, que al unirse y fosforilarse traducen señales vía STAT. Esta citocina comparte propiedades estructurales y funcionales con la familia de la IL-10. (PDB ID. 1RFB)

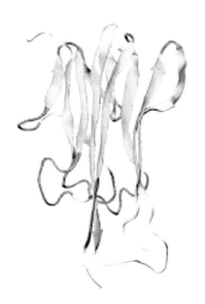

Figura 14-1 bis 4. Estructura tridimensional del TNF-α. El gen se localiza en el cromosoma 6 dentro de la zona del complejo mayor de histocompatibilidad. Existen dos formas; la transmembranal es un polipéptido homotrimérico de 233 aminoácidos que es procesado por una metaloproteinasa, llamada enzima convertidora de TNF-α, entre la alanina 76 y la valina 77, lo que genera la forma soluble que tiene 157 aminoácidos e interactúa con los receptores para TNF tipo 1, que pesan 75-80 kDa y TNF-2, que pesan 55-60 kDa. Al parecer, el receptor tipo 2 es preferencial para la forma transmembranal, además de que genera algunos efectos opuestos a los que induce el receptor tipo 1. El homotrímero de TNF soluble está formado por tres cadenas de 157 aminoácidos, pesa 51 kDa y tiene forma piramidal; cuando los homotrímeros reclutan al receptor tipo 2 integran, a su vez, un complejo trimérico que engancha con las hendiduras que se forman entre los monómeros de TNF, e induce respuestas inflamatorias a través de un dominio de factor citoplásmico asociado con el receptor (TRAF2) presente en la cola citoplásmica. Cuando el receptor reclutado es el tipo 1 se reclutan proteínas inductoras de apoptosis a través de dominios de muerte (TRADD y FADD) presentes en su cola citoplásmica. El sitio de unión de los receptores con el ligando es un dominio extracelular altamente conservado de 60-80 kDa que favorece el ensamble de los trímeros. La región aminoterminal del receptor tipo 2, en especial entre los aminoácidos 10 a 54, es esencial para permitir la unión del TNF con el receptor. (PDB ID. 3ALQ)

Figura 14-1 bis 5. Estructura tridimensional del complejo integrado por la forma soluble del TNF y los receptores tipo 1 y tipo 2 del TNF. En azul se observa el TNF y en violeta, naranja y verde se observan a los trímeros de los receptores, ya sean del tipo 1 o 2. Los receptores tipos 1 y 2 son proteínas transmembranales tipo I que comparten algunas características estructurales en sus dominios extracelulares. Son moléculas alargadas de 434 aminoácidos en el caso del TNFR1 y de 439 aminoácidos para el TNFR2, compuestos por repeticiones de un dominio extracelular de 40 aminoácidos que contienen seis residuos de cisteína que forman tres uniones disulfuro. El receptor tipo 1 es expresado por prácticamente todas las células y se activa tanto por los trímeros de TNF transmembranal como por los trímeros de forma soluble, mientras que el tipo 2 se expresa sobre todo en células inmunológicas y se une solo a las formas triméricas de TNF α/β transmembranal. Los llamados receptores para formas solubles de TNF constituyen una familia de 27 miembros. El TNFR1 y el TNFR2 son algunos de esos miembros; ambos se pueden encontrar en forma soluble. Se ha observado que los linfocitos Treg expresan TNFR2 y regulan a la baja los efectos proinflamatorios mediados por la unión TNF-TNFR1. Por último, cabe mencionar que el sistema TNF y su receptor constituyen un binomio muy plástico de señalización que depende de la célula en la que se produce la unión ligando-receptor y el entorno en el que se genera. (PDB ID. 3ALQ)

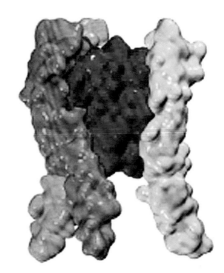

múltiples dominios externos conservados, son ricos en cisteínas, y tienen una región intracitoplasmática que posee secuencias capaces de reclutar dominios de muerte llamados TRADD. La unión de las citocinas con este receptor activa y favorece la unión de proteínas TRAF, que eventualmente también activan NF-kB o MAPK. Los receptores de la familia para quimiocinas están conformados por estructuras con siete pasos transmembranales unidos a proteínas G.

En relación con la composición y las subunidades que conforman las diferentes familias de receptores hematopoyéticos o tipo 1, existen claras diferencias que han permitido clasificarlas en tres grupos. Los que poseen una cadena γ común, los que poseen una cadena β común y los que poseen una subunidad gp130 común. En el caso del primer grupo, la cadena γ inicia el proceso de señalización. Dentro del primer grupo están, entre otros, los receptores para IL-2, IL-4, IL-7, IL-9, IL-15 e IL-21. En el segundo grupo se encuentran los receptores para IL-5 y para GM-CSF, y en el tercer grupo se hallan los receptores para IL-6, IL-11, IL-27 y el factor inhibidor de leucemia (LIF, *leukemia inhibitory factor*). La estructura esquemática de los diferentes tipos de receptor se muestra en las figuras 14-2 y 14-3.

Sin embargo, más allá y de forma independiente de la estructura tanto de la citocina como de su receptor, se deben considerar los mecanismos de regulación de la acción de las citocinas, el aumento o la disminución de los receptores en la superficie de las células, la presencia de inhibidores específicos del receptor (p. ej. el antagonista sérico de IL-1R), lo mismo que de fragmentos solubles del receptor, que se generan por el corte del receptor anclado a la membrana por acción de las enzimas sobre la porción extracelular del receptor, lo cual deja funcional el sitio de unión a la citocina (p. ej. sIL-2R). La regulación de la acción de las citocinas no solo se da mediante mecanismos fisiológicos de homeostasis, sino que existen otros mecanismos relacionados con intentos de diversos patógenos de "apagar" la respuesta inmunológica mediada por citocinas. Así, se han descrito virus que codifican las proteínas solubles que "secuestran" citocinas circulantes.

Con fines didácticos, se ha propuesto que las citocinas secretadas por células dendríticas, macrófagos y mastocitos son mediadoras y reguladoras de la respuesta inmunológica innata y del proceso de inflamación. También se propuso que las citocinas secretadas por linfocitos T, en especial los linfocitos Th, median y regulan la respuesta inmunológica adaptativa, así como la diferenciación de los linfocitos T y B, y que otras citocinas solo tiene una función como factores de crecimiento para precursores de células hematopoyéticas, las cuales favorecen y regulan la generación y liberación al torrente sanguíneo de diferentes tipos celulares a partir de la médula ósea. Esta clasificación no es absoluta por las propiedades de pleiotropismo y redundancia que presentan todas las citocinas; sin embargo, es evidente que define la

magnitud y la naturaleza de la respuesta inmunológica (véase recuadro 14-1).

Aunque la clasificación canónica de las citocinas incluye las interleucinas, los interferones, los factores de crecimiento y las quimiocinas, otros factores como el análisis estructural y funcional, y el tipo de receptor al que se unen, han modificado dicha clasificación. La tabla 14-3 describe las citocinas mas estudiadas en relación con la respuesta inmunológica, y presenta una lista de todas las citocinas definidas con claridad hasta la fecha. Las citocinas se agrupan como miembros de alguna familia en aquellos casos en que, estructural o funcionalmente así se ha considerado. La agrupación en familias habla de diferenciación de funciones, ya que las modificaciones que han dado pie a la integración de grupos semejantes derivan de transformaciones relacionadas con cambios micro y macroambientales en el entorno del hospedero.

La tabla 14-3 lista las restantes familias de moléculas que, por sus características estructurales o alguna particularidad funcional, también se consideran citocinas. Parecería que las moléculas de esta tabla no tienen relación directa con lo que en la actualidad se define como respuesta inmunológica; sin embargo, cada vez se acumula mayor evidencia de que muchas de estas moléculas también poseen, al menos, efectos reguladores sobre las células inmunológicas. Un ejemplo es la inhibición por Noggin, proteína secretada en el sistema vascular, que inhibe la unión de las proteínas morfogenéticas de hueso con su receptor de la secreción de IL-2 en linfocitos T.

▌INTERLEUCINAS

Apenas durante el siglo pasado se clasificó la primera citocina; a partir de entonces se ha descrito gran cantidad de nuevos miembros de esta familia, que tienen numerosas funciones biológicas. Estas moléculas se utilizaron para diferenciar a las subpoblaciones de linfocitos Th, ya que se observó que cada una de estas poblaciones celulares tiene un perfil de secreción de citocinas característico. En la actualidad se reconocen al menos seis diferentes subpoblaciones de linfocitos Th (Th1, Th2, Th9, Th17, Th22 y Tfh) mismas que derivan de un linfocito T *naïve* pero que promueven diferentes respuestas inflamatorias. La tabla 14-4 muestra en forma de resumen una lista de citocinas que al actuar sobre un linfocito TCD4+ *naïve* inducen su diferenciación hacia alguna de distintas subpoblaciones de linfocitos T cooperadores que se han descrito hasta la fecha.

También se mencionan las principales citocinas que el linfocito T ya diferenciado secreta, y la función inmunológica principal del linfocito diferenciado. Las citocinas inductoras de diferenciación son producto de la activación del sistema inmunológico innato a través de una red mediada por células dendríticas; es importante precisar que la diferenciación del linfocito T CD4 *naïve* puede iniciarse por adenosina o histamina, que también son

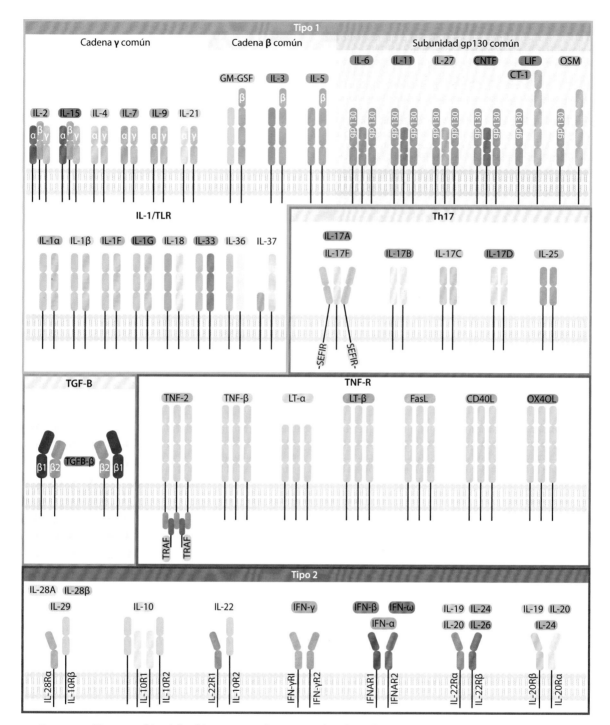

Figura 14-2. Representación esquemática de los diferentes tipos de receptores basado en el tipo de cadena que los conforman y enumeración de las citocinas que los reconocen.

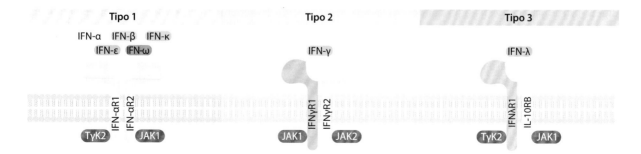

Figura 14-3. Receptores de interferón. Existen tres tipos de receptores para las diferentes variantes de interferón. Los **tipo 1** se caracterizan por tener TyK2 y JAK1 y cadenas IFN-αR1 e IFN-αR2 y se acoplan a IFN-α, IFN-β, IFN-ε, IFN-ω e IFN-κ; los **tipo 2** poseen JAK1 y JAK2 y cadenas IFN- γR1 e IFN-γR2, y se acoplan a IFN-γ; los **tipo 3**, por su parte, cuentan con IFN λR1 e IL-10RB y se acoplan a IFN-λ. *TyK2*, Tyrosine Kinase 2; *JAK*, Janus Tyrosine Kinase.

RECUADRO 14-1. PLEIOTROPISMO DE LAS CITOCINAS

La función de cada una de las citocinas varía muchísimo según el órgano blanco. No es posible enumerar todas las diferentes funciones, pero un ejemplo para hacerlo es el factor de necrosis tumoral o TNF, el cual es sintetizado por macrófagos, neutrófilos, mastocitos, células NK, linfocitos T activados, linfocitos B, células endoteliales, células de músculo liso y queratinocitos. Casi todo el TNF-α permanece unido a la membrana celular y la acción de proteasa extracelulares lo divide y libera la forma libre a la circulación. Cuando alguna de estas células se activa, secreta, entre otras muchas citocinas, TNF. Si esta citocina actúa sobre fibroblastos favorecerá los procesos de cicatrización; si actúa sobre los adipocitos favorecerá la pérdida de peso; si actúa sobre neutrófilos aumentará su expresión de moléculas de adhesión; si actúa sobre el hígado favorecerá la secreción de proteínas de respuesta de fase aguda; si actúa sobre el endotelio vascular favorecerá la adhesión de linfocitos, la secreción de prostaglandina PGI, la síntesis de factores de la coagulación y el desarrollo de falla orgánica; si actúa sobre el cerebro favorecerá el desarrollo de fiebre, pérdida del apetito, sueño y la secreción de hormona corticotrópica, y también activa a eosinófilos y polimorfonucleares; si actúa sobre linfocitos Th0 activados favorecerá su diferenciación a linfocitos Th22; si actúa sobre músculo favorecerá la ruptura de proteínas. Además, tiene efectos sinérgicos con la IL-1b, la IL-6 y los interferones tipo 1. Sin embargo, cuando se altera la señalización mediada por su receptor específico, el TNFR, se producen muchas enfermedades inflamatorias que incluyen algunos tipos de artritis o la enfermedad inflamatoria del intestino (desde enfermedad de Crohn hasta colitis ulcerativa crónica específica). En la actualidad se han descrito 19 miembros de la superfamilia de TNF (llamados TNFSF) y 29 receptores de la superfamilia de TNFR (conocidos como TNFRSF), y también las modificaciones postraslacionales de las proteínas relacionadas con la cascada de señalización. Estas enormes diferencias en la actividad realzan la importancia de la regulación de la transducción de señales mediada por TNF, de la que hasta la fecha se sabe muy poco. El ejemplo más simple es la bien caracterizada posibilidad de que se induzca sobrevivencia o muerte celular cuando el TNF se une al receptor TNFR1, según se observa en la Figura 14-1-1.

Lo anterior permite explicar, al menos en forma parcial, la relevancia de entender cómo la regulación o, peor aún, la manipulación de las citocinas y sus receptores puede tener efectos benéficos o letales en los pacientes. Hace poco se enlistó una serie de enfermedades (esclerosis múltiple, sepsis, choque séptico, enfermedades respiratorias, vasculitis, lupus eritematoso sistémico, diabetes tipo 1) para las que todavía no se autoriza el uso de anticuerpos que inhiben el TNF, ya que en algunos casos la mejoría es insignificante y en otros hay exacerbación de la enfermedad. En conclusión, la muy compleja red de acciones de las citocinas sobre órganos, tejidos, poblaciones celulares y células tutipotenciales debe alertar sobre su manipulación, pues día con día se describen nuevas citocinas, ya sea derivadas de nuevas subpoblaciones celulares o bien de poblaciones celulares conocidas, que bajo diferentes estímulos secretan citocinas que se desconocían o activan vías de señalización con funciones desconocidas. Así, este año se describió por primera vez la relación de CXCR3 y su ligando CXCL10 (otros ligandos de este receptor son CXCL4, CXCL9, CXCL11 y CXCL13) con el dolor de cáncer óseo a través de las vías de PI3K/Akt y RAF/MEK/ERK. El uso de inhibidores específicos de PI3K o de MERK tuvieron efectos terapéuticos benéficos.

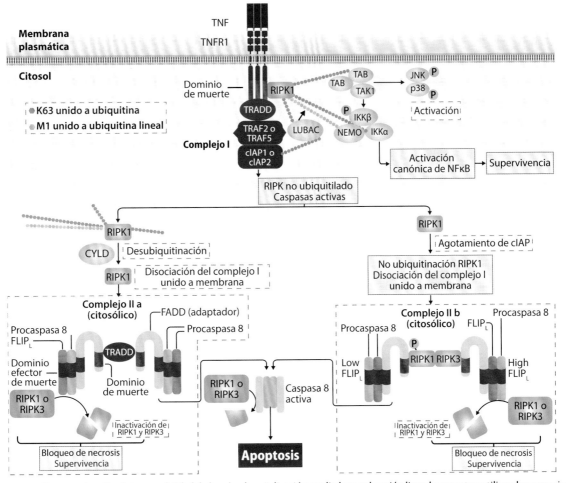

FIGURA 14-1-1. Esquematización de la complejidad de las vías de señalización mediadas por la unión ligando-receptor, utilizando como ejemplo el TNF. Como se puede observar la función y el producto final de cada vía puede ser similar o distinto dependiendo de los niveles celulares de moléculas reguladoras con las que interactúe. Hasta la fecha, se desconoce qué regula dichos niveles, sin embargo, el concepto de pleiotropismo sugiere que las citocinas que se encuentran en el entorno son las responsables de esta regulación. RIPK1: *Receptor (TNFRSF)-Interacting Serine-Threonine Kinase 1.* RIPK3: *Receptor (TNFRSF)-Interacting Serine- Threonine Kinase 3.* TAB: *TAK1-binding protein.* LUBAC: *linear ubiquitin (Ub) chain assembly complex.* NEMO: *NF-kappaB-essential modulator.* IKKβ: *inhibitor of NF-κB kinase β.* IKKα: *inhibitor of NF-κB kinase α.* TAK1: *TGFβ-activated kinase.* JNK: *un amino-terminal kinases.* p38: *P38 mitogen-activated protein kinase.* CYLD: *cylindromatosis.* TRADD: *TNFRSF1A-Associated Via Death Domain.* FLIP: *FLICE inhibitory protein.* cIAP1: *cellular inhibitor of apoptosis 1.* cIAP2: *cellular inhibitor of apoptosis 2.* TRAF2: *TNF receptor associated factor 2.* TRAF5: *TNF receptor associated factor 5.* FADD: *Fas-Associated protein with Death Domain.*

TABLA 14-3. Citocinas y proteínas de activación/señalización

Citocina	Otro nombre	Quién la produce
Familia de la interleucina 1		
IL-1F1	Interleucina 1a	Macrófagos, células dendríticas, fibroblastos, células endoteliales, queratinocitos, hepatocitos
IL-1F2	Interleucina 1b	Macrófagos, células dendríticas, fibroblastos, células endoteliales, queratinocitos, hepatocitos
IL-1F3	Antagonista del receptor de interleucina 1	Macrófagos, monocitos, fibroblastos, neutrófilos, queratinocitos, células epiteliales, células endoteliales
IL-1F4	Interleucina 18	Monocitos, macrófagos, células dendríticas, células de Kupffer, queratinocitos, condrocitos, osteoblastos, fibroblastos sinoviales Células adrenales, astrocitos
IL-1F5	Interleucina 36 RA	Queratinocitos
IL-1F6	Interleucina 36a	Piel, monocitos
IL-1F7	Interleucina 37	Monocitos, células dendríticas, células epiteliales, células plasmáticas de amígdalas
IL-1F8	Interleucina 36b	Piel, monocitos
IL-1F9	Interleucina 36y	Piel, monocitos
IL-1F10	Interleucina 38	Piel, bazo, amígdalas, linfocitos B, células de timo
IL-1F11	Interleucina 33	Células endoteliales, células somáticas, células necróticas, nuocitos
Interleucina 2		Linfocitos T CD4$^+$, CD8$^+$, células dendríticas, células NK, células NKT
Interleucina 3		Linfocitos T, macrófagos, células NK, mastocitos, eosinófilos, células de estroma de médula ósea
Interleucina 4		Linfocitos Th2, mastocitos, basófilos, eosinófilos, células de estroma de médula ósea, linfocitos NKT
Interleucina 5		Linfocitos Th2, eosinófilos, mastocitos, células NK, células NKT, linfocitos placas de Peyer, linfocitos Tgd
Familia de la interleucina 6		Linfocitos T, macrófagos, células endoteliales, monocitos, fibroblastos, células de estroma de médula ósea
Interleucina 6		Linfocitos T, macrófagos, células endoteliales, monocitos, fibroblastos, células de estroma de médula ósea
Oncostatina M		Linfocitos polimorfonucleares
Factor neutrófico ciliar		
LIF	Factor inhibidor de leucemia	Células tutipotenciales embrionarias
Interleucina 7		Fibroblastos, células estroma de médula ósea, células epiteliales, queratinocitos, células dendríticas, linfocitos B, monocitos, macrófagos
Familia de la interleucina 8		
Interleucina 8	CXCL8	Fibroblastos, células endoteliales, hepatocitos, astrocitos, monocitos, macrófagos, eosinófilos, queratinocitos, células epiteliales, condrocitos
IP-10	CXCL10, IP-10	Monocitos, células endoteliales, fibroblastos
GRO α	CXCL1, NAP-3	Macrófagos, neutrófilos, células epiteliales, células melanoma
GRO β	CXCL2	Monocitos, macrófagos
GRO γ	CXCL3	Monocitos
ENA-78	CXCL5	Células epiteliales, eosinófilos
NAP-2	CXCL7	Plaquetas
PF-4	CXCL4	Plaquetas
Interleucina 9		Linfocitos Th2, linfocitos Th9, mastocitos, eosinófilos
Familia de la interleucina 10		
Interleucina 10		Macrófagos, linfocitos Treg, Tr1, linfocitos Th2, linfocitos B, células NK, queratinocitos, células dendríticas, mastocitos

Citocina	Otro nombre	Quién la produce
Interleucina 19		Macrófagos, células dendríticas, monocitos, queratinocitos, linfocitos B, células epiteliales de vías aéreas
Interleucina 20		Queratinocitos, monocitos, fibroblastos, células endoteliales, células epiteliales
Interleucina 22		Linfocitos Th17, células NKT, macrófagos, células Th22
Interleucina 24		Linfocitos T, melanocitos, queratinocitos, monocitos
Interleucina 26		Linfocitos Th17, monocitos, mastocitos, células NKT, linfocitos T de memoria
Subfamilia del interferón lambda		
Interleucina 28A/28B	Interferón tipo 3	Células dendríticas derivadas de monocitos
Interleucina 29/28B	Interferón tipo 3	Células dendríticas derivadas de monocitos
Interleucina 11		Fibroblastos de estroma de médula ósea, células epiteliales, células endoteliales, osteoblastos, sinoviocitos, células vasculares de músculo liso
Familia de la interleucina 12		Macrófagos, células dendríticas, linfocitos B, neutrófilos, monocitos, microglía
Interleucina 23		Células dendríticas, macrófagos
Interleucina 27		Células dendríticas, macrófagos, células presentadoras de antígeno
Interleucina 35		Linfocitos Treg, células endoteliales, células músculo liso, monocitos
Interleucina 13		Linfocitos Th2, linfocitos NKT, mastocitos, basófilos, eosinófilos
Interleucina 14	Alfa taxilina, HMW-BCGF	Células tumorales T, linfocitos B, linfocitos T
Interleucina 15		Macrófagos, monocitos, linfocitos TCD4 activados, células epiteliales, hígado, pulmón, placenta, células musculoesqueléticas, queratinocitos
Interleucina 16	LCF	Linfocitos T CD8+, mastocitos, eosinófilos, células epiteliales, células dendríticas, fibroblastos
Interleucina 17A		Linfocitos Th17, linfocitos T CD8+, linfocito Tgd, células NK, células NKT, neutrófilos
Interleucina 17B		Células neuronales, condrocitos, células de intestino delgado, de páncreas, de próstata, de estómago, de ovario, de colon
Interleucina 17C		Algunas células inmunológicas
Interleucina		Linfocitos B en reposo, linfocitos T en reposo, cerebro, tejido adiposo, corazón, páncreas, pulmón, músculo esquelético, médula ósea, placenta, timo, riñón
Interleucina 17E	Interleucina 25	Linfocitos Th2, mastocitos, eosinófilos, macrófagos, basófilos de individuos atópicos, células epiteliales de mucosas
Interleucina 17F		Linfocitos Th17, linfocitos T CD8+, células NK, células NKT, neutrófilos
Interleucina 21		Linfocitos Th2, linfocitos Th17, linfocitos Tfh, células NKT
Interleucina 23		Macrófagos, células dendríticas de piel, mucosa intestinal, pulmones
Interleucina 27		Macrófagos, células dendríticas, células epiteliales
Interleucina 30	IL-27A, subunidad p38 de IL-27	Células dendríticas
Interleucina 31		Linfocitos Th2, linfocitos T CD8+
Interleucina 32		Linfocitos Th2, monocitos, macrófagos, células NK, fibroblastos, células epiteliales
Interleucina 34		Células de bazo, hepatocitos, células de timo, células de intestino, células de colon, células de pulmón, células de riñón, células de corazón
Interleucina 35		Linfocitos Treg
Interleucina 36		
Interleucina 37	IL-1F7	
Interleucina 38	IL-1F10	
Interleucina 39		Linfocitos B estimulados por LPS
Interleucina 40		Linfocitos B, linfomas B

(continúa)

Tabla 14-3. Citocinas y proteínas de activación/señalización (*continuación*)

Citocina	Otro nombre	Quién la produce
Interleucina 41	Meteorin-like	Tejido sinovial en artritis psoriásica, artritis reumatoide, osteoartritis, gota, fibroblastos sinoviales
Familia del interferón alfa	Interferón tipo 1	Monocitos, macrófagos, células linfoblastoides, fibroblastos
IFNA1		Monocitos, macrófagos, células linfoblastoides, fibroblastos
IFNA2		Monocitos, macrófagos, células linfoblastoides, fibroblastos
IFNA4		Monocitos, macrófagos, células linfoblastoides, fibroblastos
IFNA5		Monocitos, macrófagos, células linfoblastoides, fibroblastos
IFNA6		Monocitos, macrófagos, células linfoblastoides, fibroblastos
IFNA7		Monocitos, macrófagos, células linfoblastoides, fibroblastos
IFNA8		Monocitos, macrófagos, células linfoblastoides, fibroblastos
IFNA10		Monocitos, macrófagos, células linfoblastoides, fibroblastos
IFNA13		Monocitos, macrófagos, células linfoblastoides, fibroblastos
IFNA14		Monocitos, macrófagos, células linfoblastoides, fibroblastos
IFNA16		Monocitos, macrófagos, células linfoblastoides, fibroblastos
IFNA17		Monocitos, macrófagos, células linfoblastoides, fibroblastos
IFNA21		Monocitos, macrófagos, células linfoblastoides, fibroblastos
INF-β	Interferón tipo 1	Fibroblastos
INF-γ	Interferón tipo 2	Células NK, células NKT, linfocitos Th1, linfocitos T CD8$^+$, linfocitos B
Familia del factor de necrosis tumoral		
TNF-α		Macrófagos, células NK, linfocitos T
TNF-β		Macrófagos, linfocitos T, células NK
Linfotoxina a1/b2		Linfocitos T, linfocitos B
Linfotoxina a		Linfocitos T, linfocitos B
LIGHT		Linfocitos T, monocitos, células NK, células dendríticas
CD27L/CD70		Linfocitos T, linfocitos B, células NK, células tutipotenciales de médula ósea
4-1BBL		Linfocitos B, macrófagos, células dendríticas
FasL		Linfocitos T, células de estroma
OX40L		Macrófagos, linfocitos B, células dendríticas, células NK, células epiteliales
AITRL/GITRL	TNFSF18	Linfocitos T, células endoteliales
TL1A	TNFSF15	Células endoteliales, células mieloides, linfocitos T
CD30L		Linfocitos T, linfocitos B, células dendríticas
TRAIL	TNFSF10	Linfocitos T, monocitos, la mayoría de células
RANKL/OPG-L/TRANCE		Linfocitos T, linfocitos B
BTLA	CD272	Linfocitos B, linfocitos Th1
GITRL		Células dendríticas, linfocitos B
BAFF	Factor activador de células b	Macrófagos, células dendríticas, neutrófilos, astrocitos
APRIL		Linfocitos T
TWEAK		Macrófagos
CD40L		Linfocitos T, mastocitos
EDA A1		Células dentales, células epiteliales de órganos ectodérmicos
EDA A2		

Citocina	Otro nombre	Quién la produce
Precursor de proteína amiloide β	APP	
NGF		
BD-NF		
NT-3		
PGRN		
PCD GF		
Familia del factor transformante de crecimiento β	TGF beta	
Subfamilia de factor transformante de crecimiento β		Plaquetas, linfocitos Treg
Factor de crecimiento β		Plaquetas, linfocitos Treg
Factor de crecimiento β1	LAP	Plaquetas, linfocitos Treg
β		Plaquetas, linfocitos Treg
Factor de crecimiento β1, β2		Plaquetas, linfocitos Treg
Factor de crecimiento β 1/1.2		Plaquetas, linfocitos Treg
Factor de crecimiento β2		Plaquetas, linfocitos Treg
Factor de crecimiento β 2/1.2		Plaquetas, linfocitos Treg
Factor de crecimiento β3		Plaquetas, linfocitos Treg
Factor de crecimiento β5		Plaquetas, linfocitos Treg
Subfamilia de proteínas morfogenéticas de hueso	BMP	Plaquetas, linfocitos Treg
BMP1/PCP		Plaquetas, linfocitos Treg
BMP-2		Plaquetas, linfocitos Treg
BMP2/BMP-4		Plaquetas, linfocitos Treg
BMP2/BMP6		Plaquetas, linfocitos Treg
BMP2/BMP7		Plaquetas, linfocitos Treg
BMP2A		Plaquetas, linfocitos Treg
BMP3		Plaquetas, linfocitos Treg
BMP4		Plaquetas, linfocitos Treg
BMP4/BMP7		Plaquetas, linfocitos Treg
BMP5		Plaquetas, linfocitos Treg
BMP6		Plaquetas, linfocitos Treg
BMP7		Plaquetas, linfocitos Treg
BMP8		Plaquetas, linfocitos Treg
BMP8A		Plaquetas, linfocitos Treg
BMP8B		Plaquetas, linfocitos Treg
BMP9		Plaquetas, linfocitos Treg
BMP10		Plaquetas, linfocitos Treg
BMP15/GDF9B		Plaquetas, linfocitos Treg
Decapentaplegia	DPP	
Subfamilia de factores neurotróficos derivados de la glía		
Artemina	Neublastina	Células de la glía

(continúa)

Tabla 14-3. Citocinas y proteínas de activación/señalización (*continuación*)

Citocina	Otro nombre	Quién la produce
Neurturina		Neuronas
Persefina		Neuronas colinérgicas
GDNF		Células de estroma de placenta, neuronas, células de la glía
Subfamilia de activinas/inhibinas		
bA-A		Gónadas, glándula pituitaria, placenta, células de Sertoli
bA-B		Gónadas, glándula pituitaria, placenta, células de Sertoli
bB-B		Gónadas, glándula pituitaria, placenta, células de Sertoli
bB-C		Gónadas, glándula pituitaria, placenta, células de Sertoli
bA-C		Gónadas, glándula pituitaria, placenta, células de Sertoli
E		Gónadas, glándula pituitaria, placenta, células de Sertoli
a/bA		Gónadas, glándula pituitaria, placenta, células de Sertoli
a/bB		Gónadas, glándula pituitaria, placenta, células de Sertoli
Subfamilia de Smad		
Smad1		
Smad2		
Smad3		
Smad4		
Smad5		
Smad7		
Smad8		
Smad9		
Smad1/5		
Smad2/3		
Superfamilia de otros ligandos de factor transformante de crecimiento b		
Lefty		
Lefty-1		
Lefty-2		
Lefty-A		
MIS	AMH	
Nodal		
SCUBE3		
Superfamilia de moduladores de TGF-β		
BAMBI/NMA		
beta-TrCP1/BTRC		
BMP-1/PCP		
Caronte		
Cerberus 1		
Chordin		
Chordin-like 1/CHRDL1		
Chordin-like 2/CHRDL2		
COCO		
CRIM1		

Citocina	Otro nombre	Quién la produce
Cripto	TDGF-1	
Crossveinless-2/CV-2		
Cryptic		
DAN		
Decorin		Matriz extracelular, cartílago
Dermatopontin		Matriz extracelular, fibroblastos
FBXW7/Cdc4		
Follistatin		
Follistatin-like 4/FSTL4		
Follistatin-related Gene Protein/FLRG		
GASP		
1/WFIKKNRP		
GASP-2/WFIKKN		
GFR alpha-like		
Gremlin		
IGSF1		
Nicalin	Nicastrin-like protein	Células de páncreas, células musculoesqueléticas, cardiomiocitos
Noggin	BMP inhibitor	
NOMO		
PRDC/GREM2		
SOST/Sclerostin		
TAZ/WWTR1		
Latent TGF-beta bp1		
Latent TGF-beta bp2/LTBP-2		
Latent TGF-beta bp4		
TGIF1		
TMEFF1/Tomoregulin-1		
TSG		
Tsukushi/TSK		
USP9x		
Vasorin/SLIT-like 2		
Osteoprotegerina	TNFRSF11B, OCIF	Células tutipotenciales de mesénquima
Stem Cell Factor	SCF	Células tutipotenciales embrionarias
Factor de estimulación de colonias de granulocitos	G-CSF	Células endoteliales, macrófagos
Factor de estimulación de colonias de granulocitos y monocitos	GM-CSF	Macrófagos, células T, mastocitos, fibroblastos, células endoteliales, células NK

productos liberados por mastocitos y basófilos al ser degranulados como respuesta a IgE, factores de la cascada de complemento o citocinas inflamatorias.

En seguida se hace una breve descripción de las funciones más relevantes de cada una de las diferentes interleucinas.

PRINCIPALES EFECTOS INMUNOREGULADORES DE LAS INTERLEUCINAS

IL-1. Participa en la diferenciación de linfocitos T *naïve* hacia los diferentes perfiles. También influye en la diferenciación de los linfocitos Treg que son CD4+CD25+FoxP3+ seleccionados en el timo y

TABLA 14-4. Interleucinas, interferones y quimiocina

Interleucinas	Función principal
Interleucina 1	Promueve la inflamación, pirógeno endógeno
Interleucina 2	Induce la proliferación de linfocitos B, T y NK Estimula la activación de linfocitos B Promueve la tolerancia
Interleucina 3	Induce el crecimiento de mastocitos Promueve respuestas antiparasitarias de mastocitos y basófilos
Interleucina 4	Promueve respuestas humorales Favorece la diferenciación de subpoblaciones de linfocitos T
Interleucina 5	Promueve la diferenciación y la quimiotaxis de eosinófilos Favorece la liberación de histamina por mastocitos
Interleucina 6	Promueve la inflamación y la hematopoyesis Estimula la diferenciación de linfocitos B y linfocitos T
Interleucina 7	Favorece el desarrollo de linfocitos B y linfocitos T Estimula la generación y el mantenimiento de linfocitos T de memoria
Interleucina 10	Ejerce función inmunosupresora sobre linfocitos T Reduce la inflamación
Interleucina 12	Estimula la diferenciación de subpoblaciones de linfocitos T Induce la producción de interferón gamma Promueve la actividad citotóxica de linfocitos T citotóxicos Promueve la actividad citotóxica de linfocitos NK
Interleucina 15	Estimula la proliferación de linfocitos Tγδ y de linfocitos NK Estimula la proliferación de mastocitos Promueve la activación y diferenciación de linfocitos T
Interleucina 17	Promueve la inflamación
Interferones	
Interferones tipo 1	Promueven la inflamación Tienen efecto antiviral y antiproliferativo
Interferón tipo 2	Promueven la inflamación Tienen efecto antiviral y antiproliferativo Estimula la diferenciación de subpoblaciones de linfocitos T Activa los macrófagos
Quimiocinas	
CCL 2	Quimioatractante de monocitos
CCL 4	Quimioatractante de monocitos, macrófagos, y linfocitos B y T *naïve*
CXCL6	Quimioatractante de neutrófilos y linfocitos NK
CXCL 8	Quimioatractante de neutrófilos, basófilos y mastocitos Se considera un mediador proinflamatorio Promueve la angiogénesis
CXCL 12	Quimioatractante de células dendríticas
Otros	
Factor de necrosis tumoral	Activa la síntesis de interleucina 1 y 6 Favorece la activación y la adhesión de plaquetas Activa el endotelio vascular y favorece la liberación de óxido nítrico Activa los linfocitos B y linfocitos T
Linfotoxina	Acciones similares a las del factor de necrosis tumoral Promueve la formación de órganos linfoides secundarios
Factor activador de células B	Favorece el desarrollo de linfocitos B
Stem cell factor	Promueve la diferenciación de células tutipotenciales
Factor transformador de crecimiento beta	Ejerce funciones inmunosupresoras Promueve la diferenciación de subpoblaciones de linfocitos T Quimioatractante para linfocitos T, monocitos y neutrófilos

los Treg tipo 1 (Tr1) que son inducidos. En algunos casos actúan sobre algunas poblaciones de linfocitos Tc, linfocitos Tγδ, linfocitos B productores de IL-10, células NK productoras de IL-10, células dendríticas y macrófagos.

La familia de la IL-1 está formada por 11 miembros (véase la tabla 14-1); la IL-1α y la IL-1β son casi idénticas, pero la IL-1α es biológicamente activa mientras que la IL-1β es sintetizada como pro IL-1 y debe ser procesada por la caspasa-1 para tener actividad biológica. Es una citocina proinflamatoria potente, ya que tiene efecto sobre la proliferación, diferenciación y función de células de la respuesta inmunológica innata y adquirida; también se le llama pirógeno endógeno. Todos los miembros de esta familia son producidos primordialmente por macrófagos, células de Kupffer, queratinocitos, osteoblastos, astrocitos y células dendríticas. La IL-1β aumenta la expresión de IL-9 por linfocitos Th9 y está relacionada con la diferenciación temprana de los linfocitos Th17, el mantenimiento de la síntesis de citocinas de estos, así como con el aumento de la expresión de RORγt y de IRF4.

La IL-1F4, también conocida como IL-18, debe ser procesada por la caspasa-1 para adquirir actividad biológica y, en conjunto con la IL-12, induce la síntesis de IFN-γ por los linfocitos T. Esta citocina promueve respuestas tipo Th1 y Th2 de acuerdo con el microambiente de citocinas y, junto con la IL-2, promueve la producción de IL-13 por linfocitos T y células NK, lo que favorece la actividad citotóxica de estas últimas. La *IL-18-binding protein* es un inhibidor natural de la IL-18.

La IL-1F11, también denominada IL-33, es un potente activador de respuestas tipo Th2 mediadas por el receptor ST2. Sin embargo, los fibroblastos, monocitos y macrófagos liberan ST2 soluble en respuesta al LPS, TNF-α o IL-1, lo que inhibe la unión de IL-33 al receptor en los linfocitos Th2.

La IL-1F7, también denominada IL-37, se asemeja mucho a la IL-18; esta citocina es secretada por células mononucleares periféricas en presencia de TGF-β, IL-1β, IFN-γ, o IL-18, o cuando se activan monocitos y macrófagos vía TLR. Suprime la síntesis de TNF-α e IL-1β, por lo que se le considera un mediador en los mecanismos de regulación negativa de la inflamación, lo que evita procesos inflamatorios excesivos.

IL-2. Participa en numerosas funciones; todas son en apariencia diferentes, pero son integrativas en el contexto de la respuesta inmunológica. Esta interleucina promueve la proliferación de linfocitos activados al aumentar la producción de ciclinas, la expresión de Fos y de Myc, además de disminuir la producción de inhibidores del ciclo celular. También inhibe la apoptosis al favorecer la síntesis de Bcl-2 y Bcl-xL; induce la secreción de otras citocinas; limita la expansión de células linfoides mediante la expresión de Fas y FasL, así como la disminución de la expresión de FLIP y promueve la tolerancia periférica. La IL-2 es secretada por linfocitos Th CD4+ y Tc CD8+ y, en conjunto con la IL-15, es esencial para la diferenciación de linfocitos T *naïve* en Treg. La IL-2 es una citocina que también funciona como factor de crecimiento de linfocitos B, estimula la síntesis de anticuerpos y promueve la proliferación y diferenciación de las células NK para aumentar su función citolítica. Es la mediadora de la proliferación de linfocitos T activados, estimula el crecimiento, y la diferenciación y sobrevida de linfocitos Tc CD8+ antígeno específicos. Asimismo, es necesaria para los procesos de memoria, desarrollo y el reconocimiento de lo no propio por parte de los linfocitos T, y además actúa como mediador de la proliferación y expansión clonal de linfocitos Th2 e inhibe la diferenciación de linfocitos Th17.

IL-3. Es un factor de crecimiento hematopoyético multilinaje. Su acción se sinergiza con otras hormonas como la eritropoyetina, el factor estimulador de crecimiento de granulocitos y monocitos (GM-CSF, *granulocyte-monocyte colony-stimulating factor*) y el factor estimulador de crecimiento de granulocitos (G-CSF, *granulocyte colony-stimulating factor*). Junto con el TNF-α, promueve la proliferación de células pluripotenciales CD34+; favorece la activación de eosinófilos y el reclutamiento y la activación de basófilos en el tejido linfoide. Induce la liberación de mediadores como la histamina, que están asociados con las respuestas alérgicas al en-

trecruzarse con el receptor Fc de la IgE. Se asocia con respuestas alérgicas de vías aéreas mediadas por citocinas tipo Th2. Estimula la proliferación de la microglía y la formación de células gigantes multinucleadas en el cerebro. Pertenece a la familia de citocinas βcommon/CD131 conformada por IL-3, IL-5 y GM-CSF.

IL-4. Es una citocina altamente pleiotrópica que regula los procesos alérgicos y las respuestas protectoras contra helmintos y otros parásitos extracelulares. Además de inducir la diferenciación de linfocitos Th CD4+ a linfocitos Th2, induce la expresión de moléculas del MHC I y II en linfocitos B, así como el aumento en la expresión del receptor de baja afinidad de IgE (CD23) y otros receptores. Junto con el TNF-α induce la expresión de molécula de adhesión vascular (VCAM-1, *vascular cell adhesion molecule*) en células endoteliales y disminuye la expresión de E-selectina. Inhibe la síntesis de IL-11; es indispensable para la hipermutación somática y la maduración de la afinidad de los anticuerpos, contribuye al desarrollo y mantenimiento de los centros germinales, y es un factor autocrino de los linfocitos Th2 durante su maduración. En concentraciones elevadas, la IL-4 bloquea la generación de linfocitos Th1, estimula la proliferación de los linfocitos B y su maduración a células plasmáticas, aumenta la producción de IgE, bloquea la generación de linfocitos Treg Foxp3+ inducidos por TGF-β, induce la diferenciación hacia linfocitos Th9 en combinación con TGF-β, ya que aumenta la expresión de GATA3, además de inhibir la diferenciación de linfocitos Th17.

IL-5. Promueve la proliferación, activación y diferenciación de eosinófilos; además tiene actividad quimiotáxica para eosinófilos y aumenta su adhesión a las células endoteliales; es una molécula relevante en los procesos de inflamación. También contribuye a la hiperreactividad de vías aéreas en pacientes asmáticos. Pertenece a la familia de citocinas βcommon/CD131.

IL-6. Es miembro de una familia de citocinas que incluye a la IL-11, IL-27, IL-30, IL-31, el factor neurotrópico ciliar, la cardiotropina-1, la oncostatina M, el LIF y el factor neurotrófico ciliar. Todas ellas utilizan a la gp130 como receptor β para activar cascadas intracelulares de señalización. Es una citocina pleiotrópica que está relacionada con múltiples procesos de regulación inmunológica, respuesta de fase aguda, hematopoyesis e inflamación. Es producida por diferentes poblaciones celulares, primordialmente células endoteliales y epiteliales, fibroblastos, monocitos y células de estroma en respuesta a la IL-1, la IL-17 o el TNF-α durante la inflamación sistémica. Dirige la activación y el tráfico de leucocitos así como la producción de proteínas de fase aguda por los hepatocitos. Inicia, junto con la IL-4, la maduración de linfocitos Th2 a partir de linfocitos T *naïve*. En concentraciones elevadas bloquea la generación de linfocitos Th1 a partir de linfocitos T *naïve* y, al igual que la IL-4, promueve la proliferación de linfocitos T, la diferenciación de linfocitos B hacia células plasmáticas, y la producción de IgG, IgM e IgA. Regula la infiltración de linfocitos T al influenciar la secreción de quimiocinas como CXCL10, CCL4, CCL5, CCL11 y CCL17. También regula la expresión de VCAM-1 y de ICAM-1, induce la proliferación de timocitos, favorece junto con la IL-23 la transformación de linfocitos Treg y linfocitos T naïve en linfocitos Th17, sinergiza con la IL-15 para estimular la proliferación y la actividad citotóxica de linfocitos Tc CD8+. Además, es esencial para inducir la diferenciación de los linfocitos Tfh y aumentar la expresión de IL-9 por linfocitos Th9, y es una citocina esencial en la activación del factor de transcripción RORgt de los linfocitos Th17 responsables de la producción de IL-17. La IL-6 también regula la diferenciación de macrófagos, afecta la osteoclastogénesis y la reabsorción ósea, favorece la síntesis de hormona adrenocorticotropica (ACTH) e inhibe la síntesis de IL-11. Disminuye la expresión de mucina-2. Activa a la ADN metiltransferasa 1 y regula la expresión de E-cadherina en células epiteliales de próstata. Participa en la vía de señalización IL-6/STAT3/miR-34a que ejerce función protectora en lesiones pulmonares neonatales. Induce lesiones asociadas a síndromes de liberación de citocinas.

IL-7. Es una citocina homeostática cuyo receptor se encuentra en casi todas las poblaciones de linfocitos T *naïve* y maduros, de células progenitoras de linfocitos B y macrófagos de médula ósea. Contribuye a la sobrevida y proliferación de timocitos, al desarrollo y diferenciación de linfocitos T maduros, células NK, y linfocitos T y B *naïve* y de memoria. Esta citocina se considera un modulador crítico, ya que durante el proceso de desarrollo, diferenciación y mantenimiento de los linfocitos T modula los procesos de señalización intracelular, así como el reconocimiento de antígenos propios y extraños por el receptor de linfocitos T. Se ha sugerido su uso en intentos de reversión de atrofia del timo en adultos mayores como una estrategia para inducir la producción de linfocitos T en estos individuos.

IL-8. También conocida como CXCL8, la IL-8 es miembro de la familia de las quimiocinas. Las células que la producen lo hacen al ser estimuladas por la IL-1α, IL-1β, IL-17, y TNF-α o por activación mediada por TLR. La IL-8 activa y recluta neutrófilos, aunque también atrae células NK, linfocitos T, basófilos y eosinófilos inducidos por IL-3 o por el GM-CSF, lo que favorece la liberación de leucotrienos e histamina, enzimas lisosomales y péptidos antimicrobianos. Estimula la liberación de células progenitoras hematopoyéticas de la médula ósea como consecuencia de la liberación de metaloproteinasas a partir de los neutrófilos activados. Favorece la formación y liberación de especies reactivas de oxígeno (ROS, *reactive oxigen species*). Promueve la angiogénesis y es secretada por células endoteliales activadas con el VEGF (factor de crecimiento vascular endotelial).

IL-9. La citocina IL-9 es un potente factor de crecimiento independiente de antígenos, linfocitos TCD4+ y mastocitos. Regula la hematopoyesis, inhibe la secreción de citocinas por los linfocitos Th1, promueve la proliferación de linfocitos Tc CD8+, promueve la producción de IgE por linfocitos B1 activados con la IL-4, induce la secreción de quimiocinas y de moco por las células epiteliales de los bronquios, y promueve la proliferación de mastocitos.

IL-10. Es considerada el eje de una gran familia de citocinas relacionadas, integrada por IL-19, IL-20, IL-22, IL-24, IL-26, IL-28 e IL-29. La IL-10 regula muchos aspectos de la respuesta inflamatoria; se le considera la citocina antiinflamatoria por excelencia y es secretada por numerosos leucocitos. Su función primordial es limitar la producción de citocinas y quimiocinas inducidas por ligandos de TLR en macrófagos y células dendríticas. Aumenta la proliferación de linfocitos B, es un autorregulador de la activación de linfocitos Th1, suprime la proliferación y la producción de citocinas en todos los linfocitos T, inhibe la secreción de citocinas e IFN-g por linfocitos Th1, macrófagos y células dendríticas, aumenta la expresión de IL-9 por linfocitos Th9 y, en consecuencia, se asocia con respuestas inflamatorias de alergia. Además, inhibe la secreción de IL-12 por macrófagos y células dendríticas. Una de sus funciones es limitar el grado de infiltración de leucocitos en las zonas de inflamación, además de disminuir la expresión de moléculas del MHC II y de moléculas coestimuladoras, como CD2, CD28 e ICOS en macrófagos y monocitos, además de inhibir la expresión de citocinas como la IL-1α, IL-1β, IL-6, IL-12, IL-18, GM-CSF, G-CSF y TNF-α, así como de las quimiocinas MCP-1, MCP-5, MIP-1α, MIP1β, RANTES, IL-8, IP-10 y de receptores de quimiocinas en estas células. A la vez, promueve la sobrevida, proliferación y diferenciación de linfocitos B e incrementa la síntesis de IgG.

IL-11. Ésta se une a un receptor que comparte una cadena con el receptor de la IL-6. Su expresión es inducida por IL-1b y TGF-b así como por estrés oxidativo o por hipoxia. Favorece la proliferación de células progenitoras de linaje mieloide, eritroide y megacariocítico. Incrementa la cantidad de plaquetas, favorece la secreción de anticuerpos por células plasmáticas, inhibe la síntesis de IL-1, IL-12, TNF-α e IFN-g por monocitos y macrófagos estimulados por LPS; estimula la producción de proteínas de fase aguda por los hepatocitos, además de favorecer el desarrollo de osteoclastos y suprimir la actividad de los osteoblastos. Promueve el desarrollo neuronal.

IL-12. Se considera el eje de una familia de interleucinas en las que se incluyen a la IL-23, IL-27 e IL-35. La IL-12 está conformada por la subunidad a (p35) y la β (p40). Se relaciona con el desarrollo y el mantenimiento de linfocitos Th1 al inducir la producción de IFN-γ y las células NK. Favorece la expresión del receptor para IL-18, que

es una citocina que sirve como cofactor de la IL-12 para inducir el desarrollo de linfocitos Th1, en oposición a la IL-4 que inhibe la expresión del receptor para IL-12 e inhibe el desarrollo de estos linfocitos. Las acciones opuestas del IFN-g y la IL-4 pueden ser la piedra angular de la diferenciación de los linfocitos T naïve en Th1 o Th2. Regula la expresión de CXCR5 e ICOS en los linfocitos Tfh, colabora en la función de los linfocitos B y en la expresión de anticuerpos, promueve la sobrevida y el crecimiento de los linfocitos Th1 e inhibe la formación de los linfocitos Th2. La IL-12 activa de manera indirecta la actividad antitumoral de macrófagos y promueve la actividad citolítica de las células NK. Aumenta la producción de IFN-g y la producción de IL-12 por células dendríticas, creando una retroalimentación positiva. Se le considera una de las citocinas proinflamatorias por excelencia.

IL-13. Activa la misma vía de señalización de la IL-4, induce la producción de IgE y recluta mastocitos y eosinófilos. Es mediadora de la liberación de gránulos por basófilos, neutrófilos y mastocitos. Su efecto es antagonizado por IFN-g, IL-10, IL-12, IL-18 y TNF-α. Induce el cambio de clase hacia IgG4 e IgE, aumenta la expresión del receptor de baja afinidad de IgE en linfocitos B. Su ausencia disminuye la producción de IL- 4, IL-5, IL-10 e IgE. Altera uniones estrechas y favorece la fibrosis.

IL-14. También es llamada α-taxilina o factor de crecimiento de linfocitos B de alto peso molecular. Es producida por linfocitos T y promueve la proliferación de los linfocitos B activados en centros germinales y en ganglios que expresan su receptor; sin embargo, inhibe la secreción de anticuerpos. Se eleva en leucemias de linfocitos B.

IL-15. Ejerce muchas de las acciones biológicas de la IL-2, como la activación de linfocitos T, estimulación de la proliferación y actividad citolítica de células NK. Aunque también se produce en respuesta a infecciones virales, se han observado ciertas diferencias biológicas con la IL-2 en términos de la secreción de perforina y granzima, y la consecuente actividad citotóxica de las células NK expuestas a una o las dos interleucinas. Es importante para el desarrollo y la diferenciación de los linfocitos Tγδ, y para el desarrollo de linfocitos Tc CD8+ de memoria. Se le considera una molécula con potencial antitumoral debido a su capacidad de estimular las principales células citotóxicas de la respuesta inmunológica innata y de la adaptativa.

IL-16. Es un importante quimioatractante para linfocitos Th CD4+ y Tc CD8+, monocitos, mastocitos y eosinófilos. Se genera como una molécula precursora que requiere ser procesada por caspasa-3. Promueve las respuestas mediadas por linfocitos Th1 al favorecer su migración y la producción de TNF-α, IL-1β e IL-15; reduce la inflamación mediada por linfocitos Th2 y la producción de IL-4 e IL-5. Facilita la producción de linfocitos Treg FoxP3+. Su actividad es mediada por CD4 y por CCR5 en linfocitos T o por CD9 en los mastocitos. Se puede unir al CD4, con lo que produce que los linfocitos T no respondan a la activación por antígeno. Desafortunadamente, su bioactividad se ha asociado con la progresión de mieloma múltiple y cáncer de mama.

IL-17. También conocida como 17A, es similar en estructura a la IL-10 y a la IL-12, que pertenecen a la misma familia de citocinas. Se expresa en una gran variedad de células, que incluyen las células epiteliales y endoteliales, fibroblastos, células estromales de médula ósea, células mielomonocíticas, linfocitos B, linfocitos T, células NK y neutrófilos. Aumenta la expresión de citocinas proinflamatorias y de las quimiocinas CXCL1, CXCL6, CXCL10, por lo que favorece la quimiotaxis de los neutrófilos y la secreción de metaloproteasas. Induce la producción de IL-6 e IL-8 en los fibroblastos y de IL-6 e IL-11 en células epiteliales bronquiales.

La interleucina 17B tiene 29% de homología con la 17A y las mismas funciones; sin embargo, no es producida por ningún leucocito. Al parecer, su función se relaciona con procesos de condrogénesis embrionaria y regeneración tisular, aunque también se ha observado que induce la migración de neutrófilos en sitios donde no se expresan la IL-17A o la IL-17F, como la vejiga.

La IL-17C tiene 23% de homología con la IL-17A, induce la producción de IL-1β y TNF-α en monocitos, e IL-6, IL-8, LIF y metaloproteasas en miofibroblastos subepiteliales. A la fecha no se ha podido identificar un receptor específico, aunque parece que induce la producción de IL-23, la cual aumenta la expresión de IL-17A que inicia una cascada proinflamatoria.

La IL-17D tiene más homología con la IL-17B que con la IL-17A. Modula la secreción de GM-CSF en células endoteliales del cordón umbilical y miofibroblastos subepiteliales, se expresa débilmente en linfocitos Th CD4+ y Tc CD8+, linfocitos B y macrófagos no activados. Suprime la proliferación de células progenitoras mieloides e induce la producción de IL-6 e IL-8 en células epiteliales. No se ha descrito un receptor específico.

La IL-17E, también denominada IL-25, induce la expresión de citocinas y ayuda a mantener la función de los linfocitos Th2. Su presencia es relevante en la generación de los linfocitos Th2 de memoria y es una comediadora de la producción de IL-4, IL-5 e IL-13.

La IL-17F tiene gran homología con la IL-17A y la misma actividad. Forma heterodímeros con la IL-17A y se une al mismo receptor, pero con una afinidad 10 veces menor. Se encuentra en linfocitos Th17, basófilos, mastocitos y monocitos. Induce la producción de IL-6, IL-8 y CXCL1. Las células endoteliales estimuladas con IL-17F aumentan su expresión de IL-2, TGF-β, y MCP1.

IL-18. Es una interleucina que fue incorporada hace poco a la superfamilia de la IL-1. Se expresa en sitios de inflamación crónica y se le reconoce como regulador de las respuestas inmunológica innata y adaptativa. Antes se le denominaba factor inductor de IFN-γ; en presencia de IL-12 inhibe la producción de IgG1 e IgE dependiente de IL-4 y, a la vez, refuerza la producción de IgG2a por los linfocitos B. Se ha detectado su presencia en diferentes patologías, como la tiroiditis de Hashimoto que es una enfermedad autoinmune; en pacientes con enfermedad de Alzheimer incrementa la síntesis de amiloide β en células neuronales y contribuye a prevenir la degeneración macular asociada con la edad.

IL-19. Se produce en macrófagos, células epiteliales y células endoteliales; estimula la producción de IL-6 y de TNF-α, además de que induce la producción de ROS en monocitos. Tanto la IL-4 como la IL-13 refuerzan su actividad. Por otro lado, esta interleucina induce la expresión de IL-4, IL-5, IL-10 e IL-3 en linfocitos Th2 activados y favorece así su respuesta. La IL-19 se une a un receptor heterodimérico formado por IL-20R1 e IL-20R2 que no se encuentra en leucocitos circulantes.

IL-20. La subfamilia de la IL-20 comprende las IL-19, IL-20, IL-22, IL-24 e IL-26. Sin embargo, todas estas son parte de la gran familia de la IL-10, que tiene 40% de homología con la IL-19. La IL-20 facilita la comunicación entre leucocitos y células epiteliales, lo que refuerza los mecanismos de inmunidad innata y los procesos de reparación tisular en las superficies epiteliales. Ejerce una importante función en la piel, ya que su sobreexpresión induce hiperqueratosis, engrosamiento de la epidermis y compactación del estrato corneo. No obstante, también se ha observado que tiene función angiogénica; refuerza la formación de colonias de progenitores pluripotenciales CD34+ y contribuye a la formación y activación de vasos linfáticos a través de la activación de células endoteliales linfáticas. Induce la expresión de psoriasina y betadefensina 2 en los queratinocitos.

IL-21. Regula el balance en la producción de los diferentes isotipos de anticuerpos al controlar la proliferación y la apoptosis de los linfocitos B, así como su diferenciación en células plasmáticas en los centros germinales. Aumenta la proliferación y la actividad de linfocitos Tc CD8+, de células NK y de linfocitos NKT; en estos últimos aumenta la producción de IL-4, IL-13 y granzima B. Actúa como factor de crecimiento autocrino para inducir y mantener la diferenciación de los linfocitos Tfh, y también para su sobrevida, e incrementa la expresión de IL-9 por linfocitos Th9. Junto con la IL-7 y la IL-15, ejerce un efecto sinérgico para favorecer la expansión de los linfocitos Tc CD8+. Refuerza la generación de células NK en ausencia de cantidades suficientes de IL-2 o de IL-15.

IL-22. Es una interleucina miembro de la superfamilia de IL-10; es producida por linfocitos Th CD4+, linfocitos Th17 activados y una subpoblación de células NK localizadas en tejido linfoide asociado con mucosas, conocidas como células NK-22. Su expresión está regulada por linfocitos Treg, pero es inducida por la IL-23 y algunos factores de transcripción como STAT3 o RORγt. Estimula la transcripción de genes que sintetizan proteínas relacionadas con la defensa antimicrobiana de los queratinocitos. Su expresión aumenta de manera importante durante las infecciones bacterianas, la psoriasis, la dermatitis atópica y en general en procesos inflamatorios crónicos. Se cree que puede tener una acción antiinflamatoria, ya que tiene una función reguladora en las mucosas. Su receptor específico no se expresa en ningún leucocito. Se han descrito seis polimorfismos de un solo nucleótido, y dos de estos se asocian con buena respuesta al tratamiento antiviral y eliminación de virus, especialmente en pacientes con hepatitis viral.

IL-23. Está formada por la subunidad α (p19) y la β (p40) constitutiva de la IL-12. Su receptor se expresa en linfocitos T activados y de memoria, así como en las células NK, linfocitos NKT, eosinófilos, monocitos, macrófagos, células dendríticas, mucosa del íleon y células epiteliales. Disminuye la capacidad de diferenciación y plasticidad de los linfocitos Th CD4+, por lo que es inductora de la diferenciación de linfocitos T *naïve* a linfocitos Th17. Prolonga la respuesta de linfocitos Th17, induce la síntesis de la IL-17A e IL-17F y suprime la actividad de los linfocitos Treg, en la enfermedad inflamatoria del intestino. Esta interleucina, junto con los linfocitos Th17, se relaciona de manera importante con el desarrollo y perpetuación de algunas enfermedades autoinmunes.

IL-24. Es una proteína altamente glucosilada, característica esencial para el mantenimiento de su actividad biológica y su solubilidad. Se produce en melanocitos sanos, linfocitos T, monocitos y linfocitos B. Inhibe el crecimiento de tumores, en especial de melanomas. Parece tener una función inmunorreguladora, ya que las células mononucleares periféricas estimuladas con IL-24 secretan altas concentración de TNF-α, IFN-γ e IL-6, y bajos niveles de IL-1β e IL-12, además inhibe la diferenciación de células plasmáticas.

IL-25. A ésta también se le conoce como IL-17E; induce la producción de IL-4, IL-5, IL-9, IL-13, IL-25, IL-31 e IL-33 en linfocitos Th2, así como de IL-9 en linfocitos Th9. Su sobreexpresión se asocia con eosinofilia y aumento en la concentración de IgE, IgG1, IL-5 e IL-13. Se le asocia con la patogénesis del asma.

IL-26. Tiene efectos proinflamatorios y se relaciona con la enfermedad de Crohn. Se expresa en linfocitos de memoria Th CD4+ y Tc CD8+, en linfocitos Th17 y en células NK. Aumenta la producción de IL-8 e IL-18 por células epiteliales, e inhibe la producción de IgG e IgA en linfocitos B. Tiene una función antimicrobiana directa al formar poros en la membrana de bacterias.

IL-27. Está formada de dos subunidades, la proteína p28 (también llamada IL-27-p28 o IL-30) y la subunidad EBI3 que funciona como receptor α soluble por lo que puede activar sus células blanco a través del heterodímero formado por gp130/WSX-1. Se le considera como miembro de la familia de IL-12 o de IL-6 debido a que señaliza a través de gp130. Se expresa en células dendríticas plasmacitoides. Tiene actividad inflamatoria, ya que sinergiza con la IL-12 para inducir la producción de IFN-γ por linfocitos T *naïve*, lo que favorece el desarrollo de linfocitos Th1. Además, antagoniza el desarrollo de linfocitos Th17 al inhibir su diferenciación y limita la inducción de inflamación mediada por IL-17 en el sistema nervioso central. Asimismo, induce la expresión de FoxP3 en los linfocitos Treg y la secreción de IL-10 en los Tr-1. Incrementa la proliferación celular sin afectar a los linfocitos T de memoria e inhibe la expresión de IL-9 por linfocitos Th9.

IL-28 e IL-29. La IL-28A, IL-28B e IL-29 son los llamados interferones (IFN) tipo 3 o IFN-λ2, 3 y 1, respectivamente. La IL-28 y la IL-29 inhiben la replicación de los virus de la hepatitis B y C, además promueven el desarrollo de células dendríticas tolerogénicas. Los monocitos activados producen IL-29 y en el proceso de maduración hacia células dendríticas también producen IL-28. Disminuyen la producción de IL-13.

IL-30. Ésta corresponde a la subunidad p28 del heterodímero de la IL-27. Sinergiza el efecto de la IL-12 sobre los linfocitos T *naïve* para que aumente su síntesis de IFN-γ.

IL-31. Favorece la secreción de IL-6, IL-8, CXCL1, CXCL8, CCL2 y CCL8 por los eosinófilos, e incrementa la expresión del mARN de estas moléculas en los queratinocitos. Inhibe la proliferación y la apoptosis de células epiteliales. Se encuentra elevada en pacientes con dermatitis atópica, dermatitis de contacto y prúrigo debido a que la cadena β de su receptor corresponde al receptor β de la oncostatinaM, que se expresa primordialmente en queratinocitos, células epiteliales, eosinófilos y basófilos. Se le relaciona con la enfermedad inflamatoria del intestino. Se produce en los linfocitos Th activados, se asocia con el aumento en la expresión de IL-4 e IL-13 por los linfocitos Th2, se vincula con las respuestas inflamatorias de la piel asociadas con el desarrollo de prurito en la dermatitis atópica. Sin embargo, la *fuente* de la IL-31 en la piel de estos pacientes se desconoce, y también cómo recluta monocitos y linfocitos T a los sitios de infección. Se le considera *atenuadora* de la proliferación y, por ende, inductora de regeneración en sitios de inflamación.

IL-32. Se asocia con la producción de citocinas proinflamatorias, en particular TNF-α e IL-8; tal actividad solo se da cuando la molécula forma dos péptidos a consecuencia de la acción de la proteinasa 3. Esta citocina también regula la apoptosis de queratinocitos. Su sobreexpresión se asocia con inflamación vascular exacerbada y sepsis. Es secretado por células NK estimuladas con IL-12 e IL-18, por células epiteliales estimuladas con IFN-γ o por linfocitos periféricos estimulados con mitógeno.

IL-33. Es también denominada IL-1F11, es esencial para la producción de citocinas por los linfocitos Th2 en mucosas; se expresa sobre todo en el núcleo de células epiteliales y en células endoteliales, así como en células fibroblásticas reticulares de órganos linfoides secundarios. Se le considera una *alarmina* que aumenta su expresión en respuesta a la inflamación y es liberada por células necróticas debido a lesión o trauma. Su expresión se inhibe durante la apoptosis. Actúa además sobre basófilos, mastocitos, eosinófilos, células NK, linfocitos NKT, y células dendríticas al interactuar con el receptor huérfano de IL-1, o ST2, y activar la vía de señalización NF-kB y MAPcinasa, con la consiguiente secreción de interleucinas Th2, en especial IL-4, IL-5 e IL-13. La producción excesiva de esta citocina se asocia con el desarrollo de procesos alérgicos. También se le ha relacionado con el incremento en las respuestas mediadas por linfocitos T efectores en la enfermedad aguda injerto-huésped.

IL-34. Estimula la proliferación y diferenciación de monocitos y macrófagos a través del receptor tipo 1 del factor estimulante de colonias (CSFR1), así como la fosforilación de cinasas. Promueve el desarrollo de un progenitor de macrófagos que favorece la formación de colonias en la médula ósea, por lo que se le considera importante en el desarrollo de células mieloides. Se ha detectado en timo, hígado, colon, próstata, pulmón, testículos, ovario y bazo.

IL-35. Estimula la proliferación de linfocitos Treg y la síntesis de interleucina 10 e IFN-γ IF por dichos linfocitos; además inhibe la diferenciación de linfocitos T *naïve* hacia linfocitos Th17, lo que disminuye la síntesis de interleucina 17. La cadena beta de esta citocina esta constituida por Ebi3 (*Epstein-Barr virus-induced 3*) que también comparten la IL-27 y la IL-39.

IL-36. La IL-36 es un miembro de la familia de la IL-1, en realidad es una familia conformada por tres ligandos: IL-36α, IL-36β e IL-36γ además del antagonista del receptor de IL-36RA (también llamado IL-1F5) constituido por la cadena IL-36R e IL-1RAcP. Su secreción se induce por IL-17 y regula la expresión y función de las células Th17. La IL-36αγ β inducen la secreción de TNFα y regulan la expresión de IL-6 e IL-8. IL-36RA se une a IL-36R impidiendo la producción de las citocinas proinflamatorias IFNγ, IL-4 e IL-17 y reduce la producción de IL-8 inducida por IL-36γ a través de la activación de las vías de señalización mediadas por MAPK y NFkB. Interactúa con IL-22 en los procesos de inflamación de piel. Mutaciones en el antagonista de IL-36R se manifiestan como psoriasis pustular.

IL-37. La interleucina 37 es también conocida como IL-1F7 (véase la sección de IL-1).

IL-38. La IL-38 es miembro de la familia de la IL-1 (IL-1F10) y su efecto biológico es similar al que ejerce el antagonista del receptor de IL-1. La afinidad con la que se une al receptor de IL-1 es menor que el de la IL-1β e IL-1RA. Incrementa la cantidad de células Th17, favorece la síntesis de IL-17A, IL-21 e IL-22. Disminuye la síntesis de citocinas proinflamatorias en células mononucleares periféricas pero la favorece en células dendríticas. En ciertas circunstancias inhibe el efecto de las citocinas secretadas por las células Th17.

IL-39. Es una citocina de la familia de la IL-12 conformada por la subunidad IL-23p19 de la cadena alfa y la subunidad Ebi3 de la cadena beta. Secretada por linfocitos B estimulados con LPS. Induce la diferenciación de neutrófilos e incrementa la secreción del factor de activación de células B así como la expresión de IL-39 en linfocitos B activados.

IL-40. Se expresa en médula ósea, hígado fetal y linfocitos B activados ya sea por CD40L, IL-4 o LPS. Su ausencia se asocia con anormalidades en las placas de Peyer y bajas concentraciones de IgA en glándulas mamarias.

IL-41. También conocida como Meteorin-like se expresa en el tejido sinovial de pacientes con artritis psoriásica, reumatoide u osteoartritis, en piel y mucosas. Se produce en cantidades mínimas en células mononucleares, macrófagos tipo M2 y células de estroma. Su producción se induce por IL-17A , IL-17F pero solo en presencia de TNF, IL-4 o IL-13. Su función aún no es clara.

▌ INTERFERONES

Los interferones son polipéptidos secretados por células infectadas y por leucocitos. Estas moléculas tienen tres funciones primordiales; la primera es inducir estados antimicrobianos intrínsecos en las células infectadas principalmente por virus y en las células cercanas para limitar la diseminación del agente infeccioso; la segunda es modular la respuesta inmunológica innata para favorecer la presentación antigénica y las funciones de las células NK, al tiempo que restringe las vías proinflamatorias y la síntesis de citocinas. Por último, los interferones activan la respuesta inmunológica adaptativa al promover el desarrollo de respuestas antígeno específicas de linfocitos B y linfocitos T, lo mismo que la generación de memoria inmunológica.

La microbiota mantiene las concentraciones basales de los interferones, de ahí la importancia de no abusar en el uso de antibióticos, pues la microbiota *propia* se descompensa y puede aparecer nueva microbiota detectada como *no propia* que favorece un incremento en las concentraciones basales de los interferones, lo que desequilibra los procesos de homeostasis inmunológica.

Los interferones se clasifican en tres grupos: interferones tipo I (como el IFN-α y el IFN-β); interferón tipo II (denominado IFN-γ) e interferones tipo III, entre los que se encuentran los IFN-λ1, IFN-λ2 y IFN-λ3 o IL-29, IL-28A y IL-28B, respectivamente, además del IFN-λ4.

Los interferones tipo I presentan actividad antiviral mediante el favorecimiento de la expresión de diversos genes. Dentro de estos hay 13 diferentes subtipos de IFN-a (el 1, 2, 4, 5 , 6, 7, 8, 10, 13, 14, 16, 17 y 21), así como el IFN-β, IFN-δ, IFN-ε, IFN-κ, IFN-θ e IFN-ω. Todos son producidos por células epiteliales, fibroblastos, macrófagos, células dendríticas y células dendríticas plasmacitoides en respuesta a infecciones virales mediadas por receptores de reconocimiento de patrones (PRR), que incluyen los TLR y los receptores tipo NOD, RIG, lectina C, *scanvenger* y N-formil met-leu-phe.

Su síntesis también es inducida por los patrones moleculares asociados a patógenos (PAMP) y los patrones moleculares asociados a daño (DAMP), el factor de crecimiento de macrófagos (M-CSF, *Macrophage colony-stimulating factor*) y el factor de necrosis tumoral (TNF).

Las células epiteliales y los fibroblastos sintetizan IFN-β, mientras que los leucocitos sintetizan IFN-α. Su acción reguladora sobre células infectadas y células adyacentes es consecuencia del aumento de la expresión de genes estimulados por interferón que a su vez inducen un incremento de la presentación antigénica mediante la inducción de la expresión de moléculas del MHC I, así como la liberación de citocinas y quimiocinas. En este mismo sentido, las citocinas y las quimiocinas favorecen la síntesis de anticuerpos e incrementan la función de los linfocitos Th CD4+, Tc CD8+ y de las células NK. Recientemente se ha demostrado que no todas las células en un órgano se infectan ante la presencia de virus o cuando están expuestas a productos microbianos; se cree que esto se debe a que se generan células altamente productoras de interferón, que son las que ayudan a combatir la infección pero son más susceptibles de morir, mientras que las células que producen poco interferón no mueren y participan en la preservación del tejido. El mecanismo basal de esta diferencia se debe a la inducción bimodal de factores inductores de respuesta tipo 7 y de mediadores de señalización como STAT2 en las células.

El IFN-α y el IFN-β favorecen la expresión de IL-9 por los linfocitos Th9. La producción de IL-1 o las respuestas mediadas por TLR no endosomales, el estrés oxidativo y el estrés metabólico inhiben las respuestas de interferones tipo I. Los **interferones tipo I** inhiben la salida de los linfocitos de los ganglios linfáticos incrementando la posibilidad de encontrar antígenos virales y además promueven la diferenciación de los linfocitos Th *naïve* en linfocitos Th1. A nivel intracelular, los interferones tipo I inhiben la expresión de genes virales, la síntesis de proteínas, el ensamble de nuevas partículas, además de favorecer la degradación del ARN viral. El IFN-α se utiliza como tratamiento en la leucemia mieloide crónica, mieloma múltiple, linfoma cutáneo de linfocitos T, melanoma maligno, sarcoma de Kaposi relacionado con sida, hepatitis B, hepatitis C, mientras que el IFN-β se utiliza en la esclerosis múltiple.

El **interferón tipo II** es estructuralmente diferente a los interferones tipo I, sin embargo fue clasificado como interferón debido a su efecto antiviral. El IFN-γ es un factor autocrino para el establecimiento de los linfocitos Th1, su acción es mayor en presencia de IL-12 o IL-18, es producido por linfocitos Th1 en cantidades elevadas; activa macrófagos para eliminar patógenos. Promueve la actividad citotóxica celular, induce la apoptosis de células epiteliales en piel y mucosas, favorece el cambio de clase de anticuerpos al IgG2a, regula la expresión de moléculas MHC I y II, en las células presentadoras de antígenos (APC, *Antigen presenting cells*, regula la presentación antigénica y controla la extensión de la respuesta inmunológica al controlar la muerte de linfocitos Th CD4+ inducida por activación. Inhibe la proliferación de linfocitos Th2, la expresión de IL-9 por linfocitos Th9 y la diferenciación de linfocitos Th17. Altera las uniones estrechas presentes entre célula-célula y produce fibrosis. Induce la transcripción de CCL-2, CCL-3, CCL-4, CCL-5, CCL-25, CCL-27 y CXCl-9, CXCl-10. La IL-4, IL-10 y el TGF-β, regulan negativamente la producción de IFN-γ. Junto con la IL-12 y la IL-27 el IFN-γ participa en el proceso de diferenciación de los linfocitos Th *naïve* en Th1. Este interferón se utiliza en el tratamiento de la enfermedad granulomatosa crónica.

Finalmente, los **interferones tipo III** se unen a un receptor diferente al de los otros dos grupos y aunque también tienen actividad antiviral, su sistema de transducción de señales es diferente (véase figura 14-3). Se relacionan estructuralmente con la familia de la IL-10 y son inducidos por infecciones virales. Favorecen la actividad antiviral y antitumoral a través de la activación de la respuesta inmunológica innata y la adaptativa. El receptor solo se expresa en hepatocitos, células epiteliales y células dendríticas plasmacitoides. Existe un polimorfismo en el gen de la IL-28B (rs12979860 CC o rs8099917 TT) que se asocia con una mejor respuesta o eliminación del virus en pacientes infectados por virus de la hepatitis C genotipo 1b sometidos a tratamiento con interferón tipo 1 pegilado y ribavirina.

▌ FACTOR DE NECROSIS TUMORAL

La familia del factor de necrosis tumoral (TNF) está constituida por 27 diferentes miembros. Son producidos por macrófagos, linfocitos T, células NK, neutrófilos, eosinófilos, mastocitos, neuronas, células endoteliales, miocitos cardiacos, adipocitos y células dendríticas en respuesta a la activación por PAMP, DAMP, TLR y NLR. Existen dos receptores diferentes con afinidades diferentes pero casi todas las células presentan ambos tipos. El TNF-α es un activador inmunológico potente y pleiotrópico que regula la función de los leucocitos y actúa como mediador de la respuesta inflamatoria en

las infecciones bacterianas. Altera las uniones estrechas y produce fibrosis, induce la transcripción de CCL-2, CCL-3, CCL-4, CCL-5, CCL-25, CCL-27 y CXCl-9, CXCl-10 y adicionalmente, junto con la IL-1 y la IL-6 induce fiebre, a través de la síntesis de prostaglandinas en células del hipotálamo estimuladas por estas citocinas, por lo que se le considera uno de los tres pirógenos endógenos.

El TNF-α induce la expresión de proteínas de fase aguda en los hepatocitos, tales como pentraxinas, fibrinógeno y proteína C reactiva.

El TNF-β activa a los neutrófilos para reforzar su actividad tóxica antimicrobiana durante la fagocitosis. Estas dos citocinas inhiben la contractilidad miocárdica, disminuyen el tono del músculo liso vascular, favorecen la hipotensión arterial y el estado de choque, afectan las propiedades anticoagulantes del endotelio vascular (aumenta la expresión de factor tisular e inhibe la expresión de trombomodulina) y producen trombosis, inducen la pérdida del apetito y la reducción de la lipoproteinlipasa favoreciendo la pérdida de células de músculo y adipocitos dando lugar a caquexia. También induce resistencia a la insulina, actúa como quimioatractante para neutrófilos, promueve la expresión de moléculas de adhesión en el endotelio vascular. Todos estos eventos generan calor, dolor, enrojecimiento y edema en el sitio donde hay una concentración elevada de esta citocina y son las manifestaciones primarias de los procesos inflamatorios. Debido sus funciones existen varios inhibidores de esta citocina que se utilizan clínicamente.

▌ FACTORES DE CRECIMIENTO TRANSFORMANTES

Dentro de la gran familia de los factores de crecimiento transformantes (TGF, *transforming growth factors*) existen varias subfamilias: la familia de activinas, la superfamilia de otros ligandos de TGF-β, la superfamilia de moduladores de TGF-β y otras moléculas transcripcionales como la familia de Smad que podrían ser considerados como factores de crecimiento por sus efectos sobre la proliferación celular.

La subfamilia de TGF-β incluye al TGF-β, β1 (LAP), β1-2-3, β1.2, β1/1.2, β2, β2/1.2, β3 y β5. El TGF-β es producido por los linfocitos Treg y macrófagos activados en forma de homodímero, el cual requiere ser desdoblado por enzimas proteolíticas para poder ejercer sus efectos biológicos. Entre sus variadas funciones inhibe la proliferación y las funciones efectoras de los linfocitos T e inhibe la activación de macrófagos, células endoteliales y neutrófilos. Además favorece el desarrollo de linfocitos periféricos Treg. El TGF-β es esencial para reprogramar los linfocitos Th *naïve* en Th9, y también para reprogramar linfocitos Th *naïve* en Th17 en presencia de IL-1, IL-6 e IL-23. Según el contexto en el que se encuentre, puede inhibir el desarrollo de linfocitos tanto Th1 como Th2. Estimula la producción de anticuerpos IgA favoreciendo el cambio de clase en los linfocitos B y finalmente, una vez que las reacciones locales de inflamación han sido controladas por el sistema inmunológico, promueve la angiogénesis y la reparación tisular mediante la inducción de la síntesis de colágena y metaloproteasas por macrófagos y fibroblastos. Es considerada una de las citocinas antiinflamatorias más importantes en el control de la respuesta inmunológica y la inflamación.

La subfamilia de las proteínas morfogenéticas de hueso (BMP, *bone morphogenetic protein*) se unen a BMPR-1B/ALK-6, BMPR-II, BMPR-IA/ALK-3 y a varios inhibidores solubles del receptor de activinas; está conformada por BMP-1/PCP, BMP-2, BMP-2/BMP-4, BMP-2/BMP-6, BMP-2/BMP-7, BMP-2A, BMP-3, BMP-4/BMP-7, BMP-5, BMP-6, BMP-7, BMP-8, BMP-8a, BMP-8b, BMP-9, BMP-10, BMP-15/GDF-9B, Decapentaplegia/DPP.

La subfamilia de factores neutróficos derivados de la glía está constituida por 4 componentes: artemina, neurturina, persefina y el factor neutrófico derivado de células de la glía (GDNF, *Glial cell line derived neutrophic factor*). Esta subfamilia se une a una gran cantidad de receptores que incluyen Gas1, GFR α-like, GFR α-1/GDNFR α-1, GFR α-2/GDNFR α-2, GFR α-3/GDNFR α-3, GFR α-4/GDNFR α-4, NCAM-1/CD56, Ret y Syndecan-3.

La subfamilia de activinas está constituida por complejos diméricos formados por combinaciones de la subunidad β A-A, la A-B, la B-B, la B-C, la A-C, y la E. Estas proteínas se unen a los receptores específicos de activina RIA/ALK-2, RIB/ALK-4, RIIA, RIIA/B, RIIB. Las otras proteínas de esta familia se denominan inhibinas y actualmente se conocen dos de ellas, una formada por un dímero de la subunidad α con una subunidad βA y la otra formada por la subunidad alfa con una subunidad βB. La función primordial de la activina es aumentar la biosíntesis y secreción de la hormona estimulante del folículo, mientras que las inhibinas regulan a la baja la síntesis hormonal e inhiben su secreción. Las activinas también están relacionadas con funciones de diferenciación celular, cicatrización y respuesta inmunológica.

La subfamilia bautizada como superfamilia de otros ligandos de TGF-β incluyen a Lefty, (*left-right determination factor*), Lefty-1, Lefty-2, Lefty-A, MIS/AMH (Hormona anti-Mulleriana), Nodal y SCUBE3 (*Signal peptide-CUB-EGF-like domain-containing protein 3*). Lefty-1 regula la expresión de Lefty-2, Left-A, y de Nodal. Todos los miembros de esta subfamilia están relacionados con la embriogénesis temprana, el desarrollo axial del mesodermo, el desarrollo de la asimetría derecha-izquierda en el desarrollo embrionario y la producción de ectodermo embrionario. La MIS/AMH inhibe el desarrollo de los conductos mullerianos hacia el útero en el embrión masculino, es producida por las células de Sartoli del testículo durante la embriogénesis y por las células de la granulosa de los folículos ováricos en las hembras. El ligando SCUBE3 es secretado por células endoteliales de cordón umbilical, se relaciona con la hipertrofia cardiaca, promueve movilidad celular, y embriogénesis. Por su parte el ligando Nodal estimula la secreción de proteína inhibidora de metaloproteinasas-1 en tejido (TIMP-1, *Tissue inhibitor metalloproteinase protein 1*) e inhibe la actividad de las metaloproteasas 2 y 9 favoreciendo la migración celular de trofoblasto.

Finalmente la subfamilia bautizada como superfamilia de moduladores de TGF-β esta constituida por 50 proteínas diferentes, en esta lista están incluidas todas las proteínas que pertenecen a la subfamilia de Smad que está constituida por Smad1, 2, 3, 4, 5, 7, 8, 9, 1/5 heterodímero, 2/3 heterodímero.

▌ QUIMIOCINAS

Las quimiocinas (*chemokines*, del inglés **chemo**attractant cyto**kines**), se consideran un grupo independiente al de las interleucinas debido a sus diferencias estructurales; igual que las citocinas, son proteínas de bajo peso molecular de 8 a 12 kDa. Son importantes para determinar la localización de linfocitos T y B en los ganglios linfáticos. Durante el desarrollo de los ganglios linfáticos, las células de estroma estimuladas por la linfotoxina b y otras citocinas así como por factores de transcripción, pueden inducir la síntesis de CXCL13 y esto favorece el reclutamiento de linfocitos B, o bien CCL19 y CCL21, lo que produce el reclutamiento de linfocitos T y células dendríticas; este proceso induce a su vez, la formación de folículos B y de las zonas T. Además del papel que desempeñan en la respuesta inmunológica, las quimiocinas están involucradas en funciones de movilidad celular, en el desarrollo y mantenimiento de la arquitectura tisular. La organización de los ganglios linfáticos maduros permiten el inicio de procesos de presentación antigénica en las zonas de los linfocitos T y una vez activados son capaces de migrar a las zonas de linfocitos B para realizar una función cooperadora y salen a la circulación. Este proceso se debe a la modulación positiva y negativa de la expresión de diferentes quimiocinas que van favoreciendo la migración del linfocito a través de la estructura tisular. La expresión de las quimiocinas inflamatorias es estimulada por productos bacterianos, TNF-α, IL-1, IL-6 o IFN-γ en respuesta a estrés, o a trombina pero su expresión se regula por activación transcripcional dependiente de NFkB, AP-1, STAT1 y Elk1, o postranscripcional que es parcialmente dependiente de alteraciones en la estabilidad del mARN o *splicing* alternativo o reducción por enzimas catalíticas que generan las diferentes isoformas que se conocen.

Las quimiocinas son importantes en la direccionalidad del tráfico de los leucocitos, en la angiogénesis, en la trasvasación de linfocitos a través del endotelio y en los procesos de cicatrización. También ejercen un papel muy importante en la proliferación celular y en la unión célula-célula o célula-matriz. Las quimiocinas son

proteínas circulantes solubles muy pequeñas, capaces de atravesar el parénquima y la matriz extracelular para poder unirse a sus receptores en las diferentes poblaciones celulares que los expresan. Las quimiocinas son producidas por una enorme variedad de células y su función es favorecer la migración de los leucocitos en la respuesta inmunológica celular, humoral e innata. La función celular mediada por las quimiocinas es dependiente de la concentración de las mismas. Actualmente se han descrito más de 50 quimiocinas, y su clasificación se basa en la localización y la cantidad de residuos de cisteína presentes en los espacios que existen entre los dos puentes disulfuro formados por cuatro cisteínas conservadas en la región amino terminal de la molécula, así como también al tipo de receptor al que se une.

Esto significa que existen cuatro grandes familias de quimiocinas, la familia CC, la familia CXC, la familia C, y la familia CX_3C (X3 significa que existen tres aminoácidos intermedios entre las cisteínas). Hasta la fecha se han descrito 27 miembros de la familia de las quimiocinas CC, 15 de la familia de CXC, 2 de la familia de C, y 1 de la familia CX3C. La tabla 6 lista a las quimiocinas descritas hasta la fecha, alguno de los otros nombres con los que se le conoce, los diferentes receptores a los que se unen y las poblaciones celulares que las secretan.

En relación a las quimiocinas de la familia CC, la CCL-1, CCL-19, CCL-25, CCL-27 y CCL-28 son consideradas como constitutivas, mientras que la CCL-2, CCL-3, CCL-4, CCL-5, CCL-7, CCL-8, CCL-11, CCL-13 y CCL-28 (cuando se une al receptor CCR3) se consideran inflamatorias.

Con respecto a la familia de quimiocinas CXCL, en las que las X representa un aminoácido que puede ser cualquiera, se conocen 17 miembros que se unen de diferentes formas a 6 diferentes receptores conocidos como CXCR. La más relevante es probablemente la CXCL-8 también conocida como IL-8; esta última es un ejemplo de la dificultad que conlleva el clasificar a las citocinas. Esta familia se puede subclasificar en dos si se considera la presencia o no de un motivo de ácido glutámico-leucina-arginina (ELR) precediendo la primera cisteína en la región amino; la presencia o ausencia de este motivo hace que la quimiocina tenga una función angiogénica o angiostática, respectivamente. Las CXCL que poseen motivo ELR son la CXCL-1, CXCL-3, CXCL-5, y CXCL-8. Sin embargo existen otras "uniones" que son angiogénicas y no dependientes de la presencia del motivo ELR como es el caso de CXCL-12 cuando se une a CXCR4. Los receptores están conformados por siete dominios transmembranales que contiene una proteína G, pesan 40 kDa y la señalización que ejercen se debe a las diferentes subunidades de proteína G.

El CXC-13 es crítico para reclutar linfocitos Th CD4$^+$ activados en los folículos del tejido linfoide secundario. En este grupo la CXCL-1, CXCL-12 y CXCL-13 se consideran como constitutivas, mientras que a CXCL-1, CXCL-2, CXCL-3, CXCL-4, CXCL-5, CXCL-6, CXCL-7, CXCL-8, CXCL-9, CXCL-10, CXCL-11 y CXCL-16 se les considera como inflamatorias.

En cuanto a la familia de las CX_3CL, solamente se ha descrito un miembro, el CX3CL-1, también conocido como fractalina, con su respectivo receptor el CX3CR1. Esta quimiocina se considera inflamatoria.

Finalmente existe otra familia conocida como XCL (*chemokine [C motif] ligand*) que retiene únicamente dos de las cisteínas conservadas y está conformada por dos miembros: XCL1 conocida como linfotactina o SCM-1A (*single cysteine motif*); la segunda se denomina XCL2 también llamada SCM-1b, ambas comparten un solo receptor el XCR1, son consideradas como inflamatorias.

Existen algunos receptores como por ejemplo el CCR5 y el CXCR4 que actúan como correceptores junto con el CD4 para favorecer la entrada del virus de la inmunodeficiencia humana (VIH) en los linfocitos Th y en los monocitos.

La inducción de migración de las diferentes quimiocinas sobre las diferentes poblaciones celulares se muestra en la tabla14-5.

La función de las quimiocinas es absolutamente compleja, por ejemplo, el "eje" formado por CCL19 y CCL21 y su receptor CCR7 tiene la función de promover el *homing* de los linfocitos T y las células dendríticas a zonas de T de los tejidos linfoides, además

TABLA 14-5. Quimiocinas

Quimiocina	Otro nombre	Receptor específico	Quién la sintetiza	Cuál es su principal función
Familia C				
XCL1	Linfotactina	XCR1	Células de bazo, leucocitos, células de timo, células de intestino, TCD8	Reclutamiento de linfocitos T y células NK
XCL2	SCM-iB	XCR1	Linfocitos T	
Familia CC				
CCL1	I-309	CCR8	Monocitos, Th2, Th1, neutrófilos	Reclutamiento monocitos y migración de células endoteliales
CCL2	MCP-1	CCR2, CCR4	Monocitos, Th1, Th2, células dendríticas, NK	Reclutamiento leucocitos
CCL3	MIP-1A	CCR2, CCR4, CCR5	Monocitos, Th1, Th2, células dendríticas, NK, basófilos, eosinófilos, fibroblastos	Reclutamiento leucocitos
CCL4	MIP-1B	CCR5, CCR8?	Linfocitos TCD8	Reclutamiento de linfocitos T, monocitos, células dendríticas y células NK
CCL5	RANTES	CCR1, CCR3, CCR4, CCR5	Linfocitos TCD8	Reclutamiento de leucocitos
CCL6	MRP-1	CCR1, CCR2, CCR3	Solo se ha demostrado en ratón	
CCL7	MCP-3	CCR1, CCR2, CCR3	Macrófagos, células tumorales	Reclutamiento de leucocitos
CCL8	MCP-2	CCR1, CCR2, CCR5	Fibroblastos, monocitos, macrófagos, células endoteliales	Reclutamiento de leucocitos
CCL9	MRP-2	CCR1	Epitelio folicular de placas de Peyer, macrófagos, células mieloides	
CCL10	CCL9	CCR1		
CCL11	Eotaxina 1	CCR2, CCR3, CCR5	Células epiteliales, células dendríticas, fibroblastos, células de músculo liso	Reclutamiento de eosinófilos, basófilos y linfocitos Th2
CCL12	MCP-5	CCR2	Células de timo, nódulos linfáticos, macrófagos, mastocitos	Reclutamiento de leucocitos
CCL13	MCP-4	CCR2, CCR3	Células epiteliales, células endoteliales, fibroblastos, condrocitos, macrófagos	Reclutamiento de leucocitos
CCL14a	HHC-1	CCR1, CCR3, CCR5	Se expresa en prácticamente todos los tejidos	
CCL14b		CCR1		
CCL15	MIP-5	CCR1, CCR3	Hígado, intestino delgado, colon, macrófagos pulmonares	Reclutamiento de leucocitos
CCL16	HHC-4	CCR1, CCR2, CCR5, CCR8, H4R*	Hígado, bazo, timo	
CCL17	TARC	CCR4, CXCL8	Timo, células periféricas mononucleares estimuladas con fitohemaglutinina	Reclutamiento de basófilos y linfocitos T
CCL18	DC-CK1	PITPNM3*	Células dendríticas, monocitos, macrófagos, pulmón	*Homing* de linfocitos y células dendríticas
CCL19	MIP-3B	CCR7	Timo, tráquea, colon, pulmón, riñón, bazo, intestino delgado, nódulos linfáticos	Migración de células dendríticas y linfocitos T a zonas parafoliculares de nódulos linfáticos
CCL20	MIP-3A	CCR6	Linfocitos, nódulos linfáticos, hígado, apéndice, pulmón fetal, timo, testículos, próstata	
CCL21	SLC	CCR7	Nódulos linfáticos, hígado, riñón, vénulas endoteliales altas	Migración de células dendríticas y linfocitos T a zonas parafoliculares de nódulos linfáticos
CCL22	MDC	CCR4	Macrófagos, células dendríticas	Reclutamiento de basófilos y linfocitos T
CCL23	MPIF-1	CCR1, FPRL1*	Pulmón, hígado, placenta, médula óreclumsea	

(continúa)

TABLA 14-5. Quimiocinas (*continuación*)

Quimiocina	Otro nombre	Receptor específico	Quién la sintetiza	Cuál es su principal función
CCL24	Eotaxina 2	CCR3	Eosinófilos, macrófagos, células epiteliales, células endoteliales, células de músculo liso	Reclutamiento de eosinófilos, basófilos y linfocitos Th2
CCL25	TECK	CCR9	Timo, intestino delgado	Migración de astrocitos
CCL26	Eotaxina 3	CCR3, CX3CR1	Corazón, pulmón, ovario, células endoteliales	Reclutamiento de eosinófilos, basófilos y linfocitos Th2
CCL27	CTACK	CCR10	Piel, gónadas, timo, placenta	Migración de células de la dermis
CCL28	MEC	CCR3, CCR10	Células epiteliales de pulmón, mama, glándulas salivales, colon	Migración de células de la dermis
Familia CXC				
CXCL1	GroA	CXCR2	Macrófagos, neutrófilos, células epiteliales, células melanoma	Reclutamiento de neutrófilos
CXCL2	GroB	CXCR2	Monocitos, macrófagos	Reclutamiento de neutrófilos
CXCL3	Groy	CXCR2	Monocitos	Reclutamiento de neutrófilos
CXCL4	PF4	CXCR3B	Plaquetas	Agregación plaquetaria
CXCL5	ENA-78	CXCR2	Células epiteliales, eosinófilos	Reclutamiento de neutrófilos
CXCL6	GCP-2	CXCR1, CXCR2	Fibroblastos, condrocitos, células endoteliales, macrófagos	Reclutamiento de neutrófilos
CXCL7	NAP-2	CXCR1, CXCR2	Plaquetas	Reclutamiento de neutrófilos
CXCL8	IL-8	CXCR1, CXCR2	Fibroblastos, células endoteliales, hepatocitos, astrocitos, monocitos, macrófagos, eosinófilos, queratinocitos, células epiteliales, condrocitos	Reclutamiento de neutrófilos
CXCL9	Mig	CXCR3	Monocitos, macrófagos, células presentadoras de antígeno, eosinófilos, linfocitos B, células endoteliales	Reclutamiento de linfocitos T efectores
CXCL10	IP-10	CXCR3	Monocitos, células endoteliales, fibroblastos	Reclutamiento de linfocitos T efectores
CXCL11	I-TAC	CXCR3, CXCR7	Linfocitos T, queratinocitos, monocitos, macrófagos, fibroblastos, células endoteliales	Reclutamiento de linfocitos T efectores
CXCL12	SDF-1AB	CXCR4, CXCR7	Células epiteliales, células endoteliales, células dendríticas, fibroblastos, pericitos, células de estroma de médula ósea	Reclutamiento de leucocitos
CXCL13	BLC, BCA-1	CXCR3, CXCR5	Células dendríticas foliculares, monocitos, macrófagos, células de estroma de centros germinales	Migración de linfocitos B hacia los folículos
CXCL14	BRAK	????	Queratinocitos, células epitelio glandular de endometrio, fibroblastos de piel	
CXCL15	Lungkine	????	Células de pulmón	
CXCL16		CXCR6	Linfocitos B, monocitos, macrófagos, células de epitelio bronquial, células dendríticas de nódulos linfáticos, queratinocitos, astrocitos	
Familia CX3C				
CX3CL1	Fractalina	CX3CR1	Microglía, células endoteliales, células neuronales, adipocitos, hepatocitos, fibroblastos	Reclutamiento de linfocitos T, macrófagos y células NK

está involucrado en el desarrollo de timocitos, organogénesis de tejidos linfoides secundarios, respuestas mediadas por anticuerpos de alta afinidad, función de los linfocitos Treg y los linfocitos T de memoria, así como de la migración de los linfocitos T hacia la circulación.

En términos generales las quimiocinas son esenciales en el reclutamiento de leucocitos circulantes hacia los sitios extravasculares mediante la estimulación de su migración por un gradiente químico, en un proceso conocido como quimioquinesis, también se requieren para facilitar la migración de células dendríticas de los sitios de inflamación hacia los linfáticos y los nódulos linfáticos que drenan la región, y finalmente están relacionadas con el desarrollo de los órganos linfoides primarios y secundarios.

Similar a lo que ahora se sabe de la función de las interleucinas depende de el tipo de lesión y el microambiente pueden tener diversas funciones. Por ejemplo en los procesos de cicatrización hay quimiocinas proinflamatorias (CXCL-1, CXCL-5, CXCL-6, CXCL-7, CXCL-8) y antiinflamatorias (CXCL-9, CXCL-10, CXCL-11); las primeras favorecen la angiogénesis mientras que las segundas son angiostáticas.

ADIPOCINAS

El tejido graso blanco secreta una serie de moléculas que se conocen como adipocinas, también llamadas adipocitocinas, que son citocinas secretadas por el tejido adiposo y que influyen en el sistema inmunológico, el corazón, la vasculatura, el hígado, el páncreas, el cerebro y otras células del tejido adiposo. La función de estas adipocinas incluye la regulación del apetito, la saciedad, el gasto energético, la sensibilidad y la secreción de insulina, la distribución de la grasa, la función del endotelio, la regulación neuroendocrina y la función de algunos aspectos del sistema inmunológico. Los adipocitos secretan además de la IL-6 y la IL-1β, el TNF-α, el factor de crecimiento de fibroblastos 21, el inhibidor de la activación de plasminógeno, la proteína que liga retinol tipo 4 y la quimiocina CCL2, leptina, adiponectina, apelina, vaspina, visfatina, clusterina, progranulina, dipeptidil dipeptidasa 4, proteína morfogenética de hueso tipo 7, resistina, quemerina, obestatina, nesfatina, grelina y al menos otras 600 diferentes proteínas secretadas por adipocitos. La progranulina promueve la inflamación del tejido adiposo, la adiponectina tiene funciones antiinflamatorias y antiaterogénicas, la quemerina es un quimioatractante que regula la adipogénesis, la leptina regula la saciedad, el apetito y la ingesta de alimentos pero también esta involucrada en la aterogénesis, la fertilidad y la inducción de crecimiento. La apelina se relaciona con la regulación de las concentraciones séricas del factor de crecimiento vascular endotelial, la resistina regula la resistencia a la insulina y también induce la expresión de la IL-1, IL-6, IL-12 y el TNF-α.

Recientemente se destaca la secreción de moléculas por tejido muscular/adipuloso, bautizadas como miosinas, particularmente una conocida como irisina que es la responsable de "obscurecer" el tejido blanco adiposo subcutáneo y que se asocia con mejoría en la resistencia a la insulina. Es secretada por musculo y adipocitos en respuesta al ejercicio y en general a la contracción muscular. Existen otras muchas mas miosinas además de la irisina (miostatina, mionectina): se cree que también son cerca de 600 aunque la gran mayoría de ellas se les considera también como adipocinas o interleucinas, y estan relacionadas con la regulación de la masa muscular.

Por todo la anterior el tejido graso se considera un órgano endocrino, muchas de estas adipocinas tienen funciones y características entre las citocinas y las hormonas.

EFECTO DE LAS CITOCINAS SOBRE LA DIFERENCIACIÓN DE LEUCOCITOS

El tipo de respuesta inmunológica que se da por el estímulo antigénico está directamente relacionada con el tipo de citocinas que sintetizan y secretan los leucocitos, por lo que las citocinas de la respuesta inmunológica innata difieren de las de la respuesta inmunológica adaptativa. Por ejemplo los linfocitos Th1 de la respuesta inmunológica adaptativa y asociadas a la respuesta celular secretan IL-2, TNF-β, IFN-γ, mientras que los linfocitos Th2 asociados a la respuesta humoral secretan IL-4, IL-5, IL-9 y IL-13. Sin embargo las células iTreg también conocidas como Th3, que están asociadas a la regulación inmunológica negativa para mantener la homeostasis, es decir, antinflamatoria, secretan TGF-β, mientras que los linfocitos Treg, conocidos como Tr1, secretan IL-10. Los linfocitos Th17 secretan IL-17A, IL-17F, IL-22. Dado que mantener la homeostasis es una función vital para el organismo, las citocinas poseen efectos antagónicos promoviendo o inhibiendo la inflamación, al unirse a sus receptores pueden activarse o inhibirse dependiendo del tipo de agresión y de la respuesta inflamatoria resultante. La red funcional de las subpoblaciones linfocitarias Th CD4+ es cada vez más compleja; los linfocitos Th1, Th17 y Th9 promueven una respuesta inmunológica mediada por células y es totalmente proinflamatoria, las Th2 y Tfh promueven una respuesta inmunológica humoral, y las iTreg y Treg1 inducen la regulación negativa de la respuesta inmunológica. Existe otra población de linfocitos

cooperadores que se conoce como Th25 la cual es Act1+ y cuyo receptor es un heterodímero formado por IL17Ra e IL17RB. Puede activarse por STAT5 en presencia de IL-4, IL-13 o IL-25. Refuerza la respuesta Th2 y favorece la diferenciación de macrófagos M2.

En relación a la respuesta dependiente de linfocitos T antígeno especifica, que requiere de su expansión para reconocer y eliminar patógenos así como para inducir memoria inmunológica de largo plazo, el proceso inicia con la activación de las APC que presentan antígenos en el contexto molecular del MHC II y secretan IL-12; los linfocitos Th0 CD4+ *naïve* son estimulados y empiezan a secretar IL-12 e IFN-γ, ambos actúan de forma autocrina y favorecen la diferenciación de linfocitos Th *naïve* hacia un perfil Th1 a través de la vía de señalización de STAT1; la respuesta culmina con la activación del factor de transcripción T-bet que a su vez induce la expresión de IL-2, IFN-γ y TNF-β, generando una retroalimentación positiva.

En el caso de los linfocitos Th2, el linfocito Th0 *naïve* es activado por una APC productora de IL-4, a través de la vía de STAT6 se activa el factor de transcripción GATA3 que favorece la síntesis de IL-4 que funciona de forma autocrina, así como de IL-5, IL-9, IL-10, IL-13, IL-25 y IL-31.

La diferenciación específica de los linfocitos Th0 en Th1 o Th2 depende de diferentes factores; actualmente se cree que esta diferenciación se ve favorecida por la dosis de antígeno, el tipo de APC, la activación de ciertas moléculas coestimulatorias, modificaciones genéticas y posiblemente la predisposición genética y los factores ambientales. Una representación relativamente simple de las citocinas que intervienen en la diferenciación de las diferentes subpoblaciones T a partir de linfocitos Th0 se muestra en las figuras 14-4 y 14-5.

Vale la pena destacar que la lista de poblaciones de linfocitos Th ha pasado de los perfiles Th1 y Th2, hasta los perfiles Th1, Th2, Th9, Th17, Th22, Tfh, e iTreg; asimismo, se conocen otras poblaciones linfocitarias que se diferencian y maduran directamente en el timo, por ejemplo nTreg, Th0 y NKT. Finalmente, todos estos perfiles de linfocitos Th CD4+ se encuentran influenciados por las citocinas presentes en el microambiente. Un claro ejemplo de lo anterior es la polarización de los linfocitos Th2 hacia linfocitos Th9 en presencia de TGF-β y la reciente evidencia que confirma que los linfocitos Th9 en presencia de IL-1β, IL-6, IL-10, IL-12, IL.21 e IL-25 incrementan de manera muy importante la síntesis de IL-9.

En el caso de los linfocitos Tc CD8+, se diferencian en cuatro subpoblaciones, definidas como Tc1, Tc2, Tc9 y Tc17. Los linfocitos Tc9 y los Tc17 presentan una baja actividad citotóxica mientras que los Tc1 y los Tc2 tienen una actividad citotóxica alta.

La tabla 14-6 enlista de forma sucinta a las citocinas que secretan y las citocinas que activan a las poblaciones celulares importantes en el mantenimiento de la homeostasis en la respuesta inmunológica innata. Es importante destacar que la clasificación de las poblaciones celulares asociadas a la respuesta inmunológica innata (macrófagos, mastocitos, neutrófilos, eosinófilos, basófilos, células NK y células epiteliales) y adaptativa (linfocitos T, linfocitos B, linfocitos NKT, células dendríticas, células plasmáticas y células endoteliales), resulta una herramienta meramente didáctica para el estudio y comprensión de las mismas; con el tiempo se han descrito nuevas subpoblaciones o nuevas funciones celulares que establecen un entrecruzamiento funcional de todas las poblaciones celulares que participan en la respuesta inmunológica.

El gran mundo de las poblaciones celulares con acción sobre la respuesta y regulación inmunológica se ha visto recientemente enriquecida con una nueva población bautizada como células linfoides innatas que tienen cierta semejanza con las células NK pero cuya función esta mas directamente relacionada con respuestas inmunológicas innatas muy tempranas.

A pesar de los avances en la investigación para dilucidar las funciones de las citocinas, es necesario comprender los mecanismos en mayor detalle de la regulación del sistema inmunológico, ya que éste es un sistema de discriminación entre lo *propio* y lo *no propio* estrechamente relacionado con el macro y el microambiente en el que se desarrolla y desempeña el individuo, y que ejerce funciones de reconocimiento, tolerancia, ataque, limpieza y rege-

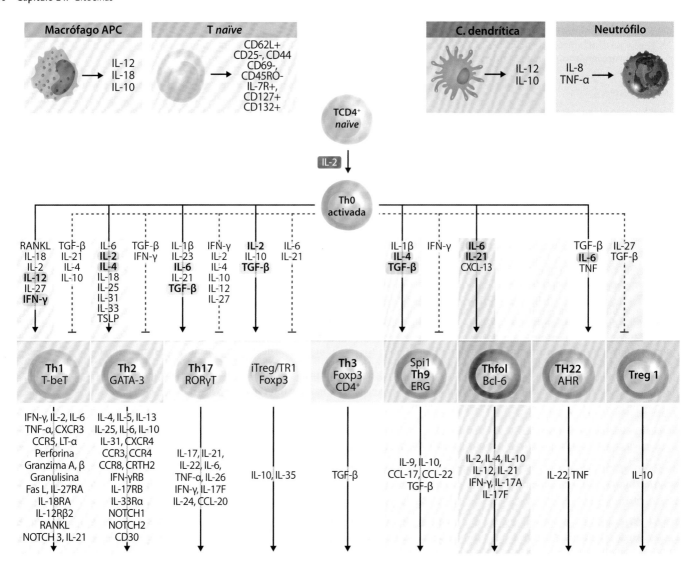

Figura 14-4. Representación esquemática de las citocinas que favorecen la diferenciación de las diferentes subpoblaciones de linfocitos T cooperadores caracterizados hasta la fecha. Como se puede observar existe una enorme variedad de citocinas inductoras, aunque las predominantes se encuentran marcadas en un círculo. También se puede observar la gran cantidad de citocinas que pueden inhibir o interferir con la diferenciación de estas subpoblaciones. En cada una de las subpoblaciones de linfocitos T cooperadores está anotado el factor de transcripción que caracteriza a esas poblaciones, así como a las citocinas que secretan esas subpoblaciones. Una misma citocina puede activar la diferenciación de una o dos subpoblaciones de linfocitos T cooperadores, pero, a la vez, inhibir el proceso de diferenciación de otra subpoblación. El ejemplo más evidente en esta tabla es el factor transformante de crecimiento tipo beta TNF-β, que favorece la diferenciación de linfocitos Th0 a Treg/TR1 y a Th9, pero a la vez inhibe la formación de linfocitos Th2. Estas grandes diferencias refuerzan una vez más la importancia del entorno en el que se da el proceso inmunológico y fortalecen las diferencias que se pueden generar de acuerdo con la predisposición del individuo, el antígeno que inicia el proceso, la célula que lo presentó, la región antigénica que fue reconocida, etcétera.

neración tisular. Cabe destacar que día a día emerge una nueva visión de la relevancia de los procesos químicos y bioquímicos que se dan al conformar mono o heterodímeros de las citocinas y que parecen participar y definir la diversidad de funciones relacionada con cada una de ellas. En este mismo sentido, la manipulación exagerada de estas moléculas puede tener efectos deletéreos en la salud de los individuos ya que se altera el delicado equilibrio entre proinflamación y antiinflamación que median las citocinas (véase figura 14-6).

Los numerosos estudios y trabajos científicos realizados sobre estas moléculas nos permiten hoy día tener acceso a prácticamente todas las citocinas descritas en su forma recombinante; algunas de ellas se utilizan terapéuticamente en infecciones virales, melanomas, esclerosis múltiple, y algunos tipos de leucemias. Esta senda puede favorecer los esquemas actuales de tratamiento pero requiere de profundizar en el conocimiento de esta maravillosa y compleja red de moléculas que comunican a absolutamente todas las células del organismo.

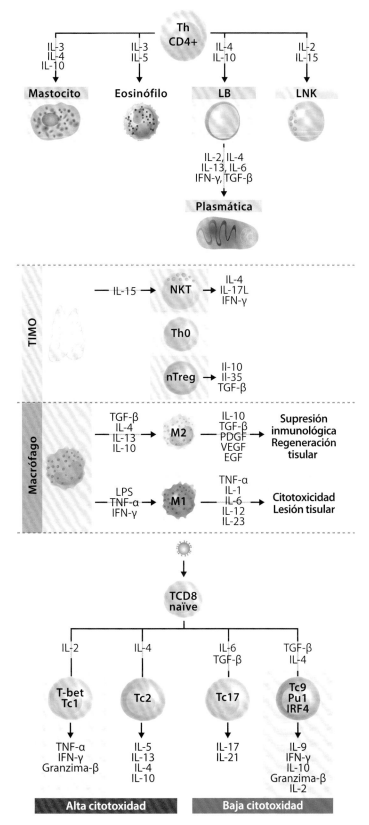

FIGURA 14-5. De manera similar a lo mencionado en la figura 14-4, en esta figura se destaca una característica poco exaltada de las citocinas: favorecer el cambio fenotípico de células bien diferenciadas de manera previa en otras subpoblaciones linfocitarias. Es muy probable que la causa también dependa de la predisposición del individuo, el antígeno que inicia el proceso, la célula que lo presentó, la región antigénica que fue reconocida, etc., sin embargo, es un hecho es que el microambiente en el que se da la respuesta, también influye. Sigue siendo un misterio la razón de que un linfocito T CD8+ que existe en cuatro diferentes fenotipos y funciones (*naïve*, memoria central, memoria efectora, efector), que se supone tiene una función citotóxica bien definida puede convertirse en un linfocito T citotóxico secretor de IL-9. Pero si se considera que la función primordial de IL-9 es la de factor de crecimiento e inductor de la secreción de IgE, es posible asumir que la transformación se debe a requerimientos locales que no se estaban cumpliendo, lo cual es un ejemplo más del pleomorfismo y pleiotropismo de las citocinas.

TABLA 14-6. Citocinas que secretan y que activan las poblaciones celulares importantes en el mantenimiento de la homeostasis en la respuesta inmunológica innata

	Citocinas que secretan	Citocinas que los activan
Macrófagos	IL-1, IL-6, IL-8, IL-10, IL-12, IL-15, IL-27 IFN-α, IFN-β, TNF-α, TGF-β CCL 3, CCL 2	IFN-γ
Mastocitos	IL-1, IL-4, IL-5, IL-6, IL-8, IL-12 TNF-α, IFN-α, IFN-β CCL 2, CCL 3, CCL 5 GM-CSF, M-CSF, SCF	IL-9
Neutrófilos	IL-6, IL-8 TNF-α	IL-17, GM-CSF, G-CSF, IL-8, TNF-α
Eosinófilos	IL-1, IL-4, IL-5, IL-8 TNF-α, TGF-β	IL-5, GM-CSF
Basófilos	IL-4, IL-13, IL-25	IL-18, IL-33, GM-CSF
Células NK	IFN-γ, TNF-α	IL-2, 12, 15
Células epiteliales	IL-6, IL-5, IL-32 TNF-α, GM-CSF	IL-4, IL-5
Células endoteliales	IL-1, IL-6, IL-8 TNF-α, TGF β CCL 2, CCL 5, CXCL 9	
Células β		IL-5, IL-13

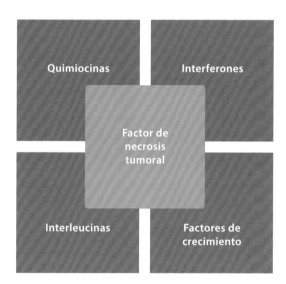

FIGURA 14-6. Representación de las interacciones que modulan el equilibrio entre todas las citocinas y que mantienen la homeostasis inmunológica. A pesar de que el TNF no es el principal regulador, sí se le puede considerar una molécula reguladora muy importante.

 RECUADRO 14-2. CITOCINAS Y SÍNDROMES DE LIBERACIÓN DE CITOCINAS

No se pueden pasar por alto las consecuencias que derivan de la falla en la regulación homeostática de la síntesis y secreción de citocinas, las cuales favorecen la aparición de los llamados síndromes de liberación de citocinas (CRS, *cytokines release syndromes*) que representan una enorme variedad de causas inflamatorias, muchas veces confundidas con sepsis bacteriana, que tienen como común denominador la llamada tormenta de citocinas. Las manifestaciones iniciales de estos síndromes son sugestivas de inflamación severa que progresan a un síndrome de falla orgánica múltiple y, eventualmente, a la muerte. Las manifestaciones clínicas incluyen fiebre, malestar general, taquicardia, taquipnea, edema generalizado, linfadenopatía, hepato y esplenomegalia, hipotensión arterial, erupción cutánea y alteraciones mentales. También hay citopenia por consumo, hipoalbuminemia y disminución en la velocidad de sedimentación de los eritrocitos, así como en la concentración sérica de fibrinógeno, lo cual habla de un síndrome de activación de macrófagos y coagulopatía intravascular diseminada. Estos síndromes se consideran como entidades derivados de un fenómeno de hiperactivación inmunológica como consecuencia de un exceso de estímulos proinflamatorios (antígeno, superantígenos, ligando de TLR, activación de inflamasomas, LPS bacteriano, excesiva secreción de IL1β, IL-6, IL-12, IL-18, TNFα, IFNγ) o inadecuada regulación por falta de agentes antiinflamatorios (células Treg, linfocitos B10, IL-10, IL-1Ra, TGFβ, péptidos antimicrobianos) en personas normales pero principalmente en individuos con alguna inmunodeficiencia primaria (enfermedad granulomatosa crónica, inmunodeficiencia severa combinada, agammaglobulinemia), o asociada a edad avanzada, malnutrición, obesidad, diabetes no controlada, sida u otras. Un porcentaje elevado de la mortalidad asociada a la epidemia por el virus de la influenza tipo b se debió al desarrollo de este síndrome. También se observa como consecuencia del uso terapéutico de anticuerpos monoclonales específicos anti CD-19 o del receptor antigénico quimérico de células T dirigidos contra CD19 en leucemia linfoblástica o en linfomas. En general el tratamiento de estos síndromes de liberación de citocinas requiere de recuperación de la homeostasis vascular e inmunosupresión para lo que se recomienda aplicación de plasma fresco, anticuerpos anti IL-6, y metilprednisolona (potente inmunosupresor y antiinflamatorio).

Recuadro 14-3. Citocinas y la infección por SARS-CoV2

El síndrome de dificultad respiratoria aguda (SDRA) inducida por el coronavirus SARS-CoV2, es la consecuencia de un severo proceso inflamatorio inducido por el masivo y muy rápido reclutamiento, infiltración y activación de células inmunes particularmente macrófagos alveolares y células epiteliales bronquiales en los pulmones que en un periodo muy breve de tiempo favorece el incremento sérico y la liberación de citocinas y quimiocinas proinflamatorias. A este proceso se le conoce como tormenta de citocinas y puede ser tan severo que, además de afectar el tejido pulmonar, también puede afectar la circulación sistémica induciendo falla orgánica múltiple y la muerte. La tormenta de citocinas se observa en individuos con factores de riesgo tales como obesidad, hipertensión, diabetes, cardiopatías, entre otras enfermedades, pero hasta este momento se desconoce que mecanismos moleculares favorecen o inhiben el desarrollo de esta tormenta.

Está bien establecido que en individuos infectados por SARS-CoV2 hay una alteración, dependiendo de la edad, en la cantidad de linfocitos T, células NK, células dendríticas y macrófagos. También se ha detectado un aumento en la concentración sérica de CCL2, CCL3, CXCL3, CXCL5, CXCL10 (IP-10) y de IL-1, IL-4, IL-6, IL-12 (esta última primordialmente secretada por las células dendríticas), IL-17, IFN-β1, e IFN-γ. En los pacientes mas graves o de mayor edad también se elevan las concentraciones de IL-2, IL-7, IL-23α (esta última favorece la proliferación de linfocitos Th17), IL-33, G-CSF, MCP-3, IL1rα, CCL3 y TNF-α. Sin embargo, aunque la información que se tiene en numerosos estudios es contradictoria, se ha reportado una disminución en la cantidad o en la función de linfocitos Treg FoxP3+. La presencia de estos linfocitos es vital en la regulación inmunológica ya que limitan la activación, la proliferación y la función efectora de los linfocitos T controlando así la respuesta inflamatoria y apoptótica y limitando la lesión tisular mediada por inflamación.

En estudios sobre la respuesta inmunológica provocada por el SARS-CoV2 en ratones se ha confirmado una severa respuesta mediada por linfocitos T tanto cooperadores como citotóxicos en animales jóvenes y una respuesta igual de severa, pero mas rápida mediada por monocitos en animales más viejos. A través de la subunidad S1 de la proteína S (Spike) el virus reconoce a la sialoadhesina (CD169) expresada por macrófagos ACE2+ y este reconocimiento favorece la entrada del virus por endocitosis. Una vez dentro, el virus se reproduce en el retículo endoplásmico, pero también dispara la síntesis y secreción de las citocinas mencionadas anteriormente. Aún no se ha podido dilucidar cuales son los entornos que determinan las diferencias en la velocidad de respuesta dependiendo de la edad. Llama la atención también que, en las fases mas avanzadas de la infección, la expresión de ACE2+ está incrementada en neutrófilos, células NK, células dendríticas, y linfocitos Th1, Th2, Th17. Las citocinas que más se elevan en los pacientes que fallecen son la IL-6 y la CXCL10 que son secretadas por monocitos, macrófagos, eosinófilos, células endoteliales y células epiteliales en respuesta al IFN-γ. La IL-6 genera un gradiente quimiotáctico que favorece el reclutamiento de linfocitos T CD4+ y CD8+ a la zona de inflamación, pero a la vez disminuye la actividad citotóxica de las células NK y los linfocitos T CD8+. La IL-6 ejerce su función proinflamatoria a través de un proceso de transeñalización que depende de la unión de un dímero conformado por la IL-6 y la forma soluble de IL-6R que se unen al receptor de activación gp130 expresado por prácticamente todas las células, incluyendo epiteliales y endoteliales. La CXCL10 recluta nuevos monocitos y macrófagos CXCR3+ (su ligando) a la zona de inflamación lo cual perpetúa un ciclo vicioso ya que el virus infecta a estas células perpetuando la secreción de citocinas y, por ende, el estado de hiperinflamación. Además, las células inmunes con actividad citotóxica que expresen CXCL10 (en especial células NK, linfocitos T CD8+, monocitos, neutrófilos) al unirse a células endoteliales y epiteliales CXCR3+ son lisadas. La unión de CXCL10 soluble a células endoteliales CXCR3+ induce su muerte por apoptosis. El incremento en CXCL10 se debe a la activación del inflamosoma NLRP3 lo que incrementa la síntesis de IL-1β y CXCL10. Sin embargo, es posible que el mecanismo de fondo se deba a que, al estar disminuida la actividad lítica de los linfocitos T CD8+ y las células NK contra los macrófagos y monocitos infectados por el SARS-CoV2, se prolongue la interacción célula-célula amplificándose la cascada de síntesis de citocinas proinflamatorias. A la par se ha observado una disminución en la cantidad de linfocitos T probablemente mediada por el aumento en la concentración de IL-6 que promueve la necrosis de linfocitos Th1. Todos estos mecanismos se entrecruzan afectando así la regulación inmunológica.

Existen enfermedades autoinmunes como linfohistiocitosis hemofagocítica familiar, artritis sistémica idiopática juvenil, o lupus eritematoso que cuando generan tormenta de citocinas se engloban bajo el nombre de síndrome de activación de macrófagos. Pacientes con leucemia tratados con linfocitos T autólogos modificados que expresan TCR quiméricos (CAR-T) también pueden desarrollar tormenta de citocinas. Al parecer en todas estas entidades hay una activación de vías de señalización mediadas por mTOR para el aumento en la síntesis de IL-6 y de JAK para el aumento en la síntesis de IFN-α y -β.

La tabla 14-3-1 enlista la actividad de cada una de las citocinas involucradas en la tormenta de citocinas.

La gran interrogante hasta ahora es por qué SARS-CoV2 y la consecuente tormenta de citocinas es fatal solo en 7% de los individuos infectados, especialmente aquellos que son diabéticos u obesos. Se sabe que la expresión del factor de transcripción IRF5 (*interferon regulatory factor 5*) que es un mediador central en la inducción de la síntesis de citocinas proinflamatorias, en particular IL-6, IL-12, IL-23 y TNF-α por parte de macrófagos, monocitos y células dendríticas está incrementada en los macrófagos del tejido adiposo de diabéticos y obesos por lo que en estos individuos se favorece el estado de hiperinflamación mediado por estas citocinas proinflamatorias.

¿Qué opciones terapéuticas tenemos? Aunque actualmente se están desarrollando más de 120 vacunas contra SARS-CoV2, no existe un tratamiento específico contra la tormenta de citocinas. Para ello se evalúan varias opciones: anticuerpos monoclonales dirigidos contra el receptor de IL-6 o contra CXCL10, inmunosupresores, antivirales, inhibidores de TNF o de factores de transcripción y una extensa variedad de moléculas con reconocida actividad antiinflamatoria. Sin embargo, aún estamos lejos de entender los mecanismos que regulan la homeostasis inmune y prevenir la tormenta de citocinas ya que la actividad pleiotrópica de las mismas induce diferentes funciones dependiendo del órgano donde se localice y si hay o no un proceso inflamatorio activo.

TABLA 14-3-1. Efecto amplificador de la respuesta inmunológica de las citocinas que se incrementan en la tormenta de citocinas observada en pacientes con SARS

Citocina	Célula productora	SDRA	SARS	Efecto
IL-1β	Mac, Mon, Neu, Fib, Epi, Linf T	++	+++	Proliferación de linfocitos T CD4 y CD8, fiebre, activación de NLRP3, activación de NK, favorece secreción de IL-2, IL-12 e IFN-γ
IL-2	Linf T CD4, Linf T CD8, NK, DC	+	++	Proliferación de linfocitos T, B y NK, desarrollo de Treg
IL-4	Linf Th2, Eos, Bas, Mas	++	++/+++	Diferenciación de Th2, sobre expresión CD23
IL-6	Mon, Mac, Fib, End, Linf T	++	+++/++++	Recluta monocitos, neutrófilos, linfocitos T, favorece diferenciación de macrófagos, inhibe la diferenciación de Treg, induce la formación de Th17
IL-7	Mon, Mac, DC, Epi	+	++	Proliferación de T, síntesis de citocinas por monocitos
IL-12	Mon, Mac, DC, Neu	+	+++	Diferenciación de Th1, activación de NK
IL-17	Neu, NK, Linf T CD8, Linf Th17	++	+++	Liberación de Citocinas inflamatorias, quimiocinas y metaloproteasas

(continúa)

RECUADRO 14-3. CITOCINAS Y LA INFECCIÓN POR SARS-CoV2 (*continuación*)

TABLA 14-3-1. Efecto amplificador de la respuesta inmunológica de las citocinas que se incrementan en la tormenta de citocinas observada en pacientes con SARS (*continuación*)

Citocina	Célula productora	SDRA	SARS	Efecto
IL-23	Mac, DC	+	+++	Proliferación de Th17, secreción de IL-17
IL-33	Endo	+	+	Reprime la actividad transcripcional
IFN-β	Fib	++	++	Induce respuestas apoptóticas
IFN-γ	NK, T CD4, T CD8	+++	+++	Promueve la actividad citotóxica de casi todas las células inmunes
TNF-α	Mac, NK, T CD4, T CD8	++	++/+++	Activa citotóxicidad, favorece la inflamación, recluta células inmunes
G-CSF	Mac, End, Fib	-/+	+++	Maduración y liberación de neutrófilos
MCP3	Mon, Mac, NK, DC, Eos, T CD4	++	++	Recluta neutrófilos y monocitos
CCL2	Mon, DC, NK, Linf Th1 y Th2	++	+++	Migración de monocitos, NK, células dendríticas, eosinofilos, linfocitos T
CCL3	Mon, DC, NK, Linf Th1 y Th2	++	++	Migración de monocitos, NK, células dendríticas, eosinofilos, linfocitos T
CXCL3	Neu, Mon, Endo, Fib	++	++	Migración, adherencia y activación de neutrófilos, monocitos, macrófagos, linfocitos T a células endoteliales y epiteliales
CXCL5	Mon, Endo, Plaquetas, Epi, Endo	++	++	Migración, adherencia y activación de neutrófilos, monocitos, macrófagos, linfocitos T a células endoteliales y epiteliales
CXCL10	Linf TCD4 y TCD8, NK, DC, Mon, Neu, End, Fib.	++	+++/++++	Inducida por IFNγ favorece la migración, adherencia y activación de neutrófilos, eosinofilos, monocitos, macrófagos, células NK y linfocitos T a células endoteliales y epiteliales
IL-1ra	Mon, Mac, Fib, End, Epi, Neu	++	++	

Bas, basófilos; DC, células dendríticas; End, célula endotelial; Eos, eosinófilos; Epi, célula epitelial; Fib, fibroblasto; Linf, linfocitos; Mac, macrófago; Mas, mastocitos; Mon, monocito; Neu, neutrófilos; SARS, síndrome respiratorio agudo grave (*severe acute respiratory distress syndrome*), SDRA, síndrome de dificultad respiratoria aguda.

Referencias bibliográficas

Felsenstein S, Clin Immunol 215:108448, 2020; Huang C *et al.*, Lancet China 2020; Yao Z *et al.*, Aging 2020; Hoffmann M *et al.*, Cell 2020; Crayne B *et al.*, Front Immunol 2019; Scheller J *et al*, BBA-Mol Cell Res 2011.

RESUMEN

- Las citocinas son una gran familia de más de 100 glucoproteínas de bajo peso molecular sintetizadas y secretadas por prácticamente todas las células asociadas con la respuesta inmunológica que al unirse a receptores específicos regulan la función y diferenciación de las células involucradas en las respuestas inmunológicas innata o adaptativa. Existen tres grandes familias: las interleucinas, las quimiocinas y las adipocinas. Estructuralmente se dividen en citocinas tipo 1 o tipo 2. Las de tipo 1 son esencialmente globulares y están formadas por cuatro hélices α que pueden ser de cadena larga (IL-3, IL-6) o corta (IL-2, IL-5) ambas con muy pequeñas cadenas β; mientras que las de tipo 2 son más estructurales ya que están formadas por tres hojas β.
- En cuanto a estructura las quimiocinas son de más bajo peso molecular que las interleucinas (8 a 14 Kda *vs.* 8 a 26 Kda, respectivamente). Su estructura terciaria es muy conservada y está formada por tres hojas β unidas a una hélice α. Poseen puentes disulfuro internos, formados por residuos de cisteína, en sitios muy conservados que definen su nomenclatura dependiendo del número y localización estructural de los dos primeros residuos de cisteína.
- Se han descrito seis diferentes tipos de receptor para las citocinas, los cinco primeros (tipo 1, tipo 2, IL-1/TLR, TNFR y Th17) se encargan de activar vías de señalización mediadas por JAK, STAT, TIR, IRAK, TRAF o SEFIR y se agrupan por homología estructural. El sexto receptor es el de quimiocinas que tienen 7 pasos transmembranales y se unen a proteínas G a través de las cuales activan a las células. El control de estas vías de activación también esta relacionada con la inducción de anergia inmune o de tolerancia inmune ya que, así como activa la secreción de más citocinas también puede inducir la apoptosis de células inmunes.
- Las interleucinas o citocinas clase I constituyen una gran familia de proteínas dentro de las citocinas, a la fecha se conocen 40 diferentes interleucinas. La regulación que ejercen no es solo sobre las células del sistema inmunológico sino sobre prácticamente todas las células que conforman los tejidos y órganos. Los principales efectos inmunorreguladores de las interleucinas son activación y diferenciación de las células inmunes pero debido a su actividad pleiotrópica la función de cada una de ellas varía de órgano a órgano, tejido y población celular. Además, dependiendo de las necesidades inmunes del entorno en el que se activa y genera la respuesta inmunológica, las interleucinas derivadas de una subpoblación inmune pueden modificar la diferenciación de una célula en otra diferente.
- Interferones o citocinas clase II son moléculas que inducen estados antimicrobianos en la célula infectada para limitar la diseminación del patógeno, además modulan la respuesta inmunológica innata y favorecen la presentación antigénica, y activan la respuesta inmunológica adaptativa que incluye el desarrollo de respuestas antígeno específicas por linfocitos B y T así como la generación de memoria inmunológica. Se clasifican en tres diferentes tipos (I, II y III, IFNα y β, IFNγ, IFNl1-4 e IL-28 respectivamente).
- Factor de necrosis tumoral o TNF es una familia constituida por 27 diferentes sintetizada para prácticamente todas las grandes poblaciones de células inmunes pero que responden a PAMP y DAMP. Existen dos tipos el α y el β, son de diferente afinidad y participan de manera importante en la respuesta inflamatoria.
- Los factores de crecimiento transformantes son en realidad una gran familia conformada por siete subfamilias que suman más de 40 diferentes proteínas. Todos ellos tienen funciones en la embriogénesis temprana, el desarrollo del mesodermo y el ectodermo y, de prácticamente, todos los órganos durante el desarrollo. La subfamilia del TGFβ, junto con la IL-10, se le considera uno de los grandes inmunosupresores de las respuestas inmunológicas. El total de proteínas pertenecientes a esta familia y descritas hasta la fecha rebasa las 80.
- Las quimiocinas se diferencian de las interleucinas por ser estructuralmente diferentes y porque sus receptores también lo son. Esencialmente son los grandes reguladores del reclutamiento y direccionalidad de células inmunes de un sitio a otro. Hasta la fecha se han descrito cuatro diferentes familias estructuralmente diferentes que dan un total de 45 diferentes quimiocinas.
- Las adipocinas son citocinas que secreta el tejido graso. Incluye a todas las citocinas que se mencionan en el capítulo y otras más características propias de este órgano. Se han descrito 600 diferentes tipos de adipocina.

TÉRMINOS CLAVE

Citocinas Proteínas que coordinan, modulan y regulan las funciones leucocitarias; además, permiten una comunicación bidireccional con el sistema nervioso y endocrino por medio de una familia de cinco tipos de receptores.

Interferones tipo I Llamados así porque originalmente se observó que tenían la capacidad de interferir con la replicación viral. En la actualidad constituyen un grupo de citocinas que pueden ser producidas por varios tipos celulares y que incluyen otras actividades, como inmunomodulación y antiproliferación. Los interferones de tipo I incluyen al IFNα e IFNβ.

Interferones tipo II Citocina de tipo II, principal factor de activación de macrófagos y determinante en la diferenciación de linfocitos Th1. También promueve el cambio de clase a ciertos isotipos de IgG.

Receptor Molécula cuya función biológica depende de la unión con su ligando. Por lo general los receptores se encuentran en la superficie celular, aunque algunos existen de forma intracitoplasmática

Quimiocinas Proteínas producidas por diversas células inmunológicas. Tienen tamaño pequeño y favorecen la quimiotaxis y la activación celular.

⚡ PREGUNTAS DE AUTOEVALUACIÓN

1. **Las citocinas son:**
   a. hormonas
   b. mediadores de la comunicación intercelular
   c. neurotransmisores
   d. secretadas por casi todas las células nucleadas del organismo
   e. b y d son correctas

2. **La transcripción del mRNA de los genes que codifican citocinas:**
   a. es permanente
   b. solo se da cuando hay fiebre
   c. es transitorio
   d. depende del ciclo circadiano
   e. ninguna es correcta

3. **Una de las características fundamentales de las citocinas es que:**
   a. inhiben la activación celular
   b. inducen múltiples efectos biológicos
   c. se degradan con el calor
   d. solo actúan en condiciones de pH neutro
   e. ninguna es correcta

4. **Las citocinas solo se secretan en la:**
   a. respuesta inmunológica innata
   b. respuesta inmunológica adaptativa
   c. respuesta mediada por células epiteliales
   d. a y b son correctas
   e. a y c son correctas

5. **Los receptores principales de las citocinas:**
   a. solo se diferencian por estar en diferentes células
   b. son de muy baja afinidad
   c. están formados por la misma cantidad de cadenas
   d. son de muy alta afinidad
   e. poseen cadenas laterales

6. **Las citocinas ejercen:**
   a. efectos inmunosupresores
   b. efectos inmunoreguladores
   c. ambos independientemente del microambiente
   d. ambos dependiendo del microambiente
   e. ninguna es correcta

7. **Las citocinas antinflamatorias son:**
   a. la IL-10
   b. la IL-11
   c. la IL-6
   d. la IL-13
   e. todas las anteriores

8. **Las citocinas proinflamatorias son:**
   a. la IL-12
   b. la IL-1
   c. la TNF
   d. todas las anteriores
   e. solo a y b

9. **La función primordial de las quimiocinas es:**
   a. dirigir el tráfico y la migración celular
   b. favorecer la angiogénesis
   c. regular la unión célula inmune-matriz
   d. ninguna de las anteriores
   e. a, b y c son correctas

10. **Las adipocinas no son:**
   a. reguladores del apetito y la saciedad
   b. un grupo de cerca de 600 diferentes moléculas
   c. ejercen funciones anti y proinflamatorias
   d. secretadas por el tejido graso blanco
   e. secretadas por la hipófisis

⚡ RESPUESTAS A LAS PREGUNTAS DE AUTOEVALUACIÓN

1. **e.** b y d son correctas
2. **c.** es transitorio
3. **b.** inducen múltiples efectos biológicos
4. **d.** a y b son correctas
5. **d.** son de muy alta afinidad

6. **c.** ambos independientemente del microambiente
7. **e.** todas las anteriores
8. **d.** todas las anteriores
9. **a.** dirigir el trafico y la migración celular
10. **e.** secretadas por la hipófisis

15

COOPERACIÓN T-B

Martha Cecilia Moreno Lafont • Rubén López Santiago

OBJETIVOS DE APRENDIZAJE

Al terminar este capítulo el lector será capaz de:

1. Describir los linfocitos B
2. Identificar los eventos tempranos en la generación de anticuerpos a antígenos dependientes de linfocitos
3. Integrar la interacción T-B, Tfh
4. Entender cómo se forma el centro germinal
5. Integrar el conocimiento sobre la respuesta hacia antígenos dependientes e independientes de linfocitos Th CD4+

INTRODUCCIÓN

La cooperación entre los linfocitos T y B es crucial para establecer una respuesta inmunológica adaptativa adecuada. Ya se conocen los movimientos moleculares que ocurren en cada una de estas células para establecer la sinapsis inmunológica completa y los cambios dinámicos hacia el interior de las mismas. Enseguida se abordan los detalles moleculares en la cooperación T-B para la respuesta timo-dependiente, así como la respuesta de los linfocitos B hacia antígenos timo-independientes.

LINFOCITOS B

En ratones se han demostrado cinco poblaciones de linfocitos B con capacidad para producir anticuerpos:

a) **Linfocitos B1:** se subdividen en linfocitos B1a y linfocitos B1b; comprenden 3% de los linfocitos del bazo, aunque se encuentran además en las cavidades peritoneal y pleural.

b) **Linfocitos B2:** se subdividen en linfocitos B de zona marginal (15%) y linfocitos B foliculares convencionales (70% de los linfocitos B del bazo); son linfocitos B que poseen un fenotipo y propiedades funcionales únicas. Pueden ser identificados por la expresión en membrana de IgM, IgD, CD23, CD21 y CD38. Los linfocitos de la zona marginal participan con mayor alcance ante antígenos timo-independientes. Estos linfocitos están ubicados de forma estratégica, cerca de los macrófagos y del seno marginal en el bazo, lo que les permite exponerse a los antígenos que son transportados en la sangre. Los linfocitos B foliculares están posicionados a un lado de la zona de T, lo que les facilita responder a antígenos timo-dependientes.

c) **Linfocitos B reguladores:** son células con funciones reguladoras, productoras de IL-10 y TGFβ, que expresan CD80/CD86 y FasL. Poseen diversos mecanismos para regular la respuesta inmunológica, que incluyen el restablecimiento del balance Th1/Th2 a través de IL-10 y la inhibición de la dife-

renciación de Th1 y Th17, aunque promueve la proliferación de linfocitos T reguladores (Treg). Estas funciones reguladoras no solo las realizan por medio de la secreción de IL-10 y TGFβ, sino a través del contacto célula-célula entre las moléculas CD80/CD86 en el linfocito Breg que se unen a CD28 o al CTLA4 en un linfocito T efector (lo que provoca la diferenciación de éste a Treg), o mediante la trimerización de FasL en la célula Breg, que propicia la muerte por apoptosis de la célula portadora de Fas (linfocito efector).

Los linfocitos B1 son una **subpoblación de linfocitos B** que se autorrenuevan. Su principal función es la producción constitutiva de anticuerpos IgM naturales; muchos de estos son autorreactivos y con frecuencia dirigidos contra polisacáridos capsulares, lo cual brinda protección temprana contra una variedad de patógenos. Aunque al principio los linfocitos B1 se identificaron por la expresión de la molécula CD5, después se encontró una población de linfocitos B en el peritoneo con el fenotipo de los linfocitos B1 que no expresaban CD5, lo que dio origen a la subclasificación de estos linfocitos como B1a (CD5+) y B1b (CD5-). Ambas subpoblaciones, B1a y B1b, presentan el fenotipo CD19+CD23-CD43+CD11d+CD5+/-.

Los linfocitos B1a son numéricamente superiores a los B1b, y se ubican en su mayoría en las cavidades peritoneal y pleural. En el ratón adulto, los linfocitos B1 se restringen en especial a la cavidad peritoneal, aunque existe una pequeña proporción de estas células en el bazo. No obstante, los linfocitos B1 esplénicos y peritoneales se comportan de forma distinta. Los linfocitos B1 de la cavidad peritoneal expresan, en forma constitutiva, el factor de transcripción STAT-3 fosforilado. Uno de los aspectos más relevantes de los linfocitos B1 peritoneales murinos es su capacidad de autorrenovación, ya que producen y liberan IL-10, factor autócrino que media la proliferación y sobrevida de los mismos. Se ha demostrado que tanto la quimiocina CXCL12 (SDF1) como la IL-10 contribuyen de manera sinérgica al mantenimiento del comportamiento de los linfocitos B peritoneales y en particular de la subpoblación de linfocitos B1a. Se sugiere que la acción de la IL-10 sobre los linfocitos B1a es potenciar los efectos del SDF1 producidos por las células mesoteliales presentes en la cavidad. Esta quimiocina tiene como función mantener la sobrevida, retenerlos en la cavidad peritoneal y favorecer la proliferación de los linfocitos B1. Se ha reportado que el NFAT (factor nuclear de linfocitos T activados) es fundamental para el desarrollo de los linfocitos B1a en el bazo y en el peritoneo.

Los anticuerpos naturales presentes en el suero contribuyen con la primera línea de defensa contra agentes infecciosos extracelulares, y son producidos de manera T independiente por los linfocitos B1. Estos anticuerpos representan la primera protección frente a bacterias encapsuladas o virus. Los anticuerpos naturales con especificidad antifosforilcolina (PC) reconocen el epítopo PC del polisacárido de la pared del *Streptococcus pneumoniae* y protegen a ratones contra una infección letal de este microorganismo. Cuando se inmunizan ratones con *Streptococcus pneumoniae*, LPS o con las citocinas IL-5 o IL-10, se induce la migración de linfocitos B1 hacia el bazo, donde se diferencian a células plasmáticas productoras de IgM o IgA. Además, los linfocitos B1 cumplen un papel fisiológico, ya que están implicados en la remoción de células envejecidas y apoptóticas, así como en mecanismos de inmunomodulación.

A diferencia de los linfocitos B1a, los linfocitos B1b proliferan en respuesta a la exposición antigénica, aunque se desconoce si dicha expansión clonal ocurre antes o después de la migración de las células B1b a los tejidos linfoides. Si la inmunización es repetitiva, los linfocitos B1b incrementan la producción de anticuerpos antígeno-específicos, lo que suele ocurrir en el bazo.

En los humanos, la zona marginal es un área altamente transitada por células sanguíneas provenientes de la arteria esplénica que se ramifica en arteriolas rodeadas de vaina linfática periarteriolar (PALS, *periarteriolar lymphoid sheath*), aunque esto no ocurre tanto como en roedores.

Existen diferencias entre los linfocitos B de zona marginal de roedores y humanos. Los linfocitos B de zona marginal en humanos expresan los marcadores IgM^{high}IgD^{low}CD1c^{+}CD21^{high}CD23^{-}CD27^{+}, mientras que en los roedores expresan los marcadores IgM^{high} IgD^{low}CD21^{high}CD23^{-}CD1d^{high}. En los humanos, además de en el bazo, estos linfocitos se encuentran también en la pared interna de los senos subcapsulares de los ganglios linfáticos, en las criptas epiteliales de las amígdalas y en el domo subepitelial de las placas de Peyer. Estos linfocitos son capaces de diferenciarse a células plasmáticas productoras de anticuerpos específicos para polisacáridos microbianos (antígenos timo-independientes), aunque también están involucrados en respuestas timo-específicas. Una característica de los linfocitos B de zona marginal es la producción de IgD.

En roedores, los linfocitos B de la zona folicular se encuentran a un lado de la zona de T. En estos sitios los linfocitos B reconocen y responden al antígeno y otros ligandos que son reconocidos por diversos receptores que se generan durante la maduración del linfocito B, como el receptor para el fragmento Fc de inmunoglobulina (FcR) y los receptores para complemento (CR). El linfocito B se activa e inicia una etapa proliferativa, cuya extensión depende de manera importante de la afinidad del receptor con el ligando; al salir del ciclo celular, el linfocito se diferencia a linfocito B de memoria, que se reserva para posteriores exposiciones al ligando, o se transforma en célula plasmática productora de anticuerpos. La región del folículo linfoide, en la que se concentran los linfocitos B activados, tiene características histológicas y funcionales que la distinguen; a esta región se le conoce como centro germinal (figuras 15-1 y 15-2).

EVENTOS TEMPRANOS EN LA GENERACIÓN DE ANTICUERPOS A ANTÍGENOS DEPENDIENTES DE LINFOCITOS T

El sistema inmunológico tiene la capacidad de producir anticuerpos en respuesta a la exposición antigénica. Estos anticuerpos tienen alta afinidad y especificidad por los epítopos del antígeno. Una pregunta importante es el número de células que responden a un antígeno determinado.

Los linfocitos B de los folículos interaccionan con antígenos solubles de bajo peso molecular que provienen del sistema linfático y

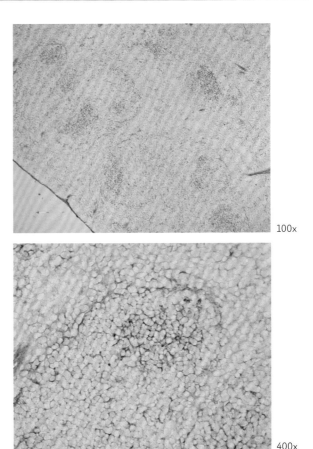

100×

400×

FIGURA 15-1. Fotografía de centro germinal murino donde se aprecian las zonas clara y oscura. Tinción con anticuerpo anti-CD38 (café) y con la lectina PNA (*peanut agglutinin*) (gris-azul). (Fotografías cortesía de MC. María Gabriela Ramírez Suárez, Dr. Héctor Romero Ramírez y Dr. Rubén López Santiago.)

entran al órgano secundario a través de difusión por los senos subcapsulares de los folículos o por los conductos. Los antígenos de alto peso molecular, complejos inmunológicos y virus son presentados en la superficie de los macrófagos que se encuentran en los senos. Además, los linfocitos B foliculares reconocen, mediante su BCR, antígenos que están presentes en la superficie de las células dendríticas foliculares (FDC, *follicular dendritic cells*) (figura 15-3).

Varias moléculas están implicadas en la presentación de antígenos al linfocito B por parte de macrófagos, células dendríticas o células dendríticas foliculares. Destacan MAC1, CR1 y CR2, que presentan antígenos cubiertos de componentes del complemento; FcγRIIB, que presenta antígenos recubiertos de IgG, y DC-SIGN (*dendritic cell-specific ICAM3-grabbing non integrin*), que presenta antígenos que contienen carbohidratos. Cabe mencionar que el propio linfocito B contiene receptores CR1 y CR2 y puede reconocer antígenos recubiertos por fragmentos del complemento, de forma independiente del BCR.

Una vez que el BCR (IgM o IgD) se une al antígeno específico, se inicia la **activación del linfocito B**. El linfocito B ejerce dos funciones cuando es activado por antígenos. Por un lado, el reconocimiento del antígeno activa una serie de reacciones bioquímicas que culminan con la proliferación y diferenciación a células plasmáticas productoras de anticuerpos. Por el otro, el linfocito B interioriza el complejo BCR-antígeno en vesículas endosomales, en las que procesa al antígeno para presentar epítopos del mismo, en asociación con moléculas MHC-II a los linfocitos Thf CD4+.

La activación de los linfocitos B se da cuando dos o más BCR reconocen el antígeno multivalente de manera simultánea (*cross linked*) (señal 1). Al mismo tiempo, la molécula CR2 (CD21) reconoce el C3d/C3g del complemento unido al antígeno y, junto con las moléculas CD19 y CD81, envía la señal 2. Ambas señales son necesarias para iniciar la activación (figura 15-4). Después del reconocimiento,

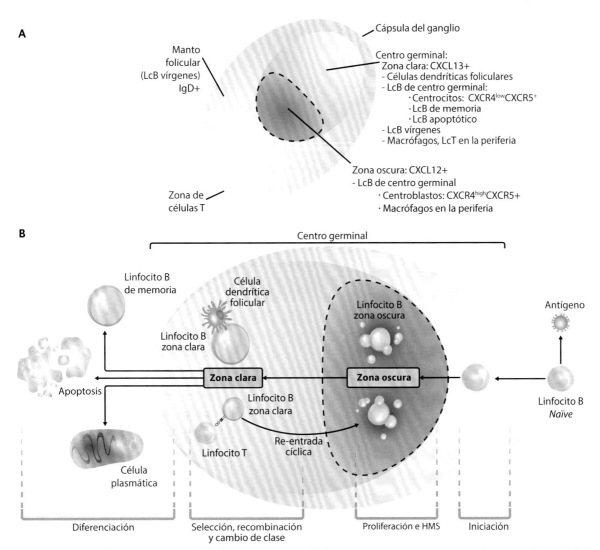

A

Manto
folicular
(LcB vírgenes)
IgD+

Cápsula del ganglio

Centro germinal:
Zona clara: CXCL13+
- Células dendríticas foliculares
- LcB de centro germinal:
  · Centrocitos: CXCR4^{low}CXCR5$^+$
  · LcB de memoria
  · LcB apoptótico
- LcB vírgenes
- Macrófagos, LcT en la periferia

Zona oscura: CXCL12+
- LcB de centro germinal
  · Centroblastos: CXCR4^{high}CXCR5+
  · Macrófagos en la periferia

Zona de
células T

B

Centro germinal

Linfocito B
de memoria

Célula
dendrítica
folicular

Linfocito B
zona oscura

Antígeno

Linfocito B
zona clara

Zona clara

Zona oscura

Apoptosis

Linfocito B
zona clara

Linfocito B
Naïve

Célula
plasmática

Linfocito T

Re-entrada
cíclica

Diferenciación

Selección, recombinación
y cambio de clase

Proliferación e HMS

Iniciación

FIGURA 15-2. Anatomía del centro germinal. A. El centro germinal se divide en zona clara y zona oscura, que se forman alrededor del día 7 posactivación del linfocito B. Cada zona presenta células con moléculas características específicas. **B.** Cuando el linfocito B *naïve* reconoce el antígeno y coopera con el linfocito T, se activa e inicia la proliferación y agregación para formar el centro germinal (zona oscura). Allí, la célula B prolifera y empieza la hipermutación somática (HMS) y pasa a la zona clara del centro germinal donde ocurre el cambio de isotipo (*switch*) para generar anticuerpos de alta afinidad. Al final debe ocurrir la diferenciación a célula plasmática o linfocito B de memoria.

las cadenas Igα e Igβ transducen la señal de reconocimiento al fosforilar sus motivos ITAM (motivo de activación de inmunorreceptores basados en tirosina) mediante las proteínas tirosina cinasas Blk, Fyn o Lyn. Esta fosforilación inicia una serie de reacciones bioquímicas en cascada similares a las que se presentan en los linfocitos T; es decir, ya que un ITAM esté doblemente fosforilado, se le une la proteína tirosina cinasa Syk, la cual se activa en el momento de la unión mediante sus dominios SH2.

Otra función de la proteína Syk es la fosforilación de la proteína de andamiaje (*scaffold protein*) SLP65 o BLNK, la cual tiene una función similar a la proteína LAT del linfocito T; es decir, atrae otras proteínas de andamiaje y forman un complejo semejante al señalosoma que recluta la fosfolipasa C-γ (PLC-γ) que es activada mediante fosforilación por la Btk (*Bruton tyrosine kinase*, o tirosina cinasa de Bruton) e hidroliza al fosfoinositol difosfato (PIP$_2$) para formar inositol trifosfato soluble (IP$_3$) y diacil glicerol (DAG), que se queda anclado a la membrana. Al igual que en los linfocitos T, el IP$_3$ se acopla a los receptores rianodina presentes en el retículo endoplásmico, donde causa la liberación del Ca^{2+} hacia el citoplasma. Cuando el linfocito B detecta que tiene los almacenes de Ca^{2+} vacíos, abre los canales de Ca^{2+} presentes en la membrana plasmática para que entre más Ca^{2+} del espacio extracelular hacia el citoplasma. Este calcio se une a moléculas específicas, tales como calcineurina, que desfosforila el factor de transcripción NFAT para que pueda traslocarse al núcleo y pro-

mover la transcripción de genes. Por su parte, el DAG recluta y activa, junto con el Ca^{2+}, la serina/treonina cinasa C (PKC), misma que, a su vez, activa el complejo CARMA:BCL10:MALT1. Éste activa la cinasa del inhibidor de κB (IKK), el cual fosforila a IκB para que se una a ubicuitinas y se degrade en los proteasomas; lo anterior deja libre el factor de transcripción NF-κB, que se trasloca al núcleo.

Por otro lado, el señalosoma recluta y activa la cascada de las MAPK, que incluye la activación de Sos⇒Ras⇒Raf⇒Mek⇒Erk. Este último se trasloca al núcleo, donde fosforila y activa los factores de transcripción Elk, TF y Egr.

Las moléculas CD19, CD21 y CD81, conocidas como el correceptor del linfocito B, se unen a sus ligandos desde el momento que el BCR está realizando el *cross link*. El ligando de la molécula CD21 son fragmentos C3dg o C3d, lo que sugiere que los antígenos recubiertos con fragmentos del complemento pueden ser reconocidos por los linfocitos B por medio del complejo CD21:CD19:CD81. Tal reconocimiento del antígeno induce la fosforilación de la región intracelular de CD19 y atrae a la fosfoinositol 3-cinasa (PI3K), misma que promueve la formación de fosfoinositol trifosfoato (PIP$_3$), el cual, entre otras funciones, inicia la activación de actina y el movimiento del citoesqueleto, de la proteína cinasa C (PKC) y B (PKB), y de la fosfolipasa C (PLC). Las moléculas correceptoras activan una cascada similar de proteínas GTP que comprende Vav⇒Rac⇒Mekk⇒Jnkk⇒Jnk, el cual se trasloca al núcleo para fosforilar la

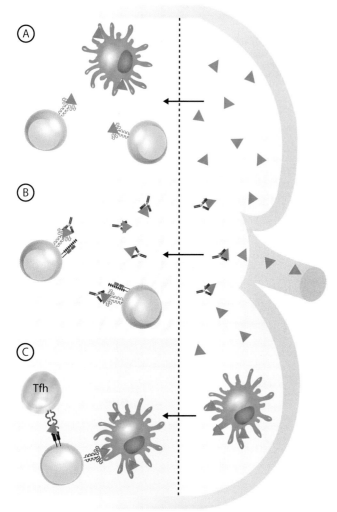

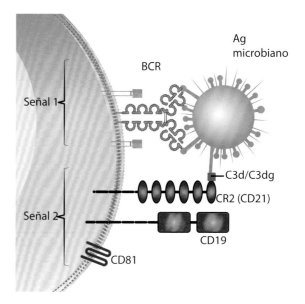

FIGURA 15-4. Reconocimiento de las señales 1 y 2 del linfocito B virgen necesarios para activarse. La señal 1 está dada por el complejo BCR al reconocer al antígeno y la señal 2 la envía el complejo CR2 (CD21) al reconocer las moléculas del complemento (C3d/C3g) unidas al antígeno junto con las moléculas CD19 y CD81.

FIGURA 15-3. El antígeno puede entrar al folículo primario a través de varias rutas. **A.** Antígenos solubles de bajo peso molecular que entran a través de los senos subcapsulares (SCS) o de los conductos y son reconocidos por el BCR del linfocito B o por las células dendríticas (DC) foliculares. **B.** Si el antígeno viene recubierto de componentes del complemento o unido a un anticuerpo (complejo inmunológico, CI), entonces es reconocido por el complejo CR2 del linfocito B. **C.** Antígenos acarreados por las DC que son reconocidos por el linfocito B, para procesarlo y presentárselo al linfocito Tfh.

proteína Jun, que se asocia con Fos para dar lugar al factor de transcripción AP-1.

Estas cascadas de señalización que terminan con la activación de los factores de transcripción NF-κB, NFAT, Elk, TF y AP-1, entre otros, inducen la expresión de genes cuyos productos son necesarios para la activación y la diferenciación del linfocito B (figura 15-5).

Los principales eventos que resultan después del reconocimiento del antígeno por el linfocito B son:

a) Activación de genes del ciclo celular que lleva al linfocito B a la proliferación (expansión clonal).
b) Activación de genes antiapoptóticos para evitar su muerte.
c) Aumento de la expresión de moléculas MHC-II y de las moléculas coestimuladoras CD80 y CD86.
d) Activación de los genes y expresión de receptores para las citocinas secretadas por los linfocitos T.

❚ INTERACCIÓN T-B, Tfh

El evento más importante en la caracterización de la cooperación entre los linfocitos T y B se describió en 1968, aunque la historia se inició en 1949, cuando Burnet y Fenner trataron de explicar la respuesta inmunológica secundaria. En 1968 ya se conocía la estructura de los anticuerpos y se aseguraba que un linfocito B tiene la capacidad de sintetizar solo un tipo de anticuerpo. Con los experimentos de inmunidad en trasplantes se demostró que, si se transfería suero de un animal a otro, y después se realizaba un trasplante heterólogo de piel, éste se rechazaba lentamente (figura 15-6).

Los primeros experimentos que demostraron la importancia de los linfocitos T en la producción de anticuerpos se hicieron en ratones timectomizados, en quienes se inhibía en forma notable la producción de anticuerpos, aun cuando tenían números normales de linfocitos B. La transferencia solamente de linfocitos B en animales irradiados subletalmente no era suficiente para reconstituir la capacidad de sintetizar anticuerpos. Solo la transferencia simultánea de linfocitos T y linfocitos B reconstituía por completo la capacidad de producir anticuerpos luego de la administración del antígeno.

La cooperación entre los linfocitos T y B surge sin dudas al esclarecer los mecanismos de reconocimiento por las moléculas del MHC-II. El modelo actual de la interacción entre ambas células establece que el linfocito Th CD4+ activado interactúa con el linfocito B por medio del reconocimiento del complejo trimolecular del TCR en la membrana del linfocito T, con el péptido-MHC-II sobre el linfocito B, el cual es seguido por la asociación entre moléculas coestimuladoras (p. ej., CD80/CD86) en el linfocito B con su receptor CD28 en el linfocito T, o CD40 con CD40L (CD154) sobre linfocitos B y T, respectivamente. A este conjunto de interacciones moleculares se le llama sinapsis inmunológica, cuya formación tarda de 5 a 30 minutos para madurar, y es necesaria para la activación de ambas células (figura 15-7). Después de 12 a 24 horas, el linfocito B expresa los receptores de las citocinas necesarias para su proceso de proliferación (24 a 96 horas) y su posterior diferenciación a célula formadora de anticuerpos o a linfocito B de memoria.

Los linfocitos Th CD4+ foliculares, Tfh, expresan el receptor para quimiocina CXCR5 y la proteína linfoma de linfocitos B6 (BCL6, *B cell lymphoma 6*), y pierden la expresión de CCR7. Reciben su nombre porque son linfocitos Th CD4+ que migran hacia los folículos de linfocitos B con abundante expresión de la quimiocina CXCL13, que es reconocida por el CXCR5 en los órganos linfoides secundarios. La cooperación de los linfocitos Tfh con los linfocitos B induce que se forme el centro germinal y regula la activación y función de los linfocitos B *in situ*. Esta cooperación requiere que se presente el péptido en el contexto molecular MHC-II y su reconocimiento por el TCR, así como la señalización por medio de la interacción de moléculas coestimuladoras (p. ej., OX40, también llamada TNFSF4) y su ligando OX40L, ICOS (coestimulador de linfocitos T

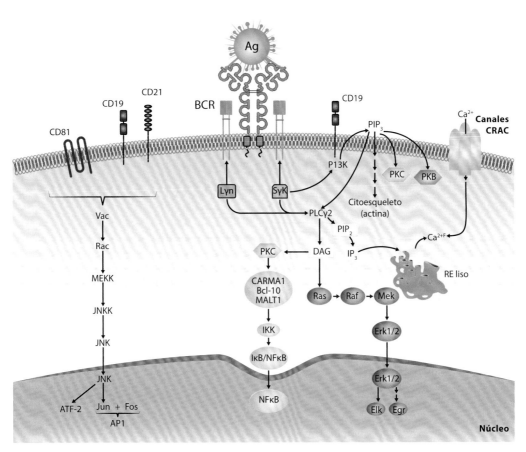

Figura 15-5. Activación del linfocito B. Cascadas de señalización y factores de transcripción.

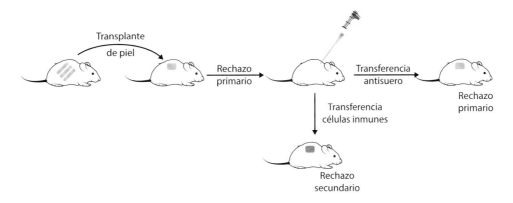

Figura 15-6. En trasplante alogénico, el ratón rechazará el trasplante en respuesta primaria. Si ese mismo animal recibe antisuero proveniente de un animal que previamente ha rechazado un trasplante, y luego se trasplanta, volverá a presentar rechazo primario; pero si recibe células linfoides provenientes de un animal que ha rechazado un trasplante alogénico, y se vuelve a trasplantar, el rechazo será más rápido y de mayor magnitud (respuesta secundaria).

inducible; CD278) con ICOSL (CD295), CD40L-CD40 y molécula de señalización de activación linfocítica (SAP-SLAM, *signalling lymphocytic activation molecule* o CD84) (figura 15-8). La interacción ICOS-ICOSL provoca que el linfocito T secrete IL-2, IL-4, IL-10 e IL-21. Esto se ha demostrado en cepas mutantes en ICOS, que muestran el decremento de la reacción de centro germinal y de linfocitos Tfh. Se ha observado que la IL-21 tiene un papel redundante con la IL-4 sobre el linfocito B, que influye en la diferenciación del linfocito B y en la producción de IgG1. Esta cooperación ocurre en el límite entre las zonas T y B y continúa en el folículo, donde el linfocito Tfh contribuye con la reacción de centro germinal.

Por lo regular, los linfocitos Tfh expresan niveles bajos de CD40L en su membrana, que en principio pueden interaccionar con cualquier linfocito B del centro germinal, los cuales constitutivamente expresan CD40, de manera independiente de la expresión de ICOSL.

Los linfocitos B del centro germinal expresan su BCR con la misma especificidad, pero diferente afinidad, y presentan diferentes cantidades de complejos MHC-péptido. Cuando el linfocito T reconoce el complejo MHC-péptido por su TCR y se da el reconocimiento ICOS-ICOSL, se incrementa la respuesta del calcio intracelular. Esto hace que más moléculas de CD40L, almacenadas con anterioridad en vesículas, se expresen con rapidez en la membrana celular. La expresión de CD40L en la membrana del linfocito T y su reconocimiento por el linfocito B hace que se exprese más ICOSL en el linfocito B y más ICOS en el linfocito T. Por último, la concentración de ICOSL se regula de modo negativo por la internalización de los BCR.

⬛ REACCIÓN DE CENTRO GERMINAL

Los centros germinales fueron descritos por primera vez por Walther Flemming en 1884, como zonas con una alta actividad mitótica

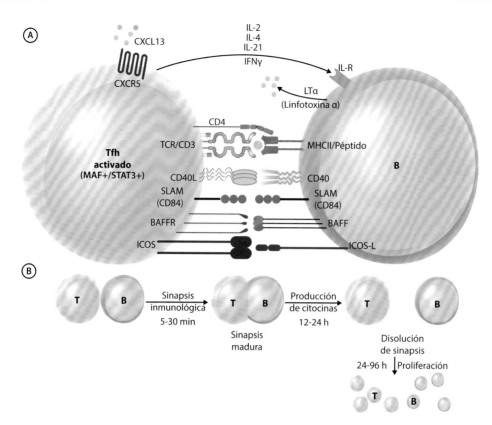

FIGURA 15-7. Primeras señales de reconocimiento entre el linfocito Th y el linfocito B. A. El linfocito Tfh que previamente ha reconocido su antígeno específico, empieza a producir citocinas como IL2, IL4 o IFNγ e IL21, y expresa ICOS (*inducible T cell co-stimulator*) y los factores de transcripción MAF y STAT3 en la zona de T. Posteriormente, en el límite entre la zona de T y la zona de B de los órganos linfoides, la célula Tfh empieza a expresar CXCR5 (receptor para quimiocina CXC 5) para migrar hasta la zona de B. Expresa CD40L, SLAM (*signalling lymphocytic activation molecule*) y ocurre la interacción con el linfocito B en la reacción de centro germinal. **B.** El inicio del contacto entre el linfocito Tfh y el linfocito B puede tardar entre 5 y 30 minutos hasta tener una sinapsis madura. Esta sinapsis puede durar varias horas (12-24 h), ya que para la producción de citocinas y su liberación se requiere la señal continua del reconocimiento por su TCR. Después de 24 h, las células se separan para continuar el proceso de proliferación. Algunos linfocitos B se diferencian a células plasmáticas y otros quedarán como linfocito B de memoria (Bm).

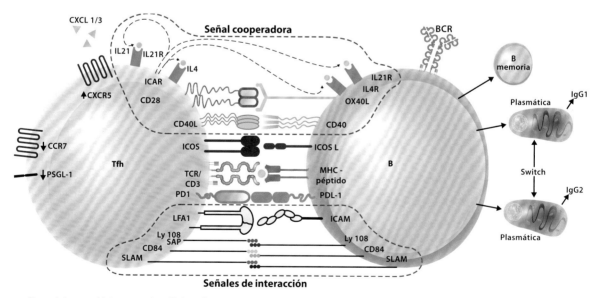

FIGURA 15-8. Sinapsis inmunológica entre las células Tfh y B. El receptor para quimiocina CXCR5 se encuentra aumentado en el linfocito Tfh, y los receptores CCR7 y PSGL1 están disminuidos, lo que facilita la migración del linfocito Tfh al folículo para promover la sinapsis. Al inicio de la formación de la sinapsis, ICOS-ICOSL juegan un papel muy importante junto con las moléculas propias de las señales de interacción, tales como SAP-SAP, Ly108-Ly108 y LFA1-ICAM1. Una vez madura la sinapsis, empiezan las señales de cooperación que no solo incluyen las moléculas de membrana (CD40-CD40L, CD28-OX40L), sino moléculas solubles como IL4 e IL21, secretadas por el linfocito Tfh y reconocidas por el linfocito B a través de sus receptores específicos, para empezar a diferenciarse hacia linfocitos de centro germinal.

en los folículos linfoides de los ganglios linfáticos y de otros tejidos linfoides. Cuando no hay patógenos, los órganos linfoides contienen folículos primarios, carentes de centro germinal y compuestos sobre todo por linfocitos B *naïve*.

Los centros germinales se desarrollan en respuesta al estímulo antigénico, ya sea por reconocimiento único del linfocito B o por la cooperación de los linfocitos T. Una vez que el linfocito B reconoce el antígeno, se forma un compartimento llamado **manto de linfo-**

citos B. Después, los linfocitos B se congregan en la frontera entre la zona de B y la PALS (zona de T), para establecer la cooperación con los linfocitos Th CD4+.

Se ha demostrado que los centros germinales tardan de 6 a 8 días para formarse luego de la primoinmunización y alcanzan un máximo de proliferación alrededor del día 10. En este proceso se seleccionan las clonas con mayor afinidad hacia el antígeno (1 a 3 clonas). La figura 15-9 explica la cinética de formación de un centro germinal en un modelo de respuesta antigénica.

En cortes histológicos del centro germinal se pueden establecer dos compartimentos con base en su apariencia morfológica, rodeados por linfocitos B foliculares *naïve*.

a) La **zona oscura** está localizada cerca de la zona de T. Contiene gran cantidad de linfocitos B con una alta relación núcleo/citoplasma, por lo que parecen "oscuros" al microscopio; son células grandes, en proliferación y que no expresan el anticuerpo de superficie. Estas células se llaman centroblastos.

b) La **zona clara** se ubica en la zona distal de la zona oscura, cerca de la cápsula del ganglio linfático o de la zona marginal del bazo. Hay menor densidad de linfocitos B debido que están intercalados en la red de células dendríticas foliculares. Los linfocitos de la zona clara se denominan **centrocitos**, son pequeños, no están proliferando y expresan IgD de superficie. También se encuentran linfocitos T, en su mayoría CD4+ y pocos CD8+. En ambas zonas se encuentran los TBM (*tingible-body macrophages;* macrófagos de cuerpo teñible), un grupo muy especializado de macrófagos que tienen como función la fagocitosis de los linfocitos B apoptóticos que se generan durante la formación del centro germinal (véase figura 15-2).

La ruta de un linfocito B hacia una u otra zona del centro germinal depende de la concentración de las quimiocinas CXCL12 (zona oscura) y CXCL13 (zona clara), y su efecto regulado por la presencia/ausencia del receptor CXCR4 para CXCL12. Los centroblastos expresan niveles más altos de CXCR4 que los centrocitos. De esta forma, los centroblastos migran hacia la zona oscura. Por su parte, la acumulación de los centrocitos CXCR4^{low} en la zona clara es mediada por la presencia de CXCR5 y las altas concentraciones de su ligando CXCL13, presente en la zona clara (figura 15-10).

PROLIFERACIÓN DE LINFOCITOS B

Una vez que ha madurado el centro germinal y ocurre la selección de las clonas con alta afinidad (zona clara), éstas migran hacia la zona oscura y empiezan su proceso de proliferación. Las interleucinas IL-2, IL-4 e IL-5, secretadas por los linfocitos Th CD4+, actúan como inductores de proliferación (expansión clonal) y, al mismo tiempo, activan la transcripción de los genes para inmunoglobulinas. Modelos matemáticos sugieren que la maduración de la afinidad eficiente solo se puede alcanzar si las células tienen ciclos de reentrada entre las zonas clara y oscura (periodos de selección positiva y proliferación, respectivamente). A esto se le llama **reentrada cíclica** y ha sido demostrado mediante microscopía vital, en la que se le da un papel significativo a los linfocitos Tfh en la formación del centro germinal (véase figura 15-10).

Las clonas maduras sufren entre 5 y 6 divisiones celulares en la zona oscura. La señal de los linfocitos Tfh determina el número y el tiempo de proliferación de los linfocitos B en la zona oscura (B$_{DZ}$). Estos linfocitos pueden permanecer en la zona oscura por periodos de 24 a 48 horas antes de regresar a la zona clara en busca de más

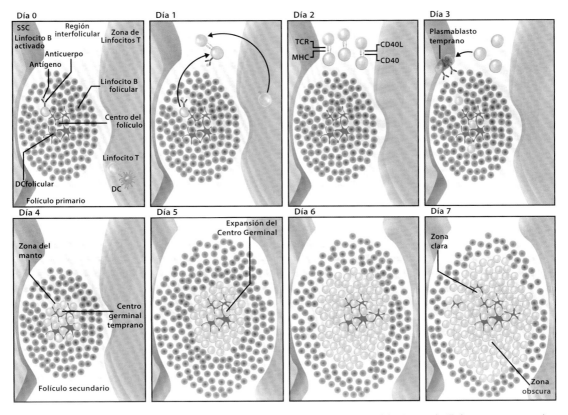

FIGURA 15-9. Cinética de formación del centro germinal maduro. En el día 0, se activan tanto las células B como las T al reconocer a su antígeno específico. Esto ocurre en el folículo primario y en la zona de T, respectivamente. En el día 1, los linfocitos T y B activados migran a la zona interfolicular e inician la cooperación. En el día 3, los linfocitos Tfh migran al interior del folículo y algunos linfocitos B se diferencian en células presentadoras de antígeno o en células plasmablastos tempranos que migran a los senos subcapsulares (SSC). En el día 4, los linfocitos B migran al centro del folículo donde se encuentra la red de células dendríticas foliculares (FDC) y empiezan a proliferar, empujando a las células B residentes hacia la periferia, lo que da como resultado el centro germinal temprano, que consiste en blastos de células B rodeado de la zona del manto. A esta estructura también se le llama folículo secundario. En los días 5 y 6, el centro germinal se expande rápidamente ya que hay una alta proliferación de los blastos de células B. En el día 7, se forman las zonas clara y oscura y se establece el centro germinal maduro.

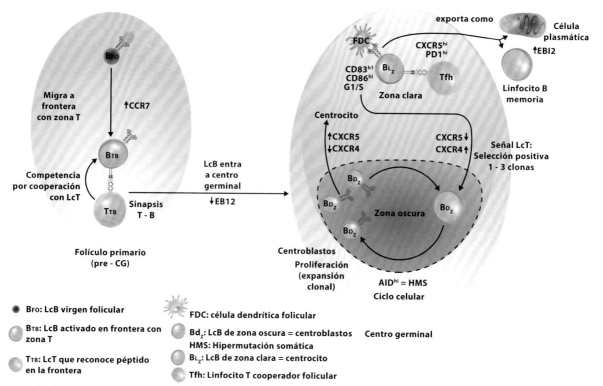

FIGURA 15-10. Dinámica de la reacción de centro germinal. La célula B activada por el antígeno migra a los límites de las zonas T-B donde compite por un número limitado de linfocitos Th específicos. Las células B que cooperan con el linfocito Th migran al centro del folículo y empiezan a proliferar masivamente dando origen al centro germinal maduro. Las células B del centro germinal tienen ciclos entre periodos de proliferación y expresión de AID (*activation-induced cytidine deaminase*), lo que conlleva la hipermutación somática (HMS), llamados linfocitos B de zona oscura (B_DZ o centroblastos), en la zona oscura y la selección de células B específicas con capacidad para diferenciarse a célula B de memoria (Bm) o célula plasmática, lo cual es controlado por la cooperación con el linfocito Tfh. Estas células se llaman linfocitos B de zona clara (B_LZ o centrocitos). La migración entre la zona clara y oscura está regulada por el aumento o disminución de los receptores para quimiocinas CXCR4 y CXCR5 (reentrada cíclica). CG, centro germinal.

cooperación con linfocitos T. La controversia se debe a reportes que demuestran que el linfocito B de la zona oscura puede migrar a la zona clara sin mediación de la señal del linfocito Tfh, lo que sugiere un reloj interno en el linfocito B; sin embargo, se requieren mayores pruebas experimentales que apoyen este proceso.

Los linfocitos B de centro germinal forman islas de proliferación por cada 1 a 3 clonas que difieren de las clonas de los centros germinales vecinos. No obstante, los linfocitos Tfh se pueden intercambiar entre todos los centros germinales del ganglio linfático. Además de proliferar, en los linfocitos B de la zona oscura ocurre la hipermutación somática y la diferenciación a células plasmáticas productoras de anticuerpos de alta afinidad.

Como el tamaño del centro germinal permanece estable durante un largo tiempo de la respuesta inmunológica, esto sugiere que la alta tasa de proliferación de los linfocitos B de centro germinal debe estar balanceada con una alta tasa de muerte celular. Lo anterior implica que las clonas con alta afinidad reemplazan las clonas con afinidades intermedias hacia el antígeno. Los TBM mantienen la integridad funcional de los centros germinales al fagocitar los linfocitos B apoptóticos, a los cuales reconocen por medio de las moléculas MFGE8, que son producidas por las células dendríticas foliculares y que se unen a la superficie de los linfocitos B apoptóticos. Se estima que, con base en la tasa de proliferación, la progenie de un linfocito B puede ser de 5 000 células en 5 días.

SECRECIÓN DE ANTICUERPOS

Una vez que se han activado los genes para la generación de anticuerpos, ocurre el proceso de diferenciación hacia célula plasmática, la cual es la responsable de la secreción de los anticuerpos que poseen la misma especificidad que el BCR que reconoció al antígeno.

Si la cooperación entre los linfocitos T y B se da en el folículo, el resultado es la diferenciación del linfocito B a un plasmablasto extrafolicular de vida corta. En cambio, si la cooperación se da en el centro germinal, el resultado de la diferenciación es una célula plasmática de larga vida y linfocitos B de memoria.

Se sabe que la afinidad de los anticuerpos séricos aumenta con el tiempo, un fenómeno que se conoce como **maduración de la afinidad**. No se sabe si esta maduración es parte de los rearreglos V(D)J de los genes de inmunoglobulinas o de una selección tipo darwiniana de las células que sufrieron hipermutación somática en sus genes de anticuerpos, y que dio como resultado una alta afinidad hacia los epítopos antigénicos. Quizá sea una combinación de los dos sucesos.

Una vez que comienzan a secretar anticuerpos, las células plasmáticas migran a la médula ósea; esto ocurre de 2 a 3 semanas después del contacto con el antígeno. Los primeros anticuerpos que se secretan rearreglan el gen de la región constante de la cadena pesada μ a los genes rearreglados V(D)J, lo que da como resultado la producción de los anticuerpos de clase IgM. En respuesta a la señal generada por las moléculas CD40-CD40L y por las citocinas secretadas por los linfocitos T, algunas células de la progenie del linfocito B respondedor sufren un proceso de cambio de isotipo al rearreglar otros genes constantes de la cadena pesada de los anticuerpos. Este proceso, llamado cambio de isotipo (clase) o switch de anticuerpos, ocasiona la secreción de otras clases de anticuerpos, entre otros IgG (gen γ), IgA (gen α) o IgE (gen ε).

El perfil de las citocinas producidas por el linfocito Th1 o Th2 en la cooperación juega un papel primordial en el cambio de isotipo; por ejemplo, en los humanos las IL-4 e IL-13 promueven la producción de la IgM; la IL-4, la producción de la IgE e IgG4; el IFN-γ induce la producción de IgG1 e IgG3, y el TGF-β e IL-5 la producción de la IgA. En el ratón, la IL-4 promueve la secreción de IgG1 e IgE; el IFN-γ induce la producción de IgG2a e IgG3; el TGF-β induce la producción de IgG2b e IgA, y las citocinas IL-2, IL-4 e IL-5 inducen la IgM (figura 15-11).

Respuesta de anticuerpos a antígenos peptídicos dependientes de linfocitos Th CD4⁺

En la zona clara del centro germinal se encuentran las células dendríticas foliculares, mismas que mantienen la presentación antigé-

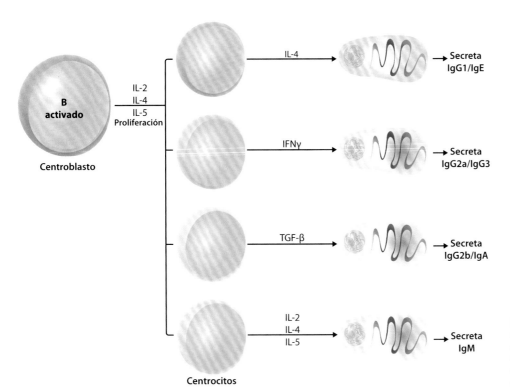

FIGURA 15-11. Secreción de anticuerpos. Dependiendo de la citocina que recibe el centrocito, se diferenciará a una célula plasmática que producirá un isotipo específico de anticuerpos (ratón).

nica a los linfocitos Tfh, en el contexto molecular del MHC-II en su superficie. Los linfocitos B de la zona clara que fueron activados por su antígeno específico interaccionan con los linfocitos Tfh y las células dendríticas foliculares. Los linfocitos B que incrementan la expresión de CXCR4 migran hacia la zona oscura, donde se replican y sufren hipermutación somática en los genes de los dominios variables del anticuerpo.

De todos los linfocitos B presentes en la zona clara, quedarán de una a tres clonas con alta afinidad en su BCR, las cuales migrarán a la zona oscura y ahí se diferenciarán a células plasmáticas o a linfocitos de memoria. El resto, que son clonas con afinidades intermedias, muere por apoptosis, dada la competencia entre las células por la cooperación con el linfocito T. Para demostrar lo anterior, se han realizado experimentos de transferencia de clonas de linfocitos B de afinidad intermedia hacia el hapteno nitrofenol de un ratón inmunizado a otro ratón singénico que no se ha inmuni-

zado. Sin la presión de la competencia, estas clonas sufren un rearreglo a clonas con alta afinidad, para formar el centro germinal. Las clonas que responden a epítopos menos inmunogénicos son descartadas y mueren por apoptosis. El conocimiento de esta selección temprana aún está incompleto, pero en un futuro estas clonas podrían ser manipuladas para generar respuestas de anticuerpos hacia esos epítopos no inmunodominantes (figura 15-12).

Las clonas de alta afinidad son las que dan lugar a la diferenciación a células plasmáticas. Esta diferenciación ocurre en dos pasos. En el primer paso, conocido como respuesta extrafolicular, las células B que han recibido la señal antigénica y de cooperación con el linfocito Th se diferencian a linfoblastos de corta vida, que se diferencian con rapidez a células plasmáticas productoras de anticuerpos (CPA) de clase IgM, principalmente. A veces ocurre que la respuesta extrafolicular provoca hipermutación somática (HNS) y, por ende, el aumento de la afinidad en los anticuerpos. En

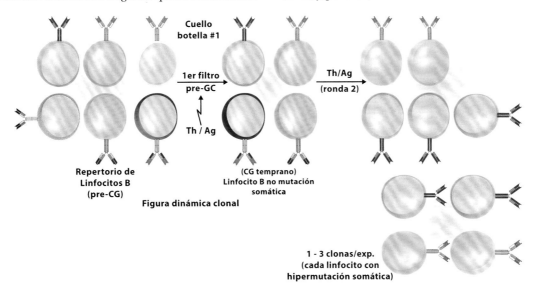

FIGURA 15-12. Dinámica clonal en el centro germinal. En el pre-centro germinal (pre-CG) se encuentran células B con repertorio variado. Una vez que reconoce a su antígeno específico y coopera con el linfocito Th, ocurre el primer "filtro" y se seleccionan las clonas específicas, que proliferan dando lugar al centro germinal temprano. En este punto no hay hipermutación somática. En una segunda ronda de cooperación con el linfocito Tfh en el centro germinal maduro, se vuelven a seleccionar 1-3 clonas de células B con alta afinidad que ya han realizado la hipermutación somática.

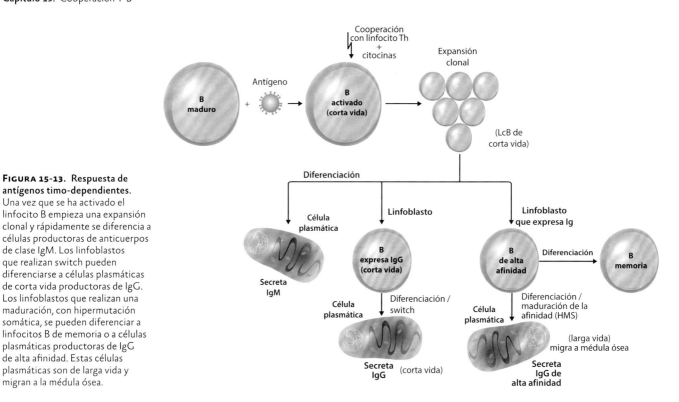

FIGURA 15-13. Respuesta de antígenos timo-dependientes. Una vez que se ha activado el linfocito B empieza una expansión clonal y rápidamente se diferencia a células productoras de anticuerpos de clase IgM. Los linfoblastos que realizan switch pueden diferenciarse a células plasmáticas de corta vida productoras de IgG. Los linfoblastos que realizan una maduración, con hipermutación somática, se pueden diferenciar a linfocitos B de memoria o a células plasmáticas productoras de IgG de alta afinidad. Estas células plasmáticas son de larga vida y migran a la médula ósea.

el segundo paso, algunas de las células B activadas reentran al folículo y, mediante la cooperación con los linfocitos Tfh, proliferan de modo vigoroso para formar el centro germinal. Estas clonas se diferencian a una célula plasmática productora de anticuerpos de muy alta afinidad, además de diferenciarse a células B de memoria (Bm) (figura 15-13). En la tabla 15-1 se resumen las características de los estadios de maduración de la célula B hasta la célula plasmática, así como su localización y los isotipos que producen, entre otros datos.

Respuesta de anticuerpos a antígenos no dependientes de linfocitos Th CD4+

Cuando el linfocito B reconoce antígenos que poseen epítopos idénticos repetidos múltiples veces, como sucede en polisacáridos bacterianos, glicolípidos y ácidos nucleicos, dichos antígenos logran el entrecruzamiento de los BCR. Este primer evento es seguido por la activación y diferenciación a célula formadora de anticuerpos sin que se requiera la cooperación con el linfocito T, aunque la respuesta es débil. Tales antígenos son llamados **antígenos timo-independientes** o **linfocito T independientes** (TI) y se clasifican en dos tipos: antígenos TI-1 (lipopolisacáridos) y TI-2 (glicolípidos, polisacáridos o ácidos nucleicos).

Los **antígenos TI-1** no requieren la participación de ninguna otra célula para generar una respuesta de anticuerpos. En altas concentraciones, pueden actuar como activadores policlonales de los linfocitos B al estimular su proliferación. El LPS bacteriano es un activador policlonal en ratones, pero no en humanos. El LPS también puede activar el sistema del complemento por la llamada **vía alterna**, lo que lleva a la formación del subcomponente C3d. Esta molécula, unida covalentemente al antígeno, provee la segunda señal de activación del linfocito B por medio del receptor para complemento CR2. La respuesta que se induce da como resultado la producción de IgM de baja afinidad, sin cambio de isotipo ni maduración de la afinidad, y no genera memoria inmunológica. Sin embargo, se ha demostrado la secreción de anticuerpos IgG2 después del estímulo con el polisacárido capsular de neumococo.

La respuesta inmunológica contra **antígenos TI-2** es crucial para generar una inmunidad protectora contra bacterias extracelulares que presentan cápsula. Los polisacáridos que forman la cápsula poseen epítopos repetidos que se degradan de manera lenta y que activan los linfocitos B sin la ayuda de los linfocitos T o de otra molécula agonista de los TLR. La respuesta del linfocito B hacia antígenos TI-2 externos se ha asociado con la generación de mecanismos de tolerancia y, si los TI-2 son propios, se genera una res-

TABLA 15-1. Resumen de la maduración de la célula plasmática

	Linfocitos B *naïve*	Plasmablasto	Células plasmáticas inmaduras	Células plasmáticas maduras
Vida útil	++	+	+	++++
Proliferación	–	++	–	–
Expresión de CD27*, CD38*, CD138 y CXCR4	–	+	++	+++
Expresión de CD19, CD20, CD45 y MHC clase II	+++	++	+/–	+/–
Localización	Órganos linfoides	Órganos linfoides y sangre	Órganos linfoides	Médula ósea
Isotipo	IgM e IgD	Todos‡	IgM = IgG > IgA	IgG >> IgA > IgM
Expresión de BLIMP1	–	+	+	++

*Los valores usados en la tabla son de seres humanos; ocurren cambios similares en los ratones con excepción de CD27 y CD38; ‡Los plasmablastos son indicados para secretar "todos" los isotipos de inmunoglobulina ya que no muestran ninguna distribución constitutiva, sino que dependen de los estímulos que las generaron. +/–, nivel bajo o expresión heterogénea; BLIMP1, proteína de maduración inducida por linfocito B1; CXCR4, receptor para quimiocina CXC4.

puesta de supresión de linfocitos B. Uno de los posibles mecanismos de la respuesta inmunológica humoral contra antígenos TI-2 es que, sobre todo, responden los linfocitos B de zona marginal y CD5⁺. Estos linfocitos B se activan por la fosforilación de los ITAM del BCR y reclutan la proteína cinasa Syk, para formar el señalosoma. Por último, producen anticuerpos IgM de baja afinidad y poseen una capacidad casi nula de hacer *switch* o de diferenciarse a células plasmáticas de vida larga. La vacuna antineumocóccica, compuesta por el polisacárido capsular de 23 de los serotipos más comunes de *Streptococcus pneumoniae*, confiere inmunidad en el adulto debido a que el antígeno es TI-2 y los linfocitos B reaccionan sin la cooperación del linfocito T.

Existen dos moléculas que regulan la transducción de señales cuando el BCR reconoce antígenos TI-2 propios: CD22 y Siglec-10 (Siglec-C en ratones). Ambas pertenecen a la súper familia de las inmunoglobulinas; el CD22 es una molécula que va censando el microambiente en busca de otros leucocitos. Cuando el BCR reconoce antígenos TI-2 propios, CD22 expone sus ITIM (motivos in-

hibidores de inmunorreceptores basados en tirosina) y provoca la supresión de la activación del linfocito B al reclutar la fosfatasa SHIP-1. La mayoría de los linfocitos B expresan CD22, en particular los linfocitos B de la zona del manto y la zona folicular, pero se expresa poco en los linfocitos B de centro germinal y en las células plasmáticas.

Por su parte, la Siglec-10 es una molécula que se expresa en los linfocitos B maduros, especialmente los linfocitos B CD5⁺, y tiene un papel importante en la supresión de la respuesta inmunológica contra DAMP mediante la interacción con el CD24.

Al realizar experimentos de transferencia de linfocitos B provenientes de ratones infectados con *Borrelia hermsii* a ratones deficientes de RAG1 (*Rag*⁻/⁻), se demostró que los linfocitos de memoria pertenecen a la subpoblación B1b, y no se encontraron linfocitos B foliculares ni de zona marginal, ni linfocitos B1a. Sin embargo, existen algunos estudios que han demostrado que los linfocitos de zona marginal pueden ser de memoria para estímulos TI (figura 15-14).

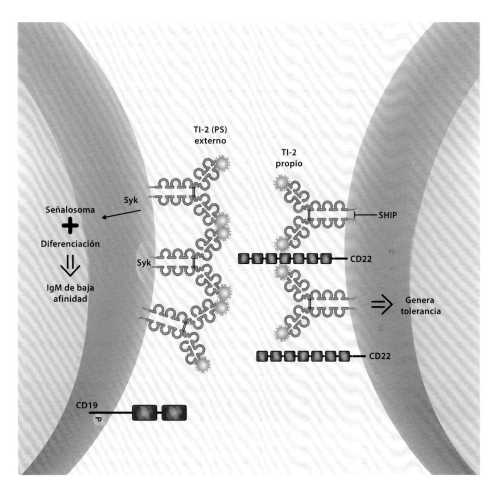

Figura 15-14. Activación de células B por antígeno timo-independientes 2 (TI-2). Los antígenos TI-2 externos son reconocidos solamente por el BCR y a través de la PTK Syk se forma el señalosoma, lo que conlleva la diferenciación de la célula B a célula plasmática productora de IgM de baja afinidad. Por su parte, el reconocimiento de TI-2 propios se da a través de BCR y de CD22, activando la proteína reguladora SHIP, lo que lleva a la generación de tolerancia.

RESUMEN

- La respuesta inmunológica adaptativa requiere la participación concertada de varias estirpes celulares. Una serie de estudios en la década de 1960 demostró que la respuesta de anticuerpos precisa la colaboración de células linfoides derivadas del timo, células linfoides de la médula ósea y células adherentes. Más tarde se demostró que el antígeno es captado por las células dendríticas y los macrófagos, que lo procesan y lo fragmentan en pequeños péptidos, algunos de los cuales se presentan en asociación con las moléculas del complejo principal de histocompatibilidad (MHC), por lo que se denominan células presentadoras de antígeno (APC). Un modelo más reciente de la respuesta de anticuerpos dependiente de células T hacia antígenos proteínicos asigna al linfocito B (precursor de las células plasmáticas productoras de anticuerpos) el papel de una APC que presenta el antígeno a los linfocitos T. El receptor de la célula B (BCR) reconoce el epítopo antigénico en la proteína nativa, con alta afinidad y especificidad, por lo que el linfocito B es una APC más eficiente, ya que requiere menor concentración para su activación.
- El linfocito B representa una variedad de poblaciones linfoides. Los linfocitos B1 producen anticuerpos IgM *naturales* autorreactivos y específicos para polisacáridos capsulares bacterianos. Los linfocitos B reguladores inducen la diferenciación a linfocito T regulador o la muerte por apoptosis, mediante IL-10 y TGF-β, y la interacción con moléculas coestimuladoras. Los linfocitos B de los folículos linfoides captan antígenos solubles de la circulación linfática, o reconocen moléculas de alto peso molecular o partículas, como los virus, en la superficie de células dendríticas o de macrófagos.
- El reconocimiento del antígeno induce la activación del linfocito B, que culmina con su proliferación y diferenciación a célula plasmática, así como con la transcripción y traducción de los genes, principalmente de inmunoglobulinas (Ig). Entonces el antígeno se interioriza, y es procesado y presentado en asociación con el MHC-II a los linfocitos T CD4+. La activación inducida por el entrecruzamiento del BCR por antígenos lleva a la fosforilación de proteínas cinasas, cuyos sustratos finales son factores de transcripción. Los genes activados incluyen genes relacionados con el ciclo celular y antiapoptóticos, y genes del MHC y de moléculas coestimuladoras para linfocitos T.
- El linfocito B presenta el complejo péptido antigénico/MHC-II al receptor de la célula T específico, seguido de una segunda señal dada por moléculas coestimuladoras. Los linfocitos T estimulados migran hacia los folículos linfoides en donde, por medio de citocinas como la IL-4 e IL-5, completan la activación de los linfocitos B, que proliferan clonalmente y se diferencian a células plasmáticas productoras de IgM, para formar el centro germinal en el folículo linfoide. En este sitio incrementa la afinidad del BCR por hipermutación somática de los genes de Ig. El cambio posterior de isotipo de Ig es regulado por citocinas producidas por los linfocitos T. Una fracción de los linfocitos B activados se diferencian a linfocitos de memoria, evento modulado por las citocinas de los linfocitos T.
- La respuesta hacia algunos antígenos con epítopos repetidos no requiere la cooperación de linfocitos T; estos son antígenos timo-independientes. Tales antígenos inducen la formación básicamente de IgM, de baja afinidad, sin cambio de isotipo ni incremento en la afinidad, y no se forman linfocitos B de memoria.

TÉRMINOS CLAVE

Activación del linfocito B Cascadas de señalización implicadas en la activación del linfocito B.

Cooperación T-B Sinapsis inmunológica entre un linfocito T CD4 y un linfocito B, cuya formación es necesaria para la activación de ambas células.

Respuesta de anticuerpos a antígenos no dependientes de linfocitos Th CD4+ Antígenos que son capaces de inducir la producción de anticuerpos sin necesidad de la cooperación de los linfocitos T. En general,

dan lugar a la producción de IgM con escasa maduración de la afinidad y una pobre memoria.

Respuesta de anticuerpos a antígenos peptídicos dependientes de linfocitos Th CD4+ Antígenos peptídicos que inducen la activación y diferenciación de linfocitos T, generando memoria y diferentes poblaciones T efectoras.

Subpoblación de linfocitos B Subclasificación de linfocitos B, basada en su función: linfocitos B1, linfocitos B2 y linfocitos B reguladores.

PREGUNTAS DE AUTOEVALUACIÓN

1. **Los linfocitos B1:**
   a. Son una población homogénea de linfocitos autorreactivos
   b. Producen IgM autorreactiva que reconoce polisacáridos bacterianos
   c. Producen anticuerpos IgM constitutivamente, muchos de ellos autorreactivos
   d. Reconocen específicamente polisacáridos bacterianos en la cavidad peritoneal
2. **Las células dendríticas presentan antígenos a los linfocitos B, y éstos lo reconocen mediante:**
   a. IgM e IgD de membrana
   b. Receptores para complemento CR1 y CR2
   c. MAC1 de membrana
   d. Receptores para Fc de IgG (FcγR)
3. **La sinapsis inmunológica que se genera en la cooperación T-B:**
   a. Requiere de la participación temprana de receptores para citocinas
   b. Se inicia con la interacción TCR-péptido/MHC
   c. Es la que se forma por la interacción de CD40-CD40L
   d. Se forma a las 12-24 h después de la estimulación con el antígeno
4. **Los centros germinales:**
   a. Son sitios del folículo linfoide donde los linfocitos B sufren hipermutación somática
   b. Se forman luego de la interacción T-B y son áreas exclusivas de linfocitos B activados
   c. Son regiones del folículo linfoide en los ganglios linfáticos presentes al nacimiento
   d. Están constituidos mayoritariamente por linfocitos T CD4+ cooperando con linfocitos B
5. **Para una adecuada colaboración T-B para la producción de anticuerpos:**
   a. Los linfocitos T y B migran a la zona interfolicular, donde interactúan, y se induce la formación del centro germinal
   b. Es necesaria la presentación antigénica por las células dendríticas y los macrófagos
   c. Los linfocitos T y B requieren el reconocimiento del antígeno en el folículo primario.
   d. Se fosforilan inicialmente los motivos ITIM de las cadenas Igα e Igβ del BCR

RESPUESTAS A LAS PREGUNTAS DE AUTOEVALUACIÓN

1. **c.** Producen anticuerpos IgM constitutivamente, muchos de ellos autorreactivos
2. **a.** IgM e IgD de membrana
3. **b.** Se inicia con la interacción TCR-péptido/MHC

4. **a.** Son sitios del folículo linfoide donde los linfocitos B sufren hipermutación somática
5. **a.** Los linfocitos T y B migran a la zona interfolicular, donde interactúan, y se induce la formación del centro germinal

CASO DE CORRELACIÓN

Paciente masculino de 18 meses de edad originario del Estado de México fue llevado por su madre al servicio de pediatría por presentar diarrea de varios días de evolución y una lesión ampollosa en el labio inferior izquierdo.

Dentro de los antecedentes perinatales, fue producto único de una gestación de 38 semanas, la cual culminó con un parto, sin presentar complicación alguna. Tras nacer, tuvo un APGAR de 8/9 y no requirió de cuidados intensivos, por lo cual se dio de alta a los 3 días de nacido y recibió lactancia materna hasta el año de edad.

Como antecedentes heredofamiliares, tres tías maternas y la abuela padecen hipertensión arterial sistémica, además de contar con un tío paterno con artritis reumatoide. La madre refirió que tuvo un sobrino que falleció debido a que presentó múltiples infecciones pulmonares.

La madre relató que el paciente ha presentado múltiples infecciones de vías respiratorias altas en los últimos 5 meses, las cuales desarrollaron costras melicéricas, además de haber padecido una bronconeumonía hace 2 meses, lo que requirió de 15 días de hospitalización.

El padecimiento actual inició hace 8 días con diarrea líquida, teniendo hasta ocho evacuaciones al día. Esta fue tratada con trimetoprim/sulfametoxazol; sin embargo, 2 días después tuvo la aparición de una lesión ampollosa en el labio inferior izquierdo de 4 mm de diámetro que apareció inicialmente en la comisura labial y fue tratada con aciclovir tópico sin mostrar mejoría; posteriormente, esta lesión se ulceró y extendió hasta la mucosa oral.

A la exploración física se hallaron los siguientes signos vitales: peso: 11.200 kg, talla: 75 cm, FC: 110x', FR: 28 x', temperatura: 37.8 °C. A la inspección se encontró al paciente hiporreactivo, con signos de deshidratación, presentando una úlcera en mucosa oral de 3 cm de diámetro, con bordes eritematosos y fondo blanco-amarillento; asimismo, en la parte anterolateral izquierda de la lengua se detectó una úlcera de aproximadamente 1 cm de diámetro, de características similares, además de ser dolorosa al tacto. En la región perianal se observó una úlcera con escara necrótica no supurativa de 6 cm de diámetro y 0.5 cm de profundidad, que fistulizó hacia el esfínter externo; en el glande se observó una lesión eritematosa, con placa blanquecina. Se tomaron los siguientes estudios de laboratorio, además de un cultivo de las úlceras.

Glucosa	110 mg/dL
Urea	29 mg/dL
Creatinina	0.7 mg/dL

Eritrocitos	$5 \times 10^6 \, \mu L$
Hemoglobina	11.9 g/dL
Hematocrito	45%
Leucocitos totales	$12.4 \times 10^3 \, \mu L$
Neutrófilos	25%
Linfocitos	70%
Monocitos	4%
Eosinófilos	1%
Basófilos	0
Plaquetas	$160 \times 10^3 \, \mu L$

IgA	> 6 mg/dL
IgG	93.9 mg/dL
IgM	316 mg/dL
IgE	> 6 mg/dL

El cultivo dio positivo para *Cryptococcus neoformans*. Con base en los resultados de laboratorio, se estableció como diagnóstico presuntivo el síndrome de hiper-IgM. Adicionalmente, se tomó una muestra de sangre para realizar citometría de flujo en busca de marcadores de superficie, la cual demostró ausencia de CD40L en linfocitos T, por lo que se realizaron pruebas genéticas que demostraron una mutación en el gen *CD40L*, lo que confirmó el diagnóstico presuntivo.

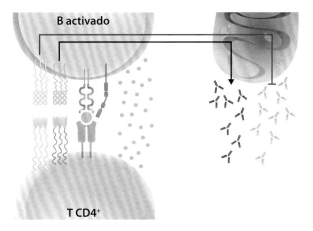

FIGURA 15-1-1.

(continúa)

Caso de correlación (*continuación*)

Como tratamiento se administró gammaglobulina intravenosa a dosis de 400 mg/kg/peso, inicialmente cada 2 semanas. Adicionalmente, se inició tratamiento con anfotericina B intravenosa durante 21 días. Eventualmente, las ulceraciones se resolvieron por completo y en posteriores evaluaciones se reflejó en el hemograma un restablecimiento del conteo de neutrófilos. Actualmente se continúa con la administración de gammaglobulina intravenosa cada 28 días, a dosis de 400 mg/kg de peso, con lo cual el paciente no ha presentado infecciones complicadas y ha tenido un crecimiento y desarrollo normales.

En la cooperación T-B, la interacción CD40L (CD154) con CD40 tiene un papel fundamental para la posterior reacción de centro germinal, en la cual los linfocitos B realizan cambio de isotipo y maduración de la afinidad; la ausencia de este estímulo tiene como consecuencia una concentración baja de anticuerpos IgA, IgE e IgG, así como una memoria inmunológica poco efectiva (figura 15-1-1).

PREGUNTAS DE REFLEXIÓN

1. ¿Qué datos del interrogatorio son cruciales para sospechar de una inmunodeficiencia?
2. ¿Existe algún tratamiento que pueda corregir esta alteración?
3. ¿Cuál es el mecanismo de activación de los linfocitos B que lleva a una sobreproducción de IgG?
4. ¿A qué tipo de infecciones predispone esta enfermedad?
5. ¿Qué alteraciones funcionales tienen los pacientes que no pueden producir IgG?

16 INTERACCIONES NEUROENDOCRINO-INMUNOLÓGICAS

Samantha Álvarez Herrera • Lenin Pavón Romero

OBJETIVOS DE APRENDIZAJE

Al terminar este capítulo el lector será capaz de:

1. Definir el estrés y comprender los elementos que integran la respuesta al estrés
2. Definir la base molecular de las interacciones neuroendocrinoinmunológicas y las vías de comunicación entre sistema nervioso central y sistema inmunológico
3. Describir los efectos sistémicos que son consecuencia de la activación de las interacciones neuroendocrinoinmunológicas
4. Definir el concepto de *sickness behavior* y mencionar las causas de esta conducta
5. Comparar la respuesta de las interacciones neuroendocrinoinmunológicas durante el estrés agudo y el crónico
6. Explicar los efectos conductuales y los cambios moleculares en el cerebro que causan algunas citocinas
7. Integrar las implicaciones clínicas que en la actualidad utilizan los nuevos conocimientos de interacciones neuroendocrinoinmunológicas para mejorar la calidad de vida

∎ INTRODUCCIÓN

Desde mediados del siglo XX, surgió un enfoque de estudio innovador sobre el sistema inmunológico (SI), donde la perspectiva autónoma funcional dio lugar a un enfoque integral que ha generado múltiples evidencias experimentales y clínicas que demuestran la existencia de una comunicación multidireccional del SI con otros sistemas del organismo, como el sistema nervioso central (SNC) y el sistema endocrino (SE). Este enfoque ha permitido demostrar que estos tres sistemas funcionan de forma coordinada, para mantener la homeostasis en el organismo. Dichas interacciones permiten la generación de una respuesta fisiológica sistémica cuando se genera una rotura homeostática a causa de estímulos estresantes como lesiones, infecciones por diferentes organismos (hongos, bacterias, virus) o la interpretacion del entorno. El mecanismo funcional que activa al SI, SNC y al SE para mantener la funcionalidad en el organismo ante la presencia de estímulos estresantes se le denomina interacciones neuroendocrinoinmunológicas (NEI).

∎ ESTRÉS

La primera definición de estrés se le reconoce al doctor Hans Selye, también llamado "el padre del estrés" quien lo definió como la respuesta no específica del cuerpo a una demanda; esta definición se ha modificado con el tiempo. Se conoce como **estrés** a la amenaza real o de interpretación de la integridad fisiológica o psicológica de un individuo que resulta en una respuesta fisiológica o conductual, es decir: que es un proceso fisicoquímico o emocional que genera una disrupción de la homeostasis, lo cual induce una tensión funcional del organismo y una respuesta para contrarrestarlo; su principal objetivo es generar la adaptación al entorno. Las respuestas fisiológica y conductual que resultan de esta disrupción para generar la restauración del estado homeostático integran las **interacciones neuroinmunoendocrinológicas**, donde están involucradas las infraestructuras neuroinmunoendocrina, celular y molecular del organismo.

Estímulo tensionante

El estímulo que activa o evoca una respuesta al estrés es denominado **estresor** o **estímulo tensionante**, que se define como un estímulo intrínseco o extrínseco, real o de percepción que genera la disrupción de la homeostasis. Este estímulo es la fuente o causa del estrés que genera un conjunto de respuestas específicas en el organismo; un elemento estresor puede ser cualquier reto físico o emocional que es percibido y tiene el potencial de amenazar la estabilidad del medio interno. Sin embargo, no todos los elementos del entorno generan una respuesta de estrés; la respuesta en el individuo ante el estímulo tensionante depende principalmente de la intensidad del estresor, el tiempo de exposición a éste, su evaluación como una amenaza así como las habilidades aprendidas por el organismo para lidiar con el estresor, también denominada resiliencia. Estos factores llevan a una respuesta activa en el individuo durante la duración del estímulo hasta su eliminación o la adaptación.

De acuerdo con el tiempo de exposición al estresor, se considera que un estímulo estresante es agudo cuando éste se presenta durante unos segundos o minutos, donde la respuesta generada por las interacciones NEI no induce alteraciones orgánicas numéricas ni funcionales; mientras que el estímulo estresante crónico es aquel que se presenta por periodos prolongados como días, meses, e incluso años, generando una respuesta crónica con alteraciones numéricas y funcionales.

Resiliencia

Todos los individuos están en contacto con una amplia gama de potenciales estresores, sin embargo, no todos desencadenan una respuesta activa al estrés; el inicio del montaje de una respuesta adaptativa está determinada por la resiliencia de cada individuo.

Se denomina resiliencia al conjunto de factores genéticos, psicológicos y ambientales que le permiten al individuo u organismo enfrentar de forma exitosa las exigencias del entorno; este hecho permite que todos los eventos para los que un individuo tiene la capacitación, el entrenamiento y experiencias previas de éxito no le resulten estresantes. La conformación del conjunto de habilidades de un individuo para producir una respuesta ante el estrés se genera desde la etapa prenatal; la resiliencia es la que cada individuo se enfrenta al entorno es lo que le permite mantener su homeostasis. Cada vez que un individuo se enfrenta a un estresor y logra adaptarse de forma adecuada a éste, su resiliencia se amplía. Los cambios que sufre un individuo, que alteran su habilidad para enfrentar los estímulos estresantes y le causan una activación ineficiente o alterada de las interacciones NEI desencadenan un cuadro de enfermedad.

Respuesta al estrés

Lo que hoy conocemos y estudiamos como respuesta al estrés fue inicialmente denominado síndrome general de adaptación (SGA) por Hans Selye y posteriormente llamado respuesta *fight or flight* (lucha o huída) por Walter Cannon. La respuesta inicial al estrés desencadena un proceso de preparación del organismo para enfrentarse al estímulo estresante con el objetivo de eliminarlo o de adaptarse; el SNC, SE y el SI se activan con el propósito de darle al organismo la energía necesaria para enfrentar al estresor, mejorar la resistencia física y protegerse de heridas e infecciones. Cuando esta respuesta se mantiene controlada y se logra el objetivo se denomina **condición de euestrés**, donde el individuo regresa a la homeostasis con una experiencia exitosa que amplía su resiliencia y lo hace más capaz para enfrentar su entorno.

Cuando la respuesta inicial no es suficiente y el estímulo tensionante se mantiene presente, el organismo inicia un estado de resistencia donde el SE y el **sistema nervioso simpático** (SNS) son los encargados de responder con la liberación de hormonas y con la renovación de la energía ya gastada, mientras que el SI activa mecanismos para mantener una respuesta inmunológica controlada; en este estado, el organismo trabaja con sobrecarga y esfuerzo para mantenerse funcional a lo que se conoce como **condición de diestrés**. Finalmente, si el organismo no logró adaptarse se alcanza un estado de agotamiento por la activación continua y la sobrecarga, donde se presenta una disfunción a causa del desgaste orgánico; los tres sistemas que integran las interacciones NEI ya no logran contrarrestar el efecto del estresor por lo que este estado predispone al organismo a la aparición de enfermedades (figura 16-1).

INTERACCIONES NEUROENDOCRINOINMUNOLÓGICAS

La respuesta que genera el organismo para restaurar el estado homeostático después de un proceso tensionante es originada por la interconexión bidireccional de caracter molecular y celular de tres sistemas principales: el SNC, SI y el SE. El conjunto de estas interconexiones se denominan **interacciones neuroendocrinoinmunológicas** (NEI) que tienen como objetivo generar un proceso eficiente de comunicación para regular múltiples funciones orgánicas.

Cada sistema que participa en las interacciones NEI cuenta con un característico repertorio celular y humoral que le permite mantener una comunicación activa y eficiente; dicha comunicación se presenta porque el repertorio celular de los tres sistemas (neuronas, leucocitos y células glandulares) expresa receptores específicos y funcionales para el repertorio humoral (neurotransmisores, citocinas, factores proinflamatorios y hormonas). Dicha acción genera una retroalimentación entre sistemas que permite una respuesta efectiva ante factores dañinos que alteran el equilibrio del organismo, es decir, estímulos tensionantes (figura 16-2).

Los estímulos tensionantes son detectados e integrados por el organismo gracias a una diversidad neurosensora y por líquidos corporales como la sangre y el líquido linfático; a través de diferentes vías, el estresor genera una señal que activa los receptores del SNC, SI o SE, causando la activación de las interacciones NEI. No se puede definir el punto de inicio de esta activación, pues la señal puede iniciar por la estimulación de cualquiera de los tres sistemas

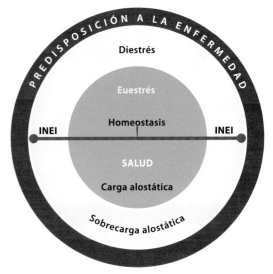

FIGURA 16-1. Zona de actividad de las interacciones neuroendocrinoinmunológicas (NEI). La respuesta al estrés es un proceso fisiológico de adaptación a nuestro entorno. Esta respuesta es inducida por la presencia de estímulos *tensionantes* físicos y psicológicos. En cambio, también existen diferentes procesos que no inducen una respuesta fisiológica de estrés ya que el individuo cuenta con capacitación, entrenamiento o con experiencias previas exitosas, todos estos procesos representan la *resiliencia*. Cuando alguna tarea o estímulo resulta tensionante induce la liberación de citocinas, que al alcanzar una concentración de 10 nM, activan una **respuesta neuroendocrina**. La capacidad funcional de esta respuesta está dada en cada individuo por un conjunto de variables diversas, entre las que se encuentran el fondo genético y las variantes del entorno. Cuando un individuo es sometido a una tensión capaz de inducir una respuesta *neuroendocrinoinmunológica* y es capaz de adaptarse de forma adecuada a esa nueva tarea, la resiliencia se amplía. En el caso contrario, se producirá activación crónica de las interacciones NEI que se desregularán de forma progresiva hasta que pierdan su funcionalidad reguladora y aumentará, en consecuencia, la susceptibilidad al desarrollo de enfermedades o padecimientos.

involucrados, sin embargo, se sabe que los procesos tensionantes físicos (lesiones, infecciones) y de percepción desencadenan un proceso infamatorio que genera la activación de las interacciones NEI. Para lograr dicha activación, el estímulo debe inducir la secreción de las citocinas proinflamatorias IL-1β, IL-6 y TNF-α a una concentración de 10 nM o mayor. La estimulación del SNC por la respuesta inflamatoria generada induce efectos neuroquímicos (secreción de neurotransmisores), neuroendocrinos (activación del eje hipotálamo-hipófisis-adrenales), inmunológicos (secreción de citocinas por los astrocitos y la microglia) y de modificación en la conducta y percepción. La activación de las interacciones NEI de respuesta por mediadores inflamatorios solubles así como por citocinas inicia a través de dos rutas o vías; la neural y humoral (figura 16-3).

Vía neural

Esta vía permite la interacción entre el SNC y el SI a través de nervios periféricos que integran el sistema nervioso autónomo (SNA), simpático (SNS) y parasimpático (SNP). Esta vía puede detectar infección, lesión o irritación aun cuando los agentes inflamatorios estén presentes en tejidos periféricos en cantidades que no son lo suficientemente altas para llegar al cerebro a través de la sangre, lo que sugiere que esta vía es crucial para generar una respuesta inmediata y modular una respuesta inflamatoria local (tabla 16-1).

Inicialmente, los cambios moleculares y químicos en la zona periférica dañada como los niveles de citocinas, pH, presión de oxígeno, entre otros, causan que las neuronas sensoras del área generen un potencial de acción que viaja al SNC a través de los nervios vago, esplénico y pélvico hasta llegar al tronco cefálico, el núcleo del tracto solitario (NTS) y otros núcleos que reciben información aferente; esta información se propaga rápidamente permitiendo que el SNC localice y transmita instrucciones por las neuronas eferentes a la periferia las cuales llegan a la zona dañada y liberan

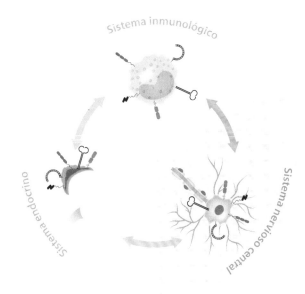

Figura 16-2. La comunicación entre los sistemas nervioso, endocrino e inmunológico está mediada por moléculas solubles como hormonas, neurotransmisores y citocinas, así como por receptores funcionales expresados constitutivamente en los leucocitos, células glandulares y neuronas. Este sistema de regulación multidireccional modula múltiples procesos fisiológicos en el organismo con la finalidad de mantener o restaurar la homeostasis.

acetilcolina (ACh) o noradrenalina (NA) como neurotransmisores principales, lo que induce una respuesta al interactuar con sus receptores en las células blanco. La activación de esta vía de comunicación provoca la estimulación de los circuitos de los arco reflejos neurales que controlan las respuestas conductuales y fisiológicas dentro del SNC; esto genera un cambio neuroquímico y conductual que se manifiesta como síntomas asociados al tipo de respuesta inmunológica, como fiebre, anorexia, caquexia, entre otras.

Sistema nervioso simpático (SNS)

Esta vía neural se refiere a la activación de los nervios que conforman el SNS, que corresponde a neuronas simpáticas preganglionares que liberan ACh y postganglionares que liberan NA. La activación inicia con contactos sinápticos entre las neuronas del núcleo del tracto solitario (NTS) y las de la región C1 de la médula rostral ventrolateral (RVM) que mandan la señal al hipotálamo y sigue por neuronas simpáticas preganglionares localizadas en la médula espinal; estas neuronas salen y hacen sinapsis con las neuronas simpáticas posganglionares que inervan varios órganos como los linfoides, causando la liberación de NA en el medio como neurotransmisor principal. La médula adrenal también se encuentra inervada por el SNS, sin embargo las neuronas que se encuentran dentro del tejido son neuronas preganglionares, por lo que el neurotransmisor que estimula a la médula adrenal es la ACh al unirse

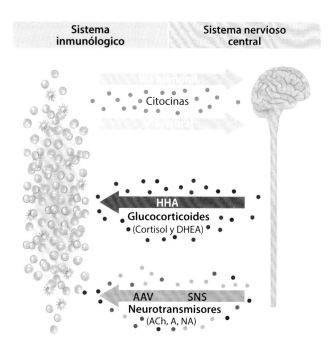

Figura 16-3. La activación del sistema inmunológico por la acción de un estímulo tensionante genera la activación del sistema nervioso central gracias a las vías de comunicación humoral y neural. En respuesta a la estimulación, el sistema nervioso central activa una respuesta eferente que involucra la activación del eje HHA, el AAV y el SNS, lo que finalmente genera la secreción de glucocorticoides y neurotransmisores (NT) en la periferia para modular al sistema inmunológico. AAV, arco antiinflamatorio vagal; ACh, acetilcolina; A, adrenalina; DHEA, dehidroepiandrosterona; GC, glucocorticoides; HHA, hipotálamo-hipófisis-adrenales; NA, noradrenalina; SNS, sistema nervioso simpático.

TABLA 16-1. Características de las vías humoral y neural que permiten la interacción entre el sistema inmunológico (SI) y el sistema nervioso central (SNC)

Vía humoral	Vía neural
Interacción entre SI y SNC por moléculas solubles que llegan al cerebro por líquidos corporales	Interacción entre SI y SNC por nervios periféricos del sistema nervioso simpático y el arco reflejo antiinflamatorio vagal
Esta vía se activa cuando el daño causa una elevación sistémica de moléculas inflamatorias	Esta vía se activa cuando existe daño local y se requiere de una respuesta inmediata
La elevada concentración de moléculas inflamatorias que llegan al cerebro estimulan al SNC por diferentes mecanismos	Los cambios moleculares y químicos en la zona local dañada activan a los nervios aferentes
Se genera una activación de áreas en el SNC por las moléculas inflamatorias que entran al cerebro o por la secreción de otras moléculas solubles dentro del parénquima	Activación de áreas en el SNC por nervios aferentes que generan una respuesta de los nervios eferentes asociada con la liberación de neurotransmisores: acetilcolina y noradrenalina

a sus receptores nicotínicos. Eso provoca que la médula libere catecolaminas hacia la sangre periférica y éstas actúen como mensajeros químicos secundarios.

Arco reflejo antiinflamatorio vagal

Se denomina **arco reflejo antiinflamatorio vagal** o vía colinérgica antiinflamatoria a la activación de la vía neural por la estimulación del nervio vago, el cual inerva a varios órganos principales, entre ellos, los órganos linfoides primarios y secundarios. Este arco reflejo antiinflamatorio se caracteriza por ser localizado, rápido y discreto. El control de las funciones biológicas por este proceso es reversible ya que después de un breve periodo refractario la respuesta de las células puede reanudarse.

En este arco reflejo antiinflamatorio, la activación del nervio vago se puede inducir a través de dos formas; la forma directa, a traves de moléculas inflamatorias como TNF-α, IL-1β y LPS que se encuentran en el área de daño, las cuales activan potenciales de acción aferentes que viajan en el nervio vago debido a que el paraganglio quimiosensor presenta receptores de IL-1β, lo que permite la activación a través de las terminales nerviosas vicerales. La forma indirecta se activa a través de las neuronas aferentes del ganglio vagal nodoso o plexiforme, que se encuentra debajo de la base del cráneo; este ganglio vagal presenta receptores quimiosensores como CD14 y TLR4 (figura 16-4). Tanto la estimulación directa como la indirecta generan un potencial de acción que termina en áreas del SNC asociadas con la integración de la información visceral sensorial así como la coordinación de la función autónoma y la respuesta conductual. Cuando la información se procesa en el SNC se genera una señal eferente, la cual viaja a través del nervio vago hasta el ganglio celiaco y finalmente se libera Ach en el área de daño. Este reflejo vagal también puede inducir una respuesta antiinflamatoria humoral sistémica al activar el eje HHA y la activación de respuestas termogénicas.

Vía humoral

En esta vía, la comunicación entre los tres sistemas se lleva a cabo gracias a la liberación de moléculas solubles inflamatorias que son secretadas a los líquidos corporales. Estas moléculas que alcanzan áreas dentro o cercanas del SNC pueden estimular la activación de las interacciones NEI cuando su concentración es suficiente para generar una respuesta (tabla 16-1). Se han descrito tres mecanismos por los cuales las moléculas solubles son capaces de estimular al SNC:

1. Difusión simple a través de los sitios circunventriculares carentes de barrera hematoencefálica (BHH). Uno de estos sitios importantes para la activación del SNC es el área postrema (AP), que recibe y traduce el estímulo de las citocinas periféricas y está en comunicación con el SNS y el eje HHA.
2. La unión a receptores ubicados en el endotelio vascular cerebral. A pesar de que las citocinas no atraviesan la BHH, al unirse con su receptor incrementan la síntesis y secreción de mediadores solubles como las prostaglandinas

(PG) y el óxido nítrico (NO); estos mediadores difunden en el parénquima cerebral y modulan la actividad de grupos específicos de neuronas y otros tipos celulares como la microglia. Este mecanismo asocia la presencia de PG con la aparición de fiebre y la activación del eje hipotálamo-hipófisis-adrenales.
3. Uso de transportadores ubicados en la BHH. La presencia de estos transportadores permite el cruce de esta barrera y llegar al líquido cefalorraquídeo (LCR) y la médula espinal; estos transportadores son saturables y solo son funcionales cuando las concentraciones plasmáticas de citocinas se elevan.

La ruta humoral está relacionada con manifestaciones o síntomas conductuales como anorexia, fiebre, depresión y otras manifestaciones de conducta alterada durante la presencia de estrés o de enfermedades en un individuo.

CONSECUENCIAS DE LA COMUNICACIÓN ENTRE EL CEREBRO Y LA RESPUESTA INMUNOLÓGICA

La activación de las vías neural y humoral generan una serie de efectos sobre el SI con el principal objetivo de evitar una sobreactivación de este sistema, lo que podría llevar a daño exacerbado y citotoxicidad en el organismo. La activación del **eje hipotálamo-hipófisis-adrenales** (HHA) y la secreción en la periferia de neurotransmisores como acetilcolina (Ach), noradrenalina (NA), adrenalina (A) y otras moléculas, son mediadores que generan un efecto directo sobre los órganos linfoides y las células del SI (tabla 16-2).

El eje hipotálamo-hipófisis-adrenales y el efecto de los glucocorticoides

El eje HHA es un circuito neuroendocrino que se caracteriza por la interacción entre tres tejidos diferentes los cuales se interconectan gracias a factores solubles, con la finalidad de permitir la supervivencia del individuo. Este eje presenta una importancia crucial en el estudio del estrés, pues es el principal mecanismo de defensa del organismo.

Los componentes principales del eje HHA son el núcleo paraventricular (PVN) del hipotálamo, la porción anterior de la glándula hipófisis o adenohipófisis y la corteza de las glándulas suprarrenales. La activación del eje HHA inicia con la neurotransmisión que origina la activación al nivel de las neuronas del PVN en el hipotálamo que libera la hormona liberadora de corticotropina (CRH). En general, el estímulo que promueve la activación de estas neuronas vienen de sitios que reciben información relevante de las necesidades hemostáticas o por estímulos químicos, por ejemplo, las neuronas noradrenérgicas del tronco encefálico, la liberación de neuropéptidos, el glutamato y la serotonina (5-HT). La citocinas y otros mediadores inflamatorios también pueden activar la respuesta del eje HHA al estimular el PVN de manera indirecta cuando alcanzan la concentración de 10 nM: esta estimulación puede suceder desde áreas periféricas por la vía neural o por la vía humoral, donde las citocinas promueven la síntesis de PG y su secreción desde las células endoteliales cerebrales en el PVN. La CRH es secretada dentro del

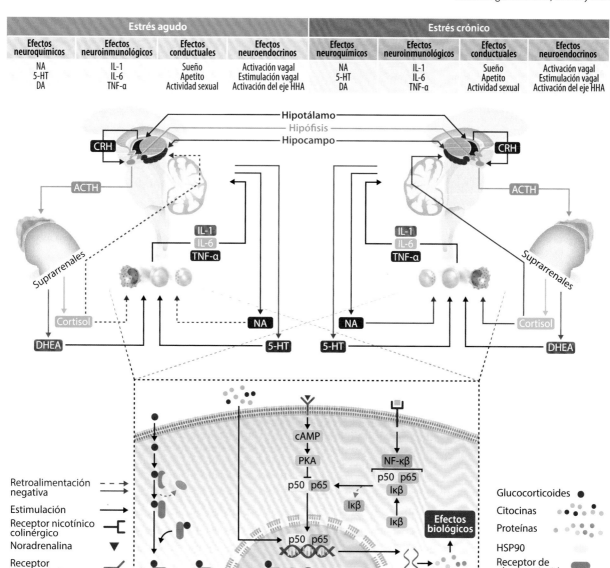

Estrés agudo				Estrés crónico			
Efectos neuroquímicos	Efectos neuroinmunológicos	Efectos conductuales	Efectos neuroendocrinos	Efectos neuroquímicos	Efectos neuroinmunológicos	Efectos conductuales	Efectos neuroendocrinos
NA 5-HT DA	IL-1 IL-6 TNF-α	Sueño Apetito Actividad sexual	Activación vagal Estimulación vagal Activación del eje HHA	NA 5-HT DA	IL-1 IL-6 TNF-α	Sueño Apetito Actividad sexual	Activación vagal Estimulación vagal Activación del eje HHA

Figura 16-4. Respuesta neuroinmunoendocrina humoral ante el estrés agudo y crónico. La presencia de estímulos de irritación, infección o lesión, así como la percepción del entorno, desencadenan una respuesta fisiológica de estrés que implica la secreción de citocinas proinflamatorias que, al alcanzar la concentración de 10 nM, son capaces de estimular el sistema nervioso central en 4 milisegundos, lo que desencadena respuestas neuroquímicas, neuroinmunológicas, neuroendocrinas y conductuales. La respuesta neuroendocrina involucra la activación del eje HHA que desencadena la secreción secuencial de CRH, ACTH y cortisol/DHEA. Si el estímulo es agudo su duración es de segundos a minutos; cuando el estímulo estresante desaparece, el cortisol disminuye los niveles de secreción de CRH y citocinas proinflamatorias, lo que favorece el equilibrio de la homeostasis. No obstante, esta respuesta favorece el fenómeno de sensibilización central. Si el estímulo se sostiene a lo largo del tiempo se denomina crónico y se presenta un fenómeno similar, aunque por su duración se establece un balance inmunológico por la secreción de citocinas pro y antiinflamatorias; un balance hormonal por la secreción de cortisol/DHEA, ya que el cortisol es una potente molécula antiinflamatoria y la DHEA un potente proinflamatorio, y un balance nervioso mediado por 5-HT/NA, pues la 5-HT es un neurotransmisor con actividad proinflamatoria y la NA es un antiinflamatorio. Todas las células del organismo son afectadas por los niveles circulatorios de hormonas, neurotransmisores y citocinas; las alteraciones de sus niveles afectan el tipo y la calidad de las proteínas que se sintetizan y secretan, esto implica que las células productoras de citocinas son realimentadas por los niveles de estos mediadores solubles y su perfil de secreción se modifica de forma progresiva. ACTH, hormona adrenocorticotrópica; CRH, hormona liberadora de corticotropina; DA, dopamina; DHEA, dehidroepiandrosterona; HHA, hipotálamo-hipófisis adrenales; 5-HT, serotonina; NA, noradrenalina.

plexo portal hipofisario y estimula a los corticotropos en la adenohipófisis que producen y liberan la hormona adrenocorticotrópica (ACTH) a la circulación sistémica. Cuando la ACTH llega a la corteza adrenal produce un aumento en la biosíntesis y secreción de glucocorticoides (GC) a la circulación; en el humano el principal glucocorticoide es el **cortisol** (figura 16-3).

La regulación de este eje se genera por dos mecanismos: la retroalimentación negativa por la elevada concentración de cortisol que inhibe a las neuronas CRH y por la liberación de neurotransmisores en el SNC entre los que se encuentran la ACh, las catecolaminas, el ácido γ–aminobutírico (GABA), la 5-HT y la histamina que de manera directa inhiben la liberación de la CRH.

El cortisol es una molécula con función antiinflamatoria. Su efecto se genera a través de su unión a receptores esteroideos intracelulares actuando como factor de transcripción y por transrepresión, que se lleva cabo por la represión proteína-proteína con otros factores transcripcionales para intervenir en su mecanismo de acción, tal es el caso de NF-κB y AP-1, lo que evita la producción de citocinas proinflamatorias como TNF-α, IL-1β, IL-8, IL-12 e IFN-γ.

Tabla 16-2. Efectos inmunológicos de las principales moléculas secretadas por la activación de las interacciones NEI

Cortisol	DHEA	Acetilcolina	Noradrenalina
Efecto antiinflamatorio: • Inhibe la secreción de citocinas. proinflamatorias y otras moléculas por transrepresión de NF-κB y AP-1 • Favorece cambios en el tráfico leucocitario hacia los sitios lesionados • Modifica la proliferación de las células que regulan la respuesta inflamatoria • Altera la diferenciación celular • Inhibe de la secreción de citocinas tipo Th1 • Favorece la producción de citocinas tipo Th2 • Regula del número de linfocitos T y su repertorio • Favorece la secreción de citocinas antiinflamatorias • Favorece el aumento de IκB, lipocortina-1 y el regulador negativo de la vía del TLR	Efecto proinflamatorio: • Evita la atrofia en timo generada por cortisol • Protege del estrés oxidativo al mejorar la actividad de enzimas antioxidantes • Evita la apoptosis en el timo • Reduce la susceptibilidad de infecciones por virus, bacterias o parásitos • Genera una diferenciación de linfocitos hacia Th1 • Aumenta el número y la citotoxicidad de monocitos y de las células NK • Modula la función endotelial al estimular la producción de NO • Induce la producción de IL-2 Efecto antiinflamatorio: • Se ha demostrado que puede inhibir al NF-κB y a la AP-1	Efecto antiinflamatorio: • Inhibe la producción de citocinas proinflamatorias al inhibir la translocación de NF-κB del citoplasma al núcleo por la secreción en terminaciones nerviosas o por linfocitos T especializados	Efecto antiinflamatorio: • Disminuye la producción de citocinas proinflamatorias • Aumenta la producción de citocinas antiinflamatorias • Regula la activación de linfocitos T al modular la secreción de IFN-γ • Activa a los leucocitos para secretar otros neurotransmisores con efecto autocrino y paracrino • Genera una diferenciación tipo Th2 • Disminuye la función de las células NK

Este mediador inhibe la vasodilatación y aumenta la permeabilidad vascular en la zona de daño. A nivel celular, los efectos antiinflamatorios del cortisol incluyen: cambios en el tráfico leucocitario hacia los sitios lesionados, disminución de la producción de citocinas proinflamatorias así como de quimiocinas, moléculas de adhesión, enzimas clave en el inicio o mantenimiento de la inflamación; inhibe las vías de señalización proinflamatorias en órganos y tejidos blanco, modifica la proliferación de las células mediadoras de la respuesta inflamatoria y altera la diferenciación celular. Esta molécula inhibe la secreción de citocinas tipo Th1 y favorece la producción de citocinas tipo Th2; en el timo, las células dobles positivas son sensibles a apoptosis inducida por cortisol, lo que sugiere que esta molécula tiene la función de regular el número de linfocitos T y su repertorio, aunque existen otras evidencias que sugieren el efecto contrario. El cortisol también puede activar genes; tal es el caso de las citocinas antiinflamatorias como la IL-10 y la IL-4 cuya secreción se incrementa en monocitos y macrófagos. Otras moléculas son el inhibidor de NF-κB (IκB), la lipocortina-1 y el regulador negativo de la vía de TLR.

La dehidroepiandrosterona (DHEA) es un andrógeno anabólico que se produce y secreta por la corteza adrenal por la estimulación con ACTH; esta molécula tiene como función compensar los efectos inducidos por el cortisol, sin embargo se ha demostrado que además de tener propiedades proinflamatorias, en ciertos casos puede presentar algunas antiinflamatorias. De primera instancia, la DHEA protege al organismo del cortisol; evita la atrofia en el timo generada por el cortisol y protege del estrés oxidativo celular ya que mejora la actividad de enzimas antioxidantes; evita la apoptosis en el timo y reduce la susceptibilidad de infecciones por virus, bacterias o parásitos; genera una diferenciación de linfocitos hacia un fenotipo Th1; aumenta el número y la citotoxicidad de monocitos y de células NK; modula la función endotelial al estimular la producción de NO en las células endoteliales; induce la producción de IL-2 por parte de los linfocitos. Algunas de las propiedades antiinflamatorias que se conocen de esta hormona son la inhibición de la producción de citocinas proinflamatorias como la IL-6 y el TNF-α por la inhibición de factores de transcripción como NF-κB y AP-1.

El efecto de neurotransmisores del SNS

Además de los glucocorticoides, la activación del SNC genera la producción y liberación de neurotransmisores por las neuronas eferentes de la vía neural o por la estimulación de la glándula adrenal. El SI es blanco de estas moléculas que regulan una posible respuesta exacerbada capaz de causar mayor daño al organismo, además de formar parte de las interacciones NEI que se ponen en marcha ante un estresor agudo o crónico.

La acetilcolina (ACh) es un neurotransmisor que es liberado por las neuronas preganglionares del SNA. El principal efecto antiinflamatorio de la ACh es la inhibición de la producción de citocinas proinflamatorias como IL-1β, TNF-α, IL-6 e IL-18 por los macrófagos; esta molécula al unirse a su receptor nicotínico inhibe la translocación de NF-κB del citoplasma al núcleo evitando la producción de estas citocinas. Otro mecanismo por el cual el reflejo inflamatorio puede inhibir la respuesta inflamatoria se genera en el bazo; la estimulación del nervio vago activa las neuronas adrenérgicas residentes del bazo que hacen sinapsis con estructuras cercanas a linfocitos T en la pulpa blanca, liberando NA en el medio. La NA se une a los receptores β-adrenérgicos expresados en un subtipo especializado de linfocitos T cuyo fenotipo es CD4+CD44hiCD62Llo y que se caracterizan porque sintetizan y liberan ACh. Esta población de linfocitos que representa < 3% del total de linfocitos T y el 10% del total de linfocitos T de memoria mejoran su producción de ACh cuando son activados, lo que permite que esta molécula se una a su receptor 7nAChR expresado en los macrófagos de la pulpa roja y en la zona marginal, generando disminución de la síntesis de citocinas.

La noradrenalina (NA) y la adrenalina (A) son las principales catecolaminas liberadas por la médula adrenal y por las neuronas posganglionares del SNS. El principal efecto que genera la NA es la disminución de la producción de citocinas porinflamatorias como TNF-α, IL-6, proteína quimiotáctica de monocitos tipo 1 (MCP-1), IL-1β e IL-12; también aumenta la producción de citocinas antiinflamatorias como IL-10 y disminuye la capacidad fagocítica de los macrófagos. En linfocitos T regula su activación ya que modula la secreción IFN-γ y puede activar a las células del SI para secretar otros neurotransmisores con efecto autocrino y paracrino como la ACh. Además, la NA puede generar una diferenciación linfocitaria a tipo Th2 y disminuye la función de las células NK.

De este modo se puede observar la influencia que tienen los mediadores neuroendocrinos sobre la producción de citocinas circulantes durante la presencia de estímulos estresantes, lo que convierte a las citocinas en importantes referentes clínicos para evaluar la progresión de una enfermedad o la eficiencia terapéutica de un tratamiento. Además se debe considerar la participación de las citocinas en el desencadenamiento de alteraciones conductuales en padecimientos con un componente inflamatorio.

Activación de las interacciones NEI en el estrés agudo y crónico

Cuando el organismo se enfrenta a un estresor sea una infección, una lesión o la percepción, se activan las interacciones NEI con la finalidad de regresar a un estado homeostático. La sutileza de la activación de estas interacciones depende del tipo de estresor, pues cada uno de ellos es reconocido de diferente forma y provoca una respuesta específica. Sin embargo, las consecuencias de la activación de las interacciones NEI se pueden estudiar de acuerdo a la duración en contacto con el estresor; aun cuando cada estresor causa consecuencias específicas, el contacto agudo con diferentes estresores causan una respuesta similar, y lo mismo sucede con la exposición a estresores de forma crónica (figura 16-5).

El estrés agudo

El estrés agudo es aquél donde el estresor está presente durante segundos, minutos, o incluso horas. El estímulo generado induce la activación del eje HHA y del SNS, lo que provoca la liberación de GC (cortisol y DHEA) y neurotransmisores (NA y A). El estrés agudo es manejado eficientemente por la respuesta y activación de estos dos elementos activos simultáneamente; cuando el estresor se elimina se manda la señal al SNC para reducir la actividad del eje HHA y el SNS; el incremento de cortisol es suficiente para generar el mecanismo de retroalimentación negativa en el SNC que disminuye la secreción de CRH y apaga la respuesta, provocando que la producción de los mediadores regrese a condiciones basales. En este tipo de estrés, el estresor incide principalmente sobre el sistema límbico y sus efectos no inducen alteraciones numéricas leucocitarias, ni alteraciones funcionales orgánicas, sin embargo hay individuos que presentan condiciones alérgicas como asma, urticaria o se quejan de migrañas o síntomas gastrointestinales como dolor abdominal, indigestión, diarrea y estreñimiento, y pueden presentar la exacerbación de sus cuadros; otro dato importante es que, con frecuencia, los ataques de pánico y los episodios psicóticos son mayores durante el estrés agudo. Estos efectos se generan por la elevación de la concentración de cortisol, de CRH y de NA, provocando el inicio del desarrollo de un amplio espectro de enfermedades metabólicas y neuropsiquiátricas.

El proceso fisiológico establecido por la activacion de las interacciones NEI al presentarse una respuesta de estrés de este tipo, genera una alteración irreversible que es relevante para la respuesta ante futuros estresores: el estrés agudo induce el aumento de un proceso de sensibilización central en el SNC. Este proceso que es dependiente de la alta concentración de cortisol que llega al SNC durante la respuesta ante el estresor induce el aumento de la densidad de receptores para GC y para citocinas proinflamatorias en regiones importantes del cerebro como el hipotálamo y el hipocampo. Esto se traduce en un proceso de fragilización ante estímulos estresantes, cuya finalidad es preparar al organismo ante la posible presencia de un estresor subsecuente; esto provoca que las regiones cerebrales sean estimuladas intensamente en futuras activaciones, a concentraciones menores de GC y citocinas, logrando una respuesta más rápida e intensa pero dañina para el organismo.

El estrés crónico

Cuando el estresor no desaparece en el corto plazo y se genera una respuesta del organismo para mantener la funcionalidad, se dice como definicion operacional que el estrés generado es crónico. Este tipo de estrés presenta una duración de días, meses o incluso años. En general, los efectos asociados a la larga exposición a un estresor son principalmente debidos a la exposición sostenida y larga de reacciones de estrés agudo como la actividad del eje HHA y del SNS. Los elevados niveles de cortisol, DHEA, A y NA permiten lidiar con el estresor, pero también inducen procesos corporales que resultan en consecuencias negativas para el organismo como el aumento de la producción de radicales libres y disminución de antioxidantes, la aceleración de la edad celular, la inhibición crónica del SI con concentraciones elevadas de citocinas proinflamatorias, la inflamación de células endoteliales que provoca placas arterioescleróticas y el aumento del riesgo de la aparición de enfermedades neurodegenerativas.

Durante el estrés crónico la respuesta del organismo es más compleja que durante el estrés agudo. En este caso se presenta una

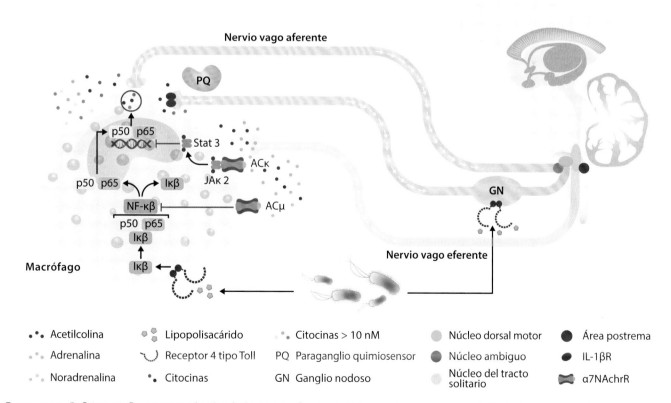

Figura 16-5. Reflejo antiinflamatorio vagal o vía colinérgica antiinflamatoria. Este mecanismo es una respuesta fisiológica a concentraciones altas de citocinas en la circulación que son capaces de estimular a los componentes sensoriales del nervio vago que transmitirá una señal aferente hasta las regiones del núcleo del tracto solitario (NTS), del área postrema (AP), del núcleo dorsal motor del vago (DMN), del núcleo ambiguo (NA) y del cerebelo, hipotálamo y tálamo. Estas regiones poseen interconexiones neuronales que les permiten integrar la señal y generar otra pero de tipo eferente e inmunorreguladora a través del mismo nervio vago. Las eferencias colinérgicas del nervio vago liberan acetilcolina en diferentes regiones anatómicas -como el bazo- y regulan la respuesta inmunológica a través de la inhibición de la síntesis y la secreción de citocinas proinflamatorias.

sucesión de eventos a lo largo del tiempo; el eje HHA y el SNS se activan por el estresor, por lo que la concentración de GC y catecolaminas están elevados en la periferia; estos mediadores generan su efecto como la elevación de citocinas antiinflamatorias (IL-4, IL-13, IL-5), con el fin de disminuir la concentración de las citocinas proinflamatorias. Desafortunadamente, el estresor no desaparece y continúan secretando más citocinas proinflamatorias manteniendo activos al eje HHA y al SNS; al sostener las INEI activadas, finalmente se genera un equilibrio entre citocinas pro y antiinflamatorias en la periferia y un efecto similar sucede entre el cortisol y la DHEA. El balance de mediadores en la periferia permite que se mantenga la funcionalidad ante la presencia de un estímulo tensionante durante largo tiempo. A diferencia del estrés agudo, en el crónico sí existen alteraciones orgánicas importantes; estas alteraciones son provocadas por la activación permanente del eje HHA y del SNS.

La hipercortisolemia crónica puede ser neurotóxica para las estructuras cerebrales vulnerables como el hipocampo. La neurotoxicidad se manifiesta al nivel del hipocampo por una atrofia de las neuronas piramidales CA3 del cuerno de Amón por una disminución del volumen y del número de neuronas del *gyrus* dentado; esta atrofia secundara al estrés genera una disminución de la neurogénesis, la disminución de la síntesis de factores neurotrópicos como el factor neurotrópico derivado del encéfalo (BDNF, *brain-derived neurotrophic factor*), que inhibe la apoptosis celular; el aumento de la excitotoxicidad por la activación de las vías glutamatérgicas y una neurotoxicidad debido a la disminución de la neuroplasticidad (inicialmente reversible, después permanente).

La susceptibilidad a infecciones y enfermedades autoinmunes aumenta por el cambio de diferenciación de un perfil tipo Th1 a Th2

que provocan las catecolaminas y el cortisol; este último también puede generar atrofia importante en el timo, lo cual es una de las vías para generar la supresión del SI.

Efectos conductuales inducidos por citocinas: *sickness behavior*

Ante eventos infecciosos el organismo desencadena una serie de respuestas inmunológicas, metabólicas, endocrinas y nerviosas. El "sentirse enfermo" es propio de un cuadro patológico en el que se presentan síntomas característicos como fiebre, letargo, anorexia, náusea, abatimiento, alteraciones cognitivas, disminución en el tiempo de reacción, disminución de la libido, anhedonia, desórdenes del sueño, hiperalgesia, irritabilidad, aislamiento social e incluso un cuadro depresivo en aquellos casos severos y crónicos. Se conoce que muchos cambios físicos y conductuales generados por las enfermedades son causados por mediadores solubles liberados por células del SI en el sitio de infección. Estos mediadores periféricos pueden ejercer un efecto en el SNC y provocan los síntomas conductuales de "enfermedad" que son dependientes de los niveles circulantes (figura 16-6).

La conducta de enfermedad o *sickness behavior* es un término empleado para describir los cambios conductuales presentes en animales y humanos que cursan una enfermedad y cuyo fin es reorganizar la percepción del individuo y generar acciones para enfrentarse al agente estresor; de manera interesante estos cambios conductuales también aparecen en lesiones estériles, por ejemplo, en trauma o eventos isquémicos. Esta conducta representa una estrategia organizada que es crítica para la supervivencia del organismo al enfrentarse a patógenos, equivalente a la respuesta de miedo a enfrentarse a un depredador; los cambios conductuales drásticos no

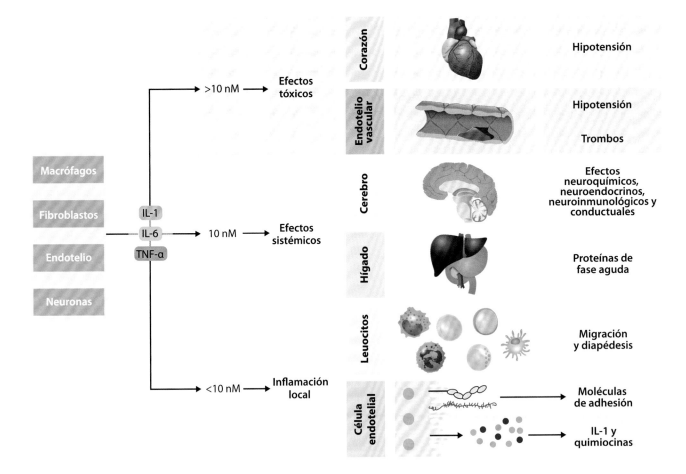

FIGURA 16-6. Efectos sistémicos inducidos por citocinas. El efecto sistémico de las citocinas depende de la concentración. Por debajo de valores < 10 nM los efectos son locales y restringidos a la zona de lesión, infección o irritación. Cuando las citocinas alcanzan la concentración de 10 nM pueden estimular el sistema nervioso central mediante cuatro vías; esto genera efectos neuroquímicos, neuroendocrinos, neuroinmunológicos y conductuales, por medio del incremento de los niveles circulatorios de hormonas y neurotransmisores, lo que induce la activación de efectos neuroendocrinos. En condiciones en las que las citocinas alcanzan concentraciones > 10 nM se pueden inducir efectos tóxicos y la activación del reflejo antiinflamatorio vagal.

son consecuencia de la debilidad física o mental, sino de un estado de motivación para hacer frente al estresor.

El mecanismo responsable de la conducta de enfermedad está relacionada con las concentraciones locales o sistémicas elevadas de citocinas como IL-1β, IL-6 y TNF-α. La administración individual o conjunta de estas citocinas proinflamatorias, por mitógenos como el LPS y la presencia de agentes infecciosos (p. ej., *Mycobacterium tuberculosis, Salmonella typhi*) generan los mismos síntomas conductuales. Estas citocinas son mediadores solubles reconocidos e interpretados por el SNC quien reajusta las prioridades del organismo, lo que le da la energía y la atención para lidiar con la infección de la mejor forma. Estas alteraciones se presentan muy rápido después de la administración de citocinas en modelos animales, alcanzando su máxima expresión entre las 2 a 6 horas posteriores y transcurrido este tiempo los síntomas desaparecen gradualmente. Una característica importante de *sickness behavior* es que es un proceso reversible mediante mecanismos de antiinflamación que disminuyen progresivamente la concentración de las citocinas proinflamatorias y con ello la presencia de dichos cambios conductuales. Algunos mediadores solubles con función antiinflamatoria implicados en este proceso son el receptor antagonista de la IL-1β (IL-1RA), el receptor soluble de IL-1β tipo II (IL-1RII), la IL-10, el factor de crecimiento transformante-β (TGF-β), los GC, algunos neuropéptidos y factores de crecimiento.

Cuando se presenta una conducta de enfermedad sin un estímulo inmunológico o hay desproporción en su duración e intensidad se considera que el *sickness behavior* es patológico y puede deberse a tres causas: 1) la producción de citocinas proinflamatorias se lleva a cabo con una duración mayor a la normal; 2) las moléculas antiinflamatorias son defectuosas o insuficientes para disminuir la inflamación y 3) los circuitos neuronales blanco de mediadores proinflamatorios están sensibilizados.

El *sickness behavior* presenta síntomas conductuales similares a los que se observan en pacientes con depresión mayor en los cuales hay altos niveles circulantes de citocinas proinflamatorias (p. ej., IL-6) sugiriendo que la activación crónica del SI podría participar en el desarrollo de desórdenes depresivos. En ese sentido, pacientes que reciben inyecciones constantes de citocinas como IFN-α como tratamiento para enfermedades virales o cáncer desarrollan alteraciones psicopatológicas como síntomas depresivos y ansiedad dependiendo de la dosis. Esto sugiere que los desórdenes depresivos se desarrollan por el *sickness behavior* inducido por citocinas proinflamatorias en pacientes que presentan susceptibilidad clínica o que están sensibilizados, lo que significa que los individuos que tienen predisposición innata para una patología la desarrollarán cuando los factores causales están presentes. Otro hallazgo importante que relaciona al SI y la depresión mayor es la disminución sérica de triptófano (Trp) en pacientes con tratamiento de citocinas proinflamatorias; este aminoácido es importante para la producción de 5-HT, neurotransmisor cuya concentración está disminuida en los pacientes con depresión mayor. La interferencia de la síntesis de 5-HT se relaciona con la presencia de algunos signos clínicos como impulsividad y comportamiento depresivo desarrollado en pacientes susceptibles. Las citocinas proinflamatorias activan la enzima indolamina 2,3 dioxigenasa (IDO) que metaboliza rápidamente el Trp, generando una disminución en las concentraciones de Trp y de 5-HT.

Síntomas neuropsiquiátricos clínicos inducidos por citocinas

Las similitudes entre los síntomas de los efectos conductuales del *sickness behavior* y la depresión mayor han permitido establecer una hipótesis sobre la participación de las citocinas y los factores inflamatorios en la fisiopatología de trastornos neuropsiquiátricos. Uno de los hechos clínicos que apoyan esta hipótesis es la alta prevalencia de la comorbilidad psiquiátrica, incluida la depresión mayor, en pacientes que sufren de enfermedades crónicas con componente inflamatorio, entre éstas: artritis reumatoide, cáncer, enfermedades infecciosas, enfermedades autoinmunes y cardiovasculares. Además, en varios trabajos experimentales se reportan elevadas concentraciones de marcadores inflamatorios, por ejemplo citocinas proinflamatorias, proteínas de fase aguda, quimiocinas

y moléculas de adhesión en la sangre y el LCR de los pacientes clínicamente sanos con depresión mayor.

En este mismo sentido, se ha detectado la existencia de una asociación significativa entre los marcadores de la inflamación y síntomas neuropsiquiátricos como la disfunción cognitiva y la fatiga (tabla 16-3). En pacientes con depresión mayor, las proteínas inflamatorias, el TNF-α, IL-6 y la proteína C reactiva (PCR), han demostrado ser las moléculas que se elevan de forma constante en todos los estudios clínicos. Además, el aumento de marcadores inflamatorios en el mencionado tipo de pacientes se ha asociado con la falta de respuesta al tratamiento farmacológico y con factores como el estrés durante los primeros años de vida. No obstante, se debe considerar la presencia de alteraciones de los mediadores solubles de tipo hormonal y de neurotransmisores para llegar a una conclusión más adecuada de estas variables.

Uno de los hallazgos que apoyan experimentalmente la participación de procesos inflamatorios en la fisiopatología de la depresión son las observaciones acerca de pacientes tratados con citocinas recombinantes. Debido a sus efectos antitumorales e inmunomoduladores, las citocinas (como el IFN-α) se utilizan para el tratamiento del cáncer e infecciones virales, entre éstas la hepatitis C crónica. A pesar de su eficacia clínica, el IFN-α con frecuencia es asociado con morbilidad psiquiátrica significativa, sobre todo en el desarrollo de la depresión mayor en 45% de los pacientes.

En este sentido, una de las moléculas inflamatorias con las que se ha estudiado el papel de las citocinas en la fisiopatología de la depresión es el IFN-α, una citocina que se secreta en respuesta a infecciones virales, cuya principal función es bloquear la proliferación viral. Además, el IFN-α es un potente estimulador de citocinas proinflamatorias no solo a nivel periférico, sino también en el SNC. Estudios recientes indican que el tratamiento con IFN-α en enfermos con hepatitis C se asocia con la activación de vías inflamatorias del SNC, según se refleja en el aumento de sus niveles en el LCR y en las concentraciones de IFN-α, IL-6 y MCP-1.

El análisis de correlación entre la expresión de síntomas inducidos por la administración de IFN-α en pacientes ha demostrado que ésta es responsable del desarrollo de dos síndromes conductua-

Tabla 16-3. Efectos físicos y psiquiátricos inducidos por las citocinas

Citocina	Efecto
IFN-α	Fatiga, depresión, trastornos del pensamiento, psicosis e ideación suicida, estrés, ansiedad, disminución de la sustancia P, mialgias, retraso psicomotor, anorexia, aislamiento social, irritabilidad, trastornos cognitivos (falta de concentración, deterioro de la memoria, enlentecimiento mental)
IFN-β	Fatiga, estado depresivo, enlentecimiento mental
TNF-α	Anorexia, fatiga, estrés, regula la expresión de la sustancia P, movimientos oculares rápidos durante el sueño y aumento de los aminoácidos excitatorios; la noradrenalina y la adrenalina estimulan su liberación
IL-1 β	Somnolencia, confusión, alucinaciones, hiperalgesia, fatiga, fiebre, sueño, mialgias, antinocicepción por sustancia P (aumento de GABA y disminución de NMDA); la noradrenalina y la adrenalina estimulan su liberación
IL-2	Confusión, delirios, depresión, psicosis, mialgias, disfunción cognitiva
IL-4	Participa en funciones cerebrales superiores como la memoria y el aprendizaje
IL-6	Estrés, fatiga, hiperalgesia, depresión y activación del sistema nervioso simpático; la noradrenalina, la adrenalina y la sustancia P estimulan su liberación
IL-8	Media el dolor simpático; la sustancia P estimula su producción
IL-10	Bloqueo del dolor

les (un síndrome neurovegetativo frente a un estado de ánimo y un síndrome cognoscitivo). Ambos tienen fenomenología distinta que puede ser tratada con antidepresivos.

El síndrome neurovegetativo se caracteriza por síntomas como fatiga, alteraciones en la psicomotricidad, anorexia y modificación de patrones del sueño. Se desarrolla con rapidez en casi todos los individuos expuestos a las citocinas y persiste mientras dura la exposición a éstas. En contraste, el estado de ánimo y el síndrome cognoscitivo, que se caracteriza por síntomas de depresión, ansiedad, trastornos de memoria y atención, por lo general aparece en etapas posteriores del tratamiento de citocinas (alrededor de los primeros 3 meses posteriores a la terapia), en especial en los enfermos con factores de vulnerabilidad intrínseca, por ejemplo hiperactividad del eje HHA y existencia de rasgos depresivos subclínicos preexistentes.

Es importante señalar que el tratamiento con antidepresivos únicamente logra remitir las alteraciones del estado de ánimo inducido por los síntomas cognitivos, en tanto que los síntomas neurovegetativos, como la fatiga, no son mejorados. Los avances recientes que permiten comprender los mecanismos fisiopatológicos subyacentes al estado de ánimo, lo mismo que los efectos cognitivos en comparación con los síntomas neurovegetativos resultantes de la terapia con citocinas. Esto indica que los síntomas son resultado del deterioro del proceso metabólico de Trp a la 5-HT por la administración del IFN-α inducida por el estado de ánimo y los síntomas cognitivos. Por el contrario, los síntomas neurovegetativos, incluidas la fatiga y la anergia, se correlacionaron con cambios en la actividad de los ganglios basales, quizá relacionados con alteraciones en el metabolismo de la dopamina (tabla 16-3).

Mecanismos y efectos de las citocinas en el SNC

El cerebro vigila la respuesta inmunológica periférica a través de las vías humoral y neural que actúan simultáneamente y mantienen al SNC informado del estado general del organismo. A pesar de que estas vías tienen mecanismos característicos, las dos envían una señal de activación al cerebro cuando hay una elevación en los niveles circulatorios de citocinas proinflamatorias como IL-1β, IL-6 y TNF-α de forma local o sistémica. Este hecho provoca la estimulación del SNC y la generación de alteraciones conductuales mediadas por citocinas periféricas (figura 16-7).

La participación de la vía neural es de vital importancia en la respuesta del SNC; en esta vía la detección de citocinas proinflamatorias elevadas se genera por las fibras aferentes del nervio vago que activan el troco encefálico, el hipotálamo y estructuras límbicas, por lo que se relaciona con la producción de fiebre y la activación del eje HHA. La importancia de esta vía en la activación del SNC y la generación de efectos conductuales es menor al compararla con el *sickness behavior* que es inducido por la vía humoral, aunque algunos síntomas como la fiebre sí se relacionan con ésta.

La vía humoral presenta mayor influencia en la generación de *sickness behavior*; su efecto se basa principalmente en la identificación de patrones moleculares asociados a patógenos (PAMP) y de citocinas proinflamatorias sobre células del SNC. Como se mencionó antes, las citocinas tienen varios mecanismos directos para provocar una respuesta en el SNC, sin embargo, existen dos mecanismos principales que están relacionados con la generación de efectos conductuales.

· La activación de células con actividad tipo macrófago en el SNC que se encuentran en áreas circunventriculares que carecen de BHH y el plexo coroideo del SNC; el LPS y las altas concentraciones de IL-1β periférica pueden activar a estas células ya que presentan en su membrana receptores para citocinas y PAMP. La activación de estas células induce la síntesis de IL-1β y su liberación dentro del SNC, la cual se une a sus receptores en el AP, el PVN y el tronco encefálico. La diminución de la conducta social y la anorexia que se desarrolla en respuesta a LPS e IL-β periféricas están mediadas por la IL-1β secretada en el cerebro.

· La activación de las células endoteliales de los vasos sanguíneos. Este mecanismo resulta en la producción local de cito-

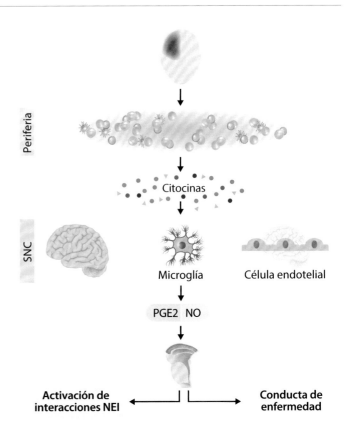

Figura 16-7. Mecanismos de acción de las citocinas en el sistema nervioso central. La elevación de citocinas proinflamatorias en circulación periférica induce su secreción dentro del sistema nervioso central y otros mediadores proinflamatorios como PGE2 y NO. Este fenómeno provoca la estimulación de estructuras cerebrales que generan efectos neuroendocrinos y alteraciones conductuales como *sickness behavior*. NEI, neuroendocrinoinmunológicas; NO, óxido nítrico; PGE2, prostaglandina E2; SI, sistema inmunológico; SNC, sistema nervioso central.

cinas e intermediarios moleculares como PG de la serie E2 (PGE2) y NO; estos mediadores son producidos por las células endoteliales de los vasos sanguíneos y macrófagos perivasculares por la exposición de IL-1β. La PGE2 es un mediador que genera fiebre y activa el eje HHA; esta difunde al parénquima cerebral y actúa en el tronco encefálico, en las estructuras hipotalámicas involucradas en la activación del eje HHA y la regulación de la temperatura corporal. La activación del eje HHA y la generación de fiebre se ven atenuadas cuando se utilizan inhibidores de la enzima ciclooxigenasa-2 (COX-2), acontecimiento que ejemplifica la importancia de la PG en el *sickness behavior* y en las interacciones NEI.

Hasta este momento la evidencia clínica y experimental sugiere que la IL-1β es el mediador predominante de la generación de *sickness behavior* en el cerebro. La administración en modelos animales de esta citocina en la periferia o en el ventrículo lateral del cerebro induce todos los componentes centrales de la reacción de fase aguda incluyendo fiebre, la activación del eje HHA y conductas tipo depresivas en contraste con la IL-6, la cual induce actividad pirogénica y corticotrópica pero no provoca cambios en la conducta. La forma en que las vías neural y humoral convergen en promover la expresión de IL-1β en el cerebro se desconoce; probablemente la comunicación del SI con el cerebro recluta varias áreas cerebrales cuya estimulación provoca los efectos tipo depresivos de la IL-1β.

Las citocinas proinflamatorias pueden influir en el comportamiento por medio de una serie de mecanismos que comprenden efectos sobre la función de neurotransmisores, la actividad neuroendocrina y la plasticidad neural. Algunos de estos mecanismos son los siguientes:

Activación de la indolamina 2,3 dioxigenasa (IDO)

Las citocinas proinflamatorias disminuyen la concentración de 5-HT y provocan el aumento del ácido quinurénico (KYNA) y el ácido quinolínico (QUIN) en el SNC. Este efecto se logra por la activación directa de la IDO, que metaboliza el Trp y produce QUIN y KYNA. Estas dos moléculas intervienen en la neurotransmisión glutamatérgica; el KYNA es antagonista de receptores de glutamato y evita la liberación de dopamina (DA) y el QUIN que es agonista de los receptores N-metil-D-aspartato (NMDA) de glutamato que contribuye a la excesiva señalización glutamatérgica.

Disminución de la concentración de tetrahidrobiopterina (BH4).

Esta molécula es un cofactor para las enzimas triptófano hidroxilasa y la tirosina hidroxilasa, las cuales están involucradas en la producción de 5-HT y DA. La disminución de esta molécula por las citocinas proinflamatorias se produce por dos procesos: el primero de ellos se caracteriza por el exceso de demanda de BH4, ya que también es cofactor de la enzima sintasa de óxido nítrico (NOS) que produce NO. El otro proceso es por la degradación de BH4 por el exceso de radicales libres de oxígeno y nitrógeno que generan las citocinas proinflamatorias, pues esta molécula es muy sensible al estrés oxidativo.

Activación de p38, proteína cinasa activada por mitógenos (MAPK)

Las citocinas proinflamatorias activan la vía de las proteínas cinasas activadas por mitógenos (MAPK) como la p38 MAPK. Esta activación en el cerebro genera el aumento de la expresión y la función de transportadores de 5-TH, NA y DA y por ello la recaptura neuronal de estos neurotransmisores. La p38 MAPK también estimula la secreción de glutamato por los atrocitos y disminuye la expresión de receptores de glutamato en estas células, lo que provoca neurotoxicidad por la alta concentración en el espacio sináptico. De forma secundaria, la elevada concentración de glutamato disminuye la producción del BDNF, el cual es relevante para la neurogénesis.

Disminución del tono GABAérgico

El ácido γ–aminobutírico (GABA) es un neurotransmisor importante en la modulación de la respuesta inflamatoria ya que disminuye la producción de citocinas proinflamatorias por medio de la inhibición de NF-κB y a p38 MAPK. Las citocinas en el cerebro pueden disminuir la concentración de GABA, lo que genera el aumento de citocinas proinflamatorias cerebrales.

Degradación de acetilcolina

La acetilcolina (ACh) inhibe la respuesta inflamatoria: las citocinas proinflamatorias en el cerebro como la IL-1β aumentan la producción y actividad de la enzima acetilcolinesterasa, lo que provoca de forma directa la inhibición de la liberación de ACh por las neuronas hipocampales; la disminución de la producción de ACh no permite su liberación en respuesta a la activación del reflejo antilinflamatorio vagal, por lo que la ACh no puede ejercer su función periférica de inhibir la producción de citocinas.

▌IMPLICACIONES CLÍNICAS

De acuerdo con la amplia base de conocimientos relacionados con la capacidad de las citocinas inflamatorias para influir en la conducta, lo mismo que con los datos que detallan los posibles mecanismos implicados, existe una amplia gama de posibles objetivos farmacológicos y conductuales que pueden ser relevantes para el desarrollo de nuevos tratamientos o estrategias de prevención de trastornos neuropsiquiátricos como la depresión.

Es probable que los blancos más obvios para la intervención farmacológica sean las citocinas y sus vías de señalización. Las terapias biológicas que inhiben el TNF-α y la IL-1β, aprobadas para su uso en Estados Unidos y Europa, ya han sido ampliamente estudiadas en trastornos autoinmunes e inflamatorios, y los fármacos que se dirigen a un número limitado de vías de señalización inflamatoria están disponibles o en desarrollo. Los datos sobre el uso de terapias bloqueadoras de citocinas ya demostraron su importancia para restaurar el estado del ánimo de pacientes con depresión mayor. Según se ha observado en estudios realizados en doble ciego en enfermos con psoriasis, los pacientes que recibieron etanercept, el antagonista del TNF-α, mostraron una mejoría significativa en los síntomas depresivos en forma independiente de los cambios en los síntomas asociados con la actividad de la enfermedad (p. ej., lesiones de piel y dolor en las articulaciones).

Además, los pacientes con depresión mayor sin padecimientos clínicos asociados que recibieron en estudios doble ciego celecoxib, el inhibidor de COX-2, mostraron una mejoría significativa de la eficacia antidepresiva de la reboxetina, un inhibidor de la recaptura de la noradrenalina. Aunque estos datos clínicos son limitados, sugieren que las terapias que actúan sobre las citocinas o sus vías de señalización pueden tener efectos antidepresivos. Lamentablemente, hasta el momento no hay datos sobre la eficacia potencial de los antagonistas de otras vías de las citocinas relevantes de señalización, como la p38 MAPK y el NF-κB, que parecen ser, en especial, afines a los mecanismos por los cuales las citocinas influyen en el metabolismo de los neurotransmisores, la función neuroendocrina y la plasticidad sináptica. Por último, quimiocinas como la MCP-1 que pueden atraer los monocitos hacia los tejidos, incluido el cerebro, son otro blanco para el desarrollo de aplicaciones de los trastornos conductuales asociados con un aumento de la respuesta inflamatoria.

Los estudios realizados en roedores y en humanos sugieren que otra posible opción terapéutica es antagonizar la IDO y la vía de la quinurenina. Estudios realizados en ratas que recibieron el 1-metil-triptófano, un antagonista de la IDO, pudieron antagonizar los efectos de *sickness behavior* inducida por la administración de LPS o el bacilo de Calmette-Guerin (BCG). Dado el efecto que tiene la IDO sobre la depleción de los niveles de Trp y la regulación de los linfocitos T, se ha generado interés para mejorar los inhibidores de la IDO y la actividad de las células T en los estados inflamatorios y el cáncer.

Algunos estudios inmunológicos que han repercutido en el estudio de las alteraciones conductuales secundarias debido a alteraciones de los niveles de citocinas son las estrategias farmacológicas que tienen como blanco la IL-17 o las células Th17, y se enfocan a la inhibición de citocinas o factores de transcripción que promueven la diferenciación a Th17, incluidos la IL-23 y el receptor de ácido retinoico (RAR) relacionados con el receptor C de orfanina (RORc).

Por último, existe gran interés en las drogas que antagonizan el glutamato para el tratamiento de la depresión mayor, ya que se ha reportado que la administración del antagonista del receptor de glutamato (NMDA), la ketamina, ha provocado mejoras rápidas y espectaculares en el estado de ánimo de pacientes con depresión resistente al tratamiento. Los resultados obtenidos en estudios con modelos animales sugieren que estos efectos pueden provenir del desarrollo de nuevas sinapsis en el cerebro debido a la activación de la enzima mTOR. Curiosamente, se ha demostrado que esta enzima inhibe el NF-κB. Así, los antagonistas del glutamato no solo pueden reducir la excitotoxicidad mediada por el glutamato, a consecuencia de los efectos inducidos sobre la recaptura de glutamato por las células gliales, sino que también pueden ser útiles para inhibir la respuesta inflamatoria mediante sus efectos sobre el NF-κB.

Por ello, con base en lo antes presentado, es posible concluir que el estudio de las interacciones entre el SNC y la respuesta inmunológica ha permitido establecer nuevas perspectivas en relación con el tratamiento y la prevención de trastornos conductuales. Debido a que el fenómeno inflamatorio es un mecanismo común de múltiples enfermedades (cardiovasculares, diabetes y cáncer), el papel de la inflamación en las enfermedades neuropsiquiátricas coloca a las neurociencias y a la psiquiatría al unísono de otras disciplinas médicas en la identificación y selección de moléculas de la respuesta inmunológica y sus vías de señalización intracelular para el tratamiento de la enfermedad. La aplicación del conocimiento derivado del estudio de las interacciones NEI en el desarrollo de nuevos abordajes terapéuticos basados en la inmunidad para tratar muchas enfermedades neuropsiquiátricas será una realidad en un futuro cercano.

RECUADRO 16-1. INTERACCIONES NEUROENDOCRINOINMUNOLÓGICAS Y ESTRÉS

Existe una comunicación constante entre los sistemas nervioso, endocrino e inmunológico llamada interacciones neuroendocrinoinmunológicas (NEI), en la que intervienen los mediadores solubles y los receptores constitutivos de las células de dichos sistemas. Ello significa que las variaciones en alguno de estos sistemas repercute en los dos restantes. Las interacciones NEI modulan varios procesos fisiológicos; el más importante es la respuesta ante el estrés.

El estrés es un proceso de adaptación y se refiere a la respuesta que se establece en nuestro organismo ante la presencia de estímulos tensionantes del entorno; tales estímulos pueden ser físicos (bacterias, hongos, parásitos, virus y lesiones) y psicológicos (problemas laborales y económicos, pérdida de seres queridos, violencia intrafamiliar, etcétera). Sin importar el origen del estrés, el organismo solo tiene una respuesta fisiológica ante éste, la cual implica la participación de los tres sistemas referidos. No todos los estímulos con los que interactúa una persona inducen una respuesta de estrés; de hecho, todo aquello para lo que el individuo tiene capacitación, entrenamiento y experiencias previas exitosas se considera la carga alostática y no induce respuesta de estrés.

La presencia de un estímulo tensionante, agudo o crónico, ocasiona que el organismo libere citocinas proinflamatorias, como la IL-1β, TNF-α e IL-6, mismas que alcanzan una concentración 10 nM y estimulan en 4 milisegundos el sistema nervioso central. Así se inducen cuatro respuestas simultáneas: una respuesta neuroinmunológica, en la que se liberan más citocinas directamente en el sistema nervioso central por la microglía y los astrocitos; una respuesta neuroquímica, mediada por neurotransmisores; una respuesta conductual, y una respuesta neuroendocrina que conlleva a la activación del eje HHA y que culmina con la secreción de glucocorticoides, por ejemplo, el cortisol.

Si bien el objetivo de las interacciones NEI es mantener la funcionalidad del organismo ante la presencia de estímulos estresantes, esta respuesta tiene una capacidad finita y, si es llevada al límite, termina por desregularse, lo que favorece el establecimiento de cuadros clínicos, entre éstos la depresión mayor en pacientes susceptibles, o bien de fenómenos alérgicos, autoinmunológicos y tumorales, entre otros.

Depresión mayor

La Organización Mundial de la Salud considera que la depresión mayor (DM) es un problema de salud pública en el mundo. En la actualidad este padecimiento afecta a más de 250 millones de personas, y 300 millones más están en posibilidad de desarrollarla; en México se sabe que afecta a 12% de la población. Si bien se reconoce que este padecimiento se manifiesta por la incapacidad de experimentar placer, existen otros signos clínicos, todos éstos descritos en el Manual diagnóstico y estadístico para los trastornos mentales (DSM-V); el diagnóstico confirmatorio debe realizarlo un médico especialista.

La DM es un padecimiento multifactorial, lo que significa que está asociada con múltiples factores que pueden ser biológicos, psicológicos y sociales. Los factores biológicos más reconocidos son la presencia de alteraciones en el sistema serotoninérgico, lo que induce bajos niveles de serotonina (5-HT) en circulación y a nivel central. Esto se acompaña de un menor número del transportador de serotonina (SERT) y receptores de 5-HT funcionalmente deficientes tanto en neuronas como en linfocitos. A nivel endocrino se ha descrito hiperactividad del eje HHA, lo que ocasiona elevación en los niveles de cortisol circulante, así como presencia de alteraciones en la respuesta del sistema inmunológico, lo que hace a estos individuos muy susceptibles a desarrollar diversas enfermedades. Bajo este panorama, el paciente con DM presenta alteraciones funcionales de los sistemas nervioso, endocrino e inmunológico.

Hoy en día el tratamiento farmacológico más utilizado implica el uso de los inhibidores selectivos de la recaptura de serotonina (ISRS); la función farmacológica de estos fármacos implica el bloqueo del SERT con la intención de bloquear la captación de serotonina y, con ello, aumentar los niveles de serotonina circulatoria y a nivel central; con el transcurso del tiempo este hecho contribuye a la remisión del cuadro clínico. De acuerdo con la OMS, el tratamiento farmacológico para la DM debe administrarse al menos por un año; sin embargo, la tasa de recaída al término del mismo es muy elevada.

Cambios moleculares inducidos por el tratamiento farmacológico con ISRS

El estudio de las interacciones NEI ha contribuido a entender con mayor eficiencia los fenómenos biológicos que subyacen al cuadro clínico de la DM, pues se han descrito algunas de las modificaciones moleculares que se presentan a lo largo del tratamiento farmacológico.

El grupo del doctor Lenin Pavón (autor de este capítulo) ha descrito que, antes del inicio del tratamiento farmacológico, el paciente deprimido presenta una disminución en los niveles circulatorios de 5-HT, altos niveles de cortisol y un perfil de citocinas sobre todo antiinflamatorio, como resultado de la elevación crónica de los niveles de cortisol. Estas alteraciones en su conjunto evidencian una desregulación crónica de las interacciones NEI.

Una vez que se inicia el tratamiento farmacológico con ISRS, el bloqueo del SERT induce un aumento en los niveles centrales y circulatorios de la 5-HT; este neurotransmisor es un importante inmunoestimulante y modifica en forma progresiva el perfil de las citocinas y el efecto inmunoestimulante. La 5-HT está mediada por los receptores 5-HT1A y 5-HT2 que se expresan de modo constitutivo en los linfocitos de la sangre periférica, los cuales (por estimulación mediada por la 5-HT) secretan citocinas proinflamatorias, como IL-2 e IFN-γ, lo que modifica el perfil del microambiente inflamatorio y lo hacen más parecido al que presenta un individuo sano. Sin embargo, a pesar del consumo de ISRS, los niveles de cortisol no se modifican; los cambios positivos en los pacientes solo se presentan en las primeras 20 semanas del tratamiento farmacológico.

Los estudios del doctor Pavón muestran que alrededor de la semana 20 del tratamiento con ISRS, el número de copias del mensaje genético que codifica para el receptor de 5-HT disminuye, lo que podría estar asociado con la disminución de la eficiencia del tratamiento. Se observó que después de la semana 20 y hasta la semana 52 los pacientes presentaron una regresión a su condición inicial en los parámetros inmunológicos, y los niveles de cortisol solo disminuyeron en 30% comparados con los niveles iniciales. Estos hallazgos, en su conjunto, apoyan la propuesta de varios grupos de investigación alrededor del mundo, acerca de que el tratamiento debe continuarse más allá de las 52 semanas propuestas por la OMS (Figura 16-1-1).

El uso de inmunomoduladores en la DM

Al identificar que el paciente con diagnóstico de DM presenta una desregulación de las interacciones NEI y que el tratamiento con ISRS es incapaz de restaurar estos parámetros moleculares de forma eficiente, el grupo del doctor Pavón implementó un tratamiento combinado de ISRS más inmunomodulador

y encontró que, en comparación con los pacientes tratados solo con ISRS, los pacientes con el tratamiento combinado logran una disminución de 52% en los niveles de cortisol desde la semana 20 y que el perfil de citocinas en circulación alcanza parámetros similares a los identificados en los voluntarios sanos en la semana 36. Así, llegan a la semana 52 del tratamiento en condiciones moleculares más cercanas a las fisiológicas que las presentadas al inicio del mismo; esto repercute en una mejoría clínica.

Si bien los resultados hasta el momento son alentadores, la complejidad que subyace el estudio de las interacciones NEI y su aplicación clínica presenta un campo basto para el desarrollo profesional de jóvenes investigadores especializados en diversas áreas del conocimiento, entre los que destacan la inmunología, la endocrinología y las neurociencias. El único requisito indispensable es tener una visión integrativa.

(continúa)

RECUADRO 16-1. INTERACCIONES NEUROENDOCRINOINMUNOLÓGICAS Y ESTRÉS (*continuación*)

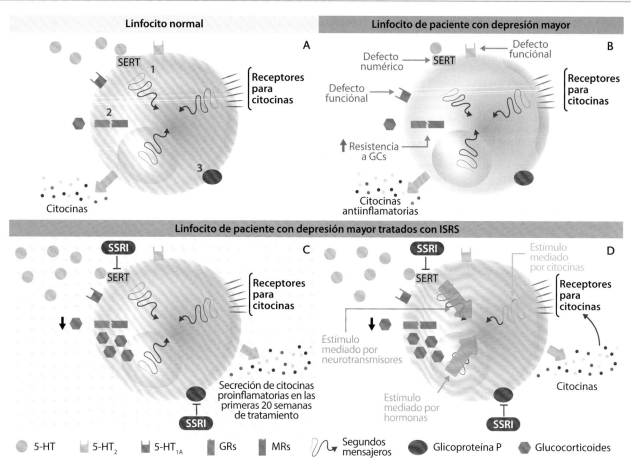

FIGURA 16-1-1. Depresión mayor. A. El linfocito T en circulación es un modelo adecuado para el estudio de las interacciones neuroendocrinoinmunológicas; esta célula expresa constitutivamente receptores para hormonas, neurotransmisores y citocinas. **B**. Se ha descrito que los linfocitos de la sangre periférica provenientes de pacientes con depresión mayor presentan alteraciones en el número y la función de los receptores del sistema serotoninérgico, como el SERT y el 5-HT_{2A}, y también presentan resistencia en los receptores de glucocorticoides (GR). **C**. Con el consumo de fármacos que inhiben la recaptura de serotonina, como los ISRS, se bloquea la función del transportador de serotonina (SERT), lo que promueve el aumento de los niveles circulatorios de la 5-HT, con la consecuente estimulación de este neurotransmisor a los linfocitos activados por medio de los receptores 5-HT_{1A} y 5-HT_2, lo que promueve la secreción de citocinas proinflamatorias. **D**. Se generan modificaciones en los niveles de neurotransmisores, hormonas y citocinas, lo que mejora progresivamente la condición clínica de los pacientes con depresión mayor.

RESUMEN

- El estrés es un proceso fisicoquímico o emocional que genera una disrupción de la homeostasis, lo cual induce a una tensión funcional del organismo y a una respuesta para contrarrestarlo; su principal objetivo es generar la adaptación al entorno. El estímulo que activa o evoca una respuesta al estrés es denominado estresor o estímulo tensionante, que se define como un estímulo intrínseco o extrínseco, real o de percepción que genera la disrupción de la homeostasis. Un estresor puede ser cualquier reto físico o emocional que es percibido y tiene el potencial de amenazar la estabilidad del medio interno. Sin embargo, no todos los elementos del entorno generan una respuesta de estrés; la respuesta en el individuo ante el estímulo tensionante depende principalmente de su resiliencia. De acuerdo con el tiempo de exposición al estresor, se considera que un estímulo estresante es agudo cuando éste se presenta durante unos segundos o minutos, mientras que los estímulos estresantes crónicos son aquellos que se encuentran presentes por periodos prolongados, generando una respuesta crónica con alteraciones numéricas y funcionales.

- La respuesta inicial al estrés desencadena un proceso de preparación del organismo para enfrentarse al estímulo estresante con el objetivo de eliminarlo o adaptarse; los sistemas nervioso central, endocrino e inmunológico se activan con el propósito de darle al organismo la energía necesaria para enfrentar al estresor, mejorar la resistencia física y protegerse de heridas e infecciones. Cuando esta respuesta se mantiene controlada y se logra el objetivo se denomina una condición de euestrés. Si la respuesta inicial no es suficiente y el estímulo tensionante se mantiene presente, el organismo inicia un estado en el cual trabaja con sobrecarga y esfuerzo para mantenerse funcional a lo que se conoce como condición de diestrés. Finalmente, si el organismo no logra adaptarse se alcanza un estado de agotamiento que predispone a la aparición de enfermedades.

- La respuesta que genera el organismo para restaurar el estado homeostático después de un proceso tensionante es originada por la interconexión bidireccional de carácter molecular y celular de tres sistemas principales: SNC, SI y SE. El conjunto de estas interconexiones se denominan interacciones neuroendocrinoinmunológicas (NEI) que tienen como objetivo generar un proceso eficiente de comunicación para regular múltiples funciones orgánicas. Cada sistema que participa en las interacciones NEI cuenta con un característico repertorio celular y humoral que le permite mantener una comunicación activa y eficiente; esto genera una retroalimentación entre sistemas que permite una respuesta efectiva ante factores dañinos que alteran el equilibrio del organismo, es decir, estímulos tensionantes. Estos estímulos son detectados e integrados por el organismo gracias a una diversidad neurosensora y por líquidos corporales como la sangre y el líquido linfático; a través de las vías humoral y neural, el estresor genera una señal que activa los receptores de SNC, SI o SE, y si este estímulo es suficiente puede causar la activación de las interacciones neuroendocrinoinmunológicas.

- La activación de las vías neural y humoral generan una serie de efectos sobre el SI con el principal objetivo de evitar una sobreactivación de este sistema, lo que podría llevar a daño exacerbado y citotoxicidad en el organismo. La activación del eje hipotálamo-hipófisis-adrenales (HHA) y la secreción en la periferia de neurotransmirores como acetilcolina (Ach), noradrenalina (NA), adrenalina (A) y otras moléculas, son mediadores que generan un efecto directo sobre los órganos linfoides y las células del sistema inmunológico.

- El cortisol y la dehidroepiandrosterona (DHEA) son las principales moléculas que se secretan al activar el eje HHA; el primero se considera una molécula antiinflamatoria, mientras que la DHEA presenta al parecer mecanismos pro- y antiinflamatorios. Además de los glucocorticoides, la activación del SNC genera la producción y liberación de neurotransmisores por las neuronas eferentes de la vía neural o por la estimulación de la glándula adrenal. El sistema inmunológico es blanco de estas moléculas que regulan una posible respuesta exacerbada capaz de causar mayor daño al organismo; los principales neurotransmisores son la ACh, la NA y la A y estos al parecer presentan efectos principalmente antiinflamatorios a nivel sistémico.

- De este modo, se puede observar la influencia que tienen los mediadores neuroendocrinos sobre la producción de citocinas circulantes durante la presencia de estímulos estresantes, lo que convierte a las citocinas en importantes referentes clínicos para evaluar la progresión de una enfermedad o la eficiencia terapéutica de un tratamiento. Además se debe considerar la participación de las citocinas en el desencadenamiento de alteraciones conductuales en padecimientos con un componente inflamatorio.

- Cuando el organismo se enfrenta a un estresor sea una infección, una lesión o la una percepción, se activan las interacciones NEI con la finalidad de regresar a un estado homeostático. La sutileza de la activación de estas interacciones depende del tipo de estresor, pues cada uno de ellos es reconocido de diferente forma y provoca una respuesta específica. El estrés agudo es aquél donde el estresor está presente durante segundos, minutos u horas. El estímulo generado induce la activación del eje HHA y del SNS, lo que provoca la liberación de GC (cortisol y DHEA) y neurotransmisores (NA y A).

- El estrés agudo es manejado eficientemente por la respuesta y activación de estos dos elementos activos simultáneamente; cuando el estresor se elimina se manda la señal al SNC para reducir la actividad del eje HHA y del SNS; el incremento de cortisol es suficiente para generar el mecanismo de retroalimentación negativa en el SNC que disminuye la secreción de CRH y apaga la respuesta, provocando que la producción de los mediadores regrese a condiciones basales. El proceso establecido por las interacciones NEI al presentarse una respuesta de estrés de este tipo genera una alteración irreversible que es relevante para la respuesta ante futuros estresores: el estrés agudo induce el aumento de un proceso de sensibilización en el SNC. Este proceso que es dependiente de la alta concentración de cortisol que llega al SNC durante la respuesta ante el estresor induce el aumento de la densidad de receptores para GC y para citocinas proinflamatorias en regiones importantes del cerebro como el hipotálamo y el hipocampo. Esto se traduce en un proceso de fragilización ante estímulos estresantes cuya finalidad es preparar al organismo a la posibilidad de la presencia de un estresor subsecuente; este mecanismo es denominado sensibilización central, y provoca que las regiones cerebrales sean estimuladas a concentraciones menores de GC y citocinas, logrando una respuesta más rápida e intensa pero dañina para el organismo.

- Cuando el estresor no desaparece en el corto plazo y se genera una respuesta del organismo para mantener la funcionalidad se dice que el estrés generado es crónico. Este tipo de estrés presenta una duración de días, meses o incluso años. Durante el estrés crónico la respuesta del organismo es más compleja. En este caso se presenta una sucesión de eventos a lo largo del tiempo; el eje HHA y el SNS se activan por el estresor, por lo que la concentración de GC y catecolaminas está elevada en la periferia; estos mediadores generan su efecto como la elevación de citocinas antiinflamatorias, con el fin de disminuir la concentración de citocinas proinflamatorias. Como el estresor no desaparece, se siguen secretando más citocinas proinflamatorias manteniendo al eje HHA y al SNS activos; al mantener las interacciones NEI activadas, finalmente se genera un equilibrio entre citocinas pro y antiinflamatorias en la periferia y un efecto similar a sucede entre el cortisol y la DHEA. El balance de mediadores en la periferia permite que se mantenga la funcionalidad ante la presencia de un estímulo tensionante durante largo tiempo. En el estrés crónico sí existen alteraciones orgánicas importantes, por ejemplo, la hipercortisolemia crónica puede ser neurotóxica para las estructuras cerebrales vulnerables como el hipocampo.

- Ante eventos infecciosos el organismo desencadena una serie de respuestas inmunológicas, metabólicas, endocrinas y nerviosas. El "sentirse enfermo" es propio de un cuadro patológico en el que se presentan síntomas característicos. Se conoce que muchos cambios físicos y conductuales generados por las enfermedades son causados por mediadores solubles liberados por células del SI en el sitio de infección. Estos mediadores periféricos pueden ejercer un efecto en el SNC y provocan los síntomas conductuales de "enfermedad" que son dependientes de los niveles circulantes. La conducta de enfermedad o *sickness behavior* es un término empleado para describir los cambios conductuales presentes en animales y humanos que cursan una enfermedad cuya la finalidad es reorganizar la percepción del individuo y generar acciones para enfrentarse al agente estresor. El mecanismo responsable de la conducta de enfermedad está relacionada con las concentraciones locales o sistémicas elevadas de citocinas como IL-1β, IL-6 y TNF-α. Una característica importante del *sickness behavior* es que éste es un proceso reversible mediante mecanismos de antiinflamación que disminuyen progresivamente la concentración de las citocinas prinflamatorias y con ello la presencia de dichos cambios conductuales. Cuando se presenta una conducta de enfermedad sin un estímulo inmunológico o hay desproporción en su duración e intensidad se considera que la *sickness behavior* es patológica y puede deberse a tres causas: la producción de citocinas proinflamatorias se lleva a cabo con una duración mayor a la normal; las moléculas antiinflamatorias son defectuosas o insuficientes para disminuir la inflamación; los circuitos neuronales blanco de mediadores proinflamatorios están sensibilizados.

(continúa)

RESUMEN (*continuación*)

- El cerebro monitorea la respuesta inmunológica periférica a través de las vías humoral y neural que actúan simultáneamente y mantienen al SNC informado del estado general del organismo. Este hecho provoca la estimulación del SNC y la generación de alteraciones conductuales mediadas por citocinas periféricas.

- La participación de la vía neural es de vital importancia en la respuesta del SNC; en esta vía la detección de citocinas proinflamatorias elevadas se genera por las fibras aferentes del nervio vago, por lo que se relaciona con la producción de fiebre y la activación del eje HHA. La vía humoral presenta mayor influencia en la generación de *sickness behavior*; su efecto se basa principalmente en la identificación de patrones moleculares asociados a patógenos (PAMP) y de citocinas proinflamatorias sobre células del SNC. Los principales mecanismos que están relacionados con la generación de efectos conductuales son: la activación de células con actividad tipo macrófago en el SNC y la activación de las células endoteliales de los vasos sanguíneos.

- Hasta este momento la evidencia clínica y experimental sugiere que la IL-1β es el mediador predominante de la generación de *sickness behavior* en el cerebro; sin embargo, ésta y otras citocinas proinflamatorias pueden influir en el comportamiento por medio de una serie de mecanismos identificados, los cuales comprenden efectos sobre la función de neurotransmisores, la actividad neuroendocrina y la plasticidad neural, entre ellos: la activación de la indolamina 2,3 dioxigenasa (IDO), la activación de p38 proteína cinasa activada por mitógenos (MAPK), la disminución de la concentración de tetrahidrobiopterina (BH4), la disminución del tono GABAérgico y la degradación de acetilcolina.

- Conocer el papel de la inflamación en enfermedades crónicas permite entender que el individuo es un ser orgánico y funciona como un gran sistema; el estudio de las interacciones NEI ha permitido el desarrollo de nuevas e innovadoras terapéuticas para el manejo de enfermedades diversas como sepsis, epilepsia, depresión mayor, fibromialgia, diabetes, entre muchas otras.

TÉRMINOS CLAVE

Arco reflejo antiinflamatorio vagal También llamado vía colinérgica antiinflamatoria. Se caracteriza por la activación del nervio vago, un nervio característico del sistema nervioso parasimpático. Su principal neurotransmisor es la acetilcolina.

Cortisol Hormona esteroidea o glucocorticoide que es producida y liberada por la glándula adrenal; se libera como respuesta a la activación del eje hipotálamo-hipófisis-adrenales en respuesta a estrés. Tiene efectos periféricos y en sistema nervioso central con el objetivo de mantener funcional al organismo.

Eje hipotálamo-hipófisis-adrenales Eje neuroendocrino que se caracteriza por la interacción y retroalimentación entre el hipotálamo, la adenohipófisis y la glándula adrenal o suprarrenal por medio de factores solubles. Estas interacciones homeostáticas controlan las reacciones al estrés, el sistema inmunológico y el metabolismo energético; este eje el es el principal mecanismo de defensa del organismo.

Estrés Proceso fisicoquímico o emocional que genera una disrupción de la homeostasis, lo cual induce una tensión funcional del organismo y una respuesta para contrarrestarlo con el objetivo de generar la adaptación al entorno.

Estresor o estímulo tensionante Estímulo intrínseco o extrínseco, real o de percepción que genera la disrupción de la homeostasis; este estímulo es la causa del estrés; puede ser cualquier reto físico o emocional que es percibido con el potencial de amenazar la estabilidad del medio interno.

Interacciones neuroendocrinoinmunológicas Conjunto de interconexiones bidireccionales de carácter molecular y celular entre el sistema nervioso central, el sistema endocrino y el sistema inmunológico que se activan en el organismo para restaurar el estado homeostático después de un proceso tensionante.

Resiliencia Conjunto de factores genéticos, psicológicos y ambientales que le permiten al individuo u organismo enfrentar de forma exitosa las exigencias del entorno; esto permite que todos los eventos para los que un individuo tiene la capacitación, el entrenamiento y experiencias previas de éxito no le resulten estresantes.

Sickness behavior Término empleado para describir los cambios conductuales presentes en animales y humanos que cursan una enfermedad, con la finalidad de reorganizar la percepción del individuo y generar acciones para enfrentarse al agente estresor y sobrevivir.

Sistema nervioso simpático Es una rama del sistema nervioso autónomo cuyo principal objetivo es preparar al organismo para responder con velocidad a la estimulación externa, ya que provoca una serie de reacciones fisiológicas energéticas que permiten la supervivencia. El neurotransmisor principal efector que libera es la noradrenalina.

⚡ PREGUNTAS DE AUTOEVALUACIÓN

1. Fuente o causa de estrés que se define como un estímulo intrínseco o extrínseco, real o de percepción que genera la disrupción de la homeostasis.
   - a. Resiliencia
   - b. Ambiente
   - c. Estímulo tensionante
   - d. Estrés agudo

2. Conjunto de factores genéticos, psicológicos y ambientales que le permiten al individuo u organismo enfrentar de forma exitosa las exigencias del entorno.
   - a. Resiliencia
   - b. Experiencia personal
   - c. Factores de vida
   - d. Experiencias exitosas

3. Citocinas que a cierta concentración son capaces de inducir la activación de las INEI.
   - a. IL-6, IL-2 y TGF-β
   - b. IL-1b, IL-6 y TNF-α
   - c. IL-4, IL-5 y TNF-α
   - d. IL-1b, IL-6 e IFN-γ

4. Molécula con función principalmente antiinflamatoria que se libera al activar al eje hipotálamo-hipófisis-adrenales y regula a este eje por retroalimentación negativa.
   - a. Cortisol
   - b. Dehidroepiandrosterona
   - c. Acetilcolina
   - d. Noradrenalina

5. Es el mediador predominante de la generación de *sickness behavior* en el cerebro.
   - a. IL-1β
   - b. IL-6
   - c. TNF-α
   - d. IL-8

RESPUESTAS A LAS PREGUNTAS DE AUTOEVALUACIÓN

1. **c.** Estímulo tensionante
2. **a.** Resiliencia
3. **b.** IL1-β, IL6- y TNF-α

4. **a.** Cortisol
5. **a.** IL1-β

CASO DE CORRELACIÓN

En la consulta externa del INPRFM, México, se presentó una paciente de 35 años de edad con índice de masa corporal (IMC) de 24.6, refiere tener nivel educativo de primer año de preparatoria, con antecedentes heredofamiliares de depresión mayor, refiere bajo consumo de café (< 2 tazas por día), alcohol (< 5 copas por semana) y tabaco (< 7 cigarros por día).

En la entrevista clínica la paciente refirió que sus síntomas iniciaron hace 8 meses, caracterizándose por alteraciones en el sueño, apetito, libido y pérdida de interés en sus actividades profesionales y recreativas, de igual modo refiere tener infecciones virales principalmente en vías respiratorias, las cuales han remitido de forma espontánea. Además se ha presentado una disminución de la convivencia con familiares y amigos, refiere haber dejado de asistir a su gimnasio y club de lectura desde hace 4 meses. La acompañante mencionó que la paciente ha mostrado una progresiva falta de cuidado en su imagen, así como en su aseo. Esta conducta le ha generado problemas laborales, con sus familiares y amigos cercanos; a invitación de su madre es como la paciente ha buscado ayuda profesional.

A la exploración física se le halla consciente, ubicada en las tres esferas, se observa una apariencia desaliñada y conducta ansiosa, en el cuello no se detectaron alteraciones en la glándula tiroidea y la exploración cardiovascular y abdominal no revelaron datos patológicos.

Se le aplicaron pruebas de laboratorio y de gabinete en las cuales no se detectaron alteraciones en los niveles glucémicos, ni en el perfil lipídico, se detectó una ligera leucopenia dependiente de los linfocitos, adicionalmente se realizó un protocolo para descartar alguna patología tiroidea, no se encontraron datos que sugieran la presencia de alteraciones tiroideas, así como de anticuerpos contra hormonas y antígenos tiroideos.

Posteriormente se le realizó la prueba MINI, que sugiere la presencia de depresión mayor, y para conocer la gravedad de los síntomas se le aplicó un cuestionario con la escala de evaluación de Hamilton para la depresión (HDRS, *Hamilton depression rating scale*) obteniéndose un puntaje de 22.

La paciente fue tratada por un psiquiatra quien le indicó escitalopram, 10 mg/día y evaluó su evolución clínica mensualmente (**tabla 16-1-1**), aplicando la HDRS y el inventario de depresión de Beck (BDI) en cada sesión; le recomendó asistir a sesiones periódicas de psicoterapia con un psicólogo clínico; la paciente recibió una invitación para incorporarse a un protocolo de investigación donde se evaluaron las modificaciones de los niveles periféricos de citocinas y cortisol a lo largo de su tratamiento (**tabla 16-1-2**).

La paciente mostró mejoría desde la primera consulta del seguimiento clínico y hasta el final (52 semanas), en las cuales presentó una disminución sostenida de los puntajes de HDRS y BDI desde la semana 20 y hasta el final del seguimiento clínico.

TABLA 16-1-1

Instrumento	0 meses	1 mes	4 meses	9 meses	12 meses
HDRS puntaje	20	10	2	2	2
BDI puntaje	30	16	5	3	3

TABLA 16-1-2

Analito	Voluntario sano	0 meses	1 mes	4 meses	9 meses	12 meses
Cortisol (μg/24 h orina)	5	15	10	13	15	10
IL-1β (pg/mL)	17	12	10	21	20	23
IFN-γ (pg/mL)	86	54	127	53	71	78
IL-2 (pg/mL)	254	116	182	245	106	65
IL-10 (pg/mL)	542	777	628	509	449	345

PREGUNTAS DE REFLEXIÓN

1. ¿Por qué una enfermedad psiquiátrica tiene un componente inflamatorio?
2. ¿Por qué la administración de un inhibidor de la recaptura de serotonina induce cambios hormonales, neuroquímicos, periféricos e inflamatorio?
3. ¿Por qué los cambios inflamatorios modifican la interpretación del paciente?

4. ¿Por qué es necesario la administración de sesiones de psicoterapia adicionales al fármaco?
5. ¿Puede describir el mecanismo de etiopatogenia de la depresión, y los efectos esperados si el paciente consume su medicación y sigue las indicaciones clínicas de su médico tratante?

UNIDAD 2

Mecanismos de daño inmunológico

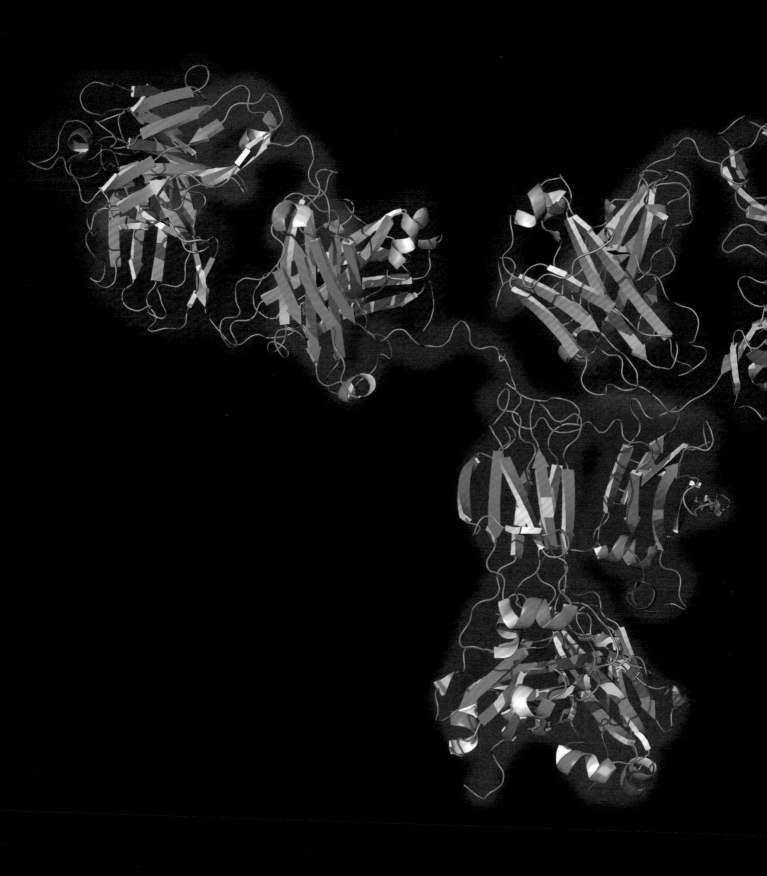

17

HIPERSENSIBILIDAD TIPO I

Gandhi F. Pavón Romero • Fernando Ramírez Jiménez
• Luis Manuel Terán Juárez

OBJETIVOS DE APRENDIZAJE

Al terminar este capítulo el lector será capaz de:

1. Describir la inmunología de la hipersensibilidad tipo I
2. Detallar a las células que participan en la hipersensibilidad tipo I
3. Conocer la implicación clínica de la hipersensibilidad tipo I

4. Describir las enfermedades alérgicas
5. Identificar los métodos diagnósticos en las enfermedades alérgicas
6. Detallar la terapéutica de las enfermedades alérgicas

▌ INTRODUCCIÓN

En 1963, los profesores Philip George Houthem Gell y Robert Royston Amos Coombs clasificaron las respuestas inflamatorias, conocidas como **hipersensibilidades**, de acuerdo con los elementos característicos de la respuesta inmunológica que generan el daño inflamatorio o con la velocidad a la cual aparece el daño orgánico. Así, los mecanismos de daño inmunológico fueron nombrados de la siguiente manera:

a) Hipersensibilidad tipo I o inmediata.
b) Hipersensibilidad tipo II, mediada por anticuerpos.
c) Hipersensibilidad tipo III, mediada por inmunocomplejos.
d) Hipersensibilidad tipo IV, tardía o mediada por células.

En el presente capítulo se describe a profundidad la hipersensibilidad tipo I, mientras que los demás tipos de hipersensibilidad se explican en los capítulos 18 y 19.

▌ INMUNOLOGÍA DE LA HIPERSENSIBILIDAD TIPO I

La **hipersensibilidad tipo I** es responsable en gran parte de la fisiopatología de las enfermedades alérgicas; sin embargo, su función biológica es la defensa frente a parásitos y helmintos. La hipersensibilidad tipo I puede dividirse en dos fases: fase de sensibilización y fase efectora (temprana y tardía).

Fase de sensibilización

El ser humano y su sistema inmunológico se encuentran en interacción constante con diversos antígenos. Algunos de éstos, en conjunción con la susceptibilidad biológica o genética del huésped, llamada **atopia**, pueden generar una respuesta clínica o **alergia**.

Los antígenos que inducen una respuesta alérgica se denominan alérgenos. Un **alérgeno** se define como una proteína o hapteno que puede inducir la formación de anticuerpos específicos de tipo **inmunoglobulina E (IgE)**. Los alérgenos provienen de varias fuentes biológicas, entre otros ácaros, cucarachas, pólenes, epitelios de animales y hongos.

Cuando los alérgenos son transportados por mecanismos físicos hacia las barreras epiteliales es posible que sean captados vía endocitosis por las células presentadoras de antígeno (APC), que los degradan y luego los presentan en los ganglios linfáticos mediante el MHC II a los linfocitos Th CD4+ *naïve*. En presencia de un microambiente provisto de IL-4 e IL-13, éstos pueden diferenciarse hacia la subpoblación Th2 por medio de la estimulación de la vía STAT6, lo que deriva en la activación del factor de transcripción GATA-3 que induce la síntesis de IL-4, IL-5, IL-9 e IL-13 (figura 17-1). Las IL-4 e IL-13 promueven además la diferenciación del linfocito B a célula plasmática y, en consecuencia, también estimulan la producción de IgE específica.

La colaboración entre linfocitos Th2 y linfocitos B se establece a través de moléculas coestimuladoras expresadas en la membrana; los linfocitos T interaccionan vía el CD40L (CD154), localizado en su membrana plasmática, con el CD40, expresado en los linfocitos B. Esta interacción es fundamental para el cambio de isotipo, ya que favorece la activación del linfocito B para reordenar los genes de las cadenas pesadas Cγ o Cμ hacia Cε, lo que deriva en el cambio de isotipo a IgE. Dicho anticuerpo es el responsable de la reacción alérgica, y es considerado por la literatura especializada como el mayor descubrimiento en este grupo de enfermedades (rinitis alérgica, asma, dermatitis atópica, alergia alimentaria y algunos tipos de urticaria). El cambio de isotipo a IgE se favorece por un microambiente con altas concentraciones de IL-4 e IL-13.

La IgE se encuentra en el sistema inmunológico en dos formas: en membrana y soluble. En la primera forma se localiza en la membrana plasmática y realiza funciones de receptor en los linfocitos B (BCR) y, mediante los receptores de la porción Fc de la IgE (FcεR), sobre los mastocitos, basófilos y eosinófilos, lo que da origen a *células sensibilizadas*. En estado soluble es responsable de la activación de los elementos celulares antes descritos. En los seres humanos, la IgE se encuentra en una concentración muy baja; su rango es < 200 ng/mL y su vida media de 2.5 días.

Es importante señalar que los linfocitos B que expresan IgE en su superficie son células de memoria y son capaces de reconocer el antígeno —en este caso el alérgeno— vía el BCR, con la colaboración de otras moléculas de señalización, como las cadenas α y β de CD79. La activación de los linfocitos B de memoria genera una rápida proliferación y la síntesis de IgE específica para el alérgeno; esto contribuye al daño inflamatorio mediado por IgE (figura 17-2).

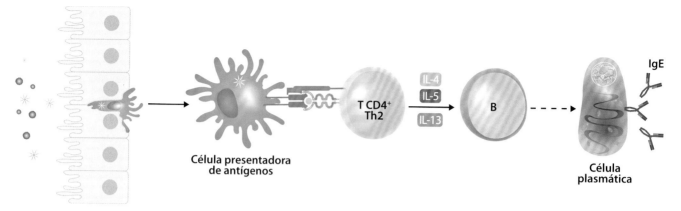

FIGURA 17-1. Fase de sensibilización al alérgeno. Existe una gran variedad de agentes por lo regular inocuos y potencialmente alergénicos que entran en contacto con las mucosas del tracto digestivo, respiratorio o el epitelio de la piel. Las células presentadoras de antígeno reconocen y endocitan a estos agentes, los procesan vía endosomal y los presentan a los linfocitos Th2 mediante el TCR en el contexto molecular del MHC II. La producción de citocinas del perfil Th2 (IL-4, IL-5 e IL-13) induce la diferenciación de los linfocitos B a células plasmáticas, las cuales sintetizan IgE específica contra el antígeno presentado.

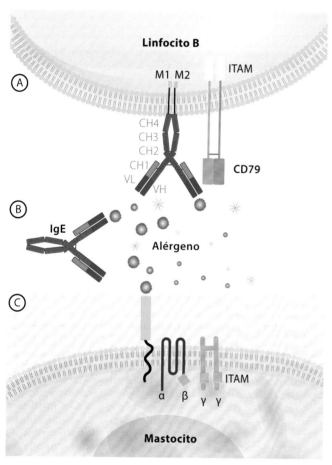

FIGURA 17-2. Estructura de la IgE. A. La IgE puede ejercer funciones de receptor en el linfocito B. **B.** Tambien encontrarse en forma soluble. El receptor de alta especificidad para la IgE (FcεRI) se localiza en la superficie de las membranas de basófilos, eosinófilos y mastocitos. **C.** Es un complejo tetramérico que contiene a los ITAM y se compone de una subunidad α, una subunidad β y dos subunidades γ.

Fase efectora temprana

La segunda parte de la hipersensibilidad tipo I se conoce como fase de activación o efectora; es llamada así porque todos los elementos que se desarrollaron durante la etapa de sensibilización están dispuestos para la ejecución de sus mecanismos biológicos de forma directa. Cuando existe reexposición con el mismo antígeno, la síntesis de IgE se realiza con mayor rapidez; la IgE unida a su receptor específico para IgE (el FcεRI, localizado en la membrana plasmática de los mastocitos y basófilos [células sensibilizadas]) puede interac-

cionar de forma inmediata con el antígeno y activar las células. Asimismo, el reconocimiento por la IgE de membrana (BCR) en el linfocito B favorece la síntesis de IL-4, IL-5 e IL-13 (figura 17-3).

El FcεRI está conformado por un complejo tetramérico constituido por una subunidad α, responsable de la unión con la región constante (Fc) de la IgE; una subunidad β, y dos subunidades γ.

Tanto la cadena β como las cadenas γ contienen en su porción intracelular ITAM, las cuales se fosforilan luego del entrecruzamiento de dos complejos IgE-FcεRI a través de las proteínas LYN, FYN y SYK, que amplifican la señal y fosforilan LAT (*Linker for Activation of T cells*; molécula de unión para la activación de linfocitos T), lo que favorece la formación del complejo GADS-SLP76-PLCγ (*Growth-Factor-Receptor-Bound Protein 2 Related daptor Protein-SH2-Domain-Containing Leukocyte Protein of 76 kDa-PhospholipaseCγ*). El resultado de esta unión es la activación de la fosfolipasa C, la cual degrada los fosfolípidos de la membrana celular en diacilglicerol (DAG) e inositoltrifosfato (IP_3). Éste induce la salida del Ca^{2+} intracelular del retículo endoplásmico. La depleción de las reservas intracelulares de Ca^{2+} estimula la apertura de los canales para este elemento, lo que permite su entrada desde el espacio extracelular hacia el citosol. Esto propicia un cambio en la polaridad de la membrana de las vesículas de mastocitos, basófilos y eosinófilos, y produce la liberación de mediadores preformados como **histamina**. Por otra parte, la activación a través de FcεRI puede inducir la activación de las MAPK y, por esta vía, activar la PLA_2 (fosfolipasa A_2). La PLA_2 rompe al ácido araquidónico y genera eicosanoides, que son mediadores *de novo* e incluyen las prostaglandinas (PGE2) y **leucotrienos** (LTB4, LTC4), entre otros mediadores lipídicos (figura 17-4). La síntesis de FcεRI es inducida por IgE.

Existe otro tipo de receptor para la IgE con menor afinidad, denominado FcεRII o CD23, el cual se localiza en una amplia gama de células, entre éstas linfocitos B, macrófagos, eosinófilos, células dendríticas foliculares y células epiteliales intestinales. El CD23 es un receptor que pertenece a la familia de las lectinas, lo cual le brinda la propiedad de identificar la IgE, además de interaccionar con algunas integrinas; por ejemplo, $\alpha_M\beta_2$, $\alpha_X\beta_2$, $\alpha_V\beta_3$ y $\alpha_V\beta_5$. Se ha involucrado la expresión de CD23 en células del epitelio intestinal con el paso del antígeno del lumen a la lámina propia. La síntesis de CD23 es inducida por IL-4 e IL-13 y puede existir en forma soluble. Se sabe poco acerca de la transmisión de señales a través de este receptor; sin embargo, se cree que su forma soluble favorece una regulación negativa de la síntesis de IgE cuando el reconocimiento del Ag también está mediado por CD21.

Entre los mediadores implicados en la fase efectora se encuentra la histamina, una amina hidrofílica vasoactiva, que se encuentra contenida en los gránulos de los mastocitos basófilos y eosinófilos. La liberación de histamina depende directamente del entrecruzamiento de FcεRI y FcεRII inducido por la IgE al reconocer el Ag; los efectos de la histamina dependen de sus receptores (H1, H2, H3 y H4), los cuales están acoplados a proteína G. El receptor H1 es el

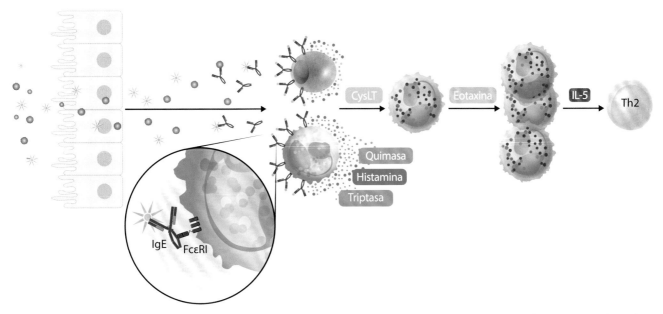

Figura 17-3. Fase efectora. La fase inicial se lleva a cabo mediante la unión del alérgeno a la IgE acoplada al receptor de alta afinidad en la membrana de las células cebadas y basófilos (células sensibilizadas). La unión induce la degranulación de las células y la liberación de mediadores preformados (en especial histamina), que son los responsables de los síntomas de aparición temprana. La fase tardía se caracteriza por la acción de los eosinófilos, que inicialmente son estimulados por mediadores sintetizados *de novo* por los basófilos y las células cebadas: los cisteinil-leucotrienos (CysLT). Los eosinófilos producen sustancias quimiotácticas, sobre todo eotaxina, para aumentar la migración de estas células.

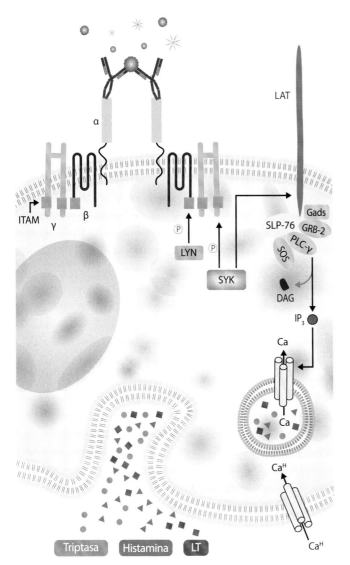

más relacionado con las manifestaciones clínicas de la hipersensibilidad tipo I; se encuentra ampliamente distribuido en la mucosa de la vía aérea, el sistema nervioso, el músculo liso intestinal y el vascular. La histamina activa las terminaciones nerviosas sensoriales para inducir una inflamación local que, junto con la sustancia P, produce una inflamación neurogénica caracterizada por vasodilatación, extravasación del plasma hacia el espacio extracelular, incremento en la adhesión de leucocitos y plaquetas e inducción de la degranulación de mastocitos adyacentes al sitio de activación.

Otros mediadores son la heparina liberada por los mastocitos, que activa el factor XII del sistema de coagulación cuando se encuentra en el plasma y favorece la formación de bradicinina, lo que activa el sistema calicreína-cinina. La bradicinina es un potente vasodilatador local que actúa de forma paracrina y ejerce su función posterior a la interacción con su receptor (receptor de bradicinina B2), que se encuentra acoplado a proteínas G y se expresa en células endoteliales. La 5-hidroxitriptamina, comúnmente llamada serotonina, es un neurotransmisor con potentes efectos sobre el estado de ánimo y la cognición; esta proteína es sintetizada en su mayoría por mastocitos, plaquetas y células neuroendocrinas intestinales; es capaz de inducir la hipertrofia y contracción del músculo liso vascular. Por su parte, la betatriptasa es una proteasa concentrada en los gránulos de los mastocitos y basófilos; es capaz de activar la vía del complemento, la coagulación y la calicreína-cinina al inducir extravasación del líquido hacia el espacio intersticial, lo que produce angioedema e hipotensión.

Algunos mediadores involucrados en esta respuesta inflamatoria son los leucotrienos (LT). Estas proteínas derivadas del metabolismo del ácido araquidónico deben su nombre a que su descubrimiento se llevó a cabo en los leucocitos; su estructura química está conformada por tres enlaces dobles conjugados. En este proceso, el ácido araquidónico se convierte en ácido 5-hidroperoxieicosatetraenoico y leucotrieno A4 por acción de la enzima 5-li-

Figura 17-4. Receptor para IgE (FcεRI). El FcεRI está conformado por un complejo tetramérico constituido por una subunidad α, responsable de la unión con la región Fc de la IgE, una subunidad β y dos subunidades γ; las dos primeras contienen las regiones donde se localizan los ITAM. El entrecruzamiento de los FcεRI induce la activación celular y propicia un cambio en la polaridad de la membrana de las vesículas de mastocitos, basófilos y eosinófilos, lo que induce la liberación de mediadores preformados, como la histamina, y de otras moléculas sintetizadas *de novo*.

pooxigenasa; luego es hidrolizado por la enzima LTA4 hidrolasa (LTA4H) y forma LTB4 que, al ser conjugado por el leucotrieno C4 sintasa dependiente de Ca^{2+} (LTC4S), forma LTC4. El LTC4 puede entonces ser degradado por enzimas citoplasmáticas, lo que modifica su conformación, y se transforma en LTD4 y LTE4. Las acciones biológicas de los leucotrienos solo se ejercen si están acoplados a los receptores cisteinil-leucotrieno tipos 1 y 2 (CYSLTR1 y CYSLTR2). Los receptores de leucotrienos están acoplados a proteínas G y cuando se activan inducen broncoconstricción, permeabilidad vascular, aumento en la secreción de moco, reclutamiento de eosinófilos e hipertrofia de músculo liso, además de deposición de colágeno en la pared bronquial. Otros mediadores *de novo* son las citocinas TNF-α y β, IL-4, IL-5, IL-6, IL-1β e IL-13, que favorecen el estado inflamatorio y la respuesta tipo Th2.

Fase efectora tardía

La fase efectora tardía se desarrolla de 6 a 9 horas después de la exposición con el alérgeno; se caracteriza por el reclutamiento de células inflamatorias como eosinófilos, basófilos y linfocitos T a consecuencia de la liberación de mediadores preformados (histamina, triptasa) y mediadores *de novo* (leucotrienos, citocinas proinflamatorias y quimiocinas), lo que da como resultado el incremento de la intensidad de los síntomas clínicos en las enfermedades alérgicas, entre éstos la congestión nasal en la rinitis alérgica.

En las mucosas, el reclutamiento de las células inflamatorias en el sitio de reexposición antigénica genera una acumulación característica de eosinófilos en la lámina propia. Para que esto suceda, los mediadores liberados por los mastocitos actúan sobre las células endoteliales y en las vénulas poscapilares para promover la expresión de la molécula de adhesión vascular celular (VCAM) y E-selectina; ambas moléculas facilitan la adhesión de los leucocitos circulantes a las células endoteliales. Aunque los leucotrienos son capaces de iniciar el reclutamiento, no son los únicos participantes en este proceso, llamado quimioatracción. La movilización celular de eosinófilos incluye interacciones complejas coordinadas por una amplia gama de mediadores bioactivos denominados quimiocinas; ejemplo de éstas son CCL11 (eotaxina) y CCL5 (RANTES), mientras

que IL-5 sintetizada por los linfocitos Th2 promueve la infiltración de la mucosa por los eosinófilos, neutrófilos, basófilos, linfocitos T y macrófagos. IL-5 actúa en conjunción con IL-3 y el factor estimulante de colonias de granulocitos y macrófagos (GMC-SF) en la diferenciación de estos elementos celulares en la médula ósea (figura 17-5).

Las células inflamatorias que se activan durante esta fase liberan sus mediadores, lo que promueve el edema y el daño tisular local, y perpetúa el proceso inflamatorio en forma general. En este momento los mediadores eosinofílicos, como la proteína básica principal (MBP), la proteína catiónica eosinofílica y los propios leucotrienos, causan la mayor parte del daño epitelial (véase figura 17-3).

CÉLULAS QUE PARTICIPAN EN LA HIPERSENSIBILIDAD TIPO I

Basófilos

Los basófilos tienen un papel relevante en la patogénesis de los procesos alérgicos mediados por la hipersensibilidad tipo I; en algunos casos, la evaluación de su actividad *in vitro* se realiza con la prueba BAT (*Basophil Activation Test*). Esta prueba es de suma importancia para el diagnóstico de la alergia a medicamentos o alimentos. El incremento en el número de basófilos se relaciona en forma indirecta con la biota residente en las mucosas y de modo directo con los niveles de IgE; su vida media en la sangre periférica es de cerca de 2 días, de ahí la importancia del recambio continuo celular que involucra otros factores estimulantes como la IL-3 y la TSLP (linfopoyetina estromal tímica). Esta última da lugar a un tipo de basófilos que puede ser activado por una vía independiente a la IL-13/IgE y participar en procesos patológicos en los que la terapia antialérgica convencional no tiene un efecto evidente. El mecanismo de activación más estudiado en los basófilos involucra al FcεRI, y su resultado final es la liberación de mediadores preformados y *de novo*.

Eosinófilos

Igual que la mayoría de las células que participan en los procesos alérgicos, los eosinófilos derivan de un progenitor mieloide pluri-

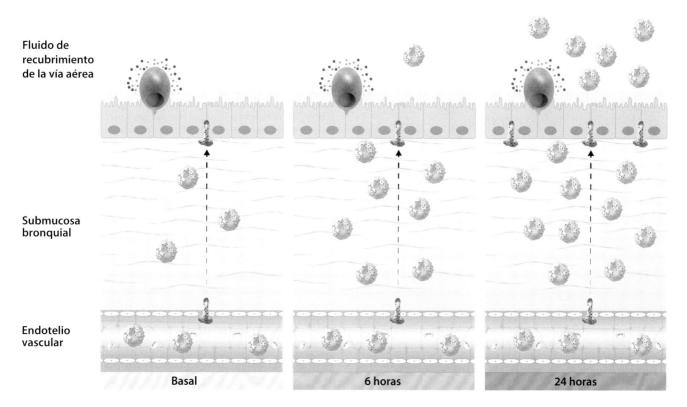

Fluido de recubrimiento de la vía aérea

Submucosa bronquial

Endotelio vascular

| **Basal** | **6 horas** | **24 horas** |

FIGURA 17-5. Fase efectora tardía. Reclutamiento eosinofílico en la vía aérea de pacientes asmáticos: basal, a las 6 horas y 24 horas después de la exposición al alérgeno. Los eosinófilos migran hacia la submucosa bronquial 6 horas después de realizar la exposición controlada al alérgeno (reto); transcurridas las 24 horas migran hacia el fluido del recubrimiento de la vía aérea.

potencial. Estas células mieloides expresan en su superficie el marcador CD34+IL-5Rα⁺, así como el factor de transcripción GATA.

La producción de eosinófilos por la médula ósea es mayor en presencia de IL-3, GM-CSF e IL-5; esta última es la más importante y específica para este objetivo. En cuanto a su maduración, es necesaria la expresión concomitante de C/EBPα, PU.1 y, en menor grado, de GATA1. Los eosinófilos pueden ser diferenciados macroscópicamente por tener un núcleo bilobulado y abundantes gránulos en su citoplasma, además de la variedad de marcadores de superficie celular que poseen, como CD4 en baja densidad, CD16, CD28, IL-5Rα (CD125), Siglec-8, EMR1 y FcεRIα. Los marcadores de superficie celular que participan en el reclutamiento y la activación de los eosinófilos son CRTH2 (CD193), receptor de C3a, CysLT1, receptor del factor activador de plaquetas y receptor tipo 2 de prostaglandina D2; también presentan receptores inhibidores que regulan la activación y la sobrevida de estas células y que están ampliamente estudiados, como Siglec-8 y CD300a.

Los eosinófilos producen una amplia gama de mediadores que pueden producir diversos mecanismos biológicos; entre estos mediadores se encuentran: leucotrienos C4, factor activador de plaquetas y eotaxinas, lo mismo que las cuatro proteínas catiónicas contenidas en sus gránulos: proteína básica principal (MBP), proteína catiónica eosinófila (ECP), neurotoxina derivada de eosinófilos (EDN) y peroxidasa eosinófila. Éstas causan daño significativo a los tejidos cuando se secretan. Los eosinófilos también pueden secretar múltiples citocinas, entre las que destacan IL-4 e IL-13 (tipo Th2), IFN-γ (tipo Th1) y TGF-β.

Mastocitos

Los mastocitos o células cebadas son células que participan en la regulación de procesos inflamatorios alérgicos, remodelación de tejidos y de defensa del huésped. Tienen una distribución tisular generalizada y se localizan sobre todo en la interfaz entre el huésped y el ambiente, en los lugares de potencial contacto con patógenos, como la piel, la mucosa respiratoria y digestiva, exactamente en el tejido conectivo de estos órganos, además de que está circundando los vasos sanguíneos. Su ontogenia es similar a la del basófilo; su incremento en número, así como su estimulación, sobrevida y maduración, depende de la IL-13. Las respuestas de las células cebadas se rigen por su amplia gama de receptores de la superficie celular que regulan la liberación selectiva de mediadores. Tras su activación, por medio del (FcεRIα) y otros mecanismos, como receptores para quimiocina 2 (CCR2), los mastocitos liberan mediadores preformados de sus gránulos (por lo general en un lapso de pocos minutos después de la activación) y una amplia gama de factores de crecimiento (triptasa, quimasa, citocinas y quimiocinas) durante un periodo más largo, aunque también pueden ser activados por otros estímulos, que incluyen citocinas y TLR, para liberar en forma selectiva citocinas y quimiocinas en ausencia de degranulación.

HIPERSENSIBILIDAD TIPO I Y SU IMPLICACIÓN CLÍNICA

El sistema inmunológico usa mecanismos para proteger al huésped contra patógenos potencialmente peligrosos; con tal fin mantiene un estado de tolerancia a los antígenos exógenos inocuos y a los autoantígenos. La desregulación de estos mecanismos conlleva la pérdida de la tolerancia y, en consecuencia, el desarrollo de entidades patológicas como cáncer, autoinmunidad y alergia.

Tolerancia y alergia

La tolerancia central es el principal mecanismo para establecer el repertorio de los linfocitos T mediante los mecanismos de selección positiva y negativa; sin embargo, el mecanismo de deleción tímica de los linfocitos T autorreactivos es incompleto. Para ello, el sistema inmunológico ha desarrollado mecanismos de tolerancia periférica que ocurren en los órganos linfoides, lo que provee la seguridad necesaria para prevenir respuestas inmunológicas aberrantes.

La tolerancia periférica está regulada por mecanismos intrínsecos y extrínsecos de las células. Los mecanismos intrínsecos incluyen la anergia de los linfocitos T, el sesgo de fenotipo y la apoptosis, mientras que los extrínsecos incluyen la acción de los linfocitos Treg y las citocinas supresoras, en especial IL-10 y TGF-β, y las APC. El desbalance de las respuestas a las citocinas tipos Th1 y Th2 no es la única causa de alergia, ya que la tolerancia celular a los antígenos ambientales, por lo regular inocuos, es crucial para montar las respuestas inmunológicas adecuadas y evitar la alergia (figura 17-6).

Citocinas reguladoras

La IL-10 es la principal citocina reguladora implicada en la modulación fisiológica de la respuesta inmunológica y la tolerancia de los linfocitos T. Muchas líneas de evidencia indican que el estado de tolerancia de los linfocitos T alérgeno específicos está asociado con la presencia de esta citocina. El origen celular de la IL-10 fue demostrado en poblaciones de linfocitos T específicos y en linfocitos T activados CD4⁺CD25⁺, así como en monocitos y linfocitos B. Se ha propuesto que los linfocitos T CD4⁺ alérgeno específicos productores de IFN-γ, IL-4 e IL-10 se asemejan a los linfocitos Th1, Th2 y Tr1, respectivamente. Los individuos sanos y los alérgicos exhiben los tres subtipos, pero en diferentes proporciones. En individuos sanos los linfocitos Tr1-*like* representan el subtipo dominante para alérgenos ambientales comunes, mientras que una mayor cantidad de linfocitos T alérgeno específicos secretores de IL-4 (Th2-*like*) se encuentra en individuos alérgicos. La IL-10 no solo induce tolerancia en los linfocitos T, también es un potente supresor de la IgE total y la IgE alérgeno específica, a la vez que de forma simultánea incrementa la producción de IgG4.

El TGF-β es producido durante la estimulación antigénica de los linfocitos T y regula en forma negativa la respuesta de estas mismas células, lo que le confiere una función autocrina regulatoria; asimismo, desempeña un papel significativo para inhibir la proliferación de células alérgeno específicas y en la inducción de tolerancia. Además, la producción de IgA es inducida por esta citocina, lo que regula la tolerancia inmunológica en mucosas.

Linfocitos Treg naturales e inducidos

Los linfocitos Treg CD25⁺ se requieren para mantener la tolerancia. Se identificaron por primera vez en ratones y más tarde en humanos; el factor de transcripción necesario para su función y generación es Foxp3. Los linfocitos Treg naturales (nTreg) se desarrollan en el timo y pueden expandirse en la periferia ante la exposición al antígeno. Los linfocitos Treg inducidos (iTreg) se generan por la exposición al antígeno y bajo la influencia del TGF-β. Ambos tipos pueden inhibir la hipersensibilidad de la vía aérea inducida por al

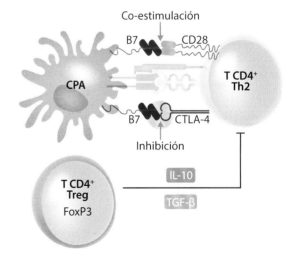

Figura 17-6. Mecanismos de tolerancia. Los mecanismos de tolerancia están mediados principalmente por la acción de citocinas, como el TGF-β e IL-10, que son producidas por los linfocitos Treg y otras estirpes celulares. También participan mecanismos de inhibición de la activación celular que sustituyen la coestimulación durante la presentación del antígeno. La unión de B-7 con CD28 genera coestimulación, lo que permite la activación de los linfocitos T; en cambio, la unión de B-7 con moléculas inhibitorias, como CTLA-4, impide la activación celular a pesar de que se llevó a cabo la presentación del antígeno.

alérgeno mediante mecanismos dependientes de IL-10 o por la inhibición de la presentación antigénica por las células dendríticas. El número de linfocitos Treg CD25⁺ que inhiben la respuesta patológica inducida por un alérgeno puede aumentar durante la infección gastrointestinal por nemátodos, lo que sugiere que éste pudiera ser un mecanismo infeccioso inhibitorio del desarrollo de la alergia. Lo que está bien documentado hasta el momento en estudios observacionales a largo plazo es que la incidencia de las infecciones es inversamente proporcional al desarrollo de alergia y **asma**, lo que puede estar mediado por la generación o expansión de los linfocitos Treg durante los procesos infecciosos. Sin embargo, se requiere más investigación al respecto para corroborar estas asociaciones.

Hipótesis de la higiene

De acuerdo con la progresión de las enfermedades y el incremento de su incidencia durante la infancia temprana, se propuso la hipótesis de la higiene, descrita por primera vez en 1989 por Strachan. Basado en estudios epidemiológicos, Strachan sugirió que los cambios en la higiene personal, las mejoras en las comodidades del hogar y la disminución del tamaño de las familias fueron acompañados por un incremento en la prevalencia de enfermedades atópicas, en especial después de la Revolución Industrial. Strachan afirma que las infecciones en edades tempranas podrían ser benéficas y generar protección contra enfermedades infecciosas en un futuro de la vida. Desde entonces, múltiples estudios epidemiológicos han establecido una clara relación entre la adopción de estilos de vida occidentales y el incremento de enfermedades alérgicas.

El desarrollo de las entidades alérgicas no está del todo claro; para que se establezcan se necesitan condiciones genéticas inherentes a los individuos (como en la atopia) y un medio ambiente con amplia diversidad de alérgenos. Esta interacción es dependiente del tiempo y se conoce como fase de sensibilización, la cual consiste en exposiciones recurrentes entre el sistema inmunológico y los antígenos, en el momento en que comienzan la liberación de los mediadores preformados en la hipersensibilidad tipo I y se efectúan sus efectos biológicos. Durante la fase efectora se inicia el desarrollo de los síntomas alérgicos que dependerán del sistema u órgano afectado (p. ej., la presencia de rinorrea, constipación nasal y prurito nasal en el caso de la rinitis alérgica). Los síntomas clínicos persistirán mientras no se administren medidas terapéuticas que tengan como primer objetivo disminuir su intensidad, en especial aquellas relacionadas con la restitución del estado de tolerancia inmunológica, como la inmunoterapia alérgeno específica (figura 17-7).

❚ LAS ENFERMEDADES ALÉRGICAS

Desde el año 2003, la Organización Mundial de Alergia estableció su posición acerca de la nomenclatura clínica sobre los términos hipersensibilidad, atopia y alergia. Se considera como alergia una reacción de hipersensibilidad provocada por mecanismos inmunológicos, mientras que la atopia es la tendencia genética a sintetizar IgE en respuesta a exposiciones ordinarias a alérgenos.

Marcha atópica

Según se acaba de mencionar, la atopia es el término empleado para definir la predisposición personal o familiar de producir anticuerpos IgE y sensibilización en respuesta a agentes ambientales.

El concepto de *marcha atópica* fue desarrollado para describir la progresión de los desórdenes atópicos, desde la dermatitis atópica o eccema en lactantes hasta la rinitis alérgica y el asma en niños. Estimar el riesgo para presentar todas las enfermedades atópicas es complejo y el patrón temporal descrito en la marcha atópica puede no ser una simple progresión, sino el resultado de una fuerte influencia de factores genéticos y ambientales que pudieran explicar el enlace entre el eccema y la aparición tardía de las afecciones respiratorias atópicas. Este concepto tiene sustento tanto en estudios transversales como longitudinales, y se confirma con la revisión de los reportes de prevalencia de cada una de las diferentes enfermedades atópicas a lo largo de la vida, así como en modelos experimentales en ratones.

La dermatitis atópica (DA) es la enfermedad inicial de la marcha atópica; el desarrollo de otros padecimientos mediados por IgE

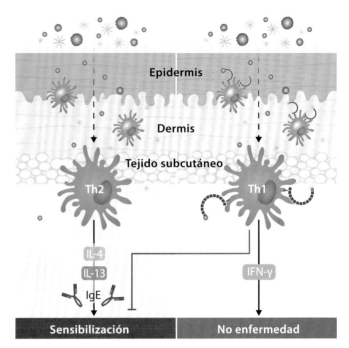

FIGURA 17-7. Hipótesis de la higiene. Se fundamenta en la estimulación de los TLR por medio de ligandos específicos, los cuales mantienen una respuesta inmunológica Th1. La ausencia del estímulo de los TLR favorece la respuesta Th2.

no solo incluye trastornos respiratorios (rinitis o asma), sino también la asociación epidemiológica con la alergia alimentaria. Algunas de estas enfermedades pueden persistir por años, mientras que otras remiten de forma espontánea con el incremento de la edad (véase Recuadro 17-1).

La DA es una enfermedad muy frecuente, su prevalencia varía de 7 a 30% en los niños y de 2 a 10% en adultos. En las últimas décadas se ha reportado un incremento en esta condición al doble o triple de lo que refieren los indicadores en los países de altos ingresos. Cerca de 80% de los pacientes con dermatitis atópica tiene un incremento de los niveles de IgE sérica total.

Las enfermedades atópicas tienen diferentes picos de incidencia con respecto a la edad durante la infancia. La DA y la alergia alimentaria tienen mayor incidencia en los primeros 2 años de vida; la sensibilización a aeroalérgenos es rara a esta edad. En la infancia tardía, la prevalencia de estas dos enfermedades y la sensibilización a alérgenos de los alimentos disminuye, mientras que la prevalencia de asma, rinitis alérgica y sensibilización a aeroalérgenos aumenta.

Diversos estudios que evaluaron la asociación entre eccema y alergia respiratoria demuestran que a la edad de 5 años, 50% de los niños con DA habrá desarrollado enfermedades alérgicas respiratorias, además de que la intensidad y el control adecuado de la dermatitis atópica son factores predecibles para el desarrollo de asma.

Se ha demostrado que 75% de los pacientes con DA desarrolla rinitis alérgica, y cerca de 50% asma. La fisiopatología de los tres padecimientos involucra las citocinas del perfil Th2, que incluyen IL-4, IL-5 e IL-13. Las investigaciones se enfocan en el papel de la DA como el precursor de la aparición futura de los otros padecimientos mediados por IgE.

Se sugiere que el daño de la barrera epidérmica que predispone al eccema es el evento inicial para la marcha atópica. Los estudios con biopsias demuestran que la barrera de la piel presenta daños tanto en las áreas de lesión eccematosa como en la piel clínicamente no afectada. La rotura de la barrera epidérmica se asocia con un incremento del estrato córneo y de enzimas quimiotrípticas y proteasas que genera una rotura prematura de los desmosomas. Los irritantes ambientales y otros factores (como el uso de jabones, detergentes y esteroides tópicos) pueden incrementar los niveles de enzimas quimiotrípticas en el estrato córneo. Las proteasas exóge-

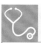

RECUADRO 17-1. ALERGIA ALIMENTARIA

La alergia alimentaria (AA) se define como una reacción inmunológica hacia los alimentos que, por lo general, depende de mecanismos mediados por la IgE. Sin embargo, hay otros tipos de reacciones con mecanismos independientes a esta respuesta que son mediados por las hipersensibilidades tipos III y IV; estas entidades se denominan hipersensibilidades alimentarias no alérgicas.

La alergia alimentaria tradicionalmente se ha enfocado al estudio de cuatro grupos de alimentos: leche, huevo, cacahuate y mariscos. Es una entidad de difícil diagnóstico que suele ser subdiagnosticada por los médicos de primer contacto; su prevalencia difiere del alimento del que se trate, así como de la edad de presentación, y tiende a disminuir con la progresión de la edad. En estudios epidemiológicos realizados en la población de Estados Unidos se demostró que la prevalencia promedio varía según la edad, y que fluctúa de 4.7% durante los 2 primeros años de vida hasta 1.2% a los 5 años, y 1.8% en adultos.

La fisiopatología de la enfermedad comparte el mecanismo dependiente de la IgE que interviene en la rinitis alérgica, el asma alérgica y la anafilaxia, pero quizá el evento más trascendente para su desarrollo es la pérdida de la tolerancia inmunológica en las mucosas, la cual se define como la supresión antígeno específica de la respuesta inmunológica celular o humoral. Los mecanismos que forman parte de la tolerancia inmunológica poseen un papel importante, y la pérdida o carencia de cada uno de éstos puede significar el desarrollo de alergia alimentaria.

La principal función del aparato gastrointestinal es la absorción adecuada de elementos nutrimentales, pero también es un componente esencial del sistema neuroendocrino y es considerado el órgano inmunológico más extenso. A partir del nacimiento, en todo momento el epitelio intestinal está expuesto a gran cantidad de antígenos, desde proteínas nutrimentales hasta toxinas bacterianas.

La mucosa intestinal posee tres cualidades fundamentales. La primera es su integridad; no está completamente desarrollada al nacimiento y alcanza su madurez alrededor de los 18 meses de vida. La importancia de este mecanismo de inmunidad innata radica en que entre cada una de las células hay espacios intercelulares, y la carencia de proteínas relacionadas con las uniones intercelulares, como las ocludinas y claudinas, hace factible la fácil penetración hacia la submucosa de los antígenos y las toxinas. La segunda cualidad es que el epitelio intestinal puede actuar a modo de célula presentadora de antígeno no profesional, con la particularidad de que no expresa moléculas coestimuladoras, lo que contribuye a favorecer el estado de anergia. La tercera cualidad es la síntesis de linfopoyetina tímica estromal, una proteína tipo interleucina 17 que activa la expresión de OX40; esta molécula coestimulatoria tiene un papel en la sobrevida y establece una homeostasis favorable para el desarrollo de las células efectoras de memoria.

La IgA es otro componente de la inmunidad de las mucosas; su función es neutralizar los complejos inmunes o los antígenos, lo que evita su absorción y la progresión de la respuesta inmunológica. La disminución en la síntesis de IgA puede favorecer la rotura de la tolerancia inmunológica. La producción de IgA está a cargo de las células plasmáticas que se encuentran en las placas de Peyer y su síntesis está regulada en forma directa por la presencia de las bacterias comensales que componen la microbiota intestinal.

Las células dendríticas son, en gran medida, las responsables de la tolerancia inmunológica a los alimentos. La migración hacia el epitelio intestinal de la estirpe tolerogénica depende de la presencia de un microambiente provisto de quimiocinas que son ligandos de CCR7. Ciertos elementos, entre otros el análogo de la vitamina A (ácido retinoico), la expresión de CD103 y la presencia de altas cantidades de TGF-β, favorecen la maduración y el predominio de las células dendríticas tolerogénicas en el epitelio intestinal. Otra característica de estas células es su capacidad de inducir la expresión de Foxp3⁺ en los linfocitos Treg mediante la secreción del interferón tipo I e IL-10.

Hay varias teorías acerca de la tolerancia inmunológica en la mucosa intestinal; una de éstas menciona que la reexposición frecuente y la dosis baja de antígenos alimentarios son necesarias para su inducción. Otra parte fundamental para la inducción de tolerancia radica en la generación de linfocitos Treg que, al igual que las células dendríticas, necesitan un microambiente en altas concentraciones de TGF-β e IL-10 y cuya función es bloquear la respuesta de los linfocitos Th1 y Th2.

Además de los mecanismos inmunológicos antes descritos, cabe destacar un evento de suma importancia en el desarrollo de AA: el fenómeno de sensibilización para los diferentes determinantes alergénicos de los alimentos, denominados panalérgenos; estos son proteínas que comparten secuencias altamente conservadas entre las diversas especies del reino vegetal y son responsables de reacciones cruzadas entre pólenes y frutos. Hasta el momento se han identificado 28 grupos de estas proteínas que tienen reactividad cruzada entre pólenes y alimentos; por ejemplo, proteínas relacionadas con patógenos, enzimas, proteínas de transporte y proteínas estructurales. Esta propiedad implica que un individuo se puede sensibilizar a un alimento por vía nasal (aérea) y manifestar síntomas orales y digestivos sin haber consumido una fruta, verdura o cereal.

El estudio de panalérgenos se ha enfocado en tres grupos de proteínas: profilinas, proteínas fijadoras de Ca²⁺ (pocalcinas) y proteínas no específicas transportadoras de lípidos (nLTP). La diferencia entre éstas radica en que las dos primeras son sensibles a la degradación por calor, no así las nLTP, lo que explica que haya alimentos que a pesar de ser cocinados (degradados proteínicamente por calor) conservan propiedades alergénicas capaces de sensibilizar a un individuo. Por otra parte, los vegetales o frutos que se consumen *crudos* son responsables de numerosos síndromes alérgicos alimentarios, entre otros el síndrome de alergia oral, el síndrome polen-frutas y la alergia al látex.

El cuadro clínico de las AA es bastante amplio y se puede manifestar en forma de una exacerbación de la sintomatología de otras entidades alérgicas con las que puede coexistir, como rinitis alérgica, asma y dermatitis atópica; sin embargo, la manifestación más grave de esta entidad es la anafilaxia. La mitad de los eventos de anafilaxia que se atienden en un servicio de urgencias son secundarios a la ingesta de alimentos.

El estándar de oro para el diagnóstico de las AA es un reto doble ciego placebo controlado (RDCPC), que consiste en la administración gradual de proteína del alimento por investigar e inducir en el sujeto manifestaciones alérgicas como eritema, ronchas, rinorrea y prurito oral, entre otras. Sin embargo, debido a la enorme cantidad de alimentos que una persona puede consumir en su vida y, por lo tanto, a la que puede ser alérgico, la prueba diagnóstica solo se puede aplicar a los alimentos más relacionados con las reacciones alérgicas y de los que se conoce la cantidad de proteína necesaria para inducir dichas reacciones, como leche, huevo, cacahuate y camarón.

Hasta el momento el único tratamiento eficaz para el control de la AA es la restricción de los alimentos que se hayan identificado mediante el RDCPC. Además, se ha propuesto el uso de inmunoterapia alérgeno específica para alimentos, cuyo mecanismo de acción aún es teórico y similar al que se aplica contra aeroalérgenos, por lo que no está disponible en la práctica médica habitual.

nas de los ácaros y el *Staphylococcus aureus* también pueden contribuir en la disfunción y el daño de esta barrera. Las mutaciones en el gen de la filagrina se han considerado como el principal defecto genético en la disrupción de la barrera epidérmica; los polimorfismos de este gen son el principal factor de riesgo para la dermatitis atópica. La pérdida de la función por las mutaciones R501X y 2282 del 4 en el gen de la filagrina también se asocia con el eccema y la ictiosis vulgar. La filagrina tiene la función de incorporar los filamentos de queratina en la piel; por lo tanto, los niveles reducidos o ausentes de esta proteína tienen como consecuencia deficiencias en la queratinización y la hidratación, así como una débil formación de la piel. La barrera epidérmica no está seriamente comprometida en el epitelio nasal o el bronquial, como ocurre en la piel. La filagrina se encuentra expresada en el epitelio nasal cornificado, no así en el transicional o el respiratorio; y aunque las mutaciones de este gen no han demostrado efectos directos en las vías respiratorias superior e inferior, éstas se han asociado con un incremento en el riesgo para el desarrollo de rinitis alérgica y asma en la presencia de dermatitis atópica.

Rinitis alérgica y asma

La rinitis alérgica (RA) y el asma son considerados las principales entidades alérgicas. La Organización Mundial de la Salud estima que 400 millones de personas en el mundo padecen RA y 300 millones asma. En la fisiopatología de ambas entidades está involucrada la hipersensibilidad tipo I con sus dos fases: la fase de sensibilización, en la que la exposición a los alérgenos induce la síntesis de IgE, y la fase efectora, que consiste en la degranulación de las células que median las manifestaciones clínicas, las cuales pueden presentarse de forma inmediata en los primeros 20 minutos, o de manera tardía en las 4 a 8 horas posteriores a la exposición antigénica.

Cuando los mediadores como la histamina, bradicinina, leucotrienos y prostaglandinas actúan a nivel del epitelio respiratorio nasal producen un incremento de la secreción de moco en las células caliciformes, lo que origina constipación nasal y rinorrea profusa habitualmente hialina. El exceso de secreción tiene dos consecuencias; la primera es la disminución del retorno venoso local. Esto impacta en los tejidos locales que, en consecuencia, presentan una coloración violácea en tejidos circunvecinos; por otra parte, estimula el reflejo innato del estornudo con el objetivo de eliminar al estímulo de la vía nasal. Además, la histamina y la bradicinina estimulan las terminaciones nerviosas, con lo que inducen el prurito. En forma clásica se define como rinitis la presencia de estornudos, constipación, rinorrea y prurito nasal por un periodo de 6 semanas.

Cuando la serie anterior de eventos sucede en los pulmones se induce la broncoconstricción del músculo liso, ya que se activan los receptores muscarínicos y colinérgicos en la vía aérea pequeña, así como el aumento en la secreción de moco por las células caliciformes del epitelio bronquial (fenómeno similar a lo sucedido en la RA). El incremento con la deposición de colágeno por los fibroblastos contribuye a disminuir el calibre de la vía aérea, así que cuando el aire que proviene de la tráquea atraviesa esta vía estrecha en los bronquiolos, produce sibilancias; el paciente percibe este fenómeno como la presencia de un *silbido* en el tórax. Todo este proceso limita el flujo de aire adecuado en la fase espiratoria de la ventilación, lo que le confiere un patrón obstructivo característico de esta patología. Asimismo, se produce el reflejo tusígeno como un intento de restituir el diámetro original de la vía aérea. Este es el síntoma cardinal para el diagnóstico de asma. El conjunto de estos mecanismos integra el concepto de hiperreactividad bronquial, el cual no solo se desarrolla luego del contacto con alérgenos, sino también ante diversos estímulos, como infecciones virales, ejercicio, frío e inclusive la exposición a contaminantes atmosféricos.

Por lo anterior, definir el asma ha sido un reto para todas las especialidades médicas inmersas en su estudio, debido en especial a la falta de especificidad de los síntomas. Hace poco se trató de integrar su definición a partir de la secuencia de los eventos descritos, y se consideró el asma como un padecimiento inflamatorio crónico de la vía aérea que se caracteriza por síntomas variables y recurrentes en asociación con hiperreactividad bronquial. La interacción de estas características determina las manifestaciones clínicas y la gravedad del asma, así como su respuesta al tratamiento.

Desde el año 2001 se describió que existe un vínculo estrecho entre la rinitis alérgica y el asma, ya que ambas entidades coexisten en algunos pacientes después de la adolescencia. Padecer la RA es un factor de riesgo para el desarrollo del asma y, por otra parte, la falta de control de los síntomas de la RA produce el mismo efecto en los pacientes asmáticos. Las estadísticas demuestran que de 19 a 38% de los pacientes con RA padecen asma y de 30 a 80% de los asmáticos padecen RA; estas evidencias han derivado en la teoría de la vía aérea común, debido a que es el mismo epitelio, sus funciones son similares, se ve afectado por los mismos antígenos y la respuesta inmunológica es análoga.

Anafilaxia

La anafilaxia es una reacción alérgica sistémica de aparición aguda y potencialmente fatal, que suele desencadenarse por la exposición a sustancias como el veneno de insectos, alimentos o medicamentos. Se produce por mecanismos que involucran a la IgE contra los antígenos de estas sustancias y al receptor de alta afinidad de dicho anticuerpo, presente en los mastocitos y basófilos. De forma menos frecuente, la anafilaxia se produce a través de otro tipo de mecanismos inmunológicos o no inmunológicos. Hasta hace tiempo estas reacciones se denominaban *reacciones anafilactoides*, término que en la actualidad se encuentra en desuso. Se desconoce la verdadera tasa de ocurrencia para cada uno de los desencadenantes.

Las guías de la Organización Mundial de Alergia para el manejo de la anafilaxia alertan a los profesionales de la salud para identificar los factores que incrementan el riesgo de anafilaxia grave o fatal. Estos factores incluyen los extremos de la vida en cuanto a la edad; las enfermedades concomitantes (asma, enfermedades cardiovasculares y mastocitosis, entre otras), y la medicación concomitante, como bloqueadores betaadrenérgicos e inhibidores de la enzima convertidora de angiotensina. Las enfermedades psiquiátricas (como la depresión), el uso de etanol, los medicamentos con acción sobre el sistema nervioso central o el empleo de drogas afectan de modo potencial el reconocimiento de los síntomas y los factores desencadenantes. De igual forma, existen cofactores que pueden amplificar los episodios de anafilaxia, entre éstos el ejercicio, las infecciones agudas, la fiebre, el estrés emocional y el estado premenstrual.

Los estudios en modelos murinos han demostrado dos vías que desencadenan la anafilaxia. Una *vía clásica*, mediada por IgE, FcεRI, mastocitos, histamina y el factor activador de plaquetas (PAF), y una *vía alterna*, mediada por IgG, FcγRIII, macrófagos y PAF. La primera requiere menor cantidad de antígeno y de anticuerpos en comparación con la segunda; sin embargo, esto se modifica por la intervención de anticuerpos IgG que previenen la anafilaxia mediada por IgE mediante la captura de antígenos antes de unirse a la IgE acoplada a los mastocitos. Otros estudios en ratones también han demostrado que la gravedad de la anafilaxia se incrementa por el óxido nítrico que se produce por la acción de la enzima endotelial óxido nítrico sintetasa, así como por la IL-4 e IL-13. Por el contrario, la gravedad disminuye por un incremento endógeno de la estimulación de receptores betaadrenérgicos y de receptores que contienen ITIM, los cuales inhiben las fosfatasas de tirosina (figura 17-8).

Aunque tradicionalmente se ha considerado la histamina como el principal mediador en la patogénesis de la anafilaxia, existe una amplia variedad de mediadores que están implicados en modelos animales y en humanos. Entre los mediadores descritos se encuentran aquellos que son liberados por los basófilos y mastocitos (p. ej., histamina, triptasa y quimasa); las citocinas y quimiocinas sintetizadas *de novo*, como TNF-α, IL-1, IL-4, IL-5, IL-6, IL-8, IL-9 e IL-13; los mediadores derivados de lípidos (PAF, prostaglandina D2, leucotrieno B4, cisteinil leucotrienos LTC4, LTD4 y LTE4); los productos del complemento (anafilatoxinas C3a, C4a y C5a); los productos del sistema de activación de contacto, que incluyen la bradicinina, y una variedad de productos de la activación eosinofílica.

Debido a que la anafilaxia es por lo general un evento no anticipado que pone en peligro la vida y requiere manejo de urgencia, el papel de estos mediadores en humanos ha sido difícil de definir. Además, algunos mediadores y sus mecanismos identificados en modelos animales pueden no ser relevantes en la anafilaxia humana. Los mediadores liberados son responsables de los signos y síntomas que se presentan de forma variable y afectan al tracto respiratorio, como el edema laríngeo y el broncoespasmo; el sistema cardiovascular (la hipotensión, el síncope y las arritmias); la dermis y epidermis (urticaria y angioedema), lo mismo que el tracto gastrointestinal (náusea, vómito y diarrea).

La histamina estimula la vasodilatación, la permeabilidad vascular, la frecuencia cardiaca, la contracción cardiaca y la secreción glandular. La prostaglandina D2 actúa como broncoconstrictor, vasoconstrictor pulmonar y coronario, y vasodilatador periférico. Los leucotrienos y el PAF incrementan la broncoconstricción y la permeabilidad vascular. El TNF-α activa los neutrófilos, recluta otras células efectoras e incrementa la síntesis de quimiocinas; también actúa como un mediador de fase tardía con otras citocinas y quimiocinas, lo que genera en algunos casos una respuesta bifásica o retardada.

Los factores no inmunológicos activan los mastocitos por mecanismos aún no entendidos por completo, que incluyen el ejercicio, la exposición al aire frío o al agua fría, la radiación, el etanol, los constituyentes del veneno de insectos, los medios de contraste o algunos medicamentos, como los opioides y la vancomicina. Son

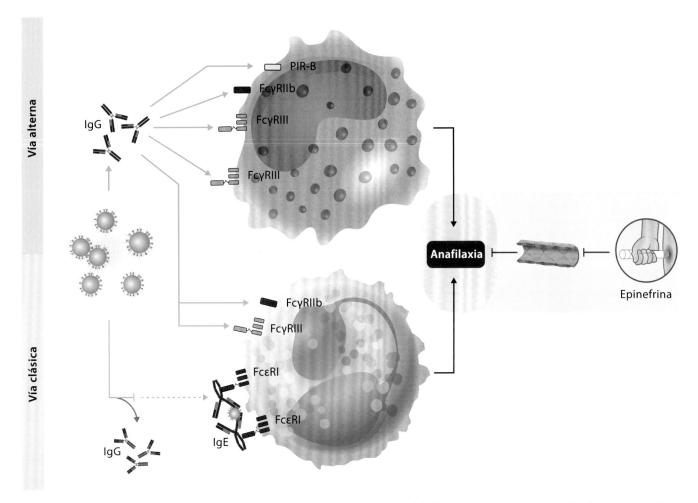

FIGURA 17-8. Patogénesis de la anafilaxia. Las dos vías descritas confluyen en la relajación del músculo liso y la acción sobre el endotelio vascular. La célula efectora de la vía alterna es el macrófago y el IgG es el anticuerpo responsable, mientras que en la vía clásica participan el basófilo y el mastocito, y la IgE es el anticuerpo responsable de la activación.

pocos los agentes que potencialmente actúan por más de un mecanismo; por ejemplo, el veneno de insectos, el medio de contraste y ciertos medicamentos.

De manera independiente del tipo de mecanismo desencadenante y del tipo de receptor estimulado, el FcεRI u otros tipos de receptores (p. ej., los acoplados a proteína G o TLR), los mastocitos y basófilos tienen el papel más importante en el inicio y la amplificación de la reacción alérgica aguda; una vez que son activados, su respuesta está regulada por el balance positivo y negativo de moléculas intracelulares que incluyen las tradicionales cinasas y fosfatasas (figura 17-9).

MÉTODOS DIAGNÓSTICOS EN LAS ENFERMEDADES ALÉRGICAS

Prueba cutánea

Un método eficaz para el diagnóstico de la rinitis alérgica y el asma alérgica consiste en reproducir el fenómeno de la hipersensibilidad tipo I bajo condiciones controladas, objetivas y seguras para los pacientes; ejemplo de ello son las pruebas cutáneas y los retos nasales y bronquiales con aeroalérgenos.

Las pruebas cutáneas son el método estándar utilizado en todo el mundo para valorar de forma objetiva la sensibilización a alérgenos mediada por una respuesta dependiente de IgE; mediante la prueba cutánea se identifican los posibles agentes causales en sujetos con síntomas sugestivos de alergia; es una prueba rápida, reproducible, segura y posee un valor predictivo positivo de 90% y negativo de 87%. Cuando se obtiene una respuesta positiva en ausencia de síntomas carece de relevancia clínica.

La prueba consiste en la aplicación de alérgenos modificados en forma química, llamados alergoides, para su uso en humanos. Con una lanceta de polipropileno se coloca una pequeña gota del extracto alergénico a evaluar y después se incide a 15 grados sobre la epidermis manteniendo la exposición del antígeno por cerca de 2 minutos sobre la piel. Ya que se considera que es un mecanismo dependiente de la hipersensibilidad tipo I, en un lapso no mayor a 15 minutos se observa la generación de ronchas en caso de que el paciente demuestre sensibilidad a estos antígenos (figura 17-10).

Cuantificación de IgE específica

La IgE es uno de los componentes fundamentales para el desarrollo de los mecanismos que constituyen la hipersensibilidad tipo I, por lo que la medición de IgE específica sérica en unidades internacionales contra los diferentes tipos de determinantes antigénicos de bacterias, epitelios o pólenes ayuda como método diagnóstico. En algunas series ha demostrado tener la misma exactitud, pero a la vez ser más sensible y específico que las pruebas cutáneas. Suele emplearse cuando existen condiciones que impiden la realización de la prueba cutánea.

Prueba de provocación nasal con alérgeno

La determinación de la reactividad clínica hacia alérgenos específicos por medio de las pruebas de provocación nasal tiene numerosas ventajas. La prueba se realiza en el órgano que con más frecuencia se ve afectado por la alergia respiratoria y esto permite reflejar los efectos de la exposición natural. Además, la nariz es accesible con facilidad y las provocaciones nasales son relativamente fáciles de realizar; también son menos lesivas que otras formas de provocación y se pueden interpretar tanto de forma objetiva (me-

Mecanismo	Desencadenantes	Células involucradas	Mediadores humorales	Órganos diana	Manifestaciones clínicas
No inmunológico	Ejercicio Frío Medicamentos (ej. opioides) Otros	Eosinófilo	Quimasa	Piel	Prurito Habones Angioedema
Inmunológico (IgE/FcɛRI)	Venenos de insectos Alimentos Medicamentos (ej. betalactámicos) Otros (látex, líquido seminal)	Macrófago Célula cebada	Carboxipeptidasa A LT Histamina PAF Triptasa	A. Respiratorio S. Gastrointestinal	Tos Disnea Estridor Sibilancias Náusea Vómito Diarrea Dolor abdominal
Inmunológico (Otros)	Agregados inmunes (Gammaglobulina IV) Activación del sistema de coagulación Mecanismos autoinmunes	Basófilo	PG Otros	S. Cardiovascular S. Nervioso	Vértigo Choque Hipotensión Cefalea

FIGURA 17-9. Anafilaxia. La presencia de datos de choque, principalmente hipotensión, no es indispensable para diagnosticar un cuadro de anafilaxia. La identificación oportuna de los síntomas permite el tratamiento inmediato con epinefrina.

dición del flujo aéreo nasal) como por métodos subjetivos (registro de los síntomas).

En los modelos murinos este tipo de provocación incrementa los niveles de IL-5 en los lavados nasales, con la subsecuente quimiotaxis de eosinófilos hacia este epitelio, además del pulmonar. En los pacientes con RA se incrementan los niveles de triptasa nasal 5 minutos después de la administración de proteínas derivadas de epitelio de gato; los niveles de eotaxina, IL-4, IL-5, IL-9 e IL-13, son detectables hasta 8 horas más tarde. En la práctica clínica, la provocación nasal se utiliza en caso de que existan discrepancias entre los resultados de las pruebas diagnósticas y la historia de rinitis alérgica, cuando se busca confirmar rinitis alérgica ocupacional y para el diagnóstico de alergia perenne antes de iniciar la inmunoterapia; la prueba también se realiza con fines de investigación para estudiar los mecanismos de la rinitis alérgica. Varios estudios han demostrado que un número sustancial de pacientes con síntomas

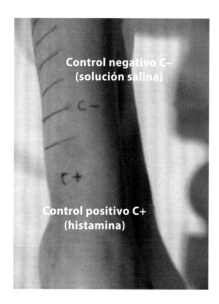

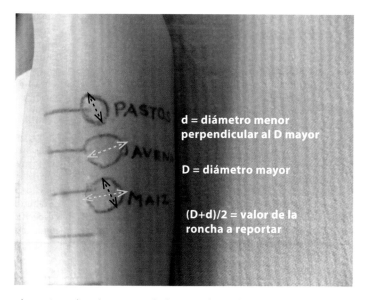

FIGURA 17-10. Pruebas cutáneas. La prueba cutánea (PC) es una herramienta diagnóstica capaz de demostrar la sensibilidad alérgica en enfermedades cuya fisiopatología es mediada por una respuesta dependiente de IgE, como la rinitis alérgica. Se trata de una prueba rápida, reproducible, segura y específica para identificar el o los alérgenos responsables. La PC consiste en la aplicación de alergoides —un control positivo (C+ [histamina]) y uno negativo (C– [solución salina]) — sobre la piel con una lanceta. Luego de un lapso no mayor a 15 minutos se observa la generación de ronchas en el sitio donde fue aplicado el C+ y en aquellas punciones en las que el paciente demuestre sensibilidad a estos antígenos. La prueba se considera positiva si la suma de los diámetros ortogonales de cada una de las ronchas es superior a 3 mm de la roncha generada por el control negativo.

RECUADRO 17-2. ANAFILAXIA Y SU IMPORTANCIA CLÍNICA

La anafilaxia es una reacción sistémica potencialmente fatal. En forma independiente del mecanismo que la desencadene (mediada o no por IgE), el rápido reconocimiento clínico y un oportuno y adecuado tratamiento son fundamentales para prevenir un desenlace catastrófico que puede terminar en la muerte del paciente.

Con base en las guías americana, europea y de la Organización Mundial de Alergia, el Consenso Internacional en Anafilaxia propuso que la definición correcta para el uso clínico por los profesionales de la salud del concepto de anafilaxia es una reacción de hipersensibilidad intensa, generalizada o sistémica, con potencial de ser fatal. Es importante recalcar que ninguna organización incluye la palabra *choque* en sus definiciones; se prefiere *anafilaxia* a *choque anafiláctico* debido a que el choque no está necesariamente presente en los pacientes con anafilaxia.

El término *anafilaxia* debe preferirse a otros términos que incluyen reacción alérgica, reacción alérgica aguda, reacción alérgica sistémica, reacción aguda mediada por IgE, reacción anafilactoide o seudoanafilaxia.

La incidencia y prevalencia exactas de la anafilaxia son difíciles de establecer debido a diversos factores: a) la definición de anafilaxia es compleja y difícil de emplear en estudios epidemiológicos; b) los códigos internacionales de clasificación de enfermedades (CIE-9 y CIE-10) establecidos por la OMS se enfocan en exclusiva al choque anafiláctico y no abarcan un rango amplio de disparadores, por lo que no todas las causas, incluidas las no alérgicas, pueden ser registradas, y c) la anafilaxia tiene una aparición inesperada y aguda que puede variar en intensidad y resolverse de manera espontánea, por lo que llega a pasar inadvertida. Por todas estas razones es común un subdiagnóstico y un subreporte que suelen tener como consecuencia errores epidemiológicos con subestimaciones de lo que representa la enfermedad.

La principal causa de anafilaxia es secundaria al uso de medicamentos (58%), seguida de casos no especificados (19.3%), venenos de insectos (15.2%) y alimentos (6.7%). En Estados Unidos se reportaron 2 458 casos de muerte asociados con anafilaxia de 1999 a 2010. Aunque parecieran datos que expresan una baja mortalidad, su importancia radica en que muchas de estas muertes pudieron ser prevenibles con un diagnóstico oportuno y un tratamiento adecuado.

Por desgracia, a pesar de que existen lineamientos actualizados para el tratamiento de la anafilaxia, muchos pacientes son diagnosticados y tratados en forma errónea. Los errores más frecuentes que los expertos han observado en los servicios de alergología son:

1. No seguir las recomendaciones de los lineamientos.
2. Falta de reconocimiento de los factores de riesgo, de los factores exacerbantes y de las comorbilidades.
3. No identificar la causa del episodio anafiláctico.
4. Retardo en la elaboración del diagnóstico.
5. Falta de evaluación de la gravedad de la crisis.
6. Ausencia de un plan de diagnóstico y tratamiento.
7. No solicitar ayuda.
8. Retardo en el inicio del tratamiento.
9. Tratamiento farmacológico incorrecto.
10. Administración inadecuada de epinefrina.
11. Falta de orientación al paciente al momento del egreso.

Los comités expertos recomiendan que el tratamiento correcto no se retrase; el manejo inicial siempre debe ser con epinefrina intramuscular (adrenalina) en la parte externa y media del muslo, posicionando al paciente en supino (semirreclinado si hay disnea o vómito). Luego se debe solicitar ayuda y se debe administrar oxígeno suplementario, reanimación con líquidos intravenosos y reanimación cardiovascular cuando esté indicado; mientras tanto, de modo concomitante se deben vigilar los signos vitales y la oxigenación. Además, se debe hacer hincapié en que el uso de antihistamínicos y glucocorticoesteroides no son los medicamentos de elección de forma inicial.

Para el automanejo de los pacientes con riesgo de la anafilaxia en la comunidad, los expertos recomiendan portar autoinyectores de epinefrina (por desgracia no se encuentran disponibles en diversos países de América hispanoparlante) y contar con planes de acción de emergencia personalizados, así como llevar un seguimiento por parte de un médico capacitado (idealmente un especialista en alergología/inmunología clínica) para ayudar a prevenir las recurrencias de anafilaxia.

La epinefrina es un adrenérgico α1 con efectos vasoconstrictores en la mayor parte de los sistemas del organismo (el musculoesquelético es una importante excepción). Tiene la capacidad de prevenir y revertir la obstrucción de la vía aérea causada por edema de la mucosa, la hipotensión y el choque. Otras características relevantes de la epinefrina incluyen su acción como agonista adrenérgico β1, lo que le confiere propiedades inotrópicas y cronotrópicas que se traducen en un incremento en la fuerza y frecuencia de las contracciones cardiacas; también posee propiedades adrenérgicas β2 que se traducen en la disminución de la liberación de mediadores, broncodilatación y alivio de la urticaria.

La evidencia científica que sustenta el inicio temprano de la terapia con epinefrina en la anafilaxia supera la que se tiene para el uso de antihistamínicos y corticoesteroides; dicha evidencia incluye estudios observacionales, ensayos clínicos controlados en pacientes con riesgo de anafilaxia, estudios en modelos animales, estudios *in vitro* y estudios retrospectivos epidemiológicos y de mortalidad. Se reporta que solo 14% de las personas que presentaron cuadros de anafilaxia fatal recibieron epinefrina antes de presentar paro cardiorrespiratorio; el tiempo medio en que se presentó el paro cardiorrespiratorio fue de 5 minutos después de una intervención terapéutica, 15 minutos después de una picadura de insecto y 30 minutos después de la ingesta de alimentos.

La correcta administración de epinefrina es por vía intramuscular en la parte anterolateral del muslo tan pronto se diagnostique o se tenga gran sospecha de anafilaxia. La dosis es de 0.01 mg/kg de una solución de 1:1 000 (1 mg/mL), hasta un máximo de 0.5 mg en adultos y 0.3 mg en niños; esto genera picos de concentración plasmática y en tejidos con rapidez. Según la gravedad de los episodios y la respuesta a la inyección inicial, la dosis puede ser repetida cada 5 a 15 minutos, de acuerdo con el requerimiento. La mayoría de los pacientes responden a 1 o 2 dosis de epinefrina; sin embargo, en ocasiones se requieren más de dos.

La falla en la administración oportuna de epinefrina se asocia en forma potencial con fatalidad, encefalopatía secundaria a hipoxia o isquemia, y anafilaxia bifásica; en esta última los síntomas recurren entre una y 72 horas (por lo regular de 8 a 10 horas) después de que los síntomas de inicio se han resuelto y sin que necesariamente haya reexposición al agente desencadenante.

---

de rinitis alérgica, pero con pruebas cutáneas con alérgeno negativas y niveles séricos de IgE específica normales; esto se traduce en la presencia de anticuerpos IgE localizados en exclusiva en la nariz y se cataloga como rinitis alérgica local. Tal afección solo puede ser diagnosticada mediante pruebas de provocación nasal.

TERAPÉUTICA DE LAS ENFERMEDADES ALÉRGICAS

En la actualidad se estima que de 10 a 40% de la población mundial padece alguna enfermedad alérgica, rinitis alérgica, asma y dermatitis atópica, entre otras.

Los consensos internacionales establecen que el tratamiento para regular estas entidades se basa en tres rubros: a) medidas generales, como evitar el contacto con el alérgeno; b) tratamiento farmacológico con antihistamínicos, antileucotrienos y esteroides intranasales/sistémicos, y c) inclusión de la inmunoterapia alérgeno específica.

El mecanismo de acción de los tratamientos farmacológicos en su forma más básica está orientado al bloqueo de la síntesis de los mediadores preformados; en el caso de la inmunoterapia alérgeno específica se centra en la generación de tolerancia inmunológica.

Antihistamínicos

Los antihistamínicos fueron los primeros medicamentos descubiertos capaces de demostrar una efectividad rápida contra los síntomas alérgicos; impiden el desarrollo de la respuesta inflamatoria en los tejidos y las células efectoras al bloquear el receptor H1 localizado en mastocitos, basófilos, neuronas del sistema nervioso central y células endoteliales. Hay reportes que indican que los antihistamínicos también disminuyen la presentación antigénica, la expresión proinflamatoria de citocinas y moléculas de adhesión celular, lo mismo que la quimiotaxis de eosinófilos.

Una limitante de este grupo de medicamentos es que sus beneficios terapéuticos desaparecen relativamente rápido debido a su vida media corta. Existen tres generaciones de antihistamínicos; la diferencia entre éstos radica en el grado de liposolubilidad: los dos últimos son menos liposolubles, no atraviesan la barrera hematoencefálica y, por lo tanto, disminuyen los efectos adversos neurológicos, como la sedación.

Cromonas

Otros agentes terapéuticos son las cromonas (cromoglicato disódico y nedocromilo), cuyo mecanismo farmacológico consiste en estabilizar las membranas de las vesículas que contienen a los mediadores preformados de los mastocitos. Aunque este es el mecanismo más reportado, también poseen otros que coadyuvan a detener la cascada de mediadores relacionados con la hipersensibilidad tipo I, como la supresión en la síntesis de IL-4 y, en menor medida, la de prostaglandinas y leucotrienos.

Antileucotrienos

Los antileucotrienos, como montelukast, zafirlukast y pranlukast, bloquean los receptores de CYSLT1 dispuestos en la membrana del epitelio nasal y bronquial, impiden el acoplamiento a sus ligandos (LTC4 y LTD4) y evitan el desarrollo de los mecanismos inflamatorios antes comentados. Recientemente se describieron otros mecanismos asociados con estos fármacos; por ejemplo, la disminución de la actividad de la 5 lipoxigenasa y la fosfodiesterasa, la modificación en la actividad del factor de transcripción NF-κB, la disminución de la adhesión de eosinófilos y el antagonismo de los receptores P2Y.

Los estudios clínicos demuestran que los efectos producidos por los antileucotrienos disminuyen la inflamación de las vías respiratorias en los pacientes asmáticos, lo que reduce los síntomas y las exacerbaciones del asma, así como la necesidad del uso de broncodilatadores de rescate. La disminución en la inflamación de la vía aérea se puede explicar debido a que los leucotrienos tienen una potencia broncoconstrictora 100 a 1 000 veces mayor que la generada por la histamina; de ahí la importancia del bloqueo de estos receptores durante el tratamiento de los pacientes asmáticos.

Corticoesteroides

El uso de corticoesteroides tópicos o inhalados se basa en los efectos biológicos que producen los glucocorticoides como el cortisol. Cuando los glucocorticoides penetran al citosol se unen al receptor citosólico para glucocorticoides y a las proteínas chaperonas como la HSP90, FKB52 y dineína, para formar un complejo cuyo objetivo es atravesar la membrana nuclear. En el núcleo, el complejo se disocia y el receptor para glucocorticoides se une y dimeriza secuencias palindrómicas de ADN, llamadas elementos de respuesta a glucocorticoides. Los corticoesteroides sintéticos poseen actividades antiinflamatorias al inhibir los factores de transcripción de NF-κB y AP-1, lo que resulta en una disminución de la síntesis de IL-1β, IL-6, IL-8, cicloxigenasa-2 e ICAM-1. Esta clase de esteroides es altamente segura. Su biodisponibilidad es muy baja en comparación con los sistémicos (< 0.01%), lo que garantiza que ejecuten los mecanismos antiinflamatorios antes descritos en las mucosas de los órganos donde son aplicados, evitando los efectos adversos que pueden producirse con los corticoesteroides sistémicos orales, intramusculares e intravasculares; por ejemplo, hiperglucemia, aumento de la tensión arterial periférica y resorción ósea.

Anti-IgE

Debido a la dificultad para conseguir el éxito terapéutico en las enfermedades alérgicas, desde hace poco se utilizan terapias biológicas; por ejemplo, el uso de anticuerpos monoclonales. El **omalizumab** es un anticuerpo quimérico monoclonal antiinmunoglobulina E (α-IgE) que se fija al dominio C3ε de la IgE, el cual es el sitio de unión para el receptor de alta afinidad, y neutraliza la IgE circulante al prevenir su unión al receptor de alta afinidad de los mastocitos; a través de la unión, evita la progresión del mecanismo de hipersensibilidad tipo I. El anticuerpo monoclonal α-IgE induce una disminución rápida de los niveles séricos de IgE; como resultado, la cantidad de IgE que puede unirse al receptor específico es escasa e induce una regulación negativa de la expresión de receptores de IgE específicos (FcεR1) sobre las células que median la presentación antigénica (como las células dendríticas y los elementos celulares efectores [mastocitos y basófilos]) en un periodo de alrededor de 7 días posteriores a su administración.

Se ha demostrado *in vitro* que la terapia α-IgE no solo se limita a la disminución de la IgE sérica y su receptor, sino que también participa en la modulación de otros mediadores de la inflamación (IL-13, IL-5, IL-8, TNF-α, leucotrienos y prostaglandinas). Aunque se ha sugerido que los complejos inmunes formados *in vivo* entre la IgE y el omalizumab son relativamente pequeños, con un peso molecular menor a 1 000 kDa, y es difícil que generen un daño orgánico, se requieren más estudios para descartar del todo esa posibilidad.

Tanto la IgE como el omalizumab pueden atravesar los capilares en su forma libre y se distribuyen entre los compartimentos vasculares y extravasculares. Sin embargo, una vez unidos, los complejos no se difunden en las paredes capilares, pues la unión les confiere gran estabilidad y permite que los complejos omalizumab-IgE permanezcan y tengan un efecto acumulativo en el sitio donde se generaron, lo mismo en la circulación periférica que en los tejidos locales, el epitelio nasal y el epitelio bronquial.

El omalizumab fue aprobado para su uso en humanos en Estados Unidos a partir del año 2003 y desde 2005 en la Unión Europea. En 2006, la terapia α-IgE para el asma fue incluida en el paso 5 del tratamiento por GINA (*Global Initiative for Asthma*), en adición al empleo de corticoesteroides inhalados, betaagonistas de larga duración, antileucotrienos y teofilina. Los ensayos clínicos controlados han demostrado que el anticuerpo monoclonal humanizado α-IgE mejora el control del asma y reduce las exacerbaciones de los síntomas en pacientes con asma alérgica de moderada a grave que permanecen clínicamente inestables a pesar de recibir una terapia médica óptima.

Anti-IL-5

La IL-5 es una citocina que participa en el proceso de maduración, activación y sobrevida de los eosinófilos; estas propiedades hacen de esta molécula un objetivo terapéutico que no es exclusivo de las enfermedades alérgicas, sino también de los síndromes hipereosinofílicos; por ejemplo, el síndrome de Churg Strauss. Los fármacos anti-IL-5, **mepolizumab** y reslizumab, se unen a la IL-5 e interfieren la unión con su receptor IL5R expresado en las membranas de los eosinófilos. La unión conduce a la disminución del número de eosinófilos en la sangre periférica y reduce la síntesis de sus mediadores, entre otros la proteína catiónica eosinofílica y la neurotoxina derivada de eosinófilos. El uso de estos fármacos se ha evaluado de manera clínica en pacientes con asma y esofagitis eosinofílica, mejora la calidad de vida y reduce la dosis de esteroide utilizada para el control de los síntomas. No obstante, a pesar de estas evidencias, existe la teoría de que puede interferir en el eje IL-5/IL5R. Estudios *in vitro* han demostrado que los pacientes que reciben anti-IL-5 incrementan la síntesis de IL-5, así como la de su receptor, lo que en forma hipotética indica que, una vez interrumpido el tratamiento, los pacientes pueden experimentar una reacción intensa mediada por esta interleucina. Lo anterior ha sido un impedimento para su aprobación por los consensos terapéuticos internacionales para el control de enfermedades alérgicas.

Inmunoterapia alérgeno específica

La inmunoterapia específica con alérgenos (ITE) es una herramienta terapéutica que se practica desde hace alrededor de 100 años y actúa por diversos mecanismos, entre éstos la promoción del desarrollo de clonas de linfocitos Treg y su patrón de citocinas IL-10 y TGF-β. La IL-10 inducida por la ITE suprime las moléculas coestimuladoras de la presentación antigénica y disminuye la expresión del MHC II. La ITE induce la expresión del gen SOCS3 (*Suppressor of Cytokine Signaling 3*), lo que promueve una regulación negativa a nivel de la señalización intracelular hacia el patrón de citocinas tipo Th2. El TGF-β estimula el cambio de linfocito Th0 hacia linfocito iTreg mediante la inducción de Foxp3.

Algunos reportes describen que la acción de la ITE se puede observar desde las primeras aplicaciones: aumenta el umbral de activación y degranulación de los mastocitos y basófilos, lo que evita la liberación de mediadores de la inflamación. Esto disminuye el riesgo de anafilaxia y la consecuente disminución en el número de células efectoras de la respuesta alérgica, así como de sus factores quimiotácticos; además, inhibe el patrón de citocinas tipo Th2 a través de la síntesis de IFN-γ. Uno de los efectos más estudiados de la ITE es la generación de anticuerpos con acción bloqueante de tipo IgG1 en su fase temprana. En la fase tardía incrementa las concentraciones de IgG4 e IgA2 al no permitir la presentación del alérgeno a los linfocitos T mediante la inhibición de CD23 en las APC.

Los mecanismos descritos colocan a la ITE como el único tratamiento capaz de modificar la enfermedad alérgica; su administración disminuye el riesgo de desarrollar asma en los pacientes con RA, reduce la probabilidad de sensibilización a otros alérgenos, reduce el número de medicamentos para el control de las enfermedades alérgicas, y mejora la calidad de vida en los pacientes que padecen estas entidades.

RESUMEN

- La función biológica de los mecanismos inmunológicos que corresponden a la hipersensibilidad tipo I (HSI) es atribuida a la defensa del organismo contra parásitos, específicamente helmintos; sin embargo, estos mecanismos son responsables en gran parte de la fisiopatología de las enfermedades alérgicas, la cual puede dividirse en dos fases: sensibilización y efectora (temprana y tardía).
- En la fase de sensibilización algunos antígenos pueden llegar a generar una respuesta clínica llamada alergia; estos antígenos, denominados alérgenos, inducen a la formación de anticuerpos específicos de inmunoglobulina E (IgE). Estos alérgenos son captados por las células presentadoras de antígeno y posteriormente presentados mediante el complejo mayor de histocompatibilidad tipo II a los linfocitos Th CD4+, en un microambiente provisto de IL-4 e IL-13. Estas interleucinas promueven la diferenciación de los linfocitos hacia la subpoblación Th-2, caracterizada por la síntesis de IL-5 e IL-9, que inducen el desarrollo de linfocito B hacia célula plasmática; a la vez que la interacción entre el linfocito Th-2 (CD40L) y la célula plasmática (CD40) favorece el cambio de isotipo a IgE, el cual al unirse con su receptor específico (FcεRI) localizado en mastocitos, basófilos y eosinófilos induce a células sensibilizadas y favorece a la activación de los elementos celulares antes descritos.
- La interacción entre la IgE-FcεRI hace que las subunidades G de este receptor se fosforilen y activen a la fosfolipasa C, la cual degrada los fosfolípidos de la membrana celular en diacilglicerol (DAG) e inositol trifosfato (IP₃) incrementando el flujo de calcio intracelular, lo que produce la liberación de mediadores preformados como la histamina de las vesículas de los mastocitos y eosinófilos; al mismo tiempo, la fosfolipasa A2 (PLA2) puede degradar el ácido araquidónico hacia la vía metabólica de la lipoxigenasa, cuyo objetivo es la síntesis de prostaglandinas (PGE2) y leucotrienos (LTB4, LTC4 y LTD4) considerados como mediadores *de novo*.
- En la fase efectora temprana los elementos celulares están dispuestos para la ejecución de sus mecanismos; cuando existe reexposición al mismo antígeno, la síntesis de IgE y la activación de los mastocitos ocurre con mayor rapidez, en comparación con la fase efectora tardía, la cual se desarrolla de 6 a 9 h después de la exposición con el alérgeno. Los mediadores liberados por los mastocitos promueven la expresión de la molécula de adhesión vascular celular, que facilita la adhesión de los leucocitos circulantes a las células endoteliales provocando el reclutamiento de células inflamatorias en el sitio de reexposición antigénica; esto genera el incremento de eosinófilos en la lámina propia, promoviendo el edema y el daño tisular local, de tal manera que se perpetúa el proceso inflamatorio en forma general.
- La regulación de los mecanismos de la HSI es mediada por IL-10, el factor de crecimiento transformante beta (TGF-β) y los linfocitos T reguladores (Treg); el primero se considera la principal citocina reguladora implicada en la modulación de la respuesta inmunológica, además de ser un potente supresor de la IgE total, en cambio el TGF-β regula de forma negativa la respuesta de linfocitos T. Por su parte, los Treg naturales e inducidos son necesarios para mantener la tolerancia y ambos pueden inhibir la hipersensibilidad mediante mecanismos dependientes de IL-10.
- En el contexto clínico, las enfermedades alérgicas se definen como la reacción de hipersensibilidad provocada por mecanismos inmunológicos habitualmente de tipo I, mientras que la atopia es la tendencia genética a sintetizar IgE en respuesta a exposiciones ordinarias a alérgenos. La rinitis alérgica y el asma son las principales enfermedades alérgicas.
- Cuando los mediadores preformados y *de novo* son liberados en el epitelio nasal, producen un incremento en la secreción de moco, lo que origina constipación nasal, rinorrea y activa el reflejo del estornudo, pero a nivel pulmonar inducen broncoconstricción del músculo liso, aumentan la secreción de moco del epitelio bronquial e incrementan la deposición de colágeno por los fibroblastos, lo cual disminuye el calibre de la vía aérea induciendo al reflejo tusígeno como un intento de restituir el diámetro original de la vía aérea. Entre los métodos diagnósticos para evaluar la sensibilidad alérgica están las pruebas cutáneas, las cuales reproducen el mecanismo de HSI en condiciones controladas con la aplicación de histamina como control positivo y alérgenos, los cuales generan ronchas en caso de ser positivos.
- La terapéutica de las enfermedades alérgicas se basa en tres pilares: 1) evitar el contacto con el alérgeno; 2) tratamiento farmacológico (esteroides, antihistamínicos, antagonistas de los receptes de leucotrienos y terapia con anticuerpos monoclonales) y 3) inclusión de la inmunoterapia alérgeno específica.
- La primera medida es necesaria pero no suficiente. Los antihistamínicos bloquean el receptor H1 localizado en mastocitos y basófilos, mientras que los antileucotrienos bloquean los receptores de CYSLT1, impiden el acoplamiento a sus ligandos (LTC4 y LTD4), disminuyen la actividad de la 5 lipoxigenasa y la fosfodiesterasa, y propician una menor adhesión de eosinófilos. Por su parte, los corticoesteroides poseen actividad antiinflamatoria al inhibir los factores de transcripción de AP-1, lo que resulta en una disminución de la síntesis de IL-1β, IL-6, IL-8, ciclooxigenasa-2 e ICAM-1. La terapia biológica con Anti-IgE (omalizumab) se fija a la subunidad C3ε y neutraliza la IgE circulante, en cambio los anti-IL-5 interfieren la unión de IL-5 con su receptor IL5R expresado en eosinófilos, lo cual disminuye el número de eosinófilos en sangre periférica. En el caso de la inmunoterapia alérgeno específica, ésta promociona el desarrollo de clonas de linfocitos T reguladores; la acción de esta medida terapéutica aumenta el umbral de activación de los mastocitos y basófilos, lo que evita la liberación de mediadores de la inflamación, logrando un mejor control de la enfermedad alérgica.

TÉRMINOS CLAVE

Alérgeno Un alérgeno es un antígeno que causa enfermedad alérgica.

Alergia La alergia es una reacción de hipersensibilidad iniciada por mecanismos inmunológicos específicos.

Atopia La atopia es una tendencia para sensibilizarse y producir anticuerpos de tipo IgE en respuesta a exposiciones ordinarias a alérgenos, generalmente proteínas.

Asma El asma es una enfermedad heterogénea usualmente caracterizada por inflamación crónica de la vía aérea. Es definida por el antecedente de síntomas respiratorios como sibilancias, dificultad respiratoria, opresión torácica y tos que varían con el tiempo e intensidad junto con limitación variable del flujo espiratorio.

Hipersensibilidad Es la presencia de síntomas o signos objetivamente reproducibles iniciados por exposición a un estímulo definido a una dosis tolerada por personas normales.

Histamina Es una amina biogénica sintetizada y almacenada principalmente en mastocitos y basófilos humanos, la cual participa en la respuesta alérgica e inmune mediante la activación de sus receptores localizados en células blanco.

Inmunoglobulina E Anticuerpo conformado por cuatro cadenas polipeptídicas: dos pesadas y dos ligeras unidas por puentes disulfuro que al unirse con su receptor (FcεRI) inducen la respuesta de hipersensibilidad tipo I.

Leucotrienos Proteínas derivadas de la vía 5-lipooxigenasa, del metabolismo del ácido araquidónico, las cuales posterior a su acoplamiento con su receptor CysLTRs inducen mayor permeabilidad del endotelio vascular, quimiotaxis, activación de leucocitos y broncoconstricción.

Mepolizumab Anticuerpo monoclonal humanizado anti IL-5, cuyo mecanismo de acción radica en el bloqueo de la unión de IL-5 con su receptor IL-5Rα, expresado en la membrana celular del eosinófilo, inhibiendo la proliferación, diferenciación y migración de estas células.

Omalizumab Anticuerpo anti-IgE monoclonal recombinante, el cual se une al dominio Cε3 de la IgE libre, lo que reduce sus niveles circulantes.

CASO DE CORRELACIÓN

Paciente femenino de 14 años de edad con antecedentes de madre con rinitis alérgica, antecedente personal de alergia a la proteína de leche de vaca durante la infancia y síntomas orales con la ingesta de zanahoria, aguacate y cacahuate. Acude a consulta al departamento de urgencias por presentar edema labial y lingual, además de tos seca, sibilancias, sensación de opresión torácica y habones pruriginosos en cuello y tórax anterior. El familiar que acude con el paciente refiere que los síntomas antes descritos se presentaron súbitamente mientras comían, sin que existiera ningún factor causal identificado con la aparición de éstos. En la exploración física los signos vitales demuestran presión arterial disminuida y taquicardia de acuerdo con valores percentilares para la edad; se corrobora la presentación clínica.

TABLA 17-1-1. Criterios clínicos para establecer el diagnóstico de anafilaxia. Es muy probable que se trate de anafilaxia si un paciente cumple uno de los siguientes tres criterios:

Criterio	Subcriterios
1. Inicio agudo (minutos a horas) con afectación de piel, mucosas o ambos (urticaria generalizada, prurito, eritema o edema de labios-lengua-úvula) **MÁS** uno de los subsiguientes subcriterios:	A. **Compromiso respiratorio** (disnea, estridor, sibilancias-broncoespasmos, hipoxemia o reducción del flujo espiratorio pico [FEP]) B. **Hipotensión arterial o síntomas asociados a disfunción orgánica** (incontinencia, síncope o hipotonía)
2. Dos o más de los siguientes subcriterios ocurren con rapidez después de la exposición a un *ALÉRGENO POSIBLE* para ese paciente	A. **Compromiso de la piel o mucosas** (urticaria generalizada, prurito, eritema o edema de labios-lengua-úvula) B. **Compromiso respiratorio** (disnea, estridor, sibilancias-broncoespasmos, hipoxemia o reducción del flujo espiratorio pico [FEP]) C. **Hipotensión arterial o síntomas asociados a disfunción orgánica** (incontinencia, síncope o hipotonía) D. **Síntomas gastrointestinales persistentes** (cólico, dolor abdominal o vómito)
3. Disminución de la tensión arterial después de la exposición a un *ALÉRGENO CONOCIDO* para ese paciente	A. **Niños.** Disminución de la TAS > 30% de la TAS basal B. **Adultos.** Tensión arterial < 90 mm Hg, o bien, disminución de la TAS > 30% de la TAS basal

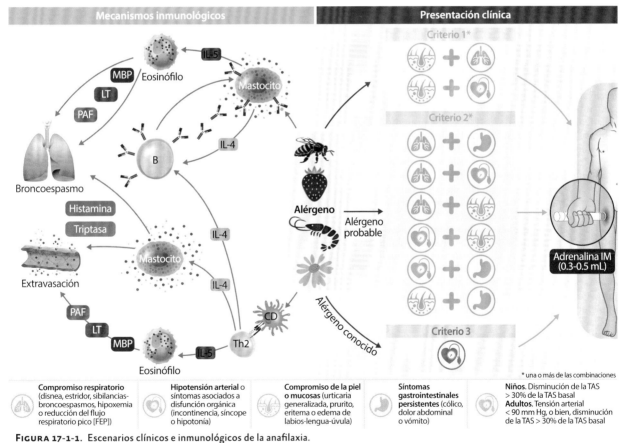

FIGURA 17-1-1. Escenarios clínicos e inmunológicos de la anafilaxia.

PREGUNTAS DE REFLEXIÓN

1. ¿Qué diagnóstico presenta su paciente?
2. ¿Cuál sería el tratamiento específico de su diagnóstico?
3. ¿Cómo describiría el involucro de la hipersensibilidad tipo I en este caso

4. ¿Qué mediadores de la hipersensibilidad tipo I tendrían mayor participación en la presentación clínica?
5. ¿Qué elemento(s) que participan en la hipersensibilidad tipo I pueden servir como prueba diagnóstica y biomarcador en este caso?

18 HIPERSENSIBILIDAD TIPOS II Y III

Silvia Graciela Correa • Claudia Elena Sotomayor
• José Luis Maldonado García

OBJETIVOS DE APRENDIZAJE

Al terminar este capítulo el lector será capaz de:

1. Describir la clasificación de Coombs y Gell de la hipersensibilidad tipos II y III

2. Integrar los mecanismos celulares y moleculares de las hipersensibilidades II y III

▌ CLASIFICACIÓN DE COOMBS Y GELL

Hipersensibilidad tipos II y III

Las reacciones de hipersensibilidad tipo II están mediadas por anticuerpos (Ab) de los isotipos IgG o IgM que reconocen antígenos (Ag) presentes en las superficies celulares o tejidos. Estos complejos Ag-Ab interaccionan con el **sistema del complemento** o los **receptores de la porción Fc de la IgG (FcγR)** presentes en macrófagos y células NK, entre otros. En la actualidad se distingue la reacción tipo IIa, que corresponde a la tipo II original, en la que la unión de los Ab a los Ag provoca la muerte celular mediada por la activación del sistema del complemento, la fagocitosis o la lisis. Asimismo, hace poco se describió el tipo IIb, que se refiere a la respuesta inflamatoria resultante en la muerte celular mediada por la unión directa de Ab a receptores celulares.

Las reacciones de hipersensibilidad tipo III están mediadas por **complejos inmunes (CI)** de Ag-Ab que son insolubles en el torrente sanguíneo. Cuando estos CI no se depuran de modo adecuado por fagocitosis en el bazo u otros órganos linfoides, pueden depositarse sobre las paredes de los vasos sanguíneos, en la piel, en el glomérulo o las articulaciones, desencadenando la activación del sistema del complemento y el reclutamiento de otras células inmunológicas.

El actual conocimiento del sistema inmunológico deja ver que esta clasificación de los tipos de reacciones de hipersensibilidad no incluye todas las posibles reacciones, ni tiene en cuenta que las respuestas humorales y celulares pueden ocurrir al mismo tiempo. Si bien ha caído en desuso y se ha propuesto la existencia de otros tipos de reacciones de hipersensibilidad, se rescata la utilidad de la clasificación de Coombs y Gell para conceptualizar los distintos mecanismos que el organismo emplea para combatir agentes infecciosos.

▌ MECANISMOS CELULARES Y MOLECULARES

Hipersensibilidad tipo II

Tipos de antígenos involucrados en la hipersensibilidad tipo II

En las reacciones tipo II el antígeno se expresa sobre una célula o tejido y el mecanismo inmunológico conduce a su muerte o daño tisular (figura 18-1). Los Ag involucrados pueden ser moléculas presentes en células o tejidos del propio individuo (autoantígenos), de otro individuo (aloantígenos), o bien Ag extraños (como ciertos fármacos).

Subtipos de la hipersensibilidad tipo II: citotóxica, bloqueante y estimulante

Los Ab involucrados en las reacciones tipo II pueden ser de diferentes isotipos. El mecanismo inmunológico que produce la muerte de la célula blanco depende de la naturaleza de la porción Fc de la cadena pesada de dicho Ab. Así, la IgM y los subtipos IgG1, IgG2 e IgG3 poseen la capacidad de inducir la activación del sistema del complemento por la vía clásica. Luego de que el Ab se une a su Ag específico, la porción Fc del Ab experimenta cambios conformacionales que promueven la interacción con el componente C1q del complemento, lo que da inicio a la activación de este complejo sistema de proteínas del suero. El ensamblado de fragmentos de proteólisis de los componentes C4 y C2 genera un complejo molecular que converge en la activación del componente C3. La secuencia de activación terminal involucra el ensamblado secuencial de los componentes C5b, C6, C7 y C8, y la polimerización del componente C9, para originar una estructura macromolecular llamada complejo de ataque a membrana (MAC).

Este complejo desplaza los fosfolípidos y forma largos canales o poros de 70 a 100 Å en la bicapa lipídica, lo que produce una disrupción en la membrana de la célula blanco. A través de estos poros difunden libremente iones y pequeñas moléculas, para conducir a la pérdida del equilibrio osmótico de la célula, ya sea por eflujo de agua o por pérdida de electrolitos; esto provoca al final la muerte celular por lisis. En algunas circunstancias, el isotipo del Ab no es tan eficiente para activar el sistema del complemento y producir la destrucción celular. Estos Ab pueden unirse a células fagocíticas que expresan receptores de la cadena pesada γ (FcγR) o ser opsonizadas y ser reconocidas por receptores del complemento; por ejemplo, el CR3 (MAC-1 o CD11b/CD18) reconoce fragmentos como el iC3b, un producto de degradación del componente C3b. Mediante estos receptores, las células que han unido Ab o fragmentos de componentes del complemento, o ambos, son removidas de la circulación por el sistema reticuloendotelial. Tales mecanismos están implicados en la etiopatogenia de enfermedades como las anemias hemolíticas y las trombocitopenias autoinmunes.

Las reacciones tipo II también involucran la citotoxicidad celular dependiente de anticuerpos (ADCC) entre sus mecanismos de lesión. Un importante número de células con potencial citotóxico e inflamatorio expresa FcγR sobre sus membranas y, por lo tanto, es

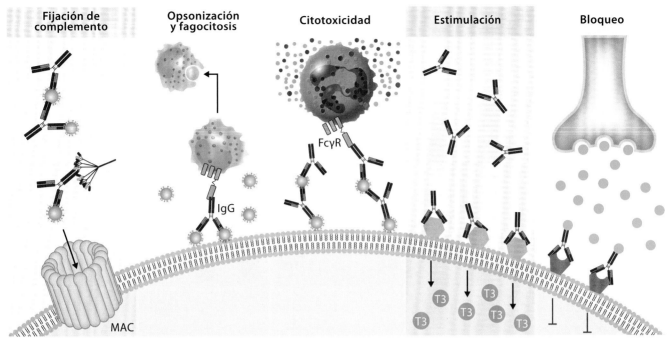

FIGURA 18-1. Representación esquemática de los mediadores y los mecanismos efectores que participan en las reacciones de hipersensibilidad tipo II.

capaz de interaccionar con el fragmento Fc del Ab unido a su correspondiente Ag. De esta forma, el Ab tipo IgG actúa como un eslabón entre la célula, o tejido blanco, y la célula efectora del daño. Aunque estas células citotóxicas no son específicas para el Ag, el Ab las dirige hacia la célula blanco o hacia un tejido particular. Las células que expresan FcγR (macrófagos, monocitos, neutrófilos y células NK, entre otras) son las efectoras de la citotoxicidad. Cuando el macrófago o el neutrófilo se activa por medio de los FcγR, se vuelve metabólicamente más activo y aumenta el contenido de algunas enzimas lisosomales y especies reactivas del oxígeno. Los monocitos, macrófagos y células NK activadas secretan citocinas como el TNF-α, un potente efector de daño tisular. En el espacio extracelular donde ocurre el contacto celular mediado por el Ab se acumulan enzimas líticas, mediadores inflamatorios y citocinas que inducen una lesión. Un ejemplo típico de este mecanismo de daño es el síndrome de Goodpasture.

El último tipo de mecanismo de hipersensibilidad asociado a las reacciones tipo II corresponde a aquellas patologías en las que los Ab se unen a receptores o proteínas expresados en células o tejidos y provocan anomalías funcionales. Los Ab pueden estar dirigidos contra receptores hormonales expresados en la superficie de ciertas células y estimular su actividad aun en ausencia de la hormona, como ocurre con el hipertiroidismo característico de la enfermedad de Graves-Basedow (figura 18-2). Otros Ab pueden poseer funciones bloqueantes (p. ej., en la miastenia grave), en que los Ab con especificidad por el receptor de la acetilcolina (ACh) impiden la unión del neurotransmisor, lo que provoca debilidad muscular y parálisis (figura 18-3).

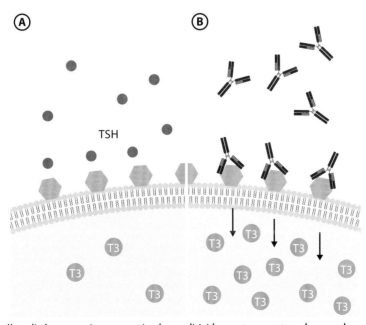

FIGURA 18-2. Reacciones de tipo II mediadas por anticuerpos estimulantes dirigidos contra receptores hormonales presentes en la superficie de las células. **A.** Condición fisiológica. **B.** La unión de la IgG a los receptores aumenta la actividad del tejido aun en ausencia de hormonas. TSH: Hormona estimuladora de la tiroides (*thyroid-stimulating hormone*).

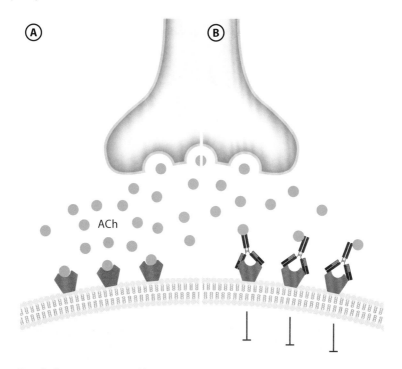

FIGURA 18-3. Reacciones de tipo II mediadas por anticuerpos bloqueantes que reconocen receptores expresados en la superficie de las células. **A.** Condición fisiológica de la placa neuromuscular. **B.** La unión de la IgG a estos receptores impide la unión del ligando, lo que provoca la pérdida de la función. ACh: Acetilcolina

Antígenos celulares: ejemplos clínicos

Las manifestaciones clínicas típicas de las reacciones tipo II son las citopenias, que reciben diversos nombres de acuerdo con la naturaleza de la célula blanco. Cuando los Ab reaccionan con Ag presentes en los glóbulos rojos (GR), se producen anemias hemolíticas; en el caso de muerte de las plaquetas se producen trombocitopenias, y cuando los Ab reconocen Ag presentes en los neutrófilos se originan las neutropenias.

Anemias hemolíticas inmunes

En las anemias hemolíticas inmunes (AHI), luego de que los Ab de tipo IgG o IgM se unen a Ag presentes en la superficie de los GR, se inicia la destrucción de la célula por medio de la activación del sistema del complemento o del sistema reticuloendotelial. Según el tipo de Ag que induce la producción de Ab, las AHI pueden ser clasificadas como aloinmunes, autoinmunes o inducidas por drogas. En cuanto a la patogénesis de estas anemias, el grado de hemólisis depende de las características del Ac unido y del Ag blanco. Mientras que la lisis de los GR es menor si el Ab es de clase IgG, cuando los Ac son de tipo IgM, la activación del sistema del complemento es mucho más rápida y eficiente en la inducción de la muerte celular.

Anemias hemolíticas aloinmunes

Para el desarrollo de estas anemias el individuo tiene que haber sido expuesto a GR alogénicos, como ocurre durante el embarazo, las transfusiones sanguíneas y los trasplantes de órganos. Un ejemplo representativo es la **enfermedad hemolítica del recién nacido o eritroblastosis fetal**, en la que los Ab maternos específicos contra Ag presentes en los GR fetales atraviesan la placenta y los destruyen. La patología se desarrolla cuando los GR del feto expresan el Ag Rh (Rh⁺) y la madre es Rh negativa (Rh⁻). Durante el embarazo con un primer feto Rh⁺, la exposición de una madre Rh⁻ a los GR fetales es insuficiente para activar los linfocitos B y producir Ab específicos. Sin embargo, durante el nacimiento, la separación de la placenta de la pared del útero provoca un marcado aumento de sangre fetal en el cordón umbilical y los GR Rh⁺ pueden ingresar a la circulación materna. Estos GR fetales activan los linfocitos B específicos de la madre, lo que provoca su diferenciación a células plasmáticas productoras de Ab, y a linfocitos B de memoria.

Los Ab tipo IgM contribuyen a la eliminación de los GR fetales de la circulación materna, pero los linfocitos B de memoria permanecen silentes hasta la aparición de un nuevo embarazo con un feto Rh⁺. La activación de las células de memoria en los embarazos posteriores estimula la producción de Ab IgG antiRh, que atraviesan la placenta y dañan los GR fetales. Es posible que una anemia grave o moderada se presente en el feto, algunas veces con consecuencias fatales. El cuadro clínico puede agravarse por la aparición en el cerebro de depósitos de bilirrubina proveniente de la conversión de la hemoglobina liberada durante la hemólisis.

Dentro de esta clasificación están incluidas las anemias hemolíticas postranfusionales, que se desarrollan en individuos que han recibido repetidas transfusiones de GR compatibles en el sistema sanguíneo ABO, pero que presentan incompatibilidad frente a otros Ag sanguíneos menores. Esta diferencia antigénica provoca la generación de Ab en el individuo receptor, y la anemia aparece entre 2 y 6 días posteriores a la transfusión. Los Ag menores que resultan con frecuencia responsables de la inducción de Ab son los Rh, Kidd, Kell y Duffy; el isotipo de inmunoglobulina predominante en estas reacciones es IgG. Debido a que la IgG es menos eficiente que la IgM para activar el sistema del complemento, la lisis de los GR transfundidos es incompleta, y la destrucción de las células finalmente ocurre en el compartimiento extravascular durante la remoción por las células del sistema reticuloendotelial, en la que los Ab unidos a los hematíes actúan como opsoninas y favorecen su fagocitosis.

Anemias hemolíticas autoinmunes

La característica distintiva de estas anemias es la presencia de autoanticuerpos dirigidos hacia Ag presentes en los GR propios. Las causas se asocian a fallas en la tolerancia y en los mecanismos inmunorreguladores de la actividad de los linfocitos T y B, más que a defectos en la estructura de los Ag expresados en los hematíes del paciente. Los factores genéticos, las infecciones, los desórdenes inflamatorios y linfoproliferativos y el uso de drogas, entre otros, pueden contribuir a desencadenar la producción de estos autoanticuerpos. En estas anemias, la destrucción de los GR es principalmente extravascular e involucra la fagocitosis mediada por receptores FcγR o CR3. De forma menos frecuente, ocurre hemólisis intravascular producida por una activación eficiente de los mecanismos que conducen a la pérdida de los hematíes.

La característica serológica de los Ab ayuda a diferenciar los distintos tipos de anemias autoinmunes, lo que contribuye a una mejor comprensión de las características clínicas de la enfermedad y de su evolución. Las subclases de IgG activan de una manera relativamente pobre el sistema del complemento, mientras que los Ab de las subclases IgG1 e IgG3 son reconocidos con rapidez por el FcγR presente en diferentes células del sistema reticuloendotelial. Así, los Ab de la subclase IgG3 se unen al FcγR con mayor afinidad que la IgG1 y la IgG2. Esto determina que se requieran 10 veces menos moléculas de IgG3 para iniciar la fagocitosis de los GR.

El test directo de las antiinmunoglobulinas humanas (DAT) (descrito por primera vez por Coombs y colaboradores en 1945), permite determinar si los GR de un sujeto han adherido *in vivo* IgG, complemento o ambos. La identificación de GR que han unido pequeñas cantidades de IgG es relevante durante la vigilancia de la progresión clínica de las anemias autoinmunes. En la actualidad se están utilizando otras metodologías más sensibles, como la citometría de flujo, para detectar moléculas de IgG o C3b adheridas a los GR. Además, la detección de autoanticuerpos en el suero de los pacientes por la prueba indirecta de antiglobulina (α-globulina) y la determinación del título de un subtipo particular de IgG puede ser correlacionado con la velocidad de respuesta al tratamiento terapéutico.

Otro aspecto importante en el diagnóstico de este tipo de anemias es la determinación de la amplitud térmica de los autoanticuerpos involucrados en las respuestas, ya que ello permite correlacionar la gravedad de los episodios de hemólisis de los pacientes tras su exposición al calor o al frío.

Las anemias autoinmunes por lo general se clasifican según la temperatura a la que se produce la mayor reactividad de los autoanticuerpos. Los autoanticuerpos calientes reaccionan con más fuerza a una temperatura próxima a los 37 °C, y exhiben una afinidad disminuida a una temperatura más baja. Por otro lado, los autoanticuerpos fríos unen GR con más fuerza entre 0 y 4 °C y muestran poca afinidad a la temperatura fisiológica. En otras ocasiones, los pacientes presentan una combinación de autoanticuerpos calientes y fríos. De los pacientes con anemia por Ab fríos 90% presenta el isotipo IgM, que es identificado en el laboratorio por su capacidad de unión a 4 °C. Sin embargo, *in vivo* la IgM puede activar el sistema del complemento y, debido a su tamaño, la aglutinación intravascular es un hecho común. Esta propiedad es responsable de que los Ab tipo IgM también sean conocidos como aglutininas frías. La gravedad de la hemólisis depende de la amplitud térmica, más que de la concentración de IgM en el suero. Estas aglutininas frías pueden ser monoclonales o policlonales, lo cual está asociado a su origen y pronóstico. Las policlonales suelen ser secundarias a procesos infecciosos por bacterias y virus. Las anemias autoinmunes calientes son causadas sobre todo por Ab del isotipo IgG, y la producción de hemólisis se debe a la agregación globular más que a la aglutinación.

Anemias hemolíticas inducidas por drogas

En las anemias hemolíticas inducidas por drogas, los Ab reconocen tanto Ag expresados en el GR como fármacos (medicamentos) adsorbidas a la superficie de los GR. Los Ab suelen clasificarse en dos categorías: farmacoindependientes y farmacodependientes. Los primeros pueden ser detectados *in vitro* en ausencia del medicamento y tienen, por lo tanto, características *in vivo* e *in vitro* idénticas a las de los autoanticuerpos dirigidos contra los GR. Los segundos solo interaccionan *in vitro* si el medicamento está presente. Se cree que, en este caso, los Ab están dirigidos hacia epítopos de la droga, sus metabolitos o a la combinación del medicamento con proteínas de membrana de los GR. El conocimiento acerca del número de medicamentos y los mecanismos asociados con este tipo de anemias ha tenido una franca evolución, y se considera que más de 125 sustancias pueden provocarlas. Las drogas responsables corresponden en su mayoría a tres grupos: antimicrobianos (42%), antiinflamatorios (15%) y antineoplásicos (11%). La frecuencia de ciertos medicamentos como agentes causales de estas patologías también ha variado en relación con los cambios en la terapéutica.

En la década de 1970, altas dosis de penicilina endovenosa eran responsables de 25% de estas anemias, en tanto que en la década de 1990, las cefalosporinas fueron el agente antibacteriano implicado en 70% de los casos.

El mecanismo involucrado es controversial y aún se desconoce cómo y por qué algunas drogas pueden perturbar el sistema inmunológico y provocar la formación de estos Ab. El ejemplo típico es la metildopa, que puede provocar la inducción de autoanticuerpos en 15% de los pacientes que reciben esta droga, pero solo 0.5 a 1% de ellos desarrolla anemia. En cuanto a los mecanismos farmacodependientes universalmente aceptados, los medicamentos se unen de modo covalente a proteínas de la membrana del GR. Cuando la concentración sérica del medicamento es lo bastante elevada, los hematíes circulantes transportan la droga adherida, un fenómeno que no resulta perjudicial para los GR. Si el individuo posee Ab específicos que reconocen la droga unida a los GR, éstos se unen y promueven la destrucción extravascular mediada por células fagocíticas. El sistema del complemento puede estar involucrado en ciertas ocasiones. Estos Ab se detectan con facilidad *in vitro* en el suero de los pacientes al enfrentarlo a GR unidos a la droga. Muchas de las drogas que causan manifestaciones agudas, como hemólisis intravascular severa, fallas renales, coagulación intravascular diseminada y muerte actúan también por otros mecanismos y suelen involucrar Ab farmacodependientes que activan el sistema del complemento.

Trombocitopenias inmunes

Las trombocitopenias inmunes (TPI) son desórdenes autoinmunes caracterizados por la acelerada eliminación de plaquetas unidas a autoanticuerpos y por una disminuida producción de las mismas. En el año 1951, en la Universidad de Washington, un audaz experimento aportó la primera evidencia sobre el origen de esta enfermedad. Un estudiante doctoral se inyectó sangre de pacientes con TPI, y después efectuó el mismo procedimiento en voluntarios sanos. En la mayoría de los individuos se observó una reducción en el número de plaquetas, lo que evidenció que esta patología era causada por factores circulantes en la sangre. Más tarde se demostró que el mediador responsable de transmitir la patología es principalmente la IgG sérica. El mecanismo fisiopatológico subyacente es la respuesta dirigida hacia Ag presentes en las plaquetas y en los megacariocitos, entre éstos las distintas glucoproteínas plaquetarias (GP) que actúan como receptor para el fibrinógeno y para el factor de von Willebrand (GP IIb/IIIa), el receptor del factor de von Willebrand y la alfatrombina (GP Ib/IX) o receptor del colágeno del subendotelio vascular (GP Ia/IIa).

Se han propuesto diversos agentes que inician este tipo de TPI. Se postula que comienzan por la acción de Ab dirigidos contra una única GP presente en las plaquetas, lo que promueve su eliminación en el bazo. La degradación de las plaquetas por los macrófagos esplénicos provoca la presentación de otros péptidos antigénicos derivados de la proteólisis de las plaquetas, lo que induce el reclutamiento y la activación de linfocitos T y B específicos y estimula la producción de Ab contra otros Ag derivados de éstas. Este fenómeno se llama diseminación de epítopos y es la razón por la que la mayoría de los pacientes crónicos posee Ab contra múltiples GP. La comprensión de la base inmunológica de la TPI se ha ampliado en la última década. Aunque se sabe que los linfocitos B producen los autoanticuerpos que reaccionan contra las plaquetas, los linfocitos T tienen un papel crucial para regular la producción de autoanticuerpos en estas patologías. En algunas situaciones, los linfocitos T pueden lisar directamente plaquetas, o suprimir la megacariopoyesis, lo que explicaría por qué algunos pacientes que no responden a la terapia normal dirigida contra los linfocitos B sí responden a la ciclosporina u otros agentes dirigidos contra los linfocitos T.

Las TPI suelen estar asociadas con infecciones debido al fenómeno de mimetismo molecular, por el cual los Ab dirigidos contra un patógeno reaccionan de forma cruzada con las GP, lo que conduce al desarrollo de la patología. De esta forma, las TPI se resuelven una vez que se elimina el Ag que en un inicio promovió la respuesta. En niños con historial de infecciones recientes o pasadas se reportan casos de TPI. En adultos, las infecciones por virus de

RECUADRO 18-1. TROMBOCITOPENIAS INMUNES

Las trombocitopenias inmunes (TPI) afectan a hombres y mujeres de distintas edades. En pacientes adultos se estima una incidencia de 3.3 por cada 100 mil individuos por año, mientras que en la población infantil la incidencia oscila entre 1.9 y 6.4 por cada 100 mil niños por año. En individuos entre 18 y 65 años, la frecuencia es más alta en mujeres que en hombres. En el espectro de las TPI, 20% son secundarias a desórdenes autoinmunes, linfoproliferativos, infecciones y procesos posvacunales.

El diagnóstico se basa en el historial médico del paciente, su examen físico, hemograma, recuento sanguíneo completo, evaluación del extendido hematológico y recuento de reticulocitos. Estos estudios son complementados, entre otros, por la búsqueda de agentes infecciosos como *H. pylori*, VIH y VHC vinculados a la inducción de Ab contra las glucoproteínas plaquetarias (GP), Ab contra GP, niveles de trombopoyetina, plaquetas reticuladas y pruebas de coagulación.

La terapia no es recomendada a menos que el recuento plaquetario alcance valores inferiores a 30 109/L o que las hemorragias sean excesivas. La transfusión de concentrado de plaquetas resulta efectiva para recuperar su número, pero expone al paciente a agentes infecciosos, reacciones alérgicas y aloinmunización. También son utilizados la inmunoglobulina intravenosa y los glucocorticoides. Los nuevos enfoques terapéuticos incluyen el uso de rituximab, un anticuerpo monoclonal dirigido contra la molécula CD20, cuyo mayor efecto es la eliminación de linfocitos B normales y el decremento de la producción de los autoanticuerpos dirigidos contra las plaquetas.

Por lo regular los tratamientos para las TPI estaban dirigidos a suprimir la producción de autoanticuerpos o a inhibir la destrucción de las plaquetas opsonizadas por parte de los macrófagos. Sin embargo, algunos pacientes presentan una producción plaquetaria defectuosa más que una destrucción acelerada de las mismas. Además, los pacientes con TPI presentan niveles plasmáticos disminuidos de trombopoyetina, la hormona que regula la producción plaquetaria mediante la unión y activación del receptor presente en la membrana del megacariocito. Por ello, el desarrollo de trombopoyetinas recombinantes condujo a la primera generación de estimulantes exógenos de la trombopoyesis. La aparición de Ab capaces de reaccionar con la trombopoyetina endógena constituyó el principal efecto adverso en los pacientes, y determinó la suspensión de estos tratamientos.

Hace poco, la Food and Drug Administration de Estados Unidos aprobó la segunda generación de miméticos de la trombopoyetina, como romiplostim y eltrombopag. El primero consta de dos fragmentos Fc de IgG1 ligados a un dominio peptídico que contiene cuatro sitios de unión al receptor de trombopoyetina que inducen la activación de las vías de JAK-STAT y MAP quinasas, y promueven la producción plaquetaria. El eltrombopag es una pequeña molécula no peptídica que se une al dominio de transmembrana del receptor de trombopoyetina, lo que induce su activación intracelular. El romiplostim se administra por vía endovenosa, mientras que el eltrombopag se utiliza por vía oral. Ambos agonistas son empleados en terapias de mantenimiento y pocos pacientes son capaces de discontinuar el tratamiento con resultados favorables.

inmunodeficiencia humana (VIH) y hepatitis C (VHC), así como por *Helicobacter pylori*, han sido reportadas en un alto porcentaje de pacientes. En la patogénesis de las TPI asociadas con el VHC se involucra la activación de linfocitos B y la reactividad cruzada de los Ab con la GPIIIa. La casuística refiere que 20% de las TPI está asociado con la infección por este virus. En el caso de la infección por VIH, además de la destrucción de plaquetas y megacariocitos causados por el virus, se detectaron Ab con capacidad de unión a un epítope lineal de la GPIIIa (aminoácidos 44 al 66). Con respecto al *H. pylori*, su papel en la inducción de esta patología ha cobrado relevancia recientemente, y un subconjunto de las TPI se asocia con la presencia de esta bacteria. El antígeno bacteriano CagA (gen asociado con la citotoxina A) está involucrado en la inducción de la reactividad cruzada. La eliminación de *H. pylori* no siempre mejora el curso de la TPI; se cree que esto se debe al hecho de que en distintas regiones del mundo se encuentran cepas de *H. pylori* que expresan variantes antigénicas distintas.

También ocurren formas agudas de TPI luego de la vacunación. La evidencia más convincente deriva de niños inmunizados con la vacuna triple viral contra sarampión, paperas y rubéola, o bien después de inmunizaciones con vacunas dirigidas contra los virus de la hepatitis A y B, así como la triple bacteriana contra difteria, tétanos y tos ferina. Aunque los Ag microbianos incorporados en las vacunas desempeñarían un papel importante en la inducción de la TPI, los adyuvantes incluidos en su formulación (p. ej., alumbre [sal de alumnio]) podrían ser potentes iniciadores de la respuesta inmunológica. Otras causas secundarias para el desarrollo de TPI son los desórdenes autoinmunes y linfoproliferativos, como el lupus eritematoso sistémico (LES), el síndrome antifosfolípido y la leucemia linfocítica crónica.

Antígenos tisulares: ejemplos clínicos

Síndrome de Goodpasture

En este caso, el mecanismo de la hipersensibilidad tipo II es desencadenado por Ab, que reconocen Ag expresados en tejidos. El síndrome de Goodpasture es una enfermedad autoinmune organoespecífica, mediada por Ab dirigidos contra la membrana basal glomerular (MBG). La patología se caracteriza por una falla renal aguda provocada por glomerulonefritis, con frecuencia asociada con alteraciones pulmonares. En su forma más compleja presenta una

mortalidad de 80% y una sobrevida de 6 meses, a consecuencia de hemorragia alveolar difusa e insuficiencia renal.

En la membrana basal del pulmón y en la MBG abunda el colágeno tipo IV, que está conformado por una triple hélice de cadenas α 3, 4 y 5 que presentan un dominio globular terminal de tipo no colágeno (NC1 y NC2). En condiciones fisiológicas, la porción NC1 del dominio α 3 (α 3[IV]NC1) es un epítopo críptico u oculto (véase capítulo 7), protegido por el plegamiento de las hélices α 3, α 4 y α 5. Se cree que los daños en la MBG conducen a su exposición y al inicio de la respuesta autoinmune. El suero de los pacientes con síndrome de Goodpasture presenta elevada reactividad frente al fragmento α 3[IV]NC1; estudios realizados con colágeno tipo IV recombinante han corroborado la participación de este epítopo.

La estructura de la MBG es similar a la de otras membranas basales; sin embargo, debido a las características del endotelio fenestrado de los capilares glomerulares, la MBG y el nuevo epítopo expuesto son accesibles a los Ab circulantes. El hallazgo patognomónico de este síndrome es la presencia en la biopsia renal de los pacientes de autoanticuerpos dirigidos contra la MBG, dispuestos en forma lineal e identificados por una inmunofluorescencia directa. La principal subclase de anticuerpo involucrada en esta patología es la IgG1; el daño tisular mediado por los Ab ocurre luego de la activación del sistema del complemento y la activación por medio de los FcγR en los neutrófilos y macrófagos reclutados al tejido.

Hipersensibilidad tipo III mediada por complejos inmunes
Tipos de antígenos involucrados en la hipersensibilidad tipo III

En las reacciones de hipersensibilidad tipo III el Ag es soluble y se forman agregados llamados complejos inmunes (CI) o inmunocomplejos, que están compuestos por varias moléculas de Ab y Ag solubles poco degradados. Estos CI se depositan en sitios y tejidos particulares y estimulan la activación en cascada del sistema del complemento, un evento central en la respuesta inmunológica efectora contra distintos Ag.

La activación del complemento es estimulada tanto por moléculas presentes en la circulación en etapas tempranas de la respuesta como por Ab derivados de la respuesta inmunológica adaptativa, luego de varios días de exposición al Ag. La activación del complemento por la vía clásica (dependiente de Ab), la vía alterna (dependiente de properdina) o la vía de la lectina resulta en la formación del MAC y en la generación y liberación de factores proinflamato-

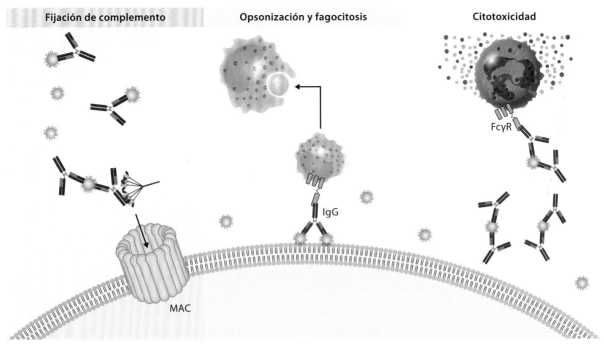

Figura 18-4. Representación esquemática de los mediadores y los mecanismos efectores que participan en las reacciones de hipersensibilidad tipo III.

rios potentes que reclutan y activan leucocitos; por ejemplo, las anafilatoxinas C3a y C5a, o bien el componente C3b que actúa a modo de opsonina (figura 18-4). Estos fragmentos activan un amplio número de receptores en células de respuesta inmunológica innata o adaptativa, y tienen un papel crucial en la regulación de la patogénesis de enfermedades mediadas por CI, como se ha demostrado al utilizar ratones deficientes en C3 y C5. El C5a es un fragmento proteolítico de C5 generado por la convertasa C5 de alta afinidad, que resulta de la formación del complejo molecular C3b con C4b y C2a. Otras enzimas independientes del sistema del complemento, entre éstas la trombina o la elastasa de neutrófilos y macrófagos, pueden tener actividad convertasa C5 y, por ello, generar C5a de manera independiente de C3. La anafilatoxina C5a induce la quimiotaxis de macrófagos, granulocitos, mastocitos, células dendríticas y linfocitos B, y modula la función de estas células por medio de la regulación diferencial de ciertos receptores activadores e inhibidores.

Los CI con alto contenido en IgG son eliminados en forma continua por células fagocíticas mediante dos mecanismos principales que involucran receptores del complemento y FcγR. En el primer caso, los CI se unen al receptor 1 del complemento (CD35 o CR1) que reconoce el fragmento C3b y se expresa en los eritrocitos. Los GR transportan los CI al hígado o bazo para su degradación por fagocitos y, por su abundancia, representan una importante fuente de eliminación de CI. Otras células involucradas en la respuesta inmunológica (p. ej., neutrófilos, monocitos, macrófagos y células dendríticas) coexpresan los receptores del complemento y los FcγR, a través de los cuales se estimulan respuestas inflamatorias efectoras. Cuando hay exceso de Ag, los CI son de menores dimensiones y, en este caso, son retenidos en las paredes de los vasos, en donde pueden activar leucocitos que expresan los FcγR. El daño en estas reacciones surge de la liberación de enzimas líticas de los neutrófilos durante la fagocitosis de los CI.

De acuerdo con la afinidad para la IgG, la distribución y las funciones de los FcγR se clasifican en cuatro grupos: FcγRI (CD64), FcγRII (CD32), FcγRIII (CD16) y el recientemente identificado FcγRIV. Estos receptores tienen un papel central en la regulación de la respuesta inmunológica, ya que la activación de los mismos desencadena cascadas intracelulares que pueden modular las respuestas efectoras. Así, los FcγRI y FcγRIII estimulan las células de la respuesta inmunológica por medio de un motivo de activación intracelular basado en tirosina (ITAM). Las señales de activación mediadas por los ITAM estimulan cascadas oxidativas, liberación de citocinas, fagocitosis por los macrófagos, ADCC mediada por las células NK y desgranulación de los mastocitos. En contraste, los FcγRIIB contienen motivos inhibidores basados en tirosina (ITIM) que inducen la atenuación de estas mismas respuestas inflamatorias. Estas dos vías de regulación coexisten en las células de la inmunidad innata y, por lo tanto, los FcγR pueden afectar la magnitud de la inflamación mediada por CI amplificando *in vivo* respuestas inmunológicas normales o patológicas. Tales señales también pueden cooperar en el desarrollo de linfocitos B autorreactivos, su diferenciación a células plasmáticas, o la producción de autoanticuerpos. De hecho, la proporción de FcγR activadores/inhibidores es baja en los tejidos homeostáticos normales y se eleva en microambientes inflamatorios.

Estudios realizados con animales genéticamente modificados han evidenciado la importancia funcional de FcγR en la inflamación mediada por CI: los ratones deficientes en FcγR o en la cascada de activación de éstos son resistentes a una amplia gama de reacciones de hipersensibilidad tipo III, como vasculitis, glomerulonefritis y reacción de Arthus en la piel. Por el contrario, los ratones deficientes en FcγIIRB presentan respuestas inflamatorias mediadas por CI de mayor magnitud.

Otro factor que puede afectar la gravedad de una respuesta inflamatoria mediada por FcγR es la presencia de residuos de ácido siálico en la región Fc de la IgG. Estos residuos reducen la afinidad de la unión a los FcγR al atenuar la actividad proinflamatoria de la IgG presente en los CI. Por otra parte, un ejemplo es la reducción de los residuos de ácido siálico luego de la exposición a Ag durante los procesos infecciosos cambia el perfil de la respuesta inmunológica antiinflamatoria a proinflamatoria mediante la participación diferencial de los FcγR sobre las células efectoras.

Si bien en todas las respuestas humorales se forman CI, el potencial patogénico de los mismos depende del isotipo de Ab involucrado, el tamaño del agregado y la afinidad del Ab que forma el complejo. ¿Por qué los CI inducen respuestas inflamatorias? Las respuestas estimuladas por CI se han estudiado ampliamente en distintos animales y en época reciente se utilizan ratones transgénicos como modelos de diversas enfermedades autoinmunes. Los FcγR y los factores del complemento (en especial la anafilatoxina C5a) son efectores dominantes en el proceso. Los CI se depositan en los vasos sanguíneos pequeños en muchos tejidos y órganos como la piel, el riñón y los nervios. Si bien el depósito de proteínas del complemento es común en sitios de inflamación, los mecanismos por los cuales los CI inician la inflamación todavía no se entienden del todo.

Recuadro 18-2. Lupus eritematoso sistémico

El lupus eritematoso sistémico (LES) es el prototipo de reacción de hipersensibilidad tipo III. En esta patología el autoantígeno principal es la cromatina que proviene de células apoptóticas y necróticas, incluidas las trampas extracelulares de los neutrófilos (NET). La apoptosis puede ser inducida por factores intrínsecos (daño del ADN) o extrínsecos (unión de Fas ligando al receptor Fas). Una característica de la apoptosis es la fragmentación de la cromatina y la segregación de vesículas apoptóticas que contienen autoantígenos. Es decir, durante la apoptosis y la necrosis se liberan y exponen al sistema inmunológico autoantígenos que normalmente son inaccesibles. Éstos, a su vez, pueden ser fragmentados por caspasas y endonucleasas, o ser modificados por la incorporación de residuos acetilo, fosfato, metilo, ubiquitina, citrulina o moléculas de ADP o glutamina al ADN. Estos neoantígenos facilitan la rotura inicial de la tolerancia. Se ha demostrado que los pacientes con LES poseen autoanticuerpos contra ADN con las modificaciones enumeradas y presentan elevados niveles de autoanticuerpos varios años antes de la manifestación de la enfermedad, lo que indica una alteración temprana de la tolerancia.

Por lo regular, las células fagocíticas profesionales (como macrófagos, linfocitos B y células dendríticas) eliminan con rapidez las células apoptóticas en un proceso en el cual el complemento es crucial. La importancia del sistema del complemento en la eliminación de CI se pone de manifiesto con la deficiencia genética del iniciador de la vía clásica C1q, que predispone en gran medida al LES. Otras deficiencias o mutaciones en proteínas de la vía clásica (como C1r, C1s, C4 y C2) también aumentan el riesgo, aunque en menor medida en comparación con C1q. El desarrollo de LES en pacientes deficientes en C1q se atribuye a una reducida capacidad de remover células apoptóticas, ya que la C1q es una opsonina relevante. Sin embargo, han surgido nuevas funciones para la C1q y otras proteínas del complemento. Los Ab contra C3 pueden unirse a la opsonina C3b unida a las células apoptóticas y, de ese modo, prevenir la fagocitosis.

Los tratamientos actuales tienen como objetivo restablecer el equilibrio en un sistema inmunológico mal regulado. Los agentes que se están utilizando en la actualidad incluyen medicamentos antiinflamatorios (aspirina, metotrexato), antimaláricos (hidroxicloroquina) y varios inmunosupresores (corticoides, micofenolato mofetilo o azatioprina). La FDA aprobó en 2011 un agente biológico para el tratamiento del LES. La droga es belimumab, que actúa eliminando la citocina de los linfocitos B, llamada factor de estimulación de linfocitos B (BLyS), lo que ocasiona la apoptosis de los linfocitos B autorreactivos. El belimumab es el primer medicamento nuevo aprobado en la lista limitada de medicamentos para tratar el LES en más de 50 años.

Subtipo de hipersensibilidad tipo III: local y sistémica

Cuando los fenómenos son locales y tienen lugar en la piel, la hipersensibilidad se llama reacción de Arthus, en la que los CI se unen a los FcγRIII de mastocitos o leucocitos. La subsecuente activación del complemento y la liberación de C5a promueven el reclutamiento de otras células de la circulación. La examinación microscópica de los tejidos afectados por la reacción muestra neutrófilos adheridos al endotelio vascular o migrando en el tejido al sitio de depósito de los CI. Con el progreso de la reacción se forma edema por acumulación de fluido y eritema. La gravedad varía desde un hinchamiento suave y enrojecimiento hasta necrosis. Una reacción de Arthus típica ocurre al cabo de 4 a 8 horas.

Cuando los fenómenos son generalizados o sistémicos se habla de **enfermedad del suero**; en este caso los CI se forman por exceso de un Ag extraño pobremente degradado. A lo largo de la historia ocurrieron reacciones generalizadas después de la administración de sueros heterólogos preparados para neutralizar toxinas; por ejemplo, los sueros antitetánico o antidiftérico obtenidos en caballos. En estos casos, el individuo receptor desarrolla Ab contra las proteínas extrañas del suero, y estos Ab forman CI con los Ag extraños. En general, la enfermedad del suero es autolimitante, ya que los CI fijan el complemento y son removidos por leucocitos mediante distintos receptores. Cuando el Ag persiste, ocurre el depósito de los CI con efectos patológicos. Este fenómeno tiene lugar cuando los mecanismos efectores de la respuesta inmunológica no eliminan por completo la fuente de Ag. Es el caso de un agente infeccioso que replica produciendo la reposición continua de moléculas y la formación de los CI, como en la endocarditis bacteriana subaguda o en la hepatitis viral crónica.

Modelos animales

El modelo estándar para estudiar enfermedades con respuesta inflamatoria mediada por CI es la reacción de Arthus. En la descripción original en 1903, se inyectó suero de caballo de manera repetida por vía intradérmica en un conejo, lo que resultó en edema, hemorragia e infiltración de neutrófilos en la piel. Por su facilidad y reproducibilidad, el modelo experimental más utilizado es el de la reacción de Arthus pasiva inversa que consiste en administrar el Ab (de ahí que sea pasiva) en el sitio donde se desea desarrollar la respuesta inflamatoria; el Ag se aplica por vía intravenosa inmediatamente antes o después de la inyección de Ab.

Para el desarrollo de la reacción de Arthus se requiere la activación del complemento, y en especial la liberación de la anafilatoxina C5a, su interacción con el receptor y la activación del FcγR de la IgG en células inflamatorias (como las células cebadas). Ade-

más, la acumulación de neutrófilos y células cebadas es necesaria para la progresión del daño tisular mediado por CI, con producción de edema y hemorragia.

El reclutamiento leucocitario es clave en la respuesta inflamatoria y está regulado por la acción cooperativa de moléculas de adhesión presentes en endotelios y leucocitos, entre otras la molécula de adhesión intercelular (ICAM)-1 o CD54. Esta proteína pertenece a la superfamilia de las inmunoglobulinas y se expresa constitutivamente en la superficie de los endotelios, pero aumenta luego de la activación del endotelio por citocinas o endotoxinas. Experimentos en ratones deficientes (ICAM-1$^{-/-}$) han mostrado el papel fundamental de esta molécula en la reacción de Arthus, ya que en su ausencia se observa una franca disminución en el infiltrado de neutrófilos y mastocitos.

Otras moléculas como VCAM-1 participan complementando la función de ICAM-1. Hace poco se demostró también la participación en la hipersensibilidad tipo III de la fractalquina (CX3CL1), una quimiocina involucrada en la adhesión y migración de leucocitos y de su receptor (CX3CR1). Así, el edema inducido por CI y la hemorragia están muy reducidos en ratones CX3CR1$^{-/-}$ que son deficientes en este eje, en comparación con los ratones normales. La acumulación de neutrófilos y mastocitos en la piel y el peritoneo es menor durante la reacción de Arthus. Es importante destacar que el menor número de células infiltrantes se correlaciona con una marcada reducción en los niveles de citocinas inflamatorias en la piel (como TNF-α e IL-6) y el lavado peritoneal después de 4 a 8 h. Así, el eje CX3CL1-CX3CR1 regula la infiltración de neutrófilos y mastocitos y, por ende, la producción de citocinas en la reacción de Arthus.

Debido a que el TNF-α liberado por los mastocitos, neutrófilos y monocitos reclutados induce, a su vez, la expresión de CX3CL1 en células endoteliales, las propias células infiltrantes amplifican el reclutamiento por medio de la interacción CX3CL1-CX3CR1, para completar un ciclo de regulación positivo. De hecho, las células que expresan TNF-α se diseminan alrededor de las células CX3CL1$^+$. El endotelio es el primer obstáculo para la transmigración de leucocitos y sirve como puerta de entrada para controlar la extravasación en los sitios de inflamación. La CX3CL1 producida por el endotelio podría actuar a manera de un portero al controlar el acceso de leucocitos de la sangre que expresan CX3CR1 y promueven su extravasación hacia el tejido. La expresión de CX3CL1 es de escasa a nula en el endotelio de la piel normal, en cambio en una reacción de Arthus cutánea se detectan altos niveles de CX3CL1 en los sitios de la inflamación.

Las plaquetas también participan en el daño en las reacciones de hipersensibilidad tipo III, ya que forman agregados con los leucocitos asociados a CI y secretan quimiocinas que amplifican el reclutamiento de leucocitos en la piel. Las plaquetas circulan por lo regular en un estado quiescente, y la activación prematura es inhibida por mediadores liberados por las células endoteliales intactas. La disfunción de los endotelios provoca una mayor activación de las plaquetas con aumento de la adhesión y agregación, mayor interacción entre leucocitos y plaquetas, y liberación de factores plaquetarios que desempeñan un importante papel proinflamatorio. Estos agregados dependen de la interacción de P-selectina sobre las plaquetas con la glucoproteína PSGL-1, presente en los leucocitos.

Enfermedades secundarias al depósito de complejos inmunes

Tanto en modelos murinos como en pacientes con LES la eliminación del material apoptótico por los fagocitos es poco eficiente. El deterioro de los mecanismos de eliminación produce una mayor acumulación de células y restos apoptóticos. Los CI de Ab dirigidos contra el ADN y las histonas se depositan en el filtro de los capilares glomerulares, lo que inicia una glomerulonefritis grave por activación del sistema del complemento, con daño tisular que conduce a la nefritis lúpica (NL).

Se sabe que el depósito de CI que contiene anticuerpos anti-ADN de doble cadena (anti-ADNdc) es el factor principal de la inflamación renal en LES murino y humano. La mayoría de Ab eluídos de riñones nefróticos es de tipo IgG reactivos contra componentes de la cromatina, entre éstos: nucleosomas, ADNdc e histonas. No obstante, se han encontrado Ab que reconocen Ag no derivados de la cromatina.

En cepas de ratones que desarrollan lupus de forma espontánea (como la progenie de la cruza NZBxNZW), la nefritis se desarrolla en dos etapas: inicial y tardía. En la fase inicial ocurre el depósito de IgG-cromatina en la matriz mesangial. Este fenómeno coincide con la detección temprana de Ab anti-ADNdc en suero y con nefritis moderadas o sin manifestaciones clínicas. En etapas más tardías se produce el depósito de fragmentos de cromatina de mayor tamaño, lo que se asocia con una franca reducción en la expresión y actividad de la ADNsa I renal, una nucleasa dominante en este órgano. La menor actividad enzimática reduce la fragmentación de la cromatina y favorece que fragmentos mayores sean retenidos y se acumulen en la membrana basal glomerular, con activación del complemento y daño de la integridad glomerular. Se ha propuesto que la unión de fragmentos a la membrana glomerular puede estar facilitada por metaloproteasas de la matriz, cuya expresión se incrementa en procesos inflamatorios. Un hallazgo remarcable es que la expresión de la ADNsa I renal se reduce estrictamente en la etapa final, durante la nefritis membranoproliferativa. Además, el análisis de varias nucleasas ha mostrado que la ADNsa I es la única nucleasa que disminuye en el riñón, en tanto que sus niveles no se modifican en el bazo o en el hígado.

No se conoce con exactitud la contribución de los Ab anti-ADNdc al mecanismo patogénico, ya que muchos individuos los poseen y no presentan manifestaciones clínicas. Una posibilidad es que solo sean patogénicos aquellos Ab que se unen a Ag glomerulares, o bien, a fragmentos de cromatina retenidos y expuestos en los glomérulos. Es decir, los anti-ADNdc pueden ser considerados no patogénicos en ausencia de cromatina expuesta, mientras que la cromatina expuesta representa un epifenómeno estructural en ausencia del Ab anti-ADNdc.

El C1q, la primera proteína de la vía clásica del complemento, puede acoplarse a una amplia gama de ligandos, incluidos Ab, priones, lípido A, fibrillas del betaamiloide, lipopolisacárido (LPS), fosfolípidos (PL), ADN, células apoptóticas y algunos mediadores de fase aguda. El C1q está involucrado en los procesos clave de la activación de la vía clásica del complemento para depurar CI y neutralizar patógenos. La activación de este complejo sistema resulta clave para mantener la tolerancia inmunológica mediante la remoción de células apoptóticas tempranas, lo que evita la liberación de sus contenidos intracelulares y reduce la inflamación y la adhesión celular. Se ha purificado IgG anti-C1q de pacientes con NL que reconocen C1q unido a células en apoptosis temprana *in vitro*. La unión de la IgG a C1q reduce la fagocitosis de estas células, lo cual sugiere que estos autoanticuerpos pueden interferir con la actividad biológica de C1q. En este sentido, el desarrollo de glomerulonefritis en pacientes con LES se correlaciona con la presencia de autoanticuerpos nefritogénicos, como los Ab anti-C1q encontrados en individuos con NL activa y asociados tanto con el compromiso renal como con la exacerbación de la nefritis lúpica.

En algunos reportes se ha demostrado histológicamente una reacción de Arthus asociada con el tratamiento de pacientes con insulina bovina o porcina, y hace poco en pacientes tratados con insulina recombinante humana. En uno de los casos, el paciente mostró un severo brote de nódulos púrpura con comezón y dolor en brazos y piernas. Las pruebas Prick y RAST para insulina fueron negativas; en una biopsia de piel de una lesión de 4 días se observó infiltración intersticial perivascular superficial y profunda con neutrófilos y eosinófilos, disrupción de la pared vascular, y necrosis fibrinoide. En la lesión se detectó IgG y factor C3 que llevaron al diagnóstico de vasculitis leucocítica clásica, que se desarrolla por la formación y el depósito de CI en las paredes de pequeños vasos y es frecuente en enfermedades sistémicas como desórdenes mieloproliferativos, cirrosis biliar primaria, infecciones virales o endocarditis bacterianas.

También se ha detectado hipersensibilidad tipo III luego de la administración de **insulina detemir**, un análogo de insulina soluble de acción prolongada que se obtiene por tecnología de ADN recombinante en *Saccharomyces cerevisiae*. La insulina detemir difiere de la insulina humana en que la treonina en posición 30 de la cadena B ha sido eliminada y se ha añadido una cadena de ácido graso de 14 carbonos en el aminoácido 29 de la cadena B.

La tabla 18-1 resume algunos ejemplos de enfermedades por reacciones de hipersensibilidad tipos II y III.

Tabla 18-1. Ejemplos de enfermedades mediadas por anticuerpos (reacciones de hipersensibilidad tipos II y III)

Reacción de hipersensibilidad	Patología
Tipo II	• Anemias hemolíticas inmunes • Eritroblastosis fetal • Trombocitopenias inmunes • Vasculitis producida por ANCA (anticuerpo anticitoplasma del neutrófilo) • Pénfigo vulgar • Síndrome de Goodpasture • Miastenia gravis • Enfermedad de Graves-Basedow
Tipo III	• Lupus eritematoso sistémico • Poliarteritis nudosa • Artritis reactiva • Enfermedad del suero • Glomerulonefritis postestreptocócica • Glomerulonefritis por deficiencia del complemento • Nefropatía membranosa

RESUMEN

- La reacción de hipersensibilidad tipo II está mediada por la actividad de los anticuerpos (Ab) IgG e IgM, que reconocen a antígenos presentes en superficies celulares y tisulares; a partir de este reconocimiento, la fracción Fc de dichos anticuerpos puede interaccionar con receptores para Fcγ que se encuentran presentes en células NK, monocitos, macrófagos y neutrófilos, además de que puede unirse a la molécula C1 del sistema del complemento, y de esta forma destruir a la célula a través del sistema del complemento por su vía clásica o por fagocitosis o citotoxicidad mediada por anticuerpos. Cabe destacar que los mecanismos efectores de esta hipersensibilidad se presentan en enfermedades autoinmunes, las cuales suelen ser enfermedades multifactoriales que dependen de un trasfondo genético del individuo, del ambiente al que esté expuesto, así como de la presencia de agentes desencadenantes de la enfermedad.
- El mecanismo inmunológico que produce la muerte de la célula blanco depende de la naturaleza de la porción Fc de dicho Ab. De tal forma que la IgM y los subtipos IgG1, IgG2 e IgG3 poseen la capacidad de inducir la activación del sistema del complemento. Por otra parte, un gran número de células con potencial citotóxico e inflamatorio expresan FcγR sobre sus membranas y son capaces de interaccionar con el fragmento Fc del Ab unido a su correspondiente Ag, lo cual puede desencadenar el proceso de fagocitosis o de citotoxicidad mediada por anticuerpos y la liberación de citocinas proinflamatorias generando un importante daño tisular.
- Dentro de los mecanismos inmunológicos que generan citólisis tenemos como ejemplo a la enfermedad hemolítica del recién nacido, en la cual el antígeno blanco se encuentra sobre la superficie celular, esta patología se desarrolla en mujeres embarazadas con eritrocitos Rh(-) solo sí el producto es Rh(+); de esta forma, durante el primer embarazo que se tenga habría un sensibilización con dicho antígeno, formándose Ab de tipo IgG contra el antígeno Rh, los cuales durante un segundo embarazo atravesarían la barrera placentaria y causarían daño al feto. Otro ejemplo es el síndrome de Goodpasture, donde el antígeno blanco es un antígeno tisular; en él se forman anticuerpos dirigidos contra el fragmento α 3 del colágeno tipo IV que se encuentra en la membrana basal del glomérulo y del pulmón; se postula que la sensibilización hacia este antígeno se genera por daño y desgaste del glomérulo, de tal forma que, tras formarse estos anticuerpos, se fijan a la membrana basal y propician la activación del sistema del complemento por su vía clásica o de citotoxicidad dependiente de anticuerpos mediante activación de neutrófilos o células NK generando daño en el glomérulo o a nivel alveolar.
- Existe otro tipo de mecanismo efector, en el cual los Ab reconocen receptores presentes en la membrana celular; de esta forma se pueden generar dos efectos, ya sea agonista o antagonista. Cabe destacar que inicialmente esta interacción entre el Ab y el receptor no desencadena una respuesta efectora por parte del sistema inmunológico, por lo que no hay evidencia de un daño tisular y únicamente se demuestra la alteración funcional. Un ejemplo es la tiroiditis en la **enfermedad de Graves-Basedow** en la cual los Ab van dirigidos contra el receptor TSH que se encuentra ampliamente expresado en la glándula tiroidea, generando así una respuesta hiperfuncionante, que lleva al individuo a un estado de hipertiroidismo. En el otro extremo tenemos como ejemplo a la miastenia grave, que es una enfermedad neuromuscular crónica caracterizada por debilidad en los músculos esqueléticos; en ella hay presencia de Ab en contra del receptor de acetilcolina (Ach), el cual bloquea a este neurotransmisor a nivel de placa neuromuscular, y dependiendo de su afinidad por el receptor, tenemos una amplia gama de grados de debilidad.
- Otras patologías donde la hipersensibilidad tipo II tiene un papel importante en la fisiopatología son las anemias hemolíticas, ya sea por autoinmunidad, donde se forman autoanticuerpos contra componentes de la superficie celular de los eritrocitos, o por incompatibilidad del grupo ABO, que se manifiesta después de realizar una transfusión y está mediada principalmente por anticuerpos de tipo IgM. Por último, esta hipersensibilidad también se puede desencadenar tras la administración de fármacos, los cuales, al interactuar con proteínas o células como los eritrocitos, forman un antígeno de novo contra el cual se sensibiliza el sistema inmunológico y se generan Ab, que en futuras exposiciones desencadenan todos los mecanismos efectores antes descritos.
- La reacción de hipersensibilidad tipo III se desencadena por el depósito de complejos inmunes (CI) o inmunocomplejos que se forman a partir de la interacción antígeno-anticuerpo; estos CI pueden ser grandes o pequeños, dependiendo si hay excedente de anticuerpos o de antígenos. Fisiológicamente, estos inmunocomplejos se depuran en el bazo. Los CI con abundante IgG son eliminados en forma continua por células fagocíticas mediante dos mecanismos que involucran receptores del complemento y FcγR. En el primer caso, los CI se unen al receptor 1 del complemento (CD35 o CR1) que reconoce el fragmento C3b y se expresa en los eritrocitos que los transportan hacia el hígado o bazo para su degradación por fagocitos y, por su abundancia, representan una importante fuente de eliminación. Otras células como neutrófilos, monocitos, macrófagos y células dendríticas coexpresan los receptores del complemento y los FcγR, a través de los cuales se estimulan respuestas inflamatorias efectoras.
- Ya sea por una respuesta exacerbada por sobreexposición hacia el antígeno o por defectos en el sistema de depuración, los CI que no son depurados viajan a través del sistema circulatorio y por su peso molecular tienden a depositarse en vasos de pequeño calibre o sitios de ultrafiltrado como capilares sanguíneos, cápsula articular o glomérulos renales, con lo que al final se activan mecanismos inmunológicos (como el sistema del complemento, mismo que empieza a generar daño tisular, propiciando así vasculitis, artritis o glomerulonefritis) y por otra parte se pueden activar leucocitos que expresan los FcγR (generando daño a través de la liberación de enzimas líticas de los neutrófilos durante la fagocitosis de los CI).
- El daño tisular se da por activación del sistema del complemento a través de la interacción del Fc de los anticuerpos contenidos en el CI con la molécula C1; el daño también está mediado por fagocitos, como los neutrófilos, que liberan enzimas líticas durante la fagocitosis de los CI. El sistema del complemento culmina con la generación del complejo de ataque a membrana (MAC); sin embargo, durante la cascada de activación se generan diversos productos que fungen como opsoninas y como anfilotoxinas, como es el caso de las moléculas C3a y C5a, las cuales tienen una función quimiotáctica de células como monocitos, neutrófilos o basófilos, cuya finalidad es la de amplificar la respuesta inflamatoria.
- La respuesta de hipersensibilidad tipo III tiene dos subtipos, local y sistémica. En el caso de la respuesta local, este fenómeno tienen lugar en la piel, llamándose reacción de Arthus, donde los CI se unen a los FcγRIII de mastocitos o leucocitos. La subsecuente activación del complemento y la liberación de C5a promueven el reclutamiento de otras células de la circulación. Con el progreso de la reacción se forma edema por acumulación de fluido y eritema. La gravedad varía desde un hinchamiento suave y enrojecimiento hasta necrosis. Una reacción de Arthus típica ocurre al cabo de 4 a 8 horas.
- Cuando la reacción es sistémica, se habla de enfermedad del suero; en este caso los CI se forman por exceso de un Ag previamente administrado a un individuo, tras lo cual éste desarrolla Ab contra dicho antígeno, y estos Ab forman CI con los Ag extraños. En general, esta entidad es autolimitante, ya que los CI fijan el complemento y son removidos por leucocitos mediante distintos receptores. Cuando el Ag persiste ocurre el depósito de los CI, generando efectos patológicos como nefritis, vasculitis o artritis.
- Este fenómeno también se puede observar cuando los mecanismos efectores de la respuesta inmunológica no eliminan por completo la fuente de Ag, tal es el caso de un agente infeccioso que se replica produciendo la reposición continua de antígenos y la formación de los CI; algunos ejemplos son la endocarditis bacteriana subaguda, la hepatitis viral crónica o la glomerulonefritis postestreptocócica.
- En enfermedades como el lupus eritematoso sistémico, la eliminación del material apoptótico por parte de los fagocitos es poco eficiente. El deterioro de los mecanismos de eliminación produce una mayor acumulación de células y restos apoptóticos. Algunas de las alteraciones asociadas a esta enfermedad son las deficiencias de componentes iniciales del sistema de complemento de su vía clásica, llevando a una producción baja de C3, el cual es necesario para continuar con la vía, pero además cumple con otras funciones, ya que al disociarse en C3a y C3b, este último es requerido para opsonizar los inmunocomplejos uniéndose al Fc de los Ab para poder ser llevados al bazo o hígado para su correcta depuración.
- Los CI de Ab dirigidos contra el ADN y las histonas se depositan en el filtro de los capilares glomerulares, desencadenando una glomerulonefritis grave por activación del sistema del complemento, con daño tisular que conduce a la nefritis lúpica. Se sabe que el depósito de CI que contiene anticuerpos antiADN de doble cadena (ADNdc) es el factor principal de la inflamación renal en LES murino y humano. La mayoría de Ab eluídos de riñones nefróticos es de tipo IgG reactivos contra componentes de la cromatina, entre éstos nucleosomas, ADNdc e histonas. No obstante, se han encontrado Ab que reconocen Ag no derivados de la cromatina.

TÉRMINOS CLAVE

Citotoxicidad Daño celular provocado por la acción de anticuerpos específicos y complemento, o por células citotóxicas.

Complejos inmunes Nombre que se le da a la unión entre un antígeno y su anticuerpo. Se encuentran por lo general de forma soluble. Los complejos inmunes son retirados de la circulación por mecanismos inducidos por proteínas y receptores de complemento. La acumulación de complejos inmunes circulantes puede generar daño por depósito de los mismos.

Enfermedad de Graves-Basedow Tiroiditis autoinmune causada por la formación de autoanticuerpos contra el receptor para la TSH.

Enfermedad del suero Es el conjunto de síntomas sistémicos reversibles provocado por la formación de inmunocomplejos formados a partir de antígenos extraños presentes en la circulación.

Enfermedad hemolítica del recién nacido Trastorno en el que una madre produce anticuerpos durante el embarazo contra el factor Rh de los glóbulos rojos de su propio feto; se genera cuando la madre es Rh (–) y el producto Rh (+).

FcR Receptor para el Fc de los anticuerpos.

Hipersensibilidad Mecanismos de daño inducidos por una sobreactivación de la respuesta del sistema inmunológico.

Reacción de Arthus Modelo básico de la enfermedad local por inmunocomplejos. Se trata de una reacción necrohemorrágica, que surge como consecuencia del depósito de inmunocomplejos en la pared de los vasos, lo que origina una vasculitis con necrosis de la pared vascular con la consecuente necrosis hemorrágica tisular.

Sistema del complemento Sistema constituido por proteínas presentes en sangre; al activarse favorece una serie de funciones inmunológicas que culminan con la lisis de la célula blanco.

PREGUNTAS DE AUTOEVALUACIÓN

1. Las reacciones de hipersensibilidad tipo II se caracterizan por:
   a. Están mediadas por anticuerpos de clase IgG e IgM
   b. Los anticuerpos involucrados interactúan con antígenos presentes en la superficie celular y tejidos
   c. Forman complejos inmunes que interactúan con el complemento y el FcγR de macrófagos y células NK
   d. Todas las anteriores

2. Los antígenos involucrados en las reacciones de hipersensibilidad tipo II:
   a. Son lípidos de cadena larga de bajo peso molecular
   b. Tienen bajo peso molecular y son de naturaleza química proteínica
   c. Son ácidos nucleidos conjugados a una proteína
   d. Ninguna de los anteriores

3. Indique el o los mecanismos efectores que producen daño celular o tisular en las reacciones de hipersensibilidad tipo II:
   a. Activación del sistema del Complemento por la vía clásica
   b. Activación del sistema del Complemento por la vía de las lectinas
   c. Citotoxicidad dependiente de anticuerpos (ADCC)
   d. A y C son correctos

4. Son características de las reacciones de hipersensibilidad tipo III:
   a. Participan linfocitos T y macrófagos
   b. Están mediadas por complejos inmunes compuestos por varias moléculas de anticuerpos y antígenos solubles poco degradados
   c. Los complejos inmunes se depositan en tejidos y estimulan la activación de la cascada del complemento
   d. A y B son correctas

5. Señale el o los enunciados correctos con respecto a los motivos ITAM asociados con los FcγR en la modulación de la hipersensibilidad tipo III:
   a. Las señales de activación están mediadas por FcRγIIB y atenúan la respuesta inflamatoria
   b. Las señales de activación están mediadas por FcRγIB y FcRγIIIB, estimulan cascadas oxidativas, liberación de citoquinas, fagocitosis por los macrófagos, y degranulación de los mastocitos
   c. La proporción de FcγR activadores/inhibidores es mayor en los tejidos homeostáticos normales y disminuye en microambientes inflamatorios.
   d. Ninguna de las anteriores

RESPUESTAS A LAS PREGUNTAS DE AUTOEVALUACIÓN

1. **d.** Todas las anteriores
2. **b.** Tienen bajo peso molecular y son de naturaleza química proteínica
3. **d.** A y C son correctos

4. **d.** A y B son correctas
5. **b.** Las señales de activación están mediadas por FcRγIB y FcRγIIIB, estimulan cascadas oxidativas, liberación de citoquinas, fagocitosis por los macrófagos, y degranulación de los mastocitos

CASO DE CORRELACIÓN

Paciente femenino de 32 años edad acudió a urgencias tras presentar una crisis de ansiedad, taquicardia y palpitaciones; refirió que su padecimiento actual inició hace 4 horas tras sentir cefalea holocraneana, taquicardia y sensación de hipertermia en todo el cuerpo. La clinimetría inicial mostró:

FC: 110 lpm
TA: 150/90 mm Hg
FR: 24 rpm

A la exploración se encontró a la paciente despierta, orientada en las cuatro esferas y se le notó ansiosa. Se observó que la piel era muy delgada y húmeda; asimismo, se evidenció un aumento de la hendidura palpebral, pero no proptosis o edema periorbitario, y la glándula tiroides estaba aumentada de tamaño en forma difusa, siendo asimétrica por la presencia de un nódulo que no era doloroso a la palpación y tenía consistencia dura y bordes regulares en el polo inferior del lóbulo derecho (figura 18-1-1).

Como antecedentes de importancia, la paciente negó padecer alguna enfermedad crónica-degenerativa, así como el consumo de algún fármaco. Por otro lado, refiere antecedentes familiares de diabetes mellitus tipo 2, hipertensión arterial sistémica y cardiopatías por línea materna y paterna, además de tener una tía paterna con artritis reumatoide; asimismo, refirió que dos de sus tías y su abuela materna tuvieron problemas con la glándula tiroidea.

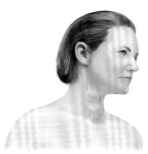

FIGURA 18-1-1. Bocio tiroideo El bocio describe un aumento del tamaño de la glándula tiroides.

La paciente comentó que en los últimos 6 meses ha notado la presencia de evacuaciones con heces blandas, adelgazamiento de 4 kg con conservación del apetito y adecuada ingesta de alimentos, irritabilidad e intolerancia al calor, la cual ha ido aumentando en las últimas semanas. La paciente fue ingresada a hospitalización para ser valorada por el servicio de endocrinología.

Se realizaron exámenes de laboratorio, donde se encontró:

Glucosa	88 mg/dL	TSH	< 0.005 mU/mL	Eritrocitos	4.5×10^6 µL
Urea	24 mg/dL	T3 total	4.48 ng/mL	Hemoglobina	13 g/dL
Creatinina	0.7 mg/dL	T3 libre	20.50 pg/mL	Leucocitos totales	9.7×10^3 µL
Ácido úrico	4.7 mg/dL	T4 total	20.10 µg/7mL	Neutrófilos	65%
Triglicéridos	210 mg/dL	T4 libre	6.26 ng/dL	Linfocitos	30%
Colesterol total	189 mg/dL			Monocitos	4%
				Eosinófilos	1%
				Basófilos	0

Tras este hallazgo se realizó una ecografía con Doppler y una gammagrafía tiroidea para observar la actividad de la glándula.

La ecografía con Doppler mostró un aumento del flujo sanguíneo en la glándula y la presencia de un nódulo, mientras que la gammagrafía evidenció una glándula tiroidea aumentada de tamaño, asimétrica, hipercaptadora de forma difusa, y el nódulo se mostró hipercaptante. De manera adicional, se realizó una biopsia por aspirado con aguja fina, en la cual no se evidenciaron datos sugerentes de algún tipo de carcinoma.

Posteriormente se realizó un electrocardiograma, en el cual se demostró la presencia de una arritmia, por lo que inició tratamiento con propanolol y tiamazol, quedando la valoración para el uso de yodo(I)-131 como terapia ablativa. Y se envió al servicio de oftalmología para realizarle valoración y seguimiento por los hallazgos encontrados en la exploración física.

Finalmente se buscó la presencia de anticuerpos antirreceptor de TSH en circulación, los cuales salieron positivos, por lo que el diagnóstico definitivo fue enfermedad de Graves-Basedow.

Agradecimientos a la Dra. Alexa Lizbeth Franco Álvarez por su valiosa colaboración con el caso clínico.

PREGUNTAS DE REFLEXIÓN

1. ¿Cuál es el papel de los anticuerpos antirreceptor de TSH en esta enfermedad?
2. ¿Los anticuerpos producidos en esta enfermedad solo afectan a la glándula tiroidea?
3. Desde un punto de vista inmunológico, ¿qué agregaría al tratamiento?
4. ¿Cómo influyen los antecedentes de la paciente en el desarrollo de la enfermedad?
5. ¿Qué mecanismo propondría para explicar la rotura de la tolerancia del sistema inmunológico hacia el receptor?

19

HIPERSENSIBILIDAD TIPO IV

Rogelio Hernández Pando • Estela Isabel Bini Bonomini

OBJETIVOS DE APRENDIZAJE

Al terminar este capítulo el lector será capaz de:

1. Describir la reacción a la tuberculina
2. Describir la inflamación granulomatosa
3. Describir la formación de granulomas

4. Describir el fenómeno de Koch
5. Describir la dermatitis por contacto
6. Identificar los subtipos de hipersensibilidad tardía

▌ INTRODUCCIÓN

La **hipersensibilidad tardía** o **hipersensibilidad tipo IV** de acuerdo con la clasificación de Coombs y Gell, se caracteriza por la producción de daño tisular mediada sobre todo por linfocitos T y macrófagos, a razón de lo cual también se le denomina hipersensibilidad mediada por células o **DTH** (*delayed type hipersensitivity*).

La DTH fue identificada en 1882 por Robert Koch, quien descubrió el agente causal de la tuberculosis, y en su más estricto sentido inmunopatológico corresponde al llamado **fenómeno de Koch**.

Koch demostró que después de 4 a 6 semanas de haber infectado cobayos con *M. tuberculosis*, la administración intradérmica de micobacterias o el filtrado de cultivo de las mismas producía necrosis tanto en el sitio de la infección inicial, que era el pulmón, como en forma local en la región cutánea del sitio de la inmunización. Una reacción similar se observa en los pacientes con tuberculosis activa, en quienes la administración subcutánea del derivado proteico purificado de *M. tuberculosis* o **prueba de Mantoux**, o de la **tuberculina**, puede producir necrosis. Koch trató de explotar de modo terapéutico este fenómeno y observó que la inyección subcutánea de grandes cantidades del filtrado de cultivo de *M. tuberculosis* (tuberculina antigua) en pacientes con tuberculosis producía necrosis extensa en las lesiones pulmonares u óseas que podía llevar a la muerte, por lo que este tipo de tratamiento dejó de practicarse. Más tarde, el concepto de DTH se extendió a la reacción cutánea producida por otros antígenos bacterianos, parasitarios y hongos (*M. leprae*, *Leshmania*, *C. albicans*), solos o asociados con adyuvantes, lo mismo que a la producida por **haptenos** y a la respuesta a aloinjertos.

A continuación se describen los conceptos fundamentales (clínicos e inmunopatológicos) de la respuesta de hipersensibilidad tardía inducida por la tuberculina, la manifestación inmunohistológica de esta respuesta en la inflamación granulomatosa, el daño tisular mediado por la respuesta de inmunidad celular exacerbada, como sucede en el fenómeno de Koch, y la respuesta de hipersensibilidad tardía cutánea inducida por otros antígenos; por ejemplo, medicamentos o metales en la dermatitis atópica.

▌ REACCIÓN A LA TUBERCULINA

En algunas enfermedades infecciosas, particularmente en la tuberculosis, la prueba de hipersensibilidad tardía cutánea se utiliza para evaluar la exposición a antígenos. Dicha prueba consiste en la administración intradérmica de una pequeña cantidad de antígenos; en caso de que ésta sea positiva, produce un nódulo indurado.

Histológicamente, en la lesión que corresponde al nódulo indurado se observa edema e infiltrado inflamatorio constituido por linfocitos y macrófagos, que por lo general tiene su máxima actividad de 48 a 72 h después de la administración del antígeno. Por este motivo se le llama hipersensibilidad tardía. Se ha demostrado que esta reacción depende por completo de la presencia de linfocitos T de memoria. Se considera que los linfocitos Th1 son las células inductoras, debido a que producen IFN-γ, que es una potente citocina inductora de la activación de macrófagos. En cuanto a los linfocitos Th2, se cree que no participan en la hipersensibilidad tardía, o bien contribuyen a disminuir la respuesta, aunque se ha probado que estas células también pueden estar relacionadas con eventos proinflamatorios. La respuesta prototipo de la DTH es la inducida por antígenos de *M. tuberculosis*, también llamada reacción de **tuberculina** o **prueba de Mantoux**.

Por definición, los estados de hipersensibilidad son aquellas condiciones en las que una respuesta inmunológica produce daño tisular, como sucede en el fenómeno de Koch, pero en general se considera que aunque solo exista inflamación, sin necrosis o daño tisular evidente, la reacción a la tuberculina revela un estado de hipersensibilidad a antígenos micobacterianos (incluso en ausencia de signos y síntomas evidentes de la enfermedad), por lo que se ha considerado una prueba de exposición previa a *M. tuberculosis*.

La prueba de tuberculina consiste en la administración intradérmica en la región anterior del antebrazo de 0.1 mL (10 U) de antígeno proteínico purificado (PPD), que corresponde a un conglomerado de moléculas proteínicas obtenido del filtrado de cultivo de *M. tuberculosis*. La reacción tisular clínica se inicia pocas horas después de la inyección del PPD con un área de induración color blanco o rosa, la cual llega a su máximo de 48 a 72 h y se resuelve de 10 a 14 días. La lesión en su máximo nivel se caracteriza por la aparición de un nódulo indurado que en ocasiones se asocia a petequias y rara vez desarrolla vesiculación o ulceración con necrosis. Esto último se observa con mayor frecuencia en pacientes con tuberculosis activa y corresponde al fenómeno de Koch. La respuesta cutánea se revisa midiendo la induración cutánea producida: si el sujeto no ha sido vacunado con BCG (bacilo de Calmette y Guérin) y desarrolla una lesión con un diámetro mayor de 10 mm se considera positiva, lo cual indica infección con *M. tuberculosis*, y si es menor a 5 mm es negativa. Si el diámetro es de 5 a 9 mm se considera indeterminada, quizá como consecuencia de la vacunación con BCG o la exposición a micobacterias saprófitas. En pacientes con VIH, se considera reacción positiva cualquier tamaño de induración en la prueba de PPD.

Es importante considerar que la respuesta positiva indica infección, pero no necesariamente enfermedad. La *M. tuberculosis* puede producir enfermedad activa o infección latente. Luego de confrontar por primera vez la bacteria (primoinfección), la mayoría de los sujetos (95%) no desarrolla la enfermedad, aunque 30% mantiene la bacteria viva en los tejidos en un estado de equilibrio, en el cual el sistema inmunológico no elimina a las bacterias y éstas no destruyen las células infectadas del huésped. A esto se le llama infección latente y se caracteriza porque los sujetos infectados son clínicamente sanos y, por lo tanto, no transmiten la enfermedad. Sin embargo, en situaciones en las que se producen estados de inmunodeficiencia como en el síndrome de inmunodeficiencia adquirida, diabetes no controlada o envejecimiento, las bacterias en estado latente pueden reactivarse y producir enfermedad activa, lo que se denomina **tuberculosis de reactivación**.

Se estima que un tercio de la humanidad (2 mil millones de personas) tiene tuberculosis latente, y que cerca de 10% desarrollará tuberculosis de reactivación. Las personas con tuberculosis latente por lo general muestran pruebas de tuberculina positivas, pero debido a que la infección latente es muy común en países endémicos en donde suele realizarse una vacunación masiva con BCG; es difícil discernir por cuál de las dos condiciones la reacción a la tuberculina es positiva. En la actualidad se utilizan los antígenos específicos de *M. tuberculosis* ESAT-6 y CFP-10, que son secretados durante la infección temprana y son muy inmunogénicos para estimular linfocitos T de sangre periférica. Si tales antígenos inducen la producción de IFN-γ, es un indicador de que el sujeto tiene infección latente, pues los genes que los codifican no existen en *Mycobacterium bovis* BCG; por lo tanto, en los sujetos vacunados sin infección latente no existen linfocitos T de memoria que reconozcan los antígenos. Es importante considerar que las personas con inmunodeficiencia, como los pacientes con SIDA, por lo regular producen reacciones negativas a la tuberculina aunque tengan infección latente.

Debido a que las reacciones a la tuberculina se establecen a nivel cutáneo, ha sido relativamente fácil obtener tejido y estudiar diversos aspectos de la respuesta de inmunidad celular. Desde el punto de vista histológico, se ha descrito que la respuesta inflamatoria en la DTH es bifásica; primero se presenta una respuesta inflamatoria inespecífica (que puede incluso producirse en sujetos no sensibilizados) seguida de una segunda fase específica a los antígenos para los cuales existen células T de memoria.

Al inicio de la respuesta inespecífica (4 a 6 h), la mayoría de las células inflamatorias son neutrófilos. Aproximadamente 12 h después empiezan a emigrar linfocitos T antígeno específico por los vasos sanguíneos, mientras que el número máximo de macrófagos activados infiltrantes se observa a las 24 h. A las 48 h la mayoría de las células inflamatorias son linfocitos T. Éstos se localizan sobre todo en las áreas perivasculares y en forma difusa en la dermis; los linfocitos Th CD4+ suelen ser más abundantes que los Tc CD8+. La secreción de citocinas proinflamatorias producida por estos linfocitos (como el IFN-γ, el TNF-α y la linfotoxina) induce la expresión de diversas moléculas de adherencia en las células endoteliales, lo que incrementa la permeabilidad vascular y la migración de leucocitos. Las células endoteliales muestran cambios importantes; por ejemplo, luego de 1 a 2 h de la estimulación antigénica, estas células expresan E-selectina, y a las 12 h moléculas de adherencia ICAM-1 y VCAM-1, las cuales interaccionan con LFA-1 y VLA-1 expresadas en la membrana de monocitos y linfocitos, lo que permite su migración a la dermis.

Diversos estudios han mostrado que hay numerosos linfocitos Th CD4+ y Tc CD8+ de memoria en la piel normal; casi todos expresan CCR8+, actúan como células centinela, y conviven y se relacionan con células dendríticas. Lo anterior permite la presentación

y el reconocimiento de antígenos en un contexto adecuado de proteínas del MHC que induce un programa de activación y migración celular que involucra a monocitos, granulocitos, y linfocitos T y B. Los linfocitos T de memoria centinelas tienen en este aspecto una función dual, pues en primera instancia se activan de modo local a través de la presentación antigénica mediada por las células dendríticas de la dermis y las células de Langerhans de la unión dermoepidérmica. Los linfocitos T activados por medio de la secreción de IFN-γ y TNF-α inician el proceso inflamatorio que permite la migración y el reclutamiento de leucocitos. Después, los linfocitos T de memoria centinelas y las células dendríticas cargadas con antígenos también migran a los ganglios linfáticos regionales, en donde contribuyen a la activación y expansión de más linfocitos, los cuales migran y contribuyen a amplificar la inflamación y la respuesta inmunológica en la lesión cutánea.

Durante la fase en que se resuelve la inflamación, los linfocitos T específicos para el PPD pierden la expresión de CD45RB y acortan sus telómeros entre el día 7 y 21. Además, estas células también presentan apoptosis activa; sin embargo, incluso en el día 21 (cuando ya no hay signos clínicos de inflamación) se han encontrado linfocitos T específicos al PPD en la piel, lo que indica que hay persistencia de linfocitos T de memoria en tejidos no linfoides. Estos linfocitos son CD45 RA⁻CCR7⁻, lo que los caracteriza como linfocitos T de memoria efectores, tienen fenotipo variable y llegan a constituir hasta 80% de la población celular en la dermis normal.

De este modo, parece que no es necesario reclutar en la piel más linfocitos T circulantes reactivos al PPD. Sin embargo, hay evidencias de que las células endoteliales de los vasos de la dermis también pueden presentar antígenos asociados con moléculas del MHC I y II, y con linfocitos Th CD4+ y Tc CD8+ de memoria circulantes e inducir su proliferación y activación, así como la producción de citocinas.

Conviene mencionar que el mismo IFN-γ que induce migración de células inflamatorias promueve el acortamiento de los telómeros al inhibir la actividad de telomerasa en los linfocitos cutáneos. Esto no sucede en los linfocitos circulantes que reconocen en específico los antígenos del PPD; por lo tanto, los linfocitos de memoria que migran de la piel a la circulación se alejan del ambiente que les induce senescencia y muerte celular, con lo que mantienen su capacidad proliferativa. La presencia de *M. tuberculosis* en los tejidos induce una respuesta intensa de inmunidad celular, la cual con frecuencia se organiza en acúmulos de linfocitos y macrófagos que contienen las bacterias; tal respuesta tisular se conoce con el término **granulomas**. En el siguiente apartado se describe dicho tipo especial de inflamación en términos de su inducción, formación, organización y significado biológico.

❚ INFLAMACIÓN GRANULOMATOSA

Se define a los **granulomas** como un tipo de inflamación crónica, caracterizado por la congregación de numerosos linfocitos y macrófagos que se organizan para formar nódulos de límites precisos que son inducidos por agentes irritantes, poco o no biodegradables. Los componentes no biodegradables (entre éstos material de sutura o cristales de uratos) inducen la formación de granulomas, también llamados de cuerpo extraño o no inmunológicos debido a que no inducen respuestas específicas de la inmunidad adaptativa. Por su parte, agentes infecciosos intracelulares, como algunos hongos o bacterias, inducen granulomas que están constituidos y son producidos por la activación de la inmunidad adaptativa celular, por lo que se denominan granulomas inmunológicos. Existen múltiples agentes que inducen la formación de granulomas inmunológicos, pero *Mycobacterium tuberculosis* es el prototipo de agente infeccioso granulomatogénico. De hecho, los granulomas presentes durante la tuberculosis la distinguen, y por ello también se les denomina tuberculomas.

❚ FORMACIÓN DE GRANULOMAS

Cuando un paciente con tuberculosis tose, habla o expectora, expele pequeñas gotas de saliva en cuyo núcleo existen bacterias que son inhaladas por los convivientes cercanos; de esta forma las bacterias llegan por la vía aérea hasta los alvéolos, donde los macrófagos las fagocitan y con ello se activan. Los macrófagos responden secretando quimiocinas, como CCL-2, 3, 4 y 5, CXCL9, CXCL10 y CXCL11, lo mismo que citocinas proinflamatorias (entre éstas IL-1β y TNF-α), las cuales inducen el reclutamiento secuencial de neutrófilos, monocitos, células NK, células dendríticas, linfocitos Th CD4+ y Tc CD8+ del torrente sanguíneo. Éstos, a su vez, producen sus propias quimiocinas y citocinas, lo que induce una respuesta mediada por células de modo similar a lo antes descrito para la hipersensibilidad tardía y que, al final, promueve y termina con la congregación de linfocitos y macrófagos organizados en una estructura nodular que corresponde al granuloma y que tiene como principal objetivo la contención y destrucción del agente agresor. Es importante considerar que los granulomas son estructuras dinámicas, cuya constitución celular y capacidades funcionales son cambiantes según el estadio y la condición de la enfermedad, y quizá también el órgano o sitio donde se están formando.

Morfológicamente, el granuloma está constituido en su parte central por un acúmulo de macrófagos infectados, muchos de los cuales son activados a consecuencia de su interacción con las citocinas que ellos mismos producen (como el TNF-α) o que producen los linfocitos T (p. ej., el IFN-γ).

Los macrófagos activados son células grandes, de citoplasma abundante, aspecto compacto y núcleo periférico con frecuencia hendido y con la cromatina marginada a la periferia. Estas células son eficientes productoras de radicales libres de oxígeno y nitrógeno, los cuales destruyen los organismos invasores y producen las citocinas proinflamatorias y quimiocinas antes mencionadas. Los macrófagos activados se encuentran muy cerca entre sí, a semejanza de las células epiteliales, motivo por el que también se les denomina macrófagos epitelioides. Alrededor de los mismos es común la presencia de macrófagos vacuolados, que se caracterizan por tener múltiples vacuolas citoplásmicas que contienen lípidos propios y de la bacteria; en modelos murinos estas células albergan numerosas bacterias y son una fuente importante de citocinas antiinflamatorias, como el TGF-β o la IL-10. Además, es usual la presencia de células gigantes multinucleadas, que son resultado de la congregación de varios macrófagos que al fusionar sus membranas originan células grandes con varios núcleos distribuidos en la periferia (tipo Langhans) o en el centro (tipo Touton). Se ha propuesto que éstas son células que al reunirse hacen más eficiente la eliminación del agente agresor y la producción de citocinas.

En la parte periférica de los granulomas existe un manto de linfocitos, por lo general tipo Th1 CD4+, que son fuente importante de citocinas como IFN-γ o IL-12; hay también linfocitos Tc CD8+ y, en menor cantidad, linfocitos B. Una cápsula de tejido fibrótico compone la capa más externa del granuloma. Se considera que los granulomas así constituidos son eficientes en eliminar y contener al agente agresor.

En estadios avanzados de la enfermedad, también llamada tuberculosis progresiva, es común que el área central del granuloma pierda su flujo sanguíneo y se necrose a consecuencia de un elevado crecimiento bacilar acompañado de una respuesta inmunológica específica, que se describirá más adelante en relación con el fenómeno de Koch. La necrosis central, asociada con gran cantidad de bacterias, adquiere un aspecto especial que recuerda el queso grumoso, por lo cual se le denomina **necrosis caseosa**. Dicha necrosis puede destruir las paredes de los bronquios cercanos, en asociación a un incremento en la actividad de metaloproteasas, sobre todo la tipo 9, lo que indica que éste es un proceso activo que se manifiesta en forma clínica con la expectoración de un esputo sanguinolento o no, y que contiene numerosas bacterias que lo hacen muy infeccioso. Esto convierte al paciente en un sujeto con alta capacidad de transmitir o contagiar la enfermedad (figura 19-1).

Si el granuloma es capaz de contener y eliminar la bacteria, éste puede disminuir su tamaño e irrigación sanguínea para eventualmente fibrosarse y convertirse en un granuloma antiguo, cuyo ambiente hipóxico induce a las bacterias sobrevivientes a entrar en un estado de baja actividad metabólica (con una muy disminuida o nula actividad replicativa), lo que caracteriza a las bacterias en estado de latencia. El estado de latencia se mantiene por la actividad constante de la respuesta inmunológica protectora, representada por los macrófagos activados y linfocitos Th1CD4+ que, por medio de sus citocinas como el TNF-α e IFN-γ, mantienen las bacterias en dicho estado quiescente. Cuando tal estado se rompe (resultado del debilitamiento del sistema inmunológico) las bacterias se reactivan para producir granulomas necrosantes y enfermedad activa; esto se denomina tuberculosis de reactivación y es una situación que se presenta en 10% de las personas con tuberculosis latente, siendo la forma más común de tuberculosis activa en los países no endémicos.

Los granulomas son inducidos por la persistencia del antígeno de las micobacterias, hongos o parásitos. En el caso de *M. tuberculosis*, ésta sobrevive dentro de los macrófagos al evitar la maduración de los fagosomas, debido a que restringe la acidificación lisosomal. Al parecer, esta modulación del fagosoma es mediada por lípidos de la pared bacteriana. Los lípidos o glicolípidos de la pared de la micobacteria se acumulan en estructuras multilamelares dentro de los macrófagos, que en parte son liberadas en conjunto con algunas proteínas. Los lípidos liberados más importantes son manósidos de fosfatidilinositol, monofosfatidil glicerol, difosfatidil glicerol, fosfatidil etanol amina, micolatos de trehalosa y glicolípido fenólico. En general, estos lípidos o glicolípidos tienen funciones reguladoras de la inflamación y del sistema inmunológico, y pueden asociarse con proteínas de la pared bacteriana; por ejemplo, el antígeno 85B. Además, la micobacteria secreta antígenos muy inmunogénicos, entre éstos ESAT-6 (*early secreted antigenic target 6*) o CFP-10 (*culture filtrate protein*), que son presentados a linfocitos Th1CD4+ productores de IFN-γ. Como ya se expuso, son la base de las pruebas de hipersensibilidad tardía para diferenciar entre sujetos infectados y vacunados con BCG.

Los lípidos también son inmunogénicos al ser presentados por la familia CD1. Los glicolípidos de la pared celular tienen la capacidad de regular la actividad inflamatoria; por ejemplo, el dimicolato de trehalosa es modificado por la incorporación de ciclopropanos, micobacterias mutantes cuyos dimicolatos de trehalosa carecen de ciclopropanos tienen gran capacidad de inducir inflamación porque incrementan la producción de TNF-α por macrófagos. Otro lípido, el glicolípido fenólico, está asociado con la virulencia de la micobacteria, pues inhibe la producción de IL-1, IL-12 y TNF-α; por ello, la respuesta de eliminación de la micobacteria se reduce de manera significativa, lo que le confiere mayor virulencia. Así, los componentes glicolipídicos de la pared bacteriana tienen una importante influencia en la producción de granulomas y en la modulación de la respuesta inmunológica.

El cinco por ciento de las personas que se infectan por primera vez con *M. tuberculosis* desarrolla tuberculosis progresiva. En estos pacientes con enfermedad activa por lo general la prueba de la tuberculina es muy positiva y, en ocasiones, no solo los granulomas, sino también los nódulos cutáneos pueden mostrar necrosis y ulceración. Tal situación es una genuina respuesta de hipersensibilidad retardada, pues existe daño tisular y corresponde al fenómeno de Koch que se describe a continuación.

FENÓMENO DE KOCH

La tuberculosis es el prototipo de enfermedad infecciosa crónica en la que el factor patogénico más importante es el balance entre la protección inmunológica y el daño tisular. Ya se mencionó que el fenómeno de Koch es el primer antecedente histórico del daño tisular mediado por la respuesta inmunológica en la tuberculosis. El bacilo tuberculoso es intracelular facultativo y prolifera activamente, sobre todo en el citoplasma de macrófagos no activados. Cuando existe un número grande de micobacterias (a consecuencia de una activa reproducción en el citoplasma de macrófagos) se produce la respuesta necrosante citotóxica asociada con la hipersensibilidad tardía. Los mecanismos inmunológicos básicos relacionados con este proceso no están bien definidos, pero diversas observaciones experimentales en modelos murinos señalan al TNF-α, la respuesta Th2 y la IL-17 como elementos importantes en el desarrollo de necrosis asociada con tuberculosis.

Las lesiones necróticas de la tuberculosis, en particular la necrosis caseosa, se asocian con la presencia de gran cantidad de micobacterias y, por lo tanto, con una elevada cantidad de antígenos bacterianos.

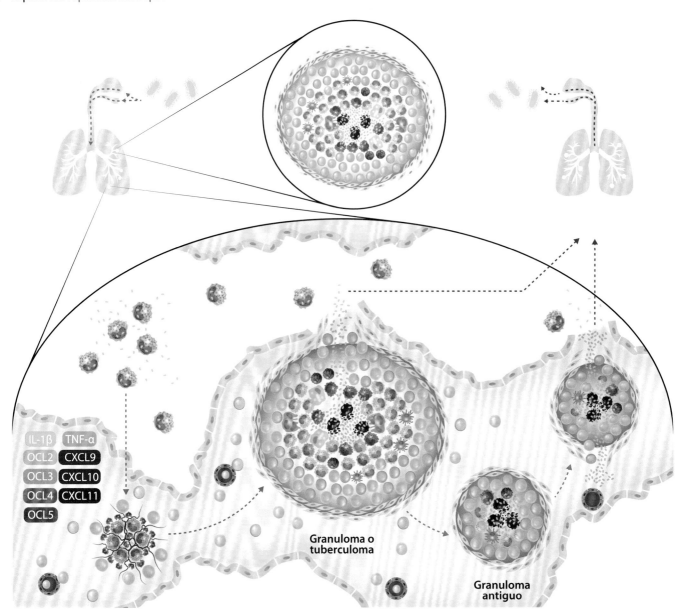

FIGURA 19-1. Dinámica en la formación de granulomas inducidos por *M. tuberculosis.* Cuando las micobacterias ingresan por la vía aérea son fagocitadas por los macrófagos alveolares, lo cuales se activan e inducen una respuesta proinflamatoria local producida por el reclutamiento de leucocitos provenientes de los vasos sanguíneos cercanos. Los linfocitos y macrófagos, sobre todo, se organizan para formar una estructura nodular que corresponde al granuloma, cuyo principal objetivo es la contención y destrucción de las micobacterias. Una vez que la enfermedad progresa y aumenta el número de micobacterias, se produce necrosis de las áreas centrales del granuloma (necrosis caseosa); ésta se acompaña con destrucción del tejido vecino, en especial la pared de los bronquios. Lo anterior permite que se libere al lumen de los bronquios el contenido necrótico con abundantes micobacterias. Cuando ese material es expectorado, se liberan numerosas micobacterias viables al aire; así se transmite la enfermedad a los convivientes cercanos. Si las micobacterias se contienen y el granuloma envejece, la lesión se fibrosa y quedan pocos linfocitos y macrófagos que mantienen dentro del granuloma escasas micobacterias vivas, las cuales, debido al ambiente hipóxico que existe en éstos, son inducidas a mantenerse en estado latente y pueden reactivarse si se presenta un estado de inmunosupresión.

Una alta concentración de antígenos por lo regular induce una eficiente activación de linfocitos Th2 productores de IL-4 e IL-13.

En pacientes con tuberculosis avanzada, sobre todo países de medianos y bajos ingresos, es común observar una alta producción de IL-4 e IL-13. El mismo tipo de respuesta se observa durante la enfermedad avanzada en ratones singénicos de la cepa BALB/c infectados por vía aérea con una dosis alta de micobacterias virulentas. En estos animales, cuando la enfermedad es avanzada, la prueba de tuberculina en el cojinete plantar inducida por la administración intradérmica del PPD induce una respuesta inflamatoria moderada; si en el mismo sitio se inyecta TNF-α recombinante, 1 día después se produce extensa necrosis hemorrágica que corresponde al fenómeno de Koch local. Cabe resaltar que esta respuesta necrótica inducida por el TNF-α no se presenta durante la fase temprana de la enfermedad, que es cuando solo existe la respuesta protectora Th1. La evidencia sugiere que cuando existe una elevada cantidad de bacterias que induce la respuesta Th2 con alta producción de IL-4, el TNF-α induce necrosis. En cambio, cuando predomina la respuesta Th1, como sucede durante la etapa temprana de la enfermedad, el TNF-α no induce necrosis y es seguro que contribuye a producir protección al promover la activación de macrófagos y la eliminación de la bacteria. Esto fue confirmado en ratones a los que se les eliminaron los genes que codifican para IL-4 (ratones *knockout*), en los cuales, en el transcurso de la tuberculosis avanzada, la administración de PPD y TNF-α en el cojinete plantar no indujo necrosis. Hace poco se observó necrosis caseosa extensa en granulomas por infección con bacilos tuberculosos en animales que sobreproducen IL-13 por manipulación genética (transgénicos), lo cual confirma que la respuesta Th2 se asocia con la necrosis característica del fenómeno de Koch.

En las áreas de necrosis por tuberculosis, la presencia de neutrófilos es relativamente común; estas células pueden contribuir a la necrosis por la liberación de sus enzimas hidrolíticas lisosomales. La presencia de neutrófilos en las áreas necróticas puede deberse en parte a la presencia de IL-17. La IL-17 y la IL-23 se producen en gran cantidad durante la infección por *M. tuberculosis*, lo que favorece la producción de la quimiocina MIP-2 que produce quimiotaxis eficiente de neutrófilos, los cuales al degranularse producen necrosis.

Aunque a lo largo de la historia la investigación en tuberculosis fue crucial para el estudio de la hipersensibilidad tardía, se ha demostrado que otros antígenos de diversa naturaleza también son eficientes en producir hipersensibilidad tardía cutánea, lo cual se conoce con el término de dermatitis por contacto. En el siguiente apartado se describen sus características y atributos inmunopatológicos más importantes.

DERMATITIS POR CONTACTO

La **dermatitis por contacto** suele ser una enfermedad inducida por la exposición a agentes ambientales. Existen varios tipos de dermatitis por contacto según el tipo de agente inductor; por ejemplo, por irritantes, fototóxica, alérgica y fotoalérgica. La dermatitis por contacto (alérgica) es una respuesta de hipersensibilidad retardada mediada por linfocitos T. El daño principal ocurre sobre todo en la epidermis, lo que la diferencia de la reacción de tipo tuberculínico por PPD que ocurre en especial en la dermis, que es el sitio de aplicación del antígeno. La dermatitis por contacto se caracteriza clínicamente por prurito, eccema, eritema, vesículas y ampollas en su fase aguda; y por costras, piel liquenificada y gruesa durante su fase crónica. Puede ser causada por contacto con metales, cosméticos o plantas. La reacción de dermatitis por contacto con metales más frecuente es debida a la presencia de níquel en la joyería. En las personas que trabajan en la construcción es muy frecuente la reacción al dicromato de potasio presente en el cemento. Los agentes causales en los cosméticos son los conservadores, perfumes, excipientes, emulsificadores y protectores solares. Los agentes relacionados con las telas suelen ser formaldehído, colorantes y antioxidantes utilizados en la producción de sintéticos. Otros agentes son productos naturales como las plantas y, en particular, los relacionados con lactonas sesquiterpénicas pertenecientes a la familia *Compositae*. También lo son algunas proteínas de frutas, vegetales, especies y proteínas de animales.

El mecanismo propuesto para explicar el modo en que sustancias químicas simples pueden inducir una respuesta de hipersensibilidad se detalla en la hipótesis del hapteno.

Hipótesis del hapteno

Inmunológicamente, la dermatitis por contacto es causada por la exposición repetida de la piel a haptenos. Los haptenos son entidades químicas de bajo peso molecular (menos de 1000 Da), *no inmunogénicas*, que requieren unirse covalentemente a proteínas de la epidermis para producir nuevos determinantes antigénicos (hapteno inmunogenizado). La diferencia del hapteno con el antígeno radica en que éste es el fragmento del péptido que fue procesado por la célula presentadora de antígeno y es expuesto por el HLA de la misma. El antígeno es inmunogénico; el hapteno solo es inmunogénico si está inmunogenizado (hapteno+ proteínas).

La mayoría de los haptenos tiene residuos lipofílicos, que les permite atravesar la capa córnea de la epidermis y residuos electrofílicos que establecen uniones covalentes con aminoácidos nucleofílicos de proteínas de la piel, como la cisteína, lisina, metionina, tirosina o histidina. En el caso de metales (p. ej., níquel, cromo o cobalto) se producen complejos con proteínas sin uniones covalentes, pero lo bastante estables para inducir hipersensibilidad.

Varios haptenos se oxidan por la actividad de mieloperoxidasas de leucocitos, o se modifican por la actividad de enzimas detoxificantes como el citocromo P450 que también existe en los queratinocitos; por tal motivo a dichas moléculas se les llama pre o pro haptenos, respectivamente. El balance de estos procesos es afectado por factores genéticos o ambientales, lo que ocasiona el exceso de producción, la disminución o la eliminación de los haptenos inmunogenizados. Se induce así en principio una intensa respuesta in-

munológica, debido a que se estimula la activación de células de inmunidad innata, como células dendríticas o macrófagos, que activan los linfocitos T de la inmunidad adaptativa de modo tan intenso que produce daño tisular o hipersensibilidad.

En el desarrollo de la **hipersensibilidad tardía cutánea** existen tres fases: la primera es la de *sensibilización*, la segunda es la *desencadenante* y la tercera la de *resolución* (figura 19-2).

En la **fase de sensibilización** o **inducción** ocurre el primer contacto de la piel con el hapteno y se induce la expansión de linfocitos T específicos en los ganglios linfáticos regionales, los cuales después migran a la piel. Los haptenos inducen la sensibilización por medio de sus propiedades proinflamatorias, lo que activa la respuesta inmunológica innata de la piel e induce el reclutamiento, activación, maduración y migración de las células dendríticas. Cuando los haptenos se unen a proteínas propias, las modifican para crear nuevos epítopos antigénicos; estas proteínas modificadas son fagocitadas y procesadas por las células dendríticas de la piel, y presentadas en su membrana a través de proteínas de MHC I y II. Las células dendríticas cargadas con los antígenos migran de la piel a los ganglios linfáticos regionales, en donde presentan los haptenos antigenizados a linfocitos Th CD4+ y Tc CD8+, lo que induce su activación y proliferación. Los linfocitos T así activados migran de los ganglios linfáticos a la piel a través de la circulación sanguínea, y se mantienen en recirculación de la piel a los ganglios linfáticos.

La fase de sensibilización dura de 1 a 2 semanas sin que haya, en general, consecuencias clínicas; en ocasiones se puede producir una respuesta inflamatoria primaria inducida por el hapteno. La fase desencadenante se produce de 1 a 3 días después de haberse reexpuesto al mismo hapteno que indujo la sensibilización. Los haptenos se difunden a través de la epidermis y son capturados y presentados en un contexto de MHC I y II por las células dendríticas a linfocitos Th CD4+ y Tc CD8+, lo que induce su activación en la dermis y epidermis. Esto provoca una intensa respuesta inflamatoria responsable de las lesiones cutáneas.

Durante la **fase de resolución**, el proceso inflamatorio disminuye en forma progresiva hasta ser eliminado mediante varios mecanismos, como la eliminación del hapteno y la activación de linfocitos Treg que producen citocinas antiinflamatorias; por ejemplo, IL-10 y TGF-β. Células como los queratinocitos y las células cebadas también producen estas citocinas, las cuales inhiben la producción de IFN-γ, TNF-α, IL-1β e IL-6, lo mismo que la maduración de células dendríticas y la activación de los linfocitos T. La liberación de cantidades elevadas de IFN-γ induce la expresión de moléculas de MHCII por parte de los queratinocitos, lo que favorece la activación de linfocitos T. En ausencia de moléculas coestimuladoras (CD80 o CD86), el exceso de IFN-γ induce anergia o muerte de los linfocitos T activados, lo mismo que supresión de la expresión de las selectinas E y P por las células endoteliales, con lo que la migración de células inflamatorias disminuye de manera acentuada.

Reacciones de hipersensibilidad a las drogas

Algunos medicamentos, incluso si son ingeridos, pueden generar manifestaciones cutáneas (epidermis y dermis) por un mecanismo de hipersensibilidad tardía; esas manifestaciones pueden ser inducidas por el fármaco o alguno de los productos activos de su metabolismo, incluso cuando no se produzca una exposición de contacto directo con el mismo. La hipersensibilidad de tipo IV a drogas constituye un importante problema clínico y un obstáculo para el desarrollo de nuevos fármacos. Muchas de sus formas severas se asocian a la expresión de alelos específicos de HLA.

Con la intención de explicar de qué manera las drogas o sus metabolitos interactúan con receptores inmunes para estimular una respuesta celular T, se propusieron algunas hipótesis. En este capítulo nos centramos en las dos más aceptadas:

1. La **hipótesis del hapteno**. Postula que una droga (hapteno) o su metabolito (prohapteno) puede unirse a una proteína formando un complejo capaz de ser reconocido por una célula presentadora de antígeno, internalizado, procesado y expuesto por su HLA, siendo presentado de este modo a células T circulantes; por ejemplo, penicilina, sulfametoxazol, dapsona, flucloxacilina, co-amoxiclav.

Sensibilización

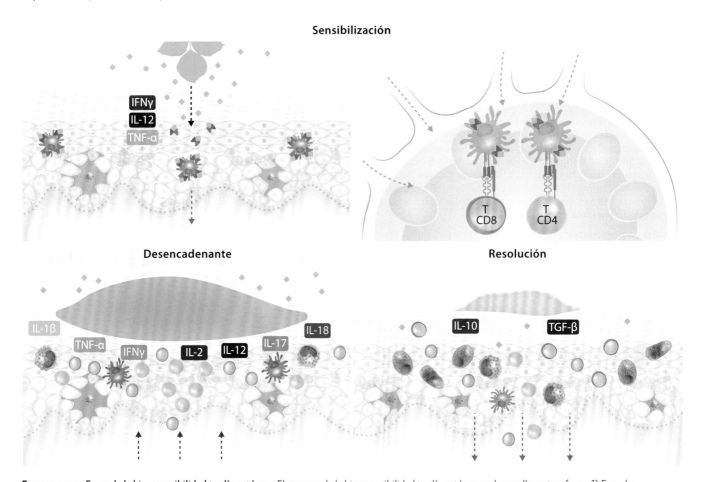

FIGURA 19-2. Fases de la hipersensibilidad tardía cutánea. El proceso de la hipersensibilidad tardía cutánea se desarrolla en tres fases. 1) Fase de sensibilización: los haptenos atraviesan la epidermis, ya sea por contacto o inoculación, y producen antigenización de las proteínas de la dermis. La antigenización consiste en la unión de los haptenos a las proteínas, con lo que se modifican y se generan nuevos epítopos antigénicos. Estos epítopos activan la respuesta inmunológica innata mediante la activación de las células involucradas en la respuesta inmunológica residentes en la piel, lo que determina la liberación de mediadores proinflamatorios que favorecen el reclutamiento de leucocitos, en especial neutrófilos. Las células dendríticas de la piel fagocitan el hapteno antigenizado, y lo presentan en su membrana en el contexto molecular del MHC I y II. Estas células dendríticas cargadas con los antígenos migran a los ganglios linfáticos regionales y presentan los haptenos antigenizados a los linfocitos Th CD4+ y Tc CD8+, lo que induce su activación y proliferación. Algunos linfocitos T (específicos) regresarán a la piel y otros permanecerán en circulación. 2) Fase desencadenante: se produce por la reexposición del hapteno que produjo la sensibilización. Los haptenos antigenizados son reconocidos por las células dendríticas y presentados por el MHC I y II a los linfocitos Th CD4+ y Tc CD8+ (específicos), que son activados y desencadenan una intensa respuesta inflamatoria (A). Los linfocitos Th CD4+ y T CD8+ secretan grandes cantidades de citocinas IFN-γ, TNF-α, IL-1β, IL-2, IL-12, IL-17 e IL-18, con la consecuente activación de macrófagos. Se produce una intensa afluencia de linfocitos Th CD4+ y T CD8+ (B). 3). Fase de resolución: el proceso inflamatorio disminuye en forma progresiva hasta desaparecer, debido a la eliminación del hapteno y la activación de las células Treg, células cebadas y queratinocitos que liberan citocinas antiinflamatorias, como IL-10 y TGF-β.

2. Fase de **interacción farmacológica** (IF). Postula que una droga puede unirse directamente, por enlaces no covalentes, con el HLA y un receptor celular T, sin necesidad de ser previamente procesada por la célula presentadora de antígeno, difiriendo este mecanismo del de la hipótesis del hapteno, en que el complejo necesita ser procesado y expuesto en el HLA por la célula presentadora de antígeno, por ejemplo, sulfametoxazol, carbamazepina, lidocaína y lamotrigina.

Se ha establecido en muchos casos una fuerte asociación entre reacción de hipersensibilidad a drogas y alelos HLA específicos. Esto ha sido demostrado por estudios genéticos (tabla 19-1).

SUBTIPOS DE HIPERSENSIBILIDAD TARDÍA

El antígeno, su vía de entrada y la presencia o ausencia de haptenos producen diversas respuestas, por lo cual la hipersensibilidad tardía se subdivide según el tipo predominante de células estimuladas por un grupo de citocinas específicas que participan en diferentes formas de inflamación para producir las lesiones relacionadas con entidades clínicas específicas (tabla 19-2).

La hipersensibilidad tipo IV-A en esencia es mediada por linfocitos Th1 CD4+ y macrófagos que secretan grandes cantidades de citocinas IFN-γ, TNF-α, IL-1β, IL-2, IL-12, IL-17 e IL-18, lo que produce la activación de más macrófagos, como sucede en la res-

puesta a la tuberculina o en la sarcoidosis; además, también se activan en menor medida linfocitos Tc CD8+.

El subtipo de hipersensibilidad IV-B es producida por sensibilización y presentación antigénica local con activación de linfocitos Th2 y eosinófilos. Por intermedio de las citocinas IL-5, IL-4 e IL-13 se producen anticuerpos de clase IgE e IgG4, se desactivan macrófagos y se atraen y estimulan los mastocitos y eosinófilos. Con frecuencia la hipersensibilidad IV-B se produce en respuesta a ciertos medicamentos y parásitos, como en el exantema máculo-papular eosinofílico y en el asma alérgico, en el que además existe hipersensibilidad tipo I.

En la hipersensibilidad IV-C las principales células efectoras son los linfocitos Tc CD8+, los cuales migran y destruyen queratinocitos o hepatocitos por intermedio de perforinas, granzima B y apoptosis mediada por ligando de FAS, así como con la participación de monocitos, eosinófilos y neutrófilos. Este tipo de reacción es, en general, producida por medicamentos; tal es el caso de las enfermedades bulosas, como el síndrome de Stevens-Johnson y la necrólisis epidérmica tóxica. Ambas producen cuadros clínicos muy graves, pues los linfocitos Tc CD8+ pueden actuar sobre todos los queratinocitos, dado que todos expresan MHC I; en cambio, cuando las células efectoras son linfocitos Th CD4+ las lesiones son localizadas, pues reconocen en exclusiva las moléculas MHC II que suelen expresarse de forma focal.

TABLA 19-1. Reacciones de hipersensibilidad a las drogas

Droga	Mecanismo de activación celular T	HLA asociado	Entidad involucrada en la activación
Carbamazepina	IF	A*31:01 B*51:01 B*15:02	Droga parental
Sulfametoxazol	Hapteno, IF	No se conoce aumento de riesgo asociado	Droga parental Metabolito reactivo
Dapsona	Hapteno, IF	B*13.01	Droga parental Metabolito reactivo
Flucloxacilina	Hapteno	B*57:01	Droga parental
Co-amoxiclav	Hapteno	Múltiple	Droga parental

TABLA 19-2. Subtipos de hipersensibilidad tardía

Subtipo de hiper-sensibilidad tipo IV	Células mediadoras	Citocinas/moléculas secretadas	Efectos producidos	Ejemplos
Tipo IV-A	Linfocitos Th1 y macrófagos principalmente	IFN-γ, TNF-α, IL-1, IL-2, IL-12, IL-17, IL1-8	• Intensa activación de macrófagos • Activación de linfocitos T CD8+	• Respuesta a tuberculina • Sarcoidosis • Tuberculosis
Tipo IV-B	Linfocitos Th2 y eosinófilos	IL-5, IL-4, IL-13	• Producción de anticuerpos IgE e IgG4 • Desactivación de macrófagos • Atracción y estimulación de mastocitos y eosinófilos	• Reacciones alérgicas a ciertos medicamentos • Exantema máculo-papular eosinofílico • Reacción a ciertos parásitos • Asma alérgico con sensibilización y activación local
Tipo IV-C	Principalmente linfocitos T CD8+	Perforinas Granzima B	• Destrucción celular por granzimas y perforinas • Apoptosis mediada por Fas-FASL	• Reacciones alérgicas producidas por medicamentos • Síndrome de Stevens-Johnson y necrólisis tóxica bulosa
Tipo IV-D	Linfocitos Th CD4+, Tc CD8+ y neutrófilos	IL-8 Factor estimulante de colonias granulo-cítico-macrofágico	• Inflamación estéril rica en neutrófilos	• Exantema pustular agudo generalizado • Enfermedad de Behçet

El subtipo de hipersensibilidad IV-D es producido por la participación de linfocitos Th CD4+, Tc CD8+ y neutrófilos, lo mismo que por IL-8 y el factor estimulante de colonia de granulocitos y macrófagos. Se produce inflamación estéril con alto contenido en neutrófilos, como sucede en el exantema pustular agudo generalizado y en la enfermedad de Behçet, en las que el CXCL8 y el factor estimulante de colonia granulocítico-macrofágico producido por los linfocitos T reclutan neutrófilos y evitan su apoptosis, respectivamente.

En conclusión, la respuesta inflamatoria de la hipersensibilidad tardía involucra muchas vías y mecanismos inmunológicos diversos en los que participan varios tipos celulares, citocinas, quimiocinas y receptores, tanto en respuestas locales como sistémicas, con participantes de la inmunidad innata y adaptativa, en específico de la inmunidad mediada por células. El estudio de estos eventos ha sido muy útil para definir diversos eventos inmunológicos de gran importancia y también ha permitido estudiar diversos fármacos antiinflamatorios e inmunomoduladores.

RESUMEN

- La **hipersensibilidad tardía** o **hipersensibilidad tipo IV**, según la clasificación de Coombs y Gell se caracteriza por la producción de daño tisular fundamentalmente mediada por linfocitos T y macrófagos. Por ello también es denominada hipersensibilidad mediada por células o **DTH**. Inicialmente fue descrita y caracterizada por Robert Koch por la lesión necrótica producida por el bacilo de la tuberculosis en animales de experimentación o pacientes inmunizados con antígenos de *Micobacterium tuberculosis*. Más tarde, el concepto de DTH se extendió a la reacción cutánea producida por otros antígenos bacterianos, parasitarios y hongos, solos o asociados con adyuvantes, así como la producida por haptenos derivados de medicamentos, metales y otros compuestos, y la respuesta a aloinjertos.

  Los conceptos fundamentales de la respuesta de hipersensibilidad tardía son:
  ○ La hipersensibilidad tardía inducida por la **reacción a la tuberculina**.
  ○ La **inflamación granulomatosa**, que es la manifestación inmunohistológica más distintiva de la DTH.
  ○ El **fenómeno de Koch**, que es el daño tisular mediado por la respuesta de inmunidad celular exacerbada inducida por antígenos de *M. tuberculosis* en pacientes tuberculosos o sensibilizados en exceso contra antígenos de esta bacteria.
  ○ **Hipersensibilidad tardía cutánea** inducida por otros antígenos; por ejemplo, medicamentos o metales, en la dermatitis atópica.
- **Reacción a la tuberculina.** La manifestación prototipo de la DTH es la reacción a la tuberculina. Esta prueba se utiliza para evaluar la exposición previa a antígenos específicos de *M. tuberculosis*. Consiste en la administración intradérmica de una pequeña cantidad de antígenos de *M. tuberculosis* y en caso de ser positiva la respuesta, se produce un nódulo indurado con edema e infiltrado inflamatorio constituido por linfocitos y macrófagos. La actividad máxima de respuesta se produce de 48 a 72 horas luego de la administración, por ello se denomina de hipersensibilidad tardía. Se cree que la reacción es inducida por linfocitos Th1 y depende totalmente de la presencia de linfocitos T de memoria. La positividad de la respuesta indica hipersensibilidad (exposición previa) a los antígenos micobacterianos, puede manifestarse como inflamación leve o producir necrosis (fenómeno de Koch) y se evalúa midiendo la induración cutánea producida. Si el sujeto no ha sido vacunado con BCG (bacilo de Calmette y Guérin) y desarrolla una lesión con un diámetro mayor de 10 mm, se considera positiva, lo cual indica infección con *M. tuberculosis* (recordar que infección no indica necesariamente enfermedad); si es menor a 5 mm es negativa. Si el diámetro es de 5 a 9 mm se considera indeterminada y esta reacción puede ser consecuencia de la vacunación con BCG o de la exposición previa a micobacterias saprófitas. La respuesta inflamatoria en la DTH es bifásica, presentándose de inicio una respuesta inflamatoria inespecífica, seguida de una segunda fase específica a los antígenos para los cuales existen células T de memoria.
- **Inflamación granulomatosa.** Cuando *M. tuberculosis* se establece en los tejidos, induce una respuesta intensa de inmunidad celular. Tal respuesta se organiza en una estructura que se denomina **granuloma**, y consiste en acúmulos de linfocitos y macrófagos que contienen las bacterias y también integran una forma de hipersensibilidad mediada por células.
- Cuando un paciente con tuberculosis tose, habla o expectora, expele en su saliva bacterias que son inhaladas por los convivientes cercanos. Estas bacterias llegan por la vía aérea hasta las alvéolos, donde los macrófagos las fagocitan, se activan y secretan quimiocinas (CCL-2, 3, 4 y 5, CXCL9, CXCL10 y CXCL11), y citocinas proinflamatorias (IL-1β y TNF-α). Todas ellas inducen el reclutamiento secuencial de neutrófilos, monocitos, células NK, células dendríticas, linfocitos Th CD4+ y Tc CD8+. Éstos, a su vez, producen sus propias quimiocinas y citocinas, lo que induce una respuesta mediada por células, que al final promueve y termina con la congregación de linfocitos y macrófagos organizados en una estructura nodular que corresponde al **granuloma**, cuyo principal objetivo es la contención y destrucción del agente agresor.
- Morfológicamente, el granuloma está constituido en su parte central por un acúmulo de macrófagos infectados, muchos de los cuales son activados a consecuencia de su interacción con las citocinas que ellos mismos producen (como el TNF-α) o que producen los linfocitos T (p. ej., el IFN-γ). Los macrófagos activados son eficientes productores de radicales libres de oxígeno y nitrógeno, los cuales destruyen los organismos invasores y producen las citocinas proinflamatorias y quimiocinas antes mencionadas. Alrededor de los mismos se encuentran macrófagos vacuolados, que contienen múltiples vacuolas citoplásmicas con lípidos propios y de la bacteria en su interior. También es usual la presencia de células gigantes multinucleadas, que al reunirse hacen más eficiente la eliminación del agente agresor y la producción de citocinas. En la parte periférica de los granulomas existe un manto de linfocitos Th1 CD4+, Tc CD8+ y, en menor cantidad, linfocitos B. Una cápsula de tejido fibrótico compone la capa más externa del granuloma. Se considera que los granulomas así constituidos son eficientes en eliminar y contener al agente agresor.
- En estadios avanzados de la enfermedad, también llamada **tuberculosis progresiva**, con frecuencia el área central del granuloma pierde su riego sanguíneo y se necrosa como consecuencia de un elevado crecimiento bacilar acompañado de una respuesta inmunológica e inflamatoria intensa, que se conoce como **fenómeno de Koch**. La necrosis central, asociada con gran cantidad de bacterias, adquiere un aspecto de queso grumoso, por lo cual se le denomina **necrosis caseosa**, que puede destruir las paredes de los bronquios cercanos por un incremento en la actividad de metaloproteasas. En este caso la enfermedad está en un proceso activo que se manifiesta con la expectoración de un esputo sanguinolento o no, que contiene numerosas bacterias que lo hacen muy infeccioso y convierte al paciente en un sujeto con alta capacidad de contagiar la enfermedad.
- El **fenómeno de Koch** es el primer antecedente histórico del daño tisular mediado por la respuesta inmunológica en la tuberculosis. El bacilo tuberculoso es intracelular facultativo y prolifera activamente, sobre todo en el citoplasma de macrófagos no activados. Cuando existe un número grande de micobacterias (a consecuencia de una activa reproducción en el citoplasma de macrófagos) se produce la respuesta necrosante citotóxica asociada con la hipersensibilidad tardía. La necrosis caseosa se asocia con la presencia de gran cantidad de micobacterias y con una elevada cantidad de antígenos bacterianos que induce una eficiente activación de linfocitos Th2 productores de IL-4 e IL-13 y Th-17.
- **Hipersensibilidad tardía cutánea o dermatitis por contacto.** Además de la DTH cutánea antes descrita, hay otros antígenos de diversa naturaleza que son eficientes para producir hipersensibilidad; tal es el caso de la dermatitis por contacto, la cual se trata de una reacción cutánea inducida por la exposición a diversos agentes ambientales y, según el agente inductor, puede producir dermatitis por contacto irritante, fototóxica, alérgica o fotoalérgica. La dermatitis por contacto alérgica es una respuesta de hipersensibilidad retardada mediada por linfocitos T, que produce daño sobre todo en la epidermis. Clínicamente, la dermatitis por contacto se caracteriza por prurito, eccema, eritema, vesículas y ampollas durante su fase aguda, y por costras y piel liquenificada y gruesa durante la fase crónica.
- El mecanismo propuesto para explicar el modo en que las sustancias químicas simples pueden inducir una respuesta de hipersensibilidad se explica en la **hipótesis del hapteno**. Los haptenos son entidades químicas de bajo peso molecular (menos de 1 000 Da), *no inmunogénicas*, que requieren unirse covalentemente a proteínas de la epidermis para producir nuevos determinantes antigénicos.

  El proceso de DTH cutánea se desarrolla en tres fases:
  1. *Fase de sensibilización:* los haptenos atraviesan la epidermis y producen antigenización de las proteínas de la dermis. La antigenización consiste en la unión de los haptenos a las proteínas, con lo que se modifican y se generan nuevos epítopos antigénicos, que activan a las células involucradas en la respuesta inmunológica residentes en la piel, liberándose mediadores proinflamatorios que favorecen el reclutamiento de leucocitos, en especial neutrófilos. Las células dendríticas de la piel fagocitan el **hapteno antigenizado** y lo presentan en su membrana en el contexto molecular del MHC I y II. Estas células dendríticas cargadas con los antígenos migran a los ganglios linfáticos regionales y presentan los haptenos antigenizados a los linfocitos Th CD4+ y Tc CD8+, lo que induce su activación y proliferación. Algunos linfocitos T (específicos) regresarán a la piel y otros permanecerán en circulación.
  2. *Fase desencadenante:* se produce por la reexposición del hapteno que produjo la sensibilización. Los haptenos antigenizados son reconocidos por las células dendríticas y presentados por el MHC I y II a los linfocitos Th CD4+ y Tc CD8+ (específicos), que son activados y desencadenan una intensa respuesta inflamatoria. Los linfocitos Th CD4+ y T CD8+ secretan grandes cantidades de citocinas IFN-γ, TNF-α, IL-1β, IL-2, IL-12, IL-17 e IL-18, con la consecuente activación de macrófagos. Se produce una intensa afluencia de linfocitos Th CD4+ y T CD8+.

(continúa)

RESUMEN (*continuación*)

3. *Fase de resolución:* el proceso inflamatorio disminuye en forma progresiva hasta desaparecer, debido a la eliminación del hapteno y la activación de las células Treg, células cebadas y queratinocitos que liberan citocinas antiinflamatorias, como IL-10 y TGF-β.

*   **Reacciones de hipersensibilidad a las drogas.** Con la intención de explicar de qué manera las drogas o sus metabolitos interactúan con receptores inmunes para estimular una respuesta celular T, se propusieron algunas hipótesis.

    La **hipótesis del hapteno** postula que una droga (hapteno) o su metabolito (prohapteno) puede unirse a una proteína formando un complejo capaz de ser reconocido por una célula presentadora de antígeno, internalizado, procesado y expuesto por su HLA, siendo presentado de este modo a células T circulantes; por ejemplo, penicilina, sulfametoxazol, dapsona, flucloxacilina, co-amoxiclav.

*   La hipótesis de **interacción farmacológica** postula que una droga puede unirse *directamente*, por enlaces no covalentes, con el HLA y un receptor celular T, sin necesidad de ser previamente procesada por la célula presentadora de antígeno; por ejemplo, sulfametoxazol, carbamazepina, lidocaína y lamotrigina

    Se ha establecido en muchos casos y demostrado por estudios genéticos que existe una fuerte asociación entre reacción de hipersensibilidad a drogas y alelos HLA específicos.

    Subtipos de hipersensibilidad tardía. Las distintas características del antígeno, su vía de entrada y la presencia de haptenos generan diversas respuestas celulares que permiten subdividir la DTH en los subtipos IV-A (esencialmente mediada por linfocitos Th1 CD4+ y macrófagos), IV-B (en la que existe activación de linfocitos Th2 y eosinófilos), IV-C (cuyas células efectoras principales son los linfocitos Tc CD8+, monocitos, eosinófilos y neutrófilos) y IV-D (producida por la participación de linfocitos Th CD4+, Tc CD8+ y neutrófilos).

TÉRMINOS CLAVE

Dermatitis por contacto (hipersensibilidad tardía cutánea) Es una reacción de hipersensibilidad cutánea, mediada por linfocitos T e inducida por la exposición a diversos agentes ambientales. El daño en la epidermis puede comprender prurito, eczema, eritema, vesículas y ampollas en la fase aguda, y costras, piel liquenificada y gruesa en la fase crónica.

Fenómeno de Koch Daño tisular mediado por la respuesta de inmunidad celular exacerbada inducida por antígenos de *M. tuberculosis* en pacientes tuberculosos o sensibilizados en exceso contra antígenos de esta bacteria.

Granuloma Congregación de linfocitos y macrófagos infectados, organizados en una estructura nodular que tiene como objetivo la contención y destrucción del agente agresor. Respuesta tisular característica pero no exclusiva de la infección por *M. tuberculosis*.

Hapteno Entidad química de bajo peso molecular (menos de 1 000 Da), *no inmunogénica*, que requiere unirse covalentemente a proteínas de la epidermis para producir nuevos determinantes antigénicos.

Hapteno antigenizado Es el que resulta cuando el hapteno atravesó la epidermis y se unió a proteínas de la dermis, generando nuevos determinantes antigénicos que resultan inmunogénicos.

Hipersensibilidad tardía (hipersensibilidad tipo IV o DTH) Respuesta inmunológica mediada mayormente por linfocitos T y macrófagos, que produce daño tisular. Su manifestación característica es el fenómeno de Koch. El concepto se extiende a la reacción cutánea producida por antígenos bacterianos, parasitarios, hongos, haptenos derivados de medicamentos, compuestos químicos presentes en metales, cosméticos y plantas. La hipersensibilidad tardía cutánea o dermatitis por contacto es una de sus manifestaciones.

Interacción farmacológica Es una de las hipótesis postuladas para explicar la hipersensibilidad a drogas. La misma establece que una droga puede unirse *directamente*, por enlaces no covalentes, con el HLA y un receptor celular T, sin necesidad de ser previamente procesada por la célula presentadora de antígeno.

Tuberculina También llamada prueba de Mantoux. Manifestación prototipo de la DTH; se utiliza para evaluar la exposición previa a antígenos específicos de *M. tuberculosis* mediante la administración intradérmica de sus antígenos.

PREGUNTAS DE AUTOEVALUACIÓN

1. **En la prueba de hipersensibilidad tardía cutánea, cuánto tiempo después de la administración de los antígenos se registra la máxima actividad inflamatoria:**
    a. De 0 a 12 horas
    b. De 12 a 24 horas
    c. De 24 a 48 horas
    d. De 48 a 72 horas
2. **Los antígenos específicos utilizados para dicha prueba en seres humanos provienen de:**
    a. *Micobacterium bovis*
    b. *Micobacterium tuberculosis*
    c. *M. tuberculosis avium*
    d. *M. leprae*
3. **Los antígenos específicos de la prueba de tuberculina son principalmente reconocidos por:**
    a. Linfocitos TH1
    b. Linfocitos TH2
    c. Linfocitos T de memoria
    d. Neutrófilos
4. **Durante la tuberculosis avanzada o progresiva:**
    a. El área central del granuloma pierde su riego sanguíneo y se necrosa
    b. El granuloma está constituido por macrófagos que producen citosinas proinflamatorias
    c. El granuloma está constituido en su mayoría por neutrófilos
    d. Ninguna de las anteriores
5. **Los lípidos de la pared de *Micobacterium tuberculosis*:**
    a. Son inmunogénicos y regulan la actividad inflamatoria
    b. Inducen la producción de TGF-β e IL10
    c. Están asociados con la eficiencia de la vacunación por BCG
    d. Son utilizados en la vacunación antituberculosa

RESPUESTAS A LAS PREGUNTAS DE AUTOEVALUACIÓN

1. **d.** De 48 a 72 horas
2. **b.** *Micobacterium tuberculosis*
3. **c.** Linfocitos T de memoria
4. **a.** El área central del granuloma pierde su riego sanguíneo y se necrosa
5. **a.** Son inmunogénicos y regulan la actividad inflamatoria

CASO DE CORRELACIÓN

Paciente femenino de 13 años de edad, asistió a consulta de su odontólogo por reposición de aparatología removible. Luego de 15 min aproximadamente de realizársele las impresiones necesarias, se observó la aparición en labios y piel de área peribucal de una lesión eritematosa, con múltiples pápulas, con un diámetro variable entre 1 y 2 mm, presencia de prurito y sequedad labial. La paciente refirió varios antecedentes alérgicos ante penicilina, mertiolate, picadura de insectos, labiales, uso de ciertas marcas de champú para el cabello, al contacto con el agua de piscinas y al ir a la playa que se manifiestan en la planta de manos, pies y labios. Al momento que le fueron tomadas las primeras impresiones de la aparatología removible previa no refirió ninguna manifestación clínica.

Se realizó la prueba de parche epicutáneo y de escarificación, en las cuales se obtuvo un resultado positivo ante el alginato, incluso de diferentes marcas, con y sin sabor y preempacado. Las pruebas cutáneas se realizaron en la cara interna y media del antebrazo. De la reacción inicial, que fue rubicundez y prurito, luego de 1 semana, se observó en el sitio de las pruebas una mácula de color marrón claro con diámetro de 1 cm y de forma ovalada. También se realizaron pruebas de biometría hemática, cuyos resultados se muestran en la tabla 19-1-1.

TABLA 19-1-1. Resultados de biometría hemática

Perfil químico		Biometría hemática	
Analito	Concentración	Población/analito	Concentración
Glucosa	100 mg/dL	Eritrocitos	4×10^6 µL
Urea	20 mg/dL	Hemoglobina	9.2 g/dL
Creatinina	0.7 mg/dL	Hematocrito	35%
Triglicéridos	4.1 mg/dL	Leucocitos totales	9.5×10^3 µL
Ácido úrico	140 mg/dL	Neutrófilos	65%
Colesterol total	150 mg/dL	Linfocitos	27%
Proteínas totales	5.8 g/dL	Monocitos	5%
Globulinas	2.0 g/dL	Eosinófilos	3%
		Basófilos	0%
		Plaquetas	185×10^3 µL

Aunque las pruebas de laboratorio no fueron de utilidad para determinar si en la reacción de dermatitis por contacto los eosinófilos estaban muy alterados, se observó que, según el rango, había una elevación significativa. También se determinó la microprecipitación con el alérgeno específico (alginato), para lo cual fue remitida a su alergólogo tratante. Teniendo en cuenta sus antecedentes alérgicos, las características clínicas luego de la toma de impresión con alginato y los resultados positivos ante la prueba de parche cutáneo y la prueba cutánea por escarificación, se diagnosticó dermatitis de contacto producida por alginato dental.

Tratamiento

Se dejó en observación por 2 días para determinar la evolución de las lesiones. La paciente acudió a consulta con severa irritación y ulceración, por lo que se recomendó el uso de corticoesteroide en crema de 1 mg, dos veces al día por 3 días, luego de los cuales se observó durante la consulta la remisión total de las lesiones en el área labial y cutánea peribucal de la paciente. Se recomendó informar de su hipersensibilidad al alginato, previa prueba del mismo, para sustituir el material de impresión por otro en futuros tratamientos odontológicos.

PREGUNTAS DE REFLEXIÓN

1. ¿Qué es la dermatitis de contacto?
2. ¿Cuál es el mecanismo histopatológico de la enfermedad?
3. ¿Cuál es la relevancia de la participación de los linfocitos T?

4. ¿Cómo actúan fármacos inmunosupresores como los glucocorticoides en este cuadro clínico?
5. ¿Qué diferencia existe con una respuesta alérgica canónica?

UNIDAD 3

Inmunología traslacional

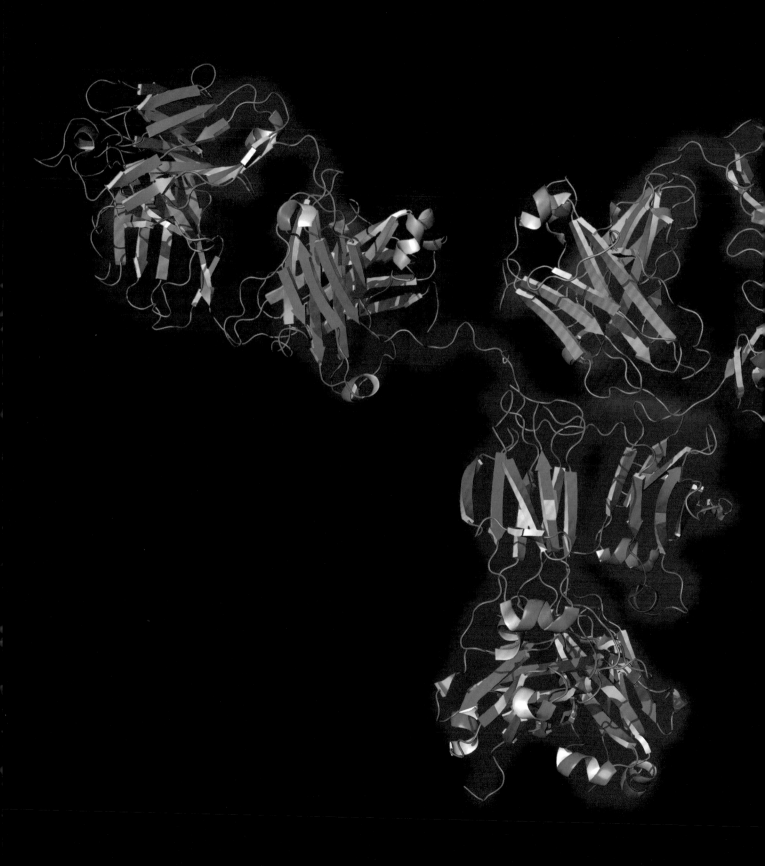

20 INMUNODEFICIENCIAS

Nora Hilda Segura Méndez • Eunice López Rocha • Arturo Gaspar López

OBJETIVOS DE APRENDIZAJE

Al terminar este capítulo el lector será capaz de:

1. Identificar las inmunodeficiencias combinadas
2. Detallar las inmounodeficiencias humorales
3. Describir los síndromes bien definidos
4. Identificar los síndromes autoinflamatorios
5. Identificar las enfermedades de desregulación inmunológica
6. Explicar los defectos de apoptosis de linfocitos
7. Identificar los defectos en la fagocitosis
8. Detallar los defectos en la inmunidad innata
9. Detallar las inmunodeficiencias secundarias

INTRODUCCIÓN

Las **inmunodeficiencias primarias** son desórdenes hereditarios de la función del sistema inmunológico que predisponen a quienes las padecen a sufrir mayor número de infecciones y con más intensidad, y alteraciones en la regulación del sistema inmunológico que producen enfermedades autoinmunes y malignidad. A la fecha se han identificado más de 200 desórdenes genéticos de este tipo.

Las inmunodeficiencias primarias tienen una frecuencia de uno por cada 2 000 nacidos vivos. La Organización Mundial de la Salud y el Comité de Expertos en Autoinmunidades Primarias de la Unión Internacional de Sociedades Inmunológicas han propuesto una clasificación que facilita el abordaje. Las inmunodeficiencias primarias están agrupadas en ocho categorías basadas en el principal mecanismo inmunológico alterado; si hay más de un mecanismo involucrado, dichas enfermedades pueden aparecer en más de una categoría. Las categorías incluyen los defectos de inmunidad específica, que son subdivididos en deficiencias predominantemente humorales o de anticuerpos; deficiencias celulares; deficiencias combinadas que afectan ambos mecanismos, humoral y celular; síndromes bien definidos con **inmunodeficiencia**; desórdenes autoinflamatorios; enfermedades de desregulación inmunológica; defectos congénitos de fagocitosis de número, función o ambos; defectos de la respuesta inmunológica innata, y defectos del complemento.

INMUNODEFICIENCIAS COMBINADAS (LINFOCITOS B Y LINFOCITOS T)

Inmunodeficiencia combinada grave

La inmunodeficiencia combinada severa (SCID, *severe combined immunodeficiency*) es una forma extrema de deficiencia de células T con o sin deficiencia de linfocitos B y algunas veces también con un número bajo de linfocitos NK. Por lo regular, se presenta en la infancia con cuadros de neumonía, diarrea crónica y fallas en el crecimiento. La incidencia es de alrededor de uno por cada 100 000 recién nacidos vivos y es más alta en regiones donde la consanguinidad es común.

Este grupo heterogéneo de desórdenes incluye: a) pacientes que tienen una aberración genética que suele presentarse con linfocitos T autólogos; b) *leaky* SCID causada por mutaciones hipomórficas en genes que causan SCID; c) síndromes multiorgánicos asociados con disfunción de linfocitos T, y d) disfunción de linfocitos T con un defecto genético aún desconocido.

La SCID se clasifica por las subclases de linfocitos afectados (linfocitos T, linfocitos B y células NK). Aproximadamente la mitad de los casos de SCID está ligada al cromosoma X, y se deben a mutaciones en el gen de la cadena γ del receptor de IL-2. El receptor de la IL-2 está compuesto por los receptores para IL-2, IL-4, IL-7, IL-9, IL-15 e IL-21 y es requerido para la señalización inducida por el ligando.

La causa más común de SCID autosómica recesiva son mutaciones en el gen de la adenosina deaminasa, lo cual provoca una deficiencia de dicha enzima. Esto representa casi 15% de los pacientes de SCID. La adenosina deaminasa (ADA) metaboliza deoxiadenosina, así como la ausencia de ADA provoca la acumulación tóxica de estas moléculas y la muerte de los linfocitos T, linfocitos B y células NK.

Los defectos en la cadena α del receptor de IL-7 (también conocido como CD127) comprenden cerca de 10% de todos los casos de SCID; es la tercera forma más común de este padecimiento. El receptor de IL-7 tiene un papel importante en el desarrollo de linfocitos T.

Una mutación en el gen de Janus cinasa 3 (JAK3) es responsable de 6.5% de los casos de SCID. Las mutaciones en la activación de los genes recombinasa 1 y 2 (*RAG1* y *RAG2*) son la causa de cerca de 3% de los casos; traen como resultado el bloqueo del desarrollo de linfocitos B y T, que provoca la incapacidad para iniciar la recombinación del ADN variable, diversidad, regiones juntas y, después, la forma no funcional de los receptores de linfocitos B y T. Una mutación en Artemis o gen 1C reparador de unión cruzada (*DCLRE1C*) resulta en una incapacidad para reparar ADN después de que se han hecho cortes por *RAG1* y *RAG2*; Artemis comprende únicamente alrededor de 1% de los casos de SCID (tabla 20-1).

Las mutaciones hipomórficas en genes que causan SCID pueden ocasionar síndrome de Omenn (también conocido como *leaky* SCID, ya que su cuadro clínico es distinto de la forma clásica de SCID); se trata de una enfermedad cutánea intensa (eritrodermia, descamación y dermatitis), linfadenopatía, hepatoesplenomegalia y niveles de IgE elevados. Este cuadro clínico es secundario a la expansión de linfocitos T autorreactivos oligoclonales, en especial tipo Th2.

Las manifestaciones clínicas clásicas de SCID son infecciones graves recurrentes, diarrea crónica y falla en el crecimiento. Los recién nacidos por lo general parecen normales, pero desarrollan diarrea, neumonía, otitis, sepsis e infecciones cutáneas durante los primeros meses de vida.

El trasplante de médula ósea es el tratamiento indicado, aunque resulta una urgencia pediátrica.

▌ INMUNODEFICIENCIAS HUMORALES

Deficiencia selectiva de IgA

La deficiencia selectiva de IgA es la inmunodeficiencia primaria más común; la incidencia es de uno por cada 300 a 600 nacidos vivos. La mayoría de los pacientes son clínicamente asintomáticos; cuando se presentan síntomas, los más comunes son infecciones sinopulmonares y gastrointestinales.

Al parecer la inmunodeficiencia se debe a una desregulación de la expresión de los genes de la respuesta inmunológica humoral; en algunos pacientes se restringe a subclase de IgA (IgA1 o IgA2).

Hay enfermedades asociadas con la deficiencia selectiva de IgA, en particular enfermedades autoinmunes; las alergias y la enfermedad celiaca son también más comunes en estos pacientes que en la población general. En varios pacientes se ha observado progresión a inmunodeficiencia común variable (CVID, *common variable immunodeficiency*).

El diagnóstico definitivo se realiza cuando el paciente, femenino o masculino, rebasa los 4 años de edad, presenta niveles de IgA sérica < 7 mg/dL (0.07 g/L), niveles IgG e IgM normales y se han descartado otras causas de hipogammaglobulinemia.

El tratamiento consta de antibiótico cuando hay infecciones agudas. El seguimiento se debe hacer a intervalos regulares para descartar la evolución a CVID, el desarrollo de autoinmunidad o de neoplasia.

Deficiencia de subclases de IgG

La deficiencia de subclases de IgG es una enfermedad relativamente común y el factor hereditario es variable; se caracteriza por niveles de IgG total normales con la disminución de más de una subclase de IgG, lo que puede provocar un defecto grave en la respuesta inmunológica humoral. Se desconocen los defectos moleculares que producen el déficit de las subclases de IgG. Los pacientes suelen ser asintomáticos, aunque también pueden sufrir infecciones virales y bacterianas recurrentes. El cuadro clínico se relaciona con el tipo de déficit de subclase de IgG, según se explica en seguida.

El déficit de IgG1 es la subclase más abundante; su disminución se asocia con infecciones recurrentes y puede presentarse con disminución de otras subclases, como IgG3.

El déficit de IgG2 implica que la mayoría de los pacientes con disminución o ausencia de IgG2 tienen también deficiencia selectiva de IgA y pueden ser susceptibles a infecciones causadas por bacterias encapsuladas, como *H. influenzae* tipo B, *S. pneumoniae* o *N. meningitidis*.

El déficit de IgG3 en individuos sintomáticos se asocia normalmente con déficit de otras subclases de IgG.

El déficit de IgG4 es muy difícil de establecer, ya que esta subclase se encuentra en concentraciones muy pequeñas en individuos sanos.

Los criterios de la European Society for Immunodeficiencies (ESID) para establecer el diagnóstico de deficiencia de subclases de IgG se exponen a continuación.

Pacientes con infecciones recurrentes/graves que cumplan con lo siguiente:

a) Edad > 7 años.
b) Niveles normales de IgM e IgA y al menos dos subtipos de IgG debajo del percentil 5 para su edad.
c) Respuesta deficiente a algunas vacunas.

El tratamiento es sintomático, se usan antibióticos de forma profiláctica. La terapia sustitutiva con inmunoglobulina intravenosa o subcutánea debe quedar restringida a aquellos pacientes con respuesta alterada a antígenos proteicos y polisacáridos con los que se les ha inmunizado.

El pronóstico por lo general es bueno. Se debe hacer un seguimiento periódico de los niveles de inmunoglobulinas y linfocitos para descartar la posible evolución a CVID.

Inmunodeficiencia ligada al cromosoma X (enfermedad de Bruton)

La agammaglobulinemia ligada al cromosoma X fue la primera inmunodeficiencia primaria identificada en 1952 por Bruton. Se ca-

---

TABLA 20-1. Mutaciones genéticas identificadas en inmunodeficiencia combinada grave definida por poblaciones de linfocitos

Población de linfocitos	Enfermedad	Gen	Porcentaje de casos
T-B+NK+	Deficiencia de cadena α de receptor de IL7	IL7RA	10%
	Deficiencia de CD3δ	CD3D	
	Deficiencia de CD3ε	CD3E	
	Deficiencia de CD3ζ	CD3Z	
	Deficiencia de CD45	PTPRC	
	Deficiencia de ZAP70	ZAP79	
	Deficiencia de CD25	IL2RA	
	Deficiencia de coronina IA proteína reguladora de actina	CORO IA	
T-B+NK-	Deficiencia de cadena común γ	IL2RG	50%
	Deficiencia de Janus cinasa 3	JAK3	6.5%
T-B-NK+	Deficiencia de gen 1 activador de recombinasa	RAG1	3%
	Deficiencia de gen 2 activador de recombinasa	RAG2	3%
	Deficiencia de Artemis	DCLREIC	
	Deficiencia de ADN ligasa IV	LIG4	
	Deficiencia de Cernnunos	NHEJ	
	Deficiencia de la subunidad catalítica de la proteína cinasa ADN	PRDKC	
	Deficiencia de adenosina deaminasa		
T-B-NK-	Deficiencia de fosforilasa nucleósidos de purina	ADA	15%
	Disgenesia reticular	PNP	
		AK2	

racteriza por ausencia de linfocitos B en la sangre periférica y los órganos linfoides debido a un defecto molecular que imposibilita que sobrevivan. Afecta exclusivamente a varones. Su incidencia es de uno por cada 200 000 recién nacidos vivos masculinos; las mujeres son portadoras y no presentan manifestaciones clínicas.

Esta deficiencia se origina por una alteración en el gen *BTK* (gen que codifica la tirosina cinasa de Bruton o btk) en el cromosoma Xq21.3-q22. La forma más frecuente es por defecto en la cadena μ, que está relacionada con la maduración y proliferación del linfocito B; la falta de actividad de esta proteína genera un bloqueo en la maduración a nivel del estadio de células pre-B.

En cuanto al cuadro clínico, se presentan infecciones recurrentes de los 4 a los 6 meses de edad por bacterias encapsuladas; infecciones respiratorias como otitis, sinusitis, bronquitis y neumonía; infecciones gastrointestinales (diarrea bacteriana); infecciones cutáneas como impétigo, celulitis, abscesos o forúnculos; artritis crónica por ureaplasma o micoplasma; infecciones virales como meningoencefalitis por enterovirus (ecovirus o Coxsackie virus). También se presentan enfermedades autoinmunes como púrpura trombocitopénica autoinmune, neutropenia y artritis reumatoide. En el examen físico se observa la ausencia de ganglios linfáticos superficiales y tonsilas.

Se presenta linfopenia y neutropenia graves de 10 a 25% de los pacientes. Las inmunoglobulinas séricas son indetectables o están francamente disminuidas (la IgG por lo regular es < 200 mg/dL) y la IgA e IgM están ausentes o muy disminuidas (< 20 mg/dL), al igual que los linfocitos B en la sangre periférica (< 2%). La determinación de anticuerpos específicos en respuesta a vacunas como la 23 valente de neumococo (T independiente) está disminuida, y frente a la vacuna del tétanos (T dependiente) está normal o disminuida.

El diagnóstico definitivo se emite en pacientes masculinos con < 2% de linfocitos B CD19$^+$ y al menos uno de los siguientes parámetros: mutaciones del gen *BTK*; ausencia del ARNm de la proteína btk por *Northern blot* de neutrófilos o monocitos; ausencia de btk en monocitos o plaquetas; primos, tíos o sobrinos maternos con < 2% de linfocitos B CD19$^+$.

El tratamiento incluye el uso de antibióticos profilácticos y gammaglobulina a dosis sustitutivas; debe iniciarse entre los 10 y los 12 meses de edad; se administra gammaglobulina IV a dosis estándar de 400 mg/kg de peso cada 21 días o según las necesidades del paciente. Además, se administra gammaglobulina subcutánea a dosis de mantenimiento, 100 mg/kg peso/semana, tras una dosis inicial de ataque hasta alcanzar los niveles óptimos.

Inmunodeficiencia común variable

La inmunodeficiencia común variable es la más común, se caracteriza por bajos niveles de IgG, IgA o IgM, con una falla en la producción de anticuerpos específicos. La mayoría de los pacientes son diagnosticados entre los 20 y los 40 años de edad. La incidencia se estima en uno por cada 10 000 a 50 000. No hay predisposición de género.

Con base en los criterios de la European Society of Immunodeficiency el diagnóstico de CVID se sustenta en lo siguiente: pacientes femeninos o masculinos que presentan disminución de IgG de al menos dos desviaciones estándar debajo de la media para la edad, y de al menos una de IgM o IgA cualquier isotipo.

 a) Inicio de la inmunodeficiencia a la edad de 2 años o más.
 b) Ausencia de isohemaglutininas o deficiente respuesta de anticuerpos específicos a vacuna de polisacáridos.
 c) Exclusión de otra causa de hipogammaglobulinemia.

En 20% de los pacientes se han descrito mutaciones en genes asociados con la diferenciación de linfocitos B:

 a) Familia de receptores del TNF, que regulan supervivencia y homeostasis del linfocito B, como TACI, TNFRSF13B, BAFF-R y BCMA.
 b) Familia CD28: ICOS (coestimulador inducible) sobre linfocitos T.
 c) Complejo de coestimulación de linfocitos B: CD19, CD81, CD21 y CD20.

Los pacientes pueden ser clasificados en dos grupos; estos abarcan sujetos con una historia de infecciones y aquellos que pueden tener infecciones pero, además, una variedad de condiciones inflamatorias o autoinmunes. Las condiciones autoinmunes pueden ser síndrome antifosfolípidos, diabetes mellitus, enfermedad inflamatoria intestinal, anemia perniciosa, artritis reumatoide, artritis reumatoide juvenil, uveítis, esclerosis múltiple, neutropenia, cirrosis biliar primaria, lupus eritematoso sistémico, enfermedad tiroidea autoinmune, vasculitis, psoriasis y vitíligo.

Los pacientes presentan infecciones recurrentes o crónicas, en particular sinusitis, otitis, bronquitis y neumonía ocasionadas por bacterias encapsuladas como *Haemophilus influenzae*, *Streptococcus pneumoniae* o *Mycoplasma* spp. La morbimortalidad de los pacientes con CVID se debe a las secuelas de las infecciones recurrentes del tracto respiratorio, que incluyen sinusitis crónica, pérdida auditiva y bronquiectasias.

El tracto gastrointestinal es el segundo órgano involucrado en infecciones de 10 a 40% de los pacientes con CVID. Los patógenos que causan infección gastrointestinal son Giardia lamblia, *Campylobacter jejuni*, *Salmonella* spp., *Cryptosporidium parvum*, CMV, *Clostridium difficile*, *Helicobacter pylori*, VHB y VHC. La enfermedad inflamatoria intestinal ocurre de 19 a 23% y causa diarrea crónica, pérdida de peso, esteatorrea y malabsorción. En la biopsia la mucosa gastrointestinal contiene linfocitos intraepiteliales; la hiperplasia nodular linfoide es común y puede dañar la absorción de nutrientes.

Las linfadenopatías (usualmente cervicales, mediastinales o abdominales) son comunes en los pacientes con CVID. La incidencia de esplenomegalia es de casi 30% en la mayoría de las series y puede ser masiva en algunos casos, lo cual parece ser una condición estable. La incidencia de linfoma y otras malignidades se incrementa; el linfoma de células B no Hodgkin es el más común.

El tratamiento incluye el reemplazo con gammaglobulina; la dosis inicial recomendada para reemplazo en inmunodeficiencias humorales incluye un bolo de 1 mg/kg seguido de una infusión mensual que inicia en 400 mg/kg, mientras que las infusiones de inmunoglobulina subcutánea suelen iniciar en 100 a 200 mg/kg/semana. En niños pequeños y lactantes se administran de 5 a 7 mL de inmunoglobulina subcutánea por sitio y son bien tolerados; en adultos el volumen por sitio es por lo general de 15 a 20 mL. Se ha reconocido la posibilidad de generar anticuerpos anti-IgA en pacientes en quienes coexiste una deficiencia de IgA, pero puede minimizarse con el uso de preparaciones bajas en IgA.

Los antibióticos están indicados como elección en la terapia de infecciones agudas; su administración continua como medida profiláctica está aprobada en pacientes con bronquiectasias o infecciones persistentes. Sin embargo, algunos autores sugieren que esta medida debe evitarse porque se incrementa el riesgo de infecciones con hongos y otros organismos resistentes.

Se debe realizar un tamizaje de manera regular en estos pacientes para diagnosticar posibles complicaciones; se recomienda usar programas de tamizaje para cáncer, específicos y ajustados a la edad, recomendados para el público en general y aplicados a los pacientes con CVID.

▌SÍNDROMES BIEN DEFINIDOS

Síndrome de Wiskott-Aldrich

En 1954 Robert Aldrich identificó la tríada clínica que distingue a este síndrome: eccema, infecciones recurrentes y trombocitopenia, con una transmisión ligada al cromosoma X.

La incidencia se estima en uno por cada 10 millones de recién nacidos vivos varones. Es una inmunodeficiencia primaria causada por defectos en la proteína que codifica el gen WAS, localizado en el brazo corto del cromosoma X (*locus* 11.23-11.22), que codifica para la proteína WASp (*Wiskott–Aldrich syndrome protein*). Esta se expresa de manera selectiva en células hematopoyéticas y es un regulador clave del citoesqueleto y de la señalización de múltiples funciones celulares, en especial de la motilidad celular y la sinapsis inmunológica (figura 20-1).

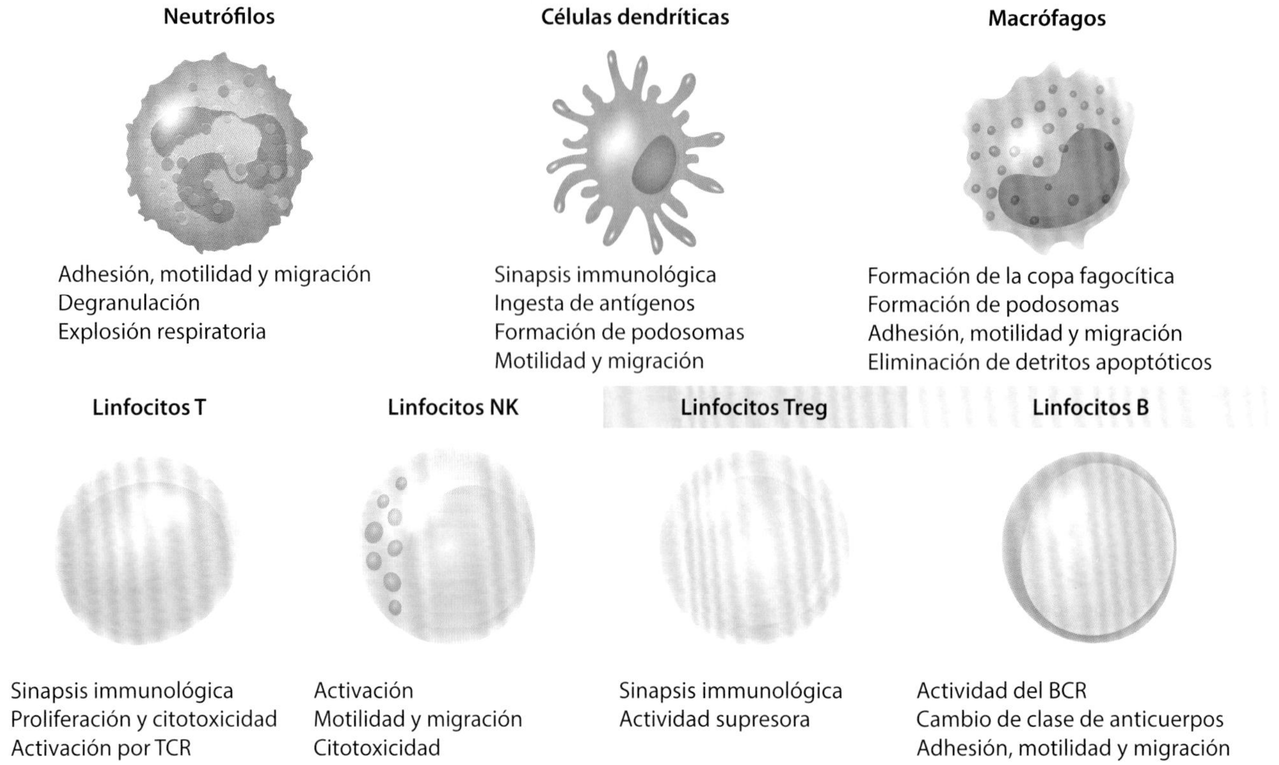

Neutrófilos

Adhesión, motilidad y migración
Degranulación
Explosión respiratoria

Células dendríticas

Sinapsis immunológica
Ingesta de antígenos
Formación de podosomas
Motilidad y migración

Macrófagos

Formación de la copa fagocítica
Formación de podosomas
Adhesión, motilidad y migración
Eliminación de detritos apoptóticos

Linfocitos T

Sinapsis immunológica
Proliferación y citotoxicidad
Activación por TCR

Linfocitos NK

Activación
Motilidad y migración
Citotoxicidad

Linfocitos Treg

Sinapsis immunológica
Actividad supresora

Linfocitos B

Actividad del BCR
Cambio de clase de anticuerpos
Adhesión, motilidad y migración

Figura 20-1. Procesos celulares que se afectan en el síndrome de Wiskott-Aldrich. Las mutaciones en la proteína del síndrome de Wiskott-Aldrich (WASp) afectan con mayor intensidad a los trombocitos (plaquetas), la formación de factores de crecimiento y las células del sistema inmunológico.

El síndrome de Wiskott-Aldrich se distingue por la presencia de trombocitopenia con plaquetas pequeñas, volumen plaquetario menor de siete femtolitros (fL), eccema e infecciones piógenas y oportunistas recurrentes, así como por provocar mayor riesgo de linfomas y autoinmunidad.

Las manifestaciones tempranas a menudo están presentes al nacer y consisten en petequias, hematomas, diarrea sanguinolenta y desarrollo de infecciones recurrentes, en particular otitis media purulenta (78%), neumonías (45%), neumonía por *P. jirovecii* (9%) y sinusitis (24%); además, se presentan infecciones por herpes simple (12%) y por *Candida* sp. en 10% de los casos. El eccema suele aparecer durante el primer año de vida. Las enfermedades autoinmunes son frecuentes hasta en 40% de los pacientes y cursan con anemia hemolítica, vasculitis y púrpura de Schönlein-Henoch.

Los niveles de IgM se encuentran disminuidos, los de IgG normales y los de IgE e IgA aumentados. Hay disminución de las iso-hemaglutininas y de la respuesta de anticuerpos específicos a Ag polisacáridos, lo mismo que de la respuesta a antígenos proteicos. En cuanto a la inmunidad celular, la respuesta proliferativa a mitógenos y células alogénicas también se encuentra disminuida. Las células NK presentan una marcada disminución de la concentración de F-actina en la sinapsis.

Asimismo, el diagnóstico definitivo considera pacientes masculinos con trombocitopenia congénita (< 70 000/mm³ plaquetas), plaquetas pequeñas y al menos una de las siguientes condiciones: mutación de la proteína WASp; ausencia de ARNm de WASp en el análisis de linfocitos por *Nothern blot*; ausencia de WASp en los linfocitos; primos maternos, tíos o sobrinos con plaquetas pequeñas y trombocitopenia (figura 20-2).

El tratamiento definitivo es el trasplante alogénico de células precursoras hematopoyéticas, aunque la terapia génica con vectores lentivirales también se ha implementado con éxito. Se administran antibióticos profilácticos contra *P. jirovecii*, así como gammaglo-

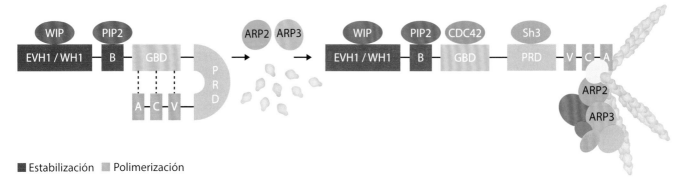

■ Estabilización   ■ Polimerización

Figura 20-2. Proteína del síndrome de Wiskott-Aldrich (WASp). Se considera que WASp cumple un papel esencial en la señalización y conformación de la estructura celular. WASp se expresa principalmente en células hematopoyéticas y posee un estado activo y uno más autoinhibido (inactivo). WASp interacciona con CDC42 a través del dominio GBD; CDC42 es una GTPasa necesaria para la formación de actina que contiene extensiones filopoidales en fibroblastos y macrófagos. ARP2 y ARP3 median la polimerización de nuevos filamentos de actina. Los dominios EVH/WH1 y B proporcionan estabilidad mientras que el dominio VCA se encarga de la polimerización de la actina.
Tomada de Guillén-Rocha NL, López Rocha EG, Danielian S, Segura-Méndez NH, López González, Lugo-Reyes SO. Síndrome de Wiskott-Aldrich. Comunicación de una nueva mutación. *Revista Alergia México.* 2014;61:219-223.

bulina a dosis sustitutivas. Las transfusiones se consideran en casos graves; estas deben ser CMV negativas e irradiadas.

Las principales causas de muerte en estos pacientes son hemorragias, infecciones y neoplasias malignas asociadas con el virus Epstein-Bar (VEP).

Ataxia telangiectasia

La ataxia telangiectasia es una enfermedad neurodegenerativa progresiva de transmisión autosómica recesiva, causada por mutaciones en el gen de la ataxia telangiectasia mutado (ATM), que se localiza en el locus 11q22-23. Da lugar a deficiencias en la expresión de la proteína de la ataxia telangiectasia mutada (ATM), que se encuentra presente sobre todo en el núcleo celular; las células progenitoras neuronales en división constituyen el ejemplo de su máxima expresión.

Se ha demostrado que la proteína ATM está implicada en funciones muy importantes, como la transducción de señales mitóticas, la condensación del cromosoma, la recombinación meiótica, lo mismo que en la reparación y la regulación de los puntos de control del ciclo celular en respuesta a diferentes estímulos no inflamatorios de daño celular, entre estos el bloqueo de la replicación del ADN, la rotura de su doble hélice, así como la acción de radiaciones ionizantes.

Esta inmunodeficiencia se presenta con ataxia cerebelosa, telangiectasias oculocutáneas e infecciones recurrentes, como otitis y neumonías.

Una de sus características importantes es la hipersensibilidad a las radiaciones ionizantes y la falla en los mecanismos normales para la reparación del ADN, responsables de roturas cromosómicas que involucran en particular a los genes que codifican para los receptores del antígeno en el linfocito T y las inmunoglobulinas de superficie en los linfocitos B. La ataxia suele hacerse evidente cuando el niño comienza a caminar y mantiene un curso progresivo; hacia los 10 a 12 años de edad puede resultar incapacitante. Las telangiectasias aparecen a edades variables, por lo general antes de los 5 años de edad (entre los 3 y 6) en la conjuntiva bulbar o los pabellones auriculares, el dorso de la nariz y las superficies expuestas de las extremidades. Las infecciones sinopulmonares recurrentes aparecen en 80% de los pacientes. En más de 50% de los pacientes se desarrollan enfermedades neoplásicas sobre todo del sistema linforreticular, como leucemias y linfomas; también se han reportado seminoma testicular y carcinoma mucoepidermoide de la glándula parótida. Es característico encontrar la alfafetoproteína elevada en 95% de los casos.

El pronóstico es desfavorable; los pacientes suelen fallecer en la segunda década de la vida por complicaciones pulmonares o enfermedad linfoproliferativa (figura 20-3).

SÍNDROME DE HIPER-IgE

El síndrome de hiper-IgE, o síndrome de Job, es una inmunodeficiencia primaria de fagocitos que se manifiesta con abscesos recurrentes por *S. aureus*, neumonías de repetición con formación de neumatoceles y concentraciones séricas de inmunoglobulina E mayores a 2 000 UI/mL. Se han descrito las variedades dominante y recesiva.

La prevalencia estimada es de < 1 por cada millón de recién nacidos vivos. De 60 a 70% de los casos son herencia autosómica dominante. En pacientes con síndrome de hiper-IgE autosómico dominante se propuso hace poco que el origen puede ser una deficiencia en la producción de IFN-γ, secundario a una mutación de STAT3. Por ello, no puede inhibirse la producción de IgE, lo que genera un incremento de la misma y altera la actividad de las células mononucleares; además, dado que el IFN-γ es el principal activador de los neutrófilos, la supervivencia y acción de esta línea celular se encuentra alterada.

Los pacientes presentan dermatitis pruriginosa en los primeros días o semanas de vida, infecciones de piel que no son superficiales como en los atópicos sino profundas (abscesos o forúnculos). El fenotipo facial es tosco; asimetría facial con frente prominente, ojos hundidos, puente nasal ancho, punta nasal carnosa y prognatismo leve. También se presenta aplastamiento de las vértebras lumbosacras en adultos o niños mayores, osteoporosis y fracturas óseas, escoliosis, retención de dentición primaria, hiperextensibilidad de las articulaciones, eccema crónico e infecciones recurrentes de inicio en la infancia que afectan la piel y los pulmones. Las bacterias aisladas con mayor frecuencia son *S. aureus*, *S. pneumoniae*, *H. influenzae* y bacterias entéricas gramnegativas. Son comunes las infecciones fúngicas, como candidiasis mucocutánea y aspergilosis pulmonar.

El diagnóstico se realiza con el cuadro clínico y con el apoyo de los criterios de Grimbacher; sin embargo, hay que mencionar que estos últimos fueron propuestos para su aplicación en familiares de pacientes con síndrome de hiper-IgE. El punto de corte propuesto para establecer el diagnóstico es de 40 puntos, el diagnóstico probable entre 20 y 40 puntos, y el poco probable menos de 20 puntos. Los valores de IgE están por arriba de 2000 UI/mL; IgG, IgA e IgM normales.

El tratamiento incluye cuidados de la piel y tratamiento temprano de las infecciones con antibióticos profilácticos tópicos y por vía oral. Se ha observado que el ácido ascórbico de 2 a 4 g/día y cimetidina pueden incrementar la quimiotaxis del neutrófilo.

La gammaglobulina a dosis de 2 mg/kg disminuye la producción de IgE, el eccema y las infecciones por *S. aureus*. El IFN-γ recombinante a dosis de 0.05 mg/m² tres veces por semana durante

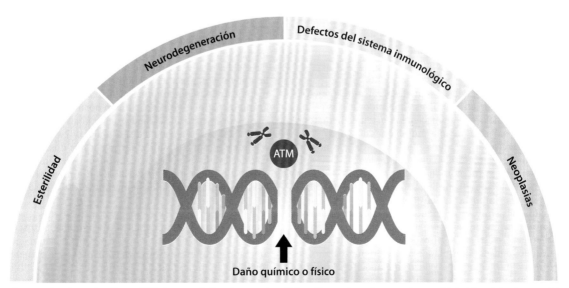

FIGURA 20-3. Ataxia telangiectasia. El gen ATM desempeña funciones en la señalización que interviene en el control del ciclo celular, la recombinación de ADN, la apoptosis y en otras respuestas celulares al daño del ADN. Las anormalidades en el control mediado por ATM producen ADN dañado; con el paso del tiempo se acumulan roturas cromosómicas y la célula muere. Estos fenómenos afectan sobre todo a los timocitos, linfocitos B inmaduros, células de Purkinje del sistema nervioso central y al endotelio vascular. La mutación del gen ATM también produce defectos en la reparación del ADN y en la inactivación de proteínas supresoras de tumores.

2 semanas induce la disminución de hasta 50% de la producción de IgE. El **trasplante de células troncales hematopoyéticas** alogénico no es recomendable en la mayoría de los pacientes.

ENFERMEDADES AUTOINFLAMATORIAS

Fiebres periódicas

Fiebre mediterránea familiar

Las enfermedades autoinflamatorias son un defecto de síndrome autoinflamatorio con brotes espontáneos y autolimitados de inflamación sistémica en ausencia de patógenos, autoanticuerpos, linfocitos T antígeno específicos o neoplasias. Se deben a mutaciones en genes involucrados en la inflamación, la secreción de citocinas o la apoptosis. Tres entidades presentan una clínica similar y se denominan fiebres periódicas familiares: la fiebre mediterránea familiar, la deficiencia de mevalonato cinasa y el síndrome periódico asociado al receptor del TNF (TRAPS).

La fiebre mediterránea familiar tiene una incidencia de uno por cada 200 a 1 000 recién nacidos vivos; es más frecuente en los grupos étnicos de la región mediterránea. Es de herencia autosómica recesiva. Se debe a una mutación en el gen *MEFV*, en el cromosoma 16p, que codifica la proteína marenostrina o pirina. El diagnóstico de sospecha se realiza con base en ataques febriles que duran varios días o semanas, rara vez meses, y se acompañan de síntomas transitorios inexplicables. También se consideran los ataques previos con fiebre inexplicable, la historia familiar de ataques semejantes y el origen étnico. El diagnóstico de confirmación se realiza al demostrar la presencia de mutaciones en el gen *MEFV*. El tratamiento es farmacológico con colchicina, que es capaz de inhibir los ataques y prolongar los intervalos entre estos.

Enfermedades no relacionadas con el inflamosoma

Síndrome periódico asociado al receptor del TNF (TRAPS)

El TRAPS es un síndrome muy raro de herencia autosómica dominante, autoinflamatorio familiar que cursa con episodios recurrentes de inflamación sistémica. Su incidencia es desconocida, aunque se han descrito los casos de 200 familias. Se debe a una mutación en el gen *TNFRSF1A* en el cromosoma 12p13.2 que codifica la proteína TNFR1 (primer miembro de la superfamilia de receptores del TNF) o p55TNFR o CD120a. El diagnóstico de sospecha incluye ataques febriles más otros síntomas que duran de varios días a semanas, acompañados de síntomas transitorios inexplicables como dolor abdominal, artralgias, erupción, orquitis, pleuritis y linfadenopatía; también se toman en cuenta la historia familiar y el origen étnico. El diagnóstico de confirmación se establece cuando se demuestra la presencia de mutaciones en el gen *TNFRS1A*. El tratamiento es farmacológico con antiinflamatorios no esteroides (AINE) más prednisona a dosis altas (> 10 a 20 mg/día) durante los brotes.

ENFERMEDADES DE DESREGULACIÓN INMUNOLÓGICA

Enfermedad de Chédiak-Higashi

La enfermedad de Chédiak-Higashi es un desorden autosómico recesivo de todos los gránulos lisosomales contenidos en las células con características clínicas que envuelven los sistemas hematopoyéticos y neurológicos. Se origina por mutaciones del gen *chs1* que codifica para la proteína LYST, que se localiza en el cromosoma 1q42.1-42.2. Dicha proteína es la encargada de la regulación del transporte lisosomal y la función del citoesqueleto. Este defecto impide la formación normal de los fagolisosomas y los melanosomas, que son vesículas importantes en el proceso de fagocitosis.

La afectación en la síntesis o el mantenimiento de organelas de almacenamiento y secreción tiene repercusión en diversas líneas celulares y afecta, entre otros, a los lisosomas de leucocitos y fibroblastos, los gránulos densos de las plaquetas, los gránulos azurófilos de los neutrófilos y los melanosomas de los melanocitos. En lo que respecta a la hematopoyesis mieloide, en los estadios más inmaduros de esta línea celular los gránulos azurófilos se fusionan entre sí y, junto con componentes de la membrana citoplásmica, forman megagránulos que tienen un contenido disminuido de enzimas hidrolíticas. Como resultado, hay agregación espontánea de molécu-

las de superficie que produce activación celular, consumo elevado de oxígeno y, por último, conduce a apoptosis. Esta es la causa de la neutropenia observada en estos pacientes.

La enfermedad se caracteriza por causar a los pacientes infecciones bacterianas recurrentes por *S. aureus* y estreptococos betahemolíticos, defectos en los nervios periféricos, retraso mental, albinismo ocular y cutáneo parcial, disfunción plaquetaria y enfermedad periodontal intensa.

El estudio microscópico del cabello muestra grandes acúmulos de pigmento distribuidos homogéneamente a lo largo de la médula, mientras que el análisis con espectrofotometría pone de manifiesto un aumento de la reflectancia. En el iris, las coroides y el epitelio ciliar existe hipopigmentación de grado variable; las células epiteliales de la retina están desprovistas de pigmento casi por completo. En cuanto al aspecto neurológico, predomina una neuropatía periférica y de nervios craneales, déficit sensorial, debilidad y convulsiones. Alrededor de 10% de los pacientes tiene un curso relativamente benigno, y sus únicas manifestaciones clínicas son las neurológicas, en particular debilidad progresiva.

Más de 80% de los pacientes termina por desarrollar la denominada fase acelerada. Su aparición pude ocurrir en cualquier momento después del nacimiento y se caracteriza por proliferación linfohistiocítica que remeda un linfoma y que afecta múltiples órganos (el hígado, el bazo y la médula ósea). Los pacientes presentan linfadenopatías, hepatoesplenomegalia y fiebre, así como pancitopenia y datos clínicos de hemorragia. Aumenta la susceptibilidad a infecciones, que cursan con afectación progresiva del estado general y falla multiorgánica, lo que suele conducir a la muerte. El desencadenamiento de la fase acelerada se ha vinculado a una respuesta anómala de los linfocitos NK y Tc y, al final, de los macrófagos ante una infección vírica causada por VEB u otros virus.

El diagnóstico se establece por medio de la sospecha clínica y el estudio citológico de grandes inclusiones en todas las líneas de la hematopoyesis; en particular la serie mieloide neutrofilia y eosinofilia, sobre todo con el estudio molecular para detectar mutaciones del gen *LYST*.

Síndrome de Griscelli tipo 2

El síndrome de Griscelli es una enfermedad autosómica recesiva muy rara, con tres variantes moleculares que tienen un trastorno de grado variable de la pigmentación ocular, en la piel y en el cabello. Se han descrito tres subtipos; el síndrome de Griscelli 2 está ligado a mutaciones de *RAB27A* y su principal manifestación es la inmunodeficiencia, que suele seguirse de una fase acelerada que cursa con proliferación linfohistiocítica sistémica, fiebre y hepatoesplenomegalia. Suele acabar con pancitopenia y diátesis hemorrágica, y puede originar manifestaciones neurológicas secundarias por la infiltración hacia el sistema nervioso.

El diagnóstico es clínico con pacientes que presentan hipopigmentación asociada con alteraciones neurológicas o signos de la fase acelerada de la enfermedad. El examen microscópico del cabello apoya el diagnóstico (el bulbo piloso contiene acúmulos de gránulos grandes pigmentados, en lugar de la distribución de pequeños gránulos pigmentados del cabello normal). El diagnóstico de confirmación se realiza por medio del análisis de la mutación del ADN.

El tratamiento consta de antibióticos para las infecciones recurrentes e inmunoglobulina intravenosa a dosis sustitutiva. Para la fase acelerada se ha usado ciclosporina, ciclofosfamida, busulfán y etopósido con resultados variables. El único tratamiento curativo es el trasplante de células hematopoyéticas.

Linfohistiocitosis hemofagocítica familiar

Es un síndrome hemofagocítico de herencia autosómica recesiva. La incidencia es de uno por cada 50 000 recién nacidos vivos y los afectados presentan síntomas en la primera infancia. La linfohistoicitosis hemofagocítica familiar se puede subdividir en los siguientes cuatro subtipos de acuerdo con el gen alterado.

La LHF 2 implica un defecto en el gen *PRF1*, cromosoma 10q21-22, y representa alrededor de 30% de los casos. La deficiencia de la proteína perforina impide la formación de poros y el acceso correcto de las granzimas a las células blanco.

La LHF 3 conlleva un defecto en el gen *UNC13D*, cromosoma 17q25, y representa cerca de 30% de los casos. La proteína Munc 13-4 alterada impide la maduración y exocitosis de los gránulos citotóxicos.

La LHF 4 implica un defecto en gen *STX11*, cromosoma 6q24. Se piensa que los defectos en la sintaxina 11 impiden la fusión de los gránulos a la membrana.

La LHF 5 conlleva un defecto en el gen *STXBP2* cromosoma 19p13. La proteína de unión a sintaxina 2 alterada no permite la expresión estable de sintaxina 11, lo que afecta de modo similar a los defectos en sintaxina 11. La expresión de perforina está muy disminuida o ausente en las células NK y los linfocitos Tc.

El diagnóstico se realiza cuando se cumplen al menos cinco de los ocho criterios establecidos por la Histiocyte Society:
   a) Fiebre
   b) Esplenomegalia
   c) Citopenia en dos o más series con Hb < 9 g/dL o < 10 g/dL en pacientes con < 4 semanas de edad, trombocitopenia < 100 000/mm³ o neutropenia < 1 000/mm³
   d) Hipertrigliceridemia > 265 mg/dL o hipofibrinogenemia < 1.5 g/L
   e) Hemofagocitosis sin evidencia de malignidad
   f) Actividad de linfocitos NK disminuida o ausente
   g) Niveles de ferritina > 500 µg/L
   h) Niveles de CD25 soluble > 2 400 UI/mL

El tratamiento incluye el uso de inmunoquimioterapia a base de corticoesteroides IV, a la que se suman ciclosporina A, etopósido e inmunoglobulina IV.

El trasplante de células hematopoyéticas de donante HLA idéntico o haploidéntico familiar tras completar la fase de tratamiento con inmunoquimioterapia tiene mejores resultados cuanto más temprano se realice. Sin el trasplante, los pacientes fallecen en 95% de los casos.

▌DEFECTOS DE APOPTOSIS DE LINFOCITOS

Síndrome linfoproliferativo autoinmune

El síndrome linfoproliferativo autoinmune es causado por una mutación del gen *TNFRSF* que codifica para la proteína Fas (CD95/APO1/TNFRSF6) que se encuentra en la membrana plasmática de los linfocitos. Dicha proteína interviene en la apoptosis de los linfocitos después de que han sido activados y han proliferado en respuesta al antígeno. La mutación de este gen es el defecto génico más frecuente.

El defecto en la apoptosis provoca un acúmulo de linfocitos en los órganos linfoides secundarios, lo que da lugar a manifestaciones linfoproliferativas en forma de adenomegalias y esplenomegalia crónica. Existe el riesgo de desarrollar enfermedades autoinmunes, en especial citopenias como anemia hemolítica, trombocitopenia o neutropenia autoinmune, y con menos frecuencia glomerulonefritis y vasculitis cutáneas. El pronóstico está en función del riesgo aumentado de presentar linfomas.

Los pacientes presentan acumulación tanto en la sangre como en los órganos linfoides secundarios de un subtipo de linfocitos T que no expresan la molécula CD4 ni CD8 (linfocitos T dobles negativos). La molécula que identifica a los linfocitos T es el receptor para el antígeno TCR. Existen dos tipos de TCR, ya sea que tengan cadenas αβ o cadenas γδ, suelen ser dobles negativos y pueden encontrarse en la sangre periférica en un pequeño porcentaje (menor de 5% de los linfocitos). En el síndrome linfoproliferativo autoinmune se encuentran elevados los linfocitos T TCR αβ que no expresen CD4 ni CD8. Es frecuente la hipergammaglobulinemia.

Para confirmar el diagnóstico es preciso demostrar *in vitro* un defecto de la apoptosis de los linfocitos. Hay tres criterios de diagnóstico:
   a) Síntomas clínicos de linfoproliferación.
   b) Linfocitos T dobles negativos (CD3+αβCD4- CD8-) en número superior a 1% de los linfocitos totales.
   c) Demostración *in vitro* del defecto de la apoptosis de linfocitos.

La linfoproliferación responde a la administración de glucocorticoides o inmunosupresión farmacológica, pero recurre al suspen-

derlas, por lo que solo se da tratamiento si hay comorbilidades intensas o enfermedad autoinmune.

La linfoproliferación aparece en forma temprana en la infancia y tiende a desaparecer a partir de la adolescencia, pero el riesgo de malignización aumenta con la edad.

Defecto de CD95L (Fas ligando)

El defecto de CD95L es un síndrome raro de herencia autosómica dominante o recesiva, caracterizado por una desregulación del sistema inmunológico por defecto en la apoptosis, asociada con fenómenos autoinmunes. Su incidencia es desconocida. Se debe a una mutación en el gen *TNFSF6* ubicado en el cromosoma 1q23, que codifica la proteína CD95L o FasL. Los pacientes presentan linfoproliferación durante los primeros años de vida, que disminuye a partir de la adolescencia y puede desaparecer con la edad. Es poco frecuente la presencia de fiebre, sudoración nocturna o pérdida de peso. Los fenómenos autoinmunes aparecen de 50 a 70% de los casos. El diagnóstico de confirmación se realiza demostrando la presencia de mutaciones en el gen *TNFRSF6*; sin embargo, es necesario confirmar que estas mutaciones son patologías y no polimorfismos por medio de un estudio funcional que demuestre la alteración de la vía de la apoptosis.

Defecto de caspasa 10

El defecto de caspasa 10 es un síndrome extremadamente raro de herencia autosómica recesiva, ocasionado por un defecto de la apoptosis. Su incidencia es desconocida. Se debe a una mutación en el gen *CASP 10* ubicado en el cromosoma 2q33. El cuadro clínico es similar al del síndrome linfoproliferativo autoinmune FAS. El diagnóstico de confirmación se realiza al corroborar la mutación.

Defecto de caspasa 8

El defecto de caspasa 8 es un síndrome raro de herencia autosómica dominante, provocado por un defecto de la apoptosis. Su incidencia es desconocida. Se debe a una mutación en el gen *CASP8*, localizado en el cromosoma 2q33, que codifica la caspasa 8 de la vía de apoptosis intracelular. El cuadro clínico implica mayor fenotipo autoinmune, como lupus eritematoso sistémico, mayor prevalencia de infecciones (principalmente por virus de herpes simple, sinopulmonares) y débil respuesta frente a la vacunación. El diagnóstico se confirma al detectar la mutación.

▌DEFECTOS DE LA FAGOCITOSIS

Defectos de diferenciación del neutrófilo

Neutropenias congénitas graves

Los defectos de la fagocitosis son una enfermedad rara de herencia autosómica dominante que afecta la diferenciación de neutrófilos y cursa con neutropenia. Su incidencia es de uno por cada 200 000 recién nacidos vivos. Constituye con 60% de las causas de neutropenia congénita grave.

Las neutropenias congénitas graves 1 (NCG1) implican defectos en *ELANE* y *GCSFR*, como se explica en seguida.
   a) Cincuenta y cuatro por ciento de los casos se relaciona con mutaciones en el gen *ELA2*, ubicado en el cromosoma 19p13.3. La elastasa es una proteína serinaproteasa que se expresa en células mieloides y su función enzimática es degradar la proteína A localizada en la membrana externa de las bacterias gramnegativas. Se libera a través del retículo endoplásmico como enzima inactivada y al parecer las mutaciones descritas en el gen *ELA2* producen una enzima activada aún en el citoplasma, lo que provoca la muerte celular, ya que se ha descrito una apoptosis acelerada de los precursores granulocíticos en esta entidad.
   b) Hay mutaciones puntuales en el gen *CSFR*, localizado en el cromosoma 1p35-34.3, que codifica el receptor del factor estimulante de colonias del granulocito.

Las neutropenias congénitas graves 2 (NCG2) implican un defecto del gen *GF1*. Representan 15% de los casos; las mutaciones se dan en el protooncogén *GF1*, en el cromosoma 1p22, que codifica una oncoproteína con motivos ricos en zinc o dedos de zinc.

El cuadro clínico son infecciones recurrentes en la infancia y abscesos piógenos. Cursa con infecciones en las mucosas, seguidas de afección cutánea con úlceras, abscesos, sarpullido, retraso en la curación de heridas, episodios de fiebre, sinusitis, neumonía y gingivitis; 20% de los pacientes desarrolla leucemia mieloide.

El diagnóstico se realiza con un hemograma seriado e historia clínica compatible. La confirmación del diagnóstico se realiza con un estudio genético que detecte la mutación.

El tratamiento es con G-CSF en dosis entre 5 y 100 µg/kg de peso (para mantener la cifra de neutrófilos de 1 000 a 2 000/mm³). Se administra tratamiento antimicrobiano durante los episodios infecciosos. El trasplante de células hematopoyéticas es el único tratamiento curativo.

Neutropenia cíclica

La neutropenia de herencia autosómica dominante se caracteriza por las oscilaciones en la cuenta de neutrófilos, que oscila de normal a muy baja, y se asocia con úlceras en la mucosa oral. Su incidencia es de 3.4 por cada millón de recién nacidos vivos. Se debe a una mutación en el gen *ELANE* que codifica para la proteína elastasa 2 del neutrófilo.

El cuadro clínico son episodios recurrentes de fiebre e infecciones leves orofaríngeas o cutáneas cada 21 días. En 21% de los pacientes puede presentar cáncer, y en 10%, sepsis grave.

El diagnóstico de confirmación se realiza practicando un hemograma cada 3 días durante 8 semanas, que demuestre episodios de neutropenia < 200/mm³ cada 3 a 4 semanas con una duración de entre 3 y 6 días. En el hemograma, además de neutropenia, se puede encontrar monocitosis.

El tratamiento incluye cuidados higiénicos orales y dentales, así como antimicrobianos adecuados en los episodios febriles. Se aplica G-CSF subcutáneo en dosis de 2 a 3 µg/kg peso/día o días alternos, que produce una rápida respuesta pero no modifica los ciclos de neutropenia. Los pacientes tienen un buen pronóstico, el curso es benigno.

Deficiencia de adhesión leucocitaria 1

La deficiencia de adhesión leucocitaria 1 (LAD-1, *leukocyte adhesion deficiency 1*) es una enfermedad de herencia autosómica recesiva que comprende defectos en las cadenas β (CD18) de las moléculas LFA1 (CD11a-CD18), CR3 (CD11b-CD18) y la glicoproteína 150-95 (CR4 o CD11c-CD18). La edad de comienzo de las manifestaciones y su gravedad dependen del grado de expresión de las moléculas. Las formas graves (menos de 1% de la expresión) presentan sus primeras manifestaciones en la etapa neonatal con retraso en la caída del cordón umbilical y onfalitis, piodermitis necrotizantes, neumonía o sepsis por *S. aureus*, *Pseudomona aeruginosa* o *Escherichia coli*. Las formas moderadas (expresión entre 10 y 20%) se presentan en edades más avanzadas con otitis media aguda, fístulas de tejido celular subcutáneo y periodontitis. Son comunes las lesiones carentes de pus; a nivel hematológico hay una marcada neutrofilia: con una infección activa pueden observarse de 40 000 a 100 000/mm³.

El diagnóstico se confirma con citometría de flujo que demuestre la ausencia o disminución de la expresión de la molécula CD18 (< 5%) en la superficie celular. También se puede demostrar la existencia de mutaciones en el gen de *ITGB2* o la ausencia de ARNm de β2 integrinas leucocitarias.

Por lo general los pacientes con fenotipo grave fallecen durante el primer año de vida a causa de infecciones si no son sometidos a trasplante de médula ósea.

Defectos en el estallido respiratorio
Enfermedad granulomatosa crónica

La enfermedad granulomatosa crónica (EGC) resulta de defectos en la reducción del complejo adenina dinucleótido fosfato oxidasa, lo que resulta en la incapacidad para producir el anión superóxido necesario para destruir ciertos microorganismos; por ejemplo, bacterias y hongos. En 75% de los casos se hereda como rasgo recesivo ligado al cromosoma X.

La presentación clínica más común en la infancia es una infección de piel o huesos por bacterias como *Serratia marcescens* o por hongos como *Aspergillus*. Las lesiones infectadas pueden presentar supuración prolongada, dificultad para sanar y cicatrices residuales. La neumonía es común y recurrente en estos pacientes; en 50% de los casos es provocada por hongos, por ejemplo *Aspergillus*. Otros microorganismos asociados son *Burkholderia cepacia*, *Serratia marcescens*, *Klebsiella pneumoniae*, *S. aureus* y *Nocardia*.

Los pacientes también pueden tener abscesos hepáticos; el estafilococo es causa de 90% de estos. La osteomielitis afecta con frecuencia los huesos pequeños de las manos y los pies, pero también llega a afectar la columna vertebral.

La prueba más exacta y eficaz para diagnosticar la EGC es medir la producción de peróxido de hidrógeno en las células fagocíticas. El peróxido de hidrógeno producido por células fagocíticas normales oxida un compuesto llamado dihidrorodamina que al oxidarse se torna fluorescente, lo que permite su medición. El NBT es una prueba visual en la que los fagocitos que producen oxidantes adquieren un color azul y se analizan manualmente por medio del microscopio.

En cuanto al tratamiento, la piedra angular es el diagnóstico temprano y la administración de antibióticos apropiados dirigidos a los organismos. El IFN-γ reduce las infecciones en más de 70%; se observó que aumenta la inmunidad de varias formas que compensan en forma parcial el déficit en la producción de peróxido de hidrógeno; la dosis sugerida es tres veces por semana.

El trasplante de células hematopoyéticas alogénico comienza a tener cada vez más éxito con una sobrevida de alrededor de 90 a 95% (figura 20-4).

▌ DEFECTOS EN LA INMUNIDAD INNATA
Displasia ectodérmica anhidrótica con inmunodeficiencia

La displasia ectodérmica anhidrótica es una inmunodeficiencia primaria en la que la inmunidad innata es afectada por alteraciones en la vía de activación inflamatoria dependiente del TLR y mediada por el factor de transcripción NF-κB. Se estima en uno por cada 250 000 recién nacidos vivos.

Hay formas de herencia de la enfermedad ligadas al cromosoma X. Es causada por mutaciones hipomórficas en el gen que codifica NEMO; codifica para una proteína que forma parte esencial del complejo IKK, fundamental en la activación de la respuesta inflamatoria vía TLR y la herencia autosómica dominante (hipomórfica). Esta resulta de la mutación en el componente Iκ-Bα, que altera la función de NF-κB al aumentar su capacidad inhibitoria.

Los pacientes pueden presentarse con síntomas como los de una SCID. Sufren alteraciones cutáneas y odontológicas con infecciones recurrentes graves y septicemia, que llevan a la muerte temprana. Ante un niño de quien se sospecha que padece la enfermedad se indica el cultivo de fibroblastos para el test de activación del factor NF-κB y la ulterior secuenciación de NEMO e Iκ-Bα.

Se indica tratamiento con inmunoglobulina a dosis sustitutivas y vacunación previa frente a bacterias encapsuladas. El único tratamiento curativo es el trasplante de células hematopoyéticas. El pronóstico es malo.

Candidiasis mucocutánea crónica

Se trata de enfermedades raras y complejas que comprenden un grupo heterogéneo de síndromes que se caracterizan por la infección persistente o recurrente causada por *Candida* sp., en especial *Candida albicans*, de piel, uñas o mucosas. Hasta 50% de los pacientes con esta enfermedad puede presentar una o varias endocrinopatías, acompañadas de un timoma. Se ha asociado también con síndrome de hiper-IgE.

Se presenta una alteración en la producción de citosinas específicas inducidas por *Candida*, características de los linfocitos Th1, como IL-2, IL-10, IL-12, IL-6 e IFN-γ, con notable disminución en la producción de IL-12 y aumento en los niveles de IL-6 e IL-10 que ocurren en forma selectiva en respuesta a la infección por *Candida* y en la vía de señalización Th17.

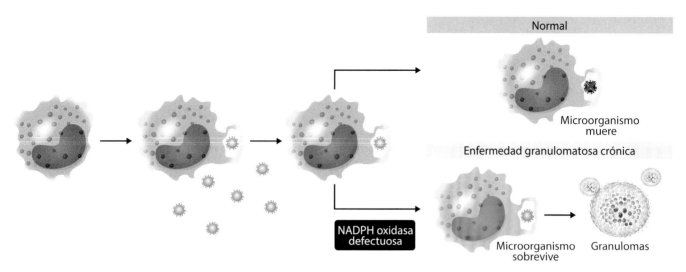

FIGURA 20-4. Enfermedad granulomatosa crónica. Los mecanismos utilizados para la eliminación de agentes patógenos por los fagocitos se dividen en dependientes e independientes de radicales libres de oxígeno. Las células fagocíticas dependen de la NADPH oxidasa; sus productos tienen actividad antimicrobiana directa, en conjunto con la mieloperoxidasa, el peróxido de hidrógeno y el hipoclorito. Los radicales libres pueden interactuar con intermediarios reactivos de nitrógeno para formar productos citotóxicos. Una vez producidos, los radicales libres de oxígeno son capaces de interactuar con el ion potasio y las enzimas lisosomales que, en conjunto, destruyen proteínas, polisacáridos, lípidos, ADN y ARN de los microorganismos fagocitados, lo que da como resultado la eliminación del agente patógeno.

▌ DEFICIENCIAS DEL COMPLEMENTO

Deficiencia de C1q, C1r, C1s y C4

Son enfermedades muy raras de herencia autosómica recesiva, que cursan con síndrome de LES like. Se deben a deficiencia de C1q, mutaciones puntuales en cualquiera de los tres genes de C1q, ubicado en el cromosoma 1p36.3-p34.1, que codifican los polipéptidos C1q α, C1q β y C1q γ, y conducen a la formación de codones de parada, cambios de bases y aumento de aminoácidos. La deficiencia de C1r se debe a una mutación en el gen *C1R* ubicado en el cromosoma 12p13, que codifica la subunidad C1r. La deficiencia de C1s se debe a la mutación en el gen *C1s* ubicado en el cromosoma 12p13 que codifica a la subunidad C1s; la deficiencia de C4 se debe a una mutación en los genes *C4A* y *C4B*, ubicados en el cromosoma 6p21.3.

Los pacientes con defectos congénitos de los factores C1, C2 y C4 no pueden activar la vía clásica del complemento; sin embargo, conservan la capacidad para activar la vía alterna y, por consiguiente, participar en la defensa frente a algunas infecciones (bacterias gramnegativas). La deficiencia de estos componentes de la vía clá-sica suele producir manifestaciones autoinmunes, como LES. El diagnóstico de confirmación se hace demostrando la presencia de la mutación.

El tratamiento es con profilaxis antimicrobiana y vacunación frente a gérmenes encapsulados como neumococo, *Haemophilus influenzae* tipo B y meningococo.

Deficiencia de C2

La deficiencia de C2 es una enfermedad rara de herencia autosómica dominante o recesiva, que cursa con síndrome de lupus-*like*. La incidencia es de uno por cada 10 000 recién nacidos vivos. Es más frecuente en población caucásica y se conocen dos formas: homocigótica y heterocigótica. Se debe a mutaciones en el gen *C2*, situado en el clúster del CMH en el cromosoma 6p21.3.

El diagnóstico es clínico y de laboratorio. El tratamiento es con antimicrobianos profilácticos y vacunación frente a gérmenes encapsulados. El pronóstico es bueno en general.

En el Esquema 20-1 se exponen las pruebas diagnósticas que se aplican en sospecha de inmunodeficiencias primarias.

ESQUEMA 20-1. Algoritmo de pruebas diagnósticas en sospecha de inmunodeficiencia primaria

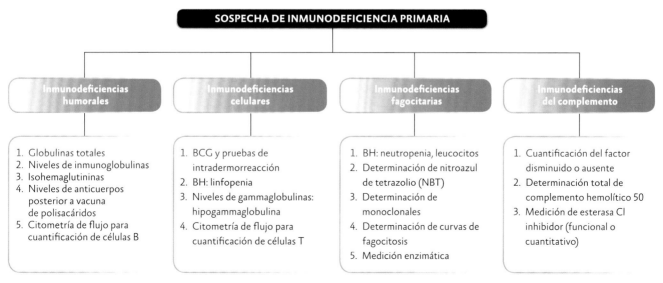

❚ INMUNODEFICIENCIAS SECUNDARIAS

Existen factores extrínsecos que pueden afectar de manera adversa la respuesta inmunológica, al producir estados de **inmunodeficiencia secundaria** y aumentar el riesgo de complicaciones por infecciones comunes y, ocasionalmente, por infecciones oportunistas. Estas inmunodeficiencias son más comunes que las primarias.

Las inmunodeficiencias secundarias se definen como la pérdida de la función inmunológica, lo mismo innata que adaptativa, como resultado de diversos factores extrínsecos, incluidos agentes infecciosos, medicamentos, enfermedades metabólicas y condiciones ambientales. Su causa más frecuente en todo el mundo es la desnutrición, que afecta a hasta 50% de la población en algunas comunidades. La causa más conocida de inmunodeficiencia secundaria es el virus de inmunodeficiencia humana (VIH).

Este grupo de inmunodeficiencias tiene una amplia variedad de presentaciones de acuerdo con la magnitud de la lesión, el agente irritante, infeccioso o tensionante, y la susceptibilidad del huésped. La restauración de la inmunidad en estos pacientes está condicionada estrechamente por el manejo de la condición primaria que origina la inmunodeficiencia o el retiro del agente que la genera.

A continuación se describen en forma breve los mecanismos que se ven involucrados en el vasto grupo de las inmunodeficiencias secundarias. Fueron seleccionadas las patologías y las condiciones que, por su frecuencia, son de mayor interés.

❚ DESNUTRICIÓN

Se estima que entre los años 2000 y 2002 en el mundo había 852 millones de personas desnutridas, la mayoría de estas (815 millones) en países de bajo y mediano ingreso, en especial en Asia meridional y África subsahariana. La desnutrición no solo es causada por la falta de alimentos; en Estados Unidos afecta a 15% de la población de pacientes externos y hasta 65% de pacientes hospitalizados. La desnutrición es causa directa de 300 000 muertes al año e indirectamente es responsable de la mitad de las muertes de niños pequeños.

La desnutrición puede resultar de un limitado acceso a los alimentos, pero también de enfermedades crónicas que inducen caquexia o de enfermedades neoplásicas. La producción de linfocitos T y su función disminuyen en proporción con la gravedad de la hipoproteinemia; sin embargo, los títulos de anticuerpos específicos y la respuesta inmunológica a vacunas pueden ser detectados en individuos desnutridos por un periodo prolongado, pero esta respuesta disminuye si persiste la desnutrición.

La desnutrición proteínica grave en los recién nacidos y los lactantes está asociada con atrofia de la médula ósea y el timo; esto afecta directamente la hematopoyesis y provoca anemia y leucopenia, lo mismo que la disminución de la producción de IL-6 y TNF-α por las células de médula ósea, y reducción de las células madre hematopoyéticas CD34+, encargadas de generar linajes mieloide, eritroide y linfoide B y T. Las alteraciones del timo por la desnutrición, como la atrofia tímica, provoca la disminución en la proliferación de linfocitos T y aumento en la apoptosis, sobre todo de células inmaduras Th y Tc; estos efectos han sido asociados con la disminución en los niveles de leptina. También se han descrito cambios morfológicos en las células epiteliales tímicas asociadas con la disminución en la producción de hormonas del timo durante la desnutrición.

La respuesta inmunológica de las barreras epiteliales también es afectada por la desnutrición, principalmente caracterizada por cambios en la arquitectura de la mucosa del intestino, atrofia de las microvellosidades, reducción de la cuenta de leucocitos en las placas de Peyer y reducción de la IgA secretora.

La presentación de antígenos por los linfocitos T es un paso fundamental para el desarrollo de inmunidad humoral y celular. En este aspecto se ha encontrado que las células dendríticas son afectadas por la desnutrición, sobre todo en cuanto a su número, a la producción de citocinas y la capacidad para activar la proliferación de linfocitos T de memoria.

Vitamina A

La deficiencia de vitamina A se ha relacionado a complicaciones del sarampión, como neumonía, CRUP y encefalitis. Existe evidencia experimental de que el riesgo de mortalidad e intensidad de la infección por este virus se reduce 30% al administrar suplementos de vitamina A; por esta razón la OMS recomienda la administración de una dosis de vitamina A para los niños con sarampión que habitan en áreas con deficiencia de esta vitamina.

En estudios de laboratorio la vitamina A polariza la respuesta inmunológica hacia un perfil Th2, actuando a través del ácido retinoico, su principal metabolito oxidativo. El ácido retinoico también impulsa la respuesta de anticuerpos contra el tétanos. Existe evidencia reciente de que la vitamina A mejora la integridad del epitelio intestinal y reduce la secreción de TNF-α e IL-6 ante patógenos específicos. También de que esta vitamina aumenta la cuenta de linfocitos Th en niños infectados por VIH, pero no en adultos. La respuesta al toxoide tetánico puede estar aumentada si se da un suplemento de vitamina A antes de la vacunación.

Vitamina D

Recientemente un estudio demostró que los niveles bajos de vitamina D están asociados con alto riesgo de tuberculosis activa, ya que esta vitamina parece ser necesaria para la actividad de los macrófagos contra los patógenos intracelulares. Los investigadores reportaron que una dosis de 2.5 mg de vitamina D era suficiente para aumentar la capacidad del sistema inmunológico para enfrentar esta enfermedad.

Zinc

Existe evidencia reciente de que el zinc es un nutriente de importancia crucial por sus propiedades en la función del sistema inmunológico. Se ha demostrado que es efectivo en la prevención de cuadros diarreicos, neumonía y malaria. Los suplementos de zinc en niños con diarrea incrementan los números de linfocitos CD3+ y CD4+ circulantes, pero no los de CD8+, linfocitos B o linfocitos NK. En términos de la respuesta inmunológica innata, se sabe que las células de Paneth dependen del zinc; estas células sintetizan moléculas antimicrobianas para la defensa innata del intestino delgado en humanos.

La privación por 30 días de zinc reduce la respuesta inmunológica mediada por células, antitumoral y la respuesta mediada por anticuerpos hasta en 80%. Se ha demostrado en animales con deficiencia de zinc que exponerlos a dosis bajas de *Trypanosoma cruzi* o nematodos intestinales les ocasiona la muerte.

Hay evidencia de que la función de los linfocitos NK y la fagocitosis por macrófagos se encuentra alterada por la deficiencia de zinc como resultado de la reducción en su capacidad de estallido oxidativo. Los suplementos de zinc en la alimentación dan por resultado liberación de IL-1, IL-6, TNF-α e IFN-γ en los macrófagos y linfocitos T. Asimismo, se ha documentado que la suplementación exagerada de zinc puede producir la regulación negativa de la función de los linfocitos T.

La evidencia definitiva de que la deficiencia de zinc afecta la respuesta inmunológica en los seres humanos procede de un estudio en el cual una serie de voluntarios fueron sometidos a una restricción de este nutriente. La deficiencia produjo disminución en los niveles en la sangre de timodulina, reducción de la proporción de linfocitos CD4+/CD8+ y de la síntesis de citocinas tipo Th1, IL-2 e IFN-γ, pero también de citocinas Th2, IL-4, IL-6 e IL-10. La actividad de las células NK también se redujo.

Hierro

La deficiencia de hierro se ha asociado con defectos tanto en la respuesta inmunológica innata como la adaptativa. Los defectos en la respuesta inmunológica adaptativa son principalmente la reducción del número de linfocitios T, de la proliferación de los mismos, de la producción de IL-2, de la producción de MIF por los macrófagos y de la respuesta de DTH a tuberculina en la piel. Los defectos en la respuesta inmunológica innata incluyen la reducción en la capacidad de los neutrófilos por la reducción de la actividad de la mieloperoxidasa; también existe deterioro de la actividad de los linfocitos NK.

Otros nutrientes

El selenio es un antioxidante importante que tiene efectos inmunoestimulantes en macrófagos y linfocitos T y B en humanos. Los suplementos de selenio provocan un incremento en la proliferación de linfocitos T y de INF-γ, y de la producción de IL-10 por los linfocitos T. En cuanto a la vitamina E, aunque existe escasa evidencia, su suplementación se ha relacionado con el aumento en los títulos de anticuerpos ante la vacunación para tétanos y hepatitis B, pero no en los niveles de inmunoglobulinas o en el número de linfocitos T o B.

EXTREMOS DE LA EDAD

El envejecimiento se acompaña de cambios en el sistema inmunológico, lo que da como resultado una respuesta disminuida a la vacunación y la declinación significativa en la inmunidad contra las infecciones. Por ejemplo, la vacuna de la influenza que se aplica cada año solo es eficaz en 40 a 60% en sujetos mayores de 65 años. Por lo tanto, los adultos mayores son más susceptibles a infecciones virales y bacterianas, infecciones oportunistas, reactivación de virus latentes, enfermedades autoinmunes y neoplasias con incremento en la morbilidad y mortalidad. A este desequilibrio del sistema inmunológico que se da con la edad se le llama inmunosenescencia. Incluso en ausencia de un reto inmunológico en pacientes sanos, los adultos mayores tienen un estado inflamatorio significativamente más alto que el basal y sus niveles de citocinas, incluidas IL-6, IL-1β y T-α, se encuentran más elevados.

Aunque está bien documentado que tanto los linfocitos B como los T del sistema inmunológico adaptativo se encuentran deteriorados cuando la edad es avanzada, el impacto del envejecimiento en muchos aspectos del sistema inmunológico innato permanece sin elucidarse. Las células del sistema inmunológico innato (neutrófilos, macrófagos/monocitos, células dendríticas, células NK, células NKT, eosinófilos y basófilos) se ven afectadas en muchos aspectos con el envejecimiento.

Los neutrófilos tienen una función relevante en la respuesta inmunológica innata como primera línea de defensa contra los patógenos. Aunque existe un consenso general de que la edad no impacta en el número total de neutrófilos circulantes, existe evidencia de disminución en su capacidad efectora, principalmente quimiotaxis, fagocitosis y generación de especies reactivas de oxígeno (ROS, *reactive nitrogen species*) en respuesta a la estimulación por GM-CSF, LPS, fMLP u opsonización bacteriana. La capacidad del GM-CSF de activar el estallido respiratorio, así como de retrasar la apoptosis, está alterada en los adultos mayores. Se ha encontrado que esto es secundario al incremento en la actividad de SHP-1, un inhibidor de la familia Src de tirosincinasas, y la supresión de señalización de citocinas (SOCS, *suppressor of cytokine signaling*).

También se ha observado disminución en el calcio intracelular en adultos mayores luego de la estimulación con fMLP; esto puede contribuir a la disminución de la habilidad para la fagocitosis y una actividad bactericida deficiente. De igual forma, la edad avanzada afecta la vía fosfolipasa proteína cinasa C (PLC-PKC) desde la generación de IP3 y DAG y la activación de adenosina monofosfato cíclico/proteína cinasa A (AMPc/PKC); estos cambios afectan la producción de ROS. Las funciones de los neutrófilos inducidas por TREM-1 (degranulación, fagocitosis y producción de citocinas proinflamatorias y quimiocinas) también se afectan en los adultos mayores.

El efecto de la edad en los macrófagos parece ser multifacético, y afecta siempre todos los aspectos de su función celular normal. Se ve afectada en 75% la capacidad de estas células de producir aniones superóxido luego de su estímulo por IFN-γ, secundario a una reducción en la fosforilación de MAPK. También disminuye la expresión de moléculas de MHC II en la superficie celular de los macrófagos después de su estimulación con IFN-γ; la producción de ROS y óxido nítrico (NO) luego de la estimulación con LPS se encuentra significativamente reducida comparada con la de población joven. Es importante mencionar que el número de monocitos (CD68⁺) está disminuido en la médula ósea de la población adulta en comparación con la población pediátrica. Asimismo, se ha encontrado que la edad influye en la polarización de los macrófagos al promover un fenotipo M2 o antiinflamatorio. Esta disminución en la producción de citocinas proinflamatorias y el incremento de citocinas antiinflamatorias, junto con la subexpresión de moléculas del MHC II, provocan un estado de inmunorregulación negativa que afecta en forma significativa la función de los linfocitos T, un defecto relacionado con una producción reducida de TNF-α por los macrófagos (véase tabla 20-1).

CIRUGÍA Y TRAUMA

Los procedimientos quirúrgicos y el trauma ocasionan daño de la barrera epitelial y una destrucción celular importante, que da inicio a una respuesta inflamatoria excesiva y al bloqueo de la respuesta inmunológica mediada por células, lo cual provoca el aumento de la susceptibilidad a la sepsis. Los microorganismos contienen en sus superficies PAMP que activan a los receptores de patrones de reconocimiento expresados en las células presentadoras de antígenos y otras células del sistema inmunológico que participan en la producción de citocinas y quimiocinas; esto activa, a su vez, el sistema inmunológico adaptativo.

El daño tisular masivo incrementa la activación de mecanismos proinflamatorios en respuesta a la presencia de productos tóxicos derivados de las células dañadas (DAMP). En esta respuesta inflamatoria los receptores tipo Toll tienen una participación relevante en la activación del sistema inmunológico, lo que la producción de citocinas inflamatorias, sobre todo IL-6 y TNF-α. Si dicha respuesta es intensa, los pacientes de trauma pueden experimentar una respuesta inflamatoria sistémica e incluso una falla multiorgánica. La respuesta inflamatoria observada en pacientes con trauma grave se desarrolla de manera gradual: pérdida de las barreras epiteliales, vasodilatación e incremento de la permeabilidad vascular, activación celular, incremento de la adhesión al endotelio y respuesta neuroendocrina al estrés. De manera paralela, los pacientes afectados se encuentran con inmunosupresión secundaria a la activación no específica, que lleva a un estado de anergia inmunológica debido al aumento del cortisol inducido por el estrés, así como a la pérdida de la barrera epitelial.

La función de los macrófagos luego de una cirugía mayor queda detenida y se renueva hasta 5 días después del evento, aunque en algunos estudios se ha reportado aumento en la secreción de IL-1 e IL-10 posterior a un evento quirúrgico mayor, y se han documentado niveles elevados de monocitos CD14⁺CD16⁺. Asimismo, se documentó la disfunción de la interacción de los monocitos y los linfocitos T, que ha demostrado ser crucial para el desarrollo de sepsis. La expresión del HLA-DR también se encuentra disminuida en algunos pacientes y se correlaciona de modo directo con la intensidad del evento séptico.

Mediante observaciones en víctimas de trauma se encontró una asociación con el aumento de las concentraciones de citocinas proinflamatorias TNF-α, IL1 e IL-6, cuya participación es relevante en el inicio de cascadas de eventos que desencadenan la falla orgánica múltiple, según se ha demostrado.

Es importante mencionar en forma especial a los pacientes sometidos a esplenectomía, debido a que son particularmente susceptibles a infecciones por microorganismos encapsulados (sobre todo *Streptococcus pneumoniae*). La mortalidad por sepsis en pacientes esplenectomizados se encuentra entre 50 y 70%, lo que enfatiza la necesidad de evitar este procedimiento siempre que sea posible. En caso de ser electivo, estos pacientes deberán recibir inmunizaciones, por lo menos 2 semanas antes del procedimiento, contra meningococo, *Haemophilus influenzae* y antineumococo (figura 20-5).

LUZ UV, RADIACIÓN IONIZANTE, ALTURA, HIPOXIA CRÓNICA Y VUELOS ESPACIALES

Existe una creciente preocupación por los peligros potenciales de la exposición del ser humano a condiciones ambientales adversas y climas extremos, como frío extremo o grandes alturas, e incluso el

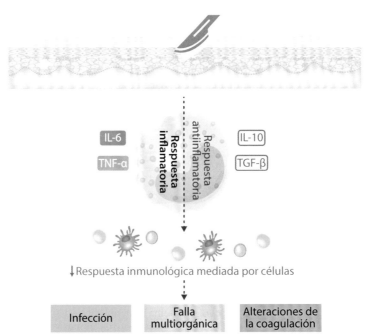

FIGURA 20-5. Mecanismos de inmunodepresión en pacientes quirúrgicos y de trauma. Después de una cirugía mayor o un traumatismo se produce un estado de inmunodepresión mediado por la respuesta inflamatoria, principalmente por IL-6 y TNF-α. De manera paralela, los pacientes afectados se encuentran con inmunosupresión secundaria a la activación no específica que lleva a un estado de anergia inmunológica, en el que participan principalmente IL-10 y TGF-β, y que incluso puede ocasionar falla multiorgánica (FMO).

espacio exterior. En la actualidad se conoce la estrecha relación que existe entre la exposición a la luz solar directa y el incremento del riesgo de cáncer en la piel; sin embargo, también existen condiciones en las cuales la luz solar puede ser de ayuda en diversas patologías, por ejemplo cuando se usa en pacientes con inflamación de la piel por psoriasis. El efecto biológico de la luz solar en la inflamación está mediado por los rayos UV, los cuales inducen la apoptosis de los linfocitos T, la liberación de citocinas tolerogénicas de las células presentadoras de anticuerpos en la epidermis y la diferenciación de los linfocitos Treg.

Los efectos inmunosupresores de la radiación ionizante afectan todas las líneas celulares mediante la depleción de la médula ósea y la inducción de citopenias. No obstante, aunque la respuesta humoral y la fagocitosis se consideran radiorresistentes, la exposición continua a radiación termina por afectar todas las funciones inmunológicas. Los experimentos en animales con radiación espacial (similar a la que experimentan los seres humanos durante vuelos espaciales prolongados) han demostrado la sensibilidad de la inmunidad mediada por linfocitos T y la reactivación de infecciones virales latentes. Por otro lado, la hipoxia que se experimenta a grandes altitudes y vuelos espaciales de larga duración puede afectar la respuesta inmunológica por el estrés físico y mental que provocan. Las alteraciones en el ciclo del sueño provocadas por el estrés generan alteraciones en la regulación corticoadrenal e incremento en los niveles de cortisol. En sujetos humanos que han sido modelos de viajes espaciales y de privación del sueño se demostró un incremento en los niveles sanguíneos de citocinas proinflamatorias y supresión de IL-10.

RESUMEN

- Las **inmunodeficiencias primarias** son desórdenes hereditarios de la función del sistema inmunológico que predisponen a quien las tiene a una frecuencia e intensidad mayores de infecciones, autoinmunidad y padecimientos oncológicos; su incidencia es de 1:2 000 nacidos vivos. Se agrupan en **ocho categorías** con base en el mecanismo inmunológico involucrado: 1. *Defectos de inmunidad combinada (humoral y celular);* 2. *Inmunodeficiencias combinadas con características o síndromes asociados;* 3. *Deficiencias humorales;* 4. *Padecimientos por desregulación inmunológica;* 5. *Defectos congénitos de fagocitos (número, función o ambos);* 6. *Defectos de la respuesta inmunológica intrínseca e innata;* 7. *Padecimientos autoinflamatorios;* y 8. *Deficiencias del complemento.*
- La **deficiencia selectiva de IgA** es la inmunodeficiencia primaria más frecuente (1:300 a 600 nacidos vivos). Los pacientes son, en su mayoría, asintomáticos pero pueden presentar manifestaciones por infecciones respiratorias y gastrointestinales y el padecimiento se puede asociar con otras enfermedades. La **inmunodeficiencia común variable (CVID)** se caracteriza por una concentración insuficiente de IgG, IgA e IgM; sus manifestaciones clínicas se relacionan con infecciones recurrentes, enfermedades autoinmunes, adenopatías y mayor incidencia de displasias linfoides y de otros tumores.
  Entre los síndromes bien definidos se encuentran:
  - **Síndrome de Wiskott-Aldrich.** Enfermedad ligada al cromosoma X (gen WAS y proteínas WASp) caracterizado por la triada: *eccema, infecciones recurrentes y trombocitopenia.* El defecto se manifiesta por hipogammaglobulinemia y alteraciones estructurales y funcionales de las células de la respuesta inmunológica.
  - **Ataxia telangiectasia.** Enfermedad neurodegenerativa progresiva de transmisión autosómica recesiva (mutación del gen de la ataxia telangiectasia [ATM]) caracterizada por ataxia cerebelosa, telangiectasias oculares y cutáneas e infecciones recurrentes derivadas de deficiencias en la codificación de receptores y en la reparación del ADN.
- La **fiebre mediterránea familiar** es la enfermedad autoinflamatoria más común (1:200 a 1 000 nacidos vivos), su transmisión es autosómica recesiva (mutación del gen *MEFV* que codifica para la proteína marenostrina) y se manifiesta por episodios febriles de duración prolongada (días a semanas) y síntomas transitorios diversos.
- La **enfermedad de Chédiak-Higashi** es una de las enfermedades de *desregulación* más frecuentes; se transmite de forma autosómica recesiva (alteración del gen *chs1* que codifica para la proteína LYST) y se manifiesta por alteración de los gránulos lisosomales por alteraciones del citoesqueleto y del transporte lisosomal. Las manifestaciones clínicas se caracterizan por infecciones bacterianas recurrentes, deficiencias mentales, albinismo parcial ocular y cutáneo, disfunción plaquetaria y enfermedad periodontal grave, además de adenopatías.
- Las **inmunodeficiencias secundarias** agrupan padecimientos en los que se pierde la función inmunológica innata y adaptativa debido, principalmente, a factores extrínsecos (nutrición, infecciones, medicamentos, enfermedades metabólicas y condiciones ambientales, entre otros). La causa más frecuente es la desnutrición aunque la más conocida es la secundaria a la infección por el virus de la inmunodeficiencia humana (VIH). Su presentación clínica es variada y dependerá de la intensidad de la deficiencia, del agente causal y de la susceptibilidad del huésped.

 TÉRMINOS CLAVE

Inmunidad celular Es aquella que implica la participación de leucocitos. Históricamente esta denominación incluye la respuesta de macrófagos y linfocitos, y se remonta a los tiempos en los que se consideraba que la respuesta inmunológica se dividía en humoral y celular. Se le conoce como aquella mediada por anticuerpos y el complemento.

Inmunodeficiencia Conjunto de alteraciones en el número o la función de alguno de los componentes del sistema inmunológico. Las inmunodeficiencias pueden ser de origen genético (primarias) o adquiridas (secundarias).

Inmunodeficiencia primaria Disminución funcional o en número de los componentes del sistema inmunológico, debida a trastornos hereditarios o genéticos en la respuesta inmunológica.

Inmunodeficiencia secundaria Disminución funcional o en número de los componentes del sistema inmunológico, debida a causas extrínsecas, como consecuencia de enfermedades víricas, desnutrición, fármacos, radioterapia, trastornos hematológicos, etc.

Trasplante de células troncales hematopoyéticas Procedimiento que consiste en una infusión de células troncales hematopoyéticas para reconstituir el sistema hematopoyético de un paciente.

 PREGUNTAS DE AUTOEVALUACIÓN

1. Los desórdenes hereditarios de la función del sistema inmunológico que predisponen a un incremento de infecciones, alteración en la regulación del sistema inmunológico con enfermedades autoinmunes y malignidad, se definen como:
   a. Desórdenes genéticos
   b. Inmunodeficiencias primarias
   c. Errores innatos del metabolismo
   d. Inmunodeficiencias secundarias
2. Es la primera inmunodeficiencia primaria identificada en 1952, caracterizada por ausencia de linfocitos B en sangre periférica y órganos linfoides debido a un defecto molecular que imposibilita la supervivencia de estos:
   a. Inmunodeficiencia común variable
   b. Agammaglobulinemia ligada a X (enfermedad de Bruton)
   c. Síndrome de Wiskkot-Aldrich
   d. Ninguna de las anteriores
3. Esta inmunodeficiencia cursa con deficiencia de células T con o sin deficiencia de linfocitos B y números bajos de linfocitos NK,

se presenta típicamente en la infancia con cuadros de neumonía, diarrea crónica y falla de medro.
   a. Inmunodeficiencia combinada severa
   b. Enfermedad de Bruton
   c. Deficiencia de subclases de IgG
   d. Inmunodeficiencia común variable
4. Es la inmunodeficiencia primaria más común y frecuente en la población en general.
   a. Deficiencia selectiva de subclases de IgG
   b. Síndrome de Griscelli tipo 2
   c. Enfermedad granulomatosa crónica
   d. Deficiencia selectiva de IgA
5. Se distingue por la presencia de trombocitopenia con plaquetas pequeñas, volumen plaquetario menor de 7 femtolitros (fL), eccema e infecciones piógenas y oportunistas recurrentes, así como por presentar mayor riesgo de linfomas y autoinmunidad:
   a. Deficiencia selectiva de IgA
   b. Síndrome de hiper-IgE
   c. Síndrome de Wiskott Aldrich
   d. Enfermedad de Chediak-Higashi

RESPUESTAS A LAS PREGUNTAS DE AUTOEVALUACIÓN

1. **b.** Inmunodeficiencias primarias
2. **b.** Agammaglobulinemia ligada a X (enfermedad de Bruton)
3. **a.** Inmunodeficiencia combinada severa

4. **d.** Deficiencia selectiva de IgA
5. **c.** Síndrome de Wiskott-Aldrich

CASO DE CORRELACIÓN

Síndrome de Wiskott-Aldrich

Paciente masculino preescolar de 5 años y 2 meses de edad, referido a consulta por antecedente de infecciones y sangrado, sin eccema. De origen mestizo mexicano del centro del país, sin antecedente familiar de consanguinidad, infecciones o sangrado, ni antecedente personal de reacciones adversas a vacunas. Producto del segundo embarazo, fue normoevolutivo hasta que en el tercer trimestre se diagnosticó oligohidramnios severo; el paciente nació a las 39 semanas de gestación por vía abdominal, con calificación Apgar 8/9, peso de 2 990 g y talla de 49 cm. Sin complicaciones al nacimiento.

A los 15 días de nacido inició con gastroenteritis que ameritó hospitalización durante 3 meses, cursó con sepsis, otitis purulenta y endocarditis, esta última posterior a la colocación de un catéter venoso central que remitió con la administración de antibióticos endovenosos de amplio espectro.

A los 6 meses reingresó por padecer evacuaciones líquidas con moco y sangre, recibió el diagnóstico de enteropatía eosinofílica, con aislamiento de *Acinetobacter baumanni* en heces fecales y divertículo de Meckel a 45 cm de la válvula ileocecal. El paciente tenía tos productiva y en la secreción bronquial se cultivó *Pseudomonas aeruginosa*; también tenía otitis crónica supurada, con cultivo de secreción ótica positivo para *Mycobacterium tuberculosis*. Durante su internamiento se observó plaquetopenia de manera recurrente y persistente. El aspirado de médula ósea reportó celularidad aumentada (++), megacariocitos aumentados (++), serie granulocítica presente y aumentada con predominio de formas inmaduras; datos compatibles con destrucción periférica de plaquetas.

Hemoglobina de 10.7 g/dL, leucocitos 10 800/mm³, plaquetas 12 000/mm³, volumen plaquetario medio 6.8 fL, IgA 206 mg/dL, IgM 141 mg/dL, IgG 1 187 mg/dL, IgE 1 291 UI/mL.

Con este cuadro clínico se sospechó síndrome de Wiskott-Aldrich y se solicitó, con el apoyo de la Unidad de Investigación en Inmunodeficiencias del Instituto Nacional de Pediatría, la amplificación y secuenciación de WAS, realizadas en el Laboratorio de Inmunología del Hospital Juan P Garrahan en Buenos Aires, Argentina, que reportó una mutación puntual hemicigota de tipo *nonsense*: Q203X en el exón 7.

El tratamiento durante su hospitalización incluyó antibióticos endovenosos de amplio espectro y gammaglobulina intravenosa (IgIV).

El paciente recibe mensualmente IgIV y profilaxis antimicrobiana oral con trimetoprim/sulfametoxazol, en espera de un donante no relacionado para someterse a trasplante alogénico de células precursoras hematopoyéticas.

En los últimos 2 años tuvo un absceso en la cavidad abdominal por *Escherichia coli* productora de beta-lactamasas, proctocolitis erosiva y nodular, candidiasis esofágica, fístula enterocutánea en la porción superior del tubo digestivo, sepsis por *Klebsiella oxytoca*, necrosis y fístula perianal con aislamiento de *Pseudomonas aeruginosa*, así como necrosis de la punta de la nariz, con crecimiento de *Proteus mirabilis* y *Klebsiella pneumoniae*.

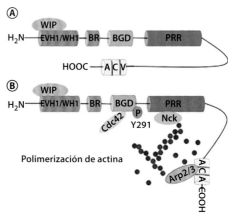

FIGURA 20-1-1. La proteína del síndrome de Wiskott-Aldrich (WASp) y su función en células hematopoyéticas. En su forma inactiva A) WASp se autoinhibe plegada sobre sí misma. Cuando se activa, B) en respuesta a diversos estímulos extracelulares, se despliega y su extremo terminal queda libre para unirse al complejo de proteínas ARP2-ARP3 y a monómeros de actina, a partir de lo que se polimeriza en hebras. El principal activador de WASp es la GTPasa CDC42, que se une al dominio de unión a GTP (GBD). En este dominio, en el exón 7, se localiza la mutación Q203X del paciente.
Tomada de: Guillén-Rocha NL, López-Rocha EG, Danielian S, Segura-Méndez NH, López-González, Lugo-Reyes SO. Síndrome de Wiskott-Aldrich. Comunicación de una nueva mutación. *Revista Alergia México*. 2014;61:219-223.

PREGUNTAS DE REFLEXIÓN

1. ¿Cómo afecta al sistema inmunológico la mutación en el gen *WASP*?
2. ¿Cuáles son las infecciones más frecuentes en esta enfermedad?
3. ¿Por qué es necesario realizar el trasplante de células troncales hematopoyéticas?
4. ¿Cuáles son las infecciones más frecuentes en esta enfermedad y por qué?
5. ¿Cuál es la característica de las plaquetas en el síndrome de Wiskott-Aldrich?

6. ¿Cuál es el cuadro clínico característico del síndrome de Wiskott-Aldrich?
7. ¿Cuál es la característica de las plaquetas en estos pacientes?
8. ¿Cuál es el defecto genético en estos pacientes?
9. ¿De qué depende la gravedad del cuadro clínico?
10. ¿Cuál es el tratamiento definitivo en estos pacientes?

21

AUTOINMUNIDAD

María Eugenia Vargas Camaño • Nora Ernestina Martínez Aguilar
• María Isabel Castrejón Vázquez

CONTENIDO

OBJETIVOS DE APRENDIZAJE

Al terminar este capítulo el lector será capaz de:

1. Describir la tolerancia central y mecanismos de rotura
2. Integrar la tolerancia central y la generación de autoanticuerpos
3. Definir tolerancia periférica
4. Integrar los factores que influyen en la pérdida de la tolerancia periférica
5. Describir los modelos animales en enfermedad autoinmune
6. Integrar la fisiopatología de la enfermedad autoinmune
7. Integrar los biomarcadores de pronóstico clínico y significado de la presencia de autoanticuerpos
8. Describir qué es el repertorio clonal
9. Integrar los mecanismos de daño inmunológico en las enfermedades autoinmunes

10. Describir las características clínicas de las enfermedades autoinmunes órgano-específicas y sistémicas
11. Integrar las enfermedades autoinmunes y manifestaciones clínicas relevantes
12. Describir las terapéuticas empleadas en las enfermedades autoinmunes y considerar la racionalidad de las monoterapias con blanco específico (medicamentos biotecnológicos)
13. Conocer las características farmacocinéticas y farmacodinámicas de los medicamentos inmunosupresores, fundamentalmente los glucocorticoides
14. Considerar la integración de tratamientos inmunomoduladores en enfermedades autoinmunes

INTRODUCCIÓN

Las enfermedades autoinmunes (EA) siempre han sido desconcertantes. En 1902, Paul Ehrlich denominó *horror autotoxicus* a la aversión del sistema inmunológico a atacar componentes propios. Sin embargo, es relevante considerar que las respuestas autoinmunes forman parte de la respuesta inmunológica normal, y se presentan cuando se requiere proliferación homeostática linfocitaria. El desarrollo de una enfermedad autoinmune requiere, además de autoanticuerpos, células autorreactivas y la alteración de los circuitos reguladores.

Las enfermedades autoinmunes se caracterizan por la destrucción de tejidos del huésped y la pérdida de la función de una respuesta inmunológica que está dirigida contra órganos específicos. En esta disfunción de la respuesta inmunológica participan elementos humorales y celulares del sistema inmunológico, citocinas y otros factores internos y externos.

Se estima de que 7.6 a 9.4% de la población mundial presenta alteraciones en los circuitos reguladores y pierde la capacidad de controlar un importante segmento de respuestas autoinmunes, lo que condiciona el desarrollo de la expresión clínica de enfermedad. La prevalencia varía de acuerdo con el tipo de la enfermedad de que se trate, el grupo de población involucrada y su ubicación territorial. Por ejemplo, en Estados Unidos las tasas de prevalencia varían de menos de cinco por cada 100 000 habitantes (hepatitis autoinmune, uveítis) a más de 500 por cada 100 000 habitantes (enfermedad de Graves, artritis reumatoide, tiroiditis). Se considera que las enfermedades autoinmunes son la décima causa de mortalidad en los países de altos ingresos. En un estudio estadístico poblacional, que incluyó 6 EA, los pacientes con lupus eritematoso sistémico (LES) presentaron la tasa más alta de mortalidad y de menor expectativa de vida.

TOLERANCIA CENTRAL, DEFINICIÓN Y MECANISMOS DE ROTURA

Las respuestas autoinmunes forman parte de la respuesta inmunológica normal para la depuración de antígenos propios derivados de la muerte y destrucción de células propias. Algunas de estas respuestas, sobre todo las de **autoanticuerpos (AuAb)**, tienen efectos reguladores. Estos son procesos que ocurren por lo regular en el transcurso de la vida, lo que significa que las respuestas autoinmunes están diseñadas como un mecanismo de protección. Esta protección tiene un condicionamiento genético estricto y se expresa desde las primeras etapas de la vida embrionaria.

En la etapa del desarrollo tímico se generan numerosos arreglos de receptores de linfocitos T (TCR, *T cell receptor*) $\alpha\beta$, que median el reconocimiento de péptidos en el contexto molecular del complejo principal de histocompatibilidad (MHC, *major histocompatibility complex*) que le corresponda. En la activación celular, durante este reconocimiento está involucrado el gen *AIRE* (*autoimmune regulator*) y las células presentadoras de antígeno (APC, *antigen presenting cells*) locales. Las principales APC involucradas en este proceso son las células dendríticas (DC, *dendritic cells*) y las células del epitelio medular tímico (mTEC, *medular T epitelial cells*). El gen *AIRE* (codificado en la región 21q.22.3, con 14 exones) exhibe más de 100 mutaciones y actúa de manera dosis-dependiente y en el timo ejerce funciones como:

a) Regular la transcripción de los genes neuroendocrinos en las mTEC, mediante transcripción de la expresión ectópica de antígenos proteicos de tejido periférico.

b) Seleccionar negativamente en forma fundamental a las células T.

c) Construir la microarquitectura del timo.

d) Inducir al subgrupo específico de células T reguladoras (Treg).

e) Inducir por sus mutaciones, en humanos y en ratones, la aparición de EA multiorgánica: síndrome poliglandular autoinmune tipo 1 (APS-1, *autoimmune polyglandular syndrome-1*) por ausencia de promoción de la tolerancia al repertorio de antígenos de tejidos periféricos expresados en el timo de los individuos normales.

f) Contribuir a la presentación de EA órgano-específicas menos graves y más comunes (p. ej., tiroiditis, vitíligo, anemia perniciosa) por ciertas mutaciones localizadas en sus dominios *SAND* y *PHD1*, que ejercen un efecto dominante negativo en el gen *AIRE* de tipo salvaje.

Además del gen *AIRE*, los timocitos requieren interacciones TCR-MHC-péptidos propios (antígenos tisulares) para su maduración en la médula tímica.

Los genes del MHC, también conocidos como antígenos de leucocitos humanos (HLA, *human leukocyte antigen*), son los más conocidos para la susceptibilidad genética a EA, sobre todo los de clase I (A, B) y clase II (D) (véase descripción de ello más adelante).

Las mTEC son esenciales en el desarrollo de la tolerancia central por la expresión de los antígenos tisulares propios que presentan a las DC, de ahí que se las considere con funciones de APC, además de ser un reservorio antigénico. En un modelo murino con disminución de expresión de MHC-II en forma transgénica, se documentó que las mTEC contribuyen en forma autónoma tanto a

mecanismos dominantes como recesivos de tolerancia central en linfocitos T cooperadores (Th, *T helper*). En esta presentación de autopéptidos en el timo, los antígenos específicos tisulares (TSA, *tissue-specific antigens*) son expuestos a los timocitos por las mTEC y a un pequeño subgrupo de células B tímicas. En este proceso, se elimina de manera clonal a las células T marcadamente autorreactivas, que emergen durante la recombinación aleatoria de segmentos de genes que codifican las partes variables del TCR. La más reciente evidencia ha mostrado que este proceso expone a los timocitos en maduración a casi una completa representación del genoma codificante de proteínas, asegurando así la proyección comprensiva de lo propio.

Por estudios clínicos y experimentales se ha sugerido que el origen de la autoinmunidad dirigida contra las glándulas neuroendocrinas radica principalmente en un defecto de la programación intratímica de autotolerancia al tejido neuroendocrino. Este defecto puede ser genético o adquirido.

La tolerancia central tímica seleccionará a los timocitos, que se convertirán en linfocitos circulantes (figura 21-1):

1. **Selección positiva:** con apoptosis de los timocitos que no tuvieron interacción con las moléculas del MHC.

2. **Selección negativa:** con apoptosis de los timocitos que reaccionaron con alta afinidad a los TSA en el contexto de las moléculas MHC y eligiendo a los que presentaron una afinidad baja a media por estos antígenos.

La respuesta inmunológica durante el desarrollo y la activación es dependiente de la muerte celular programada (apoptosis) en cada punto. La consecuencia de la muerte celular en el timo es la eliminación clonal.

TOLERANCIA CENTRAL Y LA GENERACIÓN DE AUTOANTICUERPOS

En un proceso simultáneo, la presentación de autoantígenos en el timo genera linfocitos T reguladores (Treg) que pueden inhibir en la periferia a los linfocitos T autorreactivos que se escaparon de la selección negativa en el timo. Este es uno de los fundamentos de la tolerancia periférica, como se explica más adelante. La función de los linfocitos Treg está mediada por múltiples factores, sobre todo

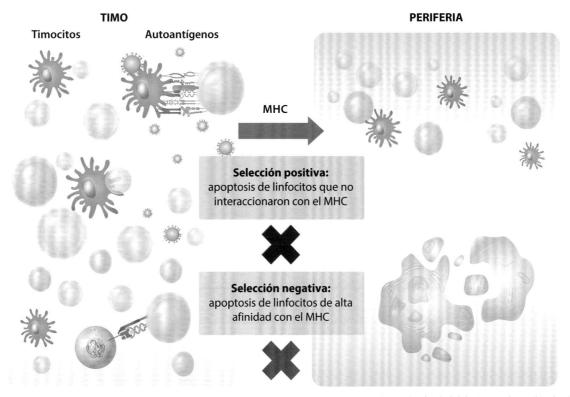

FIGURA 21-1. Selección del repertorio linfocitario. Mecanismo de tolerancia central tímica de acuerdo con la afinidad del TCR con las moléculas del MHC y antígenos propios (TSA).

genéticos. Al progresar la maduración de estos timocitos a linfocitos T *naïve* CD4+ o TCD8+, un porcentaje limitado de linfocitos autorreactivos puede ser exportado a la circulación periférica. Una vez cumplida la función protectora, este repertorio autorreactivo es eliminado por los circuitos reguladores inmunológicos, que desencadenan apoptosis, sin que ello se traduzca en una enfermedad.

En situaciones de enfermedad y estrés, los linfocitos efectores y de memoria participan en la eliminación antigénica y el sistema inmunológico presenta una considerable pérdida de linfocitos (linfopenia). Dicha proliferación homeostática es indispensable para la reconstitución del sistema inmunológico y recurre a todos los repertorios de linfocitos disponibles. De esta forma, la presencia de linfopenia (linfocitos totales < 1 000 células/mm³ en humanos) se puede asociar con el reclutamiento del repertorio autoinmunológico. Si este repertorio no es regulado o si es reclutado continuamente mediante persistencia antigénica, el desenlace puede ser una enfermedad autoinmune.

La "protección" humoral autoinmune está representada por un grupo de autoanticuerpos (AuAb) que ocurren naturalmente y son producidos por linfocitos B1. Los anticuerpos naturales (NAb, *Natural antibodies*) pueden incluir a los isotipos IgM, IgG e IgA; estos NAb son polirreactivos y ejercen sus efectos por acción multivalente. Además, proveen la primera línea de defensa contra microorganismos, para más referencia sobre respuesta inmunológica innata, véase el capítulo 4, Sistema del complemento. Los NAb ejercen múltiples funciones en el mantenimiento de la homeostasis inmunológica, a través de la selección de los siguientes repertorios inmunológicos:

a) Participan en la depuración de células viejas, detritus celulares y Ag propios. Los NAb dirigidos contra la proteína de banda 3 (proteína mayor de la membrana eritrocitaria) están comprometidos en la depuración de los eritrocitos al final de su vida, así como en su remoción en diferentes desórdenes hemolíticos y malaria.

b) Tienen actividad de opsonización y activación del complemento.

c) Participan en la vigilancia antitumoral y ejercen actividad antiinflamatoria (al unirse a estructuras dañadas por oxidación o neutralizando citocinas proinflamatorias).

d) Facilitan la fagocitosis y, en consecuencia, la presentación antigénica.

e) La deficiencia selectiva de NAb puede relacionarse con enfermedades; por ejemplo, la demencia en la enfermedad de Parkinson.

Debido a las funciones antes descritas, algunos autores han sugerido que los efectos benéficos de la inmunoglobulina endovenosa (IgEV) humana en EA y en enfermedades inflamatorias se deben en parte a este repertorio de NAb. En la práctica clínica, la presencia de estos repertorios autorreactivos humorales y celulares explica el hallazgo de AuAb en títulos bajos en individuos normales.

Los anticuerpos antinucleares (AAN) se han encontrado en adultos sanos en porcentajes de 20 a 31.7%, sin ninguna relación con inmunosenescencia, ya que también se han detectado de 10 a 12.5% en población infantil normal. La administración de algunos medicamentos se asocia en numerosas ocasiones con la elevación de niveles de estos AuAb, un reflejo probable de la protección contra el daño tisular que la medicación causa.

La generación de anticuerpos neutralizantes contra el virus de inmunodeficiencia humana (VIH) está limitada por los controles de tolerancia inmunológica. Se postuló que los pacientes con VIH y EA están mejor adaptados para generar este tipo de anticuerpos; ello explicaría la frecuencia notablemente baja de la asociación entre lupus eritematoso sistémico (LES) e infección por VIH. Este hecho demuestra la función protectora del repertorio autoinmune, que reside entre los antiADNd (anticuerpos antiADN de doble cadena) y tal vez tiene capacidad neutralizante contra la infección de VIH. Sin embargo, se requiere más investigación al respecto para entender la función de los AAN y su compromiso como repertorio de defensa en infecciones tumorales.

También se detectaron AuAb antitiroideos (antitiroglobulina y antiperoxidasa tiroidea) en títulos bajos en pacientes sin enfermedad tiroidea, mientras que títulos moderadamente elevados de AuAb se asocian con enfermedad tiroidea autoinmune. Conviene resaltar que la tiroiditis de Hashimoto aumenta el riesgo de cáncer diferenciado de tiroides. No obstante, pacientes con títulos muy elevados de autoanticuerpos antiperoxidasa tienen un riesgo menor de desarrollar este tipo de cáncer, lo que sugiere el papel protector de estos autoanticuerpos. En contraste, en cáncer papilar de tiroides, los títulos elevados AuAb antitiroglobulina se asociaron con una presentación más agresiva de este cáncer, mientras que los títulos negativos se correlacionaron con remisión del mismo. De ahí la importancia de establecer el papel funcional de los AuAb en el control de las EA y su participación en otras enfermedades.

La pérdida de la tolerancia se presenta cuando una respuesta autoinmune escapa a la regulación, porque ha habido una proliferación exagerada en respuesta a la estimulación por un autoantígeno persistente y se ha perdido la homeostasis. Esta producción descontrolada de células o anticuerpos autorreactivos se dirige contra diversas células, tejidos u órganos blanco, y si persiste sin ser regulada durante un tiempo no determinado, que puede ir de meses a años, causa daño tisular y orgánico, cuyo desenlace es la expresión clínica de la EA. Un ejemplo es el LES, en el que se ha podido asociar la detección de AAN en 88% de los pacientes de incluso hasta 9.4 años (media 3.3 años) antes del diagnóstico claramente establecido por el desarrollo del síndrome clínico.

TOLERANCIA PERIFÉRICA, DEFINICIÓN Y FUNCIÓN NORMAL

La tolerancia o supresión periférica es un mecanismo por el cual se mantiene regulada la respuesta inmunológica contra autoantígenos; es decir, esta respuesta existe mientras se requiere, no se amplifica innecesariamente y se cancela cuando el autoantígeno se elimina. La selección clonal depende en gran parte de procesos apoptóticos que derivan de la presentación antigénica, la actividad y la madurez de las células presentadoras de antígeno (APC) determinadas por el microambiente en el que se encuentran.

La tolerancia periférica induce la selección de los linfocitos T autorreactivos funcionales que escaparon a la eliminación del timo y están comprometidos en eliminar un autoantígeno. La apoptosis y la tolerancia son respuestas biológicas claramente vinculadas con el control de la respuesta inmunológica periférica. La apoptosis en las células del tejido conserva la homeostasis de órganos mediante la transducción de señales tolerogénicas por medio de las células dendríticas (DC) y la vía de reconocimiento cruzado para evitar la autoinmunidad. La apoptosis en el sistema inmunológico promueve la inhibición periférica y la eliminación de los linfocitos T autorreactivos peligrosos.

Las DC inician y dan forma a las respuestas inmunológicas tanto innatas como adquiridas. En todos los estudios clínicos y modelos experimentales se les ha implicado en la patogénesis de la mayoría de las EA. Existen varios fenotipos de DC descritos en humanos y ratones. Las DC clásicas son APC activas y son fundamentales en el desarrollo de la tolerancia inmunológica; en este desarrollo influyen sus niveles y reguladores moleculares intrínsecos que, cuando son adecuados, previenen el desarrollo de la EA.

Las DC promueven el desarrollo de respuestas inmunológicas efectoras tipos Th1, Th2 y Th17, con sus correspondientes citocinas. La presentación prolongada de autoantígenos por las DC es crucial para el desarrollo de la EA, lo que representa factores críticos en la magnitud de la respuesta inmunológica. Son importantes: a) la cantidad de autopéptidos previamente ignorados, b) la duración de la presentación de estos péptidos en los órganos linfoides secundarios, c) la influencia del microambiente y d) la participación de otras subpoblaciones celulares con función reguladora.

La inducción de la tolerancia es uno de los descubrimientos más excitantes en la investigación traslacional. La tolerancia ante un Ag de origen infeccioso describe un proceso *in vivo* en el que la tolerancia se traslada de una población de linfocitos a otra, quizá por regulación idiotipo-antiidiotipo, y conseguirla con terapia de corto plazo apuntaría a alcanzar una homeostasis autoperpetuada. Desde el punto de vista clínico, existen metodologías en proceso de investigación que se orientan a este propósito con monoterapias. A partir de estos hallazgos se puede sugerir que la remisión y posible cura de la EA en seres humanos dependería de una inducción efectiva de tolerancia central y periférica.

FACTORES QUE INFLUYEN EN LA PÉRDIDA DE LA TOLERANCIA PERIFÉRICA

Además del papel fundamental que tiene la presentación de autoantígenos por las DC, la alteración de la función fisiológica de uno o más de los siguientes factores influye en la pérdida de la tolerancia periférica:

1. Predisposición genética
2. Exposoma (mecanismos epigenéticos)
3. Inmunidad innata
4. Inmunidad adquirida
5. Inmunodeficiencias primarias
6. Autoantígenos
7. Mecanismos apoptóticos
8. Hormonas y neuropéptidos
9. Infecciones

Predisposición genética y mecanismos epigenéticos

Los factores genéticos son determinantes en el desarrollo de la EA. Los genes de susceptibilidad para las EA son múltiples —simplemente en lupus murino se han identificado más de 20—, pero los más extensamente estudiados son los del MHC de clases I, II y III, que en el humano se encuentran codificados en el brazo corto del cromosoma 6 (véase capítulo 11, Complejo principal de histocompatibilidad).

En los pacientes de poblaciones escandinavas con APS-1 se han reportado diversas asociaciones con MHC: los pacientes que exhiben insuficiencia suprarrenal primaria expresan fundamentalmente HLA-DRB1*03, y los que cursan con alopecia, HLA-DRB1*04-DQB1*0302. En forma opuesta, los pacientes con APS-1 y expresión de HLA-DRB1*15-DQB1*0602 están protegidos contra la diabetes tipo 1. Semejantes asociaciones se han observado en pacientes con EA sin APS-1, lo que sugiere la participación de los mismos AuAb.

Por los objetivos de este capítulo, solo se mencionarán algunas de las asociaciones de genes MHC clases I, II y III con EA.

Diabetes mellitus tipo 1 (DMT1): en escrutinios genómicos se ha confirmado que el *locus* para DMT1, la región genética HLA, es el mayor determinante de riesgo para la enfermedad al contar con 42% de herencia familiar. Por ejemplo, para poblaciones latinoamericanas (Chile) se han encontrado como genes de susceptibilidad para DMT1: *DQA1*0301, DQA1*'501, DQB1*201, DQB1*302* y genes de protección como *DRB1*11 y DRB1*07*. En un extenso estudio en población europea el gen de mayor riesgo identificado para DMT1 fue *HLA-DQB1*0302*.

Espondilitis anquilosante: es una condición reumática común heredable asociada con *HLA B27*.

Artritis reumatoide (AR): los alelos compartidos de epítopos positivos HLA-DRB1 son genes de riesgo y de protección *HLA-DRB1*08* en población mexicoamericana.

Enfermedad celiaca (EC): los genes de riesgo se han encontrado en la mayoría de los pacientes y los sujetos que muestran una copia doble de genes DQB* 02 (*DQ2/DQ2* y *DQ2/DR7*), genotipo Q8 (DR4)/X, son los portadores de mayor riesgo. La herencia de estos genotipos explica la predisposición en familias con EC.

En cada EA se ha descrito el riesgo que confieren los genes MHC clases I y II. Existe también asociación de genes MHC I y II con la gravedad por infecciones (virales, tuberculosis) y reacciones adversas a medicamentos.

Los genes MHC clase III o HLA C se consideraban solo como moléculas inhibidoras de la capacidad lítica de las células asesinas naturales (NK, *natural killer cells*) y células T no restringidas por el MHC en la respuesta inmunológica innata. Se han descrito también como participantes en psoriasis y eccema, dados los diferentes patrones de expresión y no solo como un rasgo general de inflamación.

Otros como el gen *AIRE* se relaciona con el síndrome poliglandular autoinmune, tipo 1 (APS-1) y otras EA órgano-específicas.

También se ha asociado la EA, las mutaciones y los polimorfismos en los genes de las vías de señalización relacionadas con TLR/IFN (*IRF5, STAT4, IRAK1, TREX1*), TNF/NF-kB (*TNFAIP3*), genes de activación de linfocitos T (*PTPN22, STAT4, PDCD2, TN-*

FSF4), con células B (*BLK, BANK1, FCGR2B, LYN*), y genes relacionados con la eliminación de complejos inmunes (*FCGR3A, FCGR3B, CRP, ITGAM, C4A, C4B, C2, C1q*).

Exposoma

El exposoma considera el efecto bidireccional del ambiente en los seres humanos y la influencia humana en todos los sistemas vivos y sus genomas. Las implicaciones multifactoriales y multigeneracionales relacionadas a esta interacción afectan a los sistemas moleculares y microbianos, cuya variación se puede medir utilizando tecnologías genómicas y modelos estadísticos. El estudio del exposoma incluye diferentes -omics: epigenómica, transcriptómica, micro ARN, metabolómica, nutrigenómica, microbiómica, farmacogenómica y el estudio de los telómeros.

La **ecología autoinmune** se puede considerar dentro del exposoma. Se refiere a las interacciones entre los individuos y su entorno que conducen a una rotura en la tolerancia inmunológica y, por lo tanto, al desarrollo de una o más EA. Se han sugerido algunos factores asociados con las EA; a saber, el consumo de vitamina D, tabaco, alcohol y café desde la perspectiva de la exposición y la metabolómica. El tabaquismo se asocia con un mayor riesgo para el desarrollo o exacerbación en la mayoría de las EA. La carbamilación de proteínas y NETosis han surgido como posibles nuevos mecanismos fisiopatológicos para la AR. El consumo de alcohol y algunas vitaminas parece disminuir el riesgo de LES y AR. La ingesta de café parece ser un factor de riesgo para la DMT1 y la AR o como un factor protector para la esclerosis múltiple (EM) y la colangitis biliar primaria.

La **epigenética** incluye los cambios mitóticos heredables que afectan a la expresión génica sin afectar la secuencia del ácido desoxirribonucleico (ADN) del genoma. Abarca mecanismos que registran, marcan, perpetúan o alteran la actividad génica. Debido a sus conexiones con factores de transcripción y vías de señalización, los factores epigenéticos detectan y median las interacciones entre el medio ambiente (señales extracelulares) y el genoma.

Los principales mecanismos epigenéticos comprenden la metilación del ADN, las modificaciones de las histonas (metilación, acetilación y fosforilación), el ácido ribonucleico (ARN) no codificante (micro ARN o miARN) y la remodelación de la cromatina.

El reconocimiento de los componentes epigenéticos en la EA, en conjunto con la existencia de los genes asociados, constituye la base para el desarrollo de la EA. Los estudios con ARN de interferencia señalan una contribución potencial de los efectos epigenéticos en la disregulación génica en las EA como la DMT1 y la EM. Se han reportado cambios aberrantes en los patrones de metilación del ADN, con presencia de linfocitos T con hipometilación del ADN en pacientes con LES y AR, generando un efecto en la autorreactividad. Sin embargo, la hipometilación no es un dato general de todas las EA.

Por otra parte, un ejemplo de la participación de la microbiómica es la alteración de la microbiota normal por Ag no comensales en la poliendocrinopatía-candidiosis-distrofia ectodérmica autoinmune (APECED, *autoimmune polyendocrinopathy-candidiasis-ectodermal dystrophy*) y candidiasis-autoinmune (presente en APS-1, previamente mencionado), con manifestaciones gastrointestinales importantes.

Además de las funciones que ya se han descrito, el gen *AIRE* contribuye a la regulación de la homeostasis intestinal, al menos indirectamente, y a la estimulación microbiana persistente, un factor que puede contribuir a la patogénesis de APS-1.

El microbioma se ha definido como la suma de la enorme variedad de microbios que colonizan la piel y las superficies corporales mucosas, sus elementos genómicos y sus interacciones en un nicho ecológico dado.

Existe una reciprocidad entre el sistema inmunológico del hospedero, que tiene un importante papel en la formación de la microbiota intestinal, y ésta a su vez influencia significativamente el desarrollo de la respuesta inmunológica innata y adquirida del hospedero para establecer un fenotipo tolerante.

Estudios recientes han resaltado que la microbiota gastrointestinal es uno de los mayores contribuyentes a la regulación de la función inmunológica de células efectoras, así como a su maduración y actividad, y se ha demostrado que la disbiosis contribuye a la permeabilidad de la mucosa intestinal al igual que a la inducción de las defensas innatas, lo que se considera un factor de riesgo ambiental capaz de disparar la EA. Se han reportado disbiosis o comunidades aberrantes de microbiota en diferentes EA, incluyendo enfermedad inflamatoria intestinal, DMT1, AR, LES y EM, además de enfermedades alérgicas como asma y alergia alimentaria.

El microbioma humano provee al hospedero de regulación inmunológica y metabólica que se instalan desde etapas muy tempranas de la vida y perduran a lo largo de ella. Factores ambientales como nutrición, medicamentos, cambios hormonales y estrés psicológico pueden ser disruptivos de la microbiota intestinal y determinar su influencia en la homeostasis inmunológica. Es un extenso campo de estudio apenas iniciado de las interacciones dieta-microbiota en la emergencia de EA, sobre todo las extraintestinales (DMT1, LES y EM), por las conexiones con la microbiota intestinal y sus metabolitos de señalización celular que influencian inflamación sistémica que compromete la barrera intestinal, lo que pudiera influenciar el inicio o mantenimiento de la enfermedad autoinmune.

El descubrimiento de microARN (miARN) ha representado uno de los más importantes avances en el entendimiento de los mecanismos de la regulación genética. Estos pequeños miARN no codificantes, de alrededor de 18 a 25 nucleótidos de largo, regulan negativamente la expresión genética en forma postranscripcional. La regulación que ejercen los miARN es compleja y redundante, puede tener como blanco silenciar o activar muchos genes diferentes y cada gen puede estar regulado por múltiples miARN; sus funciones principales se pueden resumir como sigue:

a) Representan parte de la regulación epigenética.
b) Participan en la regulación de la expresión génica de más de 30% de las proteínas codificadas.
c) Pueden suprimir la transcripción o la estabilidad de la proteína.
d) Participan en la regulación de procesos biológicos o vías metabólicas.
e) Pueden intervenir en la renovación y pluripotencialidad de las células troncales.

Algunos miARN, como los miARN-146a y miARN-182, están implicados en la regulación de las respuestas inmunológicas innatas y adquiridas. Se ha reportado disregulación de miARN en EA, como miARN-146. El miARN-15b suprime la expresión de los genes dependientes de NF-κB, incluyendo *IL2, COX2, CSF2* y *RORγT.*

La diferenciación de los linfocitos T es un proceso complicado e implica una variedad de factores de transcripción y alteraciones epigenéticas relacionadas para activar la expresión distintiva de citocinas. La regulación negativa mediada por miARN-15b de N-acetilglucosamina transferasa ligada a O (O-GlcNAc, *O-linked N-acetylglucosamine transferase,* u OGT) puede estar implicada en la patogénesis de la EM, principalmente inhibiendo la diferenciación de células Th17.

En la piel de pacientes con psoriasis, el miR-210 se encuentra sobreexpresado. Otros miARN relacionados con autoinmunidad son: miARN-23b (disminuyendo inflamación), miR-132 (diferenciación de células Th17 en EM y señales antiinflamatorias colinérgicas), miR-155 (promoviendo inflamación en encefalomielitis alérgica experimental), miR-301ª (favoreciendo la desmielinización producida por células Th17) y miR-326 (que contribuye al desarrollo de tiroiditis autoinmune).

El conocimiento sobre la participación de los miARN en la regulación de la proliferación celular podría aplicarse al control de la expansión clonal autoinmune y proporcionar blancos para diagnóstico y terapéutica de EA y neoplasias.

Inmunidad innata

El compartimento de la respuesta inmunológica innata es relevante en la inducción de EA demostrada de modo experimental (modelos animales) y en humanos.

El reconocimiento de patrones moleculares asociados a patógenos (PAMP) se hace a través de receptores de reconocimiento de patógenos (PRR) entre éstos: los receptores tipo Toll (TLR, *Toll-like receptors*), los receptores tipo NOD (NLR, *NOD-like receptors*) y

otros más (véase capítulo 3, Respuesta inmunológica innata) son una conexión clave para la generación de la enfermedad autoinmune.

Por ejemplo, en condiciones de salud de la mucosa intestinal hay interacción benéfica entre la microbiota, la barrera epitelial y los mecanismos de defensa inducidos por los PRR. Esto permite un estado de "inflamación fisiológica local", en equilibrio dinámico o tolerancia con producción de moléculas como linfopoyetina derivada del estroma tímico (TSLP), proteína 1 quimiotáctica de monocitos (MCP1), péptidos antimicrobianos y otros mediadores que se asocian a respuestas reguladoras (Th2 y Treg). Las infecciones rompen esta tolerancia. Las DC locales reciben estímulos bacterianos a través de los PRR, con producción de citocinas inflamatorias como el IFN-γ y respuestas de linfocitos Th1 antígeno-específicas, que derivan en Th17 y producción de IL-17, activación de linfocitos B y células plasmáticas, así como producción de anticuerpos con reclutamiento de monocitos y neutrófilos, iniciando una respuesta inflamatoria que, de acuerdo con las condiciones de tolerancia y regulación, puede derivar en enfermedad autoinmune.

Se ha reconocido el papel del complemento en la patogénesis de LES, ya que los pacientes con enfermedad activa presentan niveles séricos disminuidos de complemento, además de niveles séricos elevados de interferón alfa (IFN-α), que pueden o no ser inducidos por infección. El IFN-α coopera en la aparición inicial de células B productoras de autoanticuerpos y esto se asocia con mayor consumo de complemento.

Las células dendríticas plasmacitoides (pDC) activan sus PRR en presencia de PAMP (material apoptótico no depurado o patógenos) e inducen respuestas protectoras por linfocitos Th1. Sin embargo, en un fondo genético de susceptibilidad, la estimulación de estos PRR (p. ej., TLR3 y TLR9) puede también inducir autoinmunidad por el incremento en la producción de IFN-α.

Los **neutrófilos** son otra población de células innatas con participación relevante como efectoras. Se ha reconocido que tienen un papel fundamental en la generación de EA, exhibiendo anormalidades en fenotipo y función. También participan en la iniciación y perpetuación de respuestas aberrantes y daño orgánico, ya sea por producción de enzimas o por ser un blanco inmunogénico. En LES y AR las trampas extracelulares de neutrófilos (NET) contienen ácidos nucleicos que pueden originar estimulación antigénica. Estas NET pueden ser inducidas por IL-17A. En vasculitis asociadas a ANCA, este tipo de AuAb se forma contra los antígenos de neutrófilos: proteinasa-3 (PR-3) y mieloperoxidasa (MPO).

Las células reguladoras de la inmunidad innata NK, NKT y Tγδ interactúan con células T y B, dentro de una orquestación mediada por células T y citocinas IL-12 e IL-15, que pueden mediar autoprotección contra patógenos particulares y efectuar funciones inmunorreguladoras, pero en determinadas condiciones pueden desencadenar EA.

Existen importantes alteraciones en la inmunidad innata en EA que programan respuestas adquiridas alteradas y probablemente se asocian al desarrollo y perpetuación de las mismas. Las células NKT pueden ejercer funciones reguladoras en autoinmunidad y neoplasia.

Inmunidad adquirida

Véanse capítulos 12, Linfocitos T; 14, Linfocitos B y 15, Cooperación B-T.

Linfocitos reguladores

La regulación inmunológica reside dentro del repertorio linfocitario. Se han identificado diversos subgrupos de células reguladoras.

Experimentalmente se ha definido un subgrupo de células B con funciones reguladoras (Breg), que interactúan con linfocitos T patogénicos para suprimirlos, con producción de IL-10 o TGF-β.

Un subgrupo de células T CD8+, las Treg CD8αα+, tiene efecto regulador en encefalomielitis alérgica experimental (EAE), el modelo murino de EM. En este modelo se ha demostrado que estas células disminuyen en la recaída de la enfermedad y se recuperan cuando hay remisión. En EM recurrente-remitente (RR), los autores detectaron deficiencia de células T CD8+. En MSRR el tratamiento con acetato de glatiramer parece inducir en el ser humano un grupo específico de células T CD8+ que incide en la disminución en la frecuencia de recaídas, con efecto limitado en tiempo por agotamiento clonal.

El papel preponderante en la regulación lo ejercen las células Treg, productoras de TGF-β, que constituyen un grupo de células antiinflamatorias por excelencia.

Las células Treg existen en varios subgrupos diferentes dependiendo de su modo de acción o su desarrollo de origen. Las Treg CD4+ derivadas del timo (células nTreg) expresan el factor de transcripción Foxp3 que es específico del linaje, con fenotipo CD4+CD25+Foxp3+ y que se requiere para su desarrollo, homeostasis y función. Su disminución numérica o funcional es crítica en EA.

Las células T reguladoras inducidas (células iTR) pueden generarse en la periferia o *in vitro* de células T convencionales CD4+-Foxp3– (células Tconv). Esta inducción de regulación es clave en el éxito de la inmunoterapia específica con alérgenos.

La pérdida de la regulación inherente a la función deficiente de uno o varios de estos grupos celulares es crítica en la pérdida de la tolerancia de inducción de EA. Por ello, es de suponer que medidas terapéuticas enfocadas en modular estas respuestas defectuosas podrían revertir la pérdida de la tolerancia y conducir a la remisión de la EA.

Linfocitos T cooperadores

Los linfocitos T cooperadores (Th) son los principales componentes del sistema inmunológico adquirido que tienen un papel primordial en sostener y regular la respuesta inmunológica antígeno-específica. Son exportados del timo como linfocitos Th *naïve* CD4+ y se diferencian en varios subgrupos y funciones. Incluyen linfocitos Th1, Th2, Th9, Th17 y Treg inducidas (véase capítulo 13).

Los linfocitos Th1 expresan IFN-γ y son responsables de modular la respuesta inmunológica celular e inflamación tisular. Los linfocitos Th2 producen IL-4, IL-5 e IL-13 y son responsables de la regulación de la inmunidad humoral y la enfermedad alérgica. Los linfocitos Th17, que expresan un factor de transcripción asociado al receptor huérfano de ácido retinoico C (*RORC, RORγt* en ratones), secretan citocinas proinflamatorias como IL-17A ,IL-17F, IL-21, IL-22 y CCL20. Tienen un papel fundamental en la defensa del hospedero contra patógenos celulares, como los hongos y bacterias a través de células inmunológicas y no inmunológicas.

Entre las células no inmunológicas sobre las que actúan los linfocitos Th17, se encuentran fibroblastos, células endoteliales y epiteliales, induciendo la producción de mediadores proinflamatorios IL-6, TNF-α, IL-1β, prostaglandina E2, óxido nítrico, metaloproteinasas de matriz y quimiocinas (CXCL1, CXCL8 y CCL2).

Se considera que los linfocitos Th17 son las principales células responsables de la destrucción crónica inflamatoria de los tejidos en la EA (EM, AR, psoriasis, LES, vasculitis asociadas a anticuerpos contra citoplasma de neutrófilos, dermatomiositis y pénfigo) y otros procesos inflamatorios crónicos como la enfermedad alérgica.

La multifuncionalidad de los linfocitos Th17 de ofrecer protección contra las infecciones, infiltración tisular de órganos en EA, activación del rechazo en aloinjertos y regular tolerancia inmunológica, lleva a considerar el desarrollo de tratamientos que no busquen su eliminación total sino su regulación para inducir tolerancia y evitar su función protectora fundamental.

Inmunodeficiencias primarias

La linfopenia puede ser el origen de una EA. En un estudio con ratones NOD propensos a diabetes se demostró que la linfopenia y la vida corta de los linfocitos son determinantes en el desarrollo de diabetes autoinmune.

Las EA son comunes en pacientes con inmunodeficiencia primaria (IDP). Después de la susceptibilidad a infecciones, las manifestaciones de EA representan el grupo más común de alteraciones clínicas en pacientes con IDP.

Los estudios en pacientes con IDP y en modelos animales relacionados han revelado el papel crítico del gen *AIRE* en la expresión inducida de los autoantígenos para la eliminación de las células T autorreactivas (tolerancia central). Los pacientes y modelos de IDP han proveído de evidencia inequívoca del papel esencial de los linfocitos Treg en la periferia (tolerancia periférica). Se ha demostrado además, que en pacientes con IDP definida la proliferación homeostática, así como el aumento o disminución en la depuración de células apoptóticas y patógenos, pueden llevar a la rotura de la tolerancia periférica.

Un ejemplo de IDP monogénica (gen *CD55*) asociada a baja susceptibilidad a infecciones, pero con manifestaciones de EA, es la deficiencia de DAF (*decay-accelerating factor*, factor acelerador de decaimiento o CD55), que es una proteína de membrana que regula el sistema de complemento al interrumpir la cascada de activación del mismo en las células propias. Se demostró que una deficiencia en el DAF puede estar presente en diversas EA, entre otras: síndrome de Sjögren, lupus con alteración hematológica, artritis reumatoide y anemia hemolítica neoplásica, pero además se ha demostrado participación de éste en el síndrome mielodisplásico, trastornos linfoproliferativos, discrasias de células plasmáticas y anemia.

Se ha reconocido y estudiado extensamente la asociación de inmunodeficiencia común variable (CVID, *common variable immunodeficiency*) y EA estimándose que afecta aproximadamente a 30% de todos los pacientes con esta inmunodeficiencia. Las EA más prevalentes en pacientes con CVID son citopenias, que incluyen púrpura trombocitopénica idiopática, anemia hemolítica autoinmune y neutropenia autoinmune.

En otras deficiencias de anticuerpos, como hipo- o agammaglobulinemia ligada a X (XLA), las EA se presentan en 15%, y en deficiencia selectiva de IgA secretora en 11%. Las EA predominantes asociadas a estas deficiencias son citopenias autoinmunes, pero también pueden presentarse enfermedades gastrointestinales, endocrinológicas y reumáticas en menores porcentajes. Los defectos de cambio de clase (como mutaciones en *CD40 ligando*) se asocian a EA en 5.2%; además de citopenias pueden exhibir también una retinopatía autoinmune. En el síndrome de hiper-IgM ligado a X se ha detectado además artritis seronegativa en 11% y enfermedad inflamatoria intestinal en 6% de los casos.

En inmunodeficiencias combinadas con células T, como la inmunodeficiencia combinada grave (SCID, *severe combined immunodeficiency*) los pacientes tienen linfadenopatía, hepatoesplenomegalia y disregulación hepática con encefalopatía, eritrodermia, niveles elevados de IgE e hipereosinofilia por autoinmunidad (véase capítulo 20, Inmunodeficiencias).

Autoantígenos

Se denomina **autoantígeno** a un constituyente normal del organismo contra el que el sistema inmunológico produce AuAb. Los autoantígenos son presentados en el timo en el mecanismo de tolerancia central y debido a la tolerancia periférica se les sigue reconociendo como propios.

Los autoantígenos pueden definir la expresión de la EA como órgano-específica o sistémica, de acuerdo con la producción de AuAb contra ellos.

Es probable que el autoantígeno sea el que dirija el proceso inflamatorio en EA, ya que su persistencia produce el reclutamiento del repertorio autorreactivo.

Se ha demostrado en modelos animales y enfermedades humanas que la rotura de tolerancia contra antígenos propios puede ser consecuencia de los siguientes mecanismos:

a) Mimetismo molecular, previa modificación tisular por activación asociada a un agente microbiano o por su parecido estructural al mismo que genera reacciones cruzadas contra antígenos propios. El ejemplo característico es la fiebre reumática.

b) Exposición de un antígeno previamente secuestrado en sitios inmunoprivilegiados por algún tipo de lesión inflamatoria; por ejemplo, agente microbiano (toxoplasma) o lesión traumática (uveítis, oftalmía simpática).

c) Superantígenos producidos por bacterias que favorecen la activación contra antígenos propios vía el reconocimiento de la región hipervariable 4 (HV4) del TCR, involucrados en la génesis de EA; por ejemplo, enfermedad de Kawasaki.

d) Microquimerismo fetal; se ha propuesto que, después del embarazo, algunas células fetales quedan remanentes en la circulación materna o en los tejidos y, muchos años después, pueden generar respuestas inmunológicas o ser reconocidas como autoantígenos, lo que favorece al desarrollo de EA. Esto se ha demostrado en enfermedades reumáticas y esclerosis sistémica progresiva, entre otras.

Apoptosis

Los mecanismos de muerte celular se denominan **apoptosis** (tipo I), muerte celular autofágica (tipo II) y necrosis (tipo III). Las investigaciones diversas sobre inflamación y muerte celular indican que la regulación de la necrosis es una causa importante o catalizador de diversas patologías.

La apoptosis es un proceso normal de eliminación de células envejecidas que permite mantener la homeostasis entre la proliferación celular y la muerte celular programada. Es un proceso controlado genéticamente, con homología en diversas especies, lo que sugiere que se ha conservado a lo largo de la evolución.

Se inicia por la unión de varios ligandos que actúan en cascada. Y aunque es un proceso intrínseco, puede estar regulado por factores extrínsecos, incluidos factores de crecimiento, receptores de superficie celular, estrés celular y hormonas.

Existen varias señalizaciones de apoptosis que convergen en una maquinaria efectora común. Se estimula la activación de las caspasas que degradan sustratos celulares clave que llevan a la muerte de la célula. La apoptosis tiene diversos mecanismos reguladores. El material apoptótico no depurado ocasiona estimulación de pDC con producción aumentada de IFN-α.

La exposición persistente del autoantígeno agrupado y concentrado en las vesículas superficiales de las células apoptóticas, lo mismo que su modificación por rotura proteolítica específica o fosforilación debida a daño tisular extenso aumentan la capacidad inmunogénica. En general, se considera que los procesos apoptóticos deficientes se relacionan con EA. Se ha identificado la modificación de autoantígenos por apoptosis y por acumulación de material apoptótico que conduce a la producción de AuAb en tiroiditis de Hashimoto, LES y artritis reumatoide.

Hormonas y neuropéptidos

En el concierto de la tolerancia inmunológica y su pérdida están involucradas las hormonas, tanto esteroideas como peptídicas.

En este contexto, se reportó que los andrógenos adrenales séricos, incluidos androstenediona y sulfato de dehidroepiandrosterona, además de los glucocorticoides (GC), se encuentran en niveles bajos en pacientes femeninos con artritis reumatoide en fase temprana. Esta insuficiencia relativa de GC también se presenta en algunas pacientes antes del desarrollo pleno de la enfermedad, por lo que se ha sugerido que estas alteraciones hormonales contribuyen a la patogénesis de la artritis reumatoide.

En los desórdenes inflamatorios crónicos en los que los linfocitos B tienen un papel decisivo, el estradiol (E2) puede promover la enfermedad cuando están presentes linfocitos B autorreactivos, mientras que niveles elevados en forma crónica de E2 pueden inhibir el inicio de una enfermedad autoinmune cuando dichos linfocitos B no están disponibles. Esto podría ser una buena explicación de por qué las enfermedades autoinmunes dependientes de la actividad de linfocitos B, como LES, enfermedad mixta del tejido conjuntivo, nefropatía por IgA, dermatitis herpetiforme, miastenia grave y tiroiditis aparecen en mujeres en sus años reproductivos (tercera y cuarta décadas de la vida) y a veces se inician durante o inmediatamente después del embarazo. Por ejemplo, durante el embarazo se observa mejoría y remisión de la evolución de la esclerosis múltiple y la EAE, lo que sugiere un papel inmunomodulador de los estrógenos (los autores de este capítulo han logrado identificar pacientes con EA asociadas con hiperprolactinemia por microadenomas hipofisiarios, en quienes la hiperprolactinemia se controló médicamente y la evolución clínica de la EA mejoró, con respuesta adecuada y sin recaídas mientras recibían tratamientos inmunosupresores convencionales). Debido a estas evidencias acerca de la relación estrecha entre la regulación hormonal y la respuesta inmu-

nológica, siempre debe realizarse una valoración endocrinológica completa en pacientes con EA para descartar la coexistencia de alteraciones en estas circunstancias.

También se ha demostrado participación de neuropéptidos y catecolaminas en la complejidad de la patogénesis de la EA, cuyas complejas interacciones escapan a los objetivos de esta revisión.

Infecciones

Como ya se mencionó, los procesos infecciosos pueden ser el origen de la estimulación autoinmune para desencadenar la EA o para causar la exacerbación de la misma. En dicha condición están involucrados mecanismos inherentes al antígeno (mimetismo molecular, exposición de antígenos secuestrados) y mecanismos inherentes a la respuesta inmunológica (activación de células presentadoras de antígeno, expresión anómala de moléculas del MHC-II, reclutamiento de células al sitio de la infección con generación de citocinas-quimiocinas, activación de señales estimuladoras/reguladoras y estimulación directa de receptores linfocitarios que induce proliferación por acción del microorganismo). Un ejemplo de estos mecanismos es la infección por el virus de Epstein-Barr (VEB). La infección de los linfocitos B por este virus ocurre tras el reconocimiento de la proteína de envoltura viral gp350/220 con el CD21. El VEB es uno de los virus que con mayor frecuencia se ha asociado con lupus eritematoso sistémico, esclerosis múltiple y enfermedad desmielinizante, y es posible que la reactivación de la infección crónica sea la causa de las recaídas en estas enfermedades.

Evidencias recientes utilizando modelos de ratones transgénicos sugieren que los linfocitos B que expresan la proteína 2A latente de membrana (LMP2A) codificada por el virus de Epstein-Barr evade los puntos de control de tolerancia normales y favorece el desarrollo de EA. Las pruebas de modelos de ratones transgénicos apoyan un paradigma en el que la LMP2A podría promover el desarrollo de enfermedad EA. Además de evaluar los mecanismos de generación de autoinmunidad, este novedoso modelo proporciona un marco para evaluar nuevas estrategias en el tratamiento de enfermedades autoinmunes asociadas con el virus de Epstein-Barr.

Los factores ambientales inducidos por los procesos infecciosos pueden contribuir como detonantes de la producción del IFN tipo I por las pDC en pacientes con LES. La biodisponibilidad del IFN tipo I inicia y mantiene la generación de DC maduras, lo que desvía el destino de los linfocitos T autorreactivos que han escapado a la tolerancia central y favorece la activación. Estas DC maduras activan linfocitos Tc para generar nucleosomas que pueden ser capturados y presentados por DC; junto con la IL-6, el IFN tipo I promueve la diferenciación de las células B maduras en células plasmáticas, que secretan anticuerpos.

Todos los factores mencionados tienen participación en la pérdida de la tolerancia periférica, y es necesario considerar el impacto individual que cada uno aporta a la génesis y el mantenimiento de las enfermedades autoinmunes.

▌ MODELOS ANIMALES EN ENFERMEDAD AUTOINMUNE

Los experimentos *in vitro* y los modelos animales han demostrado que algunas células y ciertas citocinas o sus ligandos son fundamentales para el desarrollo de la enfermedad autoinmune; sin embargo, es importante tener en cuenta que debido a que estos estudios se llevan a cabo en animales, los hallazgos son limitados cuando se intenta aplicarlos a las poblaciones humanas.

Los modelos animales han logrado mostrar la evolución ontogénica y filogénica de la respuesta inmunológica. El conocimiento de la estructura de los autoantígenos específicos para una determinada EA permite reproducirla en el laboratorio y hacer pruebas en animales que tienen falta de expresión o sobreexpresión genética de algún elemento de la respuesta inmunológica. Esta investigación permite conocer las características de las EA, su fisiopatología y los blancos inmunológicos que pueden tener propósitos diagnósticos y terapéuticos. De todos los modelos existentes, los más estudiados son los de diabetes tipo 1 y la EAE como modelo desmielinizante equivalente a la esclerosis múltiple. Ambos se encuentran descritos en las figuras 21-2 y 21-3.

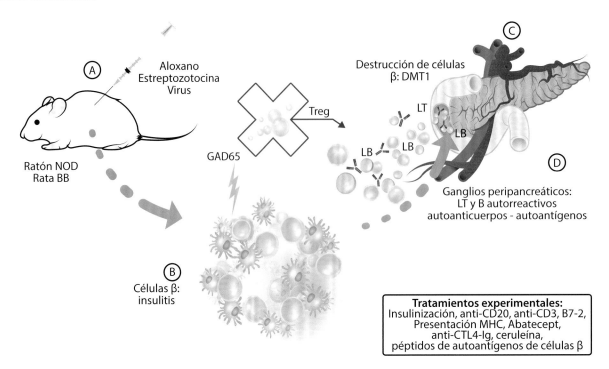

FIGURA 21-2. Inducción de diabetes mellitus tipo 1 (DMT1) experimental. A) En ratones NOD (*non obese diabetic*) o ratas BB (*BioBreeding*) que exhiben predisposición genética a DMT1, se inocula una sustancia, aloxano, estreptozotocina o un virus pancreatótrofo para producir insulitis; **B)** la insulitis es un proceso inflamatorio en el que las células β son infiltradas por mononucleares (monocitos, linfocitos T de diversas estirpes); **C)** en este proceso se liberan antígenos pancreáticos, como GAD65 o cadenas de insulina, que condicionan en los ganglios peripancreáticos un desarrollo mayor de células autorreactivas; **D)** si este proceso no se regula, se destruyen las células β, lo que condiciona la deficiencia absoluta de insulina que se expresa clínicamente como DMT1.

En el recuadro inferior de la figura se resumen algunos de los experimentos que se han desarrollado para revertir la autorreactividad y el daño pancreático.

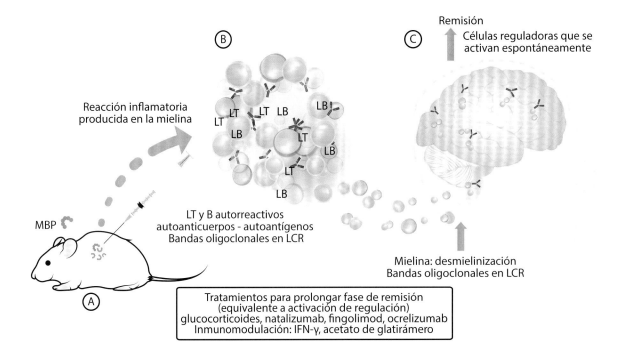

FIGURA 21-3. Encefalomielitis autoinmune experimental (EAE) como modelo experimental de esclerosis múltiple. A) En ratones se inoculan antígenos de mielina, sobre todo proteína básica de mielina (MBP) o proteínas proteolipídicas (PLP) y glicoproteína de mielina de oligodendrocito (MOG) para inducir la autorreactividad; **B)** inflamación de la sustancia blanca por infiltración de mononucleares (monocitos/macrófagos y diversas subpoblaciones de linfocitos T); **C)** en este proceso se liberan antígenos de mielina, que son procesados en los ganglios cervicales, y los repertorios autorreactivos generados amplifican el proceso, lo que causa desmielinización y destrucción de sustancia blanca que condiciona alteraciones neurológicas; hay bandas oligoclonales que son anticuerpos mezclados contra virus, detectables en líquido cefalorraquídeo (LCR). Tanto en animales como en humanos, después de un episodio de recaída neurológica, existe un periodo de remisión. La EAE representa un modelo único en donde los circuitos reguladores actúan evidente y espontáneamente; esto proporciona una oportunidad única de buscar un blanco terapéutico.

En el recuadro inferior se enuncian algunas de las opciones terapéuticas que se han probado experimental y clínicamente.

FISIOPATOLOGÍA DE LA ENFERMEDAD AUTOINMUNE

Para que una respuesta o fenómeno autoinmune se manifieste como enfermedad, se deben generar diversas alteraciones en las que, como ya se mencionó, este repertorio autorreactivo escapa a la tolerancia tanto central como periférica por diversos mecanismos de rotura. Es importante subrayar que la relación de la respuesta inmunológica en la EA no es unidireccional o de un solo paso; es un proceso dinámico que puede evolucionar hacia la exacerbación de la enfermedad, la mejoría y, excepcionalmente, la remisión.

Así, la rotura de la tolerancia, la persistencia de autoantígenos que amplifican la activación funcional de un número significativo de linfocitos autorreactivos, la pérdida de mecanismos que controlan o regulan la activación de los diversos elementos de la respuesta inmunológica, la homeostasis alterada (metabólica, hormonal, infección crónica, disregulación de miARN), el componente genético y el microambiente enriquecido en citocinas que favorecen el reclutamiento de células circulantes al sitio de la inflamación autoinmune propician en conjunto y de manera progresiva una liberación secuencialmente mayor de autoantígenos, citocinas y células que amplifican la respuesta y conducen en forma directa al daño tisular. Esto provoca que el fenómeno autoinmune se manifieste clínicamente en una EA (figura 21-4).

BIOMARCADORES DE PRONÓSTICO CLÍNICO Y SIGNIFICADO DE LA PRESENCIA DE AUTOANTICUERPOS

Así como la detección de AuAb en títulos bajos puede reflejar la función protectora de la respuesta autoinmune, la presencia de AuAb es el marcador por excelencia de la EA. Los títulos de AuAb actúan a modo de biomarcadores que son útiles en el diagnóstico de la enfermedad, la valoración de su actividad y los predictores de su inicio, además de que pueden ser un factor de pronóstico. También ayudan a clasificar los subgrupos de enfermedad. Dada su presencia y significado, algunos especialistas consideran que los AuAb en títulos muy elevados se asocian con daño en el órgano blanco, por lo que su hallazgo debe tener el seguimiento y la interpretación correctos. La desventaja de la valoración de AuAb son los diversos métodos de laboratorio utilizados para determinarlos, ya que proporcionan resultados variables, aun con métodos de alta precisión, y requieren validación continua.

Un ejemplo sobre el significado de la presencia de AuAb es la detección de títulos moderados-elevados que pueden preceder varios años a la presentación clínica de la enfermedad. Tal es el caso de los AuAb antitiroideos del tipo de antitiroglobulina (anti-Tg) y antiperoxidasa tiroidea (anti-TPO), que se detectan años antes de la presentación de hipotiroidismo subclínico.

El significado patogénico de los AuAb antitiroideos se reconoce desde hace mucho tiempo; la inducción de tiroiditis experimental con tiroglobulina se asoció con el desarrollo concomitante de lesión renal. Existen numerosos reportes en la literatura que relacionan enfermedad tiroidea autoinmune (enfermedad de Graves o tiroiditis autoinmune) con lesiones glomerulares, que van desde proteinuria, síndrome nefrótico aislado o asociado con glomerulopatía membranosa y nefropatía asociada con IgA hasta glomerulonefritis membranoproliferativa hipocomplementémica. A pesar del eutiroidismo con sustitución adecuada de la hormona tiroidea y tratamiento con corticoides, la persistencia de estos autoanticuerpos ha llevado a recaídas de las alteraciones renales. Se ha sugerido que el mecanismo de lesión renal puede ser la formación de complejos inmunes (constituidos por tiroglobulina-anticuerpos, anti-Tg), en algunos casos con activación y consumo del complemento. Los títulos elevados de AuAb tiroideos en niños con tiroiditis de Hashimoto y enfermedad de Graves pueden atravesar la barrera hematoencefálica y causar anormalidades en la materia blanca. En este tipo de encefalopatía debe hacerse diagnóstico diferencial con otras entidades, pero tiene buena respuesta al tratamiento con corticoides.

Los AuAb antitiroideos están fuertemente asociados con manifestaciones extratiroideas, en especial diarrea, pérdida de peso, temblor e intolerancia al calor. En forma significativa, los AuAb antitiroideos en títulos moderadamente elevados y altos se relacionan con urticaria crónica espontánea, que en ocasiones cursa con angioedema, sin reacción sistémica. Esta urticaria parece estar mediada por activación de células cebadas a través de la fracción C5

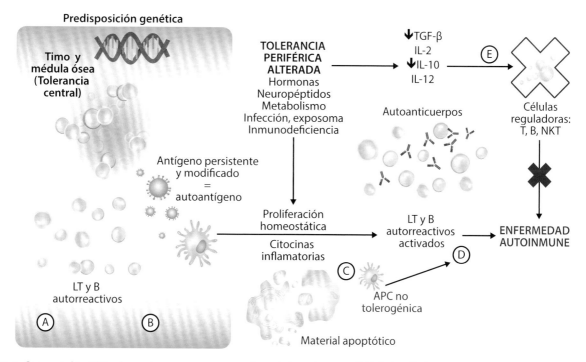

Figura 21-4. Secuencia hipotética de eventos que generan una enfermedad autoinmune. A) Linfocitos T vírgenes autorreactivos escapan a la toleracia central y son reclutados y activados por autoantígenos; B) el autoantígeno es presentado por células dendríticas plasmocitoides, con aumento en la producción de IFN tipo I, a consecuencia del material apoptótico no eliminado; C) en presencia del microambiente aumenta la proliferación de linfocitos autorreactivos, que cooperan para producir autoanticuerpos o que activan células citotóxicas autoantígeno específicas; D) si esta situación escapa a la tolerancia periférica, la respuesta se amplifica, E) el último paso de control para evitar la enfermedad inmune son los linfocitos reguladores de diversas estirpes (fundamentalmente T, pero también B o NKT) o exhiben una respuesta deficiente.

del complemento, cuyo receptor solo se expresa en las células cebadas de la piel.

Desde hace más de dos décadas, los títulos elevados de AuAb antitiroideos (anti-Tg y anti-TPO) también se han asociado con infertilidad, aumento del riesgo de abortos de repetición, esterilidad con obstrucción tubaria y dificultad para lograr la concepción incluso con reproducción asistida. El tratamiento con levotiroxina y el estado eutiroideo no son suficientes para evitar la recurrencia de las pérdidas fetales. Hasta el momento no hay estudios que relacionen la disminución de estos AuAb con algún tipo de tratamiento inmunosupresor y se desconoce si su disminución tiene alguna repercusión positiva sobre la infertilidad y esterilidad.

Los AAN y las alteraciones inmunológicas caracterizadas por antiADNd, anti-Sm o anticuerpos antifosfólipidos representan un criterio diagnóstico para LES. Los títulos elevados de IgG con actividad antineuronal en el líquido cefalorraquídeo (LCR) tienen relación significativa en los pacientes con lupus neuropsiquiátrico, y en nefritis lúpica existen también títulos persistentes de anticuerpos IgG contra C1q.

La determinación de los niveles de anticuerpos contra citoplasma de neutrófilos (ANCA) durante el seguimiento de vasculitis es de utilidad en pacientes que padecen vasculitis positivas a ANCA (tanto proteinasas, o PR-3, como mieloperoxidasa [MPO]) con compromiso renal. En estos casos, la elevación de los niveles de ANCA ha tenido utilidad en la predicción de las recaídas; en contraste, este valor predictivo no se ha observado en pacientes sin enfermedad renal.

En la vasculitis pulmonar con eosinofilia, o enfermedad de Churg-Strauss, el resultado negativo para los ANCA anti-MPO se ha asociado con un porcentaje mayor de complicaciones cardiacas, gastrointestinales, infiltrados pulmonares, fiebre y sudor nocturnos, así como una disminución en la proporción de la neuropatía periférica comparada con los pacientes que tuvieron un resultado positivo de anti-MPO. La negatividad de los ANCA se asoció en forma importante con eventos potencialmente letales y defunciones. Por ello, algunos autores sugieren que la ausencia de anti-MPO en vasculitis de Churg-Strauss se asocia con un peor pronóstico clínico.

Aunque la detección de AuAb puede ser considerada como biomarcador para diferentes EA, hay pocos estudios sobre la respuesta inmunológica celular en los que se propongan poblaciones linfocitarias específicas como biomarcadores de evolución, de diagnóstico o de pronóstico; en la práctica clínica, solo la pancitopenia y, en particular, la linfopenia se han sugerido como elementos de peor pronóstico y evolución de las EA en general.

▌REPERTORIO CLONAL

En las respuestas autoinmunitarias, humorales o celulares, el espectro clonal no es muy extenso. Los títulos de inmunoglobulina totales que se encuentran en enfermedades autoinmunes pocas veces son mayores a 3.0 g/L. La visualización de este repertorio de hipergammaglobulinemia policlonal puede ser objetiva en una electroforesis de proteínas o con la determinación total de inmunoglobulinas. El tamaño de la respuesta clonal en enfermedad autoinmune ha sido definido por perfilar el repertorio de autoantígenos a través de los anticuerpos circulantes. En la práctica clínica cotidiana no es posible cuantificar el repertorio autorreactivo durante la evolución de la enfermedad; sin embargo, la determinación clínica de AuAb específicos puede proporcionar una medición aproximada del posible daño en un órgano blanco. La representación objetiva de esta clonalidad se puede observar en estudios de electroforesis de proteínas, un estudio antiguo y poco costoso.

En la electroforesis de proteínas, la fracción gamma de los pacientes con enfermedades autoinmunes permite visualizar la presencia de hipergammaglobulinemia policlonal cuando la concentración de gammaglobulinas es moderada (rangos menores a 3.0 g/dL).

Las figuras 21-5 a 21-10 muestran diversas electroforesis de proteínas séricas y su aplicación como auxiliares diagnósticos en enfermedades autoinmunes. Se pueden observar los valores de un paciente normal, así como gráficas de pacientes con lupus eritema-

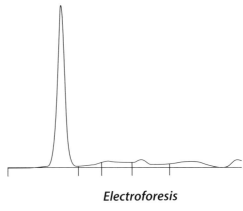

Electroforesis

Fracciones	%	mg/dL
Albúmina	64.2	4.4
Alfa 1	3.1	0.2
Alfa 2	8.4	0.6
Beta	8.6	0.6
Gamma	15.7	1.1

T. P.:   6.9   mg/dL

FIGURA 21-5. Repertorio clonal. Electroforesis de proteínas séricas normal. Fuente: Cortesía de Q. F. B. Silvia Cano Altamirano, Laboratorio de Inmunología. CMN 20 de Noviembre, ISSSTE.

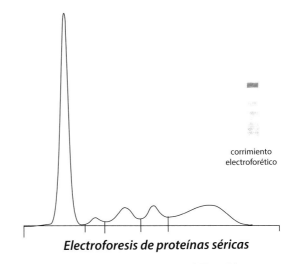

corrimiento electroforético

Electroforesis de proteínas séricas

Rel. A/G:1.21   P. T.:   7.8

Fracciones	%	Ref. %	g/dL	Ref. g/dL
Albúmina	54.	60.7-71.0	4.27	39.00-46.00
Alfa 1	2.7	1.4-2.9	0.21	0.90-1.90
Alfa 2	9.5	7.0-11.0	0.74	5.00-7.00
Beta	8.6	8.0-13.0	0.67	5.00-8.00
Gamma	24.5	9.0-16.0	1.91	6.00-10.00

FIGURA 21-6. Repertorio clonal. Electroforesis de proteínas séricas de paciente con lupus eritematoso controlado, IgG 1 810 mg/dL. Fuente: Cortesía de Q. F. B. Silvia Cano Altamirano, Laboratorio de Inmunología. CMN 20 de Noviembre, ISSSTE.

toso, síndrome de Sjögren y mieloma múltiple con niveles de autoanticuerpos normales y elevados.

Electroforesis de seroproteínas

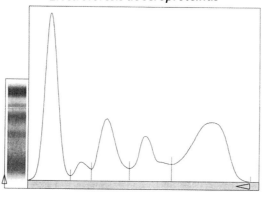

IgG 3420.0 mg/dL
IgA 187.0 mg/dL
IgM 443.0 mg/dL
Anticuerpos:
AAN patrón ribosomal ++++
Anti-ADNdc 77.9
Anti-Sm 114.1 U
Anti-RNP 126.6 U

Fracciones		%	% Normal	(g/dL)
Albúmina	↓	32.6	53.0-65.0	2.44
Alfa 1		3.6	2.0-5.0	0.27
Alfa 2	↑	16.9	8.0-14.0	1.26
Beta		14.0	10.0-15.0	1.05
Gamma	↑	32.9	11.0-21.0	2.46
Tot. prot.:	(g/dL)		(6.0-8.0	7.48

Proporción A/G: 0.48   Fecha del examen: 09/VIII/2014

Figura 21-7. Repertorio clonal. Electroforesis de proteínas séricas de paciente con lupus eritematoso, síndrome nefrótico, linfopenia grave y trombocitosis. Fuente: Cortesía de Q. F. B. Silvia Cano Altamirano, Laboratorio de Inmunología. CMN 20 de Noviembre, ISSSTE.

Electroforesis de seroproteínas

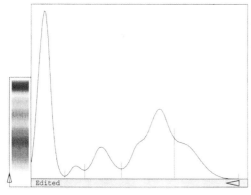

Fracciones		%	% Normal	(g/dL)
Albúmina	↓	37.5	53.0-65.0	2.58
Alfa 1		2.7	2.0-5.0	0.19
Alfa 2		10.8	8.0-14.0	0.74
Beta	↑	34.1	10.0-15.0	2.35
Gamma		14.9	11.0-21.0	1.03
Tot. prot.	(g/dL)		(6.0-8.0	6.89

Proporción A/G: 0.60   Fecha del examen: 15/VII/2014

IgG 1740.0 mg/dL
IgA 382.0 mg/dL
IgM 1390 mg/dL
Anticuerpos:
AAN patrón moteado
        grueso +++
Anti-SSA 108 U
Anti-SSB 17.8 U

Figura 21-8. Repertorio clonal. Electroforesis de proteínas séricas de paciente con síndrome de Sjögren.
Fuente: Cortesía de Q. F. B. Silvia Cano Altamirano, Laboratorio de Inmunología. CMN 20 de Noviembre, ISSSTE.

Electroforesis de seroproteínas

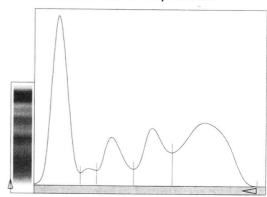

Fracciones		%	% Normal	(g/dL)
Albúmina	↓	34.0	53.0-65.0	2.77
Alfa 1		2.6	2.0-5.0	0.21
Alfa 2		12.3	8.0-14.0	1.00
Beta	↑	16.1	10.0-15.0	1.31
Gamma	↑	35.0	11.0-21.0	2.85
Tot. prot.	(g/dL)		(6.0-8.0	↑ 8.14

Proporción A/G: 0.52   Fecha del examen: 20/V/2014

IgG 2170.0 mg/dL
IgA 587.0 mg/dL
IgM 935.0
Anticuerpos:
AAN patrón nuclear,
        mitocondrial +++
Anti-mitocondriales 134 U
Anti-músculo liso 52.9 U

Figura 21-9. Repertorio clonal. Electroforesis de proteínas séricas, paciente con síndrome de Sjögren y hepatitis autoinmune.
Fuente: Cortesía de Q. F. B. Silvia Cano Altamirano, Laboratorio de Inmunología. CMN 20 de Noviembre, ISSSTE.

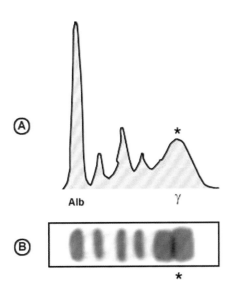

Figura 21-10. Repertorio clonal. Patrón electroforético de gammapatía monoclonal (mieloma múltiple) IgG > 5.0 g/L.
Alvaran Tuazon S, Scarpaci AP, Staros EB. What is serum protein electrophoresis (SPEP)? [Monografía en línea]. New York City, NY: WebMD; 2019. Disponible en: https://www.medscape.com/answers/2087113-182592/what-is-serum-protein-electrophoresis-spep.

Como ya se mencionó, en pacientes con EA producidas por linfocitos autorreactivos no es posible efectuar una medida objetiva del repertorio, solo se valora clínicamente el daño orgánico producido y, de forma indirecta, las alteraciones en linfocitos (linfopenia, linfocitosis, disminución o aumento de linfocitos T) que podrían sugerir cambios en el repertorio involucrado.

Los linfocitos T circulantes autorreactivos exhiben como rasgo característico la oligoclonalidad. Se han detectado repertorios disminuidos de linfocitos T en algunas EA como esclerosis múltiple. En contraste con los repertorios autoinmunológicos patogénicos, los repertorios clonales en neoplasias son extensos, el tumor se encuentra solo cuando los métodos diagnósticos lo hacen visible y lo mismo ocurre con el repertorio clonal en trasplantes. Desde el punto de vista clinicoinmunológico, estos repertorios extendidos requieren un tratamiento enérgico para controlarlos y evitar su crecimiento en caso de tumor, o su rechazo en caso de trasplante.

En la actualidad, los tratamientos para controlar la expansión clonal en diversas enfermedades dependen del tamaño y la expre-sión autoinmunológica. El uso de anticuerpos monoclonales como rituximab, un anticuerpo antiCD20, fue reportado como benéfico en casos de expansión clonal en lupus eritematoso sistémico, pero, a pesar de abrogar los autoanticuerpos, no induce tolerancia.

MECANISMOS DE DAÑO INMUNOLÓGICO EN LAS ENFERMEDADES AUTOINMUNES

Los mecanismos de daño inmunológico en las EA son producto de las reacciones de hipersensibilidad tipos II, III y IV, descritas por Coombs y Gell. Hoy en día, las reacciones de hipersensibilidad asociadas con EA se clasifican con base en criterios basados en la clasificación original (véanse capítulos 17, 18 y 19, Hipersensibilidad tipos I, II, III, IV), de acuerdo con los mecanismos inmunofisiopatológicos relacionados (véase tabla 21-1).

CARACTERÍSTICAS CLÍNICAS DE LAS ENFERMEDADES AUTOINMUNES ÓRGANO-ESPECÍFICAS Y SISTÉMICAS

Como ya se mencionó, las enfermedades autoinmunes son un grupo de enfermedades heterogéneas, genéticamente complejas, en donde el sistema inmunológico tiene como blanco una diversidad de autoantígenos ubicados en múltiples regiones anatómicas, y se presentan mecanismos de rotura de la tolerancia central y la tolerancia periférica. Las enfermedades autoinmunes se caracterizan clínicamente por la exportación de linfocitos autorreactivos que producirán AuAb órgano-específicos, no regulados, con daño tisular según el mecanismo de hipersensibilidad que generen (fijación de complemento, formación de complejos inmunes, quimiotaxis de células inmunológicas).

Las EA pueden afectar cualquier órgano o tejido del organismo. Con fines de clasificación, las EA se dividen en órgano-específicas y no órgano-específicas o sistémicas.

Las EA órgano-específicas se caracterizan por la localización del daño autoinmunológico. En la práctica clínica, una EA órgano-específica suele presentar afectación simultánea de varios órganos. Un ejemplo de este tipo son aquellas que afectan las glándulas de secreción interna (enfermedad de Graves, insulitis, etc.). La explicación inmunológica de las enfermedades órgano-específicas radica en la generación de AuAb dirigidos contra antígenos expresados en ciertos órganos o tejidos. Por el contrario, entre más generalizado sea el daño al órgano, la enfermedad puede clasificarse como sistémica. Desde el punto de vista inmunológico, las enfermedades sistémicas se caracterizan por tener AuAb dirigidos contra componentes intracelulares (p. ej., Ag nucleares o Ag citoplasmáticos) como en LES y AR, o estar asociadas con vasculitis (como las enfermedades de Wegener y de Churg-Strauss, que se mencionan más adelante).

Tabla 21-1. Mecanismos de daño inmunológico en enfermedades autoinmunes

Hipersensibilidad	Elementos de la respuesta inmunológica que participan	Ejemplos de enfermedad
Tipo II a	Reacciones citotóxicas mediadas por IgG, IgM y complemento	Citopenias inmunológicas Síndrome de Goodpasture
Tipo II b	Anticuerpos que estimulan o bloquean funciones celulares	Enfermedad de Graves Miastenia grave
Tipo III	Reacciones mediadas por complejos inmunes que fijan complemento	Enfermedad de suero Vasculitis (púrpura de Henoch)
Tipo IV a	Reacciones mediadas por linfocitos Th1 con activación de macrófagos	Diabetes tipo 1 Dermatitis de contacto con (IV c) Sarcoidosis
Tipo IV b	Reacciones mediadas por linfocitos Th2 con inflamación eosinofílica	Esofagitis eosinofílica Asma persistente
Tipo IV c	Reacciones mediadas por linfocitos T citotóxicos (incluyen perforina y granzima)	Epidermólisis necrótica tóxica
Tipo IV d	Inflamación neutrofílica mediada por linfocitos T	Enfermedad de Behçet Pustulosis exantematosa aguda generalizada (AGEP)

ENFERMEDADES AUTOINMUNES Y MANIFESTACIONES CLÍNICAS RELEVANTES

A continuación se explicará brevemente el espectro clínico de algunas enfermedades autoinmunes, según el órgano o sistema dañado, de acuerdo con el orden expuesto en la figura 21-11.

Hipófisis

Hipofisitis autoinmune. Puede asociarse a panhipopituitarismo.

Tiroides

Enfermedad tiroidea autoinmune. Comprende tiroiditis autoinmune, o de Hashimoto, y enfermedad de Graves. La descripción de ambas se encuentra en el recuadro 21-1.

Glándulas adrenales

El daño autoinmunológico es detectable en 83% de pacientes con *enfermedad de Addison* o *insuficiencia suprarrenal primaria.* Al inicio de la enfermedad se pueden encontrar AuAb contra la corteza adrenal o esteroide 21-hidroxilasa en 100% de los pacientes.

Páncreas

Con insulitis por linfocitos T y destrucción de células β de los islotes, en diabetes tipo I o insulinodependiente y producción de AuAb contra insulina y glutamato descarboxilasa 65 (GAD 65).

Ovarios

Ooforitis autoinmune. Causa de insuficiencia ovárica en mujeres jóvenes. Los ovarios son macroscópicamente quísticos con infiltrados linfocitarios en las células esteroidogénicas de la teca. Se encuentran niveles bajos de estradiol y un incremento compensatorio de FSH. Por lo regular, esta entidad se asocia con insuficiencia adrenal.

Testículos

Orquitis autoinmune. Con producción de anticuerpos antiesperma y esterilidad masculina. En porcentajes de 2 a 31% se asocia con enfermedades reumáticas.

Síndromes poliglandulares autoinmunes

Los síndromes poliglandulares autoinmunes (APS) se caracterizan por la producción de AuAb dirigidos fundamentalmente a las glándulas endocrinas y a otros componentes del organismo que se describen en distintas entidades, como se expone en seguida.

Los APS tipo I o APECED (poliendocrinopatía-candidiosis-distrofia ectodérmica autoinmune) se expresan en una enfermedad autosómica recesiva con mutaciones en el gen *AIRE,* con defecto en la producción de linfocitos Treg FOXP3⁺. Esta enfermedad prevalente en algunas poblaciones, sobre todo finlandesas (1 por cada 25 000), inicia durante la infancia y adolescencia con candidiasis mucocutánea crónica y más tarde se pueden presentar todas las endocrinopatías autoinmunes; predominan hipoparatiroidismo e insuficiencia adrenal (enfermedad de Addison), insuficiencia ovárica prematura, diabetes tipo 1, falla hipofisiaria y enfermedad tiroidea autoinmune. Es un poco menos frecuente la insuficiencia testicular, y las alteraciones en piel, dientes y uñas. Pueden presentarse otros AuAb, como antitransglutaminasa y anticélulas parietales.

Los APS tipo II fueron descritos originalmente como insuficiencia adrenal y tiroidea coexistentes. También pueden asociarse con diabetes tipo 1.

Los APS tipo III se caracterizan por enfermedad tiroidea autoinmune, diabetes tipo 1, vitíligo y, a veces, insuficiencia adrenal. Pueden presentarse en asociación con otras enfermedades autoinmunes; hay un caso reportado con sarcoidosis y enfermedad celiaca.

Aparato digestivo

Puede afectar la boca con úlceras orales en la enfermedad inflamatoria intestinal y en la enfermedad de Behçet. También es posible que haya afectación de la producción de saliva por inflamación e hipertrofia parotídea en el síndrome de Sjögren; en este síndrome la afectación puede incluir todas las secreciones exocrinas.

En el estómago se puede presentar gastritis atrófica autoinmune y anemia perniciosa. En estas enfermedades hay presencia de AuAb anticélulas parietales y antifactor intrínseco; en ambos casos se asocian con aumento de infección por *Helicobacter pylori.*

Las enfermedades inflamatorias intestinales se presentan con cuadros disentéricos de repetición, en ocasiones hemorrágicos, vómito, estreñimiento y pérdida de peso, y síntomas variables de acuerdo con el segmento intestinal afectado.

En la enfermedad celiaca, la sensibilidad al gluten origina AuAb contra sus proteínas y contra la transglutaminasa tisular. Se ha sugerido una participación de las alteraciones en la permeabilidad intestinal que favorece la presentación de enfermedad celiaca. En la enfermedad de Crohn y en la colitis ulcerativa crónica inespecífica (CUCI) existe inflamación persistente que lleva a complicaciones como estenosis y perforaciones del intestino, las cuales pueden requerir procedimientos quirúrgicos. Existen infiltrados linfocitarios en las paredes intestinales, pero se ha sugerido que estas enfermedades inflamatorias intestinales pudieran ser síndromes autoinflamatorios, debido a que no se han detectado AuAb específicos. Hay elevación continua de citocinas proinflamatorias

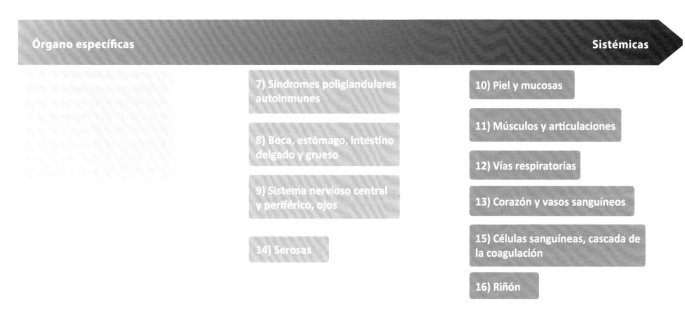

FIGURA 21-11. Espectro clínico de las enfermedades autoinmunes.

RECUADRO 21-1. ENFERMEDAD TIROIDEA AUTOINMUNE

La tiroiditis autoinmune o tiroiditis de Hashimoto es la más común de las enfermedades autoinmunes (EA), con incidencia de uno por cada 10 000 y predominio en mujeres de edad mediana de 9:1. La prevalencia en Europa y Estados Unidos es de 1 a 2%. Su etiología es desconocida, se sabe que existe predisposición genética y se ha descrito la asociación con algunas infecciones virales, como las producidas por adenovirus en pacientes con enfermedad tiroidea.

Hay dos variantes genéticas descritas en el bocio. La variante atrófica, que se asocia con el haplotipo HLA-DR3, y la hipertrófica, que se asocia con el haplotipo HLA-DR5 (bocio asimétrico). Este padecimiento puede iniciar de diversas maneras, con hipertiroidismo, eutiroidismo o hipotiroidismo subclínico. Existen factores asociados, entre otros, ingesta de yodo, deficiencia de selenio, tabaquismo, enfermedades infecciosas y algunas drogas. La tiroiditis de Hashimoto se asocia con diabetes mellitus tipo 1 (DMT1), enfermedad celiaca y es un componente del síndrome poliglandular autoinmune.

Los autoantígenos principales son tiroglobulina (Tg), una molécula de alto peso molecular (alrededor de 660 kDa) que constituye la forma de almacenaje de hormonas tiroideas dentro del folículo tiroideo. La tiroperoxidasa, TPO, es la enzima localizada en el borde apical de la célula tiroidea que es responsable de la yodinación de Tg y la producción de hormonas tiroideas. De menor impacto en la práctica clínica, el cotransportador de yodo-sodio y la pendrina.

La tiroiditis se inicia por infiltración linfocitaria masiva en la glándula en los centros germinales, quizá después de un proceso inflamatorio agudo (infección viral, radiación ionizante), con reconocimiento de los autoantígenos por los linfocitos T. Bajo estas condiciones, los tirocitos expresan moléculas MHC II y HLADR, y se producen autoanticuerpos (AuAb) específicos contra los componentes de la glándula. Los cambios en el microambiente tiroideo inducidos por citocinas pueden inducir apoptosis de tirocitos; también pueden presentarse defectos en los linfocitos Treg CD4$^+$CD25$^+$ y generación de complejos inmunes. Aunque al inicio del ataque inmunológico puede haber áreas de células foliculares intactas, es posible que después se presenten fibrosis y atrofia.

El diagnóstico clínico de tiroiditis autoinmune depende de anormalidades físicas y bioquímicas, así como de la demostración serológica de los AuAb a dos antígenos tiroideos mayores, anti-Tg y anti-TPO, que incrementan el daño tisular hasta destruir la glándula. El hipotiroidismo primario es la manifestación más común de tiroiditis autoinmune, pero la presencia de AuAb antitiroideos puede preceder varios años a su presentación. En hipotiroidismo está estrictamente indicada la sustitución hormonal tiroidea. A pesar de que se ha documentado en forma extensa el daño tisular extratiroideo que condicionan los AuAb antitiroideos, no existen criterios para intentar controlar su producción y el daño tisular.

En una de las condiciones clínicas más frecuentes, la urticaria crónica asociada con autoinmunidad tiroidea, las guías establecidas soslayan la importancia de los AuAb antitiroideos y no les dan valor de recomendación en el seguimiento del tratamiento. La eficacia de éstos solo se valora, clínicamente; desde el punto de vista clinicoinmunológico debe darse sustitución hormonal tiroidea en presencia de eutiroidismo, porque se induce el reposo funcional de una glándula inflamada, y con ello se evita una mayor liberación antigénica (figura 21-1-1).

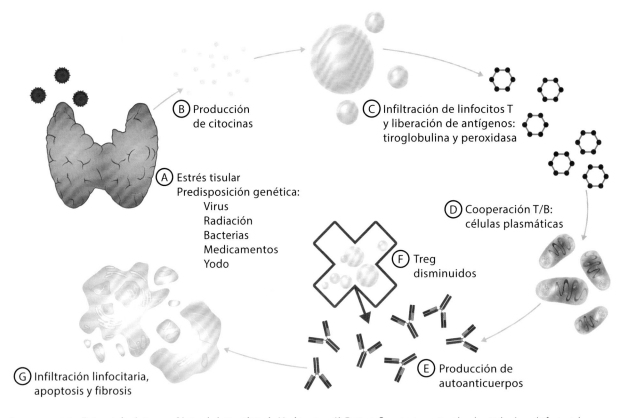

FIGURA 21-1-1. Fisiopatología inmunológica de la tiroiditis de Hashimoto. A) Daño inflamatorio en tiroides de etiología multifactorial, modificación o exposición antigénica; **B)** reacción inflamatoria con producción de citocinas; **C)** infiltración linfoplasmocitaria; **D)** cooperación T-B para formar células plasmáticas; **E)** autoanticuerpos contra los autoantígenos liberados (tiroglobulina, peroxidasa tiroidea); **F)** linfocitos T reguladores disminuidos o funcionalmente deficientes, con aumento sostenido de la producción de autoanticuerpos, que condicionan mayor infiltración linfocitaria, **G)** inflamación persistente de la glándula que lleva inicialmente a producir más autoantígenos hasta su destrucción y pérdida funcional.

(continúa)

Recuadro 21-1. Enfermedad tiroidea autoinmune (*continuación*)

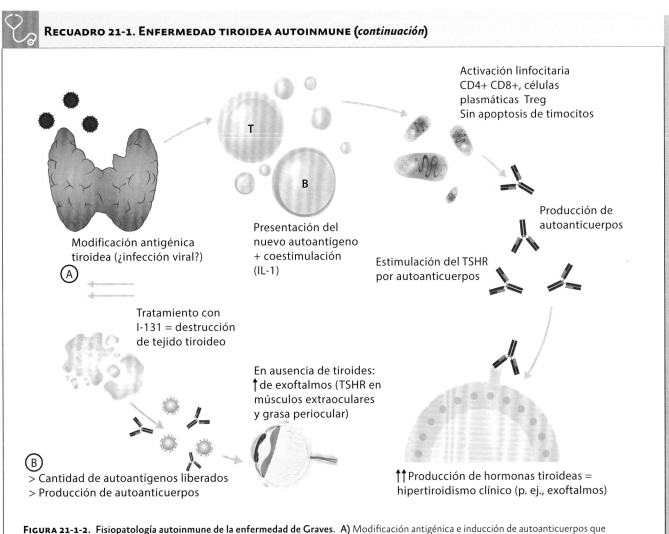

Figura 21-1-2. Fisiopatología autoinmune de la enfermedad de Graves. A) Modificación antigénica e inducción de autoanticuerpos que estimulan la producción de hormona tiroidea, lo que ocasiona hipertiroidismo; **B)** exacerbación de exoftalmos mediante la destrucción de tejido tiroideo y la presencia de receptores para TSH en los músculos extraoculares y la grasa parda.

y el microambiente inflamatorio está genéticamente regulado con repercusión fundamental en la inmunidad innata. En particular en la enfermedad de Crohn se han reportado mutaciones en CARD15.

Enfermedad de Graves o hipertiroidismo autoinmune

Es una función aumentada de la glándula tiroides por AuAb contra el receptor de tirotropina (TSHR). La función biológica del TSHR es regular la síntesis y secreción de las hormonas tiroideas por las células foliculares. El TSHR comparte la estructura de la familia de receptores en serpentina (esto es, siete segmentos abarcando la membrana, tres asas extracelulares, tres asas intracelulares, un ectodominio amino-terminal y un carboxilo-terminal intracelular). La especificidad del receptor de unión a hormonas está determinada por el ectodominio (o subunidad α). Su señalización es a través del acoplamiento con proteínas G, en la porción serpentina. En la glándula tiroides, la unión de la TSH con su receptor activa sobre todo adenilato ciclasa, lo que resulta en un aumento en la concentración de AMPc, y se regula la transcripción de genes involucrados en la síntesis de la hormona tiroidea.

La causa más común de hipertiroidismo es la producción de AuAb contra el TSHR, que se unen al receptor e imitan la acción de la TSH. Los anticuerpos que se producen se denominan anticuerpos estimulantes de la tiroides (TSAb, *thyroid stimulating antibodies*) y activan directamente la tiroides. La TSH comparte antígenos con los músculos oculares, los fibroblastos y un grupo

muscular en piernas, con proteínas de la membrana como G2s (55 kDa), flavoproteína o Fp (64-67 kDa), calsecuestrina (63 kDa) y colágena tipo XIII. Debido a esto, además de datos clínicos de hiperfunción tiroidea, en la enfermedad de Graves se presenta bocio difuso, exoftalmos y edema pretibial. En general, los TSAb causan hipertiroidismo e hipertrofia muscular sin infiltración linfocitaria. Las complicaciones más intensas de la enfermedad de Graves son el exoftalmos con neuropatía óptica y la tormenta tiroidea.

En el tratamiento de la enfermedad de Graves deben utilizarse medicamentos que bloquean la función tiroidea (tionamidas); sustitución temprana con hormona tiroidea con el fin de conseguir reposo glandular, evitar mayor exposición antigénica y datos de hipotiroidismo. Se debe incluir en el tratamiento inmunosupresión con dosis ajustada a cada paciente de acuerdo con las pruebas funcionales tiroideas, la determinación de anti-TSHR y la respuesta clínica. El yodo radiactivo solo se deberá administrar si la actividad autoinmune está controlada o es negativa, porque causa mayor exposición antigénica y aumento en la producción de autoanticuerpos que pueden exacerbar gravemente el exoftalmos (figura 21-1-2).

También se presentan enfermedades con infiltración eosinofílica. El reclutamiento de eosinófilos es secundario a la persistencia de un microambiente inflamatorio no regulado (por lo regular alérgico, con elevación de IL4-IL5 e IL-13), que condiciona la quimiotaxis e infiltración celular. Además de inflamación con disfunción, estas enfermedades condicionan secuelas de estenosis y perforaciones, que pueden requerir tratamiento quirúrgico. Entre éstas se encuentran la esofagitis, causa de reflujo gastroesofágico de muy difícil control; la gastroenteritis eosinofílica con diarrea, dolor abdominal, cuadros disentéricos y perforaciones, y la colitis eosinofílica con dolor abdominal, diarrea que puede ser sanguinolenta, malabsorción con pérdida de proteínas, deformidades y perforaciones del colon.

Sistema nervioso (central y periférico) y afectaciones oculares

Se ha descrito una gran diversidad de enfermedades que afectan el sistema nervioso; una de las más relevantes es la esclerosis múltiple (EM). La EM es una enfermedad recurrente-remitente, que en su fase inicial se comporta como una enfermedad autoinmune desmielinizante y más tarde presenta degeneración axonal. El daño a la sustancia blanca expresa numerosos datos clínicos; por ejemplo, la neuropatía oftálmica desmielinizante (síndrome de Devic) es una variante localizada de la enfermedad.

En el caso del lupus neuropsiquiátrico hay diversas manifestaciones clínicas, como cefalea, psicosis, trombosis y, en casos graves, coma.

Las uveítis se presentan en un espectro clínico muy amplio. Existen uveítis anteriores, intermedias (inflamación del cuerpo ciliar o *pars planitis*), posteriores y panuveítis. En todos los casos, las uveítis ocasionan daño en la función visual y condicionan la pérdida de la misma. Asimismo, pueden asociarse con enfermedades reumáticas, entre éstas la enfermedad de Behçet. En el síndrome de Sjögren, la uveítis se asocia con xeroftalmía con queratoconjuntivitis sicca por daño inflamatorio en las glándulas lagrimales.

En la miastenia grave se presenta debilidad muscular generalizada más evidente al movimiento repetido. Inmunológicamente existen AuAb antirreceptores de acetilcolina que bloquean la acción de este mediador en la unión neuromuscular. Una crisis miasténica puede llevar a insuficiencia respiratoria con necesidades de ventilación asistida por afectación de los músculos respiratorios.

Dentro de las neuropatías periféricas, la polirradiculoneuropatía periférica subaguda o síndrome de Guillain-Barré se presenta como parálisis flácida ascendente de evolución variable; puede haber producción de AuAb antigangliósidos GM1 por un estímulo infeccioso (por lo regular *Campylobacter jejuni*) y a veces por posvacunación. En la infección por citomegalovirus se pueden producir AuAb antigangliósidos GM2; esta reacción es inducida por mimetismo molecular y causa daño por inflamación en los nervios periféricos.

Piel y mucosas

El pénfigo produce ampollas fláccidas sobre la piel y las mucosas por AuAb antidesmogleínas (DMG o glicoproteínas de unión intracelular) y fijación del complemento. En el pénfigo vulgar hay AuAb anti-DMG 1 y 3, y puede haber compromiso en las mucosas. En el pénfigo foliáceo, el compromiso es en la piel, sin compromiso de mucosas, y se asocia con anti-DMG 1.

Músculos y articulaciones

El daño se genera por inflamación inicial, cicatrización posterior y pérdida de la movilidad. En este grupo se encuentran las miopatías inflamatorias, que incluyen: a) dermatopolimiositis, con afección de la piel; b) polimiositis; c) miositis esporádica con cuerpos de inclusión, y d) miositis necrosante autoinmune. Los autoantígenos son sintetasas aminoacil-tARN, deacetilasas del complejo de proteína Mi-2-helicasa/histona que se traducen en aumento de la expresión de Jo-1 y Mi-2, que son el Ag reconocido directamente por los AuAb.

En el caso de la artritis reumatoide hay daño articular en las extremidades por AuAb (factores reumatoides y anticuerpos antipéptidos cíclicos citrulinados) con degradación de cartílagos y erosión ósea, nódulos (subcutáneos, en escleróticas y pulmones), y en algunos casos puede asociarse con vasculitis. Estas manifestaciones clínicas condicionan la incapacidad gradual y muerte temprana.

Vías respiratorias

Presentan daño mediado tanto por AuAb como por células infiltrantes. Clínicamente hay disnea, tos, sibilancias, cianosis y desaturación de oxígeno. Puede presentarse vasculitis con afectación sinopulmonar y granulomas en la granulomatosis de Wegener. Es posible encontrar infiltración eosinofílica pulmonar en la enfermedad de Churg-Strauss, lo mismo que hemorragias alveolares en el síndrome de Goodpasture, por AuAb anticolágena tipo IV de la membrana basal pulmonar. En todas estas vasculitis puede haber anticuerpos contra citoplasma de neutrófilos (ANCA) en sus diferentes patrones (citoplásmico y periférico). En el síndrome antifosfolípidos y el lupus eritematoso también puede haber hemorragia pulmonar por acumulación catastrófica de AuAb que fijan complemento.

Corazón y vasos sanguíneos

En la miocarditis autoinmune se produce cardiomiopatía dilatada e insuficiencia cardiaca. Por otra parte, las vasculitis se definen según el calibre del vaso que afectan:

a) *Vasculitis de grandes vasos*. Como la arteritis de células gigantes (cefalea, hipersensibilidad en el cuero cabelludo o disminución del pulso temporal) y la arteritis de Takayasu (afecta la aorta y sus ramificaciones, con pérdida de pulsos, presión arterial en las cuatro extremidades con claudicación intermitente, lipotimia, cefalea y compromiso de las arterias abdominales, incluidas las renales).

b) *Vasculitis de medianos vasos*. Incluye poliarteritis nodosa (hipertensión y formación de aneurismas, con daño renal) y enfermedad de Kawasaki (vasculitis sistémica aguda febril, con fiebre de al menos 5 días, cambios conjuntivales y de la mucosa oral. También linfadenopatía cervical, erupción cutánea y eritema/induración palmoplantar, con complicaciones cardiacas con lesiones de arterias coronarias, incluido infarto de miocardio, fístulas, dilataciones y aneurismas en las arterias coronarias).

c) *Vasculitis de pequeños vasos asociadas a ANCA*. Incluye poliarteritis microscópica (glomerulonefritis y capilaritis pulmonar, hemorragias ungueales en astilla, nódulos tipo pioderma). También granulomatosis con poliangeítis (granulomatosis de Wegener; granulomas pulmonares, renales y en vasos), granulomatosis eosinofílica con poliangeítis (síndrome de Churg-Strauss, caracterizada por eosinofilia periférica y extravascular, datos de asma de difícil control, infiltrados pulmonares no fijos, vasculitis y polineuritis).

La vasculitis de pequeños vasos con formación de complejos inmunes incluye la vasculitis crioglobulinémica, que se asocia con la producción de anticuerpos IgG e IgM en el mayor número de casos por infección. Hay varios tipos de vasculitis crioglobulinémicas: el tipo I se asocia con la presencia de IgM monoclonal (a veces IgG, IgA) en enfermedades linfoproliferativas (discrasias de células plasmáticas, mieloma múltiple, macroglobulinemia de Waldeström); el tipo II se presenta como resultado de la combinación de anticuerpos monoclonales (por lo regular de clase IgM, y policlonales, usualmente de clase IgG), asociada con infección por virus de hepatitis C (VHC), y el tipo III se asocia con Ab policlonales (infección VHC, VEB, EA, enfermedades linfoproliferativas, enfermedad hepática crónica, glomerulonefritis proliferativa). La mayoría de los pacientes presenta tipos mixtos II y III; las manifestaciones clínicas más relevantes son púrpura, artralgias, debilidad, polineuropatía, fenómeno de Raynaud, síndrome de Sjögren secundario, compromiso del sistema nervioso central, alteraciones gastrointestinales y renales. Pueden encontrarse anticuerpos anti-VHC con ARNm para VHC, hipocomplementemia, factor reumatoide elevado. Asimismo, se pueden encontrar los siguientes AuAb positivos: ANA, antimúsculo liso, anticuerpos antifosfolípido y ANCA.

La vasculitis por IgA, púrpura de Henoch, se caracteriza por púrpura palpable, artralgias, disfunción renal y dolor abdominal.

La vasculitis hipocomplementémica, vasculitis anti-C1q, presenta urticaria crónica grave persistente, con vasculitis y glóbulos purpúricos a la observación de la piel; microscópicamente es leucocitoclástica.

La vasculitis de pequeños vasos por AuAb antimembrana basal y fijación de complemento, presenta síndrome de Goodpasture, con afectación pulmonar o renal.

Serosas

Las enfermedades que afectan a las serosas pueden dañar la pleura, el pericardio y el peritoneo por AuAb y complejos inmunes, lo que condiciona la inflamación localizada (pleuritis, pericarditis, peritonitis) y derrames. El LES se asocia a menudo con serositis. Algunas endocrinopatías autoinmunes pueden cursar con serositis.

Células sanguíneas y factores de coagulación

Pueden existir AuAb contra todos los elementos formes de la sangre y causar su destrucción. La disminución de leucocitos (leucopenia) puede afectar los polimorfonucleares (neutropenia) y mononucleares (linfopenia), con aumento en el número de las infecciones. Los AuAb tipo IgG o IgM que se unen a eritrocitos causan su destrucción y anemias hemolíticas autoinmunes. La destrucción autoinmune de las plaquetas condiciona trombocitopenias, con riesgo de hemorragias cerebrales o retinianas. Los anticuerpos antifosfolípidos o anticardiolipina se unen a blancos fosfolípidos unidos a proteínas procoagulantes y anticoagulantes (anticuerpos anti-β_2 gliceloproteína 1, β_2-GP1, protrombina y proteína C), lo que inhibe su función en la cascada de coagulación al condicionar *livedo reticularis* y trombosis (con afectación neurológica, renal y cardiaca). Esto genera un síndrome semejante a esclerosis múltiple, corea, convulsiones, mielitis transversa, síndrome de Guillain-Barré, demencia multiinfarto, isquemia cerebral transitoria, amaurosis fugaz y abortos recurrentes.

Riñón

Es afectado principalmente por diversas vasculitis. La enfermedad característica es el lupus eritematoso sistémico (véase figura 21-11). El daño renal en poliarteritis nodosa no se asocia con glomerulonefritis, sino con necrosis fibrinoide de las arterias arqueadas y, en ocasiones, de las interlobulares, daño isquémico con atrofia tubular y fibrosis periglomerular.

La poliangeítis microscópica, la enfermedad de Takayasu, la granulomatosis de Wegener, el síndrome de Goodpasture y las vasculitis crioglobulinémicas pueden cursar con daño renal variable. Se caracterizan por lesiones detectables microscópicamente en orina, síndrome nefrótico o nefrítico, hipertensión arterial e insuficiencia renal.

TERAPÉUTICAS EMPLEADAS EN LAS ENFERMEDADES AUTOINMUNES

El objetivo fundamental del tratamiento en las EA debe dirigirse a restablecer la tolerancia inmunológica a los autoantígenos para limitar el daño inflamatorio, lo cual se ha logrado inducir en animales de laboratorio. Desafortunadamente, los blancos terapéuticos diseñados en la actualidad solo toman en cuenta el repertorio autorreactivo y no existe un estudio clínico que considere la combinación de la inmunosupresión dirigida a autorreactividad con la estimulación de células reguladoras.

Muchos de los inmunosupresores utilizados en el tratamiento de la enfermedad autoinmune inhiben todo el repertorio de células T (inhibidores de calcineurina, blanco en mTOR, anticuerpos monoclonales). Al carecer de especificidad contra el repertorio autorreactivo, esta inhibición afecta también el segmento T regulador y, por lo tanto, la expresión clínica de las EA; cada vez se requieren dosis mayores o tiempos más prolongados de administración de medicamentos, lo que repercute en el incremento de los efectos secundarios y adversos.

Antes de iniciar el tratamiento se debe poner en contexto el estado del paciente y considerar las siguientes variables, que son fundamentales para el éxito:

a) Control metabólico de diabetes, dislipidemia, obesidad y sobrepeso.
b) Sustitución y control hormonal tiroideo y ginecológico si se requiere, hiperprolactinemia.
c) Aporte nutricional adecuado.
d) Un programa de actividad física apropiado.
e) No se debe iniciar un tratamiento sin una evaluación clínica e inmunológica integral.

f) Si existe un marcador de la actividad inflamatoria autoinmune debe tomarse como parámetro de inicio para el control junto con el cuadro clínico.

En la mayoría de los casos no es posible tratar las EA con monoterapia; dada su etiología multifactorial, todos los tratamientos existentes hasta el momento se han dirigido al control de la producción de AuAb, linfocitos autorreactivos y la reacción inflamatoria que estas enfermedades producen. Se puede disminuir la reacción inflamatoria de manera temporal pero, a largo plazo, hay un deterioro en la respuesta inmunológica, pues con el tratamiento solo se bloquea uno de sus componentes. Si coexiste la situación de inmunodeficiencia, este bloqueo la exacerba sin conducir a la regulación y la inducción de tolerancia.

Dentro del tratamiento, también se debe considerar la variable costo-efectividad. En este sentido, y de acuerdo con la experiencia clínica de los autores, los glucocorticoides son la piedra angular del tratamiento de EA porque:

a) El repertorio autorreactivo, como se ha fundamentado, no es ni tan extenso ni tan amplio como en otras circunstancias inmunológicas.
b) Hoy en día se ha reconocido la participación de los glucocorticoides como modificadores de la EA, con diversas funciones de inmunorregulación y también de inmunosupresión (dosis-dependientes).
c) Los glucocorticoides afectan poco el repertorio de los linfocitos T, solo en dosis que superan 1 mg/kg/día durante más de 10 días, con lo que se puede producir linfopenia, una respuesta inflamatoria no catastrófica en EA que se controla con la mitad de esa dosis en tiempo corto. Al no bloquear los linfocitos T, hay posibilidades de inducir la regulación. En caso de inflamación grave (nefropatía, vasculitis) se sugieren pulsos de glucocorticoides o la administración de ciclofosfamida vía intravenosa.
d) Con el tiempo, la dosis de glucocorticoides se reduce y se puede dar por tiempo prolongado si se administra en días alternos. Así se favorece un ciclo circadiano y se ofrece la posibilidad de una funcionalidad normal en el eje hipotálamo-hipófisis-adrenal, con reducción de los efectos adversos observados habitualmente.
e) La dosis que recibe cada paciente es individual y se ajusta de acuerdo con la evolución.

INMUNOMODULACIÓN

En la actualidad la **inmunoglobulina endovenosa (IgEV)** es uno de los pocos inmunomoduladores reconocidos para uso clínico en EA. Las acciones inmunomoduladoras propuestas para la IgEV en las EA son las siguientes:

a) Bloqueo de receptores en macrófagos.
b) Inducción del inhibidor del receptor Fc-γIIb.
c) Neutralización de AuAb patológicos por Ab que ocurren naturalmente de tipo antiidiotipo.
d) Activación de las células NK por la vía del receptor Fc-γIII, el cual media la muerte de las células dendríticas que portan inmunocomplejos por la vía de la citotoxicidad celular dependiente de anticuerpos.
e) Expansión de linfocitos Treg.

Hoy en día existen muchas expectativas sobre la aparición de biofármacos postulados como inmunomoduladores (pero cuya acción farmacológica en sentido estricto es suprimir elementos específicos de la respuesta inmunológica, entre otros anticuerpos monoclonales y proteínas de fusión) y su administración tiene auge. Sin embargo, a pesar de la mejoría que se consigue en algunos casos, se presentan numerosos efectos adversos relacionados con el elemento de la respuesta inmunológica que se suprime, en particular en infecciones como tuberculosis y neoplasias.

Por otra parte, se sabe que los pacientes con EA tratados con este tipo de biofármacos presentan altos índices de recaída en cuanto se suspende el tratamiento; esto se relaciona directamente con la falta de inducción de la tolerancia.

RECUADRO 21-2. LUPUS ERITEMATOSO SISTÉMICO

El lupus eritematoso sistémico (LES) es una enfermedad autoinmune e inflamatoria compleja, caracterizada por la aparición de autoanticuerpos contra antígenos nucleares (ribo- y desoxirribonucleoproteínas), histonas y, con frecuencia, proteínas de neutrófilos. Se considera el ejemplo clásico de enfermedad autoinmune sistémica; puede presentar complicaciones sistémicas multiorgánicas, con periodos marcados de remisión y exacerbación. La causa que desencadena la activación autoinmune anormal es desconocida y debe considerarse multifactorial.

En el individuo susceptible quizá existe más de una alteración en la homeostasis de los linfocitos y en los mecanismos de tolerancia periférica inducida, debido a un proceso apoptótico incrementado, con defectos en la remoción de autoantígenos generados. Otras anormalidades descritas que contribuyen a la patogénesis de LES incluyen la alteración en la depuración de complejos inmunes en los órganos blanco, aumento de la producción de IFN-γ, activación de DC plasmocitoides, activación de vías inflamatorias dirigidas por proteínas del complemento y compromiso del receptor Fc-γ (Fc-γR). Los entrecruzamientos vía Fc-γR estimulan la liberación de citocinas proinflamatorias, enzimas proteolíticas y especies reactivas intermedias de oxígeno de macrófagos, células dendríticas y neutrófilos. En el caso de los neutrófilos, existe exposición prolongada de las NET, a la que se ha atribuido un importante papel en la generación de autoanticuerpos.

Clínicamente, el daño orgánico múltiple se expresa en piel, músculos, serosas, vasos sanguíneos y, en especial, a nivel renal (hay nefropatía en 70% de los casos). El diagnóstico de LES requiere 4 de los 11 criterios diagnósticos revisados en 2012 (tabla 21-2-1).

TABLA 21-2-1. Criterios de diagnóstico de lupus eritematoso sistémico (criterios de 1997, revisados en 2012)

Criterio	Descripción
Eritema malar	Eritema fijo, plano o elevado, sobre las prominencias malares, tendiente a respetar nasolabiales
Erupción cutánea	Erupción en la piel como resultado de una reacción inusual a la luz del sol, por historia y observación médica
Erupción discoide	Parches eritematosos elevados, con descamación queratósica adherente y tapones foliculares; puede ocurrir cicatrización atrófica en lesiones antiguas
Úlceras orales	Ulceración oral o nasofaríngea, usualmente indolora, observada por el médico
Artritis no erosiva	Afectación de dos o más articulaciones periféricas, caracterizada por dolor, hinchazón o derrame
Serositis	1. Pleuritis: historias convincentes de dolor pleural o frote pleural audible por el médico o evidencia de derrame pleural, o 2. Pericarditis: documentada por electrocardiograma, frote o evidencia de derrame pericárdico
Alteración renal	1. Proteinuria persistente > 0.5 g/día o > 3 + si no se realiza cuantificación, o 2. Cilindros celulares de eritrocitos, de hemoglobina, granulares o mezclados
Alteración neurológica	1. Convulsiones en ausencia de drogas ofensoras o alteraciones metabólicas conocidas; por ejemplo, uremia, cetoacidosis o desequilibrio electrolítico, o 2. Psicosis en ausencia de drogas ofensoras o alteraciones metabólicas conocidas; por ejemplo, uremia, cetoacidosis o desequilibrio electrolítico
Desorden hematológico	1. Anemia hemolítica con reticulocitosis o 2. Leucopenia: < 4 000/mm³ o ≥ 2 ocasiones, o 3. Linfopenia: > 1 500/mm³ o ≥ 2 ocasiones 4. Trombocitopenia: < 100 000/mm³ en ausencia de drogas ofensoras

Desorden inmunológico	1. Anticuerpos antiADN; hacia ADN nativo en títulos anormales, o
	2. Anticuerpos anti-Sm, contra antígenos nucleares Sm, o
	3. Hallazgos positivos de anticuerpos antifosfolípidos en:
	   a) Un nivel sérico anormal de anticuerpos IgG o IgM
	   b) Un resultado positivo para la prueba de anticoagulante lúpico utilizando un método estándar
	   c) Un resultado falso-positivo al menos durante 6 meses confirmado por inmovilización de treponema o prueba fluorescente de anticuerpos de treponema por absorción

Anticuerpos antinucleares	Título anormal de anticuerpos antinucleares por inmunofluorescencia o equivalente en cualquier punto y ausencia de drogas

Son las primeras décadas de experiencia con estos medicamentos y aún queda por documentar su uso mediante la revisión de reportes de farmacovigilancia. La complejidad inmunológica que originan las EA hace necesario fundamentar la utilidad de la administración de biofármacos con base en estrictos análisis de sus resultados, ya que pareciera que se están tratando enfermedades multifactoriales de forma simple como si fuesen producidas por causa-efecto.

Además, y debido a que el campo de estudio de las EA es muy extenso, resulta indispensable realizar investigaciones con un enfoque traslacional (aplicado), pues a pesar de que hoy en día se han delineado varios de los mecanismos y las alteraciones que generan las enfermedades autoinmunes, no hay protocolos de diagnóstico y tratamiento que las consideren de forma integral.

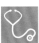

Recuadro 21-3. Eje IL-23/Th17 y su relación con algunas enfermedades autoinmunes

La respuesta inmunológica innata mediada por los linfocitos Th17 y las citocinas que secretan cobra relevancia en la fisiopatología de muchas enfermedades inflamatorias y autoinmunes. Entre éstas sobresale la psoriasis, la artritis psoriásica, las espondiloartritis (incluida la espondilitis anquilosante), y la artritis reumatoide. Se ha establecido que estímulos internos o externos en individuos con predisposición genética, como antígenos microbianos, o alteraciones en la microbiota intestinal, estrés biomecánico o disregulación inmunológica induce la sobreexpresión de IL-23 que, a su vez, estimula la diferenciación y la activación de linfocitos Th17 que migran a los tejidos inflamados con la consecuente secreción de IL-17A, IL-17F, IL-21 e IL-22, así como la expresión en estos linfocitos Th17 de CCL20 que se une a su receptor específico CCR6 para perpetuar la reacción inmunológica.

El eje IL-23/Th17 está relacionado no solo con las enfermedades mencionadas, sino también con el asma y la enfermedad de Crohn. La IL-23 es secretada por células dendríticas y macrófagos, se une a su receptor específico expresado en linfocitos Th17 activados y es esencial junto a la IL-6 y el TGFb para el desarrollo y la perpetuación de linfocitos Th17. Hace poco se identificó una cinasa tipo 1 de glucocorticoide que es crucial para estabilizar los linfocitos Th17 y es inducida por IL-23; esta cinasa también responde a cloruro de sodio fosforilado los canales epiteliales de sodio. A raíz de esta última observación se cree que la dieta alta en sodio incrementa la expresión de la cinasa de glucocorticoide y, en consecuencia, aumenta la diferenciación de los linfocitos Th17, lo que acelera el desarrollo de autoinmunidad, en particular en la artritis psoriásica y en la encefalitis autoinmune.

RESUMEN

- Las enfermedades autoinmunes son entidades clínicas que se caracterizan por la destrucción de tejidos del huésped como consecuencia de la pérdida de la tolerancia de la respuesta inmunológica hacia antígenos propios. En esta disfunción de la tolerancia de la respuesta inmunológica participan mecanismos efectores humorales y celulares de la inmunidad adaptativa. El estudio de las enfermedades autoinmunes es un terreno científico complejo, multidisciplinario y heterogéneo.
- La tolerancia del sistema inmunológico hacia antígenos propios se puede identificar en dos fases: tolerancia central y tolerancia periférica. La tolerancia central se induce durante la ontogenia de los linfocitos T en el timo, a través de los procesos de selección positiva y negativa, y en la de los linfocitos B en la médula ósea; en ambos casos se busca eliminar a linfocitos autorreactivos. Por otra parte, los mecanismos de tolerancia periférica se llevan a cabo en los órganos linfoides secundarios y están mediados por la falta de coestimulación por parte de células presentadoras de antígenos (células dendríticas) hacia los linfocitos T o por defectos en la expresión de marcadores de superficie, además de la participación de células T reguladoras (Treg).
- Las células dendríticas y la presentación de autoantígenos tienen un papel fundamental para el desarrollo de la tolerancia, y una alteración en este mecanismo puede romper la tolerancia hacia antígenos propios. Sin embargo, hay otros mecanismos involucrados en la rotura de la tolerancia periférica hacia componentes propios, los cuales pueden desencadenar enfermedades autoinmunes, como:
  1. Predisposición genética. Se ha demostrado que los factores genéticos son determinantes en el desarrollo de las enfermedades autoinmunes. Se han descrito los genes de susceptibilidad para enfermedades como lupus eritematoso sistémico. Los genes más estudiados son los del MHC de clases I, II y III, que en el humano se encuentran codificados en el brazo corto del cromosoma 6.
  2. Exposoma (mecanismos epigenéticos). Son las interacciones entre los individuos y su entorno. Las implicaciones multifactoriales y multigeneracionales relacionadas a esta interacción afectan a los sistemas moleculares y microbianos que pueden desencadenar una rotura en la tolerancia inmunológica y, por lo tanto, al desarrollo de una o más enfermedades autoinmunes.
  3. Inmunidad innata. La respuesta inmunológica innata puede activarse debido a la presencia de infecciones bacterianas transitorias o crónicas que pueden llevar a rotura de la tolerancia, con producción de linfocitos T inflamatorios antígeno-específicos, que inducen daño inflamatorio que puede desencadenar respuestas autoinmunológicas por liberación de antígenos.
  4. Inmunidad adquirida. La falla en los mecanismos de tolerancia central y periférica genera la presencia de células autorreactivas que activan respuestas inmunológicas contra antígenos celulares o tisulares propios.
  5. Inmunodeficiencias primarias. En estudios en ratones se ha observado una mayor predisposición a enfermedades autoinmunes en animales con linfopenia. Por otra parte, en enfermedades como el síndrome de Ommen (deficiencia del gen activador de recombinación [*RAG*]) se ha observado la paradoja de una enfermedad autoinmune en una inmunodeficiencia; esto se debe al limitado repertorio de linfocitos T que hay debido a la ausencia de RAG.
  6. Autoantígenos. Puede haber pérdida de tolerancia hacia antígenos propios por alguno de los siguientes mecanismos:
     a) Mimetismo molecular, previa modificación tisular por activación asociada a un agente microbiano o por su parecido estructural al mismo que genera reacciones cruzadas contra antígenos propios.
     b) Exposición de un antígeno previamente secuestrado en sitios inmunoprivilegiados por algún tipo de lesión inflamatoria.
     c) Superantígenos producidos por bacterias que favorecen la activación contra antígenos propios vía el reconocimiento de la región hipervariable 4 HV4) del TCR.
     d) Microquimerismo fetal. Se ha propuesto que, después del embarazo, algunas células fetales quedan remanentes en la circulación materna o en los tejidos y, muchos años después, pueden generar respuestas inmunológicas o ser reconocidas como autoantígenos.
  7. Mecanismos apoptóticos. Deficiencias en los mecanismos de apoptosis desencadenan una exposición persistente de autoantígenos agrupados y concentrados en las vesículas superficiales de las células apoptóticas, lo mismo que su modificación por rotura proteolítica específica o fosforilación debida a daño tisular extenso, lo cual aumenta la capacidad inmunogénica. En general, se considera que los procesos apoptóticos deficientes se relacionan con el desarrollo de autoinmunidad. Se ha identificado la modificación de autoantígenos por apoptosis y por acumulación de material apoptótico que conduce a la producción de autoanticuerpos en tiroiditis de Hashimoto, lupus eritematoso y artritis reumatoide.
  8. Hormonas y neuropéptidos. En la pérdida de tolerancia están involucradas las hormonas, tanto esteroideas como peptídicas; por ejemplo, se reportó que los andrógenos adrenales séricos se encuentran en niveles bajos en pacientes con enfermedades autoinmunes. Por otra parte, se ha observado que el estradiol (E2) puede promover el desarrollo de autoinmunidad ante la presencia de células autorreactivas.
  9. Infecciones. Los procesos infecciosos pueden ser el origen de la estimulación autoinmune para desencadenar o exacerbar la autoinmunidad. En dicha condición están involucrados mecanismos inherentes al antígeno (mimetismo molecular, exposición de antígenos secuestrados) y mecanismos inherentes a la respuesta inmunológica (activación de células presentadoras de antígeno, expresión anómala de moléculas del MHC-II, reclutamiento de células al sitio de la infección con generación de citocinas-quimiocinas, activación de señales estimuladoras/reguladoras y estimulación directa de receptores linfocitarios que induce proliferación por acción del microorganismo).
- Para que una respuesta o fenómeno autoinmune se manifieste como enfermedad, se deben generar diversas alteraciones en las que este repertorio autorreactivo escapa a la tolerancia tanto central como periférica por algunos de los mecanismos de rotura mencionados antes. Es importante recalcar que las enfermedades autoinmunes son entidades multifactoriales, por lo que, se combinan varios de los mecanismos anteriormente descritos.
- La rotura de la tolerancia, la persistencia de autoantígenos que amplifican la activación funcional de un número significativo de linfocitos autorreactivos, la pérdida de mecanismos que controlan o regulan la activación de los diversos elementos de la respuesta inmunológica, la homeostasis alterada, el componente genético y el microambiente enriquecido en citocinas que favorecen el reclutamiento de células hacia el sitio de la inflamación, todo en conjunto, amplifica la respuesta y deriva en forma directa al daño tisular. Los mecanismos de daño inmunológico en las enfermedades autoinmunes son producto de las reacciones de hipersensibilidad tipos II, III y IV, descritas por Coombs y Gell.
- Las enfermedades autoinmunes se caracterizan clínicamente por la exportación de linfocitos autorreactivos que producirán daño tisular según el mecanismo de hipersensibilidad que generen (fijación de complemento, formación de complejos inmunes, quimiotaxis de células inmunológicas). Estas enfermedades pueden afectar cualquier órgano o tejido del organismo. Con fines de clasificación, se dividen en órgano-específicas y no órgano-específicas o sistémicas.
- Las enfermedades órgano-específicas se caracterizan por la localización del daño autoinmune; por ejemplo, tenemos a aquellas que afectan las glándulas de secreción interna (enfermedad de Graves, diabetes mellitus tipo 1). La explicación inmunológica de las enfermedades órgano-específicas radica en la generación de autoanticuerpos dirigidos contra antígenos expresados en ciertos órganos o tejidos.
- Por el contrario, entre más generalizado sea el daño al órgano, la enfermedad puede clasificarse como sistémica. Desde el punto de vista inmunológico, las enfermedades sistémicas se caracterizan por tener autoanticuerpos dirigidos contra componentes intracelulares (p. ej., antígenos nucleares o citoplasmáticos) como en lupus eritematoso sistémico y artritis reumatoide, o estar asociadas con vasculitis (como las enfermedades de Wegener y de Churg–Strauss).
- Actualmente, el tratamiento para estas enfermedades consta del uso de inmunosupresores, los cuales inhiben todo el repertorio de células T (inhibidores de calcineurina, blanco en mTOR, anticuerpos monoclonales). Al carecer de especificidad contra el repertorio autorreactivo, esta inhibición afecta también el segmento T regulador, por lo que cada vez se requieren dosis mayores o tiempos más prolongados de administración de medicamentos, lo que repercute en el incremento de los efectos secundarios y adversos. Desafortunadamente, en la mayoría de los casos no es posible tratar con monoterapia, dada la etiología multifactorial.

TÉRMINOS CLAVE

Apoptosis Serie de mecanismos mediados por múltiples moléculas o lingados cuyo destino final es generar la muerte celular, lo que da el nombre de muerte celular programada.

Autoanticuerpos (AuAb) Tipo de anticuerpos (proteínas del sistema inmunológico) que se dirigen erróneamente contra órganos o tejidos del organismo.

Autoantígenos Componentes normales del propio organismo que en circunstancias determinadas pueden producir autoanticuerpos.

Epigenética Considerada la nueva genética, incluye los cambios mitóticos heredables en la expresión génica sin alterar la secuencia de nucleótidos del ADN.

Neutrófilos Células que presentan un núcleo polimorfonuclear y conforman de 40 a 70% de los leucocitos circulantes. Son la primera línea de defensa de nuestro organismo, generan grandes concentraciones de ROS y factores enzimáticos antimicrobianos.

PREGUNTAS DE AUTOEVALUACIÓN

1. **¿Cuál es el significado clínico de los autoanticuerpos?**
   a. En títulos bajos siempre causan daño en órganos blancos
   b. Su detección carece de importancia clínica para evaluar la evolución de la enfermedad autoinmune
   c. Se ha postulado que en títulos bajos ejercen funciones protectoras
   d. Independientemente de los títulos, tienen poco valor diagnóstico

2. **Las inmunodeficiencias primarias**
   a. Se relacionan con la presentación de enfermedades autoinmunes
   b. Solo se asocian a infecciones recurrentes
   c. Siempre tienen un fenotipo clínico definido
   d. Solo se asocian a infecciones por gérmenes oportunistas

3. **El repertorio clonal en enfermedades autoinmunes**
   a. Es policlonal, comprende a todos las inmunoglobulinas

   b. Es oligoclonal, afecta a un espectro limitado de inmunoglobulinas
   c. Se caracteriza por una elevación monoclonal mayor de 4 g/L
   d. Es monoclonal afectando solo a la IgM

4. **Las enfermedades autoinmunes pueden afectar:**
   a. A todos los órganos y sistemas
   b. Únicamente a los elementos sanguíneos
   c. Predominantemente al sistema musculoesquelético
   d. Solo a las glándulas de secreción interna

5. **El tratamiento de las enfermedades autoinmunes debe**
   a. Incluir medicamentos inmunosupresores e inmunomoduladores
   b. Incluir un solo medicamento inmunosupresor
   c. Hacerse con anticuerpos monoclonales a muy largo plazo
   d. Incluir medicamentos inmunosupresores en dosis muy elevadas y sin variación (hasta ablación de respuestas)

RESPUESTAS A LAS PREGUNTAS DE AUTOEVALUACIÓN

1. **c.** Se ha postulado que en títulos bajos ejercen funciones protectoras
2. **a.** Se relacionan con la presentación de enfermedades autoinmunes
3. **b.** Es oligoclonal, afecta a un espectro limitado de inmunoglobulinas

4. **a.** A todos los órganos y sistemas.
5. **a.** Incluir medicamentos inmunosupresores e inmunomoduladores

CASO DE CORRELACIÓN

Paciente masculino de 28 años con esclerosis múltiple recurrente-remitente, tiroiditis autoinmune y deficiencia de subclases de IgG. Asociación de enfermedades autoinmunes e inmunodeficiencia.

Antecedentes heredofamiliares de importancia: cardiopatía (infarto) y enfermedades cerebrovasculares. Personales: técnico en computación y baterista en grupo musical. Escolaridad: bachillerato (abierto). Asma y rinitis desde los 4 años, infecciones respiratorias de repetición.

Evolución del padecimiento: a los 11 años (2002); después de transcurridas 48 horas de un traumatismo craneoencefálico leve, tuvo pérdida progresiva de fuerza y movilidad hasta presentar hemiplejia faciocorporal derecha. Fue hospitalizado en otro centro durante un mes en Cuidados Intensivos, por resultado de la tomografía computarizada de cráneo con "cuatro lesiones isquémicas". Tratamiento con nimodipino y bolos de metilprednisolona. Tuvo recuperación casi completa de la hemiplejia en 2 semanas, persistiendo con leve monoparesia y reflejo de Babinski derecho. Hospitalización en piso durante un mes, se prescribió un medicamento no especificado, que no tomó. Referido a neuropediatría en el Centro Médico, donde laboran los autores, se internó para protocolo diagnóstico. En dos estudios de imágenes por resonancia magnética (IRM) se visualizó la presencia de múltiples lesiones compatibles con desmielinización. Tratado con difenilhidantoína (DFH) 5 mg/kg/día como neuroprotección, y con rehabilitación, egresó después de 7 días. El mes siguiente tuvo monoplejía superior izquierda; internamiento, tratamiento con metilprednisolona (20 mg/kg/6 días). Remisión completa en la segunda dosis. Se incrementó DFH a 6.5 mg/kg y se confirmó el diagnóstico de esclerosis múltiple (EM); se inició tratamiento con interferón beta, 6 millones de unidades cada semana y un ciclo corto de prednisona por 20 días (40 a 0 mg).

En 2003 es enviado a inmunología clínica y alergia por rinitis crónica e infecciones de vías respiratorias de repetición. Se corroboró factor alérgico (pruebas cutáneas positivas) y se documentaron alteraciones del cociente 4/8 que siempre ha mantenido (figura 21-1-1). Se inició inmunoterapia específica (ITE) con alergenos y glucofosfopeptical. Por dos crisis asmáticas se instauró corticoesteroide inhalado; se suspendió DFH y se inició carbamazepina, 10 mg/kg.

Permaneció estable el asma, rinitis y EM con el tratamiento descrito hasta 2006 (14 años), con recaída (hemiparesia corporal derecha y dismetría); internamiento para tratamiento con metilprednisolona 20 mg/kg/5 días. Egresó con recuperación *ad integrum* y se agregaron corticoesteroides orales (GC) en días alternos (de 15 a 30 mg que tomó irregularmente).

En 2007 inició cuadro de depresión con ideas suicidas, psiquiatría prescribió fluoxetina, 30 mg/24 h; suspendió por intolerancia gástrica.

(continúa)

Caso de correlación (*continuación*)

En 2008 con la administración de interferón beta 1 tuvo fiebre, mialgias, artralgias de varios días de duración. En neurología se inició acetato de glatiramer, 40 mg subcutáneo al día, lo toleró 3 meses y después le causó eritema local y urticaria generalizada y lo suspendió. Al tener problemas familiares, amenazó a su familia con apuñalarse el abdomen, por lo que nuevamente se envió a psiquiatría. A causa de acné inflamatorio, dermatología lo trató por 2 años. Al controlar el factor alérgico de rinitis, se suspendió ITE, pero continuó con antihistamínicos y corticoesteroides nasales, dado el componente vasomotor (desviación septal). Se inició dializado extraíble de leucocitos cada 15-30 días, durante 24 meses.

En 2009 se le realizó otoplastia bilateral (exceso de la proyección auricular); por aumento de la carga lesional en IRM recibió un ciclo de metilprednisolona (5 g).

En 2011 por desviación septal, se le realizó rinoseptoplastia: tuvo mejoría de rinitis vasomotora.

Se mantuvo estable con apego a tratamiento, y los estudios de IRM solo mostraron lesiones antiguas.

En 2015 abandonó tratamiento por 3 meses. Tuvo un cuadro de gastroenteritis, permaneció en urgencias. Luego de una semana, tuvo una recaída con manifestaciones cerebelosas: vértigo, nistagmo e imposibilidad para la deambulación y bipedestación sin ayuda. Nuevamente se trató con metilprednisolona; remisión completa de sintomatología. Posteriormente, continuó tratamiento con glucocorticoides en días alternos e inmunoestimulantes, pero en 2017 se suspendió la producción de glucofosfopeptical y tuvo varias infecciones de vías respiratorias.

En 2018 se detectó bocio asociado a tiroiditis autoinmune (elevación de anticuerpos antiperoxidasa tiroidea) con manifestaciones leves de hipertiroidismo (temblor fino distal, taquicardia ocasional y diaforesis en manos), con perfil tiroideo normal. Se encontró deficiencia de subclases de IgG (IgG3) y persistencia de las alteraciones en el cociente CD4/CD8.

La aparición de tiroiditis autoinmune probablemente se asoció a la administración prolongada de interferón. Por la deficiencia humoral, recibe inmunoglobulina endovenosa cada 4-6 semanas, 400 mg/kg/dosis (intervalos de administración por los niveles de IgG preinfusión). Por la tiroiditis autoinmune se ha continuado con glucocorticoides en días alternos y azatioprina de 100 a 150 mg (disminución de títulos de anticuerpos antitiroideos), y levotiroxina 50 µg cada 24 h (por endocrinología).

Actualmente asintomático de todos sus problemas, sin ningún tipo de limitación funcional.

Fecha	Edad	Peso (kg)	Talla (cm)	
12/08/2002	11 años	38.5	141	
04/04/2004	13 años	42	143	
30/01/2006	14 años	50	156	
26/05/2006	15 años	52	161	Se iniciaron GC en días alternos
18/05/2007	16 años	53	163	
24/08/2008	17 años	57	169.5	
11/10/2009	18 años	57	170	
12/09/2010	19 años	57	172	

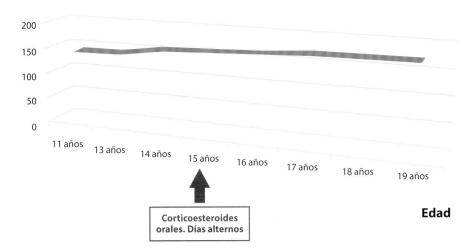

Talla en centímetros

Estudios de laboratorio relevantes:

2002 y 2009 bandas oligoclonales en líquido cefalorraquídeo: negativas.

Fecha	CD3[1]	CD4[1]	CD8[1]	Rel. 4/8	CD16/56[1]	CD19[1]	IgG[2]	IgA[2]	IgM[2]	IgE[3]
22/12/2003	1491	960	448	2.21	369		1075	222	151	210
10/08/2006	1701	1132	511	2.21						
14/12/2007	2087	1445	569	2,54						

(continúa)

Caso de correlación (*continuación*)

Fecha	CD3[1]	CD4[1]	CD8[1]	Rel. 4/8	CD16/56[1]	CD19[1]	IgG[2]	IgA[2]	IgM[2]	IgE[3]
09/10/2009	1011	720	270	2.67			1230	235	173	38.3
17/05/2010	1133	784	291	2.7			1150	254	148	
06/11/2014	1630	1031	492	2.09			1490	411	278	149
11/08/2015	1174	785	278	2.08			2460	445	151	66.3
18/01/2016	1400	974	425	2.29			960	254	151	
17/09/2018	1527	1125	395	2.85	201	260	1230	350	169	
06/11/2018	1425	1115	376	2.96	190	203	1580	413	206	

Fecha	IgG1[1]	IgG2[1]	IgG3[1]	IgG4[1]	Ac TPO[4]
06/11/2018	939	348	16.3	78.7	858.91
12/12/2018	900	310	12.3	65.2	786.44
03/07/2019					444.13

Valores de referencia, en rojo con aumento y en azul, disminución.
[1] Células por microlitro. CD3+ 800-1953; CD4+ 500-1440; CD8+ 318-788; CD16+/56+ 90-500; CD19+ 60-600.
[2] mg/dL. Normales de acuerdo a edad: IgG1 280-800; IgG2 115-570; IgG3 24-120; IgG4 5-125.
[3] UI/mL.
[4] Unidades OMS, normal < 10.

IRM de cráneo:

05/08/2002. Lesiones hiperintensas en secuencias T2, una de las cuales reportada perpendicular al ventrículo lateral derecho con localización temporoparietal, otra parietal derecha supraventricular, más una lesión amorfa paraventricular izquierda de localización frontoparietal izquierda y una más pequeña en región occipital izquierda.

13/06/11. Parénquima con imágenes hipodensas en T1 y FLAIR en T2 hiperintensas que corresponden a placas de desmielinización crónicas de localización en la región de los centros semiovales, corona radiada, así como en la región de la cápsula interna brazo corto derecho e izquierdo. Tálamo derecho, astas occipitales la sustancia blanca profunda. Con medio de contraste no se observan imágenes que sugieran la existencia de lesiones activas. Estudio sin evidencia de lesiones activas.

26/04/2015. Lesiones hipodensas en T1 y FLAIR y dos lesiones hiperintensas que corresponden a placas de desmielinización crónicas de localización en región de los centros semiovales, corona radiada, así como en la región de la cápsula interna. Sin nuevas lesiones.

17/02/2017. Múltiples lesiones desmielinizantes secundarias a esclerosis múltiple, no observando lesiones activas en estudio actual; en relación con el previo se identifica nueva lesión a nivel del pedúnculo cerebeloso medio derecho. Pérdida de volumen del parénquima cerebral cortical y subcortical. Pérdida de volumen del parénquima cerebeloso.

07/03/19. Lesiones desmielinizantes antiguas de la misma localización que las previas y pérdida del parénquima cerebral, cortical y subcortical. Sin lesiones activas ni cambios con respecto a estudio previo.

18/10/18. Gammagrama tiroideo con tecnecio: glándula tiroides aumentada de tamaño en situación habitual. Con discreto incremento en la captación del radiofármaco con distribución irregular del mismo por presentar múltiples zonas muy pequeñas de hipocaptación en ambos lóbulos. Bocio multinodular con nódulos hipocaptantes.

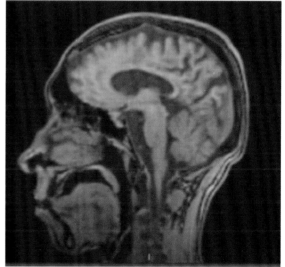

Figura 21-2-1. Resonancia magnética del día 07/03/19 en la que se observan lesiones desmielinizantes antiguas y pérdida del parénquima cerebral, cortical y subcortical. No hay evidencia de lesiones activas.

⚡ PREGUNTAS DE REFLEXIÓN

1. ¿Existe asociación entre las enfermedades autoinmunes y las inmunodeficiencias primarias?
2. ¿El tratamiento inmunosupresor en enfermedades autoinmunes debe ser intensivo o ajustado al repertorio clonal que presentan estas enfermedades?
3. ¿Qué importancia tienen los glucocorticoides en el tratamiento de las enfermedades autoinmunes?
4. ¿Los glucocorticoides administrados en días alternos tienen los mismos efectos adversos que cuando se dan diariamente?
5. ¿Es importante el tratamiento inmunomodulador en enfermedades autoinmunes?

22 RESPUESTA INMUNOLÓGICA CONTRA PATÓGENOS MICROBIANOS

José Luis Maldonado García • Miguel Ángel Becerril García • Oscar Bottasso Lazareschi
• Gloria M. González González • Romel Hernández Bello • Saé Muñiz Hernández
• Adrián G. Rosas Taraco • Alejandro Sánchez González • Rogelio De Jesús Treviño Rangel
• Lilián Yépez Mulia

CONTENIDO

OBJETIVOS DE APRENDIZAJE

Al terminar este capítulo el lector será capaz de:

1. Reconocer la respuesta inmunológica contra bacterias
2. Describir la respuesta inmunológica contra virus
3. Explicar la respuesta inmunológica contra hongos
4. Identificar las características de la respuesta inmunológica contra helmintos

▌ INTRODUCCIÓN

Los mecanismos de defensa que se ponen en marcha ante la variada gama de microorganismos patógenos con los que una persona entra en contacto durante su vida involucran una serie de estrategias aprendidas a lo largo de la evolución, mismas que han permitido la perpetuación del ser humano en la Tierra. En este contexto, resulta claro que las enfermedades infecciosas han sido las grandes propulsoras del desarrollo del sistema inmunológico y de todas las estrategias efectuadas con el fin de superar la amenaza que acarrea la infección.

El contacto con un microorganismo patógeno no implica que forzosamente se produzca una infección, dado que el ser humano tiene barreras naturales muy efectivas para impedir la adherencia y penetración de tales microbios (véase el capítulo 3, Respuesta inmunológica innata). Sin embargo, muchos microorganismos son capaces de evadir estas barreras y logran infectar al hospedero; es entonces cuando se activan diversos mecanismos efectores de la respuesta inmunológica innata. Dichos eventos se inician con la misma infección y tienen como finalidad controlar el proceso infeccioso o delimitar el mismo hasta que se desarrolle una respuesta inmunológica específica, la cual puede ser sobrepasada en el caso de una infección por patógenos con gran capacidad invasora.

La respuesta inmunológica innata está provista de receptores de reconocimiento de patrones que permiten identificar estructuras que comparten numerosos microorganismos, desencadenar mecanismos efectores que ayuden a eliminar agentes patógenos en un corto periodo y dirigir el desarrollo de una respuesta inmunológica adaptativa apropiada para el tipo de microorganismo en cuestión; los mecanismos que intervienen en estos procesos pueden estar mediados por anticuerpos o por linfocitos.

Por lo complejo de la relación entre patógeno y hospedero, el proceso infeccioso puede tener una evolución distinta: la menos deseable es que se produzca la muerte del individuo y, en el otro extremo, una resolución *ad integrum* o bien con ciertas secuelas. Cuando hay incapacidad para eliminar al germen, el individuo puede ser portador asintomático con cierta repercusión orgánica y, a veces, una franca cronicidad de la infección. En estas circunstancias es muy probable que exista daño tisular y repercusión funcional.

▌ RESPUESTA INMUNOLÓGICA CONTRA BACTERIAS

Respuesta inmunológica contra bacterias extracelulares

La denominación **bacteria extracelular** incluye gran variedad de microorganismos, cuya característica esencial reside en su capacidad para replicarse en el compartimiento extracelular. Su acción patógena puede sintetizarse en dos procesos fundamentales: la inducción de respuestas inflamatorias con destrucción de los tejidos en los que se reproducen por la producción de toxinas que forman parte de la membrana celular, llamadas **endotoxinas** (como el LPS de las bacterias gramnegativas), o por aquellas que secretan sus toxinas al medio, denominadas exotoxinas, las cuales pueden fungir como superantígenos, siendo este el caso de las enterotoxinas de *Staphylococcus aureus,* que tienen la capacidad de generar una respuesta policlonal e inespecífica (véanse los capítulos 7 y 12).

Producción de anticuerpos IgG opsonizantes

Muchos microorganismos presentan factores en su superficie que retardan la fagocitosis. Los anticuerpos pueden fungir como opsoninas y reconocer moléculas de la superficie bacteriana y favorecen su fagocitosis, ya que se unen por su fragmento Fc al receptor para éste que se encuentra en los monocitos, macrófagos y polimorfo nucleares (PMN). Dichas células son atraídas al sitio por factores quimiotácticos presentes en las bacterias o fracciones del complemento como la C5a. Luego de la quimiotaxis sobreviene la unión de los fagocitos con la bacteria, mediada por interacciones moleculares entre lectinas del microorganismo con otras de la superficie celular, o bien entre factores del complemento (C3b, iC3b) y sus correspondientes receptores (CR1 y CR3). La incorporación a la célula va seguida en la mayor parte de los casos de muerte microbiana, que se produce por los mecanismos destructivos vinculados a la producción de las especies reactivas de oxígeno (ROS, *reactive oxygen species*) y las especies reactivas de nitrógeno (NOS, *nitric oxide synthase*) o la síntesis de defensinas. Las defensinas son péptidos catiónicos presentes en los PMN que forman conductos en las bicapas lipídicas de las bacterias y resultan en particular efectivos en la destrucción de *S. aureus, Klebsiella pneumoniae* y *Escherichia coli.*

La unión del fagosoma con los lisosomas presentes en las células fagocíticas brinda una posibilidad adicional para la destrucción bacteriana, ya que los lisosomas poseen lisozima (la cual daña las paredes de patógenos grampositivos), así como lactoferrina, que reduce la biodisponibilidad de hierro para las bacterias. Tanto los anticuerpos de clase IgG como la IgM son activadores de la vía clásica del complemento, por lo que su participación en el reconocimiento bacteriano genera C3b y C3bi, que al fijarse a los receptores expresados en las células fagocíticas también promueven la fagocitosis. Las inmunoglobulinas más efectivas para la fijación y activación del complemento son las IgG1, IgG3 e IgM. Las infecciones cuya su resolución se halla ligada a este mecanismo comprenden aquellas ocasionadas por neumococos o meningococos.

Neutralización de exotoxinas

En ciertos casos, los microorganismos tienen una baja capacidad invasora, por lo que las manifestaciones de la enfermedad están vinculadas a los efectos que producen las toxinas secretadas. Las infecciones en las que los anticuerpos se ligan a las toxinas y bloquean su unión a las células blanco incluyen las ocasionadas por *Vibrio cholerae* (enterotoxina que induce la secreción de sales hacia la luz intestinal), *E. coli* (enterotoxina), *Shigella dysenteriae* tipo I (neurotoxina que ocasiona meningismos y también puede producir diarrea), *Clostridium botulinum* (neurotoxina que bloquea la liberación de acetilcolina en la placa neuromuscular), *Clostridium tetani* (toxina con acciones pre y postsinápticas que provoca contracciones espásticas), *Clostridium perfringens* (toxinas diversas como fosfolipasa, colagenasa, hemolisina, proteinasa y ADNsa), *Corynebacterium diphtheriae* (toxina que bloquea la síntesis proteica y desarrolla efectos cardio y neurotóxicos), *S. pyogenes* (toxina eritrógena a nivel cutáneo) y *S. aureus* (exfoliatina que produce desprendimiento de los desmosomas entre las células granulares de la epidermis).

Inhibición de la adherencia a las células epiteliales

Este mecanismo involucra la participación de los anticuerpos secretorios del tipo IgA, que son efectivos para impedir la adherencia de agentes patógenos, como el *V. cholerae* y algunas especies de *Shigella* y *Salmonella*, a las células de los epitelios. Lo mismo sucede en bacterias que causan infecciones del aparato respiratorio.

Activación de la vía clásica del complemento por IgG e IgM

La activación del complemento en presencia de anticuerpos específicos y la formación del complejo de ataque a la membrana bacteriana es un mecanismo importante en la **inmunidad** a infecciones por agentes extracelulares. Sin embargo, solo algunas bacterias, como *Neisserias*, son susceptibles debido a la implementación de mecanismos de evasión. Más allá de la acción lítica directa, la activación del complemento desempeña también una acción proinflamatoria a raíz de la liberación de mediadores con acción quimiotáctica y anafilotáxica como C3a y C5a, que se forman tras la rotura de algunos de sus componentes, entre éstos C3 y C5, respectivamente.

Respuesta inmunológica contra bacterias intracelulares

Las **bacterias intracelulares** comprenden un grupo heterogéneo de agentes patógenos que pueden separarse en dos grandes tipos: a) microorganismos cuyo hábitat intracelular no es totalmente esencial, como *Mycobacterium tuberculosis*, *Mycobacterium bovis*, *Mycobacterium leprae*, *Salmonella typhi*, *S. paratyphi*, *Brucella*, *Legionella pneumophila* y *Listeria monocytogenes*, y b) bacterias intracelulares obligatorias, que incluyen, entre otras, las ricketsias, la *Coxiella burnetii* y la *Chlamydia trachomatis*. Estos últimos agentes no subsisten fuera de las células y, si bien infectan a los macrófagos, también pueden residir dentro de células endoteliales y epiteliales.

En el caso de las bacterias intracelulares obligadas cuya entrada no es por fagocitosis sino por invasión, encuentran un hábitat ideal para su subsistencia debido a la baja actividad antibacteriana en el interior celular.

En este sentido, vale la pena señalar que algunas bacterias que no son intracelulares obligadas también pueden invadir células fagocíticas no profesionales, como es el caso del *M. leprae* en las células de Schwann y la *L. monocytogenes* en los hepatocitos. Las principales estrategias defensivas se resumen en la figura 22-1.

Una vez que se ha efectuado la fagocitosis del microorganismo, las células fagocíticas profesionales proceden a la destrucción bacteriana a través del estallido respiratorio, la formación de fagolisosoma y los mecanismos dependientes e independientes de oxígeno (véase el capítulo 6, Fagocitosis). Múltiples tipos de bacterias impiden la formación de los fagolisosomas; algunos ejemplos son *M. tuberculosis*, *S. typhi* y *L. pneumophila*, en tanto que otros han

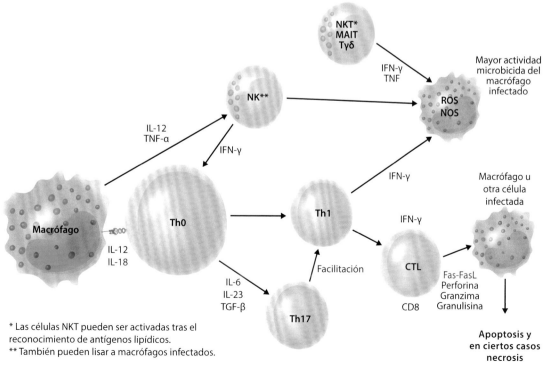

* Las células NKT pueden ser activadas tras el reconocimiento de antígenos lipídicos.
** También pueden lisar a macrófagos infectados.

Figura 22-1. Respuesta inmunológica hacia patógenos intracelulares. Los mecanismos inmunológicos adaptativos que participan en la contención a patógenos intracelulares involucran la activación de los macrófagos para que se tornen menos permisivos al crecimiento bacteriano como así también la generación de linfocitos citotóxicos, los cuales pueden destruir a los macrófagos infectados con la consecuente eliminación de la célula nicho.

Tabla 22-1. Mecanismos de protección ante la infección por bacterias

Hábitat del patógeno	Tipo de respuesta	Patógeno
Bacterias extracelulares	• Anticuerpos opsonizantes	Neumococos, meningococos, *H. influenzae, N. gonorrhoeae, S. pyogenes, S. aureus, K. pneumoniae, B. anthracis*
	• Neutralización de exotoxinas	*V. cholerae, E. coli, S. dysenteriae* tipo I, *C. botulinum, C. tetani, C. perfringens, C. diphtheriae, S. pyogenes, S. aureus*
	• Inhibición de la adherencia	Enterobacterias y bacterias del aparato respiratorio
	• Activación del complemento	Variada gama de microorganismos
Bacterias intracelulares	• Activación de los macrófagos para que se tornen menos permisivos al crecimiento bacteriano	*M. tuberculosis, M. bovis, M. leprae, S. typhi, S. paratyphi,* brucelas, *L. pneumophila, L. monocytogenes,* rickettsias, *C. burnetii, C. trachomatis*
	• Generación de linfocitos citotóxicos que eliminarán la célula infectada	

desarrollado estrategias para escapar al citoplasma; por ejemplo, *L. monocytogenes* y *M. leprae*. Ambos procesos constituyen estrategias de evasión a la destrucción por parte de las células fagocíticas profesionales.

Los linfocitos Th1 tienen un papel importante en la respuesta inmunológica contra los microorganismos intracelulares, ya que con el IFN-γ que producen aumenta la potencia microbicida de los macrófagos, además de favorecer la activación de otras células como las NK.

Otro mecanismo celular que toma parte en la respuesta contra microorganismos involucra la participación de formas de presentación antigénica no convencionales por un tipo de moléculas denominadas CD1 presentes en las células dendríticas. Las mismas comprenden dos grupos: CD1a, b, c o tipo I, y CD1d o tipo II. Las pertenecientes al primer grupo están involucradas en la presentación de glicolípidos de la pared de las micobacterias a linfocitos TCR αβ doble negativas o bien Tc. La activación de estas células se traduce en la liberación de IFN-γ, así como en la promoción de efectos citotóxicos hacia células que expresan los mismos antígenos micobacterianos. Las moléculas del grupo II participan en la presentación de antígenos a los linfocitos NKT que también son productores de IFN-γ (tabla 22-1).

Mecanismos de evasión

La relación entre los microorganismos y su hospedero posee una dinámica en la cual el patógeno implementa estrategias para evadir el reconocimiento del hospedero, en tanto que este último procura prevenir y erradicar la infección con el menor daño a los tejidos afectados. La capacidad de los patógenos para evadir la respuesta inmunológica del hospedero les sirve para replicarse y persistir, con lo que establecen una infección crónica. Los mecanismos de evasión son variados y los microorganismos más eficientes son los que trascienden por su capacidad infecciosa.

Algunos agentes patógenos secretan una serie de proteasas capaces de unirse y degradar a C3 y otros componentes del complemento; por ejemplo, la aureolisina, una metaloproteasa de *S. aureus* que se une a C3 y de ese modo impide la activación del complemento, al mismo tiempo que inhibe el depósito de C3d, la opsonización y la fagocitosis, así como la destrucción bacteriana por parte de los PMN. Los microorganismos también pueden unirse a proteasas plasmáticas o a sus precursores, lo que inhibe su función. Un ejemplo de ello es la estreptoquinasa de *S. pyogenes*, que se une al plasminógeno y genera plasmina, para después unirse y degradar a C3, con lo cual imposibilita que cumpla las funciones efectoras mediadas por este factor. Del mismo modo, *S. pyogenes* contiene cinco proteínas capaces de ligar plasminógeno y *Borrelia burgdorferi* expresa al menos otras siete. Por otro lado, es sabido que las proteínas M de *S. pyogenes* y las proteínas A de *S. aureus* pueden bloquear la vía clásica del complemento al ocupar los sitios utilizados por la IgG para llevar a cabo esta función.

También se conoce que una proteína de *S. aureus* influye la acción efectora del complemento mediante su capacidad para unirse a C3d y así alterar la interacción de este factor con CR2. Otra molécula del sistema complemento que es blanco de los mecanismos de evasión es C5, la cual es afectada por las proteínas que secreta el estafilococo (superantígenos) que se une a C5 y bloquea la rotura que habitualmente lleva a cabo la convertasa de C5. De forma análoga, una enzima de *S. pyogenes* (GAPDH) se une a C5a y, en conjunto con una peptidasa del patógeno, degrada a C5a. Algunos microorganismos, como *B. burgdorferi, Leptospira interrogans, S. pyogenes* y *Pseudomonas aeruginosa*, también son capaces de inhibir la convertasa de C5, con la consecuente inhibición en la formación del complejo de ataque a membrana. La interferencia en la acción del complemento también se puede dar mediante la unión de la vitronectina con una amplia gama de bacterias gramnegativas y grampositivas. Esta molécula constituye un inhibidor soluble de la formación del MAC, ya que se une y bloquea el sitio de unión a la membrana C5b-7 y la polimerización de C9.

Dentro de la amplia gama de estrategias de evasión existen mecanismos que bloquean el reconocimiento de los patrones moleculares asociados a patógenos (PAMP, *pathogen associated molecular patterns*) presentes en el patógeno. Un ejemplo típico es la cápsula de polisacáridos, la cual impide el reconocimiento de estructuras de las bacterias.

En este mismo sentido, las bacterias pueden alterar la composición de ciertas estructuras para evitar su reconocimiento por los receptores de reconocimiento de patrones (PRR, *pattern recognition receptors*). Por ejemplo, *Helicobacter pylori, S. typhimurium* y las yersinias sobrellevan una modificación química en el LPS que no permite al TLR-4 detectarlo. Varios patógenos pueden evitar la fagocitosis debido a que se trata de microorganismos de gran tamaño y, por lo tanto, es difícil que sean captados. El caso contrario es cuando tienen una dimensión reducida, como *S. pneumoniae*, el cual puede evadir la fagocitosis al minimizar la cantidad de complemento depositado en su superficie y, de ese modo, sortea la opsonización.

Los microorganismos grampositivos con capacidad invasiva tienen la aptitud de secretar la enzima superóxido dismutasa, la cual acelera la conversión de O_2 a H_2O_2, para generar una molécula menos reactiva. La catalasa es otro mecanismo habitual utilizado por las bacterias gramnegativas y por *S. aureus* para oxidar H_2O_2 y producir oxígeno molecular y agua.

Las bacterias aprovechan a su favor la constitución de su membrana; por ejemplo, las bacterias grampositivas poseen una capa muy compleja de proteínas y carbohidratos, como el ácido teicoico y peptidoglicanos, en tanto que otras bacterias poseen una cápsula; este hecho, en conjunto con la inhibición de la destrucción bacteriana, limita en forma significativa la liberación de peptidoglicanos y el reconocimiento por los PRR, lo mismo que el desarrollo de la respuesta inflamatoria. Existen otros mecanismos en las bacterias grampositivas relacionados con el antagonismo de receptores de moléculas quimioatrayentes; un ejemplo de ello es el péptido formil-metionil-leucilfenilalanina (fMLP) secretado por *S. aureus* y que atrae PMN. Cuando éstos llegan a la zona de inflamación, quedan expuestos a una proteína denominada CHIPS (*chemotaxis inhibitory protein of S. aureus*), capaz de ligarse específicamente al receptor de C5a de neutrófilos, lo que limita su capacidad de migración.

La formación de trampas extracelulares de neutrófilos o NET por los PMN es un proceso de muerte celular en el que las células liberan una estructura de cromatina decondensada rica en histonas, proteasas y AMP en los sitios de la infección. Lo hacen en respuesta a patógenos como estreptococo del grupo A y *S. aureus*, y se cree que promueven la muerte de los microorganismos al exponerlos a altas concentraciones de moléculas antimicrobianas en el sitio. La estructura de estas trampas, sostenida a la vez por el ADN celular, es crucial en este aspecto; tanto los estreptococos como *S. aureus* producen una DNasa que interfiere con dicho proceso defensivo. De manera simultánea, *S. aureus* puede inducir la necrosis de los PMN tras su fagocitosis, debido a que produce una familia de toxinas heteroheptaméricas que se oligomerizan en la membrana leucocitaria, lo que genera poros y lisis osmótica.

RESPUESTA INMUNOLÓGICA CONTRA VIRUS

Las infecciones virales constituyen una de las principales preocupaciones de salud en el mundo, ya sea por la aparición recurrente de brotes infectivos estacionales o debido a los brotes epidémicos causados por nuevas cepas virales. Con el propósito de tratar de disminuir el impacto de las enfermedades virales y generar estrategias efectivas de control, se han conformado grupos multidisciplinarios integrados por investigadores, médicos, sociólogos, epidemiólogos y empresas farmacéuticas, entre otros. El conocimiento obtenido de esa forma ha hecho posible el avance de medidas efectivas para la prevención y el tratamiento de las enfermedades virales; por ejemplo, el desarrollo de vacunas, que en algunos casos han resultado muy efectivas. Sin embargo, el surgimiento constante de nuevas cepas (ante las que las vacunas existentes resultan inefectivas) hace necesario continuar el estudio de la biología de los grupos virales y del papel del hospedero en la infección.

Desde el punto de vista evolutivo, existe un equilibrio en la naturaleza entre los virus y las respuestas protectoras que son capaces de inducir en su hospedero. Un **virus** que es fuerte inductor de moléculas protectoras, como el interferón, se propagará mal y será muy susceptible a las acciones antivirales del hospedero; en contraparte, si la replicación del virus es muy eficiente y el hospedero es incapaz de controlar la infección, el virus eliminará a su huésped. Por ello, los virus más exitosos son aquellos que inducen una respuesta moderada o baja en el hospedero y, de esta forma, perpetúan su presencia a lo largo del tiempo.

El papel del interferón durante las infecciones virales

los interferones son citocinas cuyo nombre fue atribuido originalmente por su capacidad para inhibir la replicación de diversos tipos de virus tanto *in vitro* como *in vivo*; luego se demostró que también tienen efectos pleiotrópicos en muchos aspectos de la fisiología celular. Los interferones se clasifican en dos grandes superfamilias: interferones tipo I e interferones tipo II; ambas superfamilias actúan por medio de receptores de membrana, aunque no guardan relación estructural entre ellas. La superfamilia de los interferones tipo I se encuentra conformada por el IFN-α, IFN-β, IFN-ω, IFN-λ e IFN-τ; mientras que la superfamilia de los interferones tipo II solo está conformada por el IFN-γ.

Los interferones tipo I son polipéptidos secretados por células infectadas que cumplen con funciones como: a) inducir en las células adyacentes a la infección un estado intrínseco antiviral que limita la diseminación de los patógenos virales; b) participar en la maduración de las células presentadoras de antígenos (APC, *antigen presenting cell*) y en la producción de citocinas y quimiocinas por parte de las células de la respuesta inmunológica innata y c) favorecer la producción de anticuerpos y amplificar la función de los linfocitos T efectores en la respuesta inmunológica adaptativa.

Diversos componentes virales pueden inducir la producción de interferones. En particular, se sabe que el ARN viral de doble cadena es capaz de inducir la producción de IFN-β al activar factores de transcripción. Las vías de inducción de interferones tipo I pueden diferir durante las fases iniciales de la activación celular, pero finalmente convergen en las mismas regiones reguladoras de los genes que promueven su transcripción. Por ejemplo, el promotor de IFN-β está constituido por varios elementos y proteínas que regulan positiva o negativamente la transcripción. Cuando las células se encuentran en reposo, los genes encargados de la transcripción de IFN-β están apagados y ocupados por proteínas que regulan de modo negativo su transcripción; una vez que las células están infectadas por virus, estos elementos son reemplazados por proteínas de regulación positiva que favorecen la transcripción del gen de IFN-β. En respuesta a la presencia de genoma viral, las células producen y secretan interferones tipo I luego de la activación de factores de transcripción, como factor regulador del interferón 3 (IRF3, *interferon regulatory factor 3*), o por medio de la vía de señalización de proteína 1 inducible por ácido retinoico (RIG-1, *Retinoic-Acid Inducible Protein 1*), tras la activación de PRR (véase capítulo 3) específicos para reconocer al genoma viral. Los interferones tipo I se unen a receptores específicos de la membrana y, a través de la vía JAK-1/STAT1/2, se activan factores de transcripción que favorecen que se transcriban los elementos de respuesta estimulados por interferón (ISRE, *interferon stimulated response element*). La consecuencia es la síntesis de moléculas con actividad antiviral; por ejemplo, IRF3/7, Mx, p56, proteína cinasa R (PKR, *protein kinase R*) y RIG-1.

Los interferones inducen la síntesis de una gran variedad de moléculas de naturaleza proteínica, como enzimas, proteínas de señalización, quimiocinas, proteínas involucradas en la presentación de antígenos, factores de transcripción, proteínas de choque térmico y proteínas apoptóticas. Varias de estas proteínas cuentan con actividad antiviral; este es el caso de las 2'-5' oligoadenilato [2-5 (A)] sintetasas, que son inducidas por la presencia de ARN viral de doble cadena y favorecen la activación de la RNasa L, la cual se dimeriza y adquiere la capacidad de degradar al ARN (tanto viral como celular), llevando a apoptosis a las células infectadas.

La PKR se activa por la presencia de interferón y ARN de doble cadena, que inducen su dimerización y posterior autofosforilación. Cuando se activa, la PKR fosforila el factor de iniciación eIF-2. Así, inhibe la síntesis de proteínas, lo mismo celulares que virales, por lo que la célula entra en apoptosis. La p56 es una proteína que se produce en respuesta a la presencia de interferón y ARN viral de doble cadena, e inhibe la síntesis de proteínas al unirse al factor eIF-3. La proteína Mx es miembro de las familias de las dinaminas y GTPasas grandes; su producción es inducida por interferón y tiene actividad antiviral contra el virus de la influenza. Los IRF 3 y 7 son miembros de la familia de los IRF; se activan por infecciones virales que producen su fosforilación y translocación hacia el núcleo. Los efectos antivirales de los interferones son mediados ya sea por los componentes del sistema inmunológico o por las vías intracelulares antivirales. Estos efectos favorecen la producción de moléculas que pueden inhibir uno o varios puntos del ciclo de replicación de los virus (efecto acumulativo), como la penetración de los virus a la célula del hospedero, la transcripción del mARN, la síntesis de proteínas, la replicación del genoma, el ensamble y la liberación de los viriones.

Mecanismos de reconocimiento viral

Uno de los primeros aspectos que determina el desenlace de la interacción del virus con el hospedero es el contacto entre las células del sistema inmunológico y la partícula viral, ya que, de acuerdo con el resultado de éste, se llegará al establecimiento o la resolución de la infección. La complejidad de esta interacción es provocada por diversos factores del virus y del hospedero.

Hasta el momento se identifican tres fases en las que el sistema inmunológico reconoce moléculas de origen viral: a) contacto y entrada de los virus a su célula blanco; b) liberación del genoma viral e inicio de la replicación para generar nuevos genomas virales en el citoplasma o el núcleo de la célula infectada y c) ensamblaje y liberación de nuevos viriones. Es importante mencionar que las fases anteriores son miras a seguir para el desarrollo de nuevos fármacos antivirales y vacunas. El establecimiento de una respuesta inmunológica protectora contra virus es un proceso complejo, ya que, los virus al ser patógenos intracelulares, pueden evadir la **respuesta inmunológica celular** y la **respuesta inmunológica humoral** una vez que penetran en su célula blanco. Sin embargo, la célula posee mecanismos que incrementan su capacidad de reconocer patógenos, lo que permite que los identifique en diferentes localizaciones celulares.

El reconocimiento de los PAMP por medio de los PRR ha sido un campo muy estudiado. En particular, se ha encontrado que el TLR-3 es capaz de reconocer al ARN de doble cadena que se encuentra en los reovirus, mientras que el heterodímero conformado por el TLR-7 y el TLR-8 reconoce al ARN de cadena sencilla presente en los coronavirus, togavirus, arenavirus y el retrovirusal interior de los endosomas. Además, se sabe que el TLR-9 es capaz de reconocer genomas de ADN de herpesvirus, adenovirus y hepadnavirus en el citoplasma celular para establecer una respuesta antiviral.

Reconocimiento de ARN viral por receptores intracelulares

Cuando se libera el genoma viral en el citoplasma para ser transportado hacia el núcleo (o bien si el propósito es comenzar ahí mismo su replicación), este genoma puede ser reconocido por PRR intracelulares que eliminan o restringen la infección. Es importante mencionar que se han descrito moléculas específicas que permiten el reconocimiento diferencial de genomas de ARN o ADN. El reconocimiento de genomas de ARN se lleva a cabo por moléculas pertenecientes a los RLR (*RIG-1-like receptors*); estos RLR son capaces de iniciar una respuesta de interferones tipo I caracterizada por altas dosis de IFN-α e IFN-β, lo mismo que por altas cantidades de citocinas proinflamatorias en los pacientes infectados (figura 22-2). Hoy en día se han descrito tres receptores pertenecientes a dicha familia:

1. RIG-1, que reconoce segmentos cortos de cadena sencilla o doble de ARN que son característicos de los virus de influenza A, virus Sendai, rotavirus y flavivirus.

2. MDA5 (*melanome differentiation-associated protein 5*), que reconoce segmentos largos de ARN de doble cadena, que se encuentran en arenavirus y cardiovirus.

3. Receptor LGBP2 (*laboratory of genetics and physiology 2*, denominado así por el sitio donde fue caracterizado el receptor), que posee la función de potenciar la respuesta inmunológica de los otros dos receptores de la familia.

La vía general de activación que desencadenan el RIG-1 y la MDA5 para establecer un estado antiviral en la célula implica la interacción con la proteína MAVS (*mitocondrial antiviral-signaling protein*, o molécula adaptadora mitocondrial), también conocida como IPS-1, VISA o Cardiff. La MAVS activa las vías de fosforilación TBK1/IKK-ε e IKK-α/β/γ. La TBK-1 fosforila y activa al IRF3, lo que promueve la activación de los genes nucleares de IFN-α e IFN-β. La secreción de ambos tipos de interferones actúa de forma autocrina y paracrina para limitar la infección viral hacia las células vecinas al promover la dimerización en la membrana celular de los receptores IFNAR 1 y 2. Por reacciones de fosforilación, éstos activan las vías JAK-STAT e IRF9, lo que promueve la activación de los genes estimulados por interferón (ISG, *interferon-stimulated genes* [figura 22-2]).

Hay más de 100 ISG con función antiviral cuyos productos aún no han sido caracterizados por completo, aunque se piensa que son proteínas capaces de inhibir la replicación viral en todas sus fases. Además, el complejo IKK-α/β/γ promueve la activación del NF-κB y, con ello, la transcripción de diversos genes proinflamatorios. Por otra parte, LGBP2 también interactúa con el ARN viral; sin embargo, es incapaz de comenzar cualquier tipo de señalización, pues carece de los dominios necesarios. Por ello, hasta el momento su función se asocia a la regulación de las vías mediadas por RIG-1 y MDA5. El reconocimiento de ARN viral también se da al interior de los endosomas mediados por el TLR-3, que promueve el reclutamiento de la proteína adaptadora que contiene un dominio TIR inductora de IFN-β (TRIF, *TIR-domain-containing adapter-inducing IFN-β*); ésta puede promover la activación de las vías TBK e IRF3 y 7.

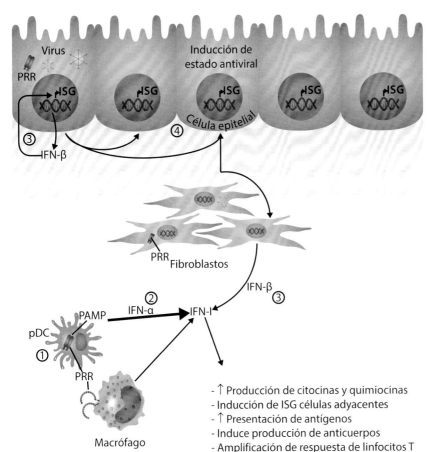

FIGURA 22-2. Participación de los interferones tipo I en la respuesta inmunológica innata y la adaptativa. 1. Las células de la respuesta inmunológica innata, como macrófagos y células dendríticas, producen interferones tipo I (IFN I) luego de reconocer patógenos mediante los receptores de reconocimiento de patrones (PRR). **2.** Las células dendríticas plasmacitoides (pDC) producen, en particular, grandes cantidades de IFN I. **3.** Mientras que otras células (p. ej., los fibroblastos y las células epiteliales) producen predominantemente IFN-β. **4.** Tanto en las células infectadas como en las células vecinas, los IFN I inducen la expresión de proteínas estimuladas por IFN (ISG) con actividad antiviral. Las células de respuesta inmunológica innata responden incrementando la presentación antigénica y la producción de citocinas y quimiocinas. Los IFN I también influyen en la respuesta inmunológica adaptativa, ya que pueden favorecer el aumento de producción de anticuerpos por las células plasmáticas, además de que amplifican la respuesta efectora de los linfocitos T.

Reconocimiento de ADN viral por receptores celulares

El reconocimiento de genomas de los ADN virus, que culmina en la expresión de interferones, sucede de forma similar al proceso anterior. Se describió que el genoma bicatenario de varias especies de herpesvirus, hepadnavirus y papilomavirus es reconocido por medio de receptores de ADN presentes en el citoplasma, que tienen la capacidad de reconocer distintos tipos de ADN durante la replicación viral. El ADN no metilado presente en los virus de esta familia puede ser reconocido en el interior de endosomas por TLR-9 y produce el reclutamiento de la MyD88, la cual (mediante reacciones de fosforilación) activa el complejo IRAK-TRAF6 y luego el IRF3/IRF7, lo que favorece la transcripción de los genes de IFN-α e IFN-β. De forma simultánea, la activación del complejo IRAK-TRAF6 promueve la activación del NF-κB y la secreción de citocinas proinflamatorias.

Para los ADN virus que no se internalizan por endocitosis hay varios receptores citoplasmáticos con capacidad para reconocer ADN; se describió que el ADN no metilado puede ser reconocido en el citoplasma por la familia de las helicasas de RNADExD/H-box, que incluye al DHX9, DHX36 y DDX41. Cuando son estimulados, el DHX9 y el DHX36 interactúan con la MyD88, la cual activa al IRF7 y NF-κB. Éste induce la producción de IFN-α, IFN-β y citocinas proinflamatorias. Se observó que el DDX41 reconoce ADN bicatenario citoplasmático y su activación estimula al mediador de la activación del IRF3, activador clave para la expresión de interferones tipo I. Otras moléculas capaces de reconocer ADN bicatenario en el citoplasma que promueven la transcripción de genes de interferón tipo I, son el DLM-1 o el activador dependiente de ADN del factor regulador de interferón (DAI, *DNA-dependent activator of interferon-regulatory factor*) y la sintasa de GMP-AMPcíclico (cGAS, *Cyclic GMP-AMP Synthase*). El DAI activa la vía TBK1-IRF3, en tanto que la vía de cGAS es activada por ADN bicatenario y promueve la transcripción de monofosfato de adenosina y guanosina cíclica (cGAMP), la cual se une y activa a STING e induce la transcripción de IFF-β.

Existen otros complejos proteínicos capaces de activar a STING o IRF3 al reconocer ADN bicatenario presente en las partículas virales, como lo son los complejos conformados por la proteína Ku70 y Ku80; otro ejemplo son los conformados por la subunidad catalítica ADN-PKC y la ADN-PK. La observación de que la Ku70, por sí sola, es capaz de reconocer ADN al activar el complejo IRF7/IRF1 para producir IFNλ1 ha provocado particular interés. También se reportó que el sensor de daño al ADN conocido como homólogo A de recombinación meiótica 11 (MRE11, *meiotic recombination 11 homologue A*) puede reconocer ADN intracelular y activar la transcripción de interferones mediada por la vía STING/IRF3. El sensor denominado LRRFIP1 (*leucine-rich repeat flightless interacting protein 1*) media la inducción de interferones tipo 1, al reconocer ADN bicatenario y promover la fosforilación del factor de transcripción dependiente de β-catenina que interactúa con IRF3. Es sorprendente el descubrimiento de la función de sensor citoplasmático de ADN que se encontró en las moléculas de ARN polimerasa III, presentes en las células. Se observó que al interactuar con ADN bicatenario inicia la transcripción de zonas de ADN ricas en los nucleótidos adenina-timina (A-T) a ARN bicatenario, que es reconocido por los receptores citoplasmáticos para ARN RIG-1/MDA5, lo que promueve la transcripción de IFN-α e IFN-β (véase figura 22-2).

Por último, otro mecanismo de la respuesta inmunológica contra virus implica la activación del inflamasoma en células infectadas con ADN viral. Los inflamasomas son complejos multiproteínicos que controlan el inicio de la inflamación mediada por la activación de caspasa-1 y la maduración de las IL-1β e IL-18 en respuesta a infecciones, la cual está mediada por diferentes intermediarios que permiten su clasificación; sin embargo, se describió que los inflamasomas pertenecientes a la familia de los receptores con dominios similares a las moléculas de oligomerización de unión a nucleótidos (NLR, *NOD-like receptors*) poseen un papel predominante en el reconocimiento viral. Entre éstos, se sabe que las proteínas con dominios de unión a pirinas en su estructura (como el NLRP3 y la proteína humana IFI16) poseen un papel predominante en la formación de inflamasomas en respuesta a infecciones contra el virus del herpes y de Epstein-Barr. Se encontró que el NLRP3 detecta ADN viral en el citoplasma para formar inflamasomas en este sitio, mientras que la detección de ADN viral en el núcleo por la IFI16 promueve la translocación de este complejo hacia el citoplasma, donde interactúa con la molécula adaptadora ASC para formar y activar el inflamasoma.

Mecanismos celulares para inhibir la liberación de viriones

La fase final de la infección viral implica el ensamblado y liberación de las nuevas partículas virales de la célula infectada. Este proceso, por lo regular, sucede en zonas muy próximas de la membrana externa y se reportan mecanismos celulares cuya función es limitarlo o inhibirlo. El antígeno 2 de células estromales de médula ósea (antígeno BST-2, [*bone marrow stromal antigen 2*]), también conocido como CD137 o teterina, es inducido por la respuesta a interferón que se une directamente a las partículas virales formadas por completo al interior de la membrana de las células que lo expresan, lo que impide su liberación. Se ha observado que esta proteína es expresada en forma activa en respuesta a la infección por virus envueltos de las familias de herpesvirus, retrovirus, filovirus y arenavirus. La teterina posee una topología particular que le permite interactuar de manera específica con las membranas tanto de la célula como de los viriones, y simultáneamente con la maquinaria de endocitosis-degradación. El extremo amino de la proteína se ubica hacia el citoplasma, donde mediante su asociación con la ubiquitina ligasa BCA2 interactúa de modo directo con la maquinaria endocítica y dirige a los virus atrapados hacia los lisosomas, para que sean degradados. Por otro lado, su extremo carboxilo se encuentra modificado con un dominio de glucosil-fosfati-dilinositol (GPI), que le permite integrarse en dominios membranales ricos en colesterol o balsas lipídicas. Las balsas lipídicas son el lugar primordial donde se ensamblan las nuevas partículas virales y se produce su gemación para infectar nuevas células. Aunque se desconoce la razón, se observó que, en algunos casos, las partículas virales no son degradadas, pero permanecen atrapadas al interior de la célula y restringen la infección.

La importancia de la teterina en la respuesta antiviral es sustentada por estudios que describen su presencia en membranas del trans-Golgi y en la membrana de vesículas endosomales tempranas y de reciclaje en células activadas con IFN-α e IFN-β, lo que indica que no se halla restringida en células infectadas.

Reconocimiento de virus por neutrófilos y células NK

Hasta el momento no se ha comprendido con exactitud el papel de los polimorfonucleares (PMN), y en particular de los neutrófilos, en las infecciones virales. Por su función protectora, se ha propuesto que los neutrófilos principalmente llevan a cabo una función inmunomoduladora; sin embargo, su activación exacerbada contribuye a la patogenia de la enfermedad. En este sentido, se cree que los neutrófilos pueden limitar la infección al ser capaces de reconocer genomas virales, tanto de ADN como de ARN, mediante los TLR, lo cual permite generar un estado antiviral caracterizado por la secreción de IFN-α e IFN-β por los propios neutrófilos y otras células de la respuesta inmunológica. Dichas observaciones fueron confirmadas en pacientes infectados con virus de la influenza A; en tales casos, los neutrófilos poseen una función protectora al promover la activación de células dendríticas y linfocitos Tc por medio de la degranulación de sus productos y su capacidad para presentar antígeno, lo mismo que de la secreción de quimiocinas y citocinas con capacidad para atraer otras células del sistema inmunológico hacia los sitios de infección. Hace poco se propuso la formación de trampas extracelulares de neutrófilos (NET, *neutrophil extracelular traps*) como un mecanismo que limita la dispersión viral, ya que favorecería que las partículas virales sean atrapadas y eliminadas de manera local; no obstante, su función aún es tema de debate.

En sentido opuesto, algunos reportes indican un papel perjudicial de los neutrófilos en las infecciones virales. Se reportó el papel preponderante de dichas células en el desarrollo de neumonía en individuos infectados con el virus de influenza H1N1 o el virus sincitial respiratorio (VSR). En tales casos, una excesiva secreción de gránulos líticos, producto de una hiperactivación de los PMN, promueve un incremento en la muerte celular de las células epiteliales del pulmón debido a la degranulación y la formación NET, lo cual agrava los síntomas de la enfermedad. Los neutrófilos son las células más abundantes en circulación. Cuando se encuentran infectados con un virus, permiten su diseminación hacia otras regiones anatómicas. Otra consecuencia perjudicial para el paciente es la neutropenia ocasionada por la infección viral. Ésta se observó en pacientes infectados con virus Epstein-Barr (VEB) y virus de inmunodeficiencia humana (VIH), debido a que se inician procesos de apoptosis en neutrófilos a consecuencia de la integración del genoma viral en su núcleo celular. La neutropenia también se asocia con niveles reducidos de fagocitosis, migración y generación de ROS, y se ha relacionado con un aumento de la susceptibilidad a infecciones oportunistas.

Entre los principales tipos leucocitarios atraídos por los neutrófilos al sitio de infección, con el fin de responder a las infecciones virales, se encuentran las células dendríticas, los linfocitos T y las células NK. Las células NK se relacionan con una importante función en el establecimiento de estados antivirales en los pacientes, ya que reconocen las células infectadas y promueven su eliminación. En pacientes infectados con virus de la hepatitis B (VHB), virus del papiloma humano (VPH), virus de herpes simple (VHS) o citomegalovirus (CMV) se describió que las células NK poseen la capacidad de activarse al detectar la ausencia de moléculas MHC-I y promover la muerte de las células infectadas. Entre los mecanismos que llevan a cabo las células NK para producir la apoptosis en su célula blanco se encuentran la secreción de factores citotóxicos, como perforinas y granzimas, y la expresión de ligandos de muerte extracelular (p. ej., TNF y TRAIL).

Papel de las células dendríticas y macrófagos durante infecciones virales

Los virus pueden ingresar al hospedero a través de la superficie de la mucosa de las vías respiratorias, la mucosa intestinal, la mucosa genital y las lesiones cutáneas; también pueden ser inoculados directamente en el torrente sanguíneo por diversos vectores. Cuando los virus son inoculados en forma directa en el torrente sanguíneo, llegan al bazo y se encuentran con las APC, las cuales se encargan de presentar péptidos a los linfocitos Th para iniciar una respuesta inmunológica sistémica.

En los tejidos periféricos, como la piel y las mucosas, los virus son reconocidos por las células dendríticas que residen de manera local. La activación de estas células depende de la infección directa con el virus, de la muerte de las células vecinas infectadas, o de las citocinas liberadas en el microambiente en respuesta a la interacción de los componentes virales con los TLR o de la interacción del genoma viral con la PKR. Durante su activación, las células dendríticas expresan el receptor 7 para las quimiocinas CC (CCR7, *CC chemokine receptor 7*) y migran a los ganglios linfáticos regionales, donde presentan los antígenos a los linfocitos Tc y Th e inducen su activación para iniciar una respuesta inmunológica antiviral de tipo humoral, cooperadora o citotóxica, según el virus de que se trate.

Los macrófagos y las células dendríticas se localizan en forma estratégica en diferentes sitios anatómicos del organismo; su actividad fagocítica les permite no solo engullir microorganismos, sino también procesarlos y presentarlos a los linfocitos Th en el contexto molecular del MHC-II. Estos eventos involucran la producción de ROS, NOS, citocinas, quimiocinas, el reclutamiento de otras estirpes leucocitarias y la regulación de la actividad efectora de los linfocitos Th, así como del proceso inflamatorio desencadenado tras la detección de los virus. Los linfocitos Th, en consecuencia, producen factores solubles (como el IFN-γ) que activan e incrementan la actividad microbicida de los macrófagos.

Las células dendríticas poseen propiedades y habilidades que les permiten realizar varias actividades: a) activar linfocitos T *naïve*, b) realizar presentación cruzada de antígenos y c) direccionar la respuesta de los linfocitos T *naïve* hacia los distintos perfiles de subpoblaciones linfocitarias. Las células dendríticas están divididas en dos grandes poblaciones de acuerdo con su origen, distribución en los tejidos y expresión de moléculas de superficie: células

dendríticas convencionales (cDC) y células dendríticas plasmacitoides (pDC). Las cDC reconocen, fagocitan, procesan, migran hacia los órganos linfoides cercanos y presentan antígenos a los linfocitos. También pueden reconocer ARN viral de doble cadena a través del TLR-3, así como ARN viral de cadena sencilla por medio de la RIG-1, y secretan interferones tipo I. Las pDC forman parte de la primera línea de defensa contra infecciones virales; expresan los TLR-7, TLR-8 y TLR-9, con lo cual pueden detectar ácidos nucleicos a nivel endosomal y producir cantidades considerables de interferones tipo I (figura 22-3).

Por su parte, los macrófagos se caracterizan por su alta capacidad fagocítica y microbicida en los diferentes tejidos donde se localizan. Los macrófagos del seno subcapsular en los ganglios linfáticos se diferencian en particular del resto de los macrófagos, pues presentan actividad fagocítica reducida, no expresan el receptor de manosa, expresan proteínas sulfatadas y se caracterizan por la expresión del receptor tipo lectina sialo adhesina (CD169). Estos macrófagos capturan las partículas virales que llegan al ganglio linfático, lo que evita que se disemine la infección; posteriormente, dichos macrófagos se trasladan a los folículos secundarios, donde pueden estimular a los linfocitos B para iniciar una respues-

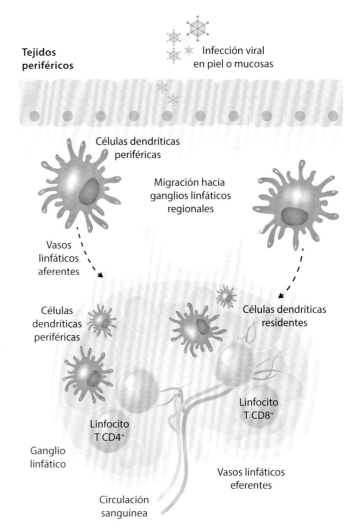

FIGURA 22-3. Ciclo de vida de las células dendríticas (DC) durante las infecciones virales. Las células dendríticas inmaduras en los tejidos periféricos forman una extensa red de vigilancia que descansa entre las células epiteliales. Las células dendríticas se encuentran estratégicamente posicionadas; esto les permite reconocer antígenos y endocitar material extracelular de forma continua. Después migran hacia los ganglios linfáticos regionales, donde adquieren el fenotipo maduro; los ganglios linfáticos también contienen células dendríticas residentes, cuyo desarrollo se da *in situ*. Ambos grupos celulares presentan antígenos de origen viral a los linfocitos T e inducen su activación y proliferación.

RECUADRO 22-1. VIRUS DE LA INMUNODEFICIENCIA HUMANA (VIH)

El virus de la inmunodeficiencia humana (VIH) es causante del síndrome de inmunodeficiencia adquirida (sida). Se cree que, en la actualidad, cerca de 36 millones de personas se encuentran infectadas por el virus y que cada día se presentan de 80 a 85 mil casos nuevos. El virus fue originalmente identificado y aislado en el Instituto Pasteur de Francia en 1983, a partir de muestras de pacientes que presentaban graves infecciones por patógenos oportunistas, como *Candida albicans*, *Pneumocystis jiroveci* y citomegalovirus. La confirmación del hallazgo de un nuevo virus se llevó a cabo en un laboratorio en Estados Unidos, donde se descubrió el tropismo específico que posee para infectar linfocitos T CD4+, lo que causa inmunodeficiencias. Por ello, se le denominó virus de la inmunodeficiencia humana.

El virus puede aislarse a partir de muestras de fluidos corporales de los pacientes; por ejemplo, saliva, sangre, semen, fluidos vaginales, lágrimas, líquido amniótico o leche materna. Al ser expuesto a concentraciones mínimas de oxígeno, su viabilidad se ve comprometida de forma drástica. Los estudios epidemiológicos han demostrado que los principales factores de riesgo para adquirir la infección son las relaciones sexuales sin protección, pues el coito promueve el contacto de los fluidos de una persona infectada con los de una sana, la drogadicción (debido al uso de agujas contaminadas), la realización de *piercings* y tatuajes, y la vía perinatal (en la que los fluidos de la madre infectada entran en contacto con el recién nacido).

Estructura y replicación viral

El VIH se categoriza en el género de los lentivirus por la velocidad en la que se replica. Pertenece a la familia de los retrovirus. La partícula viral, también denominada virión, contiene un genoma constituido por una cadena de ARN de cadena sencilla. Codifica con las proteínas virales necesarias para la replicación viral, envuelta en una membrana interior celular en forma de cono truncado. El virión posee un diámetro de 80 a 100 nm y lo rodea una envoltura membranal de composición bilipídica que proviene de la célula infectada, a partir de la cual sobresalen las glucoproteínas virales gp120 y gp41, mismas que están involucradas en la unión del virus con las células del hospedero. Al interior del virión se localiza la nucleocápside, que tiene forma icosaédrica y rodea y protege el genoma viral. De acuerdo con su composición genética y su variabilidad antigénica, se clasifican dos subtipos diferentes de VIH denominados VIH-1 y VIH-2. El subtipo VIH-1 es el más virulento y es considerado el causante de la pandemia mundial. Por otra parte, se describió que el subtipo VIH-2 induce una enfermedad menos agresiva, ya que su evolución es más lenta, la transmisión de madre a hijo es menos frecuente y parece ser endémico de zonas de África Oriental. Ambos subtipos virales codifican para las mismas proteínas estructurales, con excepción de las proteínas vpu y vpx; la primera presente en el subtipo 1 y la segunda en el subtipo 2.

Las proteínas responsables de la replicación viral se encuentran codificadas por los genes *gag*, *pol* y *env*. El gen *gag*, asociado al ARN durante la gemación de los virus de la célula infectada, da lugar a cuatro proteínas adicionales mediante proteólisis: las proteínas p6, p7, p17 y p24. Las proteínas p6 y p7 dan origen a la nucleocápside responsable de la incorporación del ARN a los nuevos viriones. La proteína p17 (una proteína accesoria cariofílica [afín al núcleo]) permite el transporte del ADN viral (transcrito a partir del ARN viral) al núcleo de células diferenciadas de modo específico. La proteína p24 da origen a la cápside durante las etapas finales de la gemación viral.

El gen *pol* da lugar, a su vez, a cuatro proteínas: p10, p15, p31 y p50. La aspartil-proteasa, denominada p10, da origen a las proteínas del gen *gag* y, mediante autoproteólisis, a las proteínas del gen *pol*. La ARNasa, llamada p15, se encarga de la separación de los heterodímeros de ARN-ADN viral durante la transcripción inversa. La proteína p31 incorpora el ADN viral al núcleo de la célula infectada por medio de tres diferentes actividades: una actividad de exonucleasa, que corta los extremos del ADN viral; una actividad de endonucleasa, que corta el ADN del huésped (de preferencia en sitios de alta actividad transcripcional), y una actividad de ligasa, que une el genoma viral con el del huésped. La p50 es la cuarta proteína codificada por el gen *pol*. Tiene actividad de transcriptasa inversa y una función dual, pues depende de ARN y ADN. En una primera etapa, su función es promover la síntesis de la primera cadena de ADN viral a partir del ARN viral; dicha cadena será utilizada como molde para la síntesis de la segunda cadena de ADN.

Una vez que los nuevos viriones son sintetizados, geman en sitios adyacentes a la membrana celular y allí adquieren su envoltura. En esta etapa, el gen *env* viral promueve la transcripción de 72 espículas proteínicas, compuestas por las proteínas virales gp41 y gp120 arregladas en forma de trímero. Tales estructuras resultan esenciales para la invasión viral a las células del huésped. Cuando el virus infecta las células hospederas comienza a replicarse en su interior; en este paso, las proteínas reguladoras y accesorias virales tat, rev, vif y vpu intervienen de manera activa al determinar la evolución crónica o aguda de la enfermedad.

La proteína tat tiene dos formas: la primera es corta, de 72 aminoácidos, se expresa en etapas tempranas de la infección y actúa como transactivador para la transcripción del ARN viral; la segunda forma es larga, 101 aminoácidos, se expresa en etapas tardías de la infección y promueve la transcripción del resto de la cadena viral.

La proteína rev regula y promueve el transporte del mARN vírico hacia el citoplasma celular para que sea traducido. La proteína vif, de 193 aminoácidos, normalmente se encuentra en niveles bajos al interior de los viriones e interacciona con el ARN viral al estimular el ensamblaje y la maduración de nuevos viriones. Se debe hacer énfasis en que se sabe que vif es capaz de inhibir la acción de la proteína celular antiviral ApoBEC3G, pues la secuestra al interior de los nuevos viriones, lo que a su vez origina niveles muy altos de mutaciones en el genoma viral.

Por su parte, la proteína vpu, de 81 aminoácidos se acumula en el aparato de Golgi y en los endosomas de la célula hospedera y presenta dos funciones principales en la infección. En conjunción con otra proteína viral accesoria, denominada Nef, la vpu es responsable de la reducción en la expresión de las moléculas de CD4 de la superficie celular y de las moléculas del MHC-I. Dicha acción se lleva a cabo mediante la interacción de dichas moléculas con las proteínas celulares CD4 y b-TrCP, lo cual induce la ubiquitinación de CD4 y MHC-I y su subsiguiente degradación en el proteasoma, a la vez que promueve la sobreexpresión de la proteína viral gp120 en las membranas celulares. Además, se encontró que el desprendimiento de viriones de la membrana celular es dependiente de la actividad de vpu por medio de la unión, y posterior inhibición, de la proteína antiviral teterina. Hasta el momento, se acepta que la función conjunta de las proteínas vpu y nef es esencial para que la infección por VIH progrese hacia el síndrome de inmunodeficiencia adquirida.

Otro factor determinante de la patogenia y de la enfermedad causada por el virus es el tropismo específico que presenta por células de origen mieloide, en particular los linfocitos T CD4+. Por esta capacidad, se reconocen hasta el momento dos subtipos virales: los M-trópicos y los T-trópicos. En los estados iniciales de la infección, los virus M-trópicos se unen a la molécula CD4 y al receptor membranal CCR5, presente en varias células de origen monocítico (como las células dendríticas y los monocitos). La infección del virus a las células dendríticas resulta un paso muy importante en la patogenia de la enfermedad, ya que las células dendríticas infectadas constituyen el principal mecanismo por el cual los linfocitos Th se infectan mediante transmisión intracelular. Dichas células constituyen el principal reservorio del virus, que le permiten pasar desapercibido por el sistema inmunológico, y que la infección se establezca de manera crónica. Hace poco, se observó que las mutaciones en el gen viral *env* de la gp120 viral promueven el cambio de tropismo M-trópico hacia T-trópico; la proteína gp120 mutante es capaz de unirse a las moléculas de CD4 y al receptor para quimiocinas CXCR4. Este cambio se ha asociado con más frecuencia a etapas tardías de la enfermedad y se ha correlacionado con la progresión de la misma hacia etapas más avanzadas.

Historia natural de la infección con VIH e inmunosupresión

Desde la perspectiva clínica, la infección con VIH se divide en distintas etapas, determinadas por el conjunto de síntomas clínicos que presentan los pacientes en respuesta a la infección. La progresión de las etapas está directamente relacionada con la respuesta inmunológica del hospedero frente a la infección. Hasta el momento, se establecieron tres etapas principales: una fase aguda, una fase crónica y, por último, el sida.

(continúa)

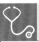

RECUADRO 22-1. VIRUS DE LA INMUNODEFICIENCIA HUMANA (VIH) (*continuación*)

La fase aguda ocurre entre la primera y la sexta semanas después de la infección, cuando ésta se propaga rápidamente por el cuerpo de la persona infectada y el VIH se multiplica al interior de las células del huésped hasta alcanzar niveles elevados de partículas virales. Es importante hacer notar que, durante esta fase, un alto porcentaje de las personas infectadas son asintomáticas y solo presentan síntomas clínicos inespecíficos asociados a otras infecciones virales; por ejemplo, influenza, fiebre, diarrea, malestar corporal, sudoración nocturna y vómito. Por ello, la mayoría de los pacientes no recibe tratamiento específico. En esta etapa la infección del virus a los linfocitos T CD4+ es máxima y éstos se incrementan en la sangre de los pacientes.

La fase crónica de la infección se caracteriza por los altos niveles de replicación viral en el hospedero; sin embargo, hay ausencia de síntomas, por lo que también se le ha denominado etapa de latencia clínica. En este periodo, el sistema inmunológico es capaz de restituir los niveles normales de linfocitos afectados por la enfermedad, así que los síntomas no son evidentes. La fase crónica puede prolongarse por años, en el trascurso de los cuales el paciente no recibe tratamiento alguno. La constante infección de los linfocitos T CD4+ (debida a la creciente tasa de replicación e infección viral) comienza a afectar al hospedero, quien ya no es capaz de restituir los niveles de linfocitos T CD4+ a los niveles normales. Se calcula que el paciente puede desarrollar el síndrome de inmunodeficiencia adquirida en un plazo de 5 a 10 años. Al término de la fase crónica, el hospedero comienza a mostrar los síntomas asociados al sida, entre los que se encuentran dermatitis, úlceras bucales y foliculitis.

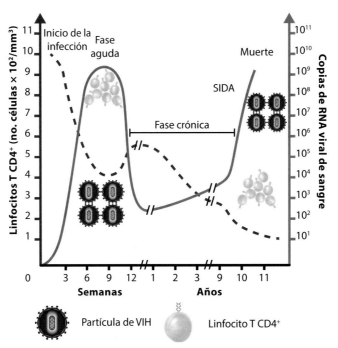

FIGURA 22-1-1, Progresión de la infección por VIH. Progresión de la infección por VIH, en rojo (eje de las Y a la izquierda) se muestra el número de linfocitos T CD4+ circulantes en sangre durante la enfermedad, como lo demuestra la línea punteada del mismo color conforme la enfermedad progresa el número de dichas células disminuye de manera significativa a lo largo de los años. Por otra parte en el eje de las Y a la derecha en azul se muestra el número de copias de ARN viral en sangre y su progresión a lo largo de la enfermedad se muestra en la línea discontinua del mismo color, la cual muestra que durante la fase aguda se incrementa el número de ARN virales en sangre, posteriormente dicha cantidad disminuye durante la fase crónica y finalmente cuando los síntomas del sida aparecen, el número de genomas de ARN virales incrementa nuevamente.

La última etapa de la enfermedad se caracteriza por la capacidad disminuida del sistema inmunológico del hospedero para contender contra infecciones de cualquier tipo. Sin tratamiento, la cuenta de linfocitos Th CD4+ disminuye de manera progresiva y se presentan infecciones por microorganismos oportunistas; cabe mencionar que se ha documentado la presencia de linfocitos T CD4+ y T CD8+ antiVIH específicos; sin embargo, el virus tiene estrategias de evasión a esta respuesta del huésped. En el periodo clínico los pacientes presentan fiebre, pérdida de peso, diarrea, linfadenopatía e infecciones micóticas y virales en la piel que indican claramente el compromiso del sistema inmunológico. Cuando la cuenta de linfocitos T CD4+ es menor a 200 células/mL se manifiestan varias infecciones oportunistas, como neumonía por *Pneumocystis jirovecii*, histoplasmosis, toxoplasmosis y coccidioidomicosis. Hay una pequeña porción de pacientes en quienes la enfermedad no progresa y otros que mantienen bajos niveles de VIH (< 50 copias de ARN/mL) sin tratamiento.

A pesar de la significativa reducción de la morbilidad y mortalidad secundaria a la disposición de tratamiento antirretroviral, la infección por VIH continuaba sumando 1.5 millones de muertes anuales en el 2010. La mayoría de las muertes se debe a coinfecciones con *M. tuberculosis, Cryptococcus neoformans,* virus de la hepatitis B, virus de la hepatitis C y *Plasmodium falciparum*, entre otros. Estos microorganismos suelen ser controlados por la respuesta inmunológica innata y adaptativa; no obstante, a pesar del tratamiento retroviral efectivo, no siempre se restauran los niveles normales de respuesta inmunológica a los patógenos.

En el caso de la respuesta a *Mycobacterium tuberculosis*, para su control se requieren los efectos coordinados de varios tipos celulares, incluidos linfocitos T CD4+ y T CD8+, linfocitos B, macrófagos, neutrófilos, fibroblastos y células gigantes multinucleadas que contribuyen a la formación del granuloma que contiene la infección. En los pacientes infectados por el VIH se altera la respuesta inmunológica a este microorganismo, principalmente por la disminución de linfocitos T CD4+. Tal disminución está asociada con la disminución de linfocitos T CD4+ de memoria (CD27+CD45RO+) que reconocen antígenos de *M. tuberculosis* y el incremento relativo de los linfocitos T CD8+ IFN-γ+. Otras alteraciones en la respuesta inmunológica que favorecen la coinfección por la micobacteria son la regulación negativa de la respuesta inmunológica celular por los linfocitos Treg, así como el deterioro de la respuesta mediada por TNF-α.

(*continúa*)

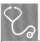

RECUADRO 22-1. VIRUS DE LA INMUNODEFICIENCIA HUMANA (VIH) *(continuación)*

La supresión de la replicación del VIH por tratamiento antirretroviral provoca un incremento del número de linfocitos T *naïve* (CD27+CD45RA+) y linfocitos Th CD4+ de memoria central (CD27+CD45RA–), lo mismo que el incremento de IFN-γ+ o linfocitos T polifuncionales al antígeno de la región RD-1 y CFP10. Así, la terapia antirretroviral en pacientes con VIH y tuberculosis se caracteriza por el incremento de la respuesta Th1 al antígeno RD1 de *M. tuberculosis*, con aumento en la producción de IFN-γ, CXCL10, CXXL9 e IL-18.

La coinfección por criptococo en esta población de pacientes se expresa de modo más frecuente como meningitis criptocócica. La susceptibilidad a este microorganismo se debe a que el prominente depleción de linfocitos Th CD4+ en VIH afecta en forma significativa la respuesta inmunológica adaptativa. Las proteínas del VIH también pueden alterar la integridad de la barrera hematoencefálica; el *Tat* produce disrupción de las uniones intercelulares y puede actuar como quimioatrayente para monocitos. El *Gp120* se une a CXCR4 o CCR5, y los cambios en las células endoteliales de la microvasculatura cerebral producen ruptura de las uniones intercelulares y aumento de la permeabilidad de esta barrera. El *Nef* se ha asociado con incremento en la secreción de CCL2; la expresión de CCR5 encontrado también aumenta la permeabilidad de la barrera hematoencefálica.

La coinfección por virus de la hepatitis B afecta hasta en 10% a pacientes con VIH. Existe un impacto significativo del VIH en la función hepática relacionada con la infección por el virus de la hepatitis B, aunque es más acelerada y elevada la mortalidad relacionada con falla hepática. Se encuentra en particular un daño en la respuesta de linfocitos T específicos para VHB y hay un incremento en la apoptosis intrahepática mediada por los linfocitos Tc CD8+ productores de IL-10 infiltradas en el hígado.

El VIH disminuye de manera importante las células Th CD+4 en el tracto gastrointestinal, lo que produce un incremento en la translocación bacteriana, así como la cantidad de LPS circulantes y un aumento en los niveles totales de 16rADN. Esto produce un nivel bajo de endotoxemia sistémica y activación de la respuesta inmunológica crónica. Conviene mencionar que los LPS activan las células de Kupffer y las células estrelladas hepáticas, las cuales son responsables en mayor medida de la fibrogénesis. Los LPS, en conjunto con IFN-γ, inducen la producción de la quimiocina CXCL10, misma que promueve la activación inmunológica crónica mediante el reclutamiento de linfocitos T activados, monocitos y linfocitos NK en el hígado, lo que promueve la apoptosis y el daño hepático crónico.

En el caso particular de la coinfección con hepatitis C en los pacientes con VIH, existe una elevada tendencia a que presenten hepatitis crónica, así como una acelerada progresión de fibrosis hepática, mayor frecuencia de cirrosis, falla hepática y carcinoma hepatocelular. Los pacientes con VIH tienen bajos niveles de eliminación de la viremia por VHC en la infección aguda, secundario a los defectos en la respuesta de los linfocitos Th CD4+. También se pierde la respuesta antígeno específica para VHC, lo que disminuye la función de las poblaciones de linfocitos Tc CD8+ específicos en la sangre periférica. Por otro lado, hay aumento de IFN-γ en el hígado; esto promueve un ambiente proinflamatorio en pacientes con VIH coinfectados con VHC. Un estudio *in vitro* demostró que las proteínas go120 del VIH incrementan la replicación del VHC a través de la acción de correceptores del VIH, como CCR5 y CXCR4, por una vía dependiente del TGF-β.

ta de tipo humoral. Todas las poblaciones de células nucleadas tienen la capacidad de presentar antígenos en el contexto molecular del MHC-I, pero la presentación de antígenos virales está restringida a ciertas subpoblaciones locales en los sitios de infección. Como se analizó en el capítulo 11, los antígenos que se presentan en el contexto molecular del MHC se clasifican en exógenos y endógenos. En condiciones basales, los péptidos endógenos derivan de componentes de la maquinaria celular (como proteínas endocíticas, membranales y citosólicas), por lo que las células dendríticas presentan en su constitución péptidos derivados de sus propios componentes. Cuando las células se infectan con virus, se inhibe la síntesis de proteínas propias y se favorece la síntesis de las proteínas virales que dan lugar al virión. Lo anterior permite que se incorporen péptidos virales en las moléculas del MHC-I y su eventual presentación, a la vez que ésta induce la expresión de moléculas de coestimulación y favorece que se activen los linfocitos Tc. Así, da inicio una respuesta antiviral antigenoespecífica. Existen algunos virus, como el de la influenza, que no interfieren de manera directa en la presentación de antígenos, aunque son **citopáticos** y cuando infectan las células dendríticas inducen su apoptosis. Otro grupo de virus, por ejemplo, los que causan infecciones persistentes, interfieren el adecuado funcionamiento de las vías de procesamiento antigénico (figura 22-4).

Respuesta de linfocitos T durante las infecciones virales

Las APC que residen en el sitio de la infección capturan partículas virales o remanentes de células infectadas y presentan antígenos, en el contexto molecular del MHC-II, a los linfocitos Th (cooperadores). De acuerdo con el perfil de citocinas que producen, los linfocitos Th están clasificados, hasta el momento, en las siguientes subpoblaciones: Th1, Th2, Th17, Treg y linfocitos Tfh. Los linfocitos Th1 se caracterizan por la producción de IL-12 e IFN-γ; los linfocitos Th2 por la producción principalmente de IL-4, IL-5 e IL-13; los linfocitos Th17 por la producción de IL-17, IL-21 e IL-23, y los linfocitos Treg por la producción de IL-10 y TGF-β. Los linfocitos Tfh, a su vez, se clasifican en linfocitos Tfh1 (que secretan IFN-γ y promueven la producción de anticuerpos de subclase IgG2a); en linfocitos Tfh2 (los cuales producen IL-4 y favorecen la producción de anticuerpos de IgG1 de IgE), y en linfocitos Tfh10 (que producen IL-10, lo que promueve la producción de anticuerpos de clase IgA).

Además de las funciones efectoras de los linfocitos Th, estas células interaccionan con los linfocitos Tc (citotóxicos) por medio de la interacción de estos últimos con las células dendríticas, ya que a través de la unión de CD40L con CD40 se induce en las células dendríticas la expresión de moléculas como CD80 y CD86. Éstas son reconocidas por el CD28 expresado por los linfocitos Tc *naïve*, lo que genera la proliferación y diferenciación hacia linfocitos Tc efectores.

Existen tres fases que caracterizan la respuesta de los linfocitos Tc: a) fase de activación y expansión, b) fase de contracción o de muerte por apoptosis y c) fase de establecimiento y mantenimiento de la memoria inmunológica (figura 22-5).

Durante la primera fase los linfocitos Tc efectores son capaces de ejercer su actividad citotóxica sobre las células infectadas por virus mediante dos vías:

a) Liberación de gránulos que contienen perforinas y granzimas.

b) Inducción en la expresión del ligando de Fas (CD95L), que les permite inducir apoptosis por agregación de Fas (CD95) en las células infectadas.

Los linfocitos Tc disminuyen la expresión de CCR7 y CD62L; esto hace posible que abandonen los órganos linfoides y migren hacia los tejidos infectados. También producen y secretan TNF-α e IFN-γ, así como quimiocinas que les permiten reclutar o activar otras **células efectoras** (macrófagos y neutrófilos). Varias infecciones virales son resueltas cuando la respuesta inmunológica alcanza su pico máximo de actividad; después se presenta una fase llamada **silenciamiento de la respuesta inmunológica**, caracterizada por apoptosis de gran número de linfocitos T efectores, la migración de los linfocitos T desde los órganos linfoides hasta los tejidos periféricos y la conversión de una respuesta efectora a una respuesta de memoria. Cerca de 5 a 10% de los linfocitos Tc efectores que expresan altos niveles de la molécula CD27 y el receptor para IL-17 (IL-17R) no mueren por apoptosis, y se consideran los precursores de la población de linfocitos Tc de memoria, a diferencia de la población de linfocitos Tc que expresan bajos niveles de CD27 y sí mueren por apoptosis. Los linfocitos Tc de memoria se caracterizan por tener bajas cantidades de granzima B y altos niveles de Bcl-2.

En general, se considera que para que una respuesta antiviral sea eficiente se requiere una respuesta de tipo celular. Algunos virus

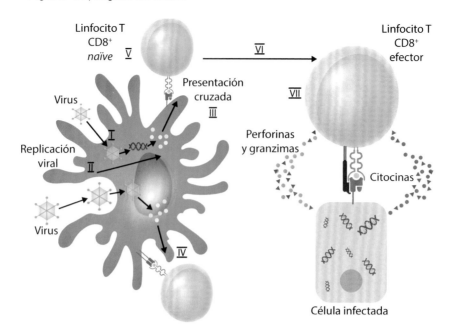

Figura 22-4. Presentación de péptidos de naturaleza viral sobre las células dendríticas (DC). Los virus pueden ingresar a las células al menos por dos vías: algunos infectan y se replican directamente en la célula hospedera; durante este proceso algunas de las proteínas son degradas a péptidos, los cuales pueden ser presentados en el contexto de las moléculas del complejo principal de histocompatibilidad de clase I (MHC clase I) a los linfocitos T CD8+ (I); por otra parte las células presentadoras de antígenos (APC) como las DC pueden capturar partículas virales o remanentes de células infectadas (II), durante el procesamiento de antígenos por parte de las APC profesionales, los péptidos de naturaleza viral pueden presentarse en el contexto de las moléculas del MHC clase I vía presentación cruzada a los linfocitos T CD8+ en el contexto de las moléculas del MHC clase II a los linfocitos T CD4+ por la interacción de CD40 con CD40L seguida de la interacción del MHC-péptido con el TCR de los linfocitos T CD4+ (III), a la par estos péptidos extracelulares pueden presentarse; las células dendríticas pueden ser activadas (IV), esta interacción induce en las DC su maduración y la expresión de moléculas como CD80/86 quienes a su vez interaccionan con CD28 de los linfocitos T CD8+ naïve (V), la interacción de CD28 con CD80/86 resulta en la activación de los linfocitos T CD8+ (VI), quienes se diferencian hacia linfocitos T efectores que pueden reconocer el MHC clase I-péptido sobre las células infectadas por los virus, esta interacción favorece la liberación de perforinas, granzimas y citocinas como TNF-α e IFN-β (VII).

tienen la capacidad de inhibir esta última al disminuir la expresión de interferones; tal manipulación de la respuesta inmunológica influye el resultado de la infección.

Durante una infección crónica en la que el hospedero es incapaz de eliminar el virus, los linfocitos Tc se encargan de retrasar la progresión de la enfermedad y limitar la gravedad de la misma. Un ejemplo es la baja en los niveles de linfocitos Tc en pacientes con VIH, que está asociada a la progresión de la enfermedad. Los linfocitos T son cruciales para limitar la infección cuando los virus son capaces de evadir de manera temporal la respuesta inmunológica humoral, en tanto que los linfocitos Th favorecen el reclutamiento de los linfocitos Tc hacia el pulmón.

Se sugiere que los linfocitos Treg naturales pueden beneficiar al hospedero en el curso de algunas infecciones virales, ya que minimizan el daño a los tejidos ocasionado por los componentes de la respuesta inmunológica. Esto se da por medio de dos posibles mecanismos: los linfocitos Treg naturales reducen la migración de los linfocitos T efectores de los ganglios linfáticos hacia los sitios de inflamación y, a su vez, migran al sitio y favorecen el control de la inflamación. Se ha propuesto que la activación de los linfocitos Treg naturales durante las infecciones virales puede ser resultado de la interacción de los componentes del virus con receptores como los TLR, de la interacción de las proteínas propias (producto de la lisis de células infectadas con virus) con los TLR de los linfocitos Treg, de la acción de citocinas y mediadores que actúan de modo directo sobre éstos, o de la posible activación de linfocitos Treg naturales antigenoespecíficos.

Respuesta inmunológica humoral contra virus

Las estructuras virales que no son procesadas pueden ser reconocidas por los linfocitos B mediante el BCR; la interacción de los linfocitos B con estos antígenos y las señales coestimuladoras conducen a su activación. Luego de ésta, los linfocitos B pueden tomar dos caminos: localizarse en las áreas extrafoliculares ricas en linfocitos T de los ganglios linfáticos, o diferenciarse a células plas-

máticas productoras de anticuerpos. A lo largo de la respuesta primaria, estas células plasmáticas producen y secretan IgM, mientras que en la respuesta secundaria se promueve el cambio de isotipo y las células plasmáticas producen y secretan IgG o IgA. El tiempo de vida media de estas células plasmáticas es de unos 3 a 4 días, durante los cuales los linfocitos B activados pueden ingresar a los ganglios e iniciar la formación del centro germinal. La formación de dicho microambiente especializado es esencial para la respuesta de anticuerpos con tiempos de vida media más largos y la diferenciación hacia linfocitos B de memoria. La diferenciación extrafolicular hacia células plasmáticas de vida corta ocurre de forma independiente de la interacción con los linfocitos T, en tanto que la diferenciación hacia células plasmáticas de larga vida y hacia linfocitos B de memoria depende de la cooperación con los linfocitos Tfh.

La expresión del CD40L en los linfocitos T activados es crucial para el establecimiento y mantenimiento del centro germinal. La interacción de CD40, expresada en los linfocitos B con el CD40L de los linfocitos T, rescata los linfocitos B de la apoptosis dentro del centro germinal, al inducir la expresión de algunos genes presentes durante estadios tempranos de su desarrollo, como los Rag-1, Rag-2, GL-7 y el receptor aglutinina de cacahuate (PNA, *peanut agglutinin*) para realizar así, hipermutación somática o maduración de la afinidad, así como, el cambio de isotipo del anticuerpo.

Los antígenos virales pueden encontrarse en las células dendríticas foliculares por varios meses, lo que repercute en el tiempo de vida de los centros germinales y puede ocasionar títulos elevados de anticuerpos, aun si el virus fue eliminado. El tiempo de aparición de los anticuerpos con actividad neutralizante durante las infecciones virales varía. En algunos virus (p. ej., el virus de estomatitis vesicular (VSV), el rotavirus y el virus de la influenza en ratón, o el virus de la fiebre amarilla en humanos) los anticuerpos neutralizantes aparecen en la primera semana posterior a la infección, en tanto que durante las infecciones por VIH, VHB o virus de la coriomeningitis linfocítica surgen varios meses después.

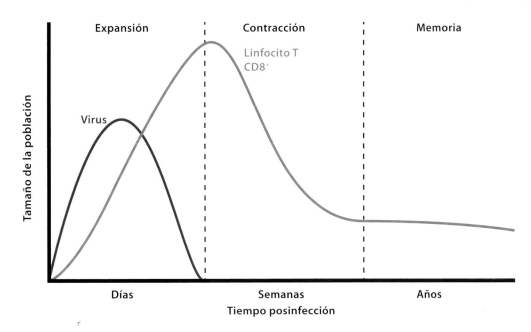

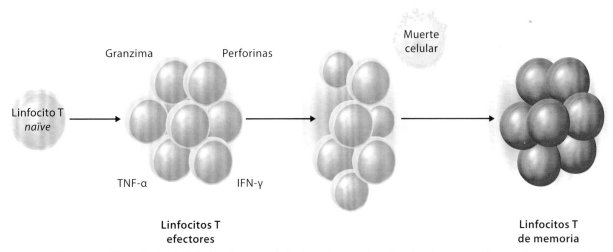

FIGURA 22-5. Cinética de diferenciación de linfocitos Tc durante infecciones de naturaleza viral. Tras la presentación de antígenos virales a los linfocitos T *naïve*, éstos proliferan y se diferencian (fase de expansión) a linfocitos T efectores capaces de secretar granzimas, perforinas y moléculas proinflamatorias, como TNF-α e IFN-γ. Una vez eliminadas las partículas virales, un alto porcentaje de linfocitos T efectores (linfocitos Tc, en color azul) sufren apoptosis (fase de contracción), mientras que solo de 5 a 10% de linfocitos T efectores (linfocitos Th, en color naranja) se diferencian a linfocitos T de memoria (en color rojo).

Mecanismos de evasión de la respuesta inmunológica

Evasión del reconocimiento durante la entrada del virus a su célula blanco

Ciertos virus han desarrollado estrategias que les permiten entrar a las células por vías permisivas que, por lo general, no desencadenan respuestas inmunológicas. Entre tales estrategias se ha descrito la utilización de vías de endocitosis mediadas por clatrina y caveolina por virus sin envoltura celular (algunos son los picornavirus, adenovirus, papilomavirus y el VHC). Luego de su entrada a la célula, el virus debe evadir su degradación en el lisosoma; este compartimiento celular representa un ambiente bastante hostil para los virus por el pH ácido cercano a 4.0, así como por una combinación de cerca de 50 diferentes proteasas, lipasas, DNasas e hidrolasas, y diferentes ROS, especies reactivas de nitrógeno (RNS, *reactive nitrogen species*) y halogenuros.

El primer mecanismo de evasión consiste en alterar las señales de ubicación celular del virus, con lo que escapa del ambiente lisosomal y permite la disociación de su cápside para liberar su genoma. Esta estrategia no solo es utilizada por virus desnudos, sino también por virus con envoltura, entre otros los herpesvirus, coronavirus, flavivirus, togavirus y retrovirus. Lo anterior da indicios de la con-

veniencia de dicha vía para evitar el reconocimiento del sistema inmunológico y el establecimiento de una respuesta antiviral, al mismo tiempo que se asegura la liberación de su genoma en el momento adecuado.

Otras estrategias descritas que usan los virus para invadir sus células blanco son la invasión por macropinocitosis y la penetración directa. La macropinocitosis es utilizada como vía de entrada de algunos adenovirus y *Vaccinia virus*; representa un mecanismo constitutivo en muchas estirpes celulares en las que la entrada de partículas es independiente de receptores Fcγ, receptores de complemento, clatrina, caveolina o dinamina. Además, se ha observado que las moléculas que entran en esta vía no colocalizan para su fusión membranal con marcadores clásicos endosomales (como EEA1 [*early endosomal antigen 1*]), o marcadores lisosomales (p. ej., Lamp2 [*lysosomal-associated membrane protein 2*]) o pH ácido. Esto garantiza al virus una vía segura de entrada.

Una estrategia más es la entrada mediante la penetración directa que realizan algunos virus envueltos (alphavirus y flavivirus); el hecho de fusionar su membrana con la de las células hospederas les permite liberar su genoma directamente al citoplasma y así evitar los mecanismos de reconocimiento ubicados en la membrana de las células del hospedero (véase figura 22-6).

Mecanismos de evasión viral contra receptores de reconocimiento intracelular de ARN

Los ARN virus han desarrollado estrategias para evitar la activación de las vías mediadas por interferón. Se encontró que los rotavirus y los arenavirus, mediante sus proteínas no estructurales (NSP, *non-structural proteins*), codifican en su genoma proteínas con la función de inhibir las vías de interferón en diferentes niveles. La nucleoproteína de los arenavirus con actividad de exonucleasa3'-5' es capaz de degradar ARN viral de doble cadena o de cadena sencilla para evitar el reconocimiento por la RIG-1 o la MDA5; también interactúa con la IKK-ε para inhibir la activación del complejo TBK1/IKK-ε. Así, interfiere con la fosforilación y activación del IRF3 o el IRF7, y se observó que puede inhibir de modo directo la activación del factor NF-κB al no permitir la degradación de IκB-Bα, que es necesaria para su translocación al núcleo. Por otra parte, la proteína Z de los arenavirus puede inhibir las vías de señalización promovidas por la RIG-1 al interactuar de manera directa con éste.

Los rotavirus, por medio de la expresión de su NSP1, tienen la capacidad de inhibir las vías de activación de interferones en diferentes niveles, de forma similar a la descrita para los arenavirus. El NSP1 promueve la degradación de IRF3 e IRF7; se notó que distintas especies de rotavirus son capaces de inducir la degradación de β-TrCP, un factor esencial para la activación de NF-κB e IRF, así como de inhibir la acumulación nuclear del STAT1, lo que impide el establecimiento de un estado antiviral autocrino y paracrino.

Mecanismos de evasión viral contra receptores de reconocimiento de ADN

Los virus de ADN desarrollaron diversas estrategias que les permiten replicarse y evadir el reconocimiento celular. Existen reportes de una serie de proteínas en los genomas de los papilomavirus y los herpesvirus que les permiten inhibir las respuestas mediadas por interferones y por los productos de los ISG. Las proteínas de la célula infectada 0 (ICP0, *infected-cell polypeptide*) e ICP27 se expresan en la etapa temprana e intermedia, respectivamente, de la infección con herpesvirus; la ICP0 se une en forma directa al IRF3 y el IRF7, en tanto que el mecanismo de la ICP27 aún no se ha descrito. Ambas proteínas también poseen la capacidad de inhibir la activación del factor NF-κB, aunque esto se realiza por diferentes mecanismos. Se sabe que la presencia de ICP0 en el núcleo origina la translocación de la proteasa específica de ubiquitina 7 (USP7,

ubiquitin-specific protease 7) hacia el citoplasma, lo cual impide la acción del TRAF6 y el IKKγ al inhibir la actividad del factor NF-κB. A su vez, lo anterior promueve la degradación específica de la MyD88 y del adaptador Mal/TIRAP, e inhibe la señalización iniciada por el reconocimiento del ADN viral por TLR-9. La ICP27 estabiliza al inhibidor IκB, ya que impide su degradación. Un mecanismo similar se observó en las infecciones mediadas por herpesvirus, los cuales son capaces de inhibir las vías mediadas por el complejo TBK1/STING mediante la expresión de la proteína γ₁34.5; ésta inhibe la activación del factor NF-κB al inhibir también la fosforilación del complejo IKKα/β. De forma homóloga a lo antes descrito para la nucleoproteína de los arenavirus, los herpesvirus codifican la proteína vhs con función de ribonucleasa de mARN viral y celular, lo que conlleva una atenuación de las vías JAK y STAT, así como de la función de la polimerasa de ARN III, y el reconocimiento mediado por la PKR al inhibir la secreción de IFN-α e IFN-β y de los genes mediados por interferón.

La inhibición de la activación del inflamasoma también se ha descrito para varias cepas de herpesvirus, ya que la proteína ICP0 promueve la degradación de IFI16 e impide la activación del inflamasoma; además, la ICP0 inhibe la formación de inflamasoma mediado por NLRP3, aunque no se ha determinado el mecanismo involucrado. Por su parte, se ha observado que el HPV codifica la hidrolasa UCHL1 (*ubiquitin-carboxyl terminal hydrolase L1*), la cual poliubiquitina el factor TRAF3, reduce la fosforilación de IRF3 e inhibe la fosforilación del modulador p65 del factor NF-κB.

Evasión de los virus a la acción de la teterina

Algunos virus han desarrollado estrategias para inhibir la acción de la teterina; entre éstas destaca la codificación de una serie de proteínas por parte de los retrovirus. Un ejemplo es la proteína Vpu codificada por varios lentivirus, que se asocia mediante sus dominios transmembranales con la teterina, lo que promueve su degradación dentro de los lisosomas o en los proteosomas.

Por otro lado, aunque no se ha observado en todos los casos una degradación completa de la teterina, es aceptado que Vpu es capaz de secuestrar la teterina de su localización al inhibir su actividad. La proteína retroviral Nef inhibe la actividad de la teterina al interactuar con su dominio intracelular, lo que promueve su endocitosis al eliminarla en las membranas. La proteína Env del HIV2 es capaz de secuestrar la teterina en el trans-Golgi, por medio de la interacción directa de alta afinidad con los aminoácidos de su estructura, lo que evita su localización en la membrana celular. Otros virus usan estrategias parecidas, como el ébola, que secuestra la teterina en compartimientos intracelulares mediante la producción de una glucoproteína de alta afinidad por la teterina; sin embargo, en forma alternativa se propuso que la glucoproteína puede promover el ensamblaje de nuevos viriones en sitios donde la teterina no puede ejercer su función.

También se ha observado que la proteína K5 del herpesvirus asociado al sarcoma de Kaposi, de manera homóloga a la proteína Vpu de los lentivirus, posee la capacidad de secuestrar la teterina de las membranas y promover su degradación en los lisosomas o en los proteosomas. Asimismo, la lisis de la célula infectada inducida por varias familias de virus puede representar un mecanismo para evadir la acción de la teterina.

Viroplasmas

Recientemente, se descubrió la formación de estructuras membranales que contienen grandes cantidades de virus al interior de las células. La observación de dichas estructuras se asoció con un incremento en la replicación viral, por lo que fueron llamadas fábricas virales o viroplasmas.

Diferentes estudios han descrito la formación de viroplasmas, en particular asociados a la iniciación y progresión de la replicación de ARN viral de las familias de arterivirus, flavivirus, coronavirus, picornavirus, alfa-virus, nodavirus y reovirus. La formación de dichas estructuras demanda rearreglos en el citoesqueleto y el reclutamiento de membranas de varios organelos celulares, aunque se cree que provienen principalmente de membranas del retículo endoplásmico promovidas por la traducción de las proteínas virales,

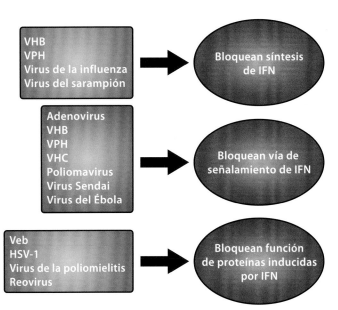

FIGURA 22-6. Interferencia viral con el sistema de interferón (IFN). Se han descrito al menos 3 formas mediante las cuales los virus pueden inhibir las funciones del sistema de interferón: a) bloqueando la síntesis de interferón; b) bloqueando la vía de señalamiento de interferón y c) bloqueando la función de las proteínas inducidas por interferón.

de la iniciación de procesos de autofagia como respuesta celular contra patógenos intracelulares, o bien del inicio de la respuesta celular ante el plegamiento incorrecto de proteínas.

En la actualidad se dilucida el desempeño de las proteínas virales asociadas a la formación de estas estructuras. Los procesos de síntesis de lípidos promovidos por el virus de la hepatitis C y los virus de Coxsackie desempeñan un papel muy importante en el proceso de formación de viroplasmas. Asimismo, se observó que la sobreexpresión en las células de las proteínas 3A y 2BC, las proteínas NSP3 de los arterivirus, las NSP4 de los coronavirus y el complejo NSP2–NSP5 de los rotavirus puede generar viroplasmas funcionales o estructuras similares a éstos.

En los virus con genoma de ADN no se ha observado la formación de viroplasmas, aunque se describió la formación de estructuras parecidas. Tales estructuras, denominadas agregasomas, carecen de membranas y son inclusiones celulares de localización pericentriolar que se organizan alrededor del centro organizador de microtúbulos en respuesta a la agregación de proteínas. Los agregasomas y los viroplasmas comparten algunas características, entre las que se encuentran la inclusión de mitocondrias y chaperonas celulares, y el confinamiento al interior de filamentos de vimentina reorganizados. La formación de viroplasmas o agregasomas, según sea el tipo de virus, puede resultar beneficiosa para la replicación, ya que es posible que confiera resistencia ante los mecanismos de reconocimiento intracelulares. La formación de agregasomas no evita la formación de viroplasmas; ambos se pueden observar al mismo tiempo, aunque en localizaciones independientes, cuando una célula es coinfectada con virus de ARN y ADN.

RESPUESTA INMUNOLÓGICA CONTRA HONGOS

La primera característica fundamental de los hongos es su estructura, que puede ser tubular (denominada hifa) o una célula ovalada o redondeada independiente (llamada levadura). Las hifas se reproducen mediante la formación de estructuras denominadas conidias o esporas, mientras que la reproducción de las levaduras es por gemación. La blastoconidia resultante puede separarse de la célula madre o permanecer unida y producir ella misma otra blastoconidia.

Bajo ciertas condiciones, el alargamiento continuo de la célula madre antes de la gemación resulta en una cadena de células alargadas llamadas **seudohifas**. Algunos de los hongos patógenos de los humanos cambian la forma en que crecen durante el proceso

---

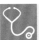 **RECUADRO 22-2. VIRUS DE LA HEPATITIS C**

El virus de la hepatitis C (VHC) es miembro de la familia *Flaviviridae*. Mide de 30 a 38 nm, tiene envoltura y un genoma de ARN (+) de cadena sencilla, el cual codifica una sola poliproteína que se traduce en proteínas estructurales (C, E1, E2 y p7) y no estructurales (NS2, NS3, NS4A, NS4B, NS5B). No es citopático, tiene tropismo por los hepatocitos y es el agente causal de la hepatitis crónica y el carcinoma hepatocelular.

En la actualidad, más de 170 millones de personas en el mundo están infectadas con el VHC. Por lo general, la infección aguda suele ser asintomática, lo cual dificulta el diagnóstico temprano. Una característica importante de la infección por VHC es su tendencia hacia la cronicidad: alrededor de 70% de las infecciones agudas se vuelven persistentes y los casos crónicos regularmente se asocian con daño hepático grave.

La vía más frecuente de transmisión del virus es la parenteral; también se transmite por las vías sexual y perinatal. Los factores de riesgo para contraer la infección incluyen antecedentes de transfusiones, drogadicción intravenosa, enfermedad renal que requiere hemodiálisis crónica, contacto personal y cercano con personas infectadas. El VHC se considera un virus oportunista en individuos infectados con VIH, alrededor de 25% de las personas infectadas con VIH están coinfectadas con VHC. Esta condición favorece altos títulos de VHC y una progresión más rápida hacia la cirrosis.

Ciclo de vida del VHC

Las partículas víricas circulantes se unen a receptores de la superficie de los hepatocitos y se sugiere que los receptores CD81 y el receptor *scavenger* tipo BI (SR-BI) participan en el reconocimiento del VHC y favorecen su ingreso a la célula. Una vez dentro de esta, el VHC utiliza la maquinaria intracelular para llevar a cabo su replicación. El genoma vírico se traduce y se forma una poliproteína, la cual es segmentada por la acción de las proteasas en proteínas estructurales y no estructurales. Luego, las proteínas estructurales reconducen el genoma vírico a un complejo de replicación de ARN asociado a membranas citoplásmicas reorganizadas; la replicación del ARN viral se realiza gracias a la proteína NS5B, una ARN polimerasa que produce una hebra de ARN (−) que sirve como molde para la síntesis de hebras de ARN (+). Estos nuevos genomas pueden ser replicados otra vez y traducidos o empaquetados para formar nuevas partículas víricas; se sugiere que estas son liberadas por exocitosis.

Patogenia

La respuesta inmunológica celular es, en buena parte, responsable de que aparezcan las lesiones tisulares y, en su caso, de la resolución de la enfermedad. Algunos eventos que se observan durante la infección crónica (p. ej., la baja considerable de la cantidad de linfocitos Tc) podrían influir en la resolución de la infección. Ciertos parámetros (como la fibrosis portal y periportal, lo mismo que la necrosis perilobulillar y el infiltrado linfocitario en las biopsias hepáticas) se emplean para clasificar la gravedad de la enfermedad. Se sugiere que la producción de citocinas inducida por la inflamación, la continua reparación del hígado y la inducción de la proliferación celular que se produce durante la infección crónica constituyen factores que predisponen al desarrollo de carcinoma hepatocelular.

Respuesta inmunológica innata a VHC

Tras su entrada al organismo, el VHC se disemina con rapidez en el hígado y, por lo tanto, se espera que la respuesta inmunológica innata influya en el resultado de la infección. Los resultados obtenidos en análisis genómicos durante una infección aguda en chimpancés, sugieren que el VHC induce fuertemente la producción de interferones tipo I como respuesta a su diseminación, y es capaz de resistir las funciones efectoras de los productos de los genes que induce. Conviene hacer notar que la respuesta es similar en los animales que son capaces de eliminar la infección y en aquéllos en los que la infección se vuelve persistente. Esto indica que la influencia de la respuesta inmunológica innata en el resultado de la infección puede ser indirecta, aunque su función no está del todo definida. De cualquier forma, se especula que tal tipo de respuesta tiene algún papel durante la infección por VHC, ya que el virus ha desarrollado una serie de estrategias para evadirla.

Respuesta inmunológica adaptativa a VHP

El ARN viral del VHC se detecta en el plasma durante los primeros días de la infección, y alcanza un punto máximo entre las semanas 6 y 10, sin importar el resultado final de esta. Un patrón de viremia pobremente controlada predice persistencia, la cual puede ser explicada, al menos en parte, por la falla de algunos individuos para generar respuestas detectables de linfocitos Th y Tc. Algunos individuos controlan de forma transitoria o incluso permanente la replicación viral a lo largo de la enfermedad. Se ha observado que tales eventos suelen estar asociados con el inicio tardío de las respuestas específicas de los linfocitos Th y Tc; las viremias como recaídas podrían considerarse el preludio de la persistencia viral.

(continúa)

Recuadro 22-2. Virus de la hepatitis C (*continuación*)

La hepatitis C aguda se presenta quizá por cuestiones inmunopatológicas, dado que el daño coincide con la expansión de los linfocitos Tc antigenoespecíficos y su consecuente adquisición de fenotipo maduro. En ciertos casos, la infección aguda se resuelve sin mostrar elevación en los niveles de transaminasas séricas. Este hecho podría reflejar un control no citolítico, aunque existe la posibilidad de que solo unos pocos hepatocitos estén infectados, lo que limita el daño hepático debido a que no se requiere una respuesta citotóxica intensa.

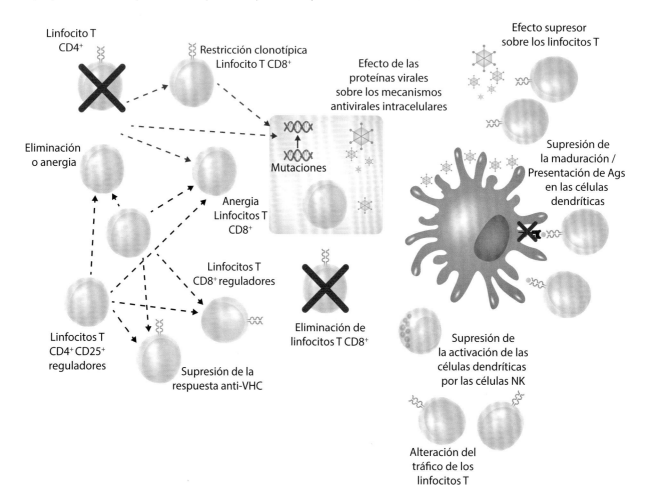

Figura 22-2-1. Mecanismos de evasión del VHC. Posibles mecanismos de evasión del sistema inmunológico por el virus de la hepatitis C. Las líneas rojas representan los mecanismos basados en datos de experimentación *in vivo*; las líneas de puntos indican que aunque los mecanismos indicados pueden estar implicados en la persistencia viral, sus vías siguen sin estar del todo claras; las cruces indican la supresión de las células, mientras que los círculos indican la inhibición tanto de la maduración como de la presentación de antígenos por parte de las células dendríticas.

Los linfocitos Tc específicos para VHC pueden sobrevivir durante varios años en un hígado con infección persistente y, tal vez, controlar de modo parcial la replicación viral o contribuir a la progresión de la enfermedad. Con respecto a la replicación viral, cabe señalar que los niveles de viremia se mantienen relativamente estables con el paso del tiempo en individuos con infecciones crónicas, aunque varían mucho entre ellos. Aún no está del todo dilucidado si los linfocitos Tc contribuyen al control de la replicación del VHC durante la infección crónica o si, por el contrario, su presencia está asociada a las variaciones en la viremia. Algunos estudios documentan la asociación entre los niveles elevados de transaminasas y la infiltración de linfocitos Tc, pero es posible que solo una minoría del infiltrado corresponda a células antigenoespecíficas. Otros estudios relacionan los niveles de mARN de citocinas proinflamatorias a nivel hepático con la intensidad de la inflamación portal y la fibrosis hepática, pero falta esclarecer la identidad de la fuente celular de citocinas en el curso de la hepatitis crónica. Es posible que el reclutamiento de otras estirpes celulares que pueden mediar el daño tisular (como los macrófagos) intervenga durante la hepatitis crónica.

Linfocitos T de memoria

La respuesta de memoria de los linfocitos T puede explicar en gran medida la baja persistencia en humanos con historial de resolución de hepatitis C aguda. Varios trabajos evidenciaron que los chimpancés inmunizados también suelen ser susceptibles a reinfecciones, pero con un marcado descenso en la duración del punto máximo de la viremia, que coincide con una respuesta masiva de linfocitos Th y Tc de memoria.

Mecanismos de persistencia

A pesar de que cuentan con un soporte experimental limitado, se han propuesto algunos mecanismos (muy atractivos conceptualmente) acerca de las alteraciones en la respuesta inmunológica celular que favorecen la persistencia del VHC. El primer mecanismo considera la incapacidad de los linfocitos T efectores para migrar al hígado infectado; el segundo, las alteraciones durante la presentación de antígenos. Éste amerita atención debido a que podría explicar defectos en la respuesta inmunológica, los cuales van desde la ausencia aparente de linfocitos T específicos en algunos individuos hasta

(*continúa*)

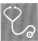

RECUADRO 22-2. VIRUS DE LA HEPATITIS C (*continuación*)

un retraso sustancial o una respuesta no sostenida. Se sabe que las células NK pueden ser importantes activadoras de las células dendríticas; varios datos recientes indican que ciertas señales de regulación negativa enviadas a las células NK durante la infección persistente podrían interrumpir su habilidad para mediar la maduración de las células dendríticas. El proceso de inhibir la presentación de antígenos durante la infección por VHC podría llevarse a cabo por medio de las proteínas virales sobre las células dendríticas. Los defectos transitorios en las funciones de las células en el curso de la hepatitis aguda podrían ser suficientes para alterar el tiempo de respuesta o la intensidad de los linfocitos T, y así favorecer la persistencia.

Otros tres mecanismos de evasión de la respuesta inmunológica incluyen el escape por mutación de epítopes, la regulación y la anergia de los linfocitos T. Dichos mecanismos cuentan con mayor soporte experimental, pero su función en la persistencia de la infección no está del todo esclarecida.

de invasión de tejidos. Estos patógenos, conocidos como dimórficos, suelen cambiar de una forma hifal multicelular en el ambiente natural (fase infectante) a una forma de una sola célula gemante en tejidos (fase parásita). Tales cambios morfológicos se deben a estímulos ambientales o del hospedero que facilitan la evasión de la respuesta inmunológica o la diseminación del hongo (véase figura 22-7).

Además, los hongos son heterótrofos, lo que significa que no pueden sintetizar sus compuestos orgánicos; por lo tanto, obtienen sus nutrientes secretando enzimas para la digestión externa de diversos sustratos y absorbiendo los nutrientes que fueron degradados. Tienen una organización celular eucariota que está protegida por una pared celular rígida muy compleja, compuesta sobre todo de carbohidratos, como mananos, betaglucanos y quitina, entrete-

jidos en una matriz de proteínas. Dicha estructura única confiere una fuerte protección contra toda clase de agresiones ambientales, incluido el ataque del sistema inmunológico.

Los hongos son los microorganismos menos estudiados, aunque se estima que hay 1.5 millones de especies fúngicas en el ambiente y que alrededor de 500 hongos están relacionados con enfermedades en los seres humanos. Lo anterior se debe, en parte, a la baja frecuencia de enfermedades invasivas en ausencia de factores de riesgo específicos, a pesar de la ubiquidad de la distribución de estos patógenos. Cabe mencionar que existe una alta probabilidad de que las personas inmunocompetentes padezcan a lo largo de su vida alguna infección fúngica en la piel o las mucosas; estas infecciones no provocan mortalidad y por lo regular la lesión se cura con agentes antifúngicos convencionales.

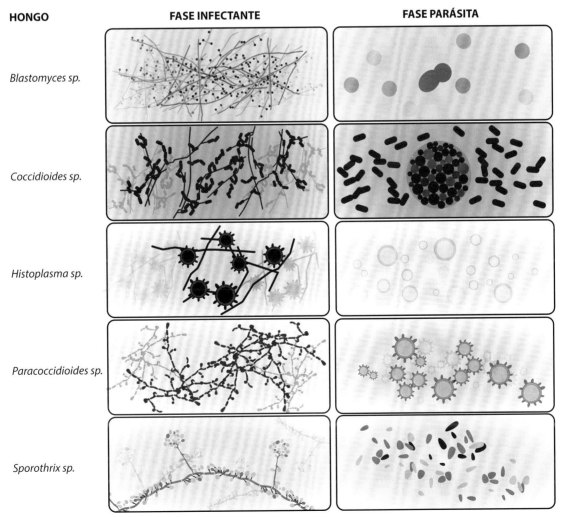

FIGURA 22-7. Cambios morfológicos de algunos hongos patógenos. Los patógenos fúngicos dimórficos son hongos capaces de alternar entre dos distintas formas o fases con base en estímulos ambientales y del hospedero. La fase micelial del hongo resulta ser la forma infectante del mismo, y una vez dentro del hospedero da lugar a la fase parásita.

Recuadro 22-3. Infecciones causadas por hongos

Aspergilosis

La aspergilosis es una infección cada vez más frecuente en el entorno clínico debido al incremento de la población inmunocomprometida. Los principales síndromes clínicos asociados con las infecciones causadas por *Aspergillus* sp. se encuentran resumidos en la siguiente tabla.

Tabla 22-3-1. Infecciones causadas por *Aspergillus* sp.

Síndrome	Características clínicas
Aspergilosis alérgica	El hongo rara vez parasita las mucosas de las vías respiratorias, en las que se caracteriza por un estado de hipersensibilidad con aumento de la IgE. En casos de invasión bronquial se pueden elevar tanto la IgE como la IgG, lo que provoca un infiltrado pulmonar diseminado con eosinofilia (80%) Las especies que producen aspergilosis alérgica más a menudo son *A. fumigatus*, *A. flavus*, *A. terreus* y *A. nidulans* Las pruebas inmunológicas son la determinación de IgE e IDR
Aspergiloma	Es un síndrome clínico caracterizado por saprofitación pulmonar que produce bolas fúngicas o *fungusballs*, formadas por masas de micelio compacto entremezcladas con moco. La IgG tiende a elevarse, mientras que la IgE puede aumentar o no, y también hay eosinofilia ocasional en cuadros alérgicos Las especies que forman aspergilomas con más frecuencia son *A. fumigatus*, *A. niger* y *A. flavus* Las pruebas inmunológicas son galactomanano, ID, RIA y PCR
Aspergilosis invasiva o diseminada	Por lo regular ocurre en individuos gravemente inmunosuprimidos; cursa con invasión del parénquima pulmonar (granulomas crónicos con hifas tabicadas), y puede diseminarse hacia diversos órganos Las especies que suelen asociarse con aspergilosis invasiva son *A. fumigatus*, *A. niger* y *A. flavus* Las pruebas inmunológicas son galactomanano, ID, RIA y PCR

ID, inmunodifusión; IDR, intradermorreacción; PCR, reacción en cadena de la polimerasa; RIA, radioinmunoensayo.

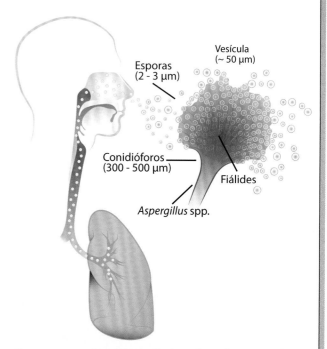

Figura 22-3-1. *Aspergillus sp.* El género *Aspergillus* comprende un amplio grupo de hongos filamentosos ubicuos comúnmente aislados de suelo, restos vegetales y ambientes interiores, incluyendo hospitales. Estos se hongos adquieren principalmente por vía respiratoria a través de la inhalación de esporas en el aire y pueden llegar a causar infecciones fatales

Candidiasis

La candidiasis es una infección fúngica originada por diversas especies de levaduras oportunistas pertenecientes al género anamórfico *Candida*, presenta un amplio espectro clínico y afecta en particular membranas mucosas, piel, uñas y excepcionalmente pulmones e intestino. La siguiente tabla resume los principales síndromes clínicos asociados con infecciones por *Candida* sp.

Tabla 22-3-2. Principales síndromes clínicos asociados con infecciones por *Candida* sp

Síndrome	Características clínicas
Candidiasis orofaríngea (COF)	Es frecuente sobre todo en pacientes con sida y en aquellos que utilizan esteroides mediante inhalación. Se caracteriza por la aparición de placas blanquecinas adheridas a la lengua y en la mucosa oral, en ocasiones con queilitis angular
Esofagitis candidiásica	Este trastorno esofágico es más común en pacientes con sida. Representa una extensión de la COF y suele acompañarse de disfagia y dolor torácico
Manifestaciones cutáneas	Se presentan en especial en las áreas de la piel continuamente húmedas. Es frecuente en la *zona del pañal* en los lactantes, en la piel perianal, en los pliegues submamarios y en la zona interdigital
Candidiasis diseminada	Constituye la cuarta causa más usual de sepsis nosocomial. Se observa sobre todo en pacientes gravemente inmunosuprimidos, con neutropenia profunda o trasplantados. Los factores de riesgo básicos son el uso de catéteres endovenosos y la antibioticoterapia de amplio espectro

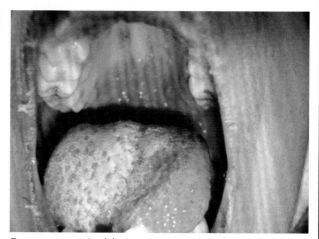

Figura 22-3-2. *Candida sp.* es un comensal que forma parte de la microbiota humana. Sin embargo, en casos de desbalance en el estatus inmunológico del hospedero puede originar enfermedad. En la imagen se aprecia el crecimiento *Candida* sp. en mucosa oral (muguet) de paciente diabética.

Activación de la respuesta inmunológica innata en la infección fúngica

Los hongos, a diferencia de los patógenos bacterianos o virales, poseen varias particularidades respecto a su interacción con las células del sistema inmunológico del hospedero. Por ejemplo, algunas especies fúngicas como *Coccidioides* sp., *Histoplasma* sp. y *Sporothrix* sp. son dimórficas, lo que las hace capaces de llevar a cabo una morfogénesis en respuesta a estímulos ambientales o propios del hospedero. Esto facilita la evasión inmunológica, diseminación y posterior ocupación del nicho biológico en el hospedero. Además, los hongos están protegidos por una pared celular: una malla flexible y muy compleja de polímeros de carbohidratos, entre éstos los mananos, betaglucanos y la quitina, entretejidos en una matriz de naturaleza proteica. La composición de la pared celular varía ampliamente según la especie. Por ejemplo, *Histoplasma capsulatum* expresa una forma única de alfa(1,3) glucano que protege su capa de betaglucano y facilita el proceso de invasión; por su parte, *Cryptococcus neoformans* presenta una gruesa capa de melanina que protege al hongo de agresiones externas. En general, la pared celular fúngica es una estructura única que confiere una fuerte protección contra todo tipo de estrés ambiental y es la principal fuente de patrones moleculares asociados a patógenos (PAMP, *pathogen-associated molecular patterns*), los cuales median la interacción hongo-hospedero durante el proceso de reconocimiento por parte de las células del sistema inmunológico.

Las células de la respuesta inmunológica de los mamíferos expresan PRR que son capaces de detectar las diferentes estructuras moleculares que componen las paredes celulares fúngicas (véase tabla 22-2). Los principales PRR involucrados incluyen la familia del receptor de lectinas tipo-C, como Dectina-1, Dectina-2, Mincle, SIGNR y el receptor de manosa; receptores scavenger (CD5 y CD36, entre otros); Galectina-3, y TLR. Este escenario dinámico se encuentra muy lejos de ser una simple interacción 1 a 1 entre cada PRR y su respectivo PAMP fúngico; de hecho, muchos PAMP (p. ej., los betaglucanos) pueden ser reconocidos por más de un receptor (Dectina-1 y TLR-2, entre otros); algunos PRR (como la Dectina-2) son capaces de reconocer más de un ligando, como es el caso de los alfaglucanos y mananos N-unidos.

Además, y para hacer más complejo aún el panorama, es importante recordar que muchos hongos pueden cambiar con rapidez entre diferentes morfotipos en respuesta a diversos estímulos en el hospedero, como los niveles de CO_2. Por ejemplo, *Candida albicans* que puede identificarse al menos en cinco distintas formas que van de células levaduriformes blancas y opacas a seudohifa, hifa y clamidospora, cada una con sus peculiaridades clinicopatológicas, este fenotipo dinámico complica la caracterización de la respuesta inmunológica.

Una vez que se lleva a cabo el acoplamiento de los PRR con sus ligandos en la pared celular fúngica, se activan varias vías de transducción de señales en las células del hospedero; éstas provocan la modulación transcripcional de gran número de genes inmunorreguladores que en última instancia dictan el tipo de respuesta inmunológica que se montará contra el hongo, la cual incluye respuestas proinflamatorias y antiinflamatorias, respuestas tipo Th1, Th2, Th17, Th22 y Treg, lo mismo que respuestas mediadas por anticuerpos. La manera en que las defensas del hospedero promueven la depuración del patógeno o contribuyen a la exacerbación de la enfermedad depende de numerosos factores interrelacionados que aún no han sido del todo elucidados.

El inflamasoma en la infección fúngica

En modelos murinos de candidiasis se ha evidenciado la importante función que tiene la IL-1β en la defensa del hospedero. La producción y liberación de esta citocina requiere dos señales independientes: por una parte, la regulación de la transcripción y traducción de pro-IL-1β; y por otra, la inducción de su corte proteolítico, que libera la forma activa IL-1β. Los hongos inician la activación de ambos pasos para la síntesis de IL-1β a través de la activación de caspasas dependiente de CLR por medio del ensamble de inflamasomas con distintas subunidades de composición. El receptor NLRP3 o NOD-LRP3 (receptores tipo dominio de oligomerización nucleotídica) y la proteína adaptadora ASC conforman el andamio del inflamasoma NLRP3 para la activación de la caspasa-1. En humanos se asociaron variantes alélicas en NLRP3 con candidiasis vulvovaginal recurrente. Por otro lado, se estableció el papel protector que tiene el inflamasoma NLRC4 en la candidiasis sistémica, cuya función más importante puede encontrarse en el compartimiento estromal. Sin embargo, también se han reportado mecanismos alternos de procesamiento de IL-1β.

Activación y polarización de linfocitos Th por antígenos fúngicos presentados por las células presentadoras de antígenos

La señal de activación de los linfocitos Th por hongos y levaduras proviene del reconocimiento de sus PAMP por los PRR expresados sobre la superficie de las células presentadoras de antígenos (APC). Una vez reconocido el patógeno se induce una serie de señales intracelulares que activan los factores de transcripción involucrados en la expresión de genes de citocinas en las APC. Las citocinas secretadas por las APC influyen sobre el perfil de secreción de citocinas de los linfocitos Th durante la presentación de antígenos. Los betaglucanos presentes en *C. albicans*, *P. jirovencii* y *A. fumigatus* desencadenan señales intracelulares a través de Dectina 1, en las que pueden presentarse dos escenarios:

a) Activación del inflamasoma NLRP3 que conduce a la producción de IL-1β, y éste a su vez promueve el desarrollo de linfocitos Th17 e inmunidad antifúngica.

b) Activación del factor nuclear NF-κB que regula la producción de citocinas, como la IL-12, que promueven el desarrollo de linfocitos Th1 y la IL-6 e IL-23 involucradas en el desarrollo de linfocitos Th17.

Los alfamananos de *C. albicans*, *P. brasiliensis*, *H. capsulatum*, *C. neoformans*, *Microsporum audouinii* y *Trichophyton rubrum* interaccionan con la Dectina 2 para provocar la inducción de citocinas, como IL-6, IL-1 e IL-23; todas éstas favorecen el desarrollo de linfocitos Th17. El reconocimiento de residuos de manosa de *C.*

Tabla 22-2. Principales PRR y sus ligandos afines en ciertos patógenos fúngicos

PRR	PAMP	Hongo
Dectina-1	Betaglucanos	*C. albicans* *A. fumigatus* *P. jirovecii*
Dectina-2	Alfamananos	*C. albicans* *P. brasiliensis* *H. capsulatum* *M. audouinii* *T. rubrum*
Mincle	Alfamanosa	*C. albicans* *Malassezia* sp. *F. pedrosoi*
TLR3	ADN, ARN no metilado	*C. albicans* *C. glabrata* *A. fumigatus*
TLR7	ADN, ARN no metilado	*C. albicans* *C. glabrata* *A. fumigatus*
TLR9	ADN, ARN no metilado	*C. albicans* *C. glabrata* *A. fumigatus*
TLR4	Mananos O-unidos	*C. albicans* *A. fumigatus* *C. neoformans*
TLR2 / TLR1	Fosfolipomananos	*C. albicans* *A. fumigatus* *P. brasiliensis*
TLR2 / TLR6	Fosfolipomananos	*C. albicans* *A. fumigatus* *P. brasiliensis*

Tabla 22-3. Efectos de las citocinas sobre patógenos fúngicos

Linfocitos T CD4+	Citocina	Efecto	Patógeno
Th1	TNF-α	• Estimula la expresión de quimiocinas y moléculas de adhesión	*C. albicans*
	IFN-γ	• Activación óptima de células fagocíticas • Favorece la respuesta Th1 • Incremento de mecanismos microbicidas	*C. albicans* *C. neoformans* *C. immitis*
Th17	IL-17A	• Induce quimiocinas atractantes de neutrófilos, G-CSF, péptidos antimicrobianos como defensinas, mucinas y proteínas S100 • Incrementa la eosinofilia en el pulmón	*C. albicans* *C. neoformans* *A. fumigatus*
	IL-22	• En conjunto con IL-17 y las proteínas S100 controlan la infección fúngica	*C. albicans*
Th2	IL-4, IL-5 e IL-6	• Favorecen la respuesta de anticuerpos	*C. neoformans*

albicans, C. neoformans, Fonsecaea pedrosoi y *P. jirovecii* por los PRR (p. ej., Mincle y el receptor de manosa) conduce a la polarización de linfocitos Th1 y Th17. Los TLR también participan en el reconocimiento de PAMP fúngicos, como TLR2 que reconoce fosfolipomanana de *C. albicans, A. fumigatus* y *P. brasiliensis* e induce, por un lado, la producción de TNF-α a través de la activación de NF-κB, o la inducción de linfocitos T reguladores (Treg) mediante la activación del factor de transcripción c-Fos. El TLR4 también reconoce manana de *C. albicans, C. neoformans* y *A. fumigatus*, lo que conduce al desarrollo de linfocitos Th1 (véase tabla 22-2).

Citocinas producidas por linfocitos Th en el control antifúngico

Las citocinas proinflamatorias son importantes en el control de las infecciones causadas por hongos. La relevancia del TNF-α en la defensa contra hongos, como *C. albicans*, radica en la estimulación de la expresión de quimiocinas y moléculas de adhesión, de tal forma que promueve el reclutamiento de leucocitos polimorfonucleares e incrementa la fagocitosis, además de que activa los mecanismos microbicidas de los fagocitos al favorecer la eliminación del hongo invasor. Otra evidencia de la notable participación del TNF-α se observó cuando ratones *knock-out* para esta citocina murieron al ser infectados con *C. albicans*. El IFN-γ es una citocina secretada por los linfocitos Th1 que se ha asociado con la activación óptima de células fagocíticas; además, está asociada con la resistencia a candidiasis gástrica, anorrectal y sistémica aguda. Los pacientes infectados en forma recurrente con *Candida* sp. muestran una regulación negativa del IFN-γ, lo que demuestra el papel de dicha citocina en el control de la infección fúngica. En los últimos años se ha experimentado con la administración de IFN-γ en algunas infecciones micóticas y se observó que tiene un efecto sinérgico con la anfotericina B en contra de *C. neoformans*, mientras que en los casos de candidiasis participa en el control de la infección al incrementar la producción de ROS. En cuanto a modelos animales resistentes a *Coccidioides immitis*, éstos sobreexpresan IFN-γ.

Otra citocina asociada con una respuesta antifúngica es la IL-17A, cuya deficiencia conduce a un defecto en el reclutamiento de neutrófilos y fallas en el control de hongos patógenos. La IL-17A induce la secreción de quimiocinas que atraen a neutrófilos, G-CSF, péptidos antimicrobianos (como defensinas, mucinas y proteínas S100) y proteínas de la fase aguda (IL-6 y la proteína C reactiva, entre otras). Todas éstas contribuyen al control de patógenos fúngicos como *C. albicans* y *C. neoformans*. Por otro lado, la IL-17 provoca eosinofilia en los pulmones de ratones con exposiciones repetidas a las conidias de *A. fumigatus*, lo cual podría ser un hallazgo clave para desarrollar terapias en pacientes alérgicos a este hongo. La deficiencia de IL-22 se ha asociado con la susceptibilidad a candidiasis; esta citocina induce la fosforilación de STAT3 en células epiteliales y, junto con la IL-17 y proteínas S100, controla la candidiasis. Las citocinas secretadas por linfocitos Th2 (como la IL-4, IL-5 e IL-6) promueven la activación y proliferación de linfocitos B; estos últimos se diferencian a células plasmáticas productoras de anticuerpos específicos contra los antígenos fúngicos. Según se mencionó antes, las citocinas producidas por los linfocitos Treg son la IL-10 y el TGF-β; ambas citocinas se denominan inmunorreguladores negativos de la respuesta inflamatoria (tabla 22-3).

Participación de los linfocitos T citotóxicos en el control de las infecciones fúngicas

La participación de los linfocitos T citotóxcicos (Tc) ha sido menos estudiada en las infecciones fúngicas que la de los Th; a pesar de ello, existe evidencia de su activación por las APC que presentan antígenos fúngicos en el contexto molecular MHC I. En modelos animales de infección pulmonar por *P. brasiliensis* y *H. capsulatum* en ratones a los que se les eliminaron los linfocitos Tc, se determinó la importancia de dichas células en la eliminación de patógeno. En la infección por *C. neoformans*, la función principal atribuida a los linfocitos Tc es la lisis de las células fagocíticas infectadas con el hongo. Los linfocitos Tc se han asociado con la protección contra *Coccidioides* sp.; además, están relacionados con la inhibición del crecimiento de las hifas de *C. albicans*.

Mecanismos fúngicos de evasión de la respuesta inmunológica

Una vez que el hongo se ha establecido en el hospedero, pone en marcha una serie de mecanismos de defensa que le permitirán evadir las agresiones del sistema inmunológico del hospedero, así como promover su persistencia en el mismo.

Regulación negativa de la respuesta inmunológica adquirida

El desarrollo de una respuesta de linfocitos Treg puede contribuir al control del proceso inflamatorio desencadenado por la interacción de los patógenos con los mediadores del sistema inmunológico.

Tabla 22-4. Mecanismos de evasión de patógenos fúngicos a la respuesta inmunológica

Microorganismos	Mecanismo de evasión
C. albicans y *P. brasiliensis*	• Incremento de linfocitos Treg • Favorece la persistencia y cronicidad del patógeno
C. gattii	• Disminuye expresión de MHC-II • Evita la maduración de células dendríticas • Reduce la expresión de quimiocinas • Disminuye la activación de linfocitos Th1 y Th17
S. schenckii	• Regula las citocinas

En la actualidad, se sabe que algunos patógenos de origen fúngico pueden romper el balance del proceso inmunorregulatorio e inducir un ambiente inmunosupresor que favorezca su persistencia en el hospedero a través de los linfocitos Treg y sus productos, como la IL-10 y el TGF-β. Tal es el caso de la candidiasis, en la que la expansión de linfocitos Treg promueve el incremento de la carga fúngica y bloquea la respuesta de linfocitos Th1 y Th2, que es significativa en el control del hongo. En los casos de paracoccidioidomicosis, los linfocitos Treg también se asocian a la cronicidad. *Cryptococcus gattii* puede regular en forma negativa la expresión de moléculas MHCII en células dendríticas, así como su maduración, lo que conduce a una falla en la activación de linfocitos Th, sobre todo Th1 y Th17, además de que se regula negativamente la expresión de quimiocinas. En la infección por *S. schenckii* se observa una disminución de citocinas (IL-1, IL-17 e IL-18). Esta última está involucrada en la polarización de linfocitos Th1, por lo que la producción de citocinas y la respuesta celular mediada por estas células podría estar comprometida (tabla 22-4).

Participación de los anticuerpos en las infecciones fúngicas

Los anticuerpos protegen al hospedero de procesos infecciosos mediante varios mecanismos complementarios, los cuales son multifactoriales y varían de modo considerable según las características del anticuerpo (concentración, especificidad, isotipo e idiotipo) y el patógeno en cuestión (intracelular o extracelular). El mecanismo más simple consiste en la interacción directa entre el anticuerpo y el patógeno, lo que causa su neutralización. Los factores adicionales que interaccionan con los anticuerpos incluyen constituyentes del sistema inmunológico innato, como el complemento y los componentes celulares, en especial neutrófilos, monocitos y macrófagos.

Por su parte, el mecanismo más complejo, y a la fecha el menos entendido, implica que se una la función de los anticuerpos a la inmunidad dependiente de linfocitos T. En este sentido, algunos estudios señalan que la transferencia de anticuerpos aumenta la sobrevida de ratones infectados sin impactar de modo considerable la carga del patógeno, lo que conlleva a la formación del granuloma e inflamación, de manera mucho más organizada en presencia de anticuerpos que en su ausencia. Las principales funciones reconocidas de los anticuerpos, en particular en las infecciones fúngicas, incluyen la prevención de la adherencia, neutralización de toxinas, opsonización y citotoxicidad celular mediada por anticuerpos (ADCC).

La ausencia de una firme asociación entre las deficiencias en anticuerpos y la susceptibilidad a infecciones fúngicas, lo mismo que la presencia de anticuerpos específicos en pacientes con infecciones fúngicas progresivas ha proporcionado evidencia en contra de un papel protector de los anticuerpos en este tipo de infecciones. Sin embargo, es importante aclarar que la evidencia de la contribución de los anticuerpos a las defensas del hospedero o en la infección fúngica naturalmente adquirida es casi inexistente.

Evasión de detección y fagocitosis
Evitar el reconocimiento inmunológico

El reconocimiento del beta(1,3) glucano presente en la pared celular de los hongos lo realiza el sistema inmunológico del hospedero a través del receptor Dectina-1, el cual activa múltiples vías de señalización intracelular que promueven la fagocitosis y la posterior destrucción de las células fúngicas por los macrófagos. *C. albicans* enmascara esta capa de betaglucano debajo de una cubierta de manoproteínas, la cual puede quedar expuesta con tratamiento antifúngico o mutaciones en las vías de señalización que regulan la producción de componentes de la pared celular, lo que conduce a un mayor reconocimiento de betaglucano por Dectina-1 y a la fagocitosis de macrófagos y neutrófilos. Las manoproteínas también son importantes mediadores de reconocimiento y captación por los fagocitos. Otros hongos también ocultan sus betaglucanos como estrategia de defensa antifagocítica. Por ejemplo, el quimiotipo levaduriforme de *H. capsulatum* recubre sus beta(1,3) glucanos con una capa de alfa(1,3) glucanos, la cual resulta esencial para su virulencia. La fase levaduriforme de *Paracoccidioides brasiliensis* y *Blastomyces dermatitidis* también realiza este cambio.

Mecanismos antifagocíticos

Una vez detectados los patógenos por el sistema inmunológico del hospedero, el bloqueo de la fagocitosis es la estrategia potencial de supervivencia. En este sentido, el tamaño celular es un evasor efectivo a la ingestión: las formas multinucleadas de *C. albicans* y *A. fumigatus* no son internalizadas de modo eficiente. Por otra parte, la gran cápsula que posee *C. neoformans* es muy reconocida como un evasor de la fagocitosis, y en la actualidad incluso se ha descrito un tipo celular más grande, llamado **células gigantes** o **titánicas** (50-100 μm de diámetro). Sin embargo, el papel preciso de estas células gigantes en la patogénesis o persistencia de *C. neoformans* en el hospedero sigue sin esclarecerse. Algunos mecanismos adicionales, por ejemplo, el GAT201 (factor transcripcional), median actividades antifagocíticas independientes de la cápsula en este patógeno.

Inhibición de la actividad del complemento

Otro mecanismo antifagocítico de *C. neoformans* es la secreción de App1, una pequeña proteína encontrada en el suero de pacientes infectados; la actividad es mediada a través de la interacción entre App1 con CR2 y CR3 para bloquear la fagocitosis. Por otra parte, *C. albicans* también inhibe la actividad del complemento por unión a varios factores regulatorios, entre éstos el factor H, FHL-1 y la proteína de unión a C4b (C4BP). Otros patógenos fúngicos también se unen a reguladores del complemento; por ejemplo, las conidias de *A. fumigatus* (no sus hifas) se unen al factor H, FHL-1 y las formas activas del plasminógeno. Además de los inhibidores de la cascada del complemento, muchos hongos antropofílicos degradan directamente el complemento y proteínas de la matriz extracelular. La gran familia de las proteasas aspárticas secretadas (SAP, *secreted aspartic protease*) de *C. albicans* es un buen ejemplo de enzimas proteolíticas, pues degradan C3b, C4b y C5, entre otras proteínas.

Regulación negativa de la respuesta inmunológica
Inhibición de la producción de óxido nítrico

Ciertos hongos (como *C. albicans, C. neoformans, B. dermatitidis* y *Coccidioides posadasii*) pueden bloquear la producción óxido nítrico (NO) en macrófagos bajo múltiples mecanismos que todavía no han sido del todo descritos. Se sabe que *C. albicans* y *C. posadasii* secretan un factor aún no caracterizado, mientras que *C. neoformans* y *B. dermatitidis* requieren el contacto directo con macrófagos para bloquear dicho proceso. El bloqueo en la producción de NO en algunas especies (*C. albicans, C. neoformans* y *C. posadasii*) puede ser mediado a través de la regulación negativa de mARN de iNOS en macrófagos, mientras que la actividad en *B. dermatitidis* puede ser la inhibición enzimática directa de iNOS.

Manipulación del tráfico intracelular

Un armamento adicional que utilizan los hongos para evadir la respuesta inmunológica del hospedero es la manipulación del tráfico intracelular o la modificación del microambiente del fagolisosoma. Estos eventos se han estudiado en patógenos particulares, como *H. capsulatum, C. neoformans* y *Candida* sp. El *H. capsulatum* ha mostrado que reside en fagolisosomas no acidificados por medio de la secreción de ciertos factores que alteran en específico el ambiente fagolisosomal. Uno de éstos es la proteína de unión al calcio (Cbp1, que integra Ca2+ *binding protein*), la cual parece estar implicada en el debilitamiento o permeabilización de la membrana fagolisosomal. Por su parte, el *C. neoformans* también permeabiliza la membrana fagosomal y, eventualmente, provoca su expulsión de los macrófagos de una manera que no parece dañar a la célula y que recibe el nombre de *vomocitosis*; la fosfolipasa B (Plb1) potencia este fenómeno. La *C. albicans* y la *Candida krusei* modifican de forma aberrante el tráfico intracelular, alteran el pH y, por ende, inhiben en forma parcial la acidificación del fagolisosoma. *Candida glabrata* también manipula el tráfico intracelular y suprime la función fagocítica, además de que inhibe la fusión fagosoma-lisosoma y comienza a replicarse en un compartimiento no acidificado. Esta replicación llega a destruir al macrófago mediante mecanismos no apoptóticos.

I RESPUESTA INMUNOLÓGICA CONTRA HELMINTOS

Los **helmintos** son organismos multicelulares. En su mayoría son especies parásitas e incluyen a nematodos, trematodos y cestodos. Estos organismos infectan a millones de personas y causan efectos indirectos sobre la salud, uno de los cuales es la malnutrición, que ocasiona una disminución en el crecimiento de los niños y afecta sus funciones cognitivas. Los parásitos helmintos tienen amplia variabilidad biológica, lo mismo que múltiples tipos de hospederos y rutas de infección. En el hospedero humano, los helmintos pueden estar presentes en diferentes estadios de desarrollo, ya sea en forma de huevos, larvas o gusanos adultos. Según el momento de su ciclo de vida, afectan diferentes órganos; por ejemplo, colon, intestino delgado, pulmones e hígado.

Algunos parásitos tienen ciclos de vida simples en los que inicialmente el huevo es excretado en las heces; éste puede requerir o no un proceso de maduración en el suelo y luego ser infectivo para un nuevo hospedero. Los parásitos que se transmiten por quistes pueden estar presentes en la carne de consumo humano (hospedero intermediario). Una vez ingerido el huevo o el quiste, éste eclosiona y completa las fases larvarias en el intestino; al llegar al estadio adulto, el macho y la hembra copulan y generan miles de huevos o quistes infectivos. En tales casos, la estrategia del parásito se centra en modular la respuesta inmunológica en el sitio de anclaje a la infección.

Otros ciclos de vida presentan mayor complejidad. En éstos, los parásitos adultos también se localizan en el intestino, pero el proceso de diferenciación de la larva (L1 a L4) precisa que se realice una migración a través de los órganos del hospedero, como pulmón, alveolos, tráquea, faringe, hígado y estómago. Un helminto que presenta este ciclo de vida es el nematodo *Ascaris lumbricoides*. Durante dicha migración, los estados larvales generan y secretan gran variedad de proteínas necesarias para el establecimiento y migración a través de los tejidos. Varias moléculas de este tipo tienen una función relacionada con la evasión o modulación de la respuesta inmunológica del hospedero. Una vez que las larvas se diferencian en hembras y machos adultos, copulan y la hembra libera huevos larvados que salen al exterior en las heces.

Por último, el ciclo de vida de otros parásitos se caracteriza porque inicia con la penetración de la epidermis. En este caso, el estado infectante (larvafilariforme o L3) presente en el medio penetra en el hospedero a través de la piel. En algunos casos se requiere la presencia de un vector de transmisión (artrópodo) u hospedero intermediario (gasterópodo), en el cual se genera la fase infectiva para el ser humano. Algunos parásitos que presentan este tipo de ciclo de vida son *Strongyloides* sp., *Onchocerca* sp., *Necator* sp., *Schistosoma* sp. y *Ancylostoma* sp.

La regulación inmunológica ocasionada por los parásitos helmintos es un concepto amplio que incluye la supresión, desviación y conversión de la respuesta inmunológica del hospedero en beneficio del propio parásito. En todos los casos, las larvas L3 y el estado dioico del adulto han sido los estadios más estudiados en cuanto al tipo de antígenos de excreción-secreción (E/S) y las sustancias inmunomoduladoras que generan, así como la forma en que éstas afectan las células del sistema inmunológico en respuesta a la parasitosis.

En su mayoría, los helmintos evaden la respuesta inmunológica adaptativa del hospedero; la respuesta inmunológica inducida es sobre todo del tipo Th2 e involucra citocinas como la IL-3, IL-4, IL-5, IL-9, IL-10 e IL-13. Estas citocinas median la respuesta inmunológica caracterizada de manera típica por el incremento de los niveles de IgE circulantes y el número de eosinófilos, basófilos y mastocitos. Durante la infección, el sistema inmunológico está expuesto a diferentes moléculas derivadas de los parásitos; entre éstas, proteínas, lípidos y glicoconjugados presentes en su superficie o en los productos E/S. La función de las moléculas derivadas de helmintos con las células de respuesta inmunológica del hospedero da como resultado un cambio de la respuesta inflamatoria hacia una respuesta predominantemente antiinflamatoria de tipo Th2 que suele ser "permisiva" a la infección (figura 22-8). Las moléculas derivadas del parásito modifican la función de las células dendríticas y regulan a la baja la respuesta inmunológica adaptativa mediante la inducción de una red reguladora que incluye linfocitos Treg, M2 (macrófagos activados de forma alterna) y linfocitos Breg.

Parásitos intestinales

La microbiota intestinal es fundamental para determinar el estado de desarrollo metabólico e inmunológico del hospedero mamífero; sin embargo, el tracto intestinal también puede albergar organismos patógenos como los helmintos, que son muy frecuentes en la mayoría de los países tropicales. La capacidad inmunomoduladora de parásitos helmintos por medio de los antígenos E/S ha sido descrita de manera profusa, y en la actualidad se está evaluando su uso terapéutico en condiciones de alergia o enfermedades autoinmunes. Algunos estudios han demostrado efectos benéficos al utilizar infecciones con helmintos como tratamiento oral para atender enfermedades de inflamación intestinal (p. ej., la colitis), pero no existe información disponible respecto de los efectos a largo plazo.

Hay consideraciones que deben tomarse en cuenta antes de sugerir una terapia con parásitos helmintos, entre otras los problemas éticos y de higiene. Esto es razón suficiente para considerar que la

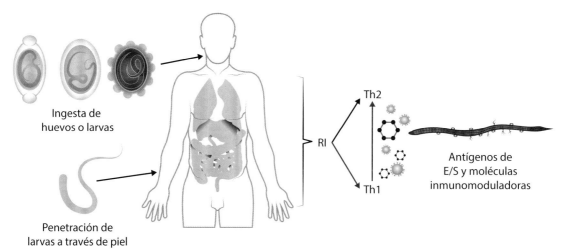

FIGURA 22-8. Respuesta inmunológica Th2 generada por proteínas del parásito. Durante el inicio de la infección, ya sea por la ingesta de huevos larvados o por la penetración de larvas a través de la piel, se genera de inicio una respuesta inmunológica (RI) tipo Th1. Conforme la larva se desarrolla y se completa el ciclo, los componentes del parásito (E/S, proteínas inmunomoduladoras, etc.) modulan y modifican la respuesta inmunológica hacia un tipo Th2 permisiva a la infección.

investigación debe dirigirse a la identificación de productos parasitarios antiinflamatorios, su purificación y posterior síntesis bajo procesos farmacéuticos. Los datos en la literatura sobre el efecto de la terapia con parásitos helmintos en desórdenes autoinmunes e infecciones concurrentes en pacientes humanos son casi inexistentes. En modelos animales, se han mostrado efectos benéficos de infecciones con helmintos concurrentes con diabetes, artritis y el modelo animal de la esclerosis múltiple (encefalomielitis experimental autoinmune). Los datos obtenidos en los ejemplos anteriores sugieren que el efecto benéfico se produce mediante la contrarregulación de la respuesta inflamatoria Th1.

Nippostrongylus brasiliensis, Trichinella spiralis, Heligmosomoides polygyrus y Trichuris muris

La incidencia global de casos de infección se estima en alrededor de mil millones de personas por cada una de estas especies: *Ascaris lumbricoides, Necator americanus, Ancylostoma duodenale* y *Trichuris trichura*. Algunos modelos experimentales han contribuido a la comprensión de la respuesta inmunológica que se genera durante tales infecciones, al enfocarse en las especies de parásitos *N. brasiliensis, T. spiralis, H. polygyrus* y *T. muris*, que pueden reproducirse en ratones.

Los linfocitos Th tienen un papel central en la resistencia a la infección en las cuatro especies mencionadas. Los linfocitos Th pueden dividirse de forma clásica en dos subgrupos, Th1 y Th2, lo mismo en humanos que en ratones; esto proporciona las bases para comprender el mecanismo de regulación y control de resistencia a la infección. Los linfocitos Th 1 son productores de IFN-γ, linfotoxina e IL-2, mientras que los linfocitos Th2 secretan IL-4, IL-5, IL-6, IL-9, IL-10 e IL-13. La vía de diferenciación hacia Th1 y Th2 es influenciada por varios factores; el más representativo es la presencia de citocinas en el ambiente inmediato, de tal forma que la IL-12 promueve el desarrollo de Th1, mientras que la IL-4 provoca el desarrollo de Th2.

Respuesta Th1

En el modelo murino de infección con *T. muris* se ilustra de la mejor manera el efecto que las citocinas Th1 tienen sobre la respuesta inmunológica protectora del hospedero hacia la infección de parásitos intestinales. Las cepas de ratones susceptibles generan una respuesta caracterizada por elevados niveles de IFN-γ e IgG2α específicos contra el parásito; si los ratones son tratados con anticuerpos α-IFN-γ durante el desarrollo de los primeros estadios larvarios, son capaces de expulsar los parásitos y generar una respuesta tipo Th2. En cambio, si son tratados con anticuerpos α-IL-12 en etapas tempranas a la infección se promueve la resistencia hacia la infección por el parásito.

Respuesta Th2

La IL-4 parece ser importante en el desarrollo de resistencia a *T. muris* y *H. polygyrus*. Lo anterior se hizo evidente en un estudio experimental donde se administró IL-4 acomplejada con un anticuerpo α-IL-4 a ratones con infección crónica, lo que dio como resultado un aumento en el tiempo de vida media y facilitó la expulsión de dichos parásitos. De igual forma, la IL-4 ha mostrado tener un papel importante en el desarrollo de la resistencia a infecciones primarias con *Trichinella spiralis*. Modelos murinos tratados con anticuerpos α-IL-4 durante la infección con este parásito muestran un prolongado establecimiento de la infección del estadio adulto en el intestino y mayor carga parasitaria a nivel muscular dada por la larva muscular (LM o L1). La IL-3 y la IL-9 son citocinas importantes en la respuesta tipo Th2. En el caso de la IL-3, ésta se genera durante la respuesta inmunológica primaria a la infección con *T. muris*, mientras que la IL-9 es producida en grandes cantidades en cepas de ratón resistentes a la infección por *T. spiralis*. Durante la infección con estos parásitos se ha observado una marcada eosinofilia con un incremento de la IL-5; sin embargo, el papel protector de dichas células aún no ha sido aclarado.

Con respecto a los mastocitos, su desarrollo es controlado por las citocinas IL-3, IL-4, IL-9, IL-10 y el factor de crecimiento de células madre; no obstante, parecen ser no esenciales en la resistencia a la infección primaria por *T. muris*. Por el contrario, en la infección experimental por *T. spiralis*, éstos parecen tener un papel principal en el desarrollo de la resistencia. La infección de ratones con *T. spiralis* provoca una respuesta inflamatoria intensa en el intestino delgado y los mastocitos representan el principal componente de esta inflamación. Dichos hallazgos han sido corroborados por diferentes estudios que demuestran que estos mastocitos son funcionalmente activos. En el estudio de muchas infecciones de nematodos intestinales se ha descrito hiperplasia de células caliciformes e incremento en la producción de mucina; se piensa que tales cambios son controlados, al menos en parte, por las células Th2. En infecciones murinas con *T. spiralis* y *T. muris* el desarrollo de hiperplasias es prominente, con una correlación entre la expulsión del parásito y el pico de producción de mucina.

Taenia solium

La cisticercosis es una parasitosis endémica en muchas regiones de América Latina, Europa del Este y Asia, incluidas China y la India. El estado de gusano de *T. solium* es específico del hospedero humano; no se ha demostrado en condiciones naturales que dicho estado se encuentre en otras especies, por ello se considera que el ciclo de reproducción natural de la *Taenia* ocurre de manera exclusiva en humanos. Una vez que se ingiere el cisticerco, el gusano adulto se desarrolla y comienza a expulsar huevecillos durante alrededor de los siguientes 4 meses. La infección con *T. solium* es en su mayoría asintomática. Cuando el ser humano ingiere estos huevecillos, el embrión hexacanto se distribuye por el torrente sanguíneo y el cisticerco resultante se desarrolla en prácticamente cualquier tejido. Sin embargo, lo más común en nuestra población es que infecte el sistema nervioso central. La infección en el sistema nervioso central (neurocisticercosis) es causa de gran morbilidad y mortalidad.

El curso de la infección con *T. solium* consiste en una larga fase asintomática que puede durar de 3 a 5 años. Dicha fase es seguida de una fase sintomática, y su progresión se ha asociado con la degeneración de la larva causada por la terapia farmacológica; esto conlleva la inducción de respuestas inflamatorias que generan una reacción de granulomatosis crónica y neuropatologías. La amplitud de la fase asintomática sugiere que el parásito tiene la capacidad de modificar o escapar a la respuesta inmunológica generada por el hospedero.

Se piensa que la respuesta inmunológica en la neurocisticercosis se debe a una respuesta Th1 abierta o a una mezcla de Th1, Th2 y Th3, de acuerdo con la ausencia o presencia de granulomas. También se sugiere que la respuesta inflamatoria Th1 que prevalece durante la fase sintomática es la causante de las neuropatologías y la morbilidad asociadas a la neurocisticercosis. Debido a la dificultad inherente al estudio de infecciones de *T. solium* en humanos, la mayor parte del conocimiento sobre los mecanismos inmunológicos asociados con esta patología se ha obtenido de modelos murinos de cisticercosis. En éstos se observaron diferentes mecanismos que influencian el balance entre una respuesta inflamatoria del hospedero que ataca al parásito y la inhibición de la misma, lo cual favorece la supervivencia.

Respuesta Th1

Durante la respuesta inmunológica tipo Th1, los macrófagos parecen tener actividad proinflamatoria caracterizada por altos niveles de IL-12, TNF-α y NO. El desarrollo de granulomas alrededor del quiste de la *Taenia* "moribunda" es un componente de la neuropatología que produce epilepsia u otros síntomas neurológicos, los cuales se atribuyen a una fuerte respuesta tipo Th1. En un estudio en el que se implantaron metacestodos de *T. solium* se observó que la expresión del mediador de proinflamación osteopontina (un iniciador temprano de la respuesta tipo Th1, vía estimulación IL-12p40) está disminuida alrededor de los quistes viables. Otros estudios demostraron que la expresión de mARN de la sustancia P (un neuropéptido) se expresa en altos niveles en los granulomas tempranos, mientras que los niveles de expresión del mARN de la somatostatina se observan solo en los granulomas de estados tardíos. Desafortunadamente, el significado clínico de dichos descubrimientos no es claro y se desconoce si ocurren cambios similares en los humanos; sin embargo, pueden considerarse una guía para futuras investigaciones de la neurocisticercosis humana.

Respuesta Th2

Cuando la infección se vuelve crónica, la respuesta inmunológica se polariza de modo progresivo hacia un perfil Th2, el cual se caracteriza por el decremento en los niveles de IFN-γ y anticuerpos IgG2a, y el incremento en los niveles de IgG1, IgE, IL-4, IL-13 e IL-15. Los macrófagos que son reclutados al sitio de la infección cambian junto con los linfocitos Th y desarrollan un fenotipo con regulación negativa, referido como macrófagos M2. La característica de estos macrófagos es la producción de citocinas que regulan de manera negativa la respuesta inmunológica (como la IL-10 y otras citocinas relacionadas; por ejemplo, IL-19, IL-20 y TGF-β), lo mismo que la activación de la vía alterna de la arginasa-1. A partir de los ensayos en modelos murinos, se ha sugerido que en estados tardíos de la infección los M2 tienen un fuerte efecto inmunomodulador y que la respuesta Th2 favorece la susceptibilidad a la infección, aunque parece proteger de los síntomas neurológicos.

En contraste con los modelos animales, en los cuales los estados de la infección se caracterizan por el reclutamiento o generación de M2, aún no se ha demostrado que lo mismo ocurra en la cisticercosis humana. Algunos estudios en neurocisticercosis humana se han enfocado en el perfil de mediadores inflamatorios o fenotipos de los linfocitos T en diferentes grupos de pacientes; las conclusiones llevan a determinar que los individuos sintomáticos con neurocisticercosis tienen un perfil de respuesta Th1 en la sangre, mientras que aquellos asintomáticos tienen predominantemente respuestas tipo Th2.

Parásitos tisulares

Wuchereria bancrofti, Brugia malayi y Brugia timori

La filariasis linfática es una infección causada por tres parásitos nematodos relacionados estrechamente: *Wuchereria bancrofti*, *Brugia malayi* y *Brugia timori*. *Wuchereria bancrofti* es responsable de 90% de los casos de filariasis linfática, mientras que el 10% restante es causado por parásitos del género *Brugia*. La filariasis linfática es un problema de salud mundial.

Todas las filarias que producen una infección en humanos tienen un complejo ciclo de vida que involucra un mosquito vector para *Wuchereria* y *Brugia*. El intrincado ciclo de vida de estos parásitos desencadena una compleja respuesta inmunológica en el hospedero, y se sugiere que tal interacción hospedero-parásito genera la variedad de manifestaciones clínicas de la filariasis linfática. Dichas manifestaciones pueden ir desde una ausencia de síntomas o infecciones subclínicas (caracterizadas por la circulación de la forma parasitaria microfilaria en el torrente sanguíneo) hasta hidroceles y elefantiasis.

Respuesta Th2

La respuesta inmunológica canónica del hospedero hacia filarias tanto en el modelo de ratón como en el humano es de tipo Th2 e implica la producción de citocinas IL-4, IL-5, IL-9, IL-10 e IL-13; de isotipos IgG1, IgG4 (en humanos) e IgE, lo mismo que de eosinófilos y macrófagos M2.

La interacción inicial de linfocitos Th con una variedad de tipos celulares (que incluyen las células dendríticas y macrófagos) induce y culmina en la respuesta Th2. Sin embargo, a diferencia de otras infecciones por helmintos en que las células dendríticas, basófilos y células linfoides innatas (ILC, *innate lymphoid cells*) dan inicio a la respuesta Th2, se desconoce su participación en infecciones por filarias. No obstante, se ha reportado que las ILC tipo 2 son importantes en el inicio de la respuesta Th2 en infecciones por helmintos. En estudios recientes se observó que las ILC se expanden en el modelo murino y en los humanos, y producen cantidades importantes de IL-5 e IL-3 antes de que se genere la respuesta Th2 clásica.

La principal característica de una infección crónica por filarias parece ser la presencia de una respuesta Th2 modificada y un ambiente regulado dominado por la IL-10. Datos obtenidos en modelos murinos carentes de linfocitos T o carentes de linfocitos T y B muestran que son susceptibles a la infección por parásitos

del género *Brugia* sp., lo que indica que los linfocitos T son cruciales para eliminar la infección. Es probable que el subconjunto de linfocitos T CD4+ o CD8+ medien la resistencia en modelos animales no susceptibles a la infección, debido a que los animales carentes de dichas estirpes celulares son muy susceptibles al desarrollo de esta infección. Cabe resaltar que los modelos animales que generan una respuesta Th2 deficiente son susceptibles a la infección con *Brugia* sp.

Por otra parte, el IFN-γ participa de forma importante para proteger contra la infección, pues los modelos animales que carecen de IFN-γ son incapaces de eliminar el parásito. En infecciones por filarias se encuentran niveles elevados de IgE después de la exposición de la larva L3; en su mayoría la IgE es policlonal. Conviene mencionar que esta producción depende de IL-4 o IL-13, al igual que los isotipos IgG4 e IgG1. Ratones deficientes en IgE mostraron cargas parasitarias elevadas en infecciones con *B. malayi*, lo que resalta la importancia de la IgE en la defensa del hospedero. Asimismo, se observó que la participación de la IgM es necesaria para la protección del hospedero.

El papel de los linfocitos B en la resistencia a la infección aún está en estudio. Las células dendríticas son APC que tienen una función esencial en la presentación de antígenos a los linfocitos T para iniciar la respuesta inmunológica adaptativa. A la fecha no se ha descrito con detalle su participación en infecciones por filarias. La diferenciación y maduración de las células dendríticas en presencia de antígenos de filarias *in vitro* pueden estimular la respuesta Th2 con una regulación negativa en la producción de IL-12.

Se ha reportado que filarias *in vitro* inducen la muerte celular de células dendríticas y disminuyen su capacidad para activar linfocitos Th. Por otro lado, los M2 pueden tener un papel predominantemente regulador en este tipo de infección, debido a que parecen tener la habilidad de expandirse en forma local y son menos dependientes del influjo de monocitos a partir de la corriente sanguínea para realizar sus funciones. En seres humanos, las interacciones tempranas de parásitos o antígenos de parásitos conducen a una respuesta sobre todo proinflamatoria, con la consecuente expresión de citocinas (entre éstas IL-1β, TNF-α e IL-6), así como la expresión de genes involucrados en inflamación y adhesión. Los estudios en modelos murinos de infección por filarias y datos *in vitro* indican que la producción de NO por macrófagos puede ser un evento crucial en la defensa del hospedero contra el parásito.

Schistosoma sp.

La esquistosomiasis es una importante enfermedad tropical que en la actualidad afecta a alrededor de 200 millones de personas. En esta enfermedad causada por helmintos trematodos el hospedero monta una respuesta inmunológica hacia los huevos del parásito *Schistosoma* sp. atrapados en el tejido. Existen diferentes especies de esquistosoma en la naturaleza; los principales patógenos para el ser humano son *S. masoni*, *S. japonicum* y *S. haematobium*. En el caso de *S. masoni* y *S. japonicum*, la forma adulta coloniza el plexo vascular mesentérico y, en consecuencia, sus huevos afectan en especial el hígado y el intestino. La infección por *S. masoni* en humanos se extiende en la población de algunas áreas de África y Sudamérica; se sabe que los pacientes crónicos desarrollan una esquistosomiasis intestinal leve, mientras que alrededor de 5 a 10% sufre la forma hepatoesplénica de la enfermedad, la cual podría, de forma progresiva, llevar a la muerte del hospedero. Los productos de *Schistosoma* inducen típicamente una fuerte respuesta inmunológica en el hospedero definitivo, generada en particular contra los huevos del parásito o productos de éstos. Aunque el sistema inmunológico ataca todas las formas parasitarias, se desconoce cómo la forma adulta del parásito evade o resiste el ataque inmunológico. En general, las proteínas del parásito activan una respuesta celular, mientras que los glicanos promueven una respuesta humoral.

Respuestas Th1-Th2

Algunos reportes han mostrado que la respuesta de linfocitos T CD4+ específicos a antígenos de huevos del parásito favorecen la producción de IL-2, y la deposición de huevos parasitarios es un factor decisivo para el cambio de una respuesta inicial tipo Th1 (IL-

12 e IFN-γ) hacia una respuesta tipo Th2 (IL-4 e IL-5) que predomina durante la infección.

El papel de las citocinas tipo Th1 contra Th2 en la inmunopatología de la esquistosomiasis quedó demostrada al depletar la señalización de la IL-4; con ello se observó inflamación exacerbada y la posterior muerte del hospedero. Lo anterior evidenció una función global protectora del subgrupo de linfocitos Th2 hacia el hospedero. No obstante, durante la fase crónica de la esquistosomiasis, la citocina IL-13 derivada de la respuesta Th2 contribuye al desarrollo de fibrosis hepática. En la mayoría de los pacientes, un ambiente polarizado de citocinas Th2 se asocia con la forma intestinal leve de la enfermedad, en que la fibrosis hepática no es un factor determinante. Por otro lado, se ha observado que el TNF-α contribuye de modo positivo en la inmunopatología de la infección, mientras que la IL-10 participa como un inmunorregulador y antiinflamatorio de la respuesta inmunológica.

Los linfocitos Treg, junto con los Th2 y los M2 representan elementos clave en la regulación de la patología inducida por *Schistosoma*. En específico, los M2 dependientes de IL-4 son indispensables para el desarrollo de una respuesta Th2. Se ha observado que la expresión de los marcadores de M2, como la quitinasa Ym1, RELM-α y arginasa, lo mismo que el factor de transcripción Foxp3, correlacionan de manera inversa a la patología inducida en el hígado por la presencia de huevos del parásito y de los niveles de IL-17. La IL-10, ya sea en conjunto o de manera independiente de los linfocitos Treg o macrófagos M2, representa un fuerte estímulo regulador durante la infección por *Schistosoma*, lo cual queda demostrado por su capacidad para reducir la inmunopatología cuando se administra *in vivo*, y de manera inversa por una marcada exacerbación de la enfermedad por la disminución de los niveles de IL-10.

Entre los mecanismos de regulación de la respuesta inmunológica están los sistemas coinhibitorios que median la inhibición de la activación de linfocitos T y la producción de citocinas proinflamatorias, como es el caso de la proteína PD-1 (*Programmed Death 1*) y sus ligandos PD-L1 y PD-L2. En la esquistosomiasis se ha observado que la expresión de PD-L2 aumenta en células dendríticas CD11c+ y se asocia con una disminución en la morbilidad.

Históricamente se reporta que las infecciones por *Schistosoma* polarizan la respuesta inmunológica hacia un perfil tipo Th2. Sin embargo, en infecciones murinas, la polarización hacia Th2 parece ser la excepción que se aplica a cepas menos virulentas; por ejemplo, la BL/6, pues la mayoría de las cepas analizadas desarrollaron una patología más intensa asociada con respuestas Th1 y Th17, al igual que Th2. La inmunomodulación producida por parásitos podría ser benéfica para el humano y para el parásito, ya que cuando los parásitos helmintos evitan ser erradicados de su hospedero, al mismo tiempo lo protegen de la excesiva respuesta proinflamatoria que podría conducir a un daño en el organismo (figura 22-9). De manera importante, la regulación negativa de la respuesta inmunológica se establece principalmente en los casos de infección crónica o en infecciones leves.

Mecanismos de evasión molecular

Como ya se ha mencionado, los parásitos helmintos, ya sean intestinales o tisulares, están en constante interacción con el sistema inmunológico, al generar una respuesta protectora tipo Th2 caracterizada por la producción de citocinas y en la que también participan células del sistema inmunológico. Sin embargo, estos parásitos han desarrollado estrategias inmunológicas a lo largo de la coevolución con sus hospederos que les permiten evadir o modular el sistema inmunológico y generar una respuesta inmunológica "permisiva" a la infección.

A pesar de que hay gran variedad de parásitos helmintos (nematodos, cestodos y trematodos), éstos poseen patrones generales que revelan la forma en que pueden disminuir la respuesta inmunológica al generar una respuesta Th2 modificada que puede derivar en una inmunopatología en el hospedero. Estos organismos modifican la respuesta inmunológica por medio de moléculas inmunomoduladoras solubles que ligan, degradan, secuestran o ejercen su función a través de receptores específicos en las células inmunológicas. Los antígenos E/S son de los más estudiados (véase figura 22-10).

Los antígenos E/S se componen principalmente de proteasas, las cuales permiten la invasión de tejidos y la degradación de componentes del sistema inmunológico. Las enzimas glutatión-S-transferasa (GST), glutatión peroxidasa (GTX), superóxido dismutasa (SOD) y tiorredoxina peroxidasa (TRX) permiten contender con las ROS del hospedero. Los inhibidores de proteasas, como las cistatinas y las serpinas, poseen actividad inmunomoduladora. Las enzi-

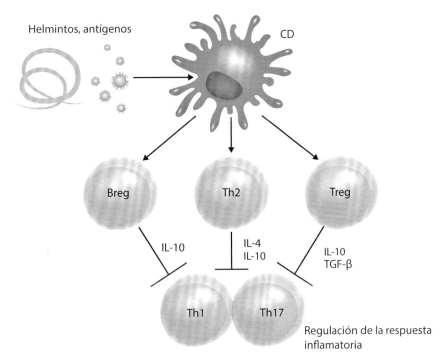

FIGURA 22-9. Inducción de la respuesta inmunológica en helmintos. Las proteínas antigénicas de los helmintos son procesados por las células dendríticas, las cuales pueden promover una respuesta tipo Th2 (respuesta inmunológica permisiva a la infección por nematodos), lo mismo que la inducción de linfocitos reguladores de la respuesta inmunológica, como Breg y Treg, los cuales inhiben la respuesta tipo Th1 (resistencia a la infección por nematodos).

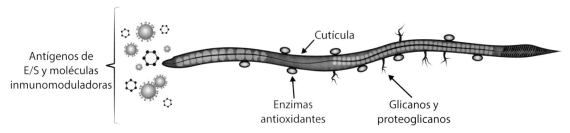

FIGURA 22-10. **Esquematización de un parásito helminto y de las moléculas de excreción/secreción (E/S) e inmunomoduladoras que inician una respuesta inmunológica.** Las proteínas más estudiadas de parásitos helmintos son los antígenos de excreción/secreción (E/S), conformados por proteasas (serinproteasas, metaloproteinasas), enzimas antioxidantes (GST, TRX), moléculas inmunomoduladoras (MIF, TGH-2), moléculas glicosidadas y componentes de cutícula del parásito (entre otros), las cuales inducen o modulan el sistema inmunológica del hospedero.

mas glucolíticas, el MIF, las proteínas VAL, las acetilcolinesterasas y las lectinas tipo-C son algunos de los componentes más importantes identificados hasta ahora en los parásitos.

Proteínas inmunomoduladoras: proteínas antigénicas y E/S

Los antígenos E/S de diferentes parásitos han sido estudiados con amplitud. En ensayos inmunológicos se observa que generan una respuesta tipo Th2. En trematodos, los antígenos E/S de *Schistosoma mansoni* secretados durante su estadio en la piel (cercarias) generan una respuesta tipo Th2 mediada por activación de células dendríticas. Entre las proteínas observadas se encuentran varias isoformas de elastasas y metaloproteasas, enzimas glicolíticas (como la triosa fosfato isomerasa, GADPH, aldolasa y enolasa), proteínas VAL y el inmunomodulador Sm-16 (inhibidor del señalamiento de receptores tipo Toll en monocitos). Esta compleja mezcla enzimática facilita la penetración por la piel y la degradación de la IgE.

Entre los antígenos E/S más destacados están las proteínas α-1 y ω-1. La α-1 es una proteína dimérica secretada por los huevos de esquistosoma que induce la liberación de IL-4 o IPSE (*Interleukin-4-Inducing Principle from Schistosome Eggs*) e induce degranulación de basófilos que inician la respuesta Th2. La α-1 se une a la IgE de basófilos y actúa como quimiocina, que secuestra ligandos del reclutamiento de neutrófilos implicados en la inflamación. Cabe resaltar que al neutralizar IPSE se induce la inflamación, lo que implica que esta proteína funciona como moduladora de una respuesta granulomatosa. Por otro lado, la ω-1, una ribonucleasa, participa estimulando la respuesta inmunológica necesaria en el tránsito de los huevos de esquistosoma a través de los tejidos y también puede estimular una respuesta tipo Th2. Hace poco se describió que la VAL-9 remodela/reorganiza la matriz extracelular para la translocación de los huevos al tejido por medio de los cambios en la expresión génica de la matriz extracelular, de MMP y de los inhibidores de metaloproteinasa de tejido TIMP.

La proteína ES-62, una leucin-aminopeptidasa de excreción/secreción con residuos de fosforilcolina, inhibe la proliferación de linfocitos B2 y Th, incluidos aquellos que producen IL-4 e IFN-γ, y promueve la producción de IL-10 por linfocitos B1. La interacción de los residuos de fosforilcolina de ES-62 con los TLR inhibe la respuesta proinflamatoria Th1. La *Fasciola hepática* secreta una gran variedad de productos antigénicos E/S como tiorredoxina peroxidasa, la cual aumenta la población de macrófagos M2 y de gran variedad de enzimas antioxidantes.

En el caso de los nematodos como *Brugia malayi*, los antígenos E/S impiden la activación de linfocitos T mediada por antígeno, por lo que en general se considera que los antígenos E/S presentan actividad inmunosupresora. Entre las moléculas inmunomoduladoras descritas de este parásito se encuentra Bm-MIF-1, homóloga a la MIF de mamíferos, considerada proinflamatoria e importante en el choque séptico. En ensayos *in vitro*, esta citocina de origen parasitario sinergiza con IL-4 e induce la activación de M2. Lo anterior favorece el establecimiento de un microambiente tipo Th2; de este modo previene la activación clásica de los macrófagos.

Otras proteínas presentes en los antígenos E/S provenientes de *Brugia malayi* son una galectina (Bm-GAL-1) con capacidad de unión a los leucocitos; una leucina aminopeptidasa (LAP) con residuos de fosforilcolina; una proteína homóloga a VAL, y la serpina Bm-SPN-2, con función inhibidora de la serina proteasa, implicada en la inhibición de la elastasa y catepsina G de neutrófilos. La Bm-SPN-2 puede inducir por sí misma una respuesta tipo Th1. Los antígenos E/S son secretados de manera diferencial según el estadio del parásito *Brugia malayi*, el cual se relaciona con su localización. Por ejemplo, en ensayos *in vitro*, TGH-2, un homólogo de TGF-β de mamíferos, es secretado principalmente por el estadio de microfilaria y puede unirse a los receptores de TGF-β para promover la aparición de células Treg. Sin embargo, su secreción es tan baja en infecciones que aún se desconoce si puede promover alguna actividad a este nivel. Una de las principales proteínas asociadas a la superficie del adulto de *B. malayi* es una glutatión peroxidasa (Bm-GPX-1), la cual presenta dos funciones: protege la región lipídica de la cutícula del ataque de las ROS y modifica o remueve los lípidos inmunomoduladores del hospedero. Por otro lado, este parásito tiene tres genes que codifican para TRX: Bm-Trx-1, -2 y -3; hasta ahora solo se ha demostrado que Bm-TRX-1 es capaz de proteger el ADN del parásito del daño que provocan las ROS generadas por las células inmunológicas del hospedero.

Las cistatinas CPI, que son proteínas inhibidoras de cisteín-proteasas, se han encontrado en *B. malayi* (Bm-CPI-1 y Bm-CPI-2), en *Nippostrongylus brasiliensis* y en *Onchocerca volvulus*, y tienen la capacidad de modular la respuesta inmunológica mediante dos mecanismos. El primero de éstos inhibe las proteasas implicadas en el procesamiento antigénico y su posterior presentación en el contexto molecular del MHC II, y el segundo induce la secreción de IL-10, la cual regula de modo negativo la expresión de moléculas coestimuladoras en las APC y reduce la proliferación de linfocitos T.

En modelos murinos a los que se administran antígenos E/S provenientes de *Nippostrongylus brasiliensis*, se observa un considerable incremento en la concentración de IL-4 y la activación de macrófagos M2, lo que se traduce en una fuerte respuesta tipo Th2, aun en presencia de una respuesta inducida tipo Th1/Th17. Aunado a lo anterior, se ha observado que los antígenos E/S pueden evitar la aparición de una respuesta proinflamatoria tipo Th1, mediante la inhibición de la producción de IFN-γ dependiente de mitógeno por células de nódulos linfáticos mesentéricos y de la producción de IL-12p70 por células dendríticas. Este último proceso parece ser una estrategia generalizada presente en todos los antígenos E/S de los helmintos. Inclusive los antígenos E/S provenientes de *Nippostrongylus brasiliensis* son capaces de evitar la patología inherente a la respuesta tipo Th2; por ejemplo, al evadir la inflamación pulmonar por alérgenos. Otro antígeno E/S de *Nippostrongylus brasiliensis* es ASP-2, considerada una proteína similar a VAL, la cual posee una reminiscencia de las citocinas de mamífero y se cree que puede ser un ligando o un antagonista de receptores de quimiocinas; no obstante, en experimentos *in vitro* e *in vivo* se ha observado que ASP-2 induce quimiotaxis de neutrófilos.

Los antígenos E/S de las uncinarias, como *Necator americanus* y *Ancylostoma* sp., incluyen las VAL, las proteasas con capacidad anticoagulante, la proteína que une retinol/ácido graso y un inhibidor de metaloproteasa, que se unen a las células NK y promueven la producción de IFN-γ. Asimismo, entre los antígenos E/S existen proteínas inmunomoduladoras debido a que reducen la inflamación intestinal por la administración de ácido trinitrobenceno sulfónico.

En nematodos como la *Toxocara canis*, los antígenos E/S contienen proteínas glicosiladas que estimulan la respuesta tipo 2, los mismo que lectinas tipo-C, abundantes en este parásito. Dos C-TL (TES-32 y TES-70) tienen homología con el receptor IgE de baja afinidad y con el de manosa. Cabe señalar que TES-70 une carbohidratos del hospedero, lo que sugiere su participación en mecanismos de evasión de la respuesta inmunológica. Las mucinas y proteínas similares a los grupos sanguíneos H en mamíferos, los cuales son blanco para IgM, también se encuentran presentes en los antígenos E/S provenientes de *Toxocara canis*. En el caso de *Trichinella spiralis*, los antígenos E/S contienen nucleotidasa MIF, un nucleósido difosfato cinasa y gran variedad de cinasas y proteasas. En particular, la larva muscular (LM) de *T. spiralis* presenta diversos antígenos denominados TSL-1, los cuales se han dividido en ocho grupos. El grupo más estudiado son los TSL-1, los cuales pueden activar mastocitos de manera IgE independiente y promover la liberación de diversos secretagogos, entre éstos defensinas, anafilotoxinas (C3a y C5a), compuesto 48/80, sustancia P e histamina, y también la IL-4 que promueve una respuesta tipo Th2. Esta característica de los TSL-1 puede deberse a los carbohidratos que portan dichos antígenos, en particular la tivelosa, que es específica de este género y hacia la cual se concentra la producción de anticuerpos. Dada la intensa respuesta inmunológica que generan estos antígenos, se han utilizado como posibles vacunas y métodos diagnósticos. Recientemente se ha demostrado que la administración de antígenos E/S de la larva muscular (ES-L1) estimula células dendríticas con la producción de IL-4, IL-10, TGF-β, y el decremento de IFN-γ e IL-17. Además, se ha observado un incremento de la población de linfocitos Treg CD4+CD25+Foxp3+, lo que promueve una respuesta regulatoria y antiinflamatoria propicia para el establecimiento del parásito.

Taenia sp. y *Echinococcus* sp., dos especies de trematodos que se localizan en la cavidad peritoneal, excretan proteínas que suprimen la respuesta de linfocitos Th1. Los antígenos E/S provenientes del cisticerco de *Taenia crassiceps* exhiben propiedades inmunorreguladoras en el reclutamiento de basófilos y eosinófilos: inhibición de la maduración de células dendríticas, activación de los macrófagos M2 e inducción de Treg.

Dentro de los antígenos E/S de *Taenia crassiceps* se ha reportado una metalo-amino-peptidasa que degrada IL-2, y una endopeptidasa que es capaz de degradar anticuerpos de clase IgG, lo que media la evasión de la respuesta inmunológica y genera una posible fuente de aminoácidos para el parásito. En los quistes hidatídicos de *Echinococcus*, se han descrito antígenos E/S inductores de Th2 e inhibidores de la migración de neutrófilos. Una de las principales moléculas inmunomoduladoras secretadas del fluido hidatídico es el antígeno B (EgAgB), una lipoproteína termoestable de 160 kDa que actúa directamente en la inmunidad innata y adquirida del hospedero, pues presenta una actividad de serpina con capacidad de inhibir el reclutamiento de neutrófilos. Asimismo, induce la producción de IL-4, IL-10 e IL-13, la baja producción de IFN-γ, pero no induce IL-12p70, lo que en su conjunto se traduce en la inducción de una respuesta tipo Th2. La proteína de choque térmico EgHSP70 y la EgTeg perteneciente al tegumento del quiste poseen características similares a EgAgB, ya que inducen la producción de IL-4, IgG4 e inhiben la quimiotaxis de células de la respuesta inmunológica innata.

En conclusión, la evasión y regulación de la respuesta inmunológica del hospedero es una estrategia extendida en todos los parásitos. Así, los antígenos de E/S y las proteínas inmunomoduladoras promueven una respuesta inmunológica que se asemeja a la tipo Th2, dada por la clase de células mieloides y linfoides y las citocinas presentes en el microambiente del hospedero. Esta respuesta no elimina el parásito y resulta permisiva para el establecimiento, la reproducción y la supervivencia del mismo.

RESUMEN

- El sistema inmunológico adaptativo pone en juego distintos mecanismos para la resistencia ante las infecciones bacterianas, entre éstos la respuesta a las bacterias extracelulares. En tal caso, las acciones tenderán a eliminar los microbios y neutralizar las sustancias tóxicas que éstos producen. Dado que estas bacterias no residen dentro de las células y las toxinas, ejercen su acción ya sea en el mismo sitio o viajando a través de la sangre; la inmunidad humoral es un elemento primordial de la respuesta protectora.

- Así, las células CD4+ específicas para el antígeno dirigen, a su vez, la expansión y diferenciación de linfocitos B, con la consecuente producción de anticuerpos y sus distintos isotipos. Las inmunoglobulinas específicas confieren protección hacia este tipo de infecciones mediante cuatro tipos de acciones: la producción de anticuerpos IgG opsonizantes que favorecen la fagocitosis del patógeno por parte de los monocitos, macrófagos y PMN; la neutralización de exotoxinas, lo que impide que éstas interactúen con las células blanco; la inhibición de la adherencia a las células epiteliales, y la activación de la vía clásica del complemento por IgG e IgM.

- Las bacterias de vida intracelular pueden infectar las células fagocíticas, pero también otros tipos de células. Las células fagocíticas profesionales (monocitos/macrófagos) proceden a la destrucción bacteriana por medio de la producción de sustancias tóxicas (metabolitos intermedios del oxígeno y el nitrógeno). La activación de los macrófagos se logra a través de citocinas producidas por diferentes tipos celulares, como las células NK y los linfocitos CD4+ y CD8+, que sintetizan IFN-γ, y los mismos macrófagos productores de TNF-α. Muchas células infectadas pueden activar el programa de muerte celular y los restos apoptóticos serán después fagocitados por macrófagos y DC (eferocitosis), lo cual permite presentar antígenos bacterianos a los linfocitos Tc específicos en el contexto molecular del MHC I. Estos linfocitos Tc son efectivos para eliminar macrófagos u otras células infectadas, ya sea por la vía de la secreción de perforinas y granzimas, o por la inducción de apoptosis mediante la interacción Fas-FasL. Tras una nueva ronda de eferocitosis a cargo de las células no infectadas (macrófagos y DC), dicho material será degradado.

- En definitiva, la contención de patógenos intracelulares se sustenta en la acción mancomunada de células fagocíticas/presentadoras de antígenos, linfocitos CD4 y CD8 positivos.

- Las infecciones virales son una de las mayores preocupaciones en materia de salud en el mundo. Debido a la gran tasa de mutación que poseen los virus, constantemente surgen nuevas cepas con capacidades diferentes de infección, lo que ocasiona que cada año se registren brotes infectivos y muertes asociadas a estos patógenos. A pesar de esto, es notable que el sistema inmunológico, en muchos casos, sea capaz de controlar e impedir de manera efectiva la infección y dispersión de los virus.

- El estado actual del conocimiento acerca de la interacción entre las cepas virales y las células del sistema inmunológico resulta fundamental para entender en forma precisa los procesos que se dan detrás del establecimiento, la progresión o la resolución de la infección. Por ello, es importante describir el reconocimiento de los virus por diversas células del sistema inmunológico; en particular, el papel de los neutrófilos, las células dendríticas, los macrófagos, las células NK y los linfocitos T CD4 y CD8.

- También conviene profundizar en los receptores extracelulares e intracelulares que se encuentran en dichas células e intervienen en el reconocimiento del ADN y ARN virales, lo mismo que en las vías de señalamiento implicadas en el montaje del estado antiviral caracterizado por la secreción y acción de los interferones.

- Cabe hacer particular énfasis en las moléculas virales implicadas en la evasión del reconocimiento durante la entrada del virus a la célula blanco, en las moléculas virales que intervienen en la evasión del reconocimiento del ADN y ARN viral en el citoplasma, en el papel de la formación de viroplasmas para favorecer la replicación viral, en la inhibición o inducción de apoptosis, así como en las moléculas virales involucradas en inhibir la acción de la teterina.

- En las últimas décadas las infecciones fúngicas han cobrado gran importancia clínica. La aparición del virus de inmunodeficiencia humana (VIH) y de cepas fúngicas resistentes a los tratamientos convencionales, además del uso de tratamientos inmunosupresores, en especial en pacientes trasplantados o con enfermedades autoinmunes, son factores importantes en el aumento de las infecciones fúngicas.

- Los patógenos fúngicos (al igual que las bacterias, los virus y parásitos) contienen patrones moleculares asociados a patógenos que pueden ser reconocidos por el sistema inmunológico mediante receptores expresados en la superficie de las células fagocíticas (PRR). La interacción huésped-patógeno conduce a la producción de citocinas, la cual dependerá del estímulo inicial. La producción de citocinas y quimiocinas inflamatorias (IL-1, TNF-α, IL-12, IL-6, MIP-2, MIP-1, G-CSF y GM-CSF) en las etapas tempranas de la infección es importante para el control del patógeno. La activación de la respuesta inmunológica adquirida también tiene un papel relevante en el control de las infecciones fúngicas, en especial de aquellas mediadas por linfocitos Th1, Th17 y Th2; las primeras dos subpoblaciones de linfocitos cooperan con la producción de citocinas, mientras que los linfocitos Th2 favorecen la respuesta inmunológica humoral por medio de la producción de anticuerpos.

- Los linfocitos T CD8+ se han asociado con un efecto protector contra diversos patógenos fúngicos; entre otros, *Candida albicans* y *Coccidioides* sp. La evasión de la respuesta inmunológica por estos patógenos se caracteriza principalmente por la inhibición del reconocimiento de estructuras, la fagocitosis y la activación de mecanismos microbicidas, lo mismo que por la inducción de linfocitos T reguladores, para favorecer así su sobrevivencia en el hospedero.

- En la actualidad, los parásitos helmintos constituyen un serio problema de salud, en especial en los países de medianos y bajos ingresos, pero también en países de altos ingresos a los que migran personas provenientes de zonas en las que ciertas infecciones parasitarias son endémicas.

- Los helmintos han tenido éxito evolutivo al adaptarse al medio y colonizar nuevos nichos, incluido el ser humano, y han desarrollado estrategias que les hacen posible no solo evadir el sistema inmunológico, sino también modificarlo a su favor y verse beneficiados cuando éste permite su establecimiento, crecimiento y reproducción. El tipo de respuesta inmunológica que comúnmente se asocia a la infección por helmintos es de tipo Th2 permisiva a la infección.

- Entre las proteínas del parásito que la inducen se encuentran los antígenos de expresión-secreción; algunos de éstos son capaces de inducir la producción de citocinas, IL-4, MIF e IL-10, y también la proliferación y diferenciación de linfocitos Treg y macrófagos M2. Lo anterior conlleva una modificación y modulación de la respuesta inmunológica del hospedero. Con base en lo que explica la "hipótesis de la higiene", una aplicación en la medicina sería utilizar las proteínas de los helmintos en enfermedades de tipo autoinmune. Esta hipótesis propone que el decremento en la incidencia de infecciones con parásitos en los países de altos ingresos podría ser la causa del desarrollo de enfermedades alérgicas y autoinmunes, debido a una pérdida en la regulación de la respuesta inmunológica. Tal postulado puede interpretarse desde el punto de vista de que los helmintos han evolucionado para inmunomodular la respuesta inmunológica del hospedero. La respuesta tipo Th2 inducida por infecciones por helmintos puede suprimir la respuesta Th1, lo que confiere a los individuos infectados menor susceptibilidad a enfermedades inflamatorias y autoinmunes.

TÉRMINOS CLAVE

Bacterias intracelulares Bacterias que por sus requerimientos metabólicos se desarrollan en el citoplasma celular.

Células efectoras Son las células del sistema inmunológico que en respuesta a un estímulo desempeñan las funciones específicas finales asociadas a los mecanismos de defensa del organismo.

Citopáticos El efecto citopático al inicio se refería a los cambios morfológicos que sufre una célula y que pueden ser observados al microscopio óptico durante una replicación viral; sin embargo, en la actualidad se sabe que a la par de los cambios morfológicos hay cambios bioquímicos y moleculares en las células infectadas.

Helmintos Son organismos grandes multicelulares que por lo general se observan a simple vista cuando son adultos. Al igual que los protozoos, los helmintos pueden ser de vida libre o de naturaleza parasitaria. En su forma adulta, los helmintos no pueden multiplicarse en los seres humanos.

Respuesta inmunológica celular La inmunidad celular es aquella que implica la participación de leucocitos. Históricamente esta denominación incluye la respuesta de macrófagos y linfocitos, y se remonta a los tiempos en los que se consideraba que la respuesta inmunológica se dividía en humoral y celular.

Respuesta inmunológica humoral Históricamente se le conoce como aquella mediada por anticuerpos y el complemento.

Virus Es un agente infeccioso microscópico acelular que solo puede multiplicarse dentro de las células de otros organismos.

PREGUNTAS DE AUTOEVALUACIÓN

1. Un efecto primordial del IFN-γ es:
   a. La diferenciación de los plasmocitos
   b. La potenciación de la actividad de las células NK y los macrófagos
   c. La supresión de la inmunidad mediada por células
   d. El aumento en la producción de anticuerpos

2. En la respuesta inmunológica específica frente a la infección por neumococo:
   a. La producción de anticuerpos específicos es esencial para la protección
   b. La respuesta está principalmente mediada por células CD8
   c. Es fundamental la producción de TNF-α
   d. La actividad de los macrófagos es lo más relevante para lograr un estado protectivo

3. ¿Cuál de las siguientes moléculas forma parte de la superfamilia de interferones tipo II?
   a. IFNa
   b. IFNb
   c. IFNg
   d. IFNw

4. ¿Cuáles son los receptores que se caracterizan por el reconocimiento de segmentos cortos de cadena sencilla o doble de ARN que son característicos de virus como influenza A y flavivirus?
   a. RIG-1
   b. LGBP-2
   c. DLM-1
   d. cGAS

5. Los betaglucanos encontrados en los patógenos fúngicos como *A. fumigatus* son reconocidos por las células del sistema inmunológico por medio de:
   a. TLR3
   b. TLR4
   c. Dectina-1
   d. Mincle

6. Citocina proinflamatoria cuya producción temprana contribuye al control de la infección fúngica:
   a. IL-4
   b. IL-10
   c. TGF-β
   d. TNF-α

7. La respuesta inmunológica generada hacia los helmintos principalmente es:
   a. Th1
   b. Th17
   c. Th2
   d. TLR4

8. La respuesta inmunológica generada por *Schistosoma* se da primordialmente hacia:
   a. la forma adulta
   b. a forma infectiva
   c. los huevos del parásito
   d. ninguna de las anteriores

RESPUESTAS A LAS PREGUNTAS DE AUTOEVALUACIÓN

1. **b.** La potenciación de la actividad de las células NK y los macrófagos.
2. **a.** La producción de anticuerpos específicos es esencial para la protección.
3. **c.** IFNg
4. **a.** RIG-1

5. **c.** Dectina-1
6. **d.** TNF-α
7. **c.** Th2
8. **c.** Los huevos del parásito

CASO DE CORRELACIÓN

Paciente masculino de 78 años de edad es llevado por sus familiares al servicio de urgencias por presentar pérdida de apetito de 5 días de evolución, además de delirio en las últimas horas. Es originario y residente del municipio de Texcoco, Estado de México, México. Actualmente es comerciante.

Como antecedentes heredo-familiares: ambos padres finados por complicaciones de diabetes mellitus tipo 2, refiere tener dos hermanos, quienes presentan hipertensión arterial sistémica. Respecto de sus antecedentes personales, refirió tener diabetes desde hace 15 años e hipertensión arterial sistémica desde hace 20 años, ambas controladas con medicamento.

Inició su padecimiento hace 5 días con tos productiva, fiebre de 38.5 °C y dolor en región escapular, únicamente consumió analgésicos, pero ante el deterioro del estado del paciente, los familiares decidieron traerlo al hospital.

A la exploración física se econtratron los siguientes datos: peso: 70 kg; talla: 1.65 m; PA: 90/50 mm Hg; FC: 105 x'; FR: 22 x'. A la inspección se encuentra paciente hiporreactivo, en tórax se evidenciaron estertores crepitantes en la base del pulmón derecho y disminución en los movimientos de amplexión y amplexación; ruidos cardiacos sin alteraciones. En abdomen no se encontraron datos patológicos.

Se realizaron estudios de laboratorios, en los cuales se destacaron los siguientes resultados:

Perfil químico		Biometría hemática	
Analito	**Concentración**	**Población/analito**	**Concentración**
Glucosa	220 mg/dL	Eritrocitos	4×10^6 uL
Urea	20 mg/dL	Hemoglobina	12.2 g/dL
Creatinina	0.9 mg/dL	Hematócrito	35%
Triglicéridos	4.1 mg/dL	Leucocitos totales	4.5×10^3 uL
Ácido úrico	5 mg/dL	Neutrófilos	80%
Colesterol total	2200 mg/dL	Linfocitos	15%
Proteínas totales	5.8 g/dL	Monocitos	4%
Globulinas	2.0 g/dL	Eosinófilos	1%
		Basófilos	0%
		Plaquetas	100×10^3 uL

Con estos resultados se sospechó de sepsis de origen pulmonar, por lo cual el paciente fue ingresado para iniciar reanimación hídrica y antibioticoterapia. Se tomaron muestras para cultivo y se enviaron a laboratorio.

Agradecimientos a la Dra. Alexa Lizbeth Franco Álvarez por su valiosa aportación para el desarrollo del caso clínico y todo su apoyo.

PREGUNTAS DE REFLEXIÓN

1. ¿Qué papel tienen las citocinas proinflamatorias en sepsis?
2. En la biometría hemática, ¿cómo podría explicar la leucopenia reportada?
3. ¿Cómo estarían participando los neutróflilos en esta entidad?
4. ¿Solo las bacterias tienen la capacidad de causar sepsis?
5. ¿Qué componentes bacterianos pueden causar sepsis?

23

RESPUESTA INMUNOLÓGICA CONTRA TUMORES

Giovanna Merchand Reyes

OBJETIVOS DE APRENDIZAJE

Al terminar este capítulo el lector será capaz de:

1. Explicar los conceptos de inmunovigilancia e inmunoedición de células tumorales
2. Comprender y caracterizar los distintos tipos de antígenos tumorales
3. Describir los mecanismos principales de respuesta inmunológica antitumoral
4. Entender los diferentes mecanismos de evasión del sistema inmunológico por parte del tumor

5. Describir la función del sistema inmunológico como promotor del desarrollo tumoral
6. Conocer las diferentes opciones terapéuticas basadas en la respuesta inmunológica
7. Explicar la transferencia adoptiva de linfocitos T
8. Entender la importancia de la radio- y quimioterapia como estimuladores de la respuesta inmunológica antitumoral

▌ INTRODUCCIÓN

En los últimos años y debido a los avances médicos, las enfermedades infecciosas han pasado a segundo plano en los países de altos ingresos. En su lugar, han aparecido enfermedades relacionadas con el incremento en la esperanza de vida, como enfermedades neurodegenerativas, cardiovasculares y el cáncer.

El cáncer se puede describir en general como un grupo de enfermedades que, mediante la adquisición de mutaciones genéticas y cambios epigenéticos, proveen a las células de una capacidad proliferativa incontrolada. Existen varias teorías acerca de los cambios que debe sufrir una célula somática para convertirse en maligna. En algunos casos, una sola mutación genética es capaz de desencadenar el desarrollo tumoral, mientras que en otros es importante la acumulación inicial de dos o varias mutaciones. Debido a su importancia, se han llevado a cabo múltiples esfuerzos para conseguir un mejor entendimiento del desarrollo de las enfermedades oncológicas.

La inmunooncología estudia el papel de los diferentes componentes del sistema inmunológico en las enfermedades oncológicas, con resultados que en ocasiones parecen contradictorios y específicos para el tipo de cáncer. La información relacionada con la respuesta inmunológica en los casos de cáncer se encuentra en constante cambio y expansión, lo que hace casi imposible una generalización.

Este capítulo trata de cómo interactúa el sistema inmunológico con células malignas, los mecanismos de evasión de éstas, utilizando ejemplos específicos, y la presentación de algunos ejemplos de las nuevas terapias en desarrollo enfocadas a incrementar la respuesta inmunológica de forma general.

▌ CARACTERÍSTICAS DE LAS CÉLULAS CANCEROSAS

Para entender la interacción del sistema inmunológico con el cáncer es primordial entender la naturaleza del segundo. Las células cancerosas tienen alteraciones genéticas y epigenéticas que propician la degeneración de los patrones normales de proliferación y homeostasis.

En 2000, Hanahan y Weinberg describieron seis características imprescindibles para considerar que una célula se ha vuelto cancerosa: autosuficiencia en señales de crecimiento, insensibilidad a señales inhibidoras del crecimiento, evasión de la muerte celular, potencial replicativo ilimitado, capacidad angiogénica, invasión tisular y metástasis (tabla 23-1).

Además de estas características, a través de los años la evidencia científica puso de manifiesto propiedades relacionadas con la modulación y la evasión del sistema inmunológico, por lo que en 2010 los mismos autores agregaron ésta y otras características a las células tumorales. En el cáncer, el sistema inmunológico tiene un rol dual: algunas funciones promueven el desarrollo de la enfermedad, mientras que otras eliminan a las células malignas. Además, las características específicas de las células transformadas, en conjunto con variaciones en el sistema inmunológico, el metabolismo y la microbiota, determinan el papel de la respuesta inmunológica para promover o eliminar a las células transformadas.

▌ INTERACCIONES ENTRE EL SISTEMA INMUNOLÓGICO Y EL CÁNCER: LAS TRES E

La interacción entre el sistema inmunológico y las células tumorales es un equilibrio muy inestable, en el que una respuesta inmunológica aguda puede llevar a la erradicación, mientras que una respuesta crónica puede inducir tolerancia e incluso promover la supervivencia y proliferación de las células malignas. En general, esta interacción puede dividirse en tres etapas: eliminación, edición y escape (figura 23-1).

Eliminación

El sistema inmunológico regula el crecimiento de las células cancerosas mediante dos procesos: la inmunovigilancia y la inmunoedición. Ambos están íntimamente relacionados y un balance adecuado de la respuesta inmunológica es crucial para determinar

TABLA 23-1. Algunas de las características de las células tumorales (de acuerdo con Hanahan y Weinberg)

Características de las células tumorales	Mecanismos de acción
Autosuficiencia en señales de crecimiento	• Producción de moléculas de señalización aberrantes activas • Producción de factores de crecimiento.
Insensibilidad a señales inhibidoras del crecimiento	• Pérdida de receptores inhibidores del crecimiento • Pérdida de moléculas reguladoras
Evasión de las señales de muerte celular	• Pérdida de proteínas relacionadas a la apoptosis
Poder replicativo ilimitado	• Producción de telomerasa • Eliminación de reguladores del ciclo celular • Pérdida de diferenciación
Capacidad angiogénica	• Producción de VEGF • Baja expresión de trombospondina 1
Invasión tisular y metástasis	• Transición endotelio-mesenquimal • Modulación de la expresión de moléculas de adhesión • Expresión de receptores de quimiocinas
Evasión del sistema inmunológico	• Baja expresión de moléculas del MHC • Expresión de moléculas reguladoras, como PD-L1 • Expresión de citocinas antiinflamatorias

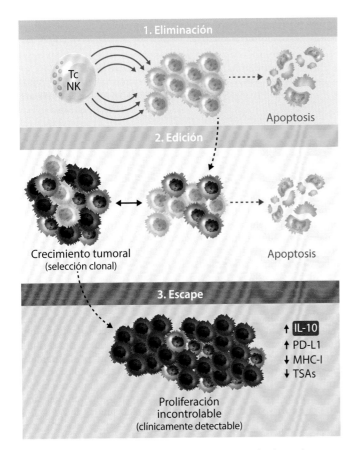

FIGURA 23-1. Etapas de desarrollo tumoral. De acuerdo a la teoría de las tres E, el desarrollo tumoral presenta tres etapas importantes: 1. Eliminación, etapa donde una respuesta antitumoral efectiva elimina células transformadas de forma eficiente; 2. en la etapa Edición, las células de la respuesta inmunológica interactúan con las células malignas, eliminando aquellas que son altamente inmunogénicas (presencia de TSA, DAMP, entre otros); las células tumorales que son "invisibles" para el sistema inmunológico, o presentan receptores reguladores, sobreviven (selección clonal); 3. Escape, en esta última etapa, aquellas células que evaden eficientemente la eliminación por parte del sistema inmunológico proliferan y pueden llegar a generar tumores clínicamente detectables.

manera rutinaria por las células del sistema inmunológico. El uso y la caracterización de ratones *knockout* ha sido una herramienta muy importante para estudiar este fenómeno. La carencia de linfocitos T en los ratones desnudos, así como la ausencia de anticuerpos, células asesinas naturales (NK, *natural killer*) o citocinas en diversos modelos experimentales resultan en una mayor susceptibilidad al desarrollo de enfermedades oncológicas en comparación con los ratones nativos (*wild type*). Además, enfermedades inmunosupresoras como el síndrome de inmunodeficiencia adquirida (sida) y el uso de inmunosupresores en el tratamiento postransplante se ha relacionado con un incremento en el desarrollo de ciertos tipos de cáncer. El reconocimiento y eliminación de células malignas es similar al de las células afectadas por infecciones virales, en donde el proceso inflamatorio, el procesamiento y presentación de los antígenos tumorales a linfocitos T CD8+ citotóxicos (Tc), y la eliminación de las células afectadas, es crucial para detener su desarrollo.

Edición

En la fase de **inmunoedición**, el sistema inmunológico elimina células con carácter inmunodominante; es decir, aquellas células que presentan antígenos tumorales con mayor poder inmunogénico. Sin embargo, el alto grado de proliferación de las células malignas, así como la pérdida de control en la replicación de la información genética, produce diferentes clonas con distintas mutaciones. La presión del sistema inmunológico a su vez induce la selección de aquellas clonas que son capaces de evadirlo, ya sea por la expresión de receptores inhibidores, el cambio de antígenos tumorales o la producción de citocinas antiinflamatorias. Por otro lado, la presencia de un proceso inflamatorio crónico se ha vinculado con procesos de desarrollo tumoral. Entre los mecanismos de evasión más estudiados están la producción de interleucina 10 (IL-10) o TGF-β, y la expresión de moléculas como el ligando de muerte programada (PD-L1, *programmed-death ligand 1*), entre otros.

Escape

Después de la selección clonal, las células con mayor agresividad sobreviven y proliferan debido a que el sistema inmunológico ya no es capaz de controlar su proliferación, por el microambiente regulatorio o el cambio de antígenos tumorales. A partir de este momento, el tumor crece indiscriminadamente dando lugar a la patología. Esta etapa se conoce como escape, y normalmente puede llevar años desde que la primera célula maligna aparece hasta la formación de la enfermedad clínica. Es por ello que el cáncer se asocia al incremento en la expectativa de vida. Sin embargo, se debe recordar que existen factores ambientales y genéticos que permiten la aparición de enfermedades oncológicas a edades tempranas.

la eliminación, o en caso contrario, la agresividad de las células cancerosas. El proceso de **inmunovigilancia** es llevado a cabo de

ANTÍGENOS TUMORALES

Las células tumorales tienen una gama de antígenos que permiten el desarrollo de una respuesta eficaz. La mayoría de estos **antígenos tumorales** pueden detectarse por linfocitos T; sin embargo, la presencia de autoanticuerpos también se ha visto en algunos tipos de cáncer. Múltiples estudios en ratones demostraron la presencia de los antígenos tumorales, ya que estos son capaces de rechazar tumores inducidos por carcinógenos, además de ser una respuesta específica contra un solo tipo de tumor. Los antígenos tumorales se dividen en diferentes clasificaciones, que varían dependiendo del autor; la presente clasificación debe ser tomada como ejemplo general.

Los **antígenos específicos tumorales** (TSA, *tumor specific antigens*) son aquellos que no están incluidos en la línea germinal, sino que son producidos principalmente por mutaciones somáticas. Generalmente, la expresión de estos antígenos específicos produce una respuesta inmunológica más eficaz, ya que pueden ser reconocidos con agentes externos y no involucran procesos de pérdida de la tolerancia. Estos TSA normalmente se presentan en genes que no son esenciales. Asimismo, la aparición de modificaciones postraduccionales, como la glicosilación, puede enriquecer la capacidad inmunogénica de los TSA.

Los **antígenos virales** también son reconocidos por el sistema inmunológico sin la necesidad de una pérdida de tolerancia, ya que provienen de partículas virales que promueven el crecimiento tumoral, como es el caso del virus de Epstein-Barr (VEB) o del virus del papiloma humano (VPH).

Los **antígenos asociados a tumor** (TAA, *tumor associated antigens*) son proteínas relacionadas con procesos de diferenciación celular, aberraciones en las modificaciones postraduccionales o en el patrón de expresión que, por lo regular, tiende a ser más elevada en células malignas o se encuentra en una ubicación anatómica diferente. Estos TAA son más difíciles de reconocer por el sistema inmunológico, que depende principalmente de la sobreexpresión de la proteína, por lo que están asociados a procesos de tolerancia.

La última categoría corresponde a los **antígenos tumorales de línea germinal o cáncer/testiculares** (CTA, *cancer/testis antigens*). Estos antígenos son proteínas que se expresan normalmente en células de líneas germinales como en ovarios y testículos, pero que son expresados de forma aberrante en otros tumores. A pesar de ser proteínas normales, pueden ser reconocidas como extrañas por el sistema inmunológico en condiciones específicas y por tanto estimular una respuesta antitumoral potente. Esta última categoría puede considerarse dentro los antígenos asociados a tumor.

Estos antígenos tumorales permiten al sistema inmunológico desarrollar una respuesta adaptativa caracterizada principalmente por linfocitos Tc CD8+. Esto se debe a que, como proteínas celulares, estos antígenos pueden ser procesados y presentados por moléculas del MHC-I. Sin embargo, es importante considerar algunos de estos antígenos tumorales, principalmente los CTA, no se presentan de manera homogénea en todo el tumor. El proceso de inmunoedición elimina la mayoría de las células con antígenos inmunodominantes, mientras que las células que presentan una capacidad inmunogénica menor proliferan, impidiendo la eliminación tumoral total. Por lo tanto, a pesar del reconocimiento inmunológico, las células malignas se expanden y llegan a la fase de escape.

RESPUESTA INMUNOLÓGICA ANTITUMORAL

La respuesta antitumoral depende de la naturaleza de las mutaciones que las células transformadas adquieren, además del tipo de antígenos tumorales. Si bien se han propuesto muchos mecanismos antitumorales, la inmunovigilancia y la respuesta inmunológica antitumoral durante el curso natural de la enfermedad siguen siendo tema de debate, a pesar de la disponibilidad de modelos animales y casos clínicos en los que la regresión tumoral ocurre sin la administración externa de tratamiento. Además, la mayoría de los componentes de la respuesta inmunológica tienen un papel dual en el desarrollo del cáncer, siendo pro- o antitumorales: las mismas moléculas que promueven la eliminación de células malignas en algunos casos, en otros pueden inducir la proliferación e inhibir la muerte celular (figura 23-2).

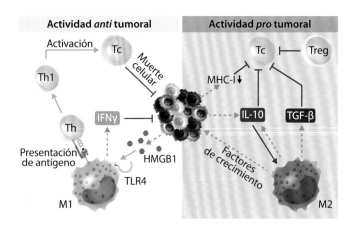

FIGURA 23-2. La respuesta inmunológica puede promover o inhibir el crecimiento tumoral. Dependiendo de la etapa de desarrollo oncológico, además de las mutaciones presentes, las células de la respuesta inmunológica pueden activarse o inhibirse. Durante la activación de la respuesta antitumoral la expresión de antígenos específicos tumorales (TSA) y DAMP como el HMGB1 promueven la activación de los macrófagos hacia un fenotipo M1. Estos a su vez producen citocinas como el IFNγ para activar otras estirpes celulares, mientras que la presentación antigénica activa a los linfocitos Th hacia un perfil Th1 y una subsecuente activación de linfocitos Tc para promover la eliminación tumoral. Por otro lado, el tumor puede producir citocinas antiinflamatorias como la IL-10, induciendo la activación de los macrófagos hacia un fenotipo M2, productor de IL-10 y TGF-β, además de producir otros factores que promueven el crecimiento tumoral. Además, en presencia de los linfocitos Treg, los linfocitos Tc no pueden llevar a cabo su función; otro factor que inhibe la respuesta Tc es la baja expresión de MHC-I en el tumor.

En general, para que exista una respuesta inmunológica antitumoral eficaz deben producirse algunas de las siguientes condiciones: 1) la presencia de un **antígeno tumoral** altamente inmunogénico en el hospedero; 2) la adquisición del antígeno por células presentadoras de antígeno profesionales para una correcta presentación a linfocitos T, así como una correcta coestimulación; 3) la producción de citocinas que promuevan una respuesta citotóxica, como el IFN-γ, así como la ausencia de citocinas reguladoras como la IL-10 o la expresión de receptores inhibitorios en las células tumorales; 4) la pérdida de la tolerancia en caso de que el antígeno corresponda a una proteína nativa; 5) una homogeneidad relativamente buena en la expresión del antígeno entre las células malignas y 6) la expresión de moléculas MHC-I en las células cancerosas, así como expresión de ligandos para receptores de muerte.

Respuesta inmunológica innata

La respuesta inmunológica contra cáncer se basa en el reconocimiento de las células tumorales como agentes extraños o como "no propios" (figura 23-3). Si bien los antígenos tumorales son importantes para el desarrollo de una respuesta inmunológica adaptativa, para que esto ocurra las células de la respuesta inmunológica innata deben activarse. La inestabilidad genética, así como el aumento de la masa tumoral y la carencia de nutrientes, producen estrés celular. Procesos de muerte celular como la autofagia, así como la hiperploidía favorecen la producción de patrones moleculares asociados a daño (DAMP, *danger-associated molecular patterns*). Los DAMP son reconocidos por los receptores como los tipo toll (TLR, *toll-like receptors*) que desencadenan las cascadas de señalización necesarias para la activación de las células dendríticas (DC), monocitos y macrófagos. Estos DAMP promueven la migración celular, la activación y la producción de citocinas, con lo que se incrementa la respuesta antitumoral.

Experimentos en ratones han demostrado que la inoculación de células tumorales hiperploides reduce el establecimiento tumoral en comparación con un cariotipo similar a la diploidía. La hiperploidía ocasiona estrés celular, promoviendo la migración de la calreticulina hacia la membrana citoplasmática, en donde actúa como señal de muerte inmunogénica. Por el contrario, la aneuploidía está relacionada con un mayor índice de macrófagos tipo M2, así como una menor producción de granzima B y ausencia de moléculas de la cascada de señalización del IFN-γ.

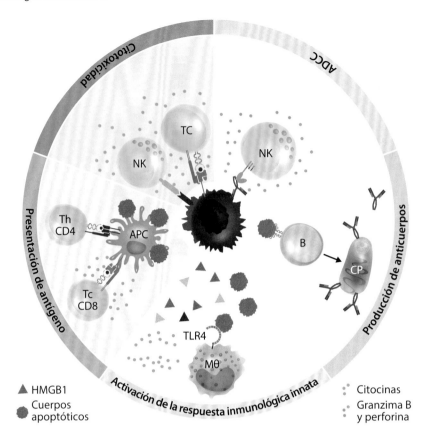

FIGURA 23-3. La respuesta inmunológica contra tumores comparte algunos mecanismos con la respuesta antiviral. Ante una situación de estrés, las células tumorales producen DAMP como el HMGB1, que es reconocido por el receptor TLR4. A su vez, la ingestión de cuerpos apoptóticos provenientes de células malignas contribuye a la presentación de TAA o TSA por moléculas MHC-II hacia linfocitos Th. La presencia de DAMP y la producción de citocinas por las APC activadas promueve la activación de linfocitos Th CD4+, así como la presentación cruzada a linfocitos Tc CD8+, quienes se activan y realizan su función citotóxica contra las células tumorales. Por otro lado, la presencia de ligandos de receptores activadores de NK promueve la eliminación de las células tumorales. Los linfocitos B también pueden participar en una respuesta antitumoral al participar como APC o activarse para producir anticuerpos contra TSA. Estos anticuerpos pueden ser reconocidos por las células NK y los macrófagos, con lo que eliminan a la célula blanco por ADCC.

La proteína nuclear HMGB1 (*high mobility group box 1*) se libera por procesos necróticos, autofagia o durante etapas tardías de la apoptosis. La radioterapia también produce una muerte tumoral masiva y la liberación de HMGB1, que es reconocido mediante el TLR4, desencadenando la subsecuente activación de linfocitos T productores de IFN-γ.

El ATP es otra molécula de daño importante en la respuesta antitumoral. La presencia de ATP en el medio extracelular activa al receptor P2RX7, un coactivador del inflamasoma NLRP3, que promueve la liberación de IL-1β y la estimulación de los linfocitos Tc CD8+, así como de linfocitos γδ y la producción de IL-17. Sin embargo, su conversión a adenosina por CD39 y CD73 produce un mecanismo antiinflamatorio mediado por los receptores A(2A)AR y A(2B)AR. Otro receptor importante en la detección de células necróticas es el DNGR-1, que reconoce actina polimerizada presente después de la necrosis celular.

La importancia de las DC para el desarrollo de una respuesta inmunológica antitumoral espontánea se ha hecho evidente en modelos animales. Un estudio realizado en un modelo murino de melanoma demostró que la ausencia de DC CD8α+ suprime una respuesta adaptativa celular mediada por linfocitos Tc CD8+. Las DC CD8α+ se activan por medio de ligandos de TLR, lo que favorece la producción de IFN tipo I. La producción de IFN tipo I es crucial para la presentación de antígeno por medio de moléculas MHC-I y la consecuente activación de linfocitos Tc CD8+, de una manera homóloga a lo que sucede en una respuesta inmunológica antiviral, así como una presentación mediada por moléculas MHC-II que deriva en la activación de linfocitos T cooperadores CD4+ (Th).

Algunas líneas de investigación sugieren que los neutrófilos participan de forma activa en la respuesta antitumoral. Los neutrófilos pueden estimular la activación de los linfocitos T mediante la

producción de citocinas inflamatorias como el TNF-α, IL-8 e IL-6. Sin embargo, la participación de los neutrófilos en procesos oncológicos parece ser más favorable para su desarrollo.

Eliminación de células tumorales por células de la respuesta inmunológica innata

Las células NK son capaces de reconocer a las células tumorales por diferentes mecanismos. Estas células regulan su función citotóxica a través de un balance de receptores activadores e inhibidores. Algunos de sus receptores son capaces de reconocer moléculas del complejo principal de histocompatibilidad, principalmente HLA-B y HLA-C. Este reconocimiento se basa principalmente en la molécula de HLA y no en el antígeno, a diferencia de los linfocitos Tc CD8+. Las células hiperploides suelen presentar un número elevado de ligandos de receptores de activación citotóxica como NKG2D o CD226. Algunas células tumorales expresan las moléculas CD112 y CD155 debido al daño en el material genético, las cuales son ligandos del receptor DNAM-1 en células NK, que también actúa como un receptor activador.

Además de su actividad relacionada con el reconocimiento de moléculas del HLA, las células NK también pueden inducir muerte celular mediante TRAIL o el ligando de Fas (FasL). El papel antitumoral de las células NK es evidente en inmunodeficiencias, en donde alteraciones en la actividad del gen de la perforina está relacionado con el desarrollo de leucemias y linfomas en niños. Análogo a la actividad antitumoral de las células NK, los linfocitos Tγδ también pueden mediar una respuesta antitumoral directa mediada por el receptor NKG2D, que se une a los antígenos relacionados con la cadena del MHC-I A y B (MIC-A/B, *MHC class I chain-related antigens A and B*), así como a las proteínas de unión UL16 relacionadas con MIC-A (ULBP, *UL16-binding proteins*).

Respuesta inmunológica adaptativa

Linfocitos Th CD4+

Los linfocitos Th CD4+ son muy importantes para una respuesta inmunológica antitumoral efectiva. Su relevancia ha sido confirmada mediante ensayos y estudios clínicos de transferencia adoptiva (ACT, *adoptive cell transfer*) enfocados a linfocitos CD4+ y no CD8+, en donde la activación de linfocitos Th CD4+ *in situ* y su posterior transferencia a animales con leucemia redujo la carga tumoral. Los linfocitos Th CD4+ son activados por las células presentadoras de antígenos (APC) mediante moléculas MHC-II, además de moléculas coestimuladoras como CD80 y CD86, y citocinas que producen una activación hacia un fenotipo específico. La estimulación de la respuesta inmunológica adaptativa se da principalmente en los ganglios linfáticos adyacentes al tumor, aunque puede presentarse en el tejido tumoral o en estructuras relacionadas, en donde las APC presentan los antígenos recolectados en el espacio tumoral. En algunos casos, las células tumorales migran hacia el ganglio linfático donde son procesadas directamente por las APC. Además de presentar TAA y TSA mediante las moléculas MCH-II, también existe una presentación cruzada por moléculas MHC-I, lo que estimula la activación de linfocitos Tc CD8+.

Los linfocitos Th1 CD4+, productores de IFN-γ son importantes para una correcta activación de los linfocitos Tc CD8+, así como la generación de linfocitos de memoria. A su vez, los linfocitos T pueden estimular la maduración de DC en los ganglios linfáticos a través de la interacción entre CD40 y CD40L, con lo que favorecen la presentación de antígeno.

Debido a su capacidad de activación de la respuesta citotóxica, los linfocitos Th1 CD4+ han sido utilizados en ACT con éxito en algunos estudios en animales; entre ellos, un estudio con melanoma reveló que los linfocitos Th1 CD4+ eliminan a las células por un efecto citotóxico mediado por Fas-FasL.

Por otro lado, los linfocitos Th2 también pueden ejercer un papel antitumoral. Un estudio en ratones encontró que los linfocitos Th1 y los linfocitos Th2 son capaces de eliminar células de linfoma modificadas para expresar ovoalbúmina. Sin embargo, el curso de la eliminación tumoral sugiere que los linfocitos Th1 producen una respuesta citotóxica, mientras que los linfocitos Th2 favorecieron una necrosis tumoral, ambas dependientes de la activación de linfocitos Tc CD8+. Pocos años después, otro estudio demostró que los linfocitos Th2 son capaces de eliminar las lesiones metastásicas en pulmón en un modelo murino de melanoma. Sin embargo, en este caso la respuesta mediada por Th2 se relaciona con la estimulación de la migración y activación de los neutrófilos al microambiente pulmonar. En el caso de mieloma negativo para moléculas MHC-II, se observó que los linfocitos Th2 promueven una eliminación tumoral mediante un proceso inflamatorio, que involucra la participación de linfocitos Tc CD8+, linfocitos B, células NK, la presencia de IFN-γ, además de macrófagos M2.

No solo la respuesta mediada por IFN-γ es importante para el desarrollo de una respuesta antitumoral. Existen estudios que sugieren que la producción de IL-17A y un fenotipo Th17 también puede ser benéfico. Los linfocitos Th17 se han relacionado con la activación de diferentes estirpes celulares como los macrófagos, además de promover la inmunidad mediada por linfocitos B y regular la activación de linfocitos Tc CD8+. Una de las características más notorias de los linfocitos Th17 es su plasticidad; pueden cambiar al tipo Th1 al incrementar la expresión de T-bet y producir IFN-γ.

Los linfocitos Th9 se caracterizan por producir IL-9 en mayor cantidad que los linfocitos Th2. Estos linfocitos se desarrollan por la presencia de IL-4, TGF-β y la activación del TCR, mediado por los factores de transcripción GATA3 y STAT6. En modelos animales, la transferencia de linfocitos Th19 específicos a ovoalbúmina presenta una actividad contra la metástasis pulmonar en un modelo murino de melanoma. Esto se debe a que la IL-9 favorece la producción de CCR6 en el epitelio pulmonar, que en consecuencia induce la migración de DC y la eliminación tumoral. Sin embargo, es necesario una investigación más exhaustiva y específica, ya que la IL-9 activa STAT3 en células de linfoma y por tanto induce su proliferación.

Los linfocitos T reguladores CD4+ (Treg) pueden ser un factor importante en la respuesta antitumoral, principalmente en enfermedades oncológicas de origen inflamatorio, como el cáncer colorrectal y esofágico. Por ejemplo, la aparición de Treg en cáncer colorrectal se ha relacionado con un control en la inflamación producida por bacterias patógenas, lo que reduce la oncogénesis. Sin embargo, se desconoce con exactitud si los linfocitos Treg pueden promover el crecimiento tumoral en etapas tardías en este tipo de enfermedades oncológicas, así como el papel de los linfocitos Treg durante la inmunovigilancia y otros procesos antitumorales.

Otros mecanismos de la respuesta inmunológica adaptativa

La importancia de los linfocitos Tc CD8+ se ha demostrado en varios tipos de cáncer, en donde un infiltrado tumoral por esta estirpe celular se relaciona con un buen pronóstico, mientras que su ausencia está relacionada con procesos de reincidencia oncológica. Los linfocitos Tc CD8+, al contrario de las células NK y los linfocitos Tγδ, son especialmente dependientes de la expresión de moléculas MHC-I con el antígeno específico. Estos linfocitos pueden reconocer principalmente TSA, aunque mediante procesos de pérdida de la tolerancia son capaces de reconocer autoantígenos con baja afinidad. Su actividad citotóxica es mediada por la liberación de granzima y perforina, así como por la producción de IFN-γ y TNF-α. Cuando la respuesta antitumoral es efectiva, la población de linfocitos Tc CD8+ se contrae; asimismo, la diferenciación a linfocitos de memoria es importante en caso de remisión oncológica.

Diferentes líneas de investigación soportan el papel tan relevante de los linfocitos Tc CD8+ en la respuesta antitumoral. En modelos animales la ausencia de linfocitos Tc CD8+ permite un establecimiento tumoral más rápido. Sin embargo, los linfocitos se enfrentan a diferentes mecanismos regulatorios que impiden la eliminación de células transformadas en procesos malignos avanzados.

Los linfocitos B también pueden participar en la respuesta antitumoral al ejercer una actividad citotóxica mediante la producción y secreción de granzima B en el medio tumoral. Además, cuando las DC tienen una actividad deficiente, los linfocitos B pueden participar como APC e interactúan con los linfocitos T CD4+ para su activación. Sin embargo, un papel más interesante de los linfocitos B en cáncer proviene de la posible pérdida de la tolerancia o un proceso inflamatorio crónico, que culmina en la producción de autoanticuerpos específicos contra proteínas expresadas de forma aberrante en las células malignas.

En los tumores, la muerte celular masiva expone antígenos nucleares que no están presentes en condiciones homeostáticas, lo que se ha relacionado con la producción de autoanticuerpos en etapas iniciales del tumor. La presencia de autoanticuerpos se ha observado en pacientes recién diagnosticados, o incluso antes de la aparición clínica. Estos anticuerpos respaldan la teoría de la inmunovigilancia y el control del desarrollo tumoral por parte del sistema inmunológico.

Además de la presentación de antígeno y la activación de células de la respuesta inmunológica adaptativa, los monocitos, macrófagos y otras células fagocíticas también tienen un papel importante en la eliminación de células malignas como parte de la respuesta adaptativa humoral. El tratamiento con anticuerpos terapéuticos como el anti-CD20 contra células de leucemia linfocítica crónica (CLL, *chronic lymphocytic leukemia*) induce el reconocimiento por parte de las células tumorales mediante los receptores de IgG FcγR, lo cual produce su eliminación mediante fagocitosis o por citotoxicidad celular mediada por anticuerpo (ADCC, *antibody-dependent celular cytotoxicity*). En el caso de monocitos, se ha observado que son capaces de producir granzima B y perforina después de la activación del FcγR, lo que ha sugerido su habilidad citotóxica. Dos estirpes celulares especialistas en ADCC y de gran importancia para el efecto de los anticuerpos terapéuticos son las células NK y los linfocitos Tγδ, quienes expresan el receptor FcγRIIIA.

MECANISMOS DE EVASIÓN DE LA RESPUESTA INMUNOLÓGICA

El proceso de inmunoedición induce una presión selectiva sobre las células malignas, en donde las clonas que evaden los procesos inmunológicos sobreviven. Entre los mecanismos de evasión se encuentran los siguientes: cambios en la expresión de los antígenos tumorales, pérdida de moléculas relacionadas a la presentación de antígeno en moléculas MHC-I, reducción de los ligandos de NKG2D o de la producción de NKG2DL soluble, así como la secreción de DAMP que en etapas tardías favorecen un proceso inflamatorio crónico y el progreso tumoral.

Las masas tumorales presentan infiltrados leucocitarios que promueven su crecimiento, así como un microambiente regulatorio. Aunado a esto, las células tumorales condicionan a las células epiteliales de la periferia que dan soporte a las células malignas y secretan citocinas y otros factores inmunosupresores (figura 23-4). Es por ello que a pesar de que existen linfocitos específicos contra antígenos tumorales, esta respuesta es ineficaz para controlar el crecimiento tumoral.

Los infiltrados leucocitarios dentro de los tumores pueden variar, pero generalmente están conformados por linfocitos Treg, macrófagos antiinflamatorios o M2, así como células dendríticas plasmacitoides (pDC, *plasmacitoid dendritic cells*). Además de regular el proceso antitumoral, varias de estas células brindan señales protumorales, que incrementan la supervivencia de las células malignas y previenen el efecto de los agentes terapéuticos.

Inflamación crónica como promotor de tumores

A pesar de que una respuesta inflamatoria inmediata puede dar lugar a una respuesta inmunológica eficiente, un proceso crónico en realidad promueve la proliferación y sobrevida de las células malignas. El papel de la inflamación como promotor tumoral está más relacionado con enfermedades de la vía aérea y otras interfases de la mucosa, como es el caso de una respuesta inflamatoria contra el VPH y el desarrollo de cáncer cérvico-uterino, o un proceso inflamatorio ante el tabaco y otros cancerígenos en las vías aéreas y el cáncer de pulmón, así como procesos de colitis crónica. Esta hipótesis también respalda la relación de un menor riesgo de desarrollar cáncer con el consumo de agentes antiinflamatorios. Por ejemplo, un estudio reportado a principios de 2019 demostró una relación entre el consumo de aspirina, así como de inhibidores de COX-2,

con una menor probabilidad de desarrollar cáncer de mama en mujeres con mutaciones genéticas asociadas a un mayor riesgo.

Durante etapas tempranas del desarrollo tumoral, algunos procesos inflamatorios promueven la proliferación en células malignas. Existe evidencia de que la liberación de especies reactivas de oxígeno (ROS) y especies reactivas de nitrógeno (RNS) por parte de los neutrófilos induce daño en el ADN celular, lo cual puede promover el desarrollo de nuevas mutaciones. Además, el TGF-β, que es capaz de modular el crecimiento durante la etapa pretumoral, sirve como factor de crecimiento en etapas más avanzadas, aparte de actuar como citocina antiinflamatoria en el microambiente.

La proteína HMGB1 también es conocida por su rol dual al activar al TLR4 de forma constante e inducir un proceso inflamatorio crónico. La HMGB1 es reconocida por linfocitos Treg, que se activan e incrementan la producción de IL-10. Además de su papel inhibidor de la respuesta inmunológica, HMGB1 puede actuar como factor de crecimiento para las células de glioma. La HMGB1 también es importante para le persistencia tumoral. Después de tratamientos con radiación, las células necróticas liberan HMGB1, que es detectada por las células tumorales remanentes mediante el receptor de productos finales de glucosilación avanzada (RAGE, *receptor for advanced glycation end products*), que estimula su crecimiento y por tanto la reaparición tumoral.

El complemento también se ha vinculado con la evasión y regulación negativa de la respuesta inmunológica en el **microambiente tumoral**. Algunos tumores presentan proteasas que pueden activar a las proteínas del complemento, dando como resultado la acumulación de quimiocinas como C3a y C5a. La presencia de C3a y C5a (C3aR; C5aR) promueve un ambiente protumoral en algunos casos, como el melanoma, mediante la supresión de los linfocitos T efectores. Asimismo, proteínas del complemento promueven la migración de las células supresoras de origen mieloide (MDSC, *Myeloid-Derived Suppressor Cells*).

La IL-6 es otro componente de la respuesta inflamatoria que se ha relacionado con el crecimiento tumoral, principalmente en pacientes de edad avanzada. Estudios con varios modelos tumorales demostraron que en ratones de edad avanzada, la vacunación con TSA o el uso de ACT con linfocitos Th no es suficiente para inducir una regresión tumoral, contrario a lo observado en ratones jóvenes. Un estudio más profundo elucidó que la presencia de IL-6 promueve una activación deficiente de linfocitos Th1, mediado por la producción de IL-4 e IL-21 dependiente del factor de transcripción c-Maf. El bloqueo específico de la IL-6 en el medio restaura la activación correcta de los linfocitos Th1, la producción de IFN-γ, así como una respuesta antitumoral por parte de los linfocitos Tc CD8+.

Células mieloides y su contribución al establecimiento tumoral

Las pDC que se encuentran en el tumor favorecen una supresión de la respuesta antitumoral al expresar IDO y PD-L1, lo cual está relacionado con el factor de transcripción Foxo3. Estas pDC se han relacionado con la activación de linfocitos Th CD4+ hacia un perfil Th2, así como la inducción de linfocitos Treg mediante la producción de IL-10. Además, su respuesta ante estímulos se encuentra restringida en el microambiente tumoral, por lo que no pueden llevar a cabo su función como APC de forma exitosa.

Otro factor relevante es la producción de la metalomieloproteinasa 9 (MMP-9) e IL-1β por los neutrófilos, relacionada con la angiogénesis. A su vez, los tumores que son capaces de producir TGF-β inducen un cambio en el fenotipo de los neutrófilos hacia un comportamiento tolerogénico y protumoral. Estas aseveraciones provienen de modelos animales en los que la neutralización de TGF-β promueve el reclutamiento de neutrófilos N1 que son capaces de controlar el desarrollo tumoral. El factor estimulante de colonias granulocíticas (G-CSF) en conjunto con la IL-6 activa el factor STAT3 en los neutrófilos, lo que también culmina en un fenotipo protumoral. Los neutrófilos protumorales son capaces de afectar otras células en el medio debido a la producción de citocinas y otros factores reguladores.

Por otra parte, la formación de trampas extracelulares (NET, *neutrophil extracellular traps*) durante los procesos inflamatorios

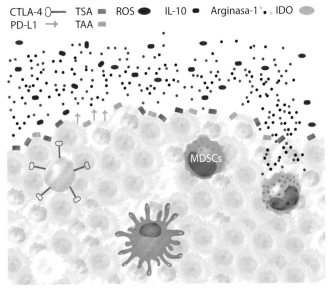

CTLA-4 ⊶ TSA ▪ ROS ⬤ IL-10 ● Arginasa-1 ˙. IDO ⬭
PD-L1 → TAA ▪

MDSCs

FIGURA 23-4. En la mayoría de los casos, los tumores no solo están compuestos de células malignas, sino de una variedad de estirpes celulares. Algunas de estas células contribuyen a un microambiente antinflamatorio, supresor de la respuesta inmunológica. Entre estos infiltrados, se encuentran los linfocitos Treg, los macrófagos M2, MDSC y las pDC. Estas células producen principalmente citocinas antiinflamatorias como la IL-10, que también puede ser producida por las células malignas. La producción de ROS, arginasa-1, así como la presencia de receptores inhibidores como el PD-L1 inhiben la respuesta de los linfocitos Tc CD8+ específicos contra tumor. Además, la liberación de ROS por parte de las MDSC promueve la aparición de diferentes clonas y una mayor variabilidad antigénica, lo que dificulta la eliminación tumoral.

puede promover los procesos metastásicos. Un modelo de ratón con células A549 (adenocarcinoma alveolar) demostró que la presencia de las NET promueve el establecimiento de las células tumorales mediado por la expresión de la integrina β1. Además, los neutrófilos son fuente de ROS, así como metaloproteinasas que promueven el desarrollo tumoral.

Las MDSC son una estirpe celular de origen mieloide que ha sido estrechamente ligada a las enfermedades oncológicas y a la evasión de la respuesta inmunológica. Se trata de una población heterogénea de células inmaduras progenitoras de macrófagos, DC y granulocitos. En humanos, las MDSC se caracterizan por la ausencia de marcadores de linaje (Lin$^{-/lo}$), de HLA-DR, así como de la expresión de CD33 y CD11b. Se sabe que un microambiente inhibidor, así como la presencia de ROS favorece la aparición de estas células en el microambiente; por ejemplo, el uso de catalasa degrada al peróxido de hidrogeno y promueve la diferenciación de las MDSC a macrófagos. Las MDSC son reclutadas al microambiente tumoral mediante factores como la IL-1β donde suprimen varias estirpes celulares, incluyendo a los linfocitos Tc CD8+, mediante la producción de ROS en altas concentraciones, que inhibe una sinapsis entre el TCR y las moléculas MHC-I.

Los macrófagos con un fenotipo M2 son la estirpe celular del sistema inmunológico mejor conocida por su promoción tumoral. En general, los macrófagos asociados a tumor (TAM, *tumor associated macrophages*) son principalmente M2. La producción de arginasa-1 inhibe la expansión y la función de los linfocitos Tc CD8+. Sin embargo, la actividad de los TAM es mucho más compleja. Por ejemplo, las células de CLL son más susceptibles a morir *in vitro* que los linfocitos B normales. Esto se debe a que dependen de la interacción con células epiteliales, linfocitos T y especialmente con los TAM, conocidos específicamente en CLL como células nodrizas (NLC, *nurse-like cells*). Estas NLC han sido estudiadas por casi dos décadas, lapso en el que se ha descubierto una interrelación compleja entre ellas y las células de CLL. Esto se debe a que estudios *in vitro* demostraron que las NLC pueden generarse *in vitro* a partir de monocitos mediante su cocultivo con células CLL. Por su parte, los linfocitos malignos permanecen viables más tiempo en presencia de las NLC, que además proveen cierta protección contra agentes terapéuticos como el ibrutinib, un inhibidor de la tirosina-cinasa de Bruton (BTK, *Bruton's tyrosine kinase*).

Efecto protumoral de la respuesta inmunológica adaptativa

Los efectos protumorales de los linfocitos Th2 también se han relacionado con la resistencia al tratamiento. Un estudio con un modelo murino de cáncer de mama demostró que la radioterapia favorece la polarización de los linfocitos Th CD4+ hacia un perfil Th2, mientras que la producción de IL-4 promueve el crecimiento tumoral y su reaparición después del tratamiento. Cuando, los linfocitos Th2 son eliminados selectivamente, la radioterapia presenta un efecto antitumoral mayor.

Los linfocitos Tγδ17, los linfocitos Th17 y algunos linfocitos Treg producen IL-17 en el microambiente tumoral, la cual puede ser utilizada como factor de crecimiento y promotor de la angiogénesis. Es por ello que, en modelos de cáncer de colon, la presencia de linfocitos Tγδ17 con una cadena Vδ1 en el TCR se asocia a un mayor crecimiento tumoral, mientras que en un modelo murino de cáncer de mama el bloqueo de estos linfocitos reduce la metástasis a pulmón. Además, los linfocitos Tγδ pueden adquirir un fenotipo regulador y producir IL-10 y TGFβ.

La producción de IL-17 tiene otros efectos. Al incrementar la producción de las quimiocinas CCL17 y CCL22 en el microambiente tumoral se promueve una mayor infiltración de linfocitos Treg. La IL-17 también se ha relacionado con la infiltración de MDSC y una diferenciación de macrófagos a un fenotipo M2. En respuesta, los macrófagos M2 incrementan su producción de TNFα, MMP2 y MMP9.

La expresión de la proteína asociada a linfocitos Tc -4 (CTLA-4, *cytotoxic T lymphocyte-associated protein 4*) es importante para la regulación negativa de los linfocitos T. CTLA-4 comparte los ligandos CD80 y CD86 con la molécula activadora CD28, pero tiene una mayor afinidad hacia ellos. PD-1 y PD-L1 actúan de una forma similar a CTLA-4. PD-L1 es expresado en algunas células malignas en respuesta a un ambiente inflamatorio; se une a PD-1 expresado en los linfocitos T que infiltran el tumor y su activación actúa como molécula inhibidora, bloqueando la función efectora de los linfocitos T CD8+. Cuando PD-1 o CTLA-4 se activan en los linfocitos, se desencadenan cascadas de señalización que culminan en un fenotipo anérgico.

Los linfocitos Treg han sido más relacionados con mecanismos de evasión de la respuesta que con efectos antitumorales. Esto se debe principalmente a que cuando se encuentran en el microambiente tumoral pueden ejercer efectos supresivos en otras células efectoras, como linfocitos Th1 y Th17, así como en macrófagos, neutrófilos, DC y células NK. Los linfocitos Treg son reclutados al microambiente tumoral debido a la producción de citocinas proinflamatorias por otras estirpes celulares como las DC, productoras de la quimiocina CCR4. Asimismo, los linfocitos T CD4+ *naïve* que infiltran el tumor son estimulados *in situ* por la presencia de IL-10 y TGFβ, que es producida por células tumorales como es el caso del linfoma difuso de células B grandes (DLBCL, *diffuse large B-cell lymphoma*).

La regulación de la respuesta inmunológica por parte de los linfocitos Treg se debe a varios mecanismos, entre los que se encuentran la secreción de citocinas antiinflamatorias como la IL-1β o TGF-β y el consumo de IL-2 necesaria para la activación de linfocitos Th1. Además, debido a su origen durante el proceso de selección en el timo, los linfocitos Treg suelen reconocer TAA con mayor afinidad que las clonas Th autorreactivas, por lo que también pueden secuestrar el antígeno e impedir la actividad de estos últimos.

Por su parte, los linfocitos B también pueden participar en el desarrollo de tumores al producir TGF-β e IL-10, y estimular la diferenciación de los linfocitos T CD4+ *naïve* hacia linfocitos Treg para favorecer el proceso metastásico. Además, en el adenocarcinoma pancreático, los linfocitos B infiltrantes del tumor producen IL-35, que actúa como factor de crecimiento. En diferentes modelos murinos, incluyendo cáncer de mama y melanoma, la deficiencia de linfocitos B produce una regresión e incluso una resistencia al desarrollo tumoral, al favorecer una respuesta inmunológica celular. En contraste, la restauración de linfocitos B reduce la población de linfocitos Th1 CD4+ y Tc CD8+, favoreciendo la reaparición tumoral. Además, la presencia de complejos inmunes de anticuerpos se ha relacionado con un pronóstico negativo en cáncer de mama.

FORMACIÓN DE ESTRUCTURAS LINFOIDES TERCIARIAS EN LOS TUMORES

Las estructuras linfoides terciarias (TLS, *tertiary lymphoid structures*) son aglomerados de células del sistema inmunológico y células estromales en un tejido no inmunológico. Estas TLS se han relacionado con enfermedades autoinmunes, rechazo de trasplantes, así como con el cáncer. Las TLS pueden ser tan sencillas o complejas en organización similar a un ganglio linfático, y pueden tener una alta plasticidad; esto quiere decir que las TLS pueden ser formadas *de novo*, además de estar presentes únicamente cuando es necesaria la respuesta inmunológica, por lo que tras la eliminación del agente extraño desaparecen.

Las TLS, al igual que los ganglios linfáticos, pueden presentar zonas definidas de linfocitos B, linfocitos T, centros germinales, así como indicios de cambio de clase de inmunoglobulinas. Su generación depende de la interacción entre células estromales inductoras de tejido linfoide (LTi, *lymphoid tissue inducer*) y las células hematopoyéticas organizadoras de tejido linfoide (LTo, *lymphoid tissue organizers*), a través de factores como el ligando de linfotoxina α1β2, así como del receptor de linfotoxina β. Esta señalización permite la producción de citocinas que atrae a las células del sistema inmunológico. Asimismo, las células estromales producen moléculas de adhesión que promueven el establecimiento de las células migratorias y por ende la formación de complejos que darán lugar a las TLS, mientras que las células LTi promueven la formación de tejido vascular, incluyendo vénulas del endotelio alto, similares a las presentes en los ganglios linfáticos.

En algunos casos, la presencia de TLS en pacientes es indicativa de una respuesta citotóxica por parte de los linfocitos Tc CD8+, como es el caso del cáncer pulmonar de células no pequeñas (NSCLC, *non-small cell lung cancer*). Asimismo, investigaciones en cáncer de mama y melanoma observaron la presencia de centros germinales en las TLS asociadas, lo que sugiere procesos de maduración de la afinidad y cambio de clase de anticuerpos contra antígenos tumorales. Sin embargo, estudios en modelos murinos han explorado la posibilidad de una acción protumoral de las TLS, principalmente cuando su población está compuesta de células reguladoras como linfocitos Treg, por lo que el impacto de las TLS depende principalmente del tipo de cáncer y su capacidad inmunosupresora.

El caso especial de la respuesta inmunológica en leucemias y linfomas

De todos los tipos de cáncer, las leucemias, los linfomas y el mieloma múltiple son de una relevancia significativa desde el punto de vista inmunológico. A pesar de que cualquier cáncer presenta cierto grado de alteración de la respuesta inmunológica, las leucemia y linfomas se caracterizan por una inmunodeficiencia considerable. La proliferación excesiva de leucocitos maduros o la producción incontrolada de precursores afecta la respuesta inmunológica en general. En las leucemias agudas, los pacientes presentan un mayor número de linfocitos T CD3+CD56+ en comparación con individuos sanos; sin embargo, su capacidad inmunológica está reducida. A su vez, los neutrófilos presentan una actividad bactericida disminuida en pacientes con leucemia linfocítica crónica, posiblemente relacionada con hipogammaglobulinemia.

Además, los blastos residen en órganos secundarios, principalmente en los ganglios linfáticos, ocupando el espacio en donde una respuesta inmunológica antitumoral debería ocurrir. Otra característica en leucemias y linfomas consiste en que las células malignas presentan un número limitado de mutaciones somáticas en comparación con tumores sólidos, por lo que la posibilidad de generar neoantígenos es menor. Por lo tanto, se ha sugerido que las leucemias son más difíciles de detectar por el sistema inmunológico como amenazas potenciales.

Tal es el caso de los linfocitos Tc CD8+ específicos contra el VEB en el DLBCL; estos linfocitos muestran una menor capacidad de producir TNF-α, además de que en los pacientes el nivel de IL-10 a nivel basal y después de la activación con VEB es mayor que en individuos sanos.

Las leucemias y linfomas relacionados con linfocitos B presentan otro problema. En linfocitos B normales se expresan las moléculas del MHC-II, por lo que son capaces de actuar como APC. Sin embargo, en algunas subclases de DLBCL los linfocitos incrementan la expresión del factor FOXP1, que a su vez inhibe la expresión del MHC-II; este efecto se ha relacionado con la inducción de la tolerancia en linfocitos T.

MARCADORES TUMORALES: EMERGENCIA DEL SISTEMA INMUNOLÓGICO PARA LA DETECCIÓN DE ENFERMEDADES ONCOLÓGICAS

Existen diversos métodos de identificación y diagnóstico para las diferentes enfermedades oncológicas, como el antígeno prostático. Sin embargo, la aparición de estos marcadores puede ser inespecífico; a su vez, las manifestaciones clínicas pueden presentarse en etapas avanzadas.

Diversos estudios y soporte clínico ponen de manifiesto que la detección temprana de las enfermedades oncológicas es crucial para incrementar las probabilidades de supervivencia del paciente. Debido al avance que ha ocurrido en los últimos años en cuanto al papel del sistema inmunológico para detectar y montar una respuesta contra las células malignas, se ha propuesto el uso de sus componentes como diagnóstico y pronóstico en diferentes tipos de cáncer.

Un marcador de naturaleza inmunológica para la detección del cáncer son los autoanticuerpos. La ventaja de utilizar autoanticuerpos es su alta sensibilidad; estos anticuerpos contra antígenos tumorales pueden aparecer en la circulación en etapas muy tempranas del cáncer, incluso cuando no es clínicamente detectable, además de permanecer en la circulación de forma más estable que otras

proteínas. El uso de anticuerpos contra antígenos tumorales como herramienta de diagnóstico sigue en desarrollo. Un ejemplo es el earlyCDT-lung® de Oncimmune®, una prueba que detecta anticuerpos contra antígenos específicos relacionados con cáncer de pulmón. Mientras tanto, un estudio demostró que la detección de anticuerpos contra tres autoantígenos (PTPRA, PTGFR y p53) se relaciona con la aparición del cáncer de ovario, por lo que también podrían ser utilizados para una prueba diagnóstica.

Infiltraciones tumorales como pronóstico

Desde el reconocimiento del microambiente tumoral, se ha empleado la naturaleza de las células infiltrantes de tumor como herramienta de pronóstico, lo cual se conoce como **puntuación inmunológica** o **Immunoscore©**. Varios reportes se han enfocado en la caracterización del ambiente tumoral en diferentes tipos de cáncer, lo que a su vez ha sido de utilidad para determinar la respuesta a **inmunoterapias**.

Una de las poblaciones infiltrantes más estudiada en cáncer corresponde a los TAM. En el cáncer de mama, una mayor infiltración de TAM CD68+ es indicativa de un cáncer más agresivo y una menor supervivencia en comparación con tumores con una infiltración baja. Por su parte, la infiltración de neutrófilos se ha asociado con un pronóstico desfavorable en diferentes tipos de cáncer, como carcinoma gástrico, hepatocelular, renal, del ducto pancreático, cáncer de cabeza y cuello, melanoma, entre otros.

Debido al papel de las MDSC, éstas pueden ser utilizadas como factor de pronóstico. En el cáncer de mama la aparición de estas células en la circulación se relaciona con una enfermedad metastásica, así como una mayor probabilidad de recurrencia oncológica.

La aparición de linfocitos T también es importante para la predicción de sobrevida. En el caso del cáncer colorrectal, un estudio demostró que la aparición de infiltrados de linfocitos T CD4+ con sobreexpresión de genes característicos de un perfil Th1 se relaciona con una menor recurrencia tumoral. Además, una densidad baja de linfocitos T de memoria CD3+CD45R0+ es indicativa de un pronóstico desfavorable. Por su parte, un infiltrado tumoral de Tc CD8+ en etapas avanzadas se relaciona con una prolongación de sobrevida libre de enfermedad. En el caso del carcinoma de células escamosas de cuello y cabeza, la presencia de linfocitos Treg CD4+-Foxp3+ es indicativo de un mejor control regional de las células tumorales, lo que impide la progresión tumoral.

Además de su presencia, resulta relevante la correlación entre un tipo linfocitario y otro. Un radio combinado entre linfocitos Tc y linfocitos Treg, en donde los primeros superen en número a los segundos, también se relaciona con una mayor respuesta al tratamiento en cáncer de ovario. De forma similar, un infiltrado tumoral con una mayor concentración de Treg en comparación a linfocitos Tc CD8+ se relaciona con un pronóstico negativo, incluyendo cáncer de pulmón y glioblastoma.

Al igual que en el caso de la respuesta inmunológica, el efecto de los infiltrados tumorales en la asignación de un pronóstico clínico depende muchas veces de la naturaleza de la malignidad, por lo que el uso de componentes del sistema inmunológico para predecir un pronóstico debe hacerse de forma personalizada y tomando las precauciones necesarias.

USO DE INMUNOTERAPIA PARA EL TRATAMIENTO DE ENFERMEDADES ONCOLÓGICAS

Tradicionalmente, los tratamientos contra las enfermedades oncológicas se basan en la eliminación de células malignas por métodos físicos o químicos enfocados a la inducción de muerte celular. En la actualidad se sabe que, aunque estos tratamientos pueden producir una activación de la respuesta inmunológica (como se discute más adelante), su inespecificidad y alta toxicidad limita su uso en algunos pacientes. En la actualidad, se están desarrollado varias alternativas de terapia que, además de complementar a la radio- y quimioterapia, ayudan a incrementar la respuesta inmunológica ya evitar la reincidencia oncológica. El universo terapéutico contra tumores tiene ahora un sinfín de posibilidades que, si se desarrollan y eligen de forma personalizada, nos llevarán a un futuro donde las enfermedades oncológicas sean cosa del pasado.

Uso de anticuerpos terapéuticos

Hace aproximadamente 20 años, el primer anticuerpo monoclonal terapéutico contra CD20, rituximab, salió al mercado para el tratamiento de CLL. Actualmente existen múltiples anticuerpos terapéuticos, empleados en diferentes enfermedades oncológicas (tabla 23-2). Los anticuerpos terapéuticos tienen tres finalidades; la primera es reconocer y bloquear moléculas importantes para la supervivencia de células malignas. Tal es el caso del anticuerpo contra el factor de crecimiento del endotelio vascular, que bloquea la unión a su receptor y, por ende, su señal proliferativa.

La segunda finalidad es el bloqueo de moléculas moduladoras de la respuesta inmunológica. Existen anticuerpos terapéuticos contra PD-L1, un receptor que inhibe la activación y función de los linfocitos Tc CD8+, mientras que el anticuerpo contra CTLA-4 está en desarrollo.

La tercera, es la unión a TAA presentes en células malignas que permitan una respuesta inmunológica dependiente de receptores de anticuerpos. Este es el caso de los anticuerpos dirigidos contra CD20 como rituximab para el tratamiento de la leucemia linfocítica crónica, o daratumumab contra CD38 para el tratamiento de mieloma múltiple. Dichos anticuerpos opsonizan a las células malignas, que son reconocidas por las células NK, o monocitos/macrófagos, y eliminadas por ADCC o fagocitosis. Estos anticuerpos también permiten la activación del complemento por la vía clásica.

Los **anticuerpos biespecíficos** tienen la finalidad de servir como "puente" entre la célula tumoral y las células de la respuesta inmunológica. Anticuerpos como el blinatumomab se unen a su TAA y a la molécula CD3, como lo que permite la asociación del linfocito T con su célula blanco, induciendo su destrucción de una manera independiente al TCR. Sin embargo, su efectividad depende del estado inmunológico de la célula efectora. Diversas modificaciones y estudios se están realizando actualmente para evaluar la eficacia de este tipo de moléculas en la clínica.

Estimulación de la respuesta inmunológica innata

Otra alternativa terapéutica involucra la activación de la respuesta inmunológica innata. Hace más de un siglo, el Dr. William Coley propuso el uso de bacterias para tratar enfermedades oncológicas, ya que observó la remisión oncológica en un paciente como consecuencia de una enfermedad infecciosa. En la actualidad, agentes como el imiquimod, un agonista de TLR7 que se utiliza para tratar el cáncer de células basales, así como el uso de un componente del bacilo Calmette Guérin en el tratamiento de cáncer de vejiga, se basan en la propuesta del Dr. Coley.

Otro método para estimular la respuesta inmunológica es el uso de citocinas como el IFN. En CLL, los TAM o NLC pueden activarse con IFNγ y eliminar a las células opsonizadas con rituximab por fagocitosis; además, esta activación bloquea el soporte de las NLC hacia las células transformadas. Sin embargo, el uso terapéutico del IFNγ está restringido por sus efectos adversos. Una alternativa es el uso del IFNα2b, que unido a una molécula de polietilenglicol exhibe un tiempo de vida media adecuado para su uso terapéutico en melanoma.

La estimulación de la respuesta inmunológica en leucemia presenta mecanismos de acción especiales. Estudios en leucemia mieloide aguda, específicamente del tipo monocítico, demuestran que el uso de estimulantes de la respuesta en conjunto con anticuerpos terapéuticos resulta en un fenómeno interesante y único. El tratamiento de los blastos con IFN- o el ácido transretinoico (ATRA, *All-Trans Retinoic Acid*) estimula la activación de los blastos y su diferenciación hacia un fenotipo M1. Esta activación trae como consecuencia un incremento en la expresión de CD38, que puede ser reconocido por el anticuerpo terapéutico daratumumab. Por lo tanto, los blastos

Tabla 23-2. Lista de algunos anticuerpos terapéuticos y sus usos específicos aprobados recientemente

Año*	Nombre	Blanco	Indicaciones**	Empresa
2019	Polatuzumab vedotin	CD79b-MMAE	Linfoma de células B grandes difuso, refractario	Genentech, Inc.
2018	Pembrolizumab	PD-1	Carcinoma de células de Kermel metastásico pediátrico o adulto	Merck & Co.
2018	Trastuzumab-pkrb	Her-2	Cáncer de mama con sobreexpresión de Her-2	Celtrion, Inc.
2018	Atezolizumab	PD-L1	NSCLC metastásico	Genentech, Inc.
2018	rituximab-abbs	CD20	Linfoma no Hodgkin	Celltrion, Inc.
2018	Emapalumab	IFNγ	Linfohistiocitosis hemofagocítica primaria	Novimmune, S.A.
2018	Brentuximab vedotin	CD30	Linfoma de Hodgkin clásico en estadios III o IV sin tratamiento	Seattle Genetics, Inc.
2018	Pembrolizumab	PD-1	Carcinoma hepatocelular	Merk & Co.
2018	Cemiplimab-rwlc	PD-1	Carcinoma cutáneo de células escamosas	Regeneron Pharmaceuticals, Inc.
2018	Moxetumomab pasudotox-tdfk	CD22	Leucemia refractaria de células pilosas	AstraZeneca
2018	Nivolumab	PD-1	SCLC metastásico	Bristol-Myers Squib Co.
2018	Ipilimumab	CTLA-4	Cáncer colorrectal metastásico con deficiencia en mecanismos de reparación (*mismatch*) o inestabilidad microsatelital alta	Bristol-Myers Squib Co.
2018	Bevacizumab	VEGF-A	Cáncer en el epitelio de ovario, trompa de Falopio o peritoneal primario	Genentech, Inc.
2018	Blinatumomab (BiTE)	CD3/CD19	Leucemia linfocítica aguda	Blincyto
2018	Durvalumab	PD-L1	NSCLC grado III no resecable	AstraZeneca
2017	Pertuzumab	Her-2	Cáncer de mama temprano	Genentech, Inc.
2017	Obinutuzumab	CD20	Linfoma folicular	Genentech, Inc.

* Año de aprobación de la aplicación más reciente.
** La tabla solo cita las aplicaciones más recientes; los anticuerpos pueden (o no) ser utilizados en otras enfermedades.
Fuente: sitio web de la Food and Drug Administration.

diferenciados son opsonizados y se convierten en su propio blanco citotóxico. Este fenómeno, en el que el blasto se convierte en blanco y efector, se conoce como **fratricidio** (figura 23-5).

Estimulación *ex vivo* de células dendríticas y vacunas antitumorales

Otra alternativa terapéutica tiene como objetivo evitar el microambiente regulador en el paciente mediante la obtención de estirpes celulares y su activación fuera del organismo, para luego ser reintroducidas en el paciente; esto se conoce como **terapia celular adoptiva (ACT)**.

La estimulación de DC *ex vivo* puede ser de utilidad para la elaboración de vacunas antitumorales que inducen una respuesta adaptativa en el paciente. La estimulación *ex vivo* de las DC requiere una selección específica de TSA, por lo que el tratamiento debe ser muchas veces personalizado. Además, durante el desarrollo de las vacunas antitumorales es de vital importancia estimar los posibles efectos citotóxicos. Un caso popular fue el del científico y premio nobel Ralph Steinman, fiel abogado de la importancia de las DC. La historia relata que cuando fue diagnosticado con cáncer pancreático diseñó junto con un grupo de colaboradores una terapia personal basada en la estimulación de sus propias DC, con lo cual sobrevivió durante más de 4 años con una calidad de vida relativamente normal.

Además de la estimulación de DC, la vacunación con péptidos o ARNm ha demostrado ser eficaz en el tratamiento de enfermedades oncológicas. Estos tratamientos tienen como finalidad incrementar la disponibilidad de TSA en el paciente, para un mayor reconocimiento y procesamiento por las APC *in vivo*. Debido a la heterogeneidad de los tumores, se ha sugerido que el uso de vacunas debe incluir más de un TSA, con lo que se disminuye la selección clonal. El mecanismo de acción de estas vacunas antitumorales es mediado principalmente por la activación de linfocitos Th CD4+ y en menor medida por linfocitos Tc CD8+. Además, durante el seguimiento se ha observado una menor reincidencia tumoral en los pacientes tratados.

Transferencia adoptiva de linfocitos T y linfocitos CAR-T

Los linfocitos T pueden ser estimulados *ex vivo* del mismo modo que las DC. Los linfocitos son extraídos de los pacientes para ser estimulados e inducir su proliferación en cultivo mediante la adición de citocinas como la IL-2. Después de su expansión, las clonas reactivas contra antígenos tumorales son seleccionadas y reintroducidas al paciente (figura 23-6). La ACT ha sido evaluada en diversos casos clínicos, incluyendo un paciente con melanoma tratado con linfocitos Th CD4+ contra el antígeno NY-ESO-1, quien estuvo libre de remisión por al menos 2 años después del tratamiento. Sin embargo, el desarrollo de linfocitos específicos contra tumor lleva tiempo, además de tienen que hacerse de manera concreta para un paciente determinado, lo que limita su uso terapéutico e incrementa su costo. Actualmente, se realizan estudios para acelerar su producción, además de inhibir la expansión de linfocitos Treg con ayuda de anticuerpos contra moléculas como el CTLA-4.

Otra estrategia incluye la manipulación directa del TCR para reconocer TAA característicos de un tipo de cáncer específico. Sin embargo, la manipulación del TCR tiene como resultado adverso un efecto citotóxico contra células normales debido a la presentación normal por el MHC-1. Por ejemplo, el antígeno asociado a melanoma A3 (MAGE-A3) es un blanco para el tratamiento de melanoma; sin embargo, el antígeno se expresa en el cerebro, lo que produce neurotoxicidad severa.

El uso de células NK como alternativa a la expansión clonal de linfocitos T se ha utilizado con éxito en algunas enfermedades hematológicas; al ser activadas *ex vivo* y readministradas al paciente pueden incrementar la eficacia de los anticuerpos terapéuticos.

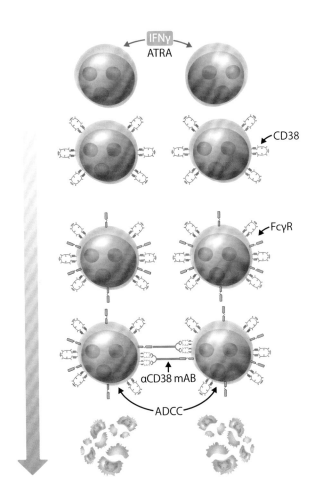

Figura 23-5. Fratricidio. En AML, la estimulación de los blastos de origen mieloide con agentes como el IFNγ o ATRA promueve su maduración. A su vez, esta activación promueve la expresión de CD38. Cuando el anticuerpo anti-CD38 Daratumumab se agrega en el cultivo, los blastos activados se reconocen entre sí mediante los receptores FcγR e inducen muerte celular por ADCC. Debido a que las mismas células citotóxicas son las células blanco, este fenómeno se le conoce como fratricidio (edición cortesía de Nathaniel Buteyn, Kavin Fatehchand y Susheela Tridandapani, The Ohio State University).

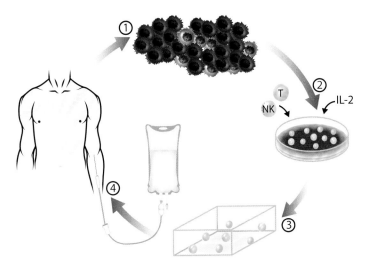

Figura 23-6. Esquema simplificado de terapia celular adoptiva. 1. Para este tipo de terapia, las células son extraídas del paciente. Las muestras pueden provenir de una biopsia tumoral o de sangre periférica; 2. Los linfocitos T (o células NK) son estimulados para proliferar *in vitro* con diferentes citocinas, como la IL-2. En su caso, las células pueden ser modificadas genéticamente para expresar receptores contra antígenos específicos; 3. Posteriormente, las células se seleccionan de acuerdo a su reactividad contra células tumorales; 4. Finalmente, las células antitumorales son reinsertadas al paciente para su tratamiento.

Además, las células NK tienen varios mecanismos citotóxicos independientes de la expresión de las moléculas MHC-I, necesarias para una citotoxicidad mediada por linfocitos Tc CD8+.

Los linfocitos T con **receptor de antígeno quimérico** (**CAR**, *chimeric antigen receptor*) han representado la cúspide de la investigación inmunoterapéutica de los últimos años. El receptor de estos linfocitos es manipulado para poder reconocer TSA o TAA específicos sobre la superficie celular de forma independiente del MHC-I. Los CAR están diseñados a partir de una cadena simple de región variable (scFv, *single-chain fragment variable*) proveniente de un anticuerpo junto con los dominios de señalización de la cadena del TCRζ, así como la presencia de dominios coestimuladores provenientes de receptores como CD28 o 4-1BB. Esto dominios de señalización permiten clasificar a los CAR-T como de primera, segunda y tercera generación, siendo los últimos los más complejos.

La presencia de dominios intracelulares correspondientes a moléculas coestimuladoras permite amplificar las cascadas de señalización y, en algunos casos, sobrepasar el control de receptores reguladores. Además, los CAR-T de cuarta generación contienen mecanismos inductores de citocinas, con lo que pueden estimular a las células vecinas.

En 2017, la Food and Drug Administration (FDA) aprobó el uso de dos diferentes CAR-T para el tratamiento de cáncer: tisagenlecleucel y axicabtagene ciloleucel. Estos linfocitos CAR-T se utilizan para pacientes con CLL y leucemia linfocítica aguda de células B (B-ALL, *B-cell acute lymphocytic leukemia*). Uno de los principales inconvenientes de los linfocitos CAR-T es la producción de una lluvia de citocinas, una respuesta inflamatoria exagerada que conlleva efectos adversos graves que comprometen la vida del paciente, por lo que la construcción de CAR-T más seguros y efectivos está en desarrollo. Además, al igual que con los linfocitos con TCR diseñados, existe la probabilidad de que se afecte el tejido sano, condición conocida como efecto específico fuera de tumor (*on target/off target effect*). Por el momento, el beneficio terapéutico de los linfocitos CAR-T se limita a enfermedades hematooncológicas.

Con el fin de contrarrestar los problemas de los linfocitos CAR-T, se está evaluando la introducción del **receptor CAR** en células NK. Una ventaja de las CAR-NK es que además de eliminar al blanco con este receptor, aún conservan su actividad por receptores KAR y Fc, lo que permitiría la combinación de la terapia celular con algún anticuerpo dirigido a antígenos tumorales. Sin embargo, una limitante para el uso de células CAR-NK es una pro-

ducción *ex vivo* deficiente, por lo que su uso aún está limitado a estudios preclínicos y clínicos de fase I.

Estimulación de la respuesta inmunológica a través de la radio y quimioterapia

Los tratamientos con radiación y agentes químicos han tenido como finalidad la eliminación directa de las células tumorales. Sin embargo, en años recientes se ha demostrado que, a determinadas dosis, estos agentes pueden promover la respuesta inmunológica, contrario a los efectos supresores conocidos. Se ha observado que la gemcitabina promueve la expresión del MHC-I y la activación de los linfocitos Tc CD8+, además de inhibir a las MDSC. Otros agentes como la doxorrubicina, el Taxol® y el platino sensibilizan a las células tumorales ante la actividad de linfocitos NK. Además, la doxorrubicina sensibiliza a las células madre tumorales a la muerte celular mediada por TRAIL por parte de los linfocitos Tγδ.

La ciclofosfamida es un agente quimioterapéutico cuyas propiedades inmunomoduladoras han sido extensamente documentadas; a dosis bajas, la ciclofosfamida ayuda a eliminar selectivamente a los linfocitos Treg, lo que potencia la respuesta inmunológica. Sin embargo, el efecto inductor de la respuesta inmunológica puede ser tumor y dosis/régimen específico.

La radiación a dosis bajas produce un incremento en la expresión de las moléculas MHC-I, aumenta la apoptosis mediada por FAS y la producción de IFN-γ por parte de los linfocitos Th1, además de reducir la producción de IL-10 e IL-1β por parte de los macrófagos. A su vez, la radiación induce la liberación de quimiocinas como CXCL9, CXCL10 y CXCL16, las cuales favorecen el reclutamiento de linfocitos T. Sin embargo, a pesar de que la radiación induce el reclutamiento de los linfocitos T hacia el microambiente tumoral, muchas veces éstos no son activos contra el tumor debido al microambiente supresor. Además, se ha observado que los linfocitos Treg son más resistentes a la radiación en comparación con los linfocitos Tc CD8+ y Th CD4+.

Debido a los efectos variados de la radio- y quimioterapia, nuevas investigaciones a nivel preclínico y clínico evalúan la combinación entre estos tratamientos y la inmunoterapia. Por ejemplo, se ha observado que la combinación de la radioterapia y el anticuerpo contra CTLA-4 incrementa la destrucción tumoral, incluso en zonas metastásicas. Asimismo, se ha demostrado que dicha combinación incrementa la vida media de los pacientes con melanoma con metástasis cerebral, favorece la regresión de metástasis tumorales, así como la reducción de MDSC.

RESUMEN

- El término cáncer involucra una diversidad de enfermedades que se desarrollan a partir de mutaciones somáticas y la proliferación incontrolable celular. El sistema inmunológico es capaz de reconocer el crecimiento tumoral como no propio y montar una respuesta con el fin de eliminarlo. La interacción entre el sistema inmunológico y el desarrollo tumoral se lleva a cabo en tres diferentes etapas: eliminación o inmunovigilancia, edición o inmunoedición y escape. Esta interacción puede llevar años, desde la aparición de la primera célula transformada, hasta el desarrollo de la enfermedad clínica.
- La respuesta contra tumores asemeja en parte a la respuesta inmunológica antiviral. Los macrófagos y las células dendríticas perciben las señales de daño (DAMP) provenientes de las células transformadas, entre los que se incluyen a la proteína HMGB1. A su vez, el procesamiento de células apoptóticas, en conjunto a la detección de DAMP permiten el procesamiento de antígeno y su presentación a los linfocitos T. Asimismo, la actividad de las células NK y los linfocitos T γδ es crucial para eliminar a las células transformadas, mediante la detección de aberraciones en la expresión de las moléculas del MHC, además de participar en la producción de citocinas inflamatorias y le expansión de la respuesta.
- La respuesta adaptativa contra tumores depende de la correcta detección de antígenos. Existen diversos tipos de antígenos tumorales, siendo los antígenos específicos de tumor y los antígenos virales los que promueven una mejor respuesta inmunológica, al no involucrar procesos de pérdida de la tolerancia. Los linfocitos T cooperadores son capaces de detectar los antígenos tumorales presentados por las células dendríticas y madurar hacia fenotipos específicos. La diferenciación de los linfocitos T hacia un fenotipo Th1 permite la activación de linfocitos Tc CD8+, cruciales para la eliminación de células tumorales. Sin embargo, diferentes estudios han demostrado que otros fenotipos, incluyendo los linfocitos Th2, pueden ser importantes para una respuesta antitumoral en casos específicos.
  Además de la respuesta mediada por linfocitos T, existe evidencia de la participación de los linfocitos B en la eliminación tumoral. Los linfocitos B pueden participar como células presentadoras de antígeno; además, mediante procesos de pérdida de la tolerancia, éstos se diferencian a células productoras de autoanticuerpos contra antígenos asociados a tumor.
- Sin embargo, la respuesta inmunológica se centra en los antígenos inmunodominantes. Además, la inestabilidad genética promueve nuevas mutaciones en las células transformadas, lo que induce la aparición de clonas con capacidades inmunomoduladoras, además de cambios de expresión antigénica. La presión selectiva de la respuesta inmunológica permite la selección de clonas con una mejor capacidad para evadirla (inmunoedición). Entre estas cualidades, se encuentra la capacidad de producir moléculas que modifican el microambiente celular e influyen en el comportamiento del sistema inmunológico. Algunos ejemplos incluyen la disminución de moléculas del MHC-I, el cambio del antígeno tumoral, la producción de citocinas antiinflamatorias como la IL-10, así como la expresión de receptores reguladores como PD-L1. El microambiente tumoral se vuelve supresor, favoreciendo la diferenciación de macrófagos hacia un perfil antiinflamatorio, así como la aparición de linfocitos T reguladores, que bloquean la actividad citotóxica de los linfocitos Tc CD8+. Además, las células malignas también promueven la producción de factores inhibidores por parte de las células del epitelio. Estos mecanismos de evasión permiten la expansión tumoral y la aparición de una enfermedad clínica. Cabe destacar que los diferentes procesos inmunológicos favorecen la eliminación o la aparición de enfermedades malignas, lo que depende de diversos factores, incluyendo aspectos genéticos así como la ubicación del crecimiento tumoral.
- El estudio de las interacciones entre el sistema inmunológico y el cáncer han permitido establecer nuevos marcadores tumorales. Estos se basan en el fenotipo de las células infiltrantes de tumor, como los linfocitos T y los macrófagos. La presencia o ausencia de estos infiltrados tumorales puede ser crucial para predecir la agresividad del tumor o la eficacia terapéutica.
- Gracias a la comprensión de la respuesta inmunológica antitumoral, se han desarrollado diferentes herramientas terapéuticas. Los primeros agentes inmunoterapéuticos aprobados para el tratamiento antitumoral fueron los anticuerpos monoclonales. Estos anticuerpos tienen tres diferentes mecanismos de acción: secuestro de factores de crecimiento, inhibición de receptores inhibidores, así como el reconocimiento de antígenos asociados a tumor. En este último caso, la actividad celular de macrófagos y células NK puede ser crucial, al eliminar a las células por medio de citotoxicidad dependiente de anticuerpos.
- Otra forma de potenciar la respuesta antitumoral es mediante la estimulación con citocinas recombinantes, además del uso de ligandos de receptores de la inmunidad innata, como los TLR, que activan la función de macrófagos y DC. La estimulación de la respuesta inmunológica también se puede llevar a cabo mediante vacunas antitumorales: DC activadas *ex vivo* y readministradas al paciente, las cuáles actúan como APC; de forma homologa, se han utilizado vacunas con péptidos o ARNm provenientes de antígenos tumorales.
- Una de las terapias que ha ganado auge en los últimos años involucra la transferencia adoptiva de linfocitos T o células NK activadas *ex vivo*. Los linfocitos T son aislados del paciente, expandidos y seleccionados para reconocer antígenos tumorales; asimismo, se puede modificar el TCR. Los linfocitos T con un receptor de antígeno quimérico representan la herramienta terapéutica más importante desarrollada en los últimos años; el receptor modificado de las CAR-T reconoce antígenos tumorales en la superficie celular sin la necesidad de una presentación mediada por moléculas de MHC; dependiendo del tipo, el receptor tiene integrados moléculas de señalización coestimuladoras para una correcta activación celular y la promoción de la eliminación de la célula blanco. En la actualidad, el uso de las CAR-T se limita en la clínica a enfermedades hemato-oncológicas, mientras que el desarrollo de células CAR-NK está en proceso.
- Es importante reconocer que las terapias convencionales también pueden ser utilizadas para promover una respuesta inmunológica. El uso de agentes como la ciclofosfamida limitan la presencia de células reguladoras en el ambiente tumoral, por lo que su combinación con terapias inmunológicas provee una nueva solución para combatir las enfermedades oncológicas.

TÉRMINOS CLAVE

Anticuerpos biespecíficos Anticuerpos modificados para reconocer dos antígenos a la vez, usualmente a un antígeno tumoral y a una molécula coestimuladora o correceptor.

Antígeno tumoral Moléculas presentes en las células tumorales capaces de producir una respuesta inmunológica específica. Estos antígenos pueden ser proteínas aberrantes o proteínas celulares normales con un patrón de expresión alterado.

Fratricidio Fenómeno por el cual las células tumorales pueden eliminarse unas a otras mediante un proceso de activación inmunológico. Este fenómeno ha sido descrito en AML, donde los blastos de origen mieloide pueden ser activados para efectuar ADCC entre ellos.

Inmunoedición Término que define un periodo de balance entre el crecimiento tumoral y la respuesta inmunológica. El sistema inmunológico se encarga de eliminar las células transformadas con rasgos inmunodominantes, mientras que aquellas que no son reconocidas sobreviven y se multiplican.

Inmunoterapia Serie de estrategias que involucran la activación de la respuesta inmunológica con fines terapéuticos.

Inmunovigilancia Proceso por el cual el sistema inmunológico permanece alerta de manera constante en busca de agentes no propios. En inmunooncología este proceso se refiere a la eliminación de células que presentan mutaciones genéticas o transformaciones fenotípicas antes del desarrollo tumoral.

(continúa)

TÉRMINOS CLAVE

Microambiente tumoral Espacio en el que se desarrollan las células malignas, conformado por moléculas solubles como interleucinas y factores de crecimiento, además de tener componentes celulares que por lo general favorecen la proliferación tumoral.

Puntuación inmunológica o immunoscore© Asignación terapéutica que permite establecer un pronóstico basado en las estirpes celulares presentes en el microambiente tumoral.

Receptor CAR Receptores creados por ingeniería, conformados por una cadena simple de región variable proveniente de una molécula de anticuerpo, que reconocen un antígeno específico. Estos receptores tienen asociados diferentes dominios intracelulares para promover la activación de los linfocitos.

Transferencia adoptiva Inmunoterapia mediante la cual células del sistema inmunológico son extraídas del paciente para ser estimuladas o manipuladas *in vitro*, seleccionadas y reintroducidas al paciente con el fin de promover la eliminación tumoral.

PREGUNTAS DE AUTOEVALUACIÓN

1. ¿Cuáles de las siguientes características forman parte de las células tumorales?
   a. Evasión de la respuesta inmunológica, proliferación controlada y estabilidad genómica
   b. Producción de factores de crecimiento, moléculas inhibidoras y susceptibilidad a la muerte celular
   c. Homogeneidad de la presentación antigénica, inestabilidad genética y susceptibilidad de la muerte celular
   d. Resistencia a la muerte celular, producción de factores de crecimiento y evasión de la respuesta inmunológica

2. De las siguientes opciones, ¿cuál no es un mecanismo de evasión inmunológica por parte de los tumores?
   a. Producción de moléculas antiinflamatorias
   b. Expresión de receptores inhibidores
   c. Sobreexpresión de moléculas del MHC-I
   d. Variabilidad antigénica

3. ¿Cuáles son las tres fases usadas para describir la interacción de la respuesta inmunológica con las células malignas?
   a. Inmunovigilancia, inmunoedición y escape
   b. Inflamación, eliminación y desarrollo de memoria
   c. Desarrollo tumoral, producción de reguladores inmunológicos y escape
   d. Modulación de la respuesta, inflamación y desarrollo de memoria

4. ¿Cuáles son los componentes de un receptor de antígeno quimérico?
   a. Región extracelular del TCR, cadena de CD3 y dominio de molécula coestimuladora
   b. Cadena simple de región variable, dominios de moléculas coestimuladoras y cadena de CD3
   c. Cadena simple de región variable, dominio TCRζ y dominios coestimuladores
   d. Ninguna de las anteriores

5. ¿Cuál de las siguientes opciones no corresponde a un proceso de terapia adoptiva?
   a. Transferencia de linfocitos Th
   b. Transferencia de CAR-T
   c. Transferencia de células tumorales muertas
   d. Transferencia de células NK

6. ¿Cuál de estas poblaciones no es utilizada como marcador tumoral basado en la respuesta inmunológica?
   a. Infiltrados de linfocitos T
   b. Infiltrado tumoral de macrófagos
   c. Presencia de anticuerpos antitumorales
   d. Presencia de citocinas en el suero

7. De los siguientes factores, ¿cuál no es una limitante para el uso de células CAR-T?
   a. Dependencia de las moléculas de MHC
   b. Lluvia de citocinas
   c. Actividad contra células sanas
   d. El tiempo de producción

8. ¿Cuál de las siguientes afirmaciones relacionadas a las leucemias es falsa?
   a. La actividad de la respuesta inmunológica en leucemias es anormal
   b. Cuando se utilizan anticuerpos en la leucemia mieloide aguda, se puede observar el fenómeno de fratricidio
   c. En CLL, las células de leucemia presentan autosuficiencia de crecimiento
   d. Cierto tipo de leucemias son tratadas en la actualidad con terapia de linfocitos CAR-T

9. ¿Cuál de los siguientes factores es de suma importancia para el establecimiento de una respuesta antitumoral?
   a. La producción de IL-10
   b. La polarización de macrófagos a un fenotipo M2
   c. El mantenimiento de la tolerancia
   d. La actividad citotóxica mediada por linfocitos T, γδ y NK

10. De los siguientes antígenos, ¿cuál no es reconocido por anticuerpos terapéuticos?
   a. PD-L1
   b. CD20
   c. VEGF
   d. Calreticulina

RESPUESTAS A LAS PREGUNTAS DE AUTOEVALUACIÓN

1. **d.** Resistencia a la muerte celular, producción de factores de crecimiento y evasión de la respuesta inmunológica
2. **c.** Sobreexpresión de moléculas del MHC-I
3. **a.** Inmunovigilancia, inmunoedición y escape
4. **c.** Cadena simple de región variable, dominio TCRζ y dominios coestimuladores
5. **c.** Transferencia de células tumorales muertas

6. **d.** Presencia de citocinas en el suero
7. **a.** Dependencia de las moléculas de MHC
8. **c.** En CLL, las células de leucemia presentan autosuficiencia de crecimiento
9. **d.** La actividad citotóxica mediada por linfocitos T, γδ y NK
10. **d.** Calreticulina

CASO DE CORRELACIÓN

Una paciente de 62 años de edad fue referida de la unidad de medicina familiar hacia el servicio de hematología para valoración y manejo tras presentar astenia, adinamia, fatiga, hematomas y alteraciones en la biometría hemática.

La paciente es originaria y residente del municipio de Ecatepec, Estado de México, México. Actualmente es comerciante, pero trabajó durante muchos años en la industria textil.

Dentro de sus antecedentes heredo-familiares: la madre murió por complicaciones de diabetes mellitus tipo 2; su padre también falleció, pero debido a complicaciones de hipertensión arterial sistémica e insuficiencia cardiaca; sus dos hermanos tienen hipertensión arterial sistémica, y una tía materna finada tuvo leucemia. Respecto a sus antecedentes personales, negó tener tabaquismo o consumir bebidas alcohólicas; tampoco presenta antecedentes de diabetes mellitus, hipertensión arterial sistémica o dislipidemias.

Historial clínico: la paciente acudió a consulta hace unos años por presentar astenia y adinamia progresiva durante 8 meses, la cual evolucionó hasta ser incapacitante en los últimos días. Además, presenta aparición espontánea de diferentes hematomas en extremidades y tronco, independientes de un traumatismo incidental. Otros síntomas incluyen: cuadros de diaforesis nocturna de forma intermitente, tres infecciones de vías respiratorias con otitis media no supurativa en los últimos 4 meses, así como una pérdida de 10 kg de peso durante los últimos 6 meses e ictericia en la última semana.

Valoración

Signos vitales:

- Frecuencia cardiaca: 80 lpm
- Frecuencia respiratoria: 20 rpm
- Temperatura: 36.6 °C
- Presión arterial: 110/70 mm Hg

Exploración física: presencia de ligera ictericia conjuntival y en mucosa oral; se observaron múltiples hematomas de entre 1 y 3 cm de diámetro en brazos y espalda. Asimismo, se identificaron tres adenomegalias indoloras, no fijas a planos profundos en la región submandibular derecha y retroauricular. Por otra parte, se evidenciaron múltiples adenomegalias indoloras y no fijas en región axilar e inguinal de aproximadamente 1.5 cm. La exploración cardiaca y de campos pulmonares no mostró datos patológicos. En la exploración abdominal se identificó una hepatomegalia de 2 cm por debajo del reborde costal y esplenomegalia, ambas sin dolor a la palpación; los signos apendiculares fueron negativos. El resto de la exploración no reveló datos significativos.

Estudios clínicos: se realizó un panel viral para identificar virus de hepatitis y VIH, los cuales fueron negativos. En la tabla 23-1-1 se muestran los resultados de los estudios de laboratorio.

TABLA 23-1-1. Resultados del perfil químico y la biometría hemática

Perfil químico		Biometría hemática	
Analito	Concentración	Población/analito	Concentración
Glucosa	100 mg/dL	Eritrocitos	4×10^6 µL
Urea	20 mg/dL	Hemoglobina	9.2 g/dL
Creatinina	0.7 mg/dL	Hematocrito	35%
Triglicéridos	4.1 mg/dL	Leucocitos totales	20.5×10^3 µL
Ácido úrico	140 mg/dL	Neutrófilos	35%
Colesterol total	150 mg/dL	Linfocitos	60%
Proteínas totales	5.8 g/dL	Monocitos	4%
Globulinas	2.0 g/dL	Eosinófilos	1%
		Basófilos	0%
		Plaquetas	85×10^3 µL

Estudios adicionales: en un frotis sanguíneo se observó la presencia de linfocitos maduros, monomórficos, pequeños, con un citoplasma de un borde delgado y con la presencia de agregados cromáticos en el núcleo, en proporción de más de 5×10^9/L. Por otra parte, se evidenciaron cuerpos de Howell-Jolly y diversas alteraciones morfológicas de los eritrocitos, de las que destacaron anisocitosis, poiquilocitosis, esquistocitos, eritrocitos fragmentados y ovalocitos. También se evidenció una gran cantidad de *debris*. Se realizó prueba de Coombs, con resultados positivos (+++).

Diagnóstico: la evidencia sugiere la presencia de leucemia linfocítica crónica (CLL, *Chronic Lymphocytic Leukemia*), que además se encuentra complicada por una probable anemia hemolítica autoinmune. Como confirmatorio, una muestra de sangre fue utilizada para tipificación de células mononucleares mediante la técnica de citometría de flujo; este análisis reveló un incremento absoluto de linfocitos con el fenotipo CD5^low/CD19+/CD20^low/CD23+ (12 000/mL) que expresaban cadena l. A su vez, una hibridación *in situ* fluorescente demostró una deleción en el cromosoma 13q en 85% de las células. Finalmente, una prueba de cadena pesada de inmunoglobulina demostró un rearreglo de IGHV4-59 que fue similar en 95% a la línea germinal, consistente con mutación en la región variable de cadena pesada (IGHV).

Tratamiento: la paciente recibirá rituximab a una dosis de cuatro ciclos semanales de 375 mg/m^2.

PREGUNTAS DE REFLEXIÓN

1. Durante la evaluación, se encontró la presencia de adenomegalias, ¿a qué se refiere este término y por qué es importante este síntoma para determinar cuadros de leucemia?
2. En la biometría hemática, ¿cuál es la diferencia entre la paciente y los valores normales?
3. ¿Por qué es importante el establecimiento del fenotipo para el tratamiento?
4. ¿Podría la paciente beneficiarse de un tratamiento combinado? ¿Qué otra inmunoterapia podría aplicarse?
5. En caso de que la terapia con rituximab, ¿qué otros parámetros podrían indicar resistencia al tratamiento?

24 RESPUESTA INMUNOLÓGICA EN TRASPLANTES

José Onofre López Vite • Carlos Navarro del Valle

OBJETIVOS DE APRENDIZAJE

Al terminar este capítulo el lector será capaz de:

1. Conocer la historia de los trasplantes
2. Definir los tipos de trasplantes
3. Identificar las indicaciones de trasplante
4. Integrar los estudios inmunológicos en la investigación del donador-receptor

5. Describir los mecanismos de respuesta inmunológica
6. Definir el concepto de rechazo
7. Integrar la terapia farmacológica de inmunosupresión
8. Describir las terapias de inducción
9. Reconocer el futuro de los trasplantes

▌INTRODUCCIÓN

En la actualidad la medicina de trasplante es aceptada y realizada prácticamente en todos los países del Continente Americano; las técnicas quirúrgicas, el protocolo de selección de donador-receptor, el tratamiento farmacológico inmunosupresor y el manejo de las complicaciones agudas y crónicas han permitido que se realicen con seguridad trasplantes de órganos sólidos con mejores resultados y mejor sobrevida del paciente y del injerto. Sin embargo, esto no siempre fue así.

▌HISTORIA DE LOS TRASPLANTES

El anhelo de trasplantar un órgano o tejido de un ser humano a otro, o de un animal a un ser humano, ha acompañado a la humanidad en diferentes momentos de su historia. Hay registros mitológicos, religiosos y arqueológicos sobre el tema que datan de 2 500 a 3 000 años a.C. Existe evidencia de la transferencia de hueso, dientes y piel en la Edad de Bronce, mientras que en la *Leyenda dorada*, una compilación de relatos del siglo XIII, se relata que al diácono romano Justiniano, quien perdió la pierna por gangrena, le fue trasplantada la pierna de un hombre etíope muerto. Este episodio es llamado "el milagro de la pierna negra" por la diferencia de razas del donador y el receptor. En la religión cristiana se relata que Jesús restauró la oreja de un siervo luego de que Simón Pedro se la cortara con una espada; san Pedro reimplantó los senos de santa Ágata, quien fue herida en tortura, y san Marcos reimplantó la mano que le había sido amputada a un soldado en batalla.

A principios del siglo XX el trasplante de órganos y tejidos de una persona sana a una enferma dejó de ser un sueño para convertirse en una realidad debido a los avances en el estudio de la anatomía, la fisiología, la inmunología y muchas otras ramas de la medicina. El trasplante de órganos se considera desde el punto de vista científico y humanístico como el milagro del siglo pasado. La historia moderna de la cirugía de trasplante inicia con los trabajos de Alexis Carrel (1873-1944), cirujano francés considerado el padre de los trasplantes y de la cirugía vascular, y Premio Nobel en 1912. Carrel comenzó a experimentar técnicas para suturar vasos sanguí-

neos, basado en los principios físicos y mecánicos que le instruyeron sastres franceses. Dichas técnicas para realizar anastomosis vasculares son las mismas que en la actualidad se utilizan para anastomosar los vasos sanguíneos de los órganos trasplantados. Los trabajos de Carrel son la piedra angular de la evolución de las técnicas quirúrgicas del trasplante de órganos sólidos.

Las primeras técnicas de trasplantes se ensayaron a partir de experimentación con animales (caninos y, en algunos casos, primates), así como con tejidos provenientes de animales (p. ej., válvulas cardiacas de porcinos). Carrel llevó a cabo cirugías experimentales con perros; inicialmente realizó trasplantes heterotópicos al implantar el órgano en el cuello del perro receptor con éxito. Hay reportes previos de algunos trasplantes experimentales de riñón realizados en perros por Emerich Ullmann en Viena en 1902, lo mismo que de la experimentación en xenotrasplantes que hizo Mathieu Jaboulay en Lyon, Francia, en 1906. Jaboulay implantó en los vasos braquiales de dos pacientes humanos con falla renal, los vasos renales de una oveja y de un cerdo. Éstos son los primeros trasplantes reportados en humanos, aunque fueron catalogados como un fracaso.

El primer trasplante renal de un humano a otro fue reportado por el doctor Yu Yu Voronov en Ucrania, en 1933. El paciente murió 2 días después de la implantación del órgano. Sin embargo, durante el estudio *post mortem* las anastomosis continuaban permeables.

En 1954 se efectuó el primer trasplante renal con resultados exitosos entre los gemelos monocigóticos Ronald y Richard Herrick. La cirugía fue realizada por los doctores John Merrill y Joseph Murray (Premio Nobel en 1991) en el Hospital Peter Bent Brigham, en Boston. El receptor vivió 8 años con el injerto funcional; la causa del fallecimiento fue enfermedad cardiovascular y no hubo evidencia de rechazo en el estudio *post mortem*. El éxito del trasplante fue resultado de la homogeneidad genética entre gemelos; sin embargo, aún había una barrera para realizar trasplantes entre personas no relacionadas.

En 1956 el descubrimiento de las moléculas **antígeno leucocitario humano** (**HLA**, *human leukocyte antigen*) por el doctor Jean

Dausset marcó un parteaguas en la medicina de trasplantes, pues se identificaron las moléculas que brindan la identidad inmunológica y son capaces de activar la respuesta inmunológica con la presencia secundaria de episodios de rechazo de los órganos trasplantados; así dio inicio el desarrollo de las terapias farmacológicas inmunosupresoras. En México el primer trasplante renal fue llevado a cabo en 1963 por los doctores Federico Ortíz Quezada, Manuel Quijano y Gilberto Flores en el Centro Médico Nacional del Instituto Mexicano del Seguro Social.

En cuanto al trasplante hepático, se tiene registro de las investigaciones y los procedimientos experimentales realizados por Thomas Starzl a partir de 1955, inicialmente efectuados en animales con resultados poco satisfactorios. Sin embargo, cuando se imitó el tratamiento inmunosupresor de los receptores de riñón a base de prednisona y azatioprina se obtuvieron mejores resultados. En marzo de 1963 se realizó el primer trasplante hepático en un niño con atresia de vías biliares; desafortunadamente se presentó hemorragia incontrolable en el transoperatorio y el paciente falleció. Se intentaron otros trasplantes en pacientes adultos en Denver, Boston y París el mismo año, pero debido a los malos resultados se detuvo la investigación durante 3 años. En 1967 se reinició el programa de trasplante hepático en Estados Unidos, cuyo resultado fue el primer paciente trasplantado de hígado con sobrevida de 1 año. Entre 1963 y 1979 se realizaron 170 trasplantes de hígado con una pobre tasa de sobrevida que apenas alcanzó un año entre 18 y 30% de los pacientes; esta situación se modificó con la llegada de la ciclosporina en 1978. El doctor Starzl también realizó investigaciones en xenotrasplante al trasplantar hígados de chimpancé a humanos sin éxito alguno entre 1969 y 1973. El primer trasplante hepático realizado en México lo practicaron los doctores Héctor Diliz y Héctor Orozco en el Instituto Nacional de Ciencias Médicas y Nutrición Salvador Zubirán, el 26 de marzo de 1985.

En el área del trasplante cardiaco, el antecedente es el esfuerzo del equipo liderado por James D. Hardy en Mississippi, el cual realizó un xenotrasplante de corazón de un chimpancé a un humano, quien falleció 1 hora después de haberse desconectado de la bomba de circulación extracorpórea, ya que el corazón no toleró el retorno venoso del receptor.

En 1967, en Sudáfrica, el doctor Christiaan Barnard y su equipo llevaron a cabo el primer trasplante cardiaco con éxito. La donadora fue una mujer que sufrió traumatismo craneoencefálico grave secundario a atropellamiento; el corazón se le trasplantó a Louis Washkansky, un hombre de 53 años de edad, diabético, fumador y con insuficiencia cardiaca. La cirugía fue satisfactoria y pasó a la historia como el primer trasplante cardiaco. Sin embargo, en el día 12 del posoperatorio el paciente presentó deterioro cardiorrespiratorio con infiltrados pulmonares; el cuadro se determinó como rechazo, por lo que se intensificó la terapia inmunosupresora. A pesar de estos esfuerzos el cuadro evolucionó y el paciente falleció al día 18 del posoperatorio a causa de una neumonía por *Pseudomona*.

En 1977 Jean Borel describió las propiedades inmunosupresoras de la ciclosporina, un péptido natural producido por el hongo *Cylindrocarpon lucidum* y *Trichderma poliysporum*, aprobado por la FDA para su uso terapéutico en 1983. Este descubrimiento y su aplicación clínica cambiaron de manera radical los resultados, la evolución y la sobrevida de los injertos y, sobre todo, de los pacientes.

Más tarde, el advenimiento del tacrolimús en la década de 1990 mejoró de forma significativa la tasa de rechazo en aquellos pacientes con rechazo refractario al tratamiento con ciclosporina, y se inició la era de los inhibidores de calcineurina, con resultados positivos a largo plazo en la sobrevida de los injertos.

En la actualidad, los avances tanto en el área quirúrgica como en el área inmunológica han permitido que se realicen con éxito trasplantes de órganos sólidos (riñón, corazón, hígado, pulmón y páncreas), lo mismo que trasplantes multiorgánicos, como corazón-pulmón y riñón-páncreas.

No obstante, a pesar de los avances científicos, la oferta de órganos para trasplante se ve rebasada de modo significativo por la enorme lista de espera de pacientes con enfermedades terminales que necesitan el trasplante de un órgano para seguir con vida. Por tal motivo, se considera que una tarea para los próximos años es tener una mayor disposición de órganos para trasplantar, los cuales idealmente deben proceder de donadores cadavéricos.

▍ DEFINICIONES Y TIPOS DE TRASPLANTES

Un **trasplante** se define como la transferencia de un órgano o tejido de un individuo (al cual se le llama **donador**), a otro (denominado **receptor**) con la finalidad de restaurar las funciones que el órgano o tejido ha dejado de realizar.

Hay diferentes tipos de trasplantes según su origen, el número de órganos involucrados, la diferencia genética entre donador y receptor, y la localización anatómica donde se coloca el órgano en el receptor.

La clasificación de los trasplantes en relación con la diferencia genética entre el donador y el receptor es la siguiente:

a) **Autotrasplante** o **autoinjerto**: es aquel en el que el mismo individuo es el donador y receptor. Algunos ejemplos son los injertos libres o pediculados de piel o el autotrasplante de tejido esplénico.

b) **Alotrasplante** o **aloinjerto** (**homoinjerto**): es el que se realiza entre donador y receptor de la misma especie, pero genéticamente diferentes. Entre los ejemplos están los trasplantes entre hermanos, de padres a hijos o entre personas que no tienen vínculo consanguíneo; es el tipo de trasplante que se realiza con más frecuencia.

c) **Isotrasplante** (**isoinjerto**): se nombra así a aquel en el cual el donador y receptor son genéticamente iguales, es decir, son gemelos univitelínicos, por lo tanto, no existe fenómeno de rechazo.

d) **Xenotrasplante** (**heterotrasplante**): en este tipo el donador y el receptor pertenecen a especies diferentes. Es el caso de las válvulas cardiacas de porcino o los trasplantes experimentales de hígado de chimpancés a humanos.

Hay dos tipos de trasplante de acuerdo con la localización anatómica en la que se sitúa el órgano en el receptor:

a) **Trasplante ortotópico**: el órgano se coloca topográficamente en el mismo sitio anatómico al que corresponde en el receptor, por lo que se retira el órgano enfermo del receptor para tener el *espacio* donde reimplantar el órgano del donador. Tal es el caso del trasplante hepático.

b) **Trasplante heterotópico**: el órgano del donador se reimplanta en un sitio anatómico diferente al cual corresponde. Así ocurre en la mayoría de los trasplantes renales, pues el injerto se reimplanta en la fosa iliaca contralateral del receptor.

Según el estado fisiológico del donador existen dos variedades de trasplantes:

a) **Trasplante de donador vivo**: un individuo con fines de altruismo, y luego de un extenso protocolo de estudio en el que se determina el óptimo estado de salud, decide someterse a cirugía de donación, y ceder un órgano para que sea trasplantado a un individuo enfermo.

b) **Trasplante de donador cadavérico**: el potencial donador se encuentra en estado de muerte encefálica, corroborado por ausencia de reflejos, estudios de imagen que determinan la ausencia de flujo cerebral y ausencia de actividad cerebral determinada por electroencefalograma.

▍ INDICACIONES DE TRASPLANTE

Como sociedad, la especie humana ha ido evolucionando de manera significativa en los últimos siglos; los avances científicos y tecnológicos han impactado las prácticas médicas, lo que ha dado lugar a nuevos retos que no se habían presentado antes en la historia. En el siglo xx las investigaciones, los estudios clínicos y el desarrollo de fármacos contra las enfermedades infectocontagiosas fueron prioritarios, dado que la gente moría a causa de padecimientos infecciosos como viruela, tuberculosis, cólera, neumonía y sepsis, entre otros. Estas enfermedades actualmente se encuentran controladas en la mayor parte del mundo, ya sea por el desarrollo de vacunas y mejores antibióticos, o por la implementación de nuevas políticas en el área de la salud pública.

Uno de los efectos que ha traído consigo el avance de la medicina es una esperanza de vida más alta; sin embargo, el reto es dar tratamiento a las enfermedades crónico-degenerativas que afectan a las personas por el hecho de vivir por un periodo más prolongado bajo factores de riesgo para desarrollar estas afecciones. Así, en la década de 1930, la esperanza de vida en México era de 34 años; en la década de 1970 se ubicó en 61 años, y se observa un aumento exponencial que se ha mantenido de forma constante y continua. Para 2014 se reportó una esperanza de vida de 77.5 años para las mujeres y de 72.1 años en el caso de los hombres. Por su parte, las enfermedades crónico-degenerativas que acompañan una mayor esperanza de vida tienen un costo que la sociedad ha ido aceptando y adoptando poco a poco. Como su definición lo indica, son enfermedades que, una vez diagnosticadas, se deben controlar durante un periodo *crónico* que afecta progresivamente el estado de salud de los pacientes. En muchos casos llegan a ser discapacitantes para quien las padece y llevan al fallecimiento, lo que provoca alteraciones en la dinámica y el estado socioeconómico de las familias. Desafortunadamente, a pesar de todos los avances de la medicina para el tratamiento de dichas enfermedades, aún no se dispone de un tratamiento curativo. Tal es el caso de la diabetes mellitus y la hipertensión arterial sistémica, que tienen como órgano blanco al riñón.

Lo anterior genera un costo que tiene gran impacto en los sistemas de salud, ya que es necesario prescribir tratamientos de sostén o de mantenimiento con el único objetivo de retrasar la progresión de la enfermedad y postergar la aparición de sus complicaciones. En México, la diabetes mellitus, la hipertensión arterial y la obesidad se consideran algunos de los principales problemas de salud pública. Otro ejemplo de enfermedad degenerativa es la enfermedad renal crónica (ERC), cuyo tratamiento implica un trasplante de riñón.

Trasplante renal

En México, la ERC es un problema de salud pública y es secundaria al desarrollo de diabetes mellitus, hipertensión arterial sistémica y otras causas que conllevan a la pérdida progresiva de la función renal; por ejemplo, alteraciones cardiovasculares, dislipidemias y uso de fármacos nefrotóxicos (AINE o antibióticos, entre estos aminoglucósidos y cefalosporinas). A pesar de que se desarrollan campañas de salud, no hay programas universales de prevención y detección primaria de la ERC.

Durante 2012 y 2013 se unificaron los criterios internacionales para clasificar la ERC y determinar su tratamiento. El resultado fueron las guías KDIGO (*kidney disease: improving global outcomes*), que propone analizar el grado de disfunción renal, la presencia de albuminuria moderadamente elevada y las características propias de cada individuo.

De acuerdo con las guías KDIGO, las alteraciones en la estructura o función renal se definen como presencia de albuminuria elevada; alteraciones en el sedimento urinario, electrolíticas, de origen tubular, estructurales histológicas, estructurales en pruebas de imagen y antecedente de trasplante renal. Cualquiera de estos criterios presente por más de 3 meses —además de una tasa de filtrado glomerular menor a 60 mL/min/1.73 m^2— indican la presencia de enfermedad renal. Una vez establecido el diagnóstico, se clasifica en grados según el filtrado glomerular, como se observa en la tabla 24-1.

Los tratamientos para la ERC incluyen los no farmacológicos, como educación para la salud y cambios en el estilo de vida —apoyo nutricional, actividades deportivas, abandono del tabaquismo—, y el farmacológico por medio de diuréticos, calcitriol, antianémicos y polivitamínicos, así como de numerosas opciones terapéuticas para controlar la hipertensión arterial concomitante, enfocadas a enlentecer el progreso de la enfermedad renal. Cuando se alcanza el estado G5 de falla renal con un filtrado glomerular por debajo de 15 mL/min/1.73 m^2, el paciente requiere terapia sustitutiva y solo hay dos opciones de tratamiento: terapia sustitutiva con hemodiálisis o diálisis peritoneal, y trasplante renal.

En el protocolo pretrasplante se tienen establecidas contraindicaciones relativas; es indispensable hacer un análisis individual del caso clínico y realizar las evaluaciones necesarias con el fin de asegurar el beneficio del trasplante. Entre las contraindicaciones relativas se encuentran edad mayor a 75 años (biológica), cáncer previo no controlado, malformación grave del tracto urinario, drogadicción o alcoholismo, incumplimiento terapéutico reiterado, nefropatía activa clínica o serológica, riesgo de recurrencia grave, infección por virus de la hepatitis B con replicación viral, comorbilidad severa extrarrenal, coagulopatía severa, retraso mental grave e infección con VIH complicada. Las contraindicaciones absolutas son cáncer reciente o metastásico, infección activa aguda o crónica, alto riesgo de no sobrevivir a la cirugía, expectativa de vida menor de 2 años, y enfermedad psiquiátrica grave, crónica y no controlable.

El trasplante renal es considerado por los sistemas de salud de muchos países el tratamiento de elección para la ERC sin importar su causa: glomerulonefritis, diabetes mellitus, hipertensión arterial, enfermedad poliquística renal, nefropatía obstructiva, nefrotoxicidad por drogas o enfermedades autoinmunes. El trasplante

TABLA 24-1. Clasificación KDIGO (*Kidney Disease: Improving Global Outcomes*)

Categorías de enfermedad renal crónica (ERC) basadas en la filtración glomerular (FG) y albuminuria		
Categorías del FG		
Grado	**FG**	**Descripción**
Grado 1	≥ 90	Normal o elevada
Grado 2	60 a 89	Ligeramente disminuida
Grado 3a	45 a 59	Ligera o moderadamente disminuida
Grado 3b	30 a 34	Moderada a gravemente disminuida
Grado 4	15 a 29	Gravemente disminuida
Grado 5	< 15	Falla renal
Categoría de albuminuria		
Categoría	**Cociente albúmina/creatinina**	**Descripción**
A1	< 30	Normal a ligeramente elevado
A2	30 a 300	Moderadamente elevado
A3	< 300	Muy elevado

KDIGO Clinical Practice Guideline For Evaluation and Management Of Cronic Kidney Disease. Tomado de www.kdigo.org, con autorización.

renal mejora la calidad de vida del paciente, pues le permite prescindir de la dependencia de la terapia dialítica, la cual limita, en la mayoría de los casos, a los pacientes a formar parte de la población económicamente activa debido al tiempo que deben invertir en la terapia y a las limitaciones físicas que les implica ser portadores de un catéter, una fístula arteriovenosa, además de los minuciosos cuidados requeridos para evitar la disfunción de este. En contraste, el paciente trasplantado no requiere dietas rigurosas ni restricción hídrica, y puede trabajar y ser una persona independiente.

En ese mismo sentido, el trasplante renal aumenta la supervivencia de los pacientes y es un tratamiento más económico cuando se compara con la diálisis en cualquiera de sus modalidades. En muchos centros hospitalarios es un procedimiento considerado como una cirugía de rutina; el problema es su aplicabilidad, limitada por la escasa disponibilidad de riñones en relación con la demanda creciente de pacientes que los requieren. Año tras año, el desequilibrio entre pacientes en lista de espera de trasplante renal y la disponibilidad de riñones es cada vez mayor. Por ello, en algunos países como España y Estados Unidos se han implantado estrategias con el fin de disponer de más órganos para trasplante. Tales estrategias incluyen la elevación de la edad límite de los donadores, la utilización de riñones con criterios expandidos o riñones subóptimos, y los donantes a corazón parado, entre otros.

Trasplante hepático

De acuerdo con las estadísticas del Centro Nacional de Trasplantes (CENATRA), el trasplante hepático ocupa el segundo lugar en número de trasplantes de órganos realizados en México. El primer lugar lo ocupa el trasplante renal; en 2013 se reportaron 2 707 procedimientos (747 de donador cadavérico y 1 960 de donador vivo), seguido del trasplante hepático con 151 procedimientos (143 de donador cadavérico y 8 de donador vivo).

A diferencia de lo que ocurre con la ERC, cuya lista de espera de receptores de riñón crece de manera sostenida con un aumento aproximado de 1 000 pacientes por año desde 2007, la lista de espera de receptores de hígado se mantiene estable: cerca de 350 pacientes cada año.

El trasplante hepático se considera el tratamiento de elección para cualquier enfermedad hepática, crónica o aguda, clasificada como grave y sin opción de tratamiento alternativo, y cuya esperanza de vida no sea mayor a 1 año.

Las indicaciones de trasplante hepático según su etiología son:
a) Colestasis crónicas: cirrosis biliar primaria y colangitis esclerosante primaria.
b) Cirrosis de origen no biliar: autoinmune, criptogénica, poshepatítica C; poshepatítica B con ausencia de replicación viral; alcohólica con una valoración de los niveles de alcohol con el fin de asegurar un periodo de abstinencia de 6 meses o más para evitar reincidencia.
c) Tumores hepáticos: hepatocarcinoma.
d) Insuficiencia hepática aguda: hepatitis viral, medicamentosa y de causa indeterminada.
e) Otras enfermedades: trastornos metabólicos hepáticos con o sin afectación estructural del hígado, hemocromatosis, enfermedad de Wilson, polineuropatía amiloidótica familiar, hiperoxaluria primaria tipo 1 y síndrome de Budd-Chiari.

Las principales causas susceptibles a trasplante hepático son cirrosis no biliar por alcohol y por infección por virus de la hepatitis C y B, cirrosis biliar derivada de la atresia de vías biliares en la población pediátrica, cirrosis biliar primaria, colangitis esclerosante en adultos, hepatocarcinoma, hepatitis autoinmune y falla hepática aguda.

Las contraindicaciones relativas son edad avanzada (más de 65 a 68 años, según el centro de trasplantes), ERC e infección por virus de hepatitis B o C con replicación viral activa. Entre las contraindicaciones absolutas están las neoplasias extrahepáticas –excluido el cáncer de piel no metastásico–, las infecciones extrahepáticas no controladas como tuberculosis o VIH, el consumo de sustancias prohibidas –incluido el alcohol–, la enfermedad cardiopulmonar avanzada y la trombosis completa del árbol espleno-mesentérico-portal.

Respecto a la asignación de órganos a los pacientes en lista de espera, se utiliza la escala modelo para la enfermedad hepática en estado terminal (MELD, *model for end stage liver disease*), la cual incluye bilirrubina total, creatinina sérica e índice normalizado internacional (INR, *international normalized ratio*). De esta forma se determina cuáles pacientes se encuentran más graves para considerarlos como receptores prioritarios, pero también se establece qué pacientes tendrán mejor sobrevida después del trasplante.

Trasplante cardiaco

Las principales indicaciones para realizar un trasplante cardiaco son cardiomiopatías, cardiopatía isquémica y valvulopatías. Cualquier cardiopatía grave en fase terminal sin otra alternativa de tratamiento y sin contraindicación puede considerarse como indicación de trasplante cardiaco.

Las contraindicaciones relativas se sintetizan en enfermedades que pudieran acortar la esperanza de vida: adicciones al tabaco, alcohol o drogas, y mal cumplimiento del tratamiento médico. No hay contraindicaciones absolutas, sino condiciones que pueden aumentar la morbilidad después del trasplante cardiaco; por ejemplo, edad, enfermedades sistémicas coexistentes de mal pronóstico, miocardiopatia infiltrativa o inflamatoria, hipertensión arterial pulmonar irreversible, enfermedad pulmonar parenquimatosa irreversible, tromboembolia pulmonar, enfermedad vascular cerebral o periférica grave, enfermedad renal crónica, insuficiencia hepática no aguda, úlcera péptica activa, enfermedad diverticular, diabetes mellitus dependiente de insulina con afectación visceral, obesidad intensa, osteoporosis grave, infección activa, neoplasias, inestabilidad psicosocial y adicción a drogas.

ESTUDIOS INMUNOLÓGICOS EN EL ABORDAJE DEL DONADOR-RECEPTOR

Conocer las condiciones inmunológicas del receptor de un trasplante es vital para prever la probabilidad de un episodio de rechazo y, en la medida de lo posible, evitarla. Por lo tanto, es fundamental el estudio de la pareja donador-receptor, ya sea de donante vivo o cadavérico.

El estudio inicial para el análisis de una pareja donador-receptor es una **prueba cruzada** que implica el estudio de la microlinfocitotoxicidad. En esta prueba se exponen los linfocitos del donante potencial al suero del receptor. Si el suero contiene anticuerpos que reconocen las moléculas HLA del donante, se observa una respuesta inmunológica que produce lisis celular y se interpreta como una prueba cruzada positiva. En algunos programas de trasplante dicha prueba se considera una contraindicación absoluta, pues hay una estrecha relación entre una prueba cruzada positiva y la presencia de un rechazo hiperagudo. Cabe mencionar que debido a esta prueba la incidencia de rechazo hiperagudo en la actualidad es meramente anecdótica.

Es necesario realizar la prueba cruzada como parte inicial del protocolo de estudio de la pareja donador-receptor, ya que permite descartar o continuar con el estudio de los pacientes de forma temprana, con lo que evita seguir con un protocolo costoso y prolongado. La prueba cruzada debe efectuarse de nuevo durante los días previos al trasplante, debido a que los receptores por lo regular reciben transfusiones y esto puede modificar los resultados de negativos a positivos, ya que se trata de un evento sensibilizante en el que el receptor se expone a aloantígenos.

La tipificación de antígenos HLA tiene la finalidad de identificar la homogeneidad genética entre el donador y el receptor; este criterio se utiliza para armar el programa de inmunosupresión farmacológica. Para tal prueba se utiliza una técnica basada en la citotoxicidad; sin embargo, debido al polimorfismo de las moléculas HLA, es necesario realizar las pruebas a nivel de ADN y pruebas con citometría de flujo.

Mediante la citometría de flujo también es posible determinar la presencia de anticuerpos preformados contra determinados tipos de HLA. Se sabe que, a pesar del polimorfismo, por etnicidad se pueden compartir antígenos HLA con ciertas personas sin tener relación consanguínea, por lo que los eventos sensibilizantes favorecen la formación de anticuerpos que pudieran reaccionar con el HLA de un donador aleatorio. Para determinarlo se utiliza el suero del paciente y se expone a células en suspensión; si los anticuerpos específicos están presentes pueden ser detectados por medio de un anticuerpo secundario con una marca fluorescente. Si el paciente es positivo a la prueba, es posible realizar un tratamiento de desensibilización con el fin de disminuir la presencia de anticuerpos preformados. Los esquemas de desensibilización son variados de acuerdo con los recursos de las instituciones, además de que comúnmente se hacen terapias combinadas. Actualmente las terapias farmacológicas de mayor utilidad son inmunoglobulina intravenosa, timoglobulina, anticuerpos anti-CD20 y terapias no farmacológicas, como la plasmaféresis y la inmunoadsorción. Se ha evaluado la utilidad de estas terapias demostrando su utilidad; la forma de medir su efectividad consiste en valorar el porcentaje de sobrevida del injerto en un tiempo determinado, donde se ha visto sobrevida del injerto superior a 90%.

Hay circunstancias como embarazos, transfusiones y trasplantes previos que promueven la formación de anticuerpos contra HLA específicos. Cerca de 30% de los pacientes expuestos a dichos eventos desarrollan una respuesta inmunológica humoral, lo que se conoce como sensibilización. Esta sensibilización tradicionalmente se determina con base en el panel reactivo de anticuerpos (PRA, *panel reactive antibody*), prueba en la que el suero del paciente se expone a linfocitos blanco que representan una muestra significativa de diferentes individuos de la población local, para desencadenar una respuesta de citotoxicidad dependiente del complemento; el resultado se expresa en porcentaje y hace referencia a la lisis celular de la muestra estudiada. Se acepta en todo el mundo que un PRA por encima de 25% corresponde a un paciente sensibilizado, y un valor más alto de PRA se relaciona con mayor incompatibilidad con el receptor. La población de una determinada región comparte antígenos HLA por etnicidad, lo que puede explicar la causa de la presencia de anticuerpos contra determinados antígenos HLA de un donador al azar. Aunque en cuanto a su metodología es similar a la prueba cruzada, la diferencia con la PRA radica en que solo se utilizan linfocitos del donante como células blanco, mediante una prueba que implica en específico al donante y su receptor.

Es más probable que los pacientes con PRA elevado permanezcan durante más tiempo en las listas de espera de trasplantes, porque tienen alta posibilidad de que el resultado de las pruebas cruzadas con su donante sea positivo.

MECANISMOS DE RESPUESTA INMUNOLÓGICA

El fenómeno del rechazo todavía es la principal limitante en la medicina de trasplantes; sin embargo, los avances en el estudio de la respuesta inmunológica han permitido el desarrollo de nuevas terapias farmacológicas inmunosupresoras y, con ello, el incremento en la sobrevida de los injertos. La principal causa de rechazo es el alto grado de variabilidad genética, que hace casi imposible que se pueda evitar que el sistema inmunológico del receptor reconozca el injerto como tejido no propio.

La variabilidad de la especie humana es resultado de una zona densa de genes ubicada en el brazo corto del cromosoma 6 y que codifica a las proteínas del MHC (complejo principal de histocompatibilidad). Estas moléculas HLA en el humano portan características particulares que determinan la identidad genética de cada individuo y presentan un alto grado de polimorfismo. Se sabe que cada molécula de HLA presenta varios alelos; por ejemplo, HLA-A1, HLA-A2 y HLA-A3. Además, las moléculas HLA se expresan de forma codominante; es decir, los padres heredan a los hijos un conjunto de moléculas clase I y clase II, conocido como haplotipo, y la unión del haplotipo paterno con el materno da lugar al genotipo, que es el conjunto de características que pueden expresarse.

Las moléculas del MHC I se expresan constitutivamente en la membrana de todas las células nucleadas del organismo, en tanto que las moléculas del MHC II se expresan en las células presentadoras de antígeno (APC, *antigen presenting cells*) del sistema inmunológico –las principales son macrófagos, linfocitos B y células dendríticas.

El primer paso para el alorreconocimiento es la formación de un complejo que involucra las moléculas de HLA expresadas en la membrana y los péptidos propios que se expresan en las células del organismo o en las APC; el TCR expresado en los linfocitos T que reconoce los péptidos en las moléculas del HLA por lo general es *tolerizado* para no iniciar una respuesta inmunológica ante los péptidos provenientes de células propias. No obstante, si estos péptidos provienen de otras células (haloantígenos) pueden desencadenar una respuesta inmunológica.

Presentación antigénica directa

La **presentación antigénica directa** se realiza cuando se presenta el fenómeno de "células pasajeras", en el que las APC del donante viajan en el órgano o injerto trasplantado y, al momento de la perfusión sanguínea, alcanzan la circulación de forma tal que el TCR de los linfocitos reconoce el complejo HLA externo/péptido externo como una estructura no propia. En el mismo sentido, las células endoteliales de la vasculatura del injerto presentan sus péptidos en el contexto molecular del MHC I, que también puede desencadenar la respuesta inmunológica; sin embargo, esta interacción no es la forma más importante y potente de iniciar la respuesta inmunológica, debido a que el reconocimiento de células con HLA diferentes es de poca afinidad.

Presentación antigénica indirecta

La **presentación antigénica indirecta** se lleva a cabo cuando las moléculas HLA del donante son presentadas en el contexto molecular del MHC del huésped a consecuencia del procesamiento antigénico, de modo que los linfocitos T reconocen el péptido como no propio (figura 24-1).

El inicio de la respuesta inmunológica posterior al trasplante se puede dividir en tres pasos: 1) el reconocimiento de antígenos extraños; 2) la activación de los linfocitos antígeno-específicos, y 3) la fase efectora.

Aunado a los mecanismos de presentación anteriores, las células del epitelio del injerto pueden expresar moléculas de MHC II en condiciones de inflamación secundaria al fenómeno de isquemia-reperfusión, con lo que adquieren la capacidad de presentar antígenos a linfocitos Th. Durante dicho fenómeno de inflamación es importante el reclutamiento de células, como macrófagos desde la circulación y linfocitos, lo mismo que la generación de factores proinflamatorios.

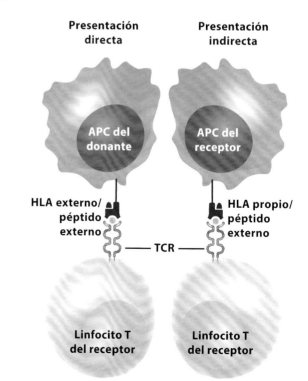

FIGURA 24-1. Formas de presentación de antígenos después de un trasplante. Presentación directa: a partir de las APC del donante con HLA/péptido intactos; presentación indirecta: en el contexto de HLA propios luego de procesar el antígeno.

Los leucocitos que llegan al sitio de inflamación pueden fagocitar y procesar antígenos provenientes de células del injerto. Las APC realizan la presentación del antígeno en el contexto molecular del MHC II o MHC I por presentación cruzada a los linfocitos Th o Tc, respectivamente. Esta interacción se estabiliza mediante correceptores como el LFA-1 en la membrana de los linfocitos y su ligando ICAM-1 en la membrana de las APC. Al mismo tiempo, se establecen interacciones coestimuladoras, entre las que se encuentra la molécula CD28 de los linfocitos T con los miembros de la familia B7, B7-1 (CD80) y B7-2 (CD86). Otras moléculas coestimuladoras corresponden a la familia del TNF; por ejemplo, el CD40L en el linfocito T y el CD40 expresado en las APC.

El TCR en la membrana de los linfocitos T está asociado con un complejo de proteínas llamado CD3 que contribuye a la señalización intracelular. La señalización por medio del CD3 genera un incremento en el Ca²⁺ citoplasmático, y su unión a la calmodulina y la activación de diversas enzimas, entre otras la fosfatasa calcineurina. La calcineurina ya activada favorece la traslocación del NFAT (factor nuclear de linfocitos T activados) del citoplasma al núcleo, en donde inicia la transcripción de varios genes que codifican para diferentes citocinas, como la IL-2, el factor de crecimiento de linfocitos T y algunas proteínas de superficie de membrana. En consecuencia, el linfocito T se activa e inicia el proceso de expansión clonal.

La coestimulación con CD28 incrementa la producción de citocinas, lo mismo que las señales de proliferación y el metabolismo de la glucosa. Además, la unión CD40-CD40L tiene actividad bidireccional y provoca cambios en ambas células, con el fin de aumentar la expresión de B7 en las APC y prolongar el tiempo de replicación de los linfocitos T (figura 24-2).

Luego de su activación los linfocitos Th secretan diferentes citocinas, por lo que se distinguen con diferentes perfiles, entre los que se encuentran los fenotipos Th1 y Th2. Los linfocitos Th1 secretan en especial IL-2, IFN-γ y TNF-α, y favorecen una respuesta citotóxica relacionada con el rechazo de injertos. Por su parte, los linfocitos Th2 secretan sobre todo IL-4, IL-5, IL-7, IL-10 e IL-13 que estimulan la activación de los linfocitos B y la producción de anticuerpos en las células plasmáticas.

La activación de los linfocitos Tc depende de la presentación de antígenos en el contexto molecular del MHC I. Los linfocitos Th proporcionan una coestimulación que favorece la activación de los linfocitos Tc mediante la secreción de citocinas, con lo que desarrollan su capacidad citotóxica. La lisis celular se debe a la producción de gránulos citolíticos que tendrán efecto en las células blanco; el contenido de los gránulos incluye las granzimas y perforinas. La perforina tiene afinidad por la membrana de la célula blanco, donde produce un canal hidrofílico que permite el paso de iones y agua al interior de la célula y favorece así la muerte celular; a su vez, la granzima B utiliza este canal para entrar a la célula. La granzima B es una serin esterasa que induce la activación de caspasas y la consecuente muerte por apoptosis.

Otro mecanismo citotóxico se realiza mediante la expresión del ligando Fas en las membranas de los linfocitos T activados, que se une al receptor Fas (CD95) de las células blanco. Esta unión activa una vía de señalización en la célula blanco que también conduce a la muerte celular por apoptosis. Algunas células más que presentan una respuesta similar a los linfocitos Tc contra las células blanco del injerto son las células NK, que también inducen apoptosis al unirse a receptores de membrana, aunque su participación se nota en particular en trasplantes de médula ósea.

La función de los linfocitos B en el rechazo agudo es sobre todo como APC y por secretar citocinas que propagan la respuesta inmunológica. En cuanto al rechazo hiperagudo y el rechazo crónico, su función principal es la producción de anticuerpos, en particular del tipo IgM e IgG. La formación de anticuerpos en un paciente candidato a trasplante puede generar cambios significativos en su condición inmunológica; esta preformación de anticuerpos se ve influenciada en forma directa por antecedentes como embarazos, transfusiones o trasplantes previos, y condiciones que exponen al paciente a moléculas HLA diversas y que favorecen la formación de anticuerpos.

▌ RECHAZO

De acuerdo con los mecanismos y el tiempo de respuesta inmunológica contra los injertos, los tipos de rechazo se dividen en:

a) Rechazo hiperagudo
b) Rechazo agudo
c) Rechazo crónico

Para explicar estos tipos de rechazo se tomará como referencia el trasplante renal, debido a que en la actualidad es el trasplante más frecuente en el mundo y los hallazgos histológicos se presentan en el rechazo a otros órganos sólidos.

Rechazo hiperagudo

El rechazo hiperagudo se presenta en los primeros minutos después de la reperfusión del injerto con la sangre del receptor. Está directamente relacionado con pacientes sensibilizados que presentan anticuerpos preformados contra moléculas HLA, además de una presentación antigénica directa en el contexto molecular del MHC I de antígenos no propios, lo que afecta de forma inicial las células de la superficie endotelial del injerto. Este reconocimiento rápido inicia los mecanismos de daño celular ya descritos, la secreción de citocinas y factores de fijación de leucocitos. La activación de las plaquetas comienza a formar un trombo, al que se agregan eritrocitos compactados con fibrina; este trombo se extiende desde los vasos principales hasta la microcirculación, lo que condiciona la necrosis cortical del injerto y, en consecuencia, cesa la formación de orina en el riñón trasplantado. La recuperación del órgano es prácticamente nula y se requiere cirugía para remover el injerto.

En los hallazgos histológicos es evidente la presencia de neutrófilos y Ab alfa-HLA en el endotelio vascular, además de que es característico encontrar depósitos de las moléculas del complemento C3 y C4d (que es un producto de degradación de la molécula C4b con afinidad por el endotelio) en la microvasculatura. En el caso de

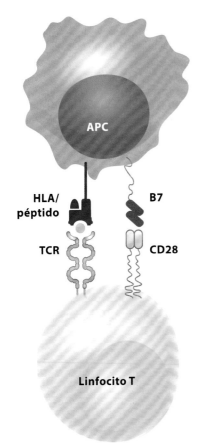

FIGURA 24-2. Coestimulación. La coestimulación es necesaria para continuar la señal de replicación celular; si esta no se presenta la célula cae en anergia y, por lo tanto, la señal queda bloqueada, en esta figura se representa la interacción de B7/CD28.

rechazo secundario a incompatibilidad de grupo ABO también se encuentran depósitos de anticuerpos, sobre todo de clase IgM.

En la actualidad el rechazo hiperagudo es poco frecuente debido a los estudios pretrasplante que se realizan al receptor y su potencial donante; en tales estudios se determina la presencia de anticuerpos donante-específicos.

Rechazo agudo

El **rechazo agudo** suele presentarse en las primeras semanas del trasplante, aunque puede haber episodios de rechazo agudo varios meses después. Es posible distinguir dos formas de rechazo agudo secundario a su origen: rechazo agudo mediado por células y rechazo agudo mediado por anticuerpos.

Rechazo agudo mediado por células

El rechazo agudo mediado por células también puede ser dividido en dos patrones histológicos. El primero es el rechazo túbulo intersticial, que se caracteriza por el paso de las células del espacio intravascular al intersticio; las células que infiltran el intersticio son en particular linfocitos T activados y macrófagos. El acúmulo de linfocitos T es indicativo de una abundante actividad citotóxica. Las células mononucleares infiltran los túbulos y causan tubulitis, puesto que el epitelio tubular expresa moléculas de adhesión que aumentan la concentración celular en la región (véase figura 24-3).

El segundo patrón histológico es comúnmente llamado rechazo vascular y se caracteriza por el infiltrado de linfocitos Th y Tc, además de monocitos, en el endotelio de arterias y arteriolas, sin datos de necrosis. El infiltrado intersticial es casi nulo, las células endoteliales se notan edematizadas y se incrementa la producción de moléculas de adhesión por las células endoteliales arteriales y arteriolares, lo que aumenta el reclutamiento celular.

Rechazo agudo mediado por anticuerpos

El **rechazo agudo** mediado por anticuerpos se caracteriza por la presencia de un infiltrado moderado de células mononucleares en el intersticio, en ocasiones con neutrófilos y macrófagos. Existe cierto grado de afección tubular por trombos de fibrina, con datos de necrosis arterial fibrinoide; esto va acompañado del depósito del fragmento del complemento C4d en forma peritubular, lo que crea una apariencia de anillo y se presenta en la corteza y en la médula. Actualmente la determinación de depósitos de C4d es la piedra angular en el diagnóstico del rechazo agudo mediado por anticuerpos (véanse figuras 24-4 y 24-5).

Rechazo crónico

El rechazo crónico se presenta después de los primeros meses del trasplante, aunque es más común luego del primer año; en ocasiones es secundario a episodios anteriores de rechazo agudos. La to-

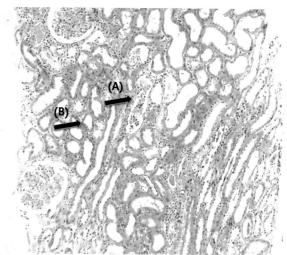

FIGURA 24-4. Rechazo agudo mediado por anticuerpos. Microfotografía donde se señala el infiltrado celular (A) leve, pero con afección peritubular mayor (B). Tinción con H/E (20x).

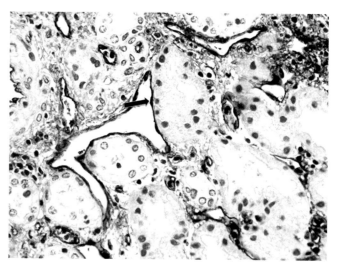

FIGURA 24-5. Rechazo agudo mediado por anticuerpos y activación del complemento. Microfotografía en la que se observan los depósitos de C4d de forma peritubular. Inmunohistoquímica con tinción de peroxidasa y contratinción con H/E (40x)

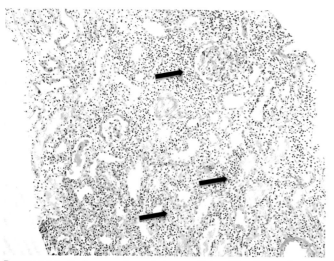

FIGURA 24-3. Rechazo agudo mediado por células. Microfotografía donde las flechas señalan zonas con abundantes linfocitos en el intersticio. Tinción con H/E (20x).

xicidad de los medicamentos inmunosupresores, los cuadros de infecciones recurrentes y la actividad celular y humoral pueden compartirse con los tipos de rechazo anteriores, pero a lo largo del tiempo y de forma sostenida. El rechazo crónico se caracteriza por la sustitución de la anatomía normal del injerto con tejido fibroso en el intersticio; esto ocasiona que disminuya la función del injerto de forma irreversible, debido a la esclerosis vascular que es secundaria al daño persistente y continuo de las células del endotelio vascular y que, con el tiempo, culmina en la pérdida total de la función (véanse tabla 24-2 y figura 24-6).

▌TERAPIA FARMACOLÓGICA DE INMUNOSUPRESIÓN

Con base en el conocimiento de los mecanismos de la respuesta inmunológica involucrados en los trasplantes, se han desarrollado estrategias terapéuticas cuya finalidad es limitar la respuesta inmunológica y prolongar la vida útil de los injertos.

Puesto que los mecanismos responsables en los procesos de rechazo son varios, el uso de una sola terapia es insuficiente, por lo que es necesario el empleo de esquemas que combinan diferentes tratamientos con el fin de mejorar la tolerancia al injerto.

La administración y elección de los fármacos por utilizar dependen de las características específicas de cada paciente receptor y de sus condiciones inmunológicas pretrasplante, mismas que deben estudiarse a fondo. En el caso de pacientes altamente sensibi-

TABLA 24-2. Tipos de rechazo

	Rechazo hiperagudo	Rechazo agudo	Rechazo crónico
Tiempo de presentación	Minutos después de la reperfusión	Primeras semanas	Meses a años
Causa	Presencia de anticuerpos preformados antiHLA del donante	Celular: activación de linfocitos CD4 y CD8 con componente mononuclear que dañan los túbulos y se depositan en el intersticio Por anticuerpos: formación de anticuerpos citotóxicos antidonante, generalmente HLA	Toxicidad crónica por fármacos inmunosupresores, infecciones de repetición, episodios previos de rechazo
Patrón histológico	Necrosis cortical, trombosis en vasos principales y hasta la microcirculación	Celular: infiltrado intersticial de linfocitos T y macrófagos, tubulitis Por anticuerpos: infiltrado leve de linfocitos y principalmente depósito peritubular de C4d	Sustitución del tejido normal por fibrosis, esclerosis vascular

lizados es necesario dar terapia de desensibilización, con el fin de disminuir la presencia de anticuerpos preformados o incluso el volumen circulante de células relacionadas con la respuesta inmunológica. Estas terapias deben administrarse antes del trasplante, con el fin de disminuir el riesgo de rechazo. En pacientes altamente sensibilizados se ha hecho común la práctica de administrar medicamentos de inducción, los cuales tienen como finalidad preparar al receptor a la exposición de injerto al bloquear algunos mecanismos de la respuesta inmunológica mientras la terapia de mantenimiento alcanza niveles séricos óptimos.

Después del trasplante se inicia la inmunosupresión de mantenimiento, una terapia combinada que se lleva a lo largo de la vida útil del injerto y que debe ser vigilada de forma frecuente. A pesar de un manejo adecuado, siempre existe la posibilidad de que se presenten episodios de rechazo, mismos que deben ser tratados con terapias agudas que solo se utilizan durante la corrección del episodio.

En seguida se explican de manera breve los esquemas de inmunosupresión, se mencionan los fármacos más comunes y algunos aspectos de farmacocinética y farmacodinamia que se relacionan con lo ya explicado acerca de los mecanismos de respuesta inmunológica.

La terapia de mantenimiento es la más importante y por lo regular se lleva a cabo mediante la combinación de fármacos agrupados en inhibidores de calcineurina, antiproliferativos y esteroides.

Inhibidores de la calcineurina

Los fármacos inhibidores de la calcineurina –ciclosporina y tacrolimús– a pesar de sus orígenes distintos tienen el mismo fin. Después de su administración se metabolizan por el citocromo P450 (CYP) y llegan a la célula, donde los metabolitos atraviesan la membrana celular de los linfocitos para alcanzar el citoplasma, en el que se unen a las inmunofilinas. La ciclosporina se une a la proteína

ciclofilina y el tacrolimús se une a la proteína de unión a FK. Después de la unión a su inmunofilina específica la calcineurina se inhibe, el NFAT no puede pasar al núcleo y no se inicia la producción de citocinas ni de las proteínas encargadas de favorecer la proliferación celular. La absorción de estos fármacos está influenciada por circunstancias que afectan la función del CYP450, como la presencia de otros fármacos o incluso de alimentos, por lo que es necesario hacer mediciones séricas de los mismos para mantener niveles adecuados. Paradójicamente, estos medicamentos son nefrotóxicos, por lo que debe evitarse que sus niveles se eleven.

Antiproliferativos

En el grupo de los antiproliferativos se encuentran la azatioprina, el mofetil micofenolato y el ácido micofenólico. Estos fármacos intervienen en la síntesis de ADN, necesaria para la replicación de las células después de su activación.

La azatioprina es un antimetabolito derivado de la 6-mercatopurina; después de su administración se dirige a los linfocitos y actúa como un análogo de las purinas, necesarias para la síntesis de ácidos nucleicos. Al incorporarse al ADN inhibe la síntesis tanto de ADN nuevo como de ARN, lo que impacta de manera directa la activación de linfocitos T.

El mofetil micofenolato (MMF) es un profármaco que luego de ser administrado se transforma en ácido micofenólico (AMF), el cual es el metabolito activo. En la actualidad ya existen presentaciones de ácido micofenólico, con lo que se evita el primer paso del metabolismo y se logra reducir algunas molestias asociadas con la conversión de MMF en AMF, en especial las gastrointestinales. El AMF tiene acción directa en la inhibición no competitiva y reversible de la enzima inosin monofosfato deshidrogenasa para detener la producción de nucleótidos de guanina, e interviene en la síntesis de ADN. Esto se lleva a cabo al final de la fase G1 del ciclo celular; las alteraciones en las estructuras del ADN condicionan la activa-

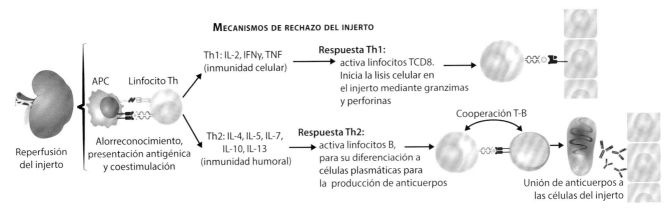

MECANISMOS DE RECHAZO DEL INJERTO

APC · Linfocito Th

Reperfusión del injerto

Alorreconocimiento, presentación antigénica y coestimulación

Th1: IL-2, IFNγ, TNF (inmunidad celular)

Respuesta Th1: activa linfocitos TCD8. Inicia la lisis celular en el injerto mediante granzimas y perforinas

Th2: IL-4, IL-5, IL-7, IL-10, IL-13 (inmunidad humoral)

Respuesta Th2: activa linfocitos B, para su diferenciación a células plasmáticas para la producción de anticuerpos

Cooperación T-B

Unión de anticuerpos a las células del injerto

FIGURA 24-6. Mecanismos de rechazo del injerto. Esquema que explica los fenómenos ocurridos en el rechazo de forma progresiva desde la reperfusión sanguínea del injerto, donde se lleva a cabo la presentación antigénica (directa e indirecta), posteriormente la diferenciación de los linfocitos Th1 que mediarán la inmunidad celular que llevará a lisis celular en el injerto y Th2 que mediarán la inmunidad humoral, que llevará a la formación de anticuerpos y posterior unión a las células del injerto para iniciar el proceso de lisis celular.

ción de las vías enzimáticas para la muerte celular, con lo que se evita la proliferación celular.

Esteroides

Los esteroides se han utilizado desde el inicio de la medicina de trasplantes y se mantienen hasta el día de hoy en la mayoría de los programas de trasplante; estos fármacos tienen un doble mecanismo de acción, uno específico y otro inespecífico, que afecta directamente la respuesta inmunológica.

El mecanismo específico tiene que ver con la capacidad de inhibir la secreción de diferentes citocinas. Al ser moléculas hidrofóbicas, los esteroides pasan al citoplasma donde se unen con el complejo receptor de esteroide; esta unión les permite pasar al núcleo y ahí se unen a secuencias específicas de ADN denominadas elementos de respuesta a glucocorticoides. Tal unión inhibe la transcripción de genes que codifican para algunas citocinas, como la IL-1, IL-2, IL-6, TNF-α y TNF-γ; de esta forma se bloquean las etapas de activación de los linfocitos T.

▌ TERAPIAS DE INDUCCIÓN

Las terapias de inducción se administran de modo previo al trasplante para mejorar las condiciones inmunológicas del receptor y evitar cuadros de rechazo mientras la terapia de mantenimiento logra su efecto.

Se utilizan diferentes medicamentos en este grupo, divididos en anticuerpos monoclonales o policlonales de acuerdo con el número de clonas a partir de las cuales se secretan.

Anticuerpos monoclonales

Los anticuerpos monoclonales se obtienen a partir de una sola clona: mediante una manipulación celular se obtiene un linfocito B capaz de producir el anticuerpo de elección; luego se produce una fusión entre el linfocito B y una célula tumoral, por lo regular de mieloma, y se genera una célula denominada hibridoma. Esta célula conserva sus capacidades de replicación y mantiene su capacidad de producir anticuerpos; mediante su inoculación en roedores y estimulación antigénica se favorece la proliferación celular y, por lo tanto, la generación de anticuerpos que son purificados y después se usan con fines terapéuticos.

En la actualidad el basiliximab es el anticuerpo monoclonal más utilizado para tratamientos de inducción. Tiene afinidad específica por el antígeno CD25 de los linfocitos, por lo que evita la replicación celular e induce apoptosis. Es importante mencionar que actúa por competencia con la IL-2, de tal forma que se debe administrar en forma previa al trasplante —al menos antes de perfundir el injerto con la sangre del receptor— con la finalidad de intervenir con la activación linfocitaria. Se considera una droga no depletora porque no disminuye el número de células circulantes.

El rituximab es un anticuerpo dirigido contra el antígeno CD20, que es una proteína de membrana presente en los linfocitos B maduros y es mediadora en la diferenciación y proliferación de los linfocitos B. El anticuerpo produce lisis celular por ADCC (citotoxicidad celular mediada por anticuerpos) y CDC (citotoxicidad mediada por complemento). Su uso en la medicina de trasplante como inductor ocasiona que disminuya la producción de anticuerpos contra el injerto.

Anticuerpos policlonales

Los anticuerpos policlonales se obtienen a partir de la inducción de la respuesta inmunológica de un animal y el aislamiento de los an-

ticuerpos específicos contra el antígeno de interés. Hoy en día el único anticuerpo policlonal en uso es la timoglobulina, que se obtiene mediante la inoculación de conejos con timocitos humanos para producir anticuerpos dirigidos contra diferentes antígenos en los linfocitos T y B, como CD1+, CD2+, CD3+, TCR+, CD4+, CD6+, CD7+, CD8+, CD19+, CD20+, CD25+, CD28+, CD32+, CD40+, CD80+, CD86+ y contra moléculas del MHC I y II. Estos anticuerpos producen una lisis celular que puede durar largos periodos, por lo que la leucopenia es un efecto adverso importante. En ocasiones, el empleo de timoglobulina se ha relacionado con la presencia de trastornos linfoproliferativos y con la susceptibilidad que se genera contra infecciones producidas por agentes como el citomegalovirus; por ello al administrar este fármaco siempre se debe dar terapia profiláctica. Este bioterapéutico se puede utilizar tanto en terapias de inducción como en episodios de rechazo celular.

▌ FUTURO DE LOS TRASPLANTES

Los trasplantes actualmente son la terapéutica adecuada en algunas enfermedades que producen insuficiencia crónica de órganos determinados; no obstante, el riesgo de rechazo sigue siendo la principal limitante para el éxito pleno de la medicina de trasplante. El uso de terapias inmunosupresoras combinadas y el desarrollo de nuevos tratamientos han permitido una adecuada sobrevida de los injertos, así como de los pacientes. En la actualidad se estudian diferentes formas de modular la respuesta inmunológica, con el fin de inducir la tolerancia inmunológica del injerto que permita prescindir de la terapia farmacológica inmunosupresora. También se realizan estudios acerca del uso de linfocitos Treg que permitan regular la respuesta inmunológica, para evitar el establecimiento de mecanismos de rechazo de trasplantes.

Por otro lado, se estudia la probabilidad de establecer una coexistencia entre dos fenotipos diferentes en un individuo mediante el trasplante simultáneo del órgano sólido y de células madre hematopoyéticas del mismo donador. Esto conlleva a la replicación de las células del sistema inmunológico del donador en el cuerpo del receptor, lo que genera un quimerismo mixto en el cual el individuo presenta leucocitos propios y del donador, o la sustitución de la celularidad, llamada quimerismo completo. Este fenómeno permitiría la coexistencia de moléculas HLA de dos sistemas distintos y la tolerancia entre ellas. Sin embargo, dicha forma de tratamiento no está exenta de complicaciones y puede presentarse la enfermedad injerto contra huésped, en la que las células madre trasplantadas inician una respuesta inmunológica contra el receptor y una respuesta exagerada con secreción de citocinas. Tal respuesta puede iniciarse por diferentes antígenos en la superficie de las células del receptor y, al ser una respuesta sistémica, causa daño a diferentes tejidos, con mayor frecuencia hígado, pulmones, tracto gastrointestinal, piel y mucosas.

En la actualidad existen medicamentos (aunque no disponibles en todos los países) que bloquean la coestimulación, lo que produce anergia celular al no contar con la señalización adecuada para la activación, lo mismo que muerte celular por apoptosis. De esta forma es posible controlar la respuesta inmunológica y disminuir la posibilidad de rechazo de aloinjertos.

Aún es necesario realizar múltiples mejoras a estas terapias para modular la respuesta inmunológica sin poner al paciente en riesgo de inmunosupresión extrema, que lo expone al consecuente riesgo de contraer enfermedades infecciosas. Sin embargo, el conocimiento de la respuesta inmunológica avanza con rapidez, lo que beneficia de manera significativa la medicina de trasplantes.

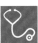

Recuadro 24-1. Papel de las citocinas en la enfermedad injerto-huésped

La enfermedad injerto-huésped es una entidad que se da primordialmente en trasplantes de órganos sólidos. Se debe a que en el órgano que se va a trasplantar, es decir el injerto, todavía hay leucocitos o anticuerpos del donador que atacan los tejidos de la persona que recibe el órgano, es decir, el huésped o recipiente. Por ello, a este proceso se le conoce como *graft versus host disease* o, de modo más coloquial, rechazo. Los tejidos del receptor que sufren el embate inicial son las células epiteliales de la piel, el hígado y el intestino. Si el tejido donado, ya sea un órgano o células, procede de un donador no compatible con respecto a antígenos sanguíneos o del complejo mayor de histocompatibilidad, el trasplante se denomina alogénico; si, por el contrario, el tejido donado es propio o del todo compatible se le denomina autólogo.

La enfermedad injerto-huésped se clasifica en cuatro formas: hiperaguda, aguda celular, aguda humoral y crónica.

La reacción hiperaguda se da a los pocos minutos de haber recibido el trasplante. En estos casos no hay infiltración de células del huésped, sino que en realidad el problema deriva de la presencia de anticuerpos en el receptor del órgano que va a ser trasplantado, los cuales reaccionan contra los antígenos expresados en las células endoteliales del órgano que se trasplantó. La consecuente reacción anticuerpo-antígeno activa la cascada del complemento, lo que genera muerte celular por formación de complejos de ataque a la membrana. Los anticuerpos suelen estar dirigidos contra algún antígeno del grupo sanguíneo ABO que se expresa en eritrocitos y en células endoteliales vasculares; otros anticuerpos que suelen generar rechazo hiperagudo están dirigidos contra moléculas del complejo mayor de histocompatibilidad. Estos anticuerpos se suelen inducir en receptores que han recibido un trasplante previo, transfusiones sanguíneas, o han cursado con uno o varios embarazos. A estos pacientes se les cataloga como hiperinmunizados y en ellos es importante hacer pruebas de compatibilidad de MHC y de grupos sanguíneos, lo mismo que efectuarles una plasmaféresis (eliminación de anticuerpos de la sangre) antes de someterlos al trasplante.

La reacción aguda celular se da a los pocos días o semanas de haber recibido el trasplante. En este caso sí hay infiltración de células del receptor al órgano donado, en especial linfocitos T citotóxicos que responden a moléculas del complejo mayor de histocompatibilidad no compatibles entre el donador y el recipiente. Los linfocitos T citotóxicos del receptor atacan y destruyen el órgano donado a través de la secreción de factor de necrosis tumoral, así como de perforina y granzima. Se ha observado que, antes de que inicie la infiltración de linfocitos T citotóxicos, hay infiltración de una subpoblación de células NK que se activan por contacto con las células del donador y liberan TNF e IFNg, lo cual promueve la diferenciación de linfocitos Th1. Otra hipótesis sugiere que el rechazo agudo celular se debe a la pérdida de linfocitos Treg que expresan moléculas de activación en la superficie y son eliminados por mecanismos de citotoxicidad mediados por linfocitos NK, o bien porque hay infiltración del órgano donado por linfocitos Th1 y Th17 del receptor que inducen la secreción de IL-6, la cual es una citocina que inhibe la diferenciación de los linfocitos Treg.

La reacción aguda humoral se debe a que los linfocitos T cooperadores secretan interleucinas que activan linfocitos B e inducen la síntesis y secreción de anticuerpos antidonador, también llamados antialogénicos. Estos destruyen las células del órgano donado a través de un mecanismo de citotoxicidad mediada por anticuerpos o por activación de la cascada del complemento. La infiltración celular observada en el órgano donado es de neutrófilos; en tales casos suele haber depósito de C4d que deriva de la degradación de C4b, depósitos que no se observan en la reacción aguda celular.

La reacción de rechazo crónico se define como el ataque persistente del sistema inmunológico sobre el MHC propio debido a la pérdida de la función alogénica meses después de haber recibido el trasplante. El haber sufrido un episodio agudo y transitorio de rechazo agudo suele acompañar el desarrollo de la reacción de rechazo crónico. La causa de fondo es que péptidos derivados del injerto son capturados por células presentadoras de antígeno del receptor que activan linfocitos T de memoria, los cuales se diferencian en linfocitos T cooperadores, que secretan citocinas que favorecen en forma directa el daño al injerto (o bien que inducen a linfocitos B del receptor a sintetizar anticuerpos antialogénicos) o que activan macrófagos y monocitos que han infiltrado el injerto, lo que induce una mayor secreción de citocinas y factores de crecimiento que, eventualmente, inducen la proliferación del músculo liso y la síntesis de proteínas de la matriz extracelular en el entorno de los vasos del injerto, reduciendo la luz de los mismos, lo cual causa isquemia y fibrosis. Hace poco se describió que uno de los muchos factores que se secretan es el factor de crecimiento del endotelio vascular (VEGF) que promueve el reclutamiento de linfocitos T del receptor en el injerto, así como el inicio de vías de señalización mediada por mTOR/Akt en las células endoteliales que favorecen un entorno proinflamatorio.

Las citocinas están involucradas en cada uno de los tipos de reacción, ya que ejercen una función crucial en la diferenciación, maduración y activación de las diferentes poblaciones celulares involucradas. La solución hasta la fecha ha sido inmunosuprimir al receptor, excepto en trasplantes autólogos, para evitar la cascada de eventos de activación de poblaciones celulares mediadas todas por citocinas. Sin embargo, este procedimiento puede tener consecuencias fatales si se desarrolla una enfermedad linfoproliferativa postrasplante, que casi siempre es causada por la proliferación no controlada de linfocitos B infectados por el virus de Epstein-Barr del receptor.

Estos procesos de enfermedad injerto-huésped se pueden dar en cualquier tipo de trasplante: médula ósea, riñón, córnea, intestino, corazón, hígado, etcétera.

RESUMEN

- Un trasplante se define como la transferencia de un órgano o tejido de un individuo (al cual se le denomina donador), a otro (denominado receptor), con la finalidad de restaurar las funciones que el órgano o tejido ha dejado de realizar.
- Existen diferentes tipos de trasplantes, según su origen, el número de órganos involucrados, la diferencia genética entre donador y receptor, y la localización anatómica donde se coloca el órgano en el receptor. A partir de las diferencias genéticas podemos clasificarlos como:
    - a) Autotrasplante o autoinjerto: es aquel cuyo donador y receptor es el mismo individuo.
    - b) Alotrasplante o aloinjerto (homoinjerto): se realiza entre donador y receptor de la misma especie, pero genéticamente diferentes; es el que se realiza con más frecuencia.
    - c) Isotrasplante (isoinjerto): es aquel en el que el donador y el receptor son genéticamente iguales, es decir, son gemelos univitelínicos.
    - d) Xenotrasplante (heterotrasplante): en este tipo el donador y el receptor pertenecen a especies diferentes.
- De acuerdo a la ubicación anatómica del trasplante, este puede clasificarse como:
    - a) Trasplante ortotópico: el órgano se coloca topográficamente en el mismo sitio anatómico al que corresponde en el receptor.
    - b) Trasplante heterotópico: el órgano del donador se reimplanta en un sitio anatómico diferente al cual corresponde.
- Según el estado fisiológico del donador existen dos variedades de trasplantes:
    - a) Trasplante de donador vivo: un individuo con fines de altruismo, luego de un extenso protocolo de estudio que determina el óptimo estado de salud, decide someterse a cirugía de donación y ceder un órgano para trasplantarlo a un individuo enfermo.
    - b) Trasplante de donador cadavérico: el potencial donador en estado de muerte encefálica, corroborado por ausencia de reflejos, estudios de imagen que determinan la ausencia de flujo cerebral y de actividad cerebral, determinada por electroencefalograma.
- Conocer las condiciones inmunológicas del receptor de un trasplante es vital para prever la probabilidad de un episodio de rechazo y, en la medida de lo posible, evitarlo.
- Uno de los estudios iniciales que se realizan con el donador-receptor es la prueba cruzada que implica el estudio de la microlinfocitotoxicidad. En esta prueba se exponen los linfocitos del donante potencial al suero del receptor. Si el suero contiene anticuerpos que reconocen las moléculas HLA del donante, se observa una respuesta inmunológica que produce lisis celular y se interpreta como una prueba cruzada positiva, por lo que el trasplante sería descartado. Esta prueba debe efectuarse de nuevo durante los días previos al trasplante, debido a que los receptores por lo regular reciben transfusiones y esto puede modificar los resultados de negativos a positivos, ya que se trata de un evento sensibilizante en el que el receptor se expone a aloantígenos.
- Por otra parte, se realiza la tipificación de antígenos HLA, que tiene la finalidad de identificar la homogeneidad genética entre el donador y el receptor; este criterio se utiliza para generar el programa de inmunosupresión farmacológica. Para tal prueba se utiliza una técnica basada en la citotoxicidad; sin embargo, debido al polimorfismo de las moléculas HLA, es necesario realizar las pruebas a nivel de ADN y pruebas con citometría de flujo.
- Hay circunstancias como el embarazo, las transfusiones y trasplantes previos que promueven la formación de anticuerpos contra HLA específicos. Cerca de 30% de los pacientes expuestos a dichos eventos desarrollan una respuesta inmunológica humoral, denominada sensibilización. Esta tradicionalmente se determina con base en el panel reactivo de anticuerpos, en la cual el suero del receptor se expone a linfocitos blanco que representan una muestra significativa de diferentes individuos de la población local, para desencadenar una respuesta de citotoxicidad dependiente del complemento; el resultado se expresa en porcentaje y hace referencia a la lisis celular de la muestra estudiada.
- El fenómeno del rechazo todavía es la principal limitante en la medicina de trasplantes; sin embargo, los avances en el estudio de la respuesta inmunológica han permitido el desarrollo de nuevas terapias farmacológicas inmunosupresoras y, con ello, el incremento en la sobrevida de los injertos. La principal causa de rechazo es el alto grado de variabilidad genética, que hace casi imposible que se pueda evitar que el sistema inmunológico del receptor reconozca el injerto como tejido no propio.
- Este rechazo se genera después del reconocimiento alogénico o alorreconocimiento, el cual puede estar dado por presentación antigénica directa, la cual se lleva a cabo cuando se presenta el fenómeno de "células pasajeras", en el que las APC del donante viajan en el órgano o injerto trasplantado y, al momento de la perfusión sanguínea, alcanzan la circulación de forma tal que el TCR de los linfocitos reconoce el complejo HLA externo/péptido externo como una estructura no propia; otra forma de presentación puede ser a través de la presentación antigénica indirecta, que se realiza cuando las moléculas HLA del donante son presentadas en el contexto molecular del MHC del huésped a consecuencia del procesamiento antigénico, de modo que los linfocitos T reconocen el péptido como no propio.
- El inicio de la respuesta inmunológica posterior al trasplante se puede dividir en tres pasos: 1. El reconocimiento de antígenos extraños; 2. La activación de los linfocitos antígeno específicos; 3. La fase efectora.
- En la fase efectora, se monta una respuesta inmunológica mediada por linfocitos T citotóxicos, los cuales mandan a las células del órgano trasplantado a apoptosis y, por otra parte, los linfocitos T cooperadores se encargan de sintetizar citocinas, las cuales tienen la finalidad de amplificar la respuesta inflamatoria.
- De acuerdo con los mecanismos y el tiempo de respuesta inmunológica contra los injertos, los tipos de rechazo se dividen en:
    - a) Rechazo hiperagudo. Se presenta en los primeros minutos después de la reperfusión del injerto con la sangre del receptor. Está directamente relacionado con pacientes sensibilizados que presentan anticuerpos preformados contra moléculas HLA, además de una presentación antigénica directa en el contexto molecular del MHC I de antígenos no propios, lo que afecta de forma inicial las células de la superficie endotelial del injerto. Este reconocimiento rápido inicia los mecanismos de daño celular.
    - b) Rechazo agudo. Suele presentarse en las primeras semanas del trasplante, aunque puede haber episodios de rechazo agudo varios meses después. Es posible distinguir dos formas de rechazo agudo:
        - ◦ Rechazo agudo mediado por células: se diferencian dos patrones histológicos: 1. El rechazo túbulo-intersticial, caracterizado por el paso de las células del espacio intravascular al intersticio; las células que infiltran el intersticio son en particular linfocitos T activados y macrófagos; 2. Rechazo vascular, se caracteriza por el infiltrado de linfocitos Th y Tc, además de monocitos, en el endotelio de arterias y arteriolas, sin datos de necrosis.
        - ◦ Rechazo agudo mediado por anticuerpos: se caracteriza por la presencia de un infiltrado moderado de células mononucleares en el intersticio, en ocasiones con neutrófilos y macrófagos.
    - c) Rechazo crónico. Se presenta después de los primeros meses del trasplante, aunque es más común luego del primer año; en ocasiones es secundario a episodios anteriores de rechazo agudos. La toxicidad de los medicamentos inmunosupresores, los cuadros de infecciones recurrentes y la actividad celular y humoral pueden compartirse con los tipos de rechazo anteriores, pero a lo largo del tiempo y de forma sostenida. Se acompaña por una disfunción irreversible del injerto debido a la esclerosis vascular que es secundaria al daño persistente y continuo de las células del endotelio vascular y que, con el tiempo, culmina en la pérdida total de la función.
- Con base en el conocimiento de los mecanismos de la respuesta inmunológica involucrados en los trasplantes, se han desarrollado estrategias terapéuticas cuya finalidad es limitar la respuesta inmunológica y prolongar la vida útil de los injertos. La administración y elección de los fármacos por utilizar dependen de las características específicas de cada paciente receptor y de sus condiciones inmunológicas pretrasplante, mismas que deben estudiarse a fondo. Estas terapias deben administrarse antes del trasplante, con el fin de disminuir el riesgo de rechazo. Después del trasplante se inicia la inmunosupresión de mantenimiento, una terapia combinada que se lleva a lo largo de la vida útil del injerto y que debe vigilarse con frecuencia.

(continúa)

RESUMEN (*continuación*)

- La terapia de mantenimiento es la más importante y por lo regular se lleva a cabo mediante la combinación de fármacos agrupados en:
    - Inhibidores de calcineurina: como la ciclosporina y el tacrolimús, sus metabolitos atraviesan la membrana celular de los linfocitos para alcanzar el citoplasma, en el que se unen a las inmunofilinas. La ciclosporina se une a la proteína ciclofilina y el tacrolimus se une a la proteína de unión a FK. Después de la unión a su inmunofilina específica la calcineurina se inhibe, el NFAT no puede pasar al núcleo y no se inicia la producción de citocinas ni de las proteínas encargadas de favorecer la proliferación celular.
    - Antiproliferativo: por ejemplo, la azatioprina, el mofetil micofenolato y el ácido micofenólico. Estos fármacos intervienen en la síntesis de ADN, necesaria para la replicación de las células después de su activación.
    - Esteroides: tienen un doble mecanismo de acción, uno específico y otro inespecífico, que afecta directamente la respuesta inmunológica. El mecanismo específico tiene que ver con la capacidad de inhibir la secreción de diferentes citocinas, ya que inhiben la transcripción de genes que codifican para algunas citocinas, como la IL-1, IL-2, IL-6, TNF-α y TNF-γ; de esta forma se bloquean las etapas de activación de los linfocitos T.
- Las terapias de inducción se administran de modo previo al trasplante para mejorar las condiciones inmunológicas del receptor y evitar cuadros de rechazo mientras la terapia de mantenimiento logra su efecto. Se utilizan diferentes medicamentos en este grupo, divididos en anticuerpos monoclonales o policlonales.
- Los trasplantes hoy en día son la terapéutica adecuada en algunas enfermedades que producen insuficiencia crónica de órganos determinados; no obstante, el riesgo de rechazo sigue siendo la principal limitante para el éxito pleno de la medicina de trasplante. El uso de terapias inmunosupresoras combinadas y el desarrollo de nuevos tratamientos han permitido una adecuada sobrevida de los injertos y de los pacientes.

TÉRMINOS CLAVE

Alotrasplante Trasplante realizado entre individuos de la misma especie. También se conoce como aloinjerto (homoinjerto).
HLA Antígeno leucocitario humano.
Presentación antigénica directa Presentación antigénica por APC del donante al linfocito del receptor.

Presentación antigénica indirecta Presentación antigénica por APC del receptor a linfocito del receptor.
Prueba cruzada Exposición de linfocitos del donante al suero del receptor.
Rechazo agudo El rechazo que es mediado por la formación de anticuerpos.

PREGUNTAS DE AUTOEVALUACIÓN

1. **¿A qué se le llama alotrasplante?**
    a. Al que se realiza en individuos de diferentes especie
    b. Al que se realiza entre individuos genéticamente idénticos
    c. Al que se realiza entre individuos de la misma especie
    d. Al que se realiza cuando donante y receptor son el mismo individuo
2. **¿Qué estudio inmunológico pretrasplante se realiza exponiendo el suero del receptor con linfocitos blancos de una población local?**
    a. Panel reactivo de anticuerpos
    b. Prueba cruzada
    c. Tipificación HLA
    d. Determinación de anticuerpos donante-específicos
3. **¿Qué tipo de rechazo es mediado por anticuerpos?**
    a. Rechazo celular
    b. Rechazo humoral
    c. Rechazo crónico
    d. Ninguno de los anteriores

4. **¿Qué fármaco inmunosupresor actúa inhibiendo la formación de nuevo ADN?**
    a. Antiproliferativos
    b. Inhibidores de calcineurina
    c. Esteroides
    d. Anti CD-20
5. **¿Moléculas HLA que tienen más importancia en el estudio del paciente candidato a trasplante?**
    a. HLA-A, HLA-B, HLA-DR
    b. HLA-A, HLA-B, HLA-C
    c. HLA-DP, HLA-DQ, HLA-DR
    d. HLA-C, HLA-DQ, HLA-DR

RESPUESTAS A LAS PREGUNTAS DE AUTOEVALUACIÓN

1. **c.** Al que se realiza entre individuos de la misma especie
2. **a.** Panel reactivo de anticuerpos
3. **b.** Rechazo humoral

4. **a.** Antiproliferativos
5. **a.** HLA-A, HLA-B, HLA-DR

CASO DE CORRELACIÓN

Paciente femenino de 32 años de edad, originaria y radicada en el estado de Hidalgo acude a consulta de control al servicio de nefrología, para vigilancia y seguimiento.

Como antecedentes heredofamiliares refiere padres vivos y sanos; indica tener dos tías maternas que padecen diabetes mellitus tipo 2 desde hace 10 y 15 años, respectivamente. Refiere un tío paterno que falleció hace 10 años debido a complicaciones de una enfermedad renal crónica secundaria a un síndrome hepatorrenal causado por una infección por hepatitis B.

Como antecedentes personales no patológicos, habita en la casa de sus padres que tiene todos los servicios de urbanización, refiere tener una dieta controlada, así como un consumo bajo de agua, además de no realizar actividad física. Niega tener tatuajes, así como consumo de alcohol y de tabaco. No ha viajado dentro ni fuera del país en los últimos meses. Tiene combe negativo.

Dentro de los antecedentes ginecoobstétricos, tuvo menarca a los 12 años, telarca a los 13 años, ciclos menstruales regulares de 28 × 5 días, con síndrome premenstrual no incapacitante. Inició vida sexual activa a los 17 años, teniendo tres parejas sexuales. Refiere una gesta y un aborto.

Dentro de los antecedentes personales patológicos, tiene enfermedad renal crónica desde los 16 años, secundaria a una hipoplasia renal, motivo por el cual se requirió iniciar terapia de sustitución renal con hemodiálisis durante 2 años en el servicio de nefrología.

Posteriormente, fue referida al servicio de cirugía de trasplantes, donde inició protocolo para trasplante renal, con su madre como potencial donador. Se realizó un el estudio pretrasplante de prueba cruzada que arrojó un resultado negativo. Motivo por el cual se realizó una tipificación de HLA en la que se reportó coincidencia de un haplotipo, por el cual se realizó el trasplante con una inducción con base en anticuerpo policlonal. No se reportaron eventualidades durante el transoperatorio ni en el posoperatorio.

La paciente tuvo una evolución favorable durante 9 años, tiempo durante el cual se mantuvo con revisiones constantes y sometida a pruebas que mostraban una función del injerto renal conservada. Cabe destacar que presentó un embarazo a los 5 años de haberse realizado el trasplante, motivo por el cual se mantuvo bajo observación constante y finalmente se optó por interrumpirlo para no suspender el tratamiento inmunosupresor y poner en riesgo la función del injerto renal. Sin embargo, tras iniciar el décimo año posterior al trasplante, la paciente inició con disfunción del injerto de forma progresiva, con disminución de los volúmenes urinarios, por lo que se decidió ingreso para protocolizar la disfunción del injerto.

Dentro del protocolo de estudio se descartó que la causa fuera secundaria a un cuadro infeccioso, de la misma forma, que fuera un cuadro de deshidratación o por desapego al tratamiento inmunosupresor. Posteriormente, se realizó una biopsia percutan del injerto, la cual reportó la presencia importante de fibrosis glomerular, con pérdida de la anatomía microscópica del glomérulo, con C4d negativo, por lo que se determinó el diagnóstico de rechazo crónico de injerto, y debido a esto, la paciente evolucionó hacia la pérdida completa de la función del injerto, necesitando nuevamente el reinicio de la terapia de sustitución de la función renal con hemodiálisis, como parte de la evolución clínica del paciente nefrópata. Posteriormente, presentó anemia, que fue manejada con transfusiones, al menos en cinco ocasiones, y con eritropoyetina.

Se decidió iniciar el protocolo de estudio para la realización de un segundo trasplante; tomando como potencial donante a un tío materno, se realizaron los estudios inmunológicos pertinentes, se hizo una prueba cruzada, por microlinfocitotoxicidad y luminex, las cuales resultaron positivas, por otra parte, se estudió la tipificación de HLA y este estudio reportó que comparten un haplotipo. Finalmente se descartó al potencial donador y por la imposibilidad de tener otro donante vivo se decidió ingresar a la paciente al registro de espera para donador fallecido.

Durante su estancia en el registro de espera es llamada en dos ocasiones para ser tomada en cuenta como potencial receptora, sin embargo en las dos ocasiones se reporta la prueba cruzada positiva; como parte de la extensión de los estudios inmunológicos, se solicitó la búsqueda de anticuerpos anti-HLA clase I y II los cuales resultaron positivos, se identificaron sus especificidades y se realizó un panel reactivo de anticuerpos (PRA) el cual se reportó como Clase I 78% y Clase II 97%.

 PREGUNTAS DE REFLEXIÓN

1. ¿Cuáles son los eventos sensibilizantes en esta paciente, y de estos cuál es el más importante para la formación de anticuerpos donante-específicos?
2. ¿Qué efectos adversos tienen los inmunosupresores en la organogénesis durante un embarazo?
3. ¿Considera que los hallazgos de la biopsia corresponden a eventos agudos?
4. ¿Cuál es la causa de que la paciente tenga una prueba cruzada positiva con su segundo donante?
5. En caso de que la paciente tenga posibilidad de recibir un trasplante, ¿qué tipo de medicación de inducción sería la más adecuada, tomando en cuenta sus antecedentes inmunológicos?

25 RESPUESTA INMUNOLÓGICA EN EL EMBARAZO

Claudia Verónica Zaga Clavellina • Guadalupe del Carmen Estrada Gutiérrez
• María del Pilar Flores Espinosa • Andrea Guadalupe Olmos Ortiz

CONTENIDO

OBJETIVOS DE APRENDIZAJE

Al terminar este capítulo el lector será capaz de:

1. Describir las adaptaciones inmunoendocrinas durante el proceso de gestación normal del ser humano
2. Comprender las diferentes estrategias de adaptación de la unidad materno-fetal durante la implantación, desarrollo y crecimiento fetal y finalmente el inicio y progresión del trabajo de parto
3. Conocer los cambios inmunológicos que condicionan el desarrollo de patologías como parto pretérmino y rotura prematura de membranas
4. Explicar el posible potencial clínico y de investigación de las células troncales del cordón umbilical, membranas fetales y placenta

INTRODUCCIÓN

En el ser humano, el embarazo requiere de profundas adaptaciones del sistema inmunológico de la madre que junto con el producto ponen en marcha una serie de estrategias inmunológicas, endocrinológicas y anatómicas que permiten que el feto, considerado un aloinjerto (la mitad de los antígenos que expresa son de origen paterno), crezca y se desarrolle en un ambiente en potencia hostil, pero al mismo tiempo inmunológicamente permisivo, protector y competente que permita, en la mayoría de los casos, concluir con éxito la gestación.

En la década de 1950, Peter B. Medawar sentó las bases para comprender la compleja relación inmunológica de la madre y el producto. Propuso tres posibles motivos por los cuales el sistema inmunológico de la madre no rechaza al producto: el primero es la separación de los tejidos maternos y fetales; el segundo, la "inmadurez antigénica" de los tejidos fetales y, el tercero, el desarrollo de un estado quiescente o una regulación negativa del sistema inmunológico materno.

Si bien estos tres conceptos han sido la base de múltiples grupos de investigación interesados en la inmunología en el embarazo, las evidencias clínicas, experimentales y epidemiológicas actuales han permitido adaptar la teoría de Medawar. Estos avances sugieren de forma integral la profunda y estrecha relación que se establece entre la madre y el producto, ya que el embarazo no conlleva un estado de inactividad del sistema inmunológico de la madre, sino una compleja regulación en su respuesta.

ADAPTACIONES DE LA RESPUESTA INMUNOLÓGICA AL EMBARAZO

Balance inmunológico: tolerancia materno-fetal

Un proceso crítico para el establecimiento de la tolerancia inmunológica del producto es la generación de un punto de equilibrio entre los factores pro- y antiinflamatorios. Múltiples grupos alrededor del mundo han propuesto que la interacción materno-fetal evita la secreción excesiva de factores proinflamatorios, lo que favorece una gestación exitosa.

De ahí la trascendencia de entender los factores celulares que participan en la respuesta inmunológica. Desde la década de 1980, Timothy R. Mosmann describió la presencia de dos poblaciones linfocitarias en el ratón que representaban extremos polarizados de la inflamación: los linfocitos Th1 y Th2. Más tarde, fueron identificadas en los seres humanos subpoblaciones linfocitarias con capacidades similares. Hasta la fecha es del todo aceptado que los linfocitos CD3$^+$, CD4$^+$, Th1 secretan principalmente la IL-2 e IFN-γ, mientras que los Th2 sintetizan y secretan IL-4, IL-5 e IL-13. Al inicio se creía que durante el embarazo el perfil Th1 se mantenía suprimido; sin embargo, en la actualidad se sabe que, en el humano, en la respuesta inmunológica de la madre predomina el tipo Th2, mientras que el perfil Th1 se mantiene controlado a través de distintos mecanismos, incluida la actividad del correceptor de muerte programada PD1 (*programmed death 1*) y del receptor de superficie de muerte celular Fas (CD95) que favorecen la apoptosis de los linfocitos T CD8 citotóxicos.

El paradigma clásico sobre el equilibrio Th1/Th2 se expandió en la década de 1990 por el descubrimiento de la población Th17 que tiene un perfil de secreción de moduladores inmunológicos similar a los linfocitos Th1, con la característica adicional de sintetizar una familia de moléculas que va de la IL-17A a la IL-17F, así como la IL-10 e IL-22. No obstante, desarrollan funciones opuestas; está aceptado que los linfocitos Th17 participan en los mecanismos de respuesta y protección de las mucosas durante procesos de infección por bacterias y hongos. Si bien Th1, Th2 y Th17 son parte importante de la respuesta inmunológica, los Treg CD4$^+$, CD25$^+$ (otra subpoblación descrita en la primera década de este siglo) son clave en el establecimiento de la tolerancia durante la gestación, ya que inhiben la activación y proliferación de células NK, además de secretar IL-10 y TGF-β.

En este sentido, una **citocina** de interés es la IL-10, pues presenta efectos inmunomoduladores autócrinos y parácrinos en toda la unidad fetoplacentaria y tiene la capacidad de inhibir la síntesis y secreción de citocinas proinflamatorias, como IL-1β, TNF-α, IL-6 e IL-12, por lo que se le ha conferido un papel primordial en el mantenimiento del privilegio inmunológico. Evidencias experimentales sugieren que la IL-10 forma parte de la respuesta inmunológica de los tejidos extraembrionarios (como la placenta y las membranas fetales) cuando estos son mantenidos en cultivo y retados inmunológicamente. Además, la IL-10 tiene la capacidad de modificar los mecanismos de la respuesta inmunológica innata en dichos tejidos, al modificar los perfiles de secreción de diferentes péptidos antimicrobianos que son fundamentales para establecer la respuesta inmunológica contra infecciones.

Los linfocitos Treg aumentan en el endometrio durante el periodo preovulatorio, lo que es considerado un paso esencial para la implantación exitosa del huevo fecundado. Más tarde esta población es mantenida en la **decidua**. Durante el embarazo los linfocitos Treg representan 14% del total de los linfocitos que residen en la decidua y en la sangre periférica materna.

Algunas alteraciones gestacionales están asociadas con variaciones en las poblaciones linfocitarias: la predominancia de los linfocitos Th1 ha sido asociada con el desarrollo de **preeclampsia** (condición hipertensiva en el embarazo) y las alteraciones en los perfiles Th17 y Treg están vinculadas con pérdida gestacional recurrente (figura 25-1).

Inflamación durante la implantación

Si bien un ambiente inflamatorio es una condición desfavorable para el éxito del embarazo, el mantenimiento de un microambiente proinflamatorio durante la implantación es clave para la continuidad del mismo. En esta etapa tienen especial importancia la IL-11, su receptor IL-11R y el factor inhibidor de leucemia (LIF, *leukemia inhibitor factor*), los cuales presentan una función preponderante durante el proceso de decidualización y en específico en la capacidad de este para transformarse en un tejido secretor de varios factores, incluidos la prolactina y el factor de crecimiento parecido a la insulina tipo 1 (IGFBP-1, *insulin-like growth factor binding protein*).

Otro modulador con significancia fisiológica durante la implantación es el ligando inductor de apoptosis relacionado al TNF (TRAIL, *TNF-related apoptosis-inducing ligand*), el cual es expresado en abundancia por el endometrio, por el sinciciotrofoblasto placentario y por las células de Hofbauer (macrófagos). Se ha descrito que el TRAIL tiene la capacidad de regular la muerte celular por apoptosis y, cuando es utilizado para estimular cultivos primarios de trofoblastos, favorece los procesos de migración e invasión del trofoblasto.

Contribución materna al privilegio inmunológico

La estrecha relación entre los trofoblastos fetales y el sistema circulatorio de la madre resulta clave en la relación inmunológica. En el humano, la placentación es del tipo hemocorial; esto quiere decir que las vellosidades coriales flotan libremente en la cámara hemática en contacto con la sangre materna, y el proceso de invasión de las arterias espiraladas uterinas incluye la sustitución del endotelio materno por células trofoblásticas extravellosas endovasculares de origen fetal (figura 25-2).

Progesterona (P4)

Uno de los mecanismos tempranos que promueve la tolerancia a la gestación es la síntesis y secreción de **progesterona** (P4), una hormona esteroidea con capacidades inmunorreguladoras que es producida en el ovario durante la fase secretora del ciclo menstrual en respuesta a la LH (hormona luteinizante) y FSH (hormona folicu-loestimulante). Durante las primeras etapas del embarazo la P4 es secretada por el cuerpo lúteo y posteriormente por la placenta bajo el control de la hCG (gonadotropina coriónica humana).

Conforme avanza la gestación, se incrementa la concentración de P4 en el suero materno. A diferencia de la mayoría de los mamíferos (en los que el término de la gestación está asociado con una rápida caída en los niveles maternos de P4), en el humano y en primates superiores los niveles de P4 en los compartimentos maternos y fetales se mantienen sin cambios significativos antes, durante y después del trabajo de parto.

Existe evidencia clínica y experimental que sugiere que la P4 es capaz de favorecer la gestación mediante la inhibición de la síntesis de diferentes moduladores proinflamatorios, debido a la modulación directa de esta hormona sobre la actividad de diferentes estirpes leucocitarias.

La P4 también puede modificar las competencias inmunológicas de diferentes tejidos, en especial los epitelios. En este sentido, se ha demostrado *in vitro* que la P4 ejerce un efecto antiinflamatorio en células del epitelio amniótico humano al inhibir la expresión y activación del **receptor tipo Toll de tipo 4** (TLR4, *Toll like receptor 4*), que participa en los mecanismos de la inmunidad innata y activa la respuesta inflamatoria. En este modelo se demostró que la inhibición de TLR4 está asociada con la inhibición de citocinas proinflamatorias, como IL-1β y TNF-α, y favorece un incremento en la síntesis de IL-10.

Además, cuando las membranas fetales humanas en cultivo son estimuladas de modo simultáneo con altas concentraciones de endotoxina bacteriana y P4, esta última puede ejercer un efecto inmunoprotector. Inhibe así la secreción de moduladores proinflamatorios, entre estos IL-6 e IL-8, lo mismo que la síntesis de la enzima metaloproteinasa de la matriz 9 (MMP-9, *matrix metalloproteinase 9*), que al estar presente en este tejido puede favorecer la degradación de la matriz extracelular y la alteración de la estructura membranal.

Inmunología de la cavidad uterina

El establecimiento del útero como un tejido inmunológicamente privilegiado guarda relación directa con el tipo y la proporción de poblaciones celulares de la respuesta inmunológica que están presentes en el momento de la implantación y en el posterior proceso de decidualización inducido por la P4.

Durante la gestación, las células que participan en la inmunidad innata predominan en la cavidad uterina (figura 25-3). En la decidua, 70% de los leucocitos infiltrantes son CD45+ compuestos primordialmente por células NK CD56[brillante] CD16−, denominadas células NK uterinas (uNK, *uterine natural killer*) que se encuentran en el tejido durante los dos primeros trimestres (semana 25 de la gestación). Transcurrido este periodo, su número disminuye con rapidez.

Las uNK se acumulan como un denso infiltrado alrededor de las células del trofoblasto, pero desaparecen en forma progresiva a partir del cuarto mes de gestación hasta alcanzar niveles indetectables al final de ésta, por lo que su presencia coincide con el periodo

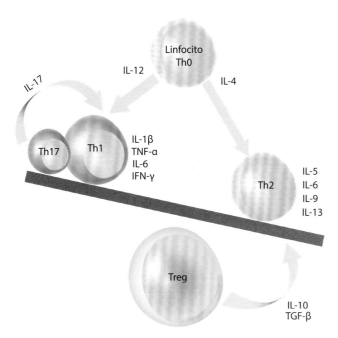

FIGURA 25-1. Equilibrio inmunológico en la unidad materno-fetal. Una vez que la implantación ha concluido, el ambiente inmunológico que favorece el mantenimiento de la gestación está relacionado con el equilibrio de las poblaciones celulares tipo Th en el útero. El ambiente antiinflamatorio es favorecido por las poblaciones Th2 y Treg, cuyos moduladores pueden inhibir los efectos de las citocinas proinflamatorias secretadas por los Th1.

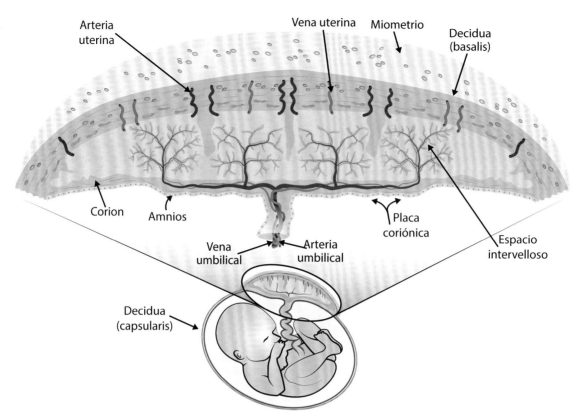

Figura 25-2. Proceso de placentación. El proceso de formación de la placenta se completa una vez que concluye la invasión trofoblástica y las circulaciones sanguíneas materna y fetal están ya en estrecho contacto sin mezclarse.

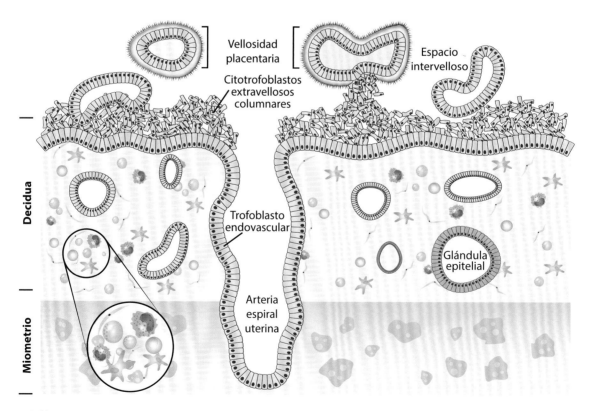

Figura 25-3. Poblaciones inmunes en la decidua materna. Durante el proceso de invasión del trofoblasto en la decidua y el miometrio, las competencias inmunológicas de la cavidad uterina están a cargo principalmente de la inmunidad innata mediante las células uNK y los macrófagos.

de invasión trofoblástica de las arterias espirales, el cual se completa alrededor de la semana 20 de gestación.

Las uNK coexisten con macrófagos, que representan entre 10 y 20% de los leucocitos infiltrantes en el endometrio, y con una po-

blación escasa de células dendríticas, que conforman de 2 a 4%. La población de linfocitos T constituye 14% del total de células inmunológicas, mientras que los linfocitos B están prácticamente ausentes. Existe evidencia que indica que los niveles de IL-15 y prolactina en la cavidad uterina modulan los cambios en las proporciones celulares.

Si bien el origen de las uNK no es del todo preciso, las características fenotípicas únicas de estas células han sido asociadas a la capacidad de reconocimiento y tolerancia del trofoblasto placentario.

La abundancia de las células uNK se ha asociado con su posible papel en el reconocimiento de ligandos paternos sobre la superficie de los trofoblastos. En la actualidad, los únicos ligandos potenciales para las uNK en los trofoblastos son las moléculas del antígeno leucocitario humano G (HLA-G, *human leucocitary antigen G*) y HLA-E, ambos miembros del complejo mayor de histocompatibilidad Ib (MHC Ib, *major histocompatibility complex Ib*).

Contribuciones fetales al privilegio inmunológico

Las células del trofoblasto en la placenta y las membranas corioamnióticas están encargadas de modular los mecanismos de tolerancia hacia el aloinjerto. La primera estrategia del trofoblasto consiste en producir **quimiocinas** como el factor derivado de células del estroma (SDF1, *stromal cell-derived factor 1* o *CXCL12*), el cual es capaz de atraer células de la respuesta inmunológica innata y contribuir al proceso de remodelación de las poblaciones celulares presentes en el útero, favoreciendo así la prevalencia de la respuesta inmunológica innata.

Posteriormente, el trofoblasto produce factores inmunosupresores solubles (entre los que destacan HLA- G y HLA-E), que actúan como moléculas inductoras de la tolerancia y atenúan el perfil citotóxico de las diferentes poblaciones leucocitarias del útero. Los leucocitos uterinos son altamente receptivos para estas moléculas, las células uNK expresan sobre sus membranas los receptores inhibitorios denominados receptores leucocitarios tipo inmunoglobulinas (LILRB, *leukocyte immunoglobulin like receptors*) que pueden asociarse a HLA-G, y los receptores CD94/NKG que se unen al HLA-E. Los macrófagos, las células dendríticas y los escasos T CD8[+] presentes en el útero además expresan LILRB1 y LILRB2 en diferentes proporciones y perfiles, por lo que también reconocen al HLA-G.

Inmunología de la placenta humana

Los modelos biológicos empleados para el estudio de las interacciones inmunoendocrinas placentarias que contribuyen a la tolerancia materno-fetal, incluyen primates y roedores, los cuales comparten el mismo tipo de placentación hemocorial, en donde la placenta permanece suspendida y embebida en lagunas de sangre materna por lo que permanece en comunicación celular directa con la decidua, las membranas corioamnióticas, el líquido amniótico, la sangre materna y la sangre fetal. Sin embargo, existen diferencias morfo-anatómicas placentarias entre ambos modelos. En el humano, los árboles vellosos se encuentran recubiertos de sincitiotrofoblastos multinucleados que se originan de la continua fusión de citotrofoblastos que se encuentran al interior de las vellosidades. La estructura análoga a los árboles vellosos en los roedores es la zona laberíntica integrada por una capa de células gigantes trofoblásticas (mononucleares pero poliploides), dos capas de sincitiotrofoblastos (estructura trilaminar) y un estrato de espongiotrofoblastos. Estas importantes diferencias anatómicas implican una divergencia en la respuesta funcional inmunológica, por lo que se debe tener especial cuidado cuando se desean hacer comparaciones o inferencias a partir de los modelos de placenta murinos o de rata. En este capítulo solo se abordará la inmunología de la placenta humana.

La **placenta** es un órgano transitorio del embarazo que regula activamente múltiples funciones en pro del crecimiento y supervivencia del feto en desarrollo, entre ellas: el intercambio materno-fetal de iones, gases, aminoácidos, carbohidratos, ácidos grasos, vitaminas, minerales y factores de crecimiento; ejerce función endocrina para la síntesis de hormonas proteicas y esteroideas como la hCG, el lactógeno placentario, el estradiol y la progesterona, entre muchas otras; y tiene actividad inmunomoduladora ligada a su capacidad de sintetizar citocinas pro- y antiinflamatorias así como sus receptores, péptidos con actividad antimicrobiana y prostanoides.

Por su localización anatómica, la placenta cumple entre otras funciones la de implementar un permanente proceso de vigilancia inmunológica para detectar la presencia de patrones moleculares asociados a patógenos (PAMP, *pathogen-associated molecular patterns*) provenientes de la circulación materna o del tracto cervicovaginal que hayan ascendido hacia la cavidad uterina. Este proceso es llevado a cabo principalmente por los **receptores tipo Toll** (**TLR**, *T cell receptor*) de la inmunidad innata, cuya activación puede desencadenar dos distintas cascadas de señalización: la vía NFκB que estimula la producción de citocinas proinflamatorias como TNF-α, IL-1β, IL-6 e IL-8, o la vía IRF-3 (factor regulador de interferón-3) que induce la síntesis de genes dependientes de interferones. Esto se ha demostrado tanto en modelos de infección con bacterias vivas como con endotoxinas como los lipopolisacáridos de *Escherichia coli*, ácido lipoteicoico de *Streptococcus pyogenes* o *Streptococcus agalactiae*, peptidoglicanos de *Staphylococcus aureus* o flagelina de *Salmonella typhimurium*.

Los principales mecanismos a través de los cuales la placenta confiere protección y limita el paso de organismos que puedan causar daño al feto o interrumpir la continuidad del embarazo incluyen la síntesis de citocinas, la liberación de quimiocinas que atraerán a células del sistema inmunológico profesional al sitio de infección y la secreción de péptidos de la defensa innata. Por otra parte, la secreción placentaria de interferones (INF-α, -β -γ) y vesículas de ARNmi (pequeño ARN no codificante) son parte de un mecanismo que ayuda a contener las infecciones virales. Además, los trofoblastos muestran altos niveles de autofagia basal lo que permite combatir infecciones contra patógenos intracelulares.

En cuanto a su capacidad de defensa innata, se ha reportado que la placenta secreta proteínas y péptidos antimicrobianos, entre los que se incluye a la catelicidina (hCTD) y las defensinas humanas 1-4 (HBD1, HBD2, HBD3 y HBD4). Los péptidos antimicrobianos son moléculas conservadas evolutivamente que presentan un efecto antimicrobiano con capacidad para lisar bacterias grampositivas, gramnegativas, algunos parásitos y hongos. Dichos péptidos representan la primera línea de defensa de la inmunidad innata ante procesos infecciosos y son sintetizados principalmente por los epitelios. Durante el embarazo estos péptidos también son sintetizados y secretados por la placenta, la decidua, el corion, el amnios, el cordón umbilical y la piel fetal.

Existe evidencia clínica y experimental que sugiere que la síntesis y secreción de citocinas y quimiocinas proinflamatorias por parte de los tejidos de la unidad materno-fetal son patógeno y tejido-específicas. Por ejemplo, el estímulo con ácido lipoteicoico o LPS de *Escherichia coli* induce una fuerte secreción placentaria de IL-6, mientras que el tratamiento con aminas sintéticas con imiquimod o con secuencias nucleotídicas como ODN21798 no modifica la síntesis de esta citocina. Por otro lado, IL-1β, forma parte de la respuesta proinflamatoria ante la mayoría de antígenos probados; sin embargo, la magnitud de la respuesta es mayor cuando se estimula con LPS de *E. coli* que con ácido lipoteicoico.

Tomando en consideración las múltiples interacciones paracrinas de la placenta, las funciones de este órgano pueden verse modificadas por factores ambientales incluyendo la oxigenación y el aporte de nutrientes, lo que finalmente lleva a modificar la expresión génica placentaria y, por lo tanto, su desarrollo y función. El género del feto es otro de los factores que influye en el epigenoma y metaboloma placentario, y se sabe que contribuye a definir el peso y tamaño tanto del feto como de la propia placenta.

Macrófagos, células de Hofbauer y placenta

La interacción de los tejidos de la unidad materno-fetal con las células profesionales del sistema inmunológico es un área de amplio interés en investigación biomédica básica. En la sangre placentaria circulan monocitos que se diferenciarán hacia macrófagos con fenotipo microbicida M1 que contribuyen al establecimiento de una respuesta inflamatoria en caso de presentarse una infección que vulnere la continuidad del embarazo. En la decidua hay macrófagos con fenotipo intermedio M1/M2 que secretan citocinas pro- y antiinflamatorias. La concentración de macrófagos deciduales es mayor en el primer trimestre del embarazo y posteriormente comienza a disminuir su proporción, por lo que sus funciones biológicas se relacionan con la remodelación de las arterias espiraladas y la invasión trofoblástica.

A partir de la cuarta semana de gestación queda inmerso en el mesénquima de las vellosidades placentarias un diverso grupo de macrófagos fetales designados en su conjunto como células de Hofbauer: macrófagos diferenciados con un perfil inmunomodulador M2 activos en la secreción de IL-10, TGF-β y la enzima IDO (indolamina 2,3-dioxigenasa). Las células de Hofbauer participan en el control paracrino de la angiogénesis placentaria, en la ramificación y crecimiento de los árboles vellosos, y en el intercambio de iones y fluidos entre el estroma y los capilares fetales. Los macrófagos derivados de los monocitos de sangre materna periférica confieren protección al feto contra virus y bacterias, mientras que los macrófagos deciduales y las células de Hofbauer confieren protección bacteriana.

Expresión de los TLR en la placenta humana

Los **TLR** son receptores transmembranales o endosomales encargados del reconocimiento innato de PAMP. La placenta tiene una alta actividad inmunológica innata, pues expresa las 10 isoformas de TLR conocidas en el humano: del TLR1 al TLR10. La expresión de TLR en la unidad fetomaterna obedece a un patrón temporal específico (tabla 25-1). Por ejemplo, en el primer trimestre los trofoblastos no expresan el TLR6 y sí expresan el TLR1, mientras que a término ocurre lo opuesto: se expresa el TLR6 y deja de expresarse el TLR1. Posiblemente este patrón diferencial se encuentre relacionado con el perfil de heterodimerización TLR2/TLR1 o TLR2/TLR6 y la sensibilidad que se requiere para diferenciar lipopéptidos diacetilados y triacetilados durante esos periodos.

Los sincitios expresan a lo largo de todo el embarazo al TLR-2 y TLR-4, encargados de la identificación de bacterias grampositivas y gramnegativas respectivamente, pero su expresión es mayor a término debido probablemente a la asociación crítica entre infecciones genitourinarias y parto pretérmino, como se describe en la siguiente sección. Todavía se requiere elucidar los mecanismos que controlan la expresión espacio-temporal de TLR en la unidad materno-fetal.

Inmunología del trabajo de parto

En condiciones normales, el inicio del trabajo de parto después de la semana 37 de la gestación marca el fin del privilegio inmunológico y, en consecuencia, de la gestación. Varios eventos inmunoendocrinos y anatómicos tienen que coordinarse para que este proceso concluya con éxito durante el nacimiento.

Secreción de la hormona liberadora de corticotropina (CRH)

Esta hormona es secretada por la placenta, sus niveles en el suero materno y circulación fetal se incrementan a lo largo de todo el embarazo y alcanzan su concentración máxima al final del mismo.

La secrecreción de la hormona liberadora de la corticotropina (CRH, *corticotropin-releasing hormone*) estimula la producción de corticotropina. Esta regula directamente la producción de cortisol y sulfato de dehidroepiandrosterona en la corteza adrenal y representa un sustrato para la síntesis de estrógeno placentario, el cual aumenta la contractilidad uterina mediante un proceso antagónico de la P4. Estudios en babuinos y ovejas sugieren que el cortisol puede inducir la maduración de los pulmones fetales y su capacidad para sintetizar la proteína surfactante.

Activación del miometrio

Un evento clave durante el trabajo de parto es la secreción neurohipofisaria de oxitocina, hormona que estimula la contracción rítmica y sincrónica del útero para impulsar progresivamente al producto y atravesar el canal cervical. Tal proceso requiere de la interacción entre la miosina y la actina, además de la unión de esta última con puntos específicos del citoesqueleto en la membrana celular. Estos cambios están asociados al desarrollo de la tensión en el tejido. La contracción uterina simultánea es mediada por el incremento en la expresión de la conexina 43, proteína que forma un multímero y es parte estructural de las conexiones gap entre los miocitos del miometrio, lo que permite el establecimiento de contractilidad efectiva y sincrónica.

Borrado cervical

El borrado cervical es un proceso asociado con la infiltración de células inmunológicas con perfil proinflamatorio hacia el cérvix y la liberación de diferentes **metaloproteinasas de la matriz (MMP)**, cuya actividad enzimática degrada distintos tipos de colágeno, lo que altera la estructura del cérvix. Durante este proceso la unión y continuidad estructural entre las membranas fetales y la decidua materna es interrumpida y la fibronectina fetal pasa a los fluidos vaginales.

TABLA 25-1. Patrón temporal de expresión de los TLR en el trofoblasto humano

TLR	Principales ligandos	Expresión relativa de los TLR		
		1.er trimestre	2.do trimestre	3.er trimestre
TLR1	Lipopéptides triacetilados y lipoproteínas de bacterias grampositivas. Cuando el TLR1 forma heterodímero con TLR2, también reconoce peptidoglucanos y lipoproteínas triacetilada	++	++	−
TLR2	Ácido lipoteicoico y lipoproteínas de bacterias grampositivas, lipoarabinomananos de micobacterias y zimosanos de levaduras Puede reconocer lipopéptidos diacetilados o triacetilados dependiendo de su perfil de heterodimerización	++	++	+++
TLR3	ARN de doble cadena	++	++	+++
TLR4	Lipopolisacáridos de bacterias gramnegativas, paclitaxel, proteínas de choque térmico, heparansulfato, especies reactivas de oxígeno, fibrinógeno y fibronectina	++	+++	+++
TLR5	Flagelina de bacterias grampositivas y gramnegativas	++	++	++
TLR6	Lipopéptidos diacetilados de micoplasmas. El TLR6 heterodimeriza con TLR2	−/+	+	++
TLR7	ARN de cadena sencilla y pequeños compuestos sintéticos como análogos de guanosina o imidazoquinolina	+	++	+
TLR8	ARN de cadena sencilla y pequeños compuestos sintéticos como análogos de guanosina o imidazoquinolina	+	++	+++
TLR9	Elementos CpG no metilados de ADN viral de cadena sencilla y ADN fetal	−	+	+
TLR10	ARN de doble cadena	+	+	+

El nivel de expresión se presenta en unidades arbitrarias: − indetectable, + expresión baja, ++ expresión moderada, +++ expresión alta. Tomado de Olmos-Ortiz A, Flores-Espinosa P, Mancilla Herrera I, Vega Sánchez R, Díaz L, Zaga Clavellina V. Innate Immune Cells and Toll-like Receptor–Dependent Responses at the Maternal–Fetal Interface. *Int J Mol Sci.* 2019;20(15):3654.

Retiro fisiológico de la progesterona

Durante todo el embarazo, y justo antes del inicio del trabajo de parto, los tejidos gestacionales expresan mayoritariamente el receptor de P4, RP-B, que está asociado con efectos progestacionales. Sin embargo, el inicio del trabajo de parto coincide con la disminución en la expresión de este receptor y el aumento significativo en la expresión del RP-A asociado con los efectos antiprogestacionales. A dicho mecanismo se le conoce como "retiro funcional de la P4", debido a la disminución de la sensibilidad de estos tejidos a P4.

Activación de las membranas fetales

La progresión adecuada del trabajo de parto requiere la coordinación de los procesos mencionados con anterioridad. En las etapas más avanzadas del trabajo de parto es indispensable la rotura de las membranas fetales que delimitan la cavidad amniótica y proveen al producto, hasta ese instante, de un ambiente inmunológicamente privilegiado.

La rotura de las membranas fetales está asociada con el cambio del ambiente inmunológico inducido por el incremento en la expresión, síntesis y secreción de diversas citocinas proinflamatorias en los tejidos gestacionales tanto maternos como fetales. Entre las citocinas proinflamatorias fundamentales en el proceso de trabajo de parto se encuentran IL-1β, IL-6, TNF-α y una amplia variedad de quimiocinas como la IL-8, GRα, MCP-1, ENA, G-CSF, GM-CSF en el cérvix, miometrio, decidua, membranas fetales y placenta.

La progresión del trabajo de parto requiere la activación de los tejidos gestacionales, además de la migración y filtración de neutrófilos que cambien el equilibrio entre las poblaciones del sistema inmunológico en coexistencia durante toda la gestación, potenciando así el ambiente proinflamatorio. Todos estos procesos parecen ocurrir solo a nivel local, ya que los genes relacionados en el control de la inflamación se encuentran sobreexpresados únicamente en los tejidos gestacionales y no en la circulación periférica materna.

La **inflamación** induce profundos cambios en las vías de señalización de estos tejidos y de las células que migran hacia la cavidad uterina al provocar la expresión de otros mediadores como prostaglandinas (PG) con efectos uterotónicos; MMP con propiedades de colagenasa y gelatinasa que degradan diferentes elementos de la matriz extracelular de las membranas, útero y cérvix; moduladores proapoptóticos que alteran la viabilidad y estructura de los tejidos, y especies reactivas de oxígeno asociadas a daño a lípidos y proteínas.

PARTO PRETÉRMINO Y ROTURA PREMATURA DE MEMBRANAS

El **parto pretérmino** (PPT) (definido como el nacimiento antes de las 37 semanas de gestación) se presenta entre 5 y 18% de todos los nacimientos, y constituye la causa principal de morbimortalidad perinatal. El PPT es un síndrome multifactorial asociado con variables sociobiológicas, económicas y culturales, como edad de la madre, origen étnico, historia obstétrica, complicaciones médicas durante la gestación y presencia de infecciones.

Cerca de 30 a 35% de los PPT son resultado de indicaciones terapéuticas, 40 a 45% se consideran PPT espontáneos y de 25 a 30% están asociados a la **rotura prematura de membranas** (RPM). La RPM se presenta cuando la resistencia de las membranas fetales se ve comprometida porque estas pierden su integridad y dejan escapar líquido amniótico antes de que inicie el trabajo de parto. Este fenómeno es importante debido a que se incrementa el riesgo de complicaciones en la madre y el producto, entre otras prematuridad, enfermedad respiratoria aguda en el recién nacido, infecciones neonatales, corioamnionitis, endometritis, hipoxia, asfixia fetal y hemorragia intraventricular, que incluso llegan a ocasionar la muerte perinatal o dejan secuelas a largo plazo.

Infección como inductor del parto pretérmino y rotura prematura de membranas

Uno de los factores asociados con mayor frecuencia al PPT y la RPM es la presencia y el desarrollo de un proceso infeccioso intrauterino, condición que altera el equilibrio inmunológico de la unidad fetoplacentaria. Las infecciones bacterianas que se originan en el área vaginal pueden ascender a través del cérvix (**infección cervicovaginal**) y llegar a infectar el espacio coriodecidual, las membranas fetales, la placenta, el líquido amniótico, el cordón umbilical y, eventualmente, al producto. Los microorganismos o sus productos expresan PAMP, los cuales son reconocidos por los TLR que están presentes en las células del sistema inmunológico y en las células de los tejidos gestacionales, lo que desencadena una respuesta inflamatoria. Esta se caracteriza por la secreción de TNF-α e IL-1β, las cuales actúan de manera autocrina y paracrina para inducir la producción de una segunda señalización y moléculas efectoras (como IL-6, IL-8, IL-10, MMP-9 y prostaglandinas) que amplifican la respuesta inflamatoria, misma que alcanza incluso el compartimiento fetal.

Desde el punto de vista evolutivo, el PPT en presencia de infección podría ser considerado un acto de supervivencia, porque permite a la madre expulsar los tejidos infectados y mantener su estatus reproductivo. Por otro lado, una segunda opción evolutiva son los mecanismos moleculares desarrollados por la madre para protegerse de la infección al establecer una respuesta inmunológica inflamatoria. Se ha tratado de entender cómo se genera y amplifica la respuesta inmunológica en los tejidos gestacionales ante el proceso infeccioso utilizando diversos modelos *in vitro*. De esta forma se demostró que las membranas fetales humanas en cultivo responden de manera diferencial según el microorganismo patógeno al que son expuestas. Por ejemplo, mientras que la infección con *Ureaplasma urealyticum* estimula la secreción de IL-1β y PG, los estreptococos del grupo B inducen de manera preferencial la producción de TNF-α y MMP-9.

La secreción de moléculas antiinflamatorias, como la IL-10, también parece estar regulada por el microorganismo infectante, ya que *Candida albicans*, *Gardnerella vaginalis* y estreptococos del grupo B inducen la producción de diferentes cantidades de IL-10 en las membranas fetales *in vitro* (**figura 25-4**).

Durante un proceso infeccioso a nivel intrauterino, la secreción de mediadores inflamatorios genera un ambiente inmunológicamente incompatible con la continuidad del embarazo. En ese sentido, existen reportes experimentales que sustentan que tales condiciones pueden revertirse de manera parcial por hormonas gestacionales, como la P4 y la prolactina, las cuales pueden inhibir la expresión y síntesis de moléculas inflamatorias.

El hecho de que estas hormonas controlen la respuesta inmunológica durante un proceso infeccioso aporta información sobre la existencia de mecanismos fisiológicos compensatorios que pueden proteger en forma natural la unidad fetoplacentaria y favorecer la continuidad de la gestación. Además, se les reconoce como candidatas terapéuticas que pueden utilizarse en casos de PPT y RPM.

Biomarcadores en el PPT y la RPM

Durante un proceso infeccioso, las interacciones en el microambiente intrauterino se vuelven mucho más complejas por la variedad de mediadores inflamatorios responsables del PPT y la RPM. La complejidad de estas relaciones dificulta identificar las moléculas que pueden ser utilizadas como biomarcadores predictivos de estas patologías.

Los biomarcadores potenciales hasta ahora descritos incluyen una amplia gama de moléculas, entre las que destacan los niveles de la α-fetoproteína, CRH, prolactina, estrógenos, proteínas (como la fosfatasa alcalina y la ferritina), micronutrientes (p. ej., el zinc y el hierro) y algunas vitaminas.

Ciertas moléculas son usadas como biomarcadores de PPT en presencia de una infección; entre estas, la variación de los niveles de IL-6, proteína C reactiva, fibronectina, ferritina, defensinas e IL-8, lo mismo que el recuento de leucocitos en el plasma. Aunque cada uno de estos marcadores tiene valor pronóstico, debe considerarse la etapa del embarazo en la que se realiza el diagnóstico y el tipo de muestra empleado (líquido amniótico, fluido vaginal o cervical, suero, etcétera).

El uso de técnicas genómicas, proteómicas y metabolómicas en el estudio de patologías multifactoriales como el PPT y la RPM ha incrementado el conocimiento de las moléculas participantes tanto *in vivo* como *in vitro*, lo que ha facilitado la identificación de pro-

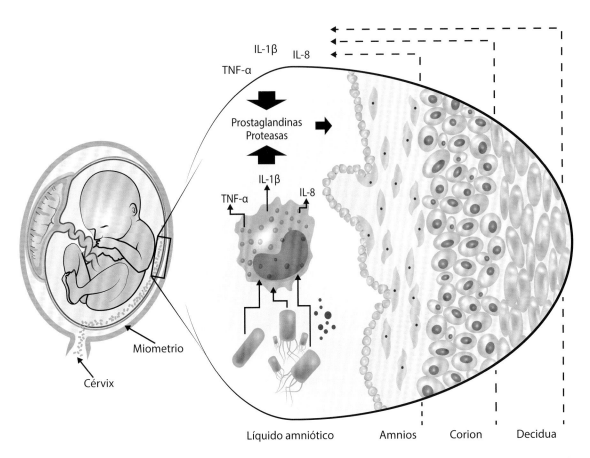

Figura 25-4. Inducción de PPT y RPM por infección. Una de las condiciones patológicas que vulnera el privilegio inmunológico de la unidad materno-fetal es el desarrollo de un proceso infeccioso en la cavidad intrauterina. Una vez que los microorganismos ascienden desde la vagina a través del cérvix y alcanzan las membranas fetales y la placenta, estos tejidos y las células profesionales del sistema inmunológico que radican en ellos reaccionan al proceso infeccioso secretando moduladores proinflamatorios que modifican el equilibrio inmunológico de la cavidad uterina y la cavidad intraamniótica. Moduladores como IL-1β, TNFα e IL-8 inducen la síntesis y secreción de MMP y PG, que modifican la función y continuidad estructural de las membranas fetales.

teínas con uso potencial como biomarcadores, ya que intervienen tanto en la evolución del fenómeno como en la transducción de señales que dan lugar al PPT y la RPM.

APLICACIONES CLÍNICAS DE LAS CÉLULAS TRONCALES DEL CORDÓN UMBILICAL, LA MEMBRANA FETAL Y LA PLACENTA

El término célula troncal se refiere a una célula en un estadio indiferenciado con la capacidad potencial de dar origen a los diferentes tipos celulares que componen un organismo multicelular. Las primeras células troncales fueron aisladas a partir de embriones humanos en etapa de blastocisto; su estudio sentó las bases para utilizarlas en investigación con diversos propósitos terapéuticos.

El aislamiento y uso de las células troncales es controversial desde el punto de vista ético, pues requiere el uso de embriones humanos de edad temprana (4 a 5 días después de la fecundación) e implica la destrucción del blastocisto para recuperar la masa celular interna. Sin embargo, desde hace más de 10 años los **tejidos extraembrionarios** representan una fuente potencial de células troncales que no genera un conflicto ético, ya que son productos de desecho sanitario. Los tejidos extraembrionarios incluyen la placenta, las membranas corioamnióticas y el cordón umbilical (figura 25-5). Su localización, estructura y competencia inmunológicas permiten mantener la cavidad uterina y amniótica como sitios inmunológicamente privilegiados, al evitar que los tejidos maternos generen una respuesta de rechazo hacia el producto.

La capacidad inmunomoduladora asociada a la generación de ambientes inmunotolerogénicos ha atraído la atención de la comunidad científica para el desarrollo de estrategias terapéuticas regenerativas. En la región decidual de la placenta, se ha descrito la existencia de células troncales mesenquimales (MSC, *mesenchymal stem cells*), con un fenotipo caracterizado por la expresión de mar-

cadores mesenquimales y hematopoyéticos: CD90+, CD105+, CD166+, CD49+, SH3+, SH4+ y HLA-AB. Estas células son capaces de diferenciarse *in vitro* en osteoblastos y adipocitos. Sin embargo, los estudios sobre las propiedades inmunomoduladoras de las MSC deciduales aún son limitados.

En los últimos años, diversos grupos de investigación han enfocado sus esfuerzos a la obtención de células troncales derivadas del epitelio amniótico, un tejido de origen ectodérmico, y del estroma mesenquimal, que corresponde a la región esponjosa rica en colágeno sobre la que descansa este epitelio. Las células del epitelio amniótico humano (HAEC, *human amniotic epithelial cells*) tienen capacidades pluripotenciales similares a las que se pueden aislar del blastocisto para dar origen a los tres linajes embrionarios (endodermo, ectodermo y mesodermo). Las HAEC expresan marcadores mesenquimales y hematopoyéticos, como CD105+, CD90+, CD73+, CD49d+, CD166+, HLA I-A, -B y -C, lo mismo que marcadores embrionarios, que incluyen los antígenos específicos de la etapa embrionaria SSE-3 (*secondary somatic embryo*) y SSE-4, el factor de transcripción 4 vinculado a octámeros (Oct-4) y el factor de transcripción Nanog, los cuales son relevantes en el mantenimiento de la pluripotencia del embrión.

Estudios *in vitro* han demostrado la capacidad de las HAEC para diferenciarse en células de linaje osteogénico, adipogénico, condrogénico, neurogénico, cardiomiogénico, pancreático y hepático. En este mismo sentido, las células troncales del estroma mesenquimal de la membrana amniótica (hASMC, *human amniotic stromal mesenchymal cells*) tienen capacidad multipotencial; es decir, solo pueden generar células de su misma capa o linaje de origen embrionario. Estas células expresan marcadores mesenquimales y hematopoyéticos, pero no marcadores embrionarios. Estudios *in vitro* demostraron la capacidad de la hASMC para diferenciarse en células de linaje osteogénico, adipogénico, condrogénico, neu-

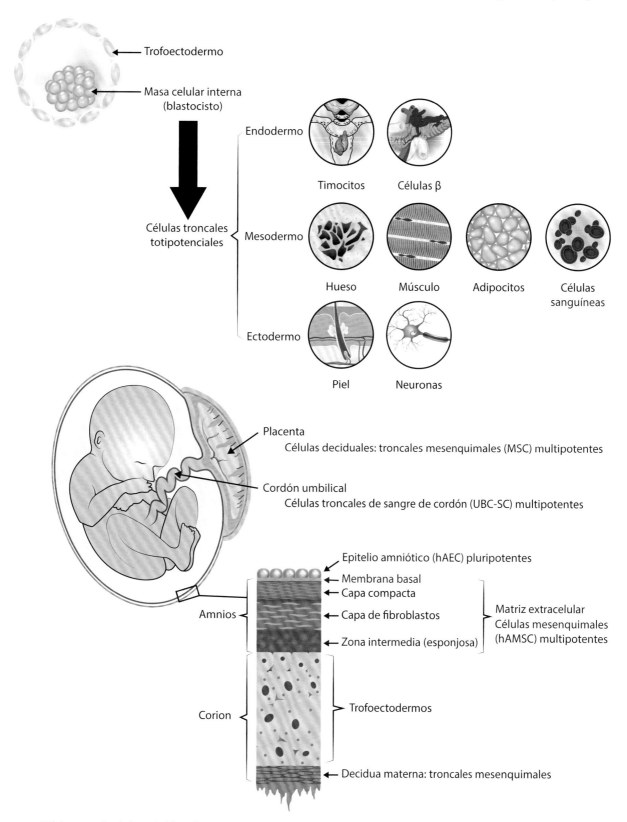

FIGURA 25-5. Células troncales de la unidad fetoplacentaria. Esquema que muestra las tres capas germinales (A) y las capacidades pluripotenciales de las células troncales aisladas de la placenta, el cordón umbilical y las membranas corioamnióticas.

rogénico, cardiomiogénico y pancreático; sin embargo, no se ha demostrado que puedan diferenciarse en células hepáticas.

Las HAEC y hASMC presentan una ventaja respecto de las células troncales embrionarias: mientras que estas últimas tienen actividad tumorigénica, las primeras no presentan dicha capacidad. Diversos estudios han probado que, por su función durante el embarazo, las HAEC y las hASMC tienen una baja inmunogenicidad

que les permite regular la respuesta inmunológica de diversos tipos celulares (que incluyen células presentadoras profesionales del sistema inmunológico), lo que favorece la disminución de la secreción de citocinas proinflamatorias y factores quimiotácticos.

Por otro lado, se ha demostrado que la membrana amniótica presenta capacidades antimicrobianas intrínsecas que, junto a su expresión HLA-G y HLA-E, favorecen el establecimiento de tolerancia inmunológica e inhiben en forma natural posibles procesos infecciosos. Estas características hacen de este tejido un excelente candidato para ser utilizado en medicina regenerativa y en la actualidad su uso ha tenido especial éxito en el tratamiento de regeneración de la piel de pacientes con quemaduras o úlceras, así como en la cirugía oftalmológica.

El posible uso clínico de las células troncales derivadas de la membrana amniótica se basa en los resultados de diversos estudios *in vitro* que utilizan modelos animales. Tales estudios han demostrado la capacidad de las HAEC para diferenciarse en células β productoras de insulina, que normalizan los niveles de azúcar en la sangre de ratones diabéticos. En modelos de daño cerebral, las HAEC y hASMC han mostrado una actividad angiogénica que promueve la formación de vasos en el cerebro, con efectos antiinflamatorios que evitan la infiltración de células inflamatorias hacia el cerebro y disminuyen la apoptosis en el tejido dañado, con lo que favorecen una adecuada tasa de proliferación y diferenciación neuronal.

El uso de hASMC en modelos murinos con artritis reumatoide ha demostrado la amplia capacidad de estas células para regular negativamente la respuesta inflamatoria desarrollada en las articulaciones asociada a la destrucción de colágeno, además de proteger a los ratones de la sepsis experimental.

Otro recurso utilizado para la obtención de células troncales es la sangre de cordón umbilical. Su obtención y almacenamiento es más simple, lo que asegura que las células troncales mantengan sus propiedades sin alterarse por el procedimiento de extracción. Estas células troncales de sangre de cordón umbilical (UCB-SC, *umbilical cord blood stem cells*), originalmente fueron una valiosa fuente de células hematopoyéticas que podía sustituir el trasplante de médula ósea y tratar varias enfermedades como leucemias, linfomas, síndromes mielodisplásicos, anemia de Falconi y mieloma múltiple, entre otras. En la actualidad existen criterios no del todo unifica-

dos acerca de la obtención y el almacenamiento de este tipo de células en bancos especializados alrededor del mundo para utilizarlas como alternativa al trasplante de médula ósea; sin embargo, su uso terapéutico potencial es mucho más amplio.

Las UCB-SC tienen una capacidad multipotencial para diferenciarse hacia tejidos de linaje mesenquimal y expresan marcadores como CD105+, CD90$^+$, CD73$^+$, CD49b$^+$, CD166$^+$ y HLA I-A, -B y -C. Las capacidades de estas células se han evaluado en varios modelos animales con trastornos neurológicos, en los que se ha comprobado que pueden diferenciarse en neuronas, glia y otros tipos de células neuronales con capacidad de secreción de moléculas antiinflamatorias, neuroprotectoras, angiogénicas y regenerativas del tejido dañado.

El uso de las UCB-SC para el tratamiento de enfermedades autoinmunes se basa principalmente en su baja expresión de HLA I y sus capacidades inmunorreguladoras negativas en los linfocitos T. En un estudio clínico se realizó un trasplante de UCB-SC a pacientes con lupus eritematoso resistente al tratamiento con glucocorticoides, ciclofosfamida y micofenolato mofetil, y se demostró que disminuyeron los síntomas de la enfermedad y los niveles de creatinina en suero y de nitrógeno en urea. Además, se observó un aumento de las células Treg asociado al restablecimiento de la relación Th1/Th2.

En el tratamiento de la artritis reumatoide se ha observado que las UBC-SC disminuyen la expresión de MMP-9 implicada en la destrucción del tejido conectivo. También suprimen la expresión de marcadores de inflamación. No se reportan efectos adversos del tratamiento con UBC-SC y HAEC, y se logra mejorar el estado de salud de los pacientes.

A pesar de los grandes avances en el estudio de las propiedades de las células troncales derivadas de placenta, membrana amniótica y cordón umbilical, aún es necesario establecer criterios que homologuen los aspectos metodológicos para su uso clínico.

RECUADRO 25-1. EMBARAZO Y COVID-19

Arturo Cérbulo Vázquez[1]; Berenice Zavala Barrios[2]; Jesús Carlos Briones Garduño[2]
[1]Departamento de Bioquímica, Facultad de Medicina, UNAM; [2]Servicio de Ginecología y Obstetricia Hospital General de México "Dr. Eduardo Liceaga"

Durante la epidemia por SARS-CoV-1 en 2003 se reportó hasta 25% de mortalidad en mujeres embarazadas. Esta experiencia anticipa la posibilidad de que la infección por SARS-CoV-2 pudiera tener un efecto negativo en este grupo poblacional.

El sistema inmunológico materno expresa un estado de *tolerancia inmunológica* que permite la progresión y llegada a término del estado gestante. Varios son los mecanismos descritos para explicar la tolerancia del embarazo, entre ellos se encuentran la expresión en algunas etapas del embarazo de perfiles de citocinas tipo Th1 (IFN-γ) o Th2 (IL-4); la expresión limitada de moléculas de clase I o clase II del complejo principal de histocompatibilidad (MHC) en el tejido placentario; o la inducción de apoptosis de linfocitos T en la decidua placentaria. Asimismo, varias de las moléculas que participan en la inflamación se encuentran también presentes en el desarrollo normal del embarazo, como el aumento en la concentración sérica de TNF-α y del receptor para IFN-γ durante el segundo y tercer trimestres de la gestación. Asimismo, la expresión de citocinas proinflamatorias como IL-1β, IL-6 e IL-8 aumenta durante una infección viral, como sucede en la infección por SARS-CoV-2, lo cual desencadena una respuesta inflamatoria exacerbada que puede alterar el equilibrio inmunológico del embarazo y complicar su progresión normal.

Durante el estado gestante, las respuestas mediadas por IFN-γ se encuentran reguladas. En condiciones normales, durante el primer y tercer trimestres predominan las respuestas tipo Th1 con IFN-γ como citocina tipo, mientras que en el segundo trimestre la respuesta predominante es de tipo Th2 con IL-4 como citocina tipo. Ambas condiciones podrían modificar la susceptibilidad a la infección o la gravedad de la enfermedad por SARS-CoV-2 durante el embarazo.

Aún no se conoce si la apoptosis de células del epitelio respiratorio, neuronas, linfocitos T y células dendríticas tienen un efecto directo en la infección por coronavirus que se presenta durante el embarazo, o si su presencia en este estado se asocia con una modificación en la susceptibilidad, gravedad o pronóstico de la enfermedad COVID-19. De forma similar, aún no se comprueba el efecto en el embarazo de la extensa infiltración celular (neutrófilos y macrófagos) en el intersticio pulmonar y alveolar por COVID-19. Asimismo se desconocen los efectos negativos en el embarazo por la síntesis incrementada, de citocinas proinflamatorias, quimiocinas y del inflamasoma que se han reportado en las infecciones por coronavirus.

La linfopenia a expensas de células CD4+ y CD8+, sumada a la disminución en la expresión de CD25, CD28 y CD69, que se observan en la etapa aguda del SARS podría anticipar un efecto negativo en la progresión del embarazo. El SARS cursa también con alteración en el proceso de presentación de antígenos lo cual puede repercutir en la expresión de moléculas de clase II del MHC, CD86 o CD40. Sin embargo, aún se desconoce si estos fenómenos se producen en embarazadas con SARS-CoV-2.

En pacientes que se han recuperado de SARS se han identificado células T específicas en sangre periférica hasta 2 años después de la infección, lo cual sugiere desarrollo de memoria celular. Sin embargo, la *tolerancia inmunológica* característica del embarazo podría afectar esta propiedad.

Por otro lado, aún no se ha reportado la presencia del virus en líquido amniótico o en sangre de cordón umbilical, por lo que no es posible confirmar o descartar la transmisión vertical de SARS-CoV-2. En contraste, hay reportes de recién nacidos en los que se han comprobado la presencia de anticuerpos IgM e IgG contra SARS-CoV-2 en sangre periférica, aunque sus pruebas de RT-PCR han sido consistentemente negativas. La mayoría de recién nacidos de madres con SARS-CoV-2 evidenciada por RT-PCR desarrolla síndrome de dificultad respiratoria que se ha resuelto de forma satisfactoria con tratamiento médico convencional. Otras alteraciones que se han reportado incluyen parto pretérmino, bajo peso al nacer, asfixia y muerte neonatales en embarazadas con COVID-19 aunque no se ha demostrado asociación directa con la infección.

(continúa)

RECUADRO 25-1. EMBARAZO Y COVID-19 *(continuación)*

El embarazo produce alteraciones fisiológicas en el sistema inmunológico y en su respuesta contra las infecciones virales, que se podrían asociar con el desarrollo de los tipos graves de la enfermedad COVID-19. Sin embargo, la tasa de hospitalización en mujeres embarazadas con COVID-19 y su riesgo de ingreso a unidades de cuidados intensivos, parecen similares a las mujeres no embarazadas.

Aún se desconoce si existe un fenotipo característico de linfocitos y monocitos en pacientes embarazadas infectadas con SARS-CoV-2, o si existe un perfil de citocinas de predominio proinflamatorio exacerbado en este grupo de pacientes. Más estudios se requieren para comprender la inmunopatología para poder diseñar e implementar las pautas terapéuticas y de control apropiadas para embarazadas COVID-19.

Las referencias de este apartado pueden consultarse en la página en línea de esta obra.

RECUADRO 25-2. TRANSMISIÓN VERTICAL EN COVID-19

Argelia Esperanza Rojas Mayorquín[1]; Mariana Colmenares Castaño[2]; José Alfonso Gutiérrez Padilla[3]
[1]Universidad de Guadalajara (CUCBA), IBCLC* (ACCLAM); [2]Centro de Lactancia y Alta Especialidad Pediátrica CLAP, IBCLC* (ACCLAM); [3]Director del Área de Investigación, SSJ

Transmisión vertical *vs.* transmisión horizontal

En términos médicos, se denomina transmisión vertical de una enfermedad a la transmisión de un agente infeccioso (patógeno) que se da de la madre al bebé y que puede ocurrir en cualquiera de estos tres momentos: 1) antes del nacimiento, de forma intrauterina a través de la placenta, con lo cual el bebé nacería con la infección y esta se denomina congénita; 2) durante el nacimiento, con lo cual la infección se considera perinatal; o 3) inmediatamente después del nacimiento, por medio de la leche materna y el contacto directo, a lo cual se le denominaría infección neonatal.

Por otro lado, la transmisión horizontal se refiere a la transmisión de un agente infeccioso que se da entre miembros de una misma especie, pero los cuales no tienen necesariamente una relación madre-hijo.

Transmisión vertical del coronavirus SARS-CoV-2

Los coronavirus son una subfamilia de virus de ARN de cadena sencilla, que causan enfermedades respiratorias en animales y humanos, desde un resfriado común hasta enfermedades más graves como un síndrome respiratorio agudo severo. El coronavirus que se descubrió recientemente, el SARS-CoV-2, es causante de la enfermedad COVID-19. Las características clínicas de la enfermedad son las mismas en mujeres embarazadas que en las que no lo están. En una revisión sistemática de la literatura se encontró que los síntomas iniciales en mujeres embarazadas con COVID-19 fueron fiebre, fatiga y tos, que van generalmente de leve a moderadas, pero en 7.6% de los casos puede complicarse con neumonía severa, insuficiencia respiratoria requiriendo ingresos a terapia intensiva por falla orgánica múltiple (Abdollahpour & Khadivzadeh, 2020). Al momento no se ha reportado aumento en la incidencia de abortos u óbitos.

Empleando pruebas moleculares como la técnica de RT-PCR, se ha buscado la presencia del coronavirus SARS-CoV-2, tanto en mujeres embarazadas diagnosticadas con COVID-19 antes y después del nacimiento de sus bebes, así como en los recién nacidos hijos de estas mujeres. Se han estudiado a los recién nacidos de término, prematuros y gemelares. Con estos estudios moleculares se busca la presencia del genoma del virus en el líquido amniótico, secreción vaginal de la madre, muestras de heces, sangre del cordón umbilical, en leche materna, así como en la nasofaringe de los recién nacidos; en todos los casos estudiados hasta el momento (la mayoría en población China), las pruebas moleculares han resultado negativas a la presencia del virus en estos tejidos (Chen *et al.*, 2020; Dong *et al.*, 2020; H. Zeng *et al.*, 2020; L. Zeng *et al.*, 2020; Zhu *et al.*, 2020), solo se ha reportado un caso de madre gestante de 3.er trimestre cuya muestra de heces resultó positiva para SARS-CoV-2 (Wu *et al.*, 2020) y recientemente se reporta un caso (aún en revisión) de una madre con presencia del virus en tejido placentario (Vivanti *et al.*, 2020), lo cual difiere de estudios previos donde se analizaron las placentas para la presencia del virus y el resultado fue negativo (Liu, Wang, Zhang, & Chen, 2020; Schwartz, 2020; X. Wang *et al.*, 2020; Zimmermann & Curtis, 2020).

Los estudios de mujeres embarazadas con diagnóstico de COVID-19 han abarcado solo el 3.er trimestre de embarazo por lo que no se ha determinado si la enfermedad adquirida antes de ese tiempo, pueda ser transmitida al feto. Un solo estudio menciona el caso de cinco mujeres del 1.er trimestre y tres mujeres del 2.º trimestre de embarazo con la enfermedad COVID-19 pero solo se estudiaron secreciones para detección de SARS-CoV-2, siendo en todos los casos de secreciones vaginales negativas, no se incluyeron los bebés puesto que al momento del estudio aun no habían nacido (Wu *et al.*, 2020).

Es importante señalar que se reportaron casos en recién nacidos asintomáticos o con la presencia clínica del coronavirus, y detectado desde 48 horas de vida, por medio de la prueba de RT-PCR, hasta 6 meses de edad, con lo cual es probable que hayan adquirido la infección de forma perinatal y por contacto directo con la madre u otra persona infectada, después del nacimiento (Cui *et al.*, 2020; Kam *et al.*, 2020; L. Zeng *et al.*, 2020; Zhu *et al.*, 2020). La transmisión vertical intrauterina o por medio de la lactancia materna del coronavirus SARS-CoV-2 aún no se ha confirmado. Algunos de los síntomas que presentaron los recién nacidos fueron: dificultad para respirar, fiebre, trombocitopenia acompañada de una alteración de la función hepática, taquicardia, vómitos y neumotórax.

Inmunidad por COVID-19 en recién nacidos

Empleando pruebas serológicas, se han encontrado inmunoglobulinas específicas del tipo IgM e IgG, anticuerpos que produce el organismo luego de una infección, en aquellos recién nacidos hijos de madres con diagnóstico de COVID-19 pese a los resultados negativos contra SARS-CoV-2 por PCR realizadas en estos bebés (Dong *et al.*, 2020; H. Zeng *et al.*, 2020). La detección de IgM específicas en los recién nacidos puede suponer que presentaron la infección *in utero*, debido a que es una molécula de gran tamaño que no atraviesa la barrera placentaria. Sin embargo, esto aun está por demostrarse.

Leche materna y coronavirus

Existe evidencia del paso de ciertos virus a la leche materna, por ejemplo: el del VIH (virus de inmunodeficiencia humana) causante del sida. Sin embargo, la transmisión de todos ellos, incluido el VIH, no se da en 100% de los casos. Ello depende principalmente de la carga viral en la madre. Por otro lado, los beneficios de la lactancia (tanto nutricionales como del desarrollo neuronal y biopsicosocial del infante) siempre superan los riesgos de las enfermedades.

Se ha buscado de manera intencionada el SARS-CoV-2 en leche humana y, hasta el momento, no se ha detectado (Chen *et al.*, 2020; Cui *et al.*, 2020; Dong *et al.*, 2020; Fan, 2008; Liu *et al.*, 2020; Schwartz, 2020; S. Wang *et al.*, 2020; H. Zeng *et al.*, 2020; L. Zeng *et al.*, 2020; Zhu *et al.*, 2020). Esto podría explicarse por el bajo porcentaje de positividad que se ha identificado en la sangre periférica al realizar la PCR (W. Wang *et al.*, 2020); en este sentido,

(continúa)

Recuadro 25-2. Transmisión vertical en Covid-19 (*continuación*)

es importante recordar la fisiología de producción de la leche humana, la cual se da por medio de una "suerte de filtrado" sanguíneo en la glándula mamaria. El principal espacio de replicación del virus es el tracto respiratorio, específicamente la mayor tasa de positividad en PCR se presenta en los lavados de líquido bronco alveolar (W. Wang *et al.*, 2020).

Cabe mencionar que virus con características similares, como coronavirus causante del síndrome respiratorio de Oriente Medio (MERS-CoV) no se ha encontrado replicación en leche humana. Teniendo en cuenta los beneficios de la lactancia materna y el papel insignificante de la leche materna en la transmisión de otros virus respiratorios, la madre puede continuar amamantando.

Conclusiones

Se conocen al menos siete coronavirus que pueden infectar al humano: 229E, NL63, OC43, HKU, SARS-CoV, MERS-CoV y SARS-CoV-2. De cuatro de ellos se ha demostrado su probable transmisión vertical: 229E, NL63, OC43 y HKU1. En contraste, no existe hasta el momento, evidencia directa de la transmisión vertical para el SARS-CoV y MERS-CoV. Es interesante hacer notar que el virus SARS-CoV-2, causante de la enfermedad COVID-19, comparte 82% de homología en su genoma con el SARS-CoV (Chan *et al.*, 2020). Hasta el momento de esta publicación, no se ha demostrado la transmisión vertical del SARS-CoV-2 (Berveiller, Guerby, & Garabedian, 2020). A pesar de que aún se dispone de datos limitados, tanto de mujeres embarazadas con neumonía por COVID-19, como de sus recién nacidos, la evidencia hasta el momento, muestra que no es necesario indicar procedimientos innecesarios como cesáreas electivas, separación del binomio al nacer ni dar fórmula infantil. Se debe promover el contacto piel a piel, así como la lactancia exclusiva. Sin embargo, existe un riesgo de transmisión horizontal del SARS-CoV-2, por lo tanto, es indispensable que se tomen las precauciones y los cuidados necesarios para evitar el contagio posterior al nacimiento, como ocurriría con cualquier otro individuo. El lavado frecuente de manos, el uso de tapabocas en la madre el tiempo que esté en contacto con su bebé, y este contacto debe reducirse a la alimentación y buscar otro cuidador sano que pueda hacerse cargo del bebé el resto del tiempo, así se puede minimizar el riesgo de contagio. Es importante mencionar que en casos donde la madre se encuentre clínicamente imposibilitada para ofrecer leche materna directamente del pecho al bebé, siempre es una opción ofrecer leche extraída de la madre u obtenida de los bancos de leche materna.

Nota final:

La Organización Mundial de la Salud, ha publicado una serie de preguntas y respuestas sobre lactancia y COVID-19:
https://www.who.int/emergencies/diseases/novel-coronavirus-2019/question-and-answers-hub/q-a-detail/q-a-on-covid-19-and-breastfeeding
https://www.who.int/news-room/detail/28-04-2020-new-faqs-address-healthcare-workers-questions-on-breastfeeding-and-covid-19
Asimismo, la American Academy of Pediatrics ha publicado una guía para el manejo de bebés recién nacidos de madres con diagnostico confirmado o sospechoso para COVID-19:
https://services.aap.org/en/pages/2019-novel-coronavirus-covid-19-infections/faqs-management-of-infants-born-to-covid-19-mothers/

*IBCLC, (International Board Certified Lactation Consultant).

Las referencias de este apartado pueden consultarse en la página en línea de esta obra.

RESUMEN

- La creación de un ambiente inmunológicamente privilegiado en la unidad fetoplacentaria es el resultado de múltiples estrategias inmunológicas, endocrinas y anatómicas, cuyo objetivo es crear condiciones que permitan el desarrollo y crecimiento del producto, idealmente durante al menos 37 semanas de gestación. El equilibrio y la diversidad de las poblaciones celulares que modulan la respuesta ante diferentes retos inmunológicos son decisivos para garantizar que la madre y el feto se toleren y, al mismo tiempo, sean competentes para responder de manera rápida y efectiva ante cualquier reto inmunológico o infeccioso.

- Al inicio de la gestación, el proceso de implantación es considerado un evento predominantemente proinflamatorio en el que tienen especial importancia las funciones secretoras de la decidua que requiere la síntesis de moduladores inmunológicos como IL-11, LIF, prolactina, IGFBP1 y TRAIL los cuales aseguran la correcta implantación del blastocisto.

- Una vez que el proceso de implantación ha concluido, entonces comienzan una serie de adaptaciones conjuntas cuyo objetivo es crear dos condiciones que aunque parezcan opuestas, son realmente complementarias. Por un lado se requiere la creación y mantenimiento de un ambiente que tolere al producto que expresa antígenos paternos y por otro lado se debe asegurar que los mecanismos que deben de responder ante retos infecciosos estén alertas y funcionando todo el tiempo.

- Las poblaciones de linfocitos Th1, Th2, Th17 y Treg son esenciales para mantener un ambiente compatible con la gestación que mantenga un equilibrio tolerogénico. La modificación del perfil citotóxico de las células NK residentes en el útero hacia un fenotipo CD16⁻ CD56superbrillante junto con el perfil M2 de los macrófagos uterinos que sintetizan IDO, IL-10 y TGF-β, son dos mecanismos clave en la creación y mantenimiento de un ambiente tolerogénico hacia el producto.

- Inmersos en el mesénquima placentario se encuentran macrófagos fetales altamente diferenciados conocidos como células de Hofbauer, que participan activamente en la angiogénesis y la remodelación de la vasculatura placentaria.

- Adicionalmente a las regulaciones en los tipos de células locales, la secreción de hormonas como progesterona y prolactina junto con la secreción de IL-10 permiten el mantenimiento de un ambiente predominantemente antiinflamatorio y tolerogénico que prevalece desde el término de la implantación y hasta justo antes del inicio del trabajo de parto que pone fin al proceso gestacional normal.

- La evidencia clínica y experimental sugiere que la progesterona, la prolactina y la citocina IL-10 son capaces de inhibir la síntesis y secreción de citocinas como IL-1β, TNF-α e IL-6 en tejidos maternos y fetales en modelos *in vitro* e *in vivo*. Adicionalmente, estas hormonas pueden también regular negativamente la secreción de quimiocinas como IL-8, MCP-1, MIP-1α, disminuyendo de manera significativa el movimiento de células quimioatraídas a los tejidos gestacionales lo que permite mantener controlado el ambiente proinflamatorio que es deletéreo para la continuidad del embarazo.

- Una estrategia clave para el mantenimiento del privilegio inmunológico es el desarrollo y activo funcionamiento de los tejidos extraembrionarios que incluyen a las membranas fetales, a la placenta y al cordón umbilical.

- Las membranas corioamnióticas delimitan la cavidad amniótica y son enteramente de origen fetal; están conformadas por dos estructuras adosadas, el amnios y el corion cuyas poblaciones celulares se encuentran embebidas en una densa matriz extracelular que le permite cumplir funciones de barrera física e inmunológica clave para evitar alteraciones de la cavidad amniótica que puedan alterar el proceso de gestación.

- La placenta es un órgano transitorio del embarazo que regula activamente múltiples funciones en pro del crecimiento y supervivencia del feto en desarrollo, entre ellas: el intercambio materno-fetal de iones, gases, aminoácidos, carbohidratos, ácidos grasos, vitaminas, minerales y factores de crecimiento; ejerce función endocrina para la síntesis de hormonas proteicas y esteroideas como la gonadotropina coriónica humana (hCG), el lactógeno placentario, el estradiol y la progesterona, entre muchas otras; y tiene actividad inmunomoduladora ligada a su capacidad de sintetizar citocinas pro- y antiinflamatorias así como sus receptores, péptidos con actividad antimicrobiana y prostanoides.

- Por su localización anatómica, la placenta cumple entre otras funciones la de implementar un permanente proceso de vigilancia inmunológica para detectar la presencia de patrones moleculares asociados a patógenos (PAMP) provenientes de la circulación materna o del tracto cervicovaginal que hayan ascendido hacia la cavidad uterina. Este proceso es llevado a cabo principalmente por los receptores tipo Toll (TLR) de la inmunidad innata, cuya activación puede desencadenar dos distintas cascadas de señalización: la vía NFκB que estimula la producción de citocinas proinflamatorias como TNF-α, IL-1β, IL-6 e IL-8, o la vía IRF-3 (factor regulador de interferón-3) que induce la síntesis de genes dependientes de interferones. Esto se ha demostrado tanto en modelos de infección con bacterias vivas como con endotoxinas como los lipopolisacáridos de *Escherichia coli*, ácido lipoteicoico de *Streptococcus pyogenes* o *Streptococcus agalactiae*, peptidoglucanos de *Staphylococcus aureus* o flagelina de *Salmonella typhimurium*.

- Desde el punto de vista inmunológico, el inicio y la progresión del trabajo de parto normal representa la finalización natural del privilegio inmunológico. Este evento requiere la coordinación de tres procesos clave: la activación del miometrio, el borrado cervical y, en las etapas más avanzadas, la rotura de las membranas fetales.

- Una condición que vulnera la continuidad de la gestación es el inicio y desarrollo de un proceso infeccioso a nivel intrauterino; esta condición patológica es reconocida como el factor causal de un tercio del total de los partos pretérmino en el mundo y la principal causa de morbimortalidad perinatal. Cuando los tejidos maternos (decidua) y fetales (membranas corioamnióticas y placenta) se infectan, comienzan a secretar factores proinflamatorios como IL-1β, TNF-α, IL-6 y quimiocinas como IL-8, RANTES, IP-10, MCP-1 o MIP-1α que atraen a células del sistema inmunológico profesional exacerbando localmente la inflamación, la cual favorece la secreción descontrolada de prostaglandinas y metaloproteasas que degradan la matriz extracelular induciendo daños estructurales incompatibles con el mantenimiento del embarazo.

- Uno de los factores asociados con mayor frecuencia al PPT y la RPM es la presencia y el desarrollo de un proceso infeccioso intrauterino, condición que altera el equilibrio inmunológico de la unidad fetoplacentaria.

- Las infecciones bacterianas que se originan en el área vaginal pueden ascender a través del cérvix y llegar a infectar el espacio coriodecidual, las membranas fetales, la placenta, el líquido amniótico, el cordón umbilical y, eventualmente, al producto. Los microorganismos o sus productos expresan PAMP, los cuales son reconocidos por los TLR que están presentes en las células del sistema inmunológico y en las células de los tejidos gestacionales, lo que desencadena una respuesta inflamatoria. Esta se caracteriza por la secreción de TNF-α e IL-1β, las cuales actúan de manera autocrina y paracrina para inducir la producción de una segunda señalización y moléculas efectoras (como IL-6, IL-8, IL-10, MMP-9 y prostaglandinas) que amplifican la respuesta inflamatoria, misma que alcanza incluso el compartimento fetal.

- En las últimas décadas, los esfuerzos en la investigación experimental se han dirigido a la identificación de biomarcadores con potencial terapéutico. Las evidencias clínicas y experimentales indican que las células que conforman los tejidos extraembrionarios humanos presentan características pluri- y totipotenciales cuyo uso generalmente no presenta conflictos éticos. Estas células pueden tener potencial aplicación en el cotratamiento de enfermedades autoinmunes y hematopoyéticas.

- La capacidad inmunomoduladora asociada a la generación de ambientes inmunotolerogénicos ha atraído la atención de la comunidad científica para el desarrollo de estrategias terapéuticas regenerativas.

- En la región decidual de la placenta, se ha descrito la existencia de MSC con un fenotipo caracterizado por la expresión de marcadores mesenquimales y hematopoyéticos: CD90⁺, CD105⁺, CD166⁺, CD49⁺, SH3⁺, SH4⁺ y HLA-AB, estas células son capaces de diferenciarse *in vitro* en osteoblastos y adipocitos.

- Por otro lado, las HAEC tienen capacidades pluripotenciales similares a las que se pueden aislar del blastocisto para dar origen a los tres linajes embrionarios (endodermo, ectodermo y mesodermo). Las HAEC expresan marcadores mesenquimales y hematopoyéticos, como CD105⁺, CD90⁺, CD73⁺, CD49d⁺, CD166⁺, HLA I-A, -B y -C, lo mismo que marcadores embrionarios, que incluyen el SSE-3 (*secondary somatic embryo* 3) y SSE-4 (antígenos específicos de la etapa embrionaria), el factor de transcripción 4 vinculado a octámeros (Oct-4) y el factor de transcripción Nanog, los cuales son relevantes en el mantenimiento de la pluripotencia del embrión.

TÉRMINOS CLAVE

Citocinas Proteínas que coordinan, modulan y regulan las funciones leucocitarias; además, permiten una comunicación bidireccional con el sistema nervioso y endocrino por medio de una familia de cinco tipos de receptores.

Decidua Tejido especializado del embarazo resultado de la diferenciación del endometrio en células deciduales (decidualización) en respuesta a la progesterona. Es un tejido rico en reservas de glucógeno, con actividad inmunoendocrina (sintetiza prolactina e IGF-1) y es sitio de anclaje y reclutamiento de múltiples células del sistema inmunológico profesional esenciales para el embarazo.

Infección cervicovaginal Presencia de un microorganismo patógeno en el endocérvix o en la vagina. Representa el principal factor causal para el desarrollo de diferentes complicaciones ginecoobstétricas incluida la rotura prematura de membranas, el parto pretérmino y el síndrome de respuesta inflamatoria fetal.

Inflamación Respuesta que se genera como resultado de una irritación, lesión o infección. Está mediada por múltiples moléculas (denominadas mediadores inflamatorios solubles) y por células que se activan en forma secuencial con la intención de limitar el daño y remover la fuente antigénica.

Metaloproteinasas de la matriz (MMP) extracelular Endopeptidasas dependientes de zinc que generan la proteólisis de distintos sustratos de la matriz extracelular, como el colágeno o la gelatina. Participan en la liberación y modificación de proteínas como las citocinas, quimiocinas y péptidos apoptóticos. De igual forma desencadenan la activación de mecanismos celulares como la adhesión, diferenciación, angiogénesis y apoptosis.

Progesterona (P4) Hormona esteroidea con capacidades inmunorreguladoras secretada por el ovario, el cuerpo lúteo y la placenta.

Quimiocina Citocinas quimioatrayentes producidas por diversas células con capacidad inmunológica. Tienen tamaño pequeño, favorecen la quimiotaxis y la activación celular. Ejercen un papel central en la migración celular a través de los capilares y hacia los tejidos.

Receptor tipo Toll (TLR) Familia de receptores transmembranales o endosomales encargados del reconocimiento innato de patrones moleculares asociados a patógenos (lípidos, carbohidratos o ácidos nucleicos provenientes de bacterias, hongos y parásitos), o patrones moleculares asociados al daño (proteínas de choque térmico, heparán sulfato, ADN del hospedero, entre otros).

Rotura prematura de membranas (RPM) Pérdida de la continuidad de las membranas amnióticas con salida de líquido amniótico transvaginal que se presenta antes del inicio del trabajo de parto. Se considera pretérmino cuando dicha rotura ocurre antes de las 37 semanas de gestación.

Tejidos extraembrionarios Tejidos de origen fetal que no forman parte del embrión sino que ayudan al soporte nutricional de este, su aislamiento mecánico y térmico, así como a la síntesis de diversos factores inmunoendocrinos que favorecen el crecimiento y desarrollo fetal. Estos tejidos son: la placenta, las membranas corioamnióticas (corion y amnios) y el cordón umbilical.

PREGUNTAS DE AUTOEVALUACIÓN

1. **Mecanismo durante el embarazo mediante el cual el sistema inmunológico de la madre no rechaza al producto:**
   a. Inhibición total de la respuesta inflamatoria de la madre
   b. Creación de un ambiente inmunológicamente privilegiado en la cavidad intrauterina que permite a la madre y el producto regular la relación inmuno-endócrina entre ambos
   c. Separación de los tejidos maternos y fetales
2. **Citocina con propiedades antiinflamatorias secretada por los Th2 y Treg en la interfase materno-fetal:**
   a. IL-1β
   b. IL-10
   c. IL-4
3. **Las funciones de la P4 durante el embarazo incluyen:**
   a. Dirige la decidualización del endometrio, favorece una respuesta Th2 e inhibe la respuesta Th1
   b. Incrementa la secreción de IL-10 y la producción de células Th1
   c. Disminuye la respuesta Th2, induce la secreción prostaglandinas y favorece el inicio del trabajo de parto

4. **Uno de los factores fetales que regulan la respuesta inmunológica, al unirse al receptor que está presente en las células NK, dendríticas y macrófagos de origen materno:**
   a. HLA-G/CD8
   b. HLA-E/LILRB
   c. HLA-G/LILRB
5. **El trabajo de parto, en condiciones normales, está asociado a un cambio endocrino que implica:**
   a. el retiro funcional de la CRH y el aumento del cortisol
   b. el cambio en el perfil de los receptores de progesterona y niveles máximos de CRH
   c. la disminución de los niveles de P4 y el aumento de cortisol

RESPUESTAS A LAS PREGUNTAS DE AUTOEVALUACIÓN

1. **b.** Creación de un ambiente inmunológicamente privilegiado en la cavidad intrauterina que
2. **b.** IL-10
3. **a.** Dirige la decidualización del endometrio, favorece una respuesta Th2 e inhibe la respuesta Th1

4. **c.** HLA-G/LILRB
5. **b.** el cambio en el perfil de los receptores de progesterona y niveles máximos de CRH.

CASO DE CORRELACIÓN

Irma es una paciente de 32 años de edad. Su tipo sanguíneo es B positivo. Refiere antecedentes heredofamiliares de abuelos con diabetes mellitus tipo 2. Antecedentes personales patológicos negados. Casada, cristiana, con secundaria terminada y ama de casa.

La paciente ingresó al Instituto Nacional de Perinatología a través del servicio de urgencias, referida por el servicio de medicina materno fetal al reportarse resultado de reacción en cadena de la polimerasa de líquido amniótico positivo para *Listeria monocytogenes*. Ingresó a las 34.3 semanas de gestación (sdg). Sus antecedentes gineco-obstétricos: Gestas 4, de las cuales: cesáreas 2, abortos 1. Menarca a los 11 años. Ciclos 28 × 3, Inicio de vida sexual activa a los 17 años. Último examen Papanicolaou negativo. Desde su ingreso a la unidad tocoquirúrgica, la paciente ha presentado taquicardia de hasta 110 lpm y frecuencia cardiaca fetal de hasta 166 lpm. Permaneció en tratamiento con doble esquema antibiótico a base de ampicilina 2 g cada 6 horas y gentamicina 80 mg cada 8 horas.

Al ingresar al servicio de urgencias se reportó la siguiente exploración física: altura del fondo uterino, 28 cm; frecuencia cardiaca fetal, 146 lpm; cérvix cerrado, formado y posterior. Se le encontró afebril, sin datos de vasoespasmo, niega pérdida de sangrado transvaginal, niega disuria. Tiene dilatación de 4 cm, borramiento, 40%, intermedio, consistencia intermedia, sin salida de flujo fétido. El ultrasonido evidenció un feto único vivo en presentación cefálica, con situación longitudinal, dorso izquierdo, con fetometría promedio de 33.3 sdg, con un peso fetal estimado de 2 119 ± 309 g. En el líquido amniótico se observaron imágenes hiperecogénicas grumosas, con un pool máximo de 3.98 cm y placenta corporal posterior grado II de Grannum.

Se le diagnosticó con embarazo de 34.3 semanas de gestación por FUM (fecha de última menstruación), infección intraamniótica y corioamnionitis secundaria a *Listeria monocytogenes*, baja reserva fetal (anhidramnios detectado por ultrasonido) y rotura prematura de membranas pretérmino de larga evolución. Se decidió interrumpir el embarazo vía abdominal por cesárea Kerr.

Los exámenes de laboratorio prequirúrgicos fueron los siguientes:
- Examen general del orina: normal.
- Biometría hemática: hemoglobina, 12 g/dL; hematócrito, 38.3%; leucocitos, 9.3 miles/mm³; plaquetas, 426 miles/mm³
- Química sanguínea: glucosa, 89 mg/dL; urea, 24 mg/dL; nitrógeno ureico en sangre, 11.2 mg/dL; ácido úrico, 3.5 mg/dL; creatinina, 0.6 mg/dL; proteína C reactiva, 72 mg/L.

TABLA 25-1-1. Biometría hemática completa

Hemoglobina	12 g/dL
Hematocrito	38.3 %
Vol. globular medio	83.9 fL
Hb. globular media	26.3 pg
Concent. Media/hemoglobina	31.3 g/dL
Eritrocitos	4.56 mill/mm³
Leucocitos	9.3 miles/mm³
Neutrófilos	66.1 %
Linfocitos	25.7 %
Monocitos	5.1 %
Eosinófilos	0.9 %
Basófilos	0.4 %
Luc	1.9 %
Plaquetas	426 miles/mm³
Ancho de distribución de eritrocitos	14.6 %
Volumen plaquetario medio	6.8 fL
Neutrófilos	6.2 #
Linfocitos	2.4 #
Monocitos	0.5 #
Eosinófilos	0.1 #
Basófilos	0 #
Luc	0.2 #
Eritroblastos	0/100 leucocitos

TABLA 25-1-2. Examen general de orina

Color	Amarillo
Aspecto	Turbia
Densidad	1.016 GE
Ph	7
Proteínas cualitativas	15 mg/dL
Glucosa	Negativo
Cuerpos cetónicos	Negativo
Bilirrubinas	Negativo
Sangre	Aprox. 25
Nitritos	Negativo
Urobilinógeno	1 E.U./dL
Leucocitos	Aprox. 500
Células epiteliales	33/uL
Bacterias	6/uL
Núm. leucocitos	1014/uL
Eritrocitos	76 /uL
Pseudomicelio	PRESENTES
Filamentos mucoides	14/uL
Acúmulo de leucocitos	1/uL

Exámenes microbiológicos prequirúrgicos: hemocultivo, negativo; frotis en Gram, negativo. Ureaplasma y micoplasma,negativos.

Tras la cesárea se obtuvo una niña de 2.275 kg, con 46.5 cm de talla; valoración de Apgar, 6/9; valoración de Capurro, 34.4 sdg. Se destinó al servicio de la UCIREN. Su gasometría indicó pH 7.2; presión parcial de CO₂ en sangre (PCO₂), 53.5 mm Hg; presión parcial de O₂ en sangre (PO₂), 16.2 mm Hg; ácido láctico, 4.1 mEq/L; HCO₃⁻, 18.9 mEq/L. La placenta fue pequeña para la edad de gestación (400 g), hubo presencia de meconio en las membranas corioamnióticas y en el cordón umbilical. La niña falleció a la hora de nacida en la UCIREN con diagnóstico de hipoplasia mediofacial. El análisis histopatológico *post mortem* indicó la presencia de hipoplasia pulmonar bilateral y displasia renal multiquística de predominio en corteza. Adicionalmente se encontró hallazgo de corioamnionitis aguda y funisitis periférica secundarias a infección por *Listeria monocytogenes*. Además se reportó *villitis* linfocítica e *intervillitis* crónica activa.

TABLA 25-1-3. Prueba de coagulación (TP y TTP)

Pt/s	10.2 s
Inr	0.97 s
Testigos segundos	10.5 s
Ptt n	27.2 s
Testigo	30 s

(continúa)

CASO DE CORRELACIÓN (*continuación*)

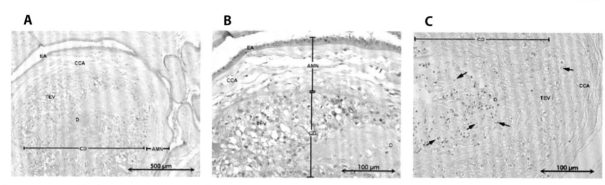

FIGURA 25-1-1. Membranas corioamnióticas infectadas con *Listeria monocytogenes*. **A)** y **B)** Tinción con hematoxilina y eosina. (Aumento 4× y 10×) Obsérvese la degradación de la matriz extracelular en el amnios y la vacuolización de los trofoblastos extravellosos en la región coriodecidual. **C)** Tinción de Gram. Se señala con flechas la identificación de los bacilos positivos a la tinción. AMN, amnios; CCA, capa compacta del amnios; CD, coriodecidua; D, decidua; EA, epitelio amniótico; TEV, trofoblasto extravelloso.

⚡ PREGUNTAS DE REFLEXIÓN

1. Reflexione si la infección por *Listeria* ocurre por vía oral, ¿Cuál es la ruta anatómica que debió seguir esta bacteria para infectar al producto?
2. Desde el punto de vista inmunoanatómico, ¿qué tejidos de la interfase materno-fetal pueden secretar moduladores proinflamatorios en respuesta al paso de la bacteria?
3. Describa los cambios estructurales que debieron ocurrir en la placenta y las membranas corioamnióticas secundarias a la infección.

4. Identifique qué citocinas o quimiocinas proinflamatorias fueron sintetizadas como resultado del proceso infeccioso y qué células del sistema inmunológico son quimioatraídas hacia la unidad fetoplacentaria.
5. Siendo *L. monocytogenes* un cocobacilo grampositivo, ¿qué TLR de la vía inmunológica innata está involucrado en el reconocimiento de este patógeno y qué vías de señalización se encenderían para favorecer la inflamación de los tejidos infectados?

26 RESPUESTA INMUNOLÓGICA EN ENFERMEDADES METABÓLICAS

Eduardo Ferat Osorio • Mario Molina Ayala

CONTENIDO

- Introducción
- Inflamación y el tejido adiposo
- Moléculas secretadas por el tejido adiposo: adipocinas
- Papel celular de la respuesta inflamatoria en la obesidad
- Tratamiento

- Resumen
- Términos clave
- Preguntas de autoevaluación
- Respuestas a las preguntas de autoevaluación
- Caso de correlación

OBJETIVOS DE APRENDIZAJE

Al terminar este capítulo el lector será capaz de:

1. Identificar la inflamación y el tejido adiposo
2. Describir las moléculas secretadas por el tejido adiposo: adipocinas

3. Conocer el papel celular de la respuesta inflamatoria en la obesidad
4. Explicar las opciones de tratamiento

▌INTRODUCCIÓN

La Organización Mundial de la Salud (OMS) define al sobrepeso y la obesidad como la acumulación anormal o excesiva de tejido adiposo que representa un riesgo para la salud. El método que se utiliza para determinar si existe exceso de peso se denomina índice de masa corporal (IMC), el cual se basa en la relación entre el peso y la estatura. Conforme se ha establecido en Consensos Internacionales, el IMC se considera dentro del rango normal cuando se encuentra entre 18.5 y 24.9 kg/m², mientras que indica sobrepeso cuando es > 25 kg/m², obesidad cuando alcanza > 30 kg/m² y obesidad severa al ser > 40 kg/m². La incidencia de la obesidad a nivel mundial se ha incrementado de forma importante y se estima que la proporción de adultos con sobrepeso/obesidad es de 39%, con mayor prevalencia en mujeres entre los 45 y 49 años. Estados Unidos y México tienen la mayor prevalencia en el mundo tanto de sobrepeso como de obesidad.

La obesidad es la puerta de entrada de diversas enfermedades y se ha convertido en una de las principales causas de incapacidad y muerte afectando no solo a adultos, sino también niños y adolescentes a nivel mundial. Se proyecta que 60% de la población mundial —3.3 billones de personas— podría tener sobrepeso (2.2 billones) u obesidad (1.1 billones) para el 2030 si las tendencias crecientes continúan.

En la Encuesta Nacional de Salud y Nutrición (ENSANUT) 2016 (México) se encontró que en la población adulta el sobrepeso y la obesidad aumentaron de 61.1% en 2012 a 67.5% en 2016 en las zonas rurales, mientras que se estabilizaron en zonas urbanas (69.9%). Siete de cada 10 adultos (con una prevalencia combinada de 72.5%) continúa padeciendo exceso de peso respecto a la cifra de 2012 de 71.2%. También se observó un aumento de peso en las cifras de sobrepeso y obesidad en mujeres adultas (con una prevalencia combinada de 75.6%).

La obesidad se asocia con una serie de enfermedades cuya incidencia va en aumento: enfermedades cardiovasculares (enfermedad coronaria, falla cardiaca, hipertensión, enfermedad ce-rebrovascular, arritmias y muerte súbita cardiaca), diabetes mellitus tipo 2 (que se caracteriza por hiperglicemia secundaria a la alteración celular para responder a la insulina), esteatosis hepática (acumulación excesiva de grasa en hepatocitos que puede favorecer el desarrollo de esteatohepatitis —no alcohólica— y que se caracteriza por inflamación, esteatosis y fibrosis del hígado) y cáncer (esófago, páncreas, colon, mama, endometrio, riñón, tiroides y vesícula), entre otras.

El conjunto de factores de riesgo cardiovasculares y metabólicos (obesidad abdominal, hiperglicemia, hipertensión y dislipidemias) se agrupan bajo el término **síndrome metabólico (SM)**, cuyos criterios de inclusión son: circunferencia de cintura >102 cm en hombres y > 88 cm en mujeres; triglicéridos (TAG) en plasma ≥ 150 mg/dL; lipoproteínas de alta densidad (HDL-c) < 40 mg/dL en hombres, y < 50 mg/dL en mujeres; presión arterial sistólica ≥ 130 mm Hg o diastólica ≥ 85 mm Hg; glucosa plasmática en ayunas ≥ 110 mg/dL. Aunque las características del SM han variado con el paso del tiempo, la definición actual se estableció desde el año 2009 y la presencia de 3 de los 5 criterios califican a una persona con SM. La obesidad es el principal factor de riesgo para desarrollar resistencia a la insulina, la cual se asocia con los criterios anteriores y se entiende como la disminución de la respuesta a la insulina en diferentes tejidos (p. ej., muscular, hepático y adiposo).

Algunos de los mecanismos que favorecen esta resistencia comprenden alteraciones genéticas, defectos en la señalización del receptor de la insulina, efectos de los ácidos grasos y mediadores inflamatorios. Es aquí donde parece intervenir en forma más importante el tejido adiposo. Aunque la obesidad abdominal es el principal factor de riesgo del síndrome metabólico que predispone al desarrollo de comorbilidades, existe un subgrupo de individuos obesos que no desarrollan complicaciones (llamados obesos metabólicamente sanos); sin embargo, estos no se encuentran exentos de riesgo y tienen 33% de posibilidades de desarrollar síndrome metabólico.

INFLAMACIÓN Y EL TEJIDO ADIPOSO

El tejido adiposo se distribuye en dos compartimientos, central y periférico. El central comprende la grasa subcutánea del tórax y abdomen, así como la grasa intratorácica y visceral (que representa menos de la quinta parte de la grasa total del organismo); la grasa periférica corresponde a las extremidades. El tejido adiposo se compone de adipocitos maduros y matriz extracelular que contiene fibroblastos (que producen componentes de la matriz extracelular), preadipocitos, células endoteliales y leucocitos (figura 26-1).

El estudio del inmunometabolismo comenzó hace más de 25 años con el establecimiento de la relación entre la inflamación y la resistencia a la insulina. La obesidad induce lo que algunos han llamado metainflamación (inflamación en tejidos metabólicos) que se genera en respuesta a un exceso de nutrientes y energía, responsables de generar estrés metabólico que activa diferentes vías de señalización que favorecen el desarrollo de resistencia a la insulina, el reclutamiento celular y la producción de mediadores inflamatorios que generan inflamación sistémica de bajo grado.

En la obesidad existe incremento de macrófagos, mastocitos, células T efectoras y de memoria, células T reguladoras (productoras de IL-10), células NK, células NKT, células B, y granulocitos, que constituyen las dos terceras partes de la fracción de estroma vascular (SVF, *stromal vascular fraction*). El reclutamiento celular al tejido adiposo se produce en un lapso de días a semanas, como se ha demostrado en modelos murinos (también llamados múridos) sometidos a dietas con alto contenido en grasas, y los mediadores tienen un incremento modesto y no generan datos clínicos de inflamación. Como se comentó antes, la inflamación de bajo grado en el tejido adiposo se considera el principal factor asociado al desarrollo de resistencia a la insulina y enfermedades cardiovasculares, sin embargo, las causas que generan la inflamación del tejido adiposo no se encuentran del todo establecidas.

Existen varios elementos asociados con el desarrollo de inflamación; entre ellos:

1. Efecto del **lipopolisacárido** (**LPS**) derivado de la microbiota (por incremento en la permeabilidad intestinal y disminución de la expresión de proteínas de unión celular).
2. Los ácidos grasos libres (FFA, *free fatty acids*). Tanto el LPS como los FFA pueden ser reconocidos a través de receptores de reconocimiento de patrones (PRR, *pattern-recognition*

receptors), como los TLR (especialmente TLR2 y TLR4), los NLR (*nucleotide-binding oligomerization domain containing receptors*) y los receptores de los ácidos grasos libres (FFAR, *free fatty acids receptors*).

3. El reconocimiento de mediadores inflamatorios como citocinas IL-1β y TNF-α a través de sus respectivos receptores.
4. Los productos terminales de la glicación avanzada (AGE, *advanced glycation rnd products*), que son generados como consecuencia de la hiperglucemia que favorece la glicación no enzimática de proteínas y lípidos en residuos de lisina y arginina, y son reconocidos por su receptor RAGE (*receptor for advanced glycation end products*, que es otro tipo de PRR).

Estos elementos activan vías de señalización que inducen la activación del factor de transcripción nuclear NF-κB y a la vía de JNK. El estrés oxidativo generado por la hiperlipidemia e hiperglicemia contribuye al desarrollo de la inflamación, ya que es capaz de activar al inhibidor IKK2.

IKK2 fosforila serinas que tienen efecto inhibitorio y están presentes en el sustrato del receptor de insulina (IRS, *insulin receptor substrate*), lo que produce resistencia a la insulina. IKK2 induce la activación de proteínas inhibidoras de la regulación de la insulina como mTOR y S6K1, a través de la supresión de la actividad de TSC1/2 (*tuberous sclerosis protein 1/2*).

La traslocación al núcleo de NF-κB induce la transcripción genética de proteínas como PTP1B y SOCS3, las cuales impiden la señalización adecuada del receptor de la insulina a través de la alteración del estado de fosforilación de las proteínas IRS. También NF-κB activa genes para la biosíntesis de ceramidas a partir de ácidos grasos libres que activan isoformas de PCK (*protein kinase C*) que contribuyen a la resistencia a la insulina.

Los receptores TLR2 y TLR4 reconocen ácidos grasos libres saturados que alteran la sensibilidad a la insulina al interferir con la señalización intracelular que ésta inicia. Además, los FFA incrementan la secreción de citocinas proinflamatorias a partir de macrófagos con fenotipo M1 (proinflamatorios) a partir de la activación de TLR4 (véase más adelante). NLRP3, un miembro de la familia de los receptores NLR, tiene un papel muy importante en la formación del inflamasoma. Cuando moléculas como los FFA, ceramidas y especies reactivas de oxígeno activan a NLRP3, se favorece el desarrollo de resistencia a la insulina en obesos. El inflamasoma es de gran interés por activar la vía de la caspasa-1 que subsecuentemente llevará a la activación de IL-1β e IL-18 que propician la muerte celular por piroptosis. La citocina IL-1β es crítica en la inducción de resistencia a la insulina porque genera la muerte de las células β del páncreas. Contribuye a esta muerte celular la activación de los receptores de ácidos grasos libres por ácidos grasos de cadena larga como GPR40, que media los efectos lipotóxicos en las células β del páncreas (figura 26-2).

En fechas recientes se ha propuesto la hipótesis de que la disfunción mitocondrial en los adipocitos es la causa primaria de la inflamación del tejido adiposo. Las mitocondrias en el tejido adiposo son esenciales para la síntesis de adiponectina (véase más adelante). La disfunción mitocondrial se ha visto en humanos con obesidad y se relaciona con resistencia a la insulina e inflamación del tejido adiposo. La disfunción mitocondrial y la alteración en la oxidación de los ácidos grasos en adipocitos favorecen el incremento de triglicéridos que producen crecimiento del adipocito y finalmente la hipoxia.

MOLÉCULAS SECRETADAS POR EL TEJIDO ADIPOSO: ADIPOCINAS

Los adipocitos secretan proteínas que en su conjunto se les conoce como adipocinas y son responsables de la regulación de la respuesta inflamatoria en el tejido adiposo (tabla 26-1). Dentro de estas se encuentra la leptina; en modelos murinos deficientes de esta o de su receptor se observa menor infiltración de macrófagos y expresión de genes proinflamatorios en el tejido adiposo. Los niveles séricos de leptina se incrementan por acción de TNF-α y LPS, y cuando se incrementa su concentración sérica se correlaciona con la masa de

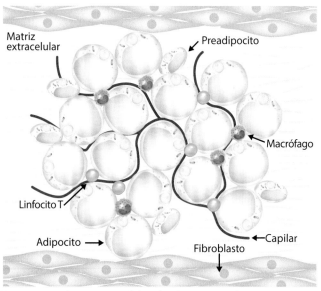

FIGURA 26-1. Componentes del tejido adiposo. Los adipocitos constituyen el componente principal del tejido adiposo. Además, es posible encontrar otros grupos celulares como preadipocitos (precursores de adipocitos), fibroblastos y algunas células de la respuesta inmunológica y vasos sanguíneos. Las células anteriores constituyen la fracción vascular estromal del tejido adiposo. La función de los vasos sanguíneos es fundamental para garantizar el flujo de nutrientes y de oxígeno a los adipocitos y permitir la salida de las *adipocinas* producidas por los adipocitos.

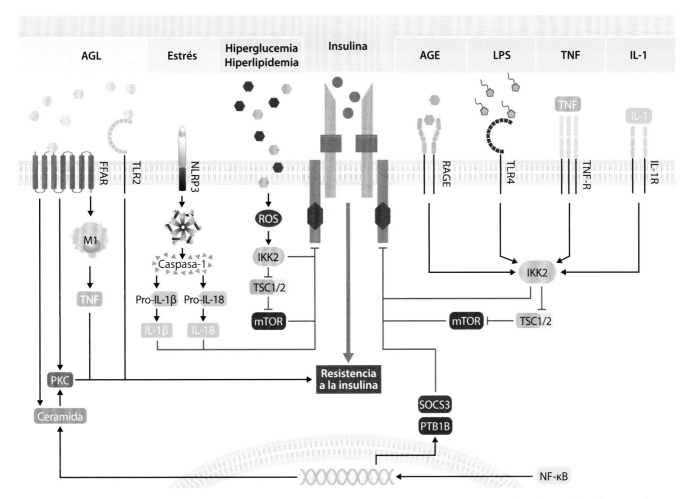

FIGURA 26-2. Respuesta inflamatoria en la obesidad. En personas obsesas los mecanismos que generan resistencia a la insulina pueden inducirse mediante diferentes mecanismos o intermediarios como, por ejemplo, lipopolisacáridos (LPS) procedentes de microbiota, ácidos grasos libres (AGL), productos finales de la glicosilación avanzada (AGE, *Advanced glycation end products*), citocinas y estrés oxidativo. Los anteriores son capaces de activar al inhibidor IKK2, el cual favorece la fosforilación de serinas inhibidoras de moléculas IRS (*insulin receptor substrate*), que producen resistencia a la insulina. IKK2 también induce la activación de proteínas inhibidoras de la regulación de la insulina como mTOR (*mammalian target of rapamycin*), a través de la supresión de la actividad de TSC1/2 (*tuberous sclerosis* 1/2). La traslocación al núcleo de NF-κB induce la transcripción genética de proteínas como PTP1B (*protein tyrosine phosphatase 1B*) y SOCS3 (*suppressor of cytokine signaling 3*), ambas impiden la señalización adecuada del receptor de la insulina a través de la alteración del estado de fosforilación de las proteínas IRS (en residuos de tirosinas). NF-κB también produce la activación de genes para la biosíntesis de ceramidas a partir de AGL que activan PCK (*protein kinase C*) y que, finalmente, favorecen la resistencia a la insulina.
Los AGL pueden interactuar con receptores de reconocimiento de patrones (PRR) como receptores tipo toll (TLR), NLR (*nucleotid-binding, oligomerization domain containing receptors*), y con los receptores de ácidos grasos libres (FFAR). Los TLR, en especial TLR2 y TLR4, pueden reconocer señales de peligro endógenas (DAMP, *danger-associated molecular patterns*) como los ácidos grasos saturados. El reconocimiento de AGL por TLR y por FFAR conduce a resistencia a la insulina por dos mecanismos. Los AGL poseen la capacidad de incrementar la secreción de citocinas proinflamatorias de macrófagos tipo M1 al ser reconocidos por TLR2 y TLR4 y secretar factor de necrosis tumoral (TNF) que es una citocina que se asocia con resistencia a la insulina. Por otro lado, los AGL, a través de su FFAR, inducen resistencia a la insulina por activación de la proteína cinasa C (PKC). En respuesta al estrés, NLRP3, un miembro de la subfamilia de los receptores tipo Nod (NLR), puede formar un complejo multiprotéico denominado *inflamasoma*. NLRP3 se puede activar por ácidos grasos saturados y así conducir a la activación de la caspasa-1 que, a su vez, rompe a los precursores inactivos pro-IL-1β y pro-IL-18 en sus formas activas, lo cual conduce a muerte celular por *piroptosis*; además, las formas activas, en particular la de IL-1β, inhiben la fosforilación de proteína cinasa A (AKT) y la fosforilación de serinas de IRS-1, lo cual también favorece la resistencia a la insulina.

tejido adiposo. Su propiedad proinflamatoria involucra la activación de la vía de señalización de JAK2-STAT3, que induce la producción de TNFα, IL-6 y quimiocinas a partir de macrófagos. La leptina estimula la producción de radicales libres de oxígeno y promueve la proliferación y migración celular; asimismo, incrementa la producción de IL-2 e IFN-γ y suprime la producción de IL-4 a partir de células mononucleares, lo que favorece la polarización hacia una respuesta de tipo Th1 o proinflamatoria.

La resistina es otra adipocina con efectos proinflamatorios; en los modelos **múridos** se produce únicamente en el tejido adiposo, en seres humanos se produce en macrófagos y monocitos y no se detecta en adipocitos. En células mononucleares humanas IL-1, IL-6 y TNF-α induce la transcripción del gen de la resistina (RETN).

A su vez, TNF-α e IL-6 son inducidas por RETN, la cual favorece el reclutamiento celular al aumentar la expresión de moléculas de adhesión leucocitaria como VCAM1, ICAM1 y pentraxina 3 en células endoteliales. La atenuación de la actividad de RETN por rosiglitazona (agonista de PPAR-γ, *peroxisome proliferator-activated receptor gamma*), corrobora el efecto proinflamatorio de esta adipocina.

En contraste, existen adipocinas que tienen acciones antiinflamatorias. Una de ellas es adiponectina, una hormona derivada del tejido adiposo, la cual reduce la resistencia a la insulina, optimiza la utilización de la glucosa, favorece la oxidación de los ácidos grasos, y reduce el proceso aterosclerótico y la inflamación sistémica, a través de sus efectos sobre receptores que se encuentran principalmente en músculo e hígado.

TABLA 26-1. Funciones de las adipocinas

Adipocina	Fuente primaria	Receptor	Funciones
Leptina	Adipocitos	Receptor de leptina	Control del apetito a través del SNC. Incrementa sus concentraciones en la obesidad, correlaciona con la masa de adipocitos Incrementa secreción de TNF, IL-6, ligandos de quimiocinas de macrófagos
Resistina	Monocitos y macrófagos	Desconocido	Promueva la resistencia a la insulina y la inflamación a través de la secreción de IL-6 y TNF de los macrófagos
RBP4	Hígado, adipocitos, macrófagos	Retinol (vitamina A), transtiretina	Resistencia a la insulina
Lipocalina 2	Adipocitos, macrófagos	Desconocido	Promueve la resistencia a la insulina y la inflamación a través de la secreción de TNF de adipocitos
ANGPTL2	Adipocitos	Desconocido	Inflamación vascular y local
TNF	Células del estroma vascular	Receptor de TNF	Inflamación, antagonismo de la señalización de insulina
IL-6	Adipocitos, células del estroma vascular, hígado, músculo	Receptor de IL-6	Cambia de acuerdo con fuente y tejido diana
IL-18	Células del estroma vascular	Receptor IL-18, proteína unidora de IL-18	Inflamación
CCL2	Adipocitos, células del estroma vascular	CCR2	Reclutamiento de monocitos
CXCL5	Células del estroma vascular	CXCR2	Antagonismo de la insulina a través de la vía de JAK-STAT
NAMPT	Adipocitos, macrófagos, otras	Receptor de Adiponectina 1 y 2, T-caderina, calreticulina-CD91	Antiinflamatoria, mejora la sensibilidad a la insulina
SFRP5	Adipocitos	WNT5a	Suprime la señalización proinflamatoria de WNT

ANGPTL2, proteína similar a la angiopoyetina 2; CCL2, ligandos de quimiocinas CC 2; CXCL5, ligandos de quimiocinas CXC 5; IL, interleucina; JAK, Janus quinasas; NAMPT, nicotinamida fosforribosiltransferasa; RBP4, proteína de unión al retinol; SFRP5 (*Secreted frizzled-related protein 5*), proteína secretada relacionada con el encrespamiento 5; STAT, proteína transductora de señal y activadora de la transcripción; TNF, factor de necrosis tumoral . (Adaptada de Ouchi N, Parker JL, Lugus JJ, Walsh K. Adipokines in inflammation and metabolic disease. *Nat Rev Immunol.* 2011;11(2):85-99.)

La adiponectina tiene una estructura similar a la proteína del complemento C1q, lo que facilita su unión a células apoptóticas. Las concentraciones en plasma disminuyen en personas obesas, en comparación con individuos delgados. Su producción se inhibe por efecto de TNF-α, IL-6, hipoxia y estrés oxidativo. La activación de PPAR-γ a través de sus agonistas favorece la secreción de adiponectina, que tiene un papel en la supresión de la acumulación de lípidos y efectos antiinflamatorios sobre los macrófagos, favoreciendo el cambio hacia un fenotipo de tipo M2.

En modelos múridos deficientes de adiponectina los macrófagos del tejido adiposo muestran incremento de marcadores del fenotipo M1 y disminución de los M2. La adiponectina tiene un efecto positivo sobre la sensibilidad a la insulina, el cual al parecer está asociado con la activación de AMPK (*AMP-activated protein kinase*) en músculo esquelético y en hígado. AMPK favorece la oxidación de ácidos grasos, la captura de glucosa en el músculo, y la inhibición de la gluconeogénesis en el hígado. Como parte del papel antiinflamatorio, la adiponectina estimula la producción de IL-10 por macrófagos.

PAPEL CELULAR DE LA RESPUESTA INFLAMATORIA EN LA OBESIDAD

El proceso de la respuesta inflamatoria inicia con la liberación de moléculas inmunomoduladoras producidas por macrófagos y mastocitos residentes del tejido adiposo que favorecen el reclutamiento de neutrófilos, macrófagos y linfocitos, así como por mediadores liberados por tejido adiposo (tabla 26-2). A continuación, se describen las acciones más importantes de algunos tipos celulares antes mencionados.

Macrófagos

Los macrófagos constituyen 4% de la grasa visceral en delgados y pueden representar 12% en casos de obesidad; aunque la mayor parte de los macrófagos provienen de la circulación. Algunos macrófagos se originan de preadipocitos locales, hecho que se establece a partir del fenotipo celular similar a macrófagos. La activación de macrófagos procede de diferentes vías como la hipertrofia, hipoxia y necrosis de adipocitos, la edotoxemia, y el estrés del retículo endoplásmico.

Los macrófagos se dividen en dos tipos: **macrófagos M1** (clásicamente activados) y macrófagos M2 (alternativamente activados). Este estado se modifica en función de los mediadores inflamatorios presentes en el medio; por ejemplo, TNF-α, interferón gamma (IFN-γ) o LPS, que favorecen la polarización hacia macrófagos de tipo M1; los macrófagos de tipo M2 inducen la producción de citocinas antiinflamatorias como IL-4, IL-10, IL-13 e IL-33. El mantenimiento de las células M2 depende principalmente de IL-4 producida por eosinófilos del tejido adiposo e IL-13 que secretan los linfocitos innatos tipo 2 y las células iNKT. De hecho, ambas citocinas se consideran dentro de las principales mediadoras de la polarización hacia M2 de los macrófagos. Las células M1 tienen el fenotipo IL-12^{high}, IL-23^{high} e IL-10^{low}; las células M2 expresan IL-10^{high}, IL-12^{low} e IL-23^{low}. Las células M1 participan como inductores y efectores de una respuesta de tipo Th1, mientras que las funciones de M2 participan en general con la remodelación del tejido.

En condiciones de obesidad existe un cambio en el fenotipo de los macrófagos del tejido adiposo del tipo M2 al tipo M1, lo que contribuye al estado de inflamación crónica y correlaciona con la resistencia a la insulina. El mecanismo implica la acción de TNF-α al inhibir la señalización inducida por insulina y la regulación negativa de GLUT4 (*glucose transporter type* 4) en adipocitos. Aunque esta diferenciación entre células M1 y M2 es funcional, los macrófagos humanos comparten fenotipos (simultáneamente F4/80, CD11c, CD206 y CD301).

En el tejido adiposo el tipo de polarización de los macrófagos depende del grado de adiposidad. En sujetos delgados los macrófagos del tejido adiposo se encuentran dispersos y ejercen funciones de tipo M2, expresan antígenos CD206, CD163, CD209, CD301 y secretan IL-10, IL1-Ra y arginasa que bloquea la actividad de iNOS e hidroliza arginina hacia ornitina y urea. Este tipo celular se encarga de limpiar los detritus celulares, así como de regular la proliferación y la diferenciación de adipocitos. La obesidad lleva a la disminución de la expresión de IL-4 e IL-13 e incrementa la expre-

TABLA 26-2. Poblaciones leucocitarias residentes en tejido graso

Tipo celular	Marcadores	Productos	Relación con la RI
C. Mieloides			
Macrófagos			
M1	F4/80, CD11b, CD11c	TNF-α, IL-6, NOS2	↑
M2	CD206, CD209, CD301, LYVE1	IL-10, IL-1Ra, arginasa1	↓
C. dendríticas	CD1c, CD11c, CD80, CD83, CD86	IL-12, IL-15	↑
Mastocitos	CD117, FCER1	Histamina, PGE$_2$, LTB4, TNF-α, IL-1β, IL-6, TGFβ, IL-4, IL-10	↑
Neutrófilos	CD66b, CD11b, Ly6g	Lisosomas, NE, MPO, TNF-a, IL-1, IL-8, MIP-1α	↑
Eosinófilos	CD45, Siglec8	IL-4, IL-10, IL-13, TGF-β	↓
C. linfoides			
Linfocitos T			
Th			
Th1	CD4	IFN-γ	↑
Th2	CD4	IL-4, IL-15, IL-13	↓
Th17	CD4	IL-17, IL-21, IL-22	↑
Treg	CD4, CD25, Foxp3	IL-10, TGFβ	↓
Citotóxicas	CD8	Perforinas, granzimas, IFN-γ	↑
NKT	CD3, NK1.1	TNF-α, IFN-γ, IL-4, IL-13	↑
Linfocitos B	CD19, CD45R	IgG2c	↑
Linfocitos innatos T2	CD25	IL-5, IL-13	↓

RI, resistencia a la insulina; ↑, asociado con la resistencia a la insulina; ↓, asociado con la disminución de la resistencia a la insulina; CD, antígenos de diferenciación; FCER1, *high-affinity IgE receptor*; Foxp3, *forkhead box P3*; IL, interleucina; IL-1Ra, receptor antagonista de IL-1; INF-γ, interferón gamma; IgG2c, inmunoglobulina G2c; LTB4, leucotrieno B4; Ly6g, antígeno linfocítico 6g; LYVE1, *lymphatic vessel endothelial hyaluronan receptor 1*; MPO, mieloperoxidasa; NE, elastasa de neutrófilo; NK1.1, célula asesina 1.1; NOS, *nitric oxide synthase*; PGE$_2$, prostaglandina E$_2$; Siglec, *Sialic acid-binding Ig-like lectin*; TGFβ, *transforming growth factor beta*; TNF-α, factor de necrosis tumoral alfa. (Mraz M, Haluzik M. The Role of Adipose Tissue Immune Cells in Obesity and Low-Grade Inflammation. *J Endocrinol.* 2014;222(3):R113-27.)

sión de F4/80, CD11b, CD11c y citocinas como TNF-α, IL-6 y NOS2 (sintasa de óxido nítrico), lo que resulta en un cambio hacia el fenotipo M1 al favorecer el reclutamiento de monocitos circulantes y su diferenciación hacia M1.

Los macrófagos liberan MCP-1 y favorecen el reclutamiento de monocitos de la circulación al sitio de inflamación; sin embargo, también células endoteliales y especialmente los adipocitos son importantes productores de esta quimiocina.

La infiltración de macrófagos se ve influenciada por quimiocinas secretadas por el tejido adiposo , entre las cuales las más importantes son MCP1/CCR2, CX3CL2/CX3CR1 y LTB4 (BLT1). Participan también MCP1 secretada por adipocitos hipertróficos que se une a CCR2, MIP1-α,(*macrophage inflammatory protein 1 α*), RANTES (*regulated upon activation, normal T-expressed and secreted*), MCP3, MCP2, Eotaxina y MCP4. Como parte de la regulación del proceso inflamatorio en el tejido adiposo se encuentra la producción de IL-10 derivada de células T reguladoras (Treg CD4+CD25+Foxp3+) que reduce la señalización inflamatoria en adipocitos. Los efectos de las **tiazolidinedionas** se explican a través de la activación del factor de transcripción PPAR-γ en células Treg.

Células endoteliales

Las células endoteliales presentan disfunción en pacientes con obesidad. El óxido nítrico es uno de los principales compuestos encaminados a procurar la homeostasis en este tipo celular. El óxido nítrico se produce por la transformación de L-arginina a citrulina a expensas de la sintasa de óxido nítrico (eNOS). El óxido nítrico además del efecto sobre la vasodilatación confiere protección vascular previniendo la adhesión plaquetaria, la adhesión leucocitaria, la migración y proliferación de células de músculo liso. En la obesidad la disfunción endotelial es de las primeras altera-

ciones vasculares que se presentan y que se caracterizan por disminución de la disponibilidad de óxido nítrico por degradación acelerada (con incremento en la producción de especies reactivas del oxígeno —ROS— vía NADPH oxidasa) y la producción alterada a expensas de eNOS.

Adipocitos

Los adipocitos tienen dos estadios durante su maduración: de diferenciación y de hipertrofia. Durante la primera presentan actividades metabólicas acentuadas y secretan adiponectina; durante la segunda ambas características disminuyen. La muerte de adipocitos puede explicarse por la hipoperfusión generada por la expansión del tejido adiposo, la disminución del aporte de oxígeno (hipoxia) y la disfunción mitocondrial. Lo anterior da lugar a la conformación de estructuras similares a coronas (*CLS, crown-like structure*), que se caracterizan por la presencia de macrófagos que rodean a los adipocitos muertos y el número de estas estructuras se correlaciona con el proceso inflamatorio (figura 26-3).

La hipertrofia de los adipocitos en el estado de obesidad correlaciona positivamente con el grado de obesidad y la enfermedad metabólica en seres humanos. La hipertrofia de adipocitos incrementa la producción de 11-beta-hidroxiesteroide deshidrogenasa tipo 1 (11βHSD1) que favorece la disfunción mitocondrial al reducir la respiración mitocondrial (con aumento de HIF-1α, *hypoxia-inducible factor 1-alpha*) y aumentar la glicólisis. Este hecho lleva a la producción de MCP-1 y a la disminución de la secreción de adiponectina. La menor concentración de adiponectina disminuye la concentración de AMPK que favorece la polarización al fenotipo M1.

El incremento de TNF-α, IL-1β, IL-6 y MCP-1 en tejido adiposo contribuye a la resistencia a la insulina, hallazgo que motivó el interés por el papel de la inflamación en la obesidad. En obesos se ha encontrado elevación de IL-1β en plasma, y en tejido adiposo vis-

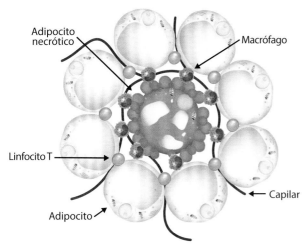

Figura 26-3. Estructura similares a coronas. En personas obesas existe una disfunción de los componentes celulares del tejido adiposo. Los adipocitos son hipertróficos y la población de macrófagos es en su mayoría del subtipo M1, secretores de mediadores proinflamatorios. Además, en el tejido se encuentran estructuras semejantes a coronas caracterizadas por una zona central de necrosis de adipocitos y una zona periférica de macrófagos.

ceral incremento de transcritos y proteína de IL-1β y de IL-1Ra; por otro lado, la pérdida de peso reduce la expresión de ARNm de IL-1β en el tejido adiposo.

La acumulación de grasa en el hígado y la peroxidación llevan a la generación de estrés en el retículo endoplásmico de los hepatocitos, la producción de radicales libres de oxígeno y la activación de las células de Kupffer (CK) hacia el fenotipo M1, que promueven la producción de mediadores inflamatorios como citocinas y prostaglandinas (PGE_2). También los mediadores inflamatorios procedentes del tejido adiposo (adipocinas) y PAMP de la microbiota pueden activar a la polarización de las CK. La producción de MCP1, TNF-α, IL-1β, IL-6, MIP-1α, RANTES y PGE_2 entre otras, contribuyen a la respuesta inflamatoria hepática. PGE_2 regula la producción de citocinas y junto con IL-6 contribuye a la resistencia de la insulina. Esta acumulación de mediadores proinflamatorios favorece el desarrollo de estrés en células de los islotes pancreáticos y en músculo que se traduce en inflamación de estos tejidos también. Una de las consecuencias de la inflamación hepática es la producción de hígado graso no alcohólico que puede evolucionar a esteatohepatitis no alcohólica, fibrosis hepática e incluso hepatocarcinoma.

El sistema nervioso constituye un elemento esencial en la regulación del metabolismo de mediadores inflamatorios en la obesidad. Un ejemplo claro está en el hipotálamo, que regula el comportamiento alimenticio a través de los efectos de la leptina, insulina y melanocortinas. El circuito neuronal proopiomelanocortina en el núcleo arcuato se ha identificado como responsable de los efectos supresores del apetito mediados por nicotina a través de receptores de acetilcolina (ACh) del tipo de α3β4nAChRs en modelos murinos. Este tipo de receptores de acetilcolina y el sistema colinérgico cerebral se encuentran involucrados en la regulación de la ingesta alimenticia y la generación de neuroinflamación que se hace evidente por el incremento de niveles de citocinas y de la expresión de NF-κB y TLR4.

El nervio vago forma parte de este sistema colinérgico y ejerce un potente efecto regulador de la respuesta inflamatoria a través del arco reflejo inflamatorio que comienza a través de la activación de fibras aferentes (sensitivas) del nervio vago por la detección de alteraciones en nutrientes, hormonas (como la colecistocinina), adipocinas (como leptina), glucosa y citocinas proinflamatorias.

La respuesta del tronco encefálico genera una respuesta vagal antiinflamatoria que se integra por neuronas colinérgicas que parten del núcleo motor dorsal del vago y del núcleo ambiguo y hacen sinapsis con fibras cortas posganglionares a través de receptores muscarínicos (mAChR) en proximidad de órganos como corazón,

pulmones, tracto gastrointestinal, hígado (que regula la gluconeogénesis) y páncreas (que favorecen la liberación de insulina).

Mención aparte merece la acción de las fibras posganglionares a nivel esplénico que liberan noradrenalina, la cual es ligando del receptor adrenérgico beta2 ($β_2$AR) en linfocitos T que tienen colina-acetiltransferasa que favorece la producción y liberación de ACh. La ACh también inhibe la liberación de citocinas proinflamatorias de las células de la respuesta inmunológica, como los macrófagos, a través de los receptores nicotínicos α7nAChR que activan vías de señalización intracelular, con lo cual se inhibe la translocación nuclear de NF-κB y la activación de JAK2/STAT3, resultando en la inhibición de la transcripción genética de citocinas proinflamatorias (figura 26-4),

TRATAMIENTO

De acuerdo con la OMS, la nutrición no saludable y otros malos hábitos en el estilo de vida forman parte de los factores responsables de las enfermedades cardiovasculares, diabetes, cáncer y enfermedades crónicas del sistema respiratorio. La dieta mediterránea reduce la mortalidad, la incidencia de enfermedades cardiovasculares, el riesgo de síndrome metabólico, la diabetes mellitus tipo 2, algunas enfermedades neurodegenerativas y el cáncer. Por el contrario, la dieta con alto contenido en almidones, azúcar y ácidos grasos trans y saturados, con bajo contenido en antioxidantes naturales y fibra a expensas de vegetales, frutas y granos, así como la poca ingesta de ácidos grasos omega 3, pueden activar el sistema inmunológico innato que finalmente lleva a la generación de inflamación.

La ingesta de dieta mediterránea ha mostrado regular la expresión y concentración de moléculas asociadas con la inflamación y reduce el riesgo de enfermedades cardiovasculares. Lamentablemente el cambio de estilo de vida a través de la dieta y el ejercicio no siempre son suficientes para bajar o mantener el peso óptimo. Por lo anterior, se están buscando alternativas complementarias al tratamiento nutricional para las alteraciones metabólicas asociadas a la inflamación. Basados en evidencia preclínica y clínica, la modulación colinérgica para el tratamiento de los desórdenes asociados a la obesidad es de especial interés. Los agonistas de α7nAChR y los inhibidores de la acetilcolinesterasa (AChE) de acción central como la galantamina —originalmente utilizado para el tratamiento de pacientes con enfermedad de Alzheimer, reducen la inflamación y las alteraciones metabólicas en la obesidad y el síndrome metabólico.

La cirugía bariátrica (fundamentalmente dos procedimientos: el *bypass* en Y de Roux y la manga gástrica) (figura 26-5) es la alternativa terapéutica más efectiva para la pérdida sostenida de peso, además de que reduce las comorbilidades metabólicas de la obesidad, favorece la pérdida de peso mayor a 30% a 10 años, y lleva a la remisión de la diabetes mellitus tipo 2 en 40% de los casos. En obesos mórbidos la prevalencia del síndrome metabólico se reporta en 52% y la reducción de peso a través de la cirugía bariátrica demostró mejoría del síndrome metabólico en 95.6% de los pacientes 1 año después de la intervención quirúrgica. La mejoría de los aspectos metabólicos luego de la cirugía bariátrica es rápida, particularmente en lo relacionado con la resistencia a la insulina, y se correlaciona con la reducción del tamaño de los adipocitos; sin embargo, la reducción de la respuesta inflamatoria en tejido adiposo no forma parte de los mecanismos que la cirugía tiene para el control de la diabetes.

La cirugía en pacientes obesos reduce el riesgo cardiovascular 1 año después del procedimiento bariátrico. Al parecer, la cirugía bariátrica puede revertir la alteración metabólica a través de la mejoría en la tolerancia a la glucosa y de la función de las células β-pancreáticas, además de la pérdida de peso. La corrección del síndrome metabólico luego de la cirugía bariátrica se atribuye a cambios en la sensibilidad a la insulina más que a la modificación de los mediadores inflamatorios; sin embargo, en seguimiento a largo plazo de pacientes obesos operados con RYGBP (*Roux en Y gastric bypass*) se ha observado incremento de adiponectina.

El efecto de la cirugía bariátrica sobre los mediadores inflamatorios merece comentario aparte. Aunque la proteína C reactiva se

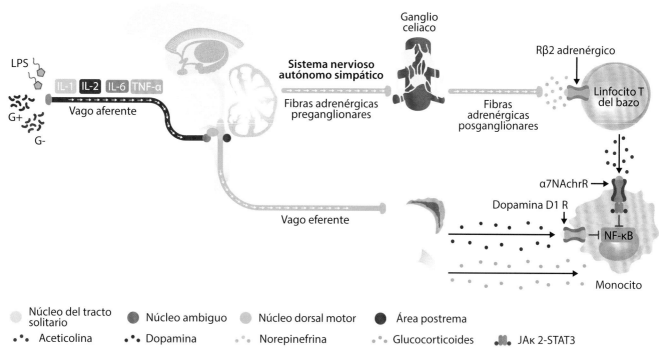

FIGURA 26-4. Mecanismos moleculares del control colinérgico de la inflamación. Las señales inflamatorias que surgen en los tejidos periféricos son conducidas por fibras vagales aferentes hacia el núcleo del tracto solitario. La respuesta del sistema nervioso central se conduce por fibras vagales eferentes y del sistema nervioso simpático. Estas últimas finalizan en el ganglio celiaco en donde fibras adrenérgicas posganglionares que terminan en el bazo secretan norepinefrina. Este neurotransmisor es reconocido por su receptor β2adrenégico en linfocitos T del bazo, los cuales expresan colina acetiltransferasa (ChAt) que favorece la biosíntesis de acetilcolina. Los linfocitos T también secretan acetilcolina (Ach) que se une a su receptor α7nACh (α7nAChRs) en macrófagos y suprime la activación de NF-κB y la liberación de citocinas proinflamatorias. La respuesta vagal también modula la liberación de dopamina por la médula suprarrenal. La estimulación de los receptores de dopamina D1 en monocitos y macrófagos limita la expresión y liberación de citocinas.

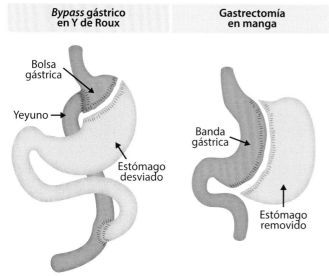

FIGURA 26-5. Procedimientos quirúrgicos bariátricos. Estos procedimientos se realizan por abordaje laparoscópico. El *Bypass en Y de Roux* consiste en gastrectomía subtotal con gastro-yenuno anastomosis (en Y) y yeyuno-yeyuno anastomosis término-lateral. La manga gástrica (*Sleeve gastrectomy*) consiste en gastrectmía longitudinal subtotal (80%) a lo largo de la curvatura mayor del estómago. Se preserva el píloro, se reseca el fondo gástrico y no se incide el intestino delgado.

ha utilizado como un parámetro para medir inflamación, su utilidad en obesidad no es muy clara, ya que se encuentra de manera similar entre obesos metabólicamente sanos y aquellos con síndrome metabólico. A 1 año de seguimiento posquirúrgico, se ha registrado disminución sérica de PCR, fibrinógeno, leptina, sTNF-R1, IL-6, TNF-α, e incremento de adiponectina. Dentro de los mediadores inflamatorios evaluados en obesos que se someten a cirugía, las adipocinas, especialmente la leptina y la adiponectina, son las que consistentemente tienen modificación, ya que algunas citocinas como TNF-α e IL-6 no siempre tienen cambios durante el seguimiento posoperatorio.

Además del análisis sérico de mediadores inflamatorios, se ha realizado análisis de mediadores inflamatorios en tejido adiposo visceral y subcutáneo. En un estudio que analizó 26 genes, 13 mostraron expresión diferenciada en el tejido subcutáneo con respecto al visceral, 12 fueron proinflamatorios (TNF-α, IL-1β, IL-6, IL-8, IL-8R1, IL-8R2, IL-18, inhibidor del activador del plasminógeno (PAI), amiloide A1 (SAA1), visfatina, resistina y leptina) y uno antiinflamatorio (adiponectina); 10 genes se expresaron de la misma forma en ambos compartimientos adiposos. Se determinaron en suero 11 productos de los genes y solo IL-8, IL-18, SAA1 y adiponectina correlacionaron con la expresión en grasa (visceral o subcutánea). Otro estudio tomó en cuenta la expresión relativa de IL-6 y TNF-α ARNm no mostró diferencias en cuanto a la localización de la grasa (visceral o subcutánea); y la expresión de ARNm de ambas citocinas en tejido adiposo no correlacionó con los niveles séricos correspondientes.

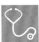

RECUADRO 26-1. INMUNODEFICIENCIAS SECUNDARIAS A TRASTORNOS METABÓLICOS

Diabetes mellitus

La diabetes mellitus es una enfermedad metabólica que afecta a más de 19 millones de personas solo en Estados Unidos. De acuerdo con la evaluación de NHANES 1999-2002, la prevalencia del diagnóstico fue de 9.3% entre adultos norteamericanos, mientras que hasta 26% se encuentra en un estado de intolerancia a la glucosa.

Alrededor de 90% de los pacientes con diabetes tienen diabetes mellitus tipo 2 (DMT2). El desarrollo de este tipo de diabetes se encuentra relacionado de manera directa con el incremento de los depósitos de tejido adiposo visceral. El tejido adiposo es visto en la actualidad como un órgano activo hormonalmente que puede liberar moléculas que inhiben la capacidad del organismo para responder a la insulina, lo que contribuye a la resistencia a esta. En la última década se propuso explicar la patogénesis de la DMT2 mediante la conexión de la enfermedad con un estado de inflamación crónica, resultado de anormalidades en el sistema inmunológico innato encontradas en esta población.

TABLA 26-1-1. Cambios asociados con la edad en el sistema inmunológico innato

Célula	Neutrófilo	Macrófago	Células NK	Célula dendrítica
Efecto	↓ Quimiotaxis ↓ Eliminación de patógenos ↓ Generación de ROS ↓ Fagocitosis ↓ Muerte intra o extracelular	↓ Fagocitosis ↓ Expresión de TLR-1 y TLR-4 ↓ Producción de IL-6 y TNF-α inducido por TLR-1 y 2 ↓ Porcentaje de macrófagos CD8+ Alteración de la producción de citocinas inmunomoduladoras	↓ Expresión de CD69 ↓ Producción de IL-2 e IL-12 ↓ Movilización de calcio ↓ Citotoxicidad ↓ Producción de IL-2 dependiente de IFN-γ	↓ Densidad de células de Langerhans en piel ↓ Capacidad de procesamiento ↓ Micropinocitosis ↓ Migración ↓ Función de TLR ↓ Producción de IL-12 e IFN-α

La edad en los neutrófilos genera disminución de la quimiotaxis, de la eliminación de patógenos, generación de especies reactivas de oxígeno (ROS), fagocitosis y muerte celular. En los macrófagos, estos cambios afectan la expresión de TLR-1 y TLR-4, disminuyen la producción de IL-6 y TNF-α, y las citocinas inmunomoduladoras. En las células NK disminuye la expresión de CD69 y la producción de IL-2 e IL-12, y se afecta su citotoxicidad. Las células dendríticas disminuyen su densidad en la piel y su capacidad para procesar antígenos; también se reduce la función de los TLR y la producción de IL-12 e IFN-α.

Los pacientes con DMT2 tienen mayor susceptibilidad a infecciones debido, sobre todo, a la disfunción del sistema de macrófagos (monocitos circulantes, macrófagos tisulares y células dendríticas) que produce la mayoría de anormalidades del sistema inmunológico innato. Se ha observado que los fagocitos en los pacientes con DMT2 se encuentran en un estado de estrés oxidativo aumentado que se acompaña de actividad bactericida, adhesión y quimiotaxis disminuidas. Por otro lado, la función de los receptores, los niveles de expresión de citocinas y la liberación de los macrófagos de la sangre periférica están muy alterados. Es posible encontrar macrófagos con morfología alterada y disminución en la secreción de TNF-α e IL-6 (figura 26-1-1).

Efectos de la hiperglicemia en las vías de señalización y su efecto en la inmunidad

La diabetes se encuentra asociada con los siguientes eventos:
a) Incremento de la vía de los polioles.
b) Altos niveles de activación de proteína cinasa (PKC).
c) Mayor formación de productos finales de glicación avanzada.
d) Aumento del estrés oxidativo.

Vía de los polioles

Durante la hiperglicemia los niveles de glucosa excesivos llevan a la activación de la vía de los polioles, y aumenta la formación tanto de sorbitol como de fructuosa a través de la activación de aldosa reductasa y sorbitol deshidrogenasa. Un cortocircuito en la vía de los polioles genera incremento en la formación de productos de glicosilación, y aumento en la síntesis de especies reactivas de oxígeno y óxido nítrico. La inhibición de aldosa reductasa en condiciones de hiperglicemia reduce la activación de PKC, la translocación del NF-κB, las moléculas de adhesión ICAM-1, así como la expresión de VCAM-1.

La desviación de la glucosa a la vía de los polioles afecta la inmunidad innata al reducir la opsonización y fagocitosis por los neutrófilos. La inhibición de la aldosa reductasa también disminuye el estallido respiratorio de los neutrófilos e incrementa los radicales libres de oxígeno.

Estrés oxidativo

La diabetes provoca un incremento en el estrés oxidativo, mismo que daña la membrana de las células, las proteínas y al ADN. Las ROS pueden llevar a la estimulación de una respuesta inmunológica innata mediante la inducción de citocinas proinflamatorias. Se ha documentado que las ROS pueden estimular la producción de citocinas a través de la vía de la MAP cinasa. Las ROS también aumentan el proceso inflamatorio mediante el incremento de la fosforilación del I-κB, el cual lleva a la activación del NF-κB. La activación del NF-κB es necesaria para la expresión de los elementos clave del sistema inmunológico innato.

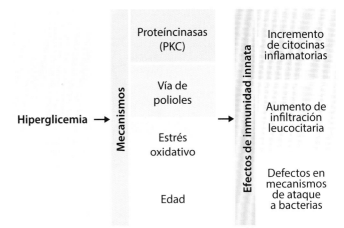

FIGURA 26-1-1. Alteraciones en la respuesta inmunológica innata secundaria a la diabetes mellitus tipo 2. En la diabetes mellitus tipo 2 se altera la respuesta inmunológica innata al presentarse un aumento de citocinas inflamatorias, incremento de la infiltración leucocitaria y defecto en los mecanismos de ataque a las bacterias. Estos efectos son regulados principalmente por cuatro mecanismos: a) incremento de la vía de los polioles; b) altos niveles de activación de proteína cinasa (PKC); c) mayor formación de productos finales de glucosilación avanzada y d) aumento del estrés oxidativo.

(Continúa)

RECUADRO 26-1. INMUNODEFICIENCIAS SECUNDARIAS A TRASTORNOS METABÓLICOS (*Continuación*)

Proteína cinasa C

La elevación de la proteína cinasa C (PKC) en diabéticos se ha relacionado con diversas complicaciones. Uno de los productos de la glucólisis es el fosfato de dihidroxiacetona, mismo que es reducido en algunos tejidos a fosfato de glicerol y luego convertido a diacilglicerol. El diacilglicerol activa la PKC, lo que produce un incremento en la relación de NADH/NAD$^+$; de igual manera, varias isoformas de PKC están involucradas en la activación de NF-κB. La hiperglicemia conduce a una mayor señalización de la vía MAP cinasa y aumento en la actividad de NF-κB y de citocinas, como IL-6, misma que se ha visto que se bloquea con inhibidores de PKC α y β.

Productos avanzados de la glicosilación

La hiperglucemia se encuentra asociada con la formación de productos avanzados de glicosilación (no enzimática o glicación); éstos pueden ocasionar entrecruzamiento entre moléculas (como las proteínas que conforman las membranas celulares) y alterar la función de los tejidos, lo mismo que sus receptores. La glicación también provoca que algunas proteínas adquieran propiedades que no poseían antes para unirse a receptores en las superficies celulares, con lo que estimulan la migración de fagocitos mononucleares.

RESUMEN

- La prevalencia de la obesidad va en aumento en todo el mundo y, si continua esta tendencia, se espera que para el año 2025 será para las mujeres de 21% y para los hombres de 18%. La ganancia de peso que lleva a la obesidad obedece a mayor ingesta de energía sobre el gasto de ésta.
- Existen varios factores implicados en la patogénesis de la obesidad tales como los genéticos, epigenéticos, el estilo de vida, entre otros. La obesidad es un factor de riesgo para el desarrollo de diabetes mellitus tipo 2 y quizá una de las principales causas del desarrollo de ésta sea la resistencia a la insulina (en el músculo esquelético, en el hígado y en el tejido adiposo), asociado con la alteración de la secreción de insulina de las células β pancreáticas.
- La resistencia a la insulina inducida por la obesidad se asocia también con otras alteraciones metabólicas como dislipidemia, hígado graso no alcohólico, hipertensión arterial sistémica, enfermedad coronaria, entre otras. Existen varias hipótesis para explicar las causas de la resistencia a la insulina en pacientes obesos: disfunción/lipotoxicidad del tejido adiposo, inflamación, disfunción mitocondrial, estrés del retículo endoplásmico.
- El tejido adiposo es un reservorio de energía capaz de censar la demanda de energía, además de que secreta múltiples factores que regulan el metabolismo de los tejidos. Cuando la capacidad de almacenamiento del tejido adiposo subcutáneo se sobrepasa, comienza la acumulación de grasa en tejidos como hígado, músculo esquelético, corazón y grasa visceral abdominal.
- El tejido adiposo está compuesto de adipocitos, preadipocitos, linfocitos, macrófagos, fibroblastos (que producen componentes de la matriz extracelular) y células vasculares. Además de la cantidad de grasa, la función del tejido adiposo es determinante en el aspecto metabólico.
- Los individuos obesos con descontrol metabólico tienen mayor grado de expresión de marcadores inflamatorios y riesgo cardiovascular; asimismo, presentan mayor cantidad de estructuras similares a coronas (que representan la acumulación de macrófagos alrededor de adipocitos muertos en un tejido adiposo inflamado). Debido a que la función de los macrófagos es remover las células apoptóticas para prevenir la liberación de mediadores inflamatorios intracelulares, la presencia de estructuras similares a coronas refleja un estado proinflamatorio en el que existe alteración del proceso de fagocitosis a expensas de los macrófagos.
- El incremento del tejido adiposo en el abdomen y la comunicación entre adipocitos (metabólicamente activos) y células de la respuesta inmunológica en el mismo tejido adiposo (macrófagos, neutrófilos, linfocitos T, etc.) inducen la secreción de citocinas y adipocinas, dando como resultado lo que hoy se llama inflamación crónica de bajo grado. Tanto los adipocitos como las células de la respuesta inmunológica liberan citocinas como TNF-α, IL-1β e IL-6, entre otras.
- En la obesidad se ha detectado incremento de LPS derivado de la microbiota por alteraciones en la permeabilidad intestinal (condición favorecida por la ingesta de dieta alta en grasas y el incremento de peso). El LPS actúa sobre receptores de tipo TLR (TLR4) e induce la liberación de citocinas proinflamatorias que actúan sobre diferentes órganos como hígado, músculo y el mismo tejido adiposo. Los ácidos grasos libres contribuyen a la inflamación al ser reconocidos por TLR en adipocitos, macrófagos y hepatocitos; también favorecen la activación de moléculas como NF-κB que inducen la transcripción genética de más mediadores inflamatorios. La presencia de TNF-α se asocia directamente con la inducción de la resistencia a la insulina. La inflamación asociada a la obesidad y la resistencia a la insulina se asocian con el desarrollo de enfermedades como la esteatohepatitis no alcohólica (NASH, *non-alcoholic steatohepatitis*).
- El control metabólico y la respuesta inflamatoria en el paciente obeso deben tratarse inicialmente con una adecuada alimentación. La dieta mediterránea reduce la mortalidad, la incidencia de enfermedades cardiovasculares, el riesgo de síndrome metabólico, la diabetes mellitus tipo 2, algunas enfermedades neurodegenerativas y el cáncer. Por el contrario, la dieta con alto contenido en almidones, azúcar y ácidos grasos trans y saturados, bajo contenido en antioxidantes naturales y fibra a expensas de vegetales, frutas y granos, así como la poca ingesta de ácidos grasos omega 3, pueden activar el sistema inmunológico innato que finalmente lleva a la generación de inflamación. La ingesta de dieta mediterránea ha mostrado regular la expresión y concentración de moléculas asociadas con la inflamación y reducir el riesgo de enfermedades cardiovasculares. Lamentablemente el cambio de estilo de vida a través de la dieta y el ejercicio no siempre son suficientes para bajar o mantener el peso óptimo. Por lo anterior, se están buscando alternativas complementarias al tratamiento nutricional para las alteraciones metabólicas asociadas a la inflamación.
- Basados en evidencia preclínica y clínica, la modulación colinérgica para el tratamiento de los desórdenes asociados a la obesidad es de especial interés. Los agonistas de α7nAChR y los inhibidores de la acetilcolinesterasa (AChE) de acción central (p. ej., galantamina) reducen la inflamación y las alteraciones metabólicas en la obesidad y el síndrome metabólico. La cirugía bariátrica (fundamentalmente dos procedimientos; el *bypass* en Y de Roux y la manga gástrica) es la alternativa terapéutica más efectiva para la pérdida sostenida de peso, además que reduce las comorbilidades metabólicas de la obesidad.

TÉRMINOS CLAVE

IKK2 NF-κB es un factor de transcripción nuclear que forma dímeros (p. ej., p65/p50, en este caso activador). En condiciones basales, NF-κB se encuentra secuestrado en el citoplasma por proteínas IκB (proteínas inhibitorias de NF-κB). A través de la activación de receptores (PRR) o de citocinas, se activa la señalización intracelular que modifica la unión del dímero de NF-κB a través de la activación de un complejo citoplásmico conocido como IKK (que comprende tres proteínas, IKK1, IKK2 y NEMO). El complejo IKK fosforila y ubiquitinisa las proteínas IκB (que finalmente son degradadas por proteosoma). Luego de la actividad de IKK, NF-κB es capaz de traslocarse al núcleo e inducir la transcripción genética de mediadores inflamatorios.

Lipopolisacárido El lipopolisacárido (LPS) o endotoxina, es un componente mayoritario de la membrana externa de las bacterias gramnegativas. Está compuesto por una parte lipídica y cadenas características de oligosacáridos y polisacáridos. Es un tipo de patrón molecular asociado a patógenos (PAMP) que es reconocido por receptores de reconocimiento de patrones tipo TLR4 y capaz de iniciar una respuesta inflamatoria a expensas de citocinas proinflamatorias.

Macrófagos M1 Los macrófagos activados clásicamente o M1 son inducidos por INF-γ o TNF-α, tienen un fenotipo Th1, son efectores proinflamatorios y realizan funciones bactericidas, mientras que los macrófagos activados alternativamente (M2), que incluyen por lo menos tres tipos diferentes, exhiben un fenotipo Th2 y están involucrados en la resolución de la inflamación y la curación del tejido.

Múrido Perteneciente a la familia de roedores de pequeño tamaño, con hocico largo y la cola larga y escamosa. También es aceptado el término murino.

sTNF-R1 Receptor soluble del factor de necrosis tumoral 1

Tiazolidinedionas También conocidas como glitazonas, son fármacos hipoglucemiantes que originalmente fueron desarrolladas como hipolipemiantes. La primera fue ciglitazona. La rosiglitazona y la pioglitazona tienen aprobación para su uso como agentes de primera línea en la monoterapia o en combinación con otros fármacos.

PREGUNTAS DE AUTOEVALUACIÓN

1. **¿En qué valores debe encontrarse el índice de masa corporal para considerarse obesidad?**
   a. > 25
   b. > 40
   c. > 30 y < 39
   d. > 50

2. **Es uno de los mediadores que favorece la polarización de macrófagos al fenotipo M1.**
   a. Factor de necrosis tumoral alfa
   b. IL-4
   c. IL-10
   d. Interferón alfa

3. **El efecto de las tiazolidinedionas se explica a través del efecto que tiene sobre:**
   a. El factor de transcripción nuclear AP-1
   b. El factor de transcripción PPAR-γ en células T reguladoras
   c. El efecto sobre la producción de quimiocinas
   d. El efecto sobre macrófagos M2

4. **Fue el hallazgo que motivó el interés por estudiar la respuesta inflamatoria en la obesidad.**
   a. Incremento en las concentraciones de TNF-α en tejido adiposo
   b. Incremento en las concentraciones séricas de TNF-α
   c. Incremento en las concentraciones de MCP-1
   d. Incremento de las concentraciones de IL-4 a nivel sérico

5. **¿Mayor a qué porcentaje favorece la cirugía bariátrica la pérdida de peso en 10 años?**
   a. 30%
   b. 20%
   c. 50%
   d. 40%

RESPUESTAS A LAS PREGUNTAS DE AUTOEVALUACIÓN

1. **c.** > 30 y < 39.
2. **a.** Factor de necrosis tumoral alfa.
3. **b.** El factor de transcripción PPAR-γ en células T reguladoras.

4. **a.** Incremento en las concentraciones de TNF-α en tejido adiposo.
5. **a.** 30%

CASO DE CORRELACIÓN

Paciente masculino de 50 años de edad, acudió a consulta en el servicio de medicina familiar. Originario y residente del Estado de México, labora como oficinista en una tienda departamental.

Dentro de sus antecedentes heredofamiliares, refirió que su padre fue diagnosticado con cáncer de páncreas hace 2 años; su madre padece diabetes mellitus tipo 2 desde hace 10 años; tiene tres tíos paternos que fueron diagnosticados con cáncer de laringe, de los cuales uno falleció hace 3 meses, y del lado de la línea materna tiene dos tías con diagnóstico de síndrome metabólico y un primo con diagnóstico de hipertensión arterial sistémica desde hace 5 años.

Como antecedentes personales no patológicos, refirió vivir en una casa de interés social que cuenta con todos los servicios, además de tener medidas de aseo y cuidados personales. Su dieta consta de alimentos hipercalóricos, con una alta ingesta de carbohidratos y grasas debido a la carga laboral. No realiza ejercicio ni lleva a cabo actividades recreativas. Negó antecedentes de alergias y transfusiones. Tiene tabaquismo positivo desde los 30 años y consume a razón de 20 cigarrillos al día; en cuanto a bebidas alcohólicas, las consume únicamente en fiestas, generalmente los fines de semana. Negó haber realizado viajes dentro y fuera del país en los últimos 6 meses. Refirió contar con todas sus vacunas.

Como parte de sus antecedentes personales patológicos, reportó padecer hipertensión arterial sistémica desde hace 2 años, actualmente controlada con losartán 50 mg cada 24 h, además de haber sido diagnosticado con insuficiencia venosa leve de miembros inferiores hace un año, lo cual está tratando actualmente con diosmina 100 mg cada 24 h, además del uso de medias de compresión y cambios en el estilo de vida. Por otra parte, refirió haber tenido una amigdalectomía en la infancia.

El motivo de consulta se debe al incremento progresivo de peso que ha tenido desde hace 30 años, pero que se ha acentuado en los últimos 2 años, en los cuales subió 20 kg de peso, además de padecer dolor tipo urente en el epigastrio desde hace 6 meses, sin irradiación, ni predominio de horario, el cual cede únicamente con el consumo de alimentos.

En la exploración física se registraron los siguientes datos: peso: 170 kg; talla: 1.78 m; TA: 130/80 mm Hg; FC: 88 x′; FR: 22 x′. A la inspección se encuentra paciente obeso sin fascies características, con cuello aumentado de diámetro; en tórax no se evidenciaron alteraciones en relación con los ruidos respiratorios y cardiacos. El abdomen se observó esponjoso a expensas del panículo adiposo y no se demostraron alteraciones a la auscultación y palpación. Por otra parte, en extremidades se corroboró la insuficiencia venosa leve por la presencia de trayectos venosos (varículas) y la prueba de Homans fue negativa.

Se realizaron estudios de laboratorio, en los cuales se destacaron los siguientes resultados: glucosa: 180 mg/dL; Hb 16.3 g/dL; HDL normal; transaminasas hepáticas: transaminasa glutámico oxalacética 69 UI/L; transaminasa glutámico pirúvica 75 UI/L.

De manera adicional, se llevaron a cabo pruebas de gabinete. Inicialmente se realizó una endoscopia, la cual reportó la presencia de várices esofágicas pequeñas (Baveno VI) y gastropatía hipertensiva de cuerpo y fondo (McCormack). Por otra parte, se evidenció la presencia de úlceras gástricas en antro de 4 mm con fondo de fibrina (Sakita A2). También se hicieron pruebas de función respiratoria, las cuales no mostraron alteración alguna, y se tomó un electrocardiograma en el cual no se evidenció ningún problema. Finalmente, se tomó una telerradiografía de tórax, donde no se observaron datos patológicos.

Con todo lo anterior, el paciente se envió a la clínica de bariatría UMAE, Hospital de Especialidades del Centro Médico Nacional Siglo XXI, IMSS, donde entró a protocolo para recibir tratamiento quirúrgico para control de la obesidad. Se tomaron muestras de sangre y se programó para cirugía. Se realizó el procedimiento quirúrgico con abordaje laparoscópico y con la técnica de manga gástrica; no se presentaron complicaciones durante el transoperatorio ni durante el posoperatorio, por lo que se dio de alta a la semana de haberse practicado el procedimiento.

Actualmente, el paciente se encuentra asintomático y ha tenido una pérdida de 36 kg en 3 meses.

PREGUNTAS DE REFLEXIÓN

1. De acuerdo con los datos proporcionados, ¿qué índice de masa tiene el paciente del caso clínico?

2. De acuerdo con los datos proporcionados, ¿la persona de este caso padece síndrome metabólico?

3. Analice usted si el tipo de procedimiento quirúrgico seleccionado guarda relación con los hallazgos endoscópicos (várices esofágicas).

4. ¿Cuáles son las complicaciones a mediano plazo que puede generar este paciente de no resolverse el problema de obesidad (a través de modificación de la dieta y la cirugía)? Considere usted las comorbilidades mencionadas en el capítulo.

5. De acuerdo con el texto, ¿el porcentaje de reducción de peso hasta el momento es el esperado para el tipo de terapia utilizada (cirugía-manga gástrica)?

27 INMUNOLOGÍA OCULAR

María del Carmen Jiménez Martínez • Concepción Santacruz
• Yonathan Garfias

OBJETIVOS DE APRENDIZAJE

Al terminar este capítulo el lector será capaz de:

1. Definir el concepto de inmunoprivilegio
2. Integrar el inmunoprivilegio en el ojo y su contexto anatómico

3. Identificar los mecanismos de defensa ocular y su contexto anatómico

▌ INTRODUCCIÓN

La característica principal del ojo es permitir la visión. Cuando la luz llega al ojo, viaja por diferentes tejidos y compartimientos hasta llegar a la retina, en donde se inicia la respuesta sensorial. El paso de la luz a través del eje visual solo es posible debido a la transparencia de algunas estructuras: córnea, humor acuoso, cristalino y humor vítreo. Para preservar esa transparencia, el aparato ocular está constituido por las mencionadas estructuras y por mecanismos que brindan protección e integridad al sistema visual, ya que protegen el ojo del ambiente externo y controlan los elementos de la respuesta inmunológica que pudieran ser deletéreos para la función. En este sentido, la respuesta inmunológica del ojo es única, ya que algunas de sus estructuras (la córnea, la cámara anterior y la retina) son sitios inmunoprivilegiados, mientras que otras (la conjuntiva y el tracto uveal) son capaces de exhibir importantes respuestas inmunológicas, lo que tiene implicaciones clínicas relacionadas con la inflamación y la angiogénesis.

▌ INMUNOPRIVILEGIO OCULAR Y SU CONTEXTO ANATÓMICO

En la década de 1940, Peter Medawar realizó una serie de experimentos para trasplantar piel a la cámara anterior y el cerebro en ratones; su finalidad era estudiar los mecanismos de aceptación o rechazo a trasplantes. En esos ensayos observó ausencia de inflamación y pérdida del reconocimiento hacia los aloantígenos trasplantados; a los tejidos en los que no observó respuesta inmunológica los llamó **tejidos inmunoprivilegiados**. En la actualidad, el concepto de **inmunoprivilegio** se refiere al conjunto de mecanismos que permiten la regulación negativa de la respuesta inmunológica en sitios en los que la función del órgano está relacionada con alguna función vital o con la reproducción.

Existen diversos mecanismos de inmunoprivilegio ocular (véase tabla 27-1); uno de estos es la ignorancia inmunológica, está constituido por tres estructuras anatómicas: la retina, en la que las uniones estrechas entre las células endoteliales que conforman los vasos sanguíneos que la irrigan constituyen la barrera hematorretiniana (véase más adelante); el iris, en el que las uniones estrechas entre el epitelio del iris y el endotelio vascular favorecen la barrera hematoacuosa, y la córnea, que debido al privilegio angiogénico se

TABLA 27-1. Mecanismos de inmunoprivilegio ocular

Ignorancia inmunológica a consecuencia de: a) barrera hematorretiniana, b) barrera hematoacuosa y c) privilegio angiogénico
Expresión de moléculas no clásicas de MHC en la córnea
Desviación inmunológica asociada con la cámara anterior (ACAID), desviación inmunológica asociada con la cavidad vítrea (VCAID)
Inducción de apoptosis de linfocitos activados por expresión de CD95L en células endoteliales corneales y retina
Moléculas solubles que suprimen la respuesta inmunológica: TGF-β, trombospondina, α-MSH y VIP en humor acuoso y superficie ocular
Moléculas de membrana que inhiben la activación de linfocitos T, como PDL1 en células endoteliales de córnea y epitelio pigmentario de retina
Expresión de moléculas reguladoras del complemento en la córnea y la retina

mantiene como un tejido avascular que impide el acceso de linfocitos T activados.

La estructura anatómica que impide el ingreso de vasos a la córnea es el limbo esclerocorneal, una zona de transición de 1 a 2 mm de ancho, adyacente a la esclerótica, en la periferia de la córnea. El limbo es la fuente de células troncales y el sitio donde terminan los vasos sanguíneos conjuntivales y esclerales (figura 27-1). Las células limbales humanas originan las células epiteliales corneales y producen factores antiangiogénicos que impiden la formación o presencia de vasos en la córnea (tabla 27-2).

El control de la angiogénesis en la retina depende de las células del epitelio pigmentario de retina que producen el factor derivado de epitelio pigmentario (PEDF, *pigment epithelium-derived factor*). El PEDF disminuye la producción del factor de crecimiento vascular endotelial (VEGF, *vascular epithelial growth factor*), disminuye la proliferación de células endoteliales inducida por VEGF, induce apoptosis en las células endoteliales y también induce apoptosis en los macrófagos, por lo que sus funciones también podrían estar asociadas con el control de la inflamación.

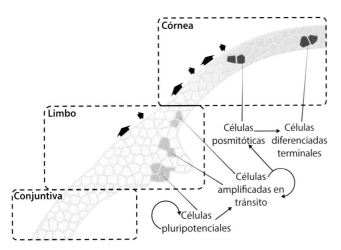

FIGURA 27-1. **Limbo esclerocorneal.** Obsérvese la capacidad de las células troncales limbales en la regeneración del epitelio corneal. Al proliferar y empezar su migración hacia la córnea se les conoce como células amplificadas en tránsito; después de dividirse se diferencian en células epiteliales corneales y reparan de esta manera la superficie corneal.

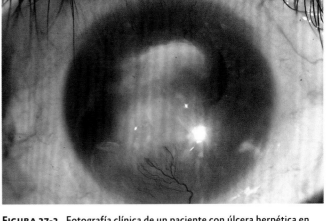

FIGURA 27-2. **Fotografía clínica de un paciente con úlcera herpética en la que se observa vascularización corneal.** Se observa vascularización periférica que parte del limbo inferior, central y paracentral, donde se aprecia una úlcera escavada hacia el meridiano de las VII, con aspecto ovoide de 2 mm y acompañada de edema. En la porción superior, antes del meridiano de la I se observa un vaso que se origina del limbo y se dirige hacia la porción central, y se observa en su terminación infiltrado blanquecino inflamatorio en forma de semiluna, con una reacción edematosa circunscrita a la lesión.

Los procesos inflamatorios crónicos de la superficie corneal (como las infecciones virales por HSV1 [queratitis herpética]) pueden romper este equilibrio y favorecer la producción de factores proangiogénicos que estimulan las células endoteliales, favorecen la migración leucocitaria y generan nuevos vasos sanguíneos, con el consecuente daño a la superfice corneal (figura 27-2). En la tabla 27-3 se listan algunos de los factores angiogénicos inducidos por inflamación, que favorecen la vascularización corneal y la retiniana. Es importante mencionar que entre todos los factores angiogénicos, el VEGF pareciera jugar un papel preponderante en la neovascularización de los tejidos oculares; tal es el caso de la neovascularización en la retinopatía diabética (RD). La generación de nuevos vasos en la retina causa un daño irreversible a ésta; de hecho, la RD es la primera causa de ceguera en población económicamente activa. Debido a esto muchas de las terapias biológicas actuales se enfocan al uso de Ab monoclonales dirigidos contra el VEGF, en especial en enfermedades que afectan la retina.

La córnea es un tejido avascular y transparente organizado en cinco capas: epitelio, membrana de Bowman, estroma, membrana de Descemet y endotelio. El epitelio corneal expresa **moléculas de MHC-I** no clásicas, lo que favorece mecanismos inmunológicos de tolerancia similares a los tejidos placentarios (Recuadro 27-1). Conviene mencionar que, a pesar de que la córnea es un tejido eminentemente inmunoprivilegiado, algunos de sus componentes tienen la capacidad de activar respuestas inflamatorias importantes. Tal es el caso de las células presentadoras de antígeno (APC) que se encuentran en el epitelio y el estroma corneal, y que funcionan como células

TABLA 27-2. **Factores antiangiogénicos del ojo**

Angiostatina
Antitrombina III
Endostatina (fragmento de colágeno XVIII)
Inhibidor activador del plasminógeno
Trombospondina 1
Retinoides
Derivados de la membrana basal endotelial de dominios no colagenosos (NC): arresten (α1(IV)NC1), canstatina (α2(IV)NC1) y tumstatina (α3(IV)NC1)
Receptor soluble de VEGF e isoformas VEGFxxxb
CD59
Factor derivado de epitelio pigmentario (PEDF)

centinelas. Las células dendríticas (DC) tienen un papel muy importante en la regulación de la respuesta inmune innata y adaptativa corneal y, según la magnitud de su activación, pueden o no romper el inmunoprivilegio de la superficie corneal.

Por largo tiempo se pensó que las DC solo se encontraban en la conjuntiva y en la parte periférica de la córnea, pero en los últimos años se caracterizaron DC en la parte central corneal. En condiciones no patológicas, el estroma corneal contiene un número significativo de DC cuya maduración está determinada por la expresión de CD45, CD11c, CD40, CD80 o CD86 posterior a un estímulo antigénico o dañino. Las DC corneales pueden activar linfocitos T por medio de moléculas de MHC clásicas, cooperar con la formación de anticuerpos timo-dependientes e inducir tolerancia. Bajo ciertos estímulos (p. ej., infecciones, traumatismos o manipulación de tejidos) se ha visto un incremento de DC MHC-II+ en la parte central del estroma corneal. Por otra parte, las APC que se encuentran en la periferia de la córnea expresan CD11c, pero los estímulos mencionados pueden incrementar la expresión de CD80, CD86 y CD40, lo que favorece la activación de linfocitos T. Además, la córnea también puede albergar APC derivadas de la médula ósea (monocitos/macrófagos) con capacidad fagocítica (figura 27-3). Cabe destacar que los fenómenos de activación y maduración de las APC corneales están involucrados en el reconocimiento de aloantígenos posterior a un trasplante corneal; la activación de las APC que migran a la córnea trasplantada puede tener un papel fundamental en los mecanismos de rechazo crónico del injerto corneal. De manera interesante, la reparación de la superficie ocular puede inducirse eficientemente controlando el proceso de inflamación y cicatrización con membrana amniótica (véase Recuadro 27-1).

Las DC corneales y otras células epiteliales oculares también producen moléculas solubles que suprimen la respuesta inmunológica; estas moléculas incluyen al factor de crecimiento transformante-β (TGF-β) y la trombospondina. El TGF-β permanece en humor acuoso de forma inactiva hasta ser activado por la trombospondina; una vez activo, el TGF-β regula de modo negativo la expresión de moléculas coestimulatorias y la activación de linfocitos T. Este último mecanismo de regulación negativa es parte de otro proceso de inmunoprivilegio denominado desviación antigénica relacionada con la cámara anterior (ACAID).

La función de las APC durante la ACAID es capturar antígenos derivados del ojo y transportarlos a los órganos linfáticos secundarios, los ganglios locales (p. ej., los que drenan los linfáticos conjuntivales), los ganglios mesentéricos y el bazo. Este último es el órgano en el que se describió el mecanismo de ACAID. En el bazo, las APC

Tabla 27-3. Factores angiogénicos inducidos por la inflamación crónica e involucrados con la vascularización corneal y retiniana

Tipo de mediador	Ejemplo
Citocinas	TNF-α, IL-1, IL-6, IL-8, IL-15, IL-17, IL-18, G-CSF, GM-CSF, oncostatina M, MIF
Quimiocinas/receptores de quimiocinas	CXCL8, CXCL5, CXCL1, CXCL6, CXCL12, CX3CL1, CXCR2, CXCR4, CCR2
Moléculas de matriz extracelular	Colágeno tipo 1, fibronectina, laminina, vitronectina, tenascina, proteoglucanos
Moléculas de adhesión	Integrinas β1 y β3, CD62E, VCAM1, ICAM2, CD34, MUC18, CD31, CD105, JAM-A, JAM-C
Enzimas proteolíticas	MMP, activadores de plasminógeno
Factores de crecimiento	VEGF, αFGF, βFGF, HGF, HIF-1, HIF-2, PDGF, EGF, KGF, IGF-I, TGF-β
Otros	Angiopoyetina, angiotropina, pleiotrofina, survivina, COX/PGE$_2$, NO, endotelina-1, histamina, sustancia P, adenosina, eritropoyetina, prolactina, trombina

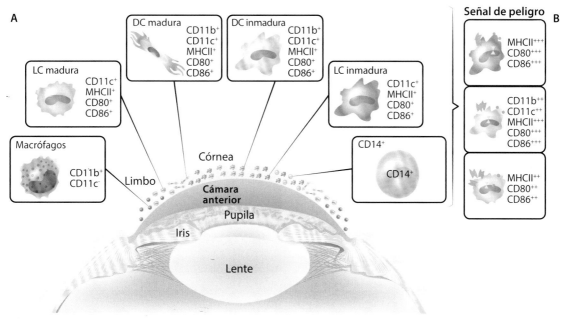

Figura 27-3. Distribución de células presentadoras de antígeno en la córnea. A. Estado no inflamatorio. **B.** Estado inflamatorio, las APC que se encuentran en el centro de la córnea se activan y expresan moléculas asociadas con la presentación de antígeno; las células de la periferia de la córnea migran hacia el sitio de lesión.

RECUADRO 27-1. USOS TERAPÉUTICOS DE LA MEMBRANA AMNIÓTICA EN LA REPARACIÓN DE LA SUPERFICIE OCULAR

La placenta humana a término posee un diámetro aproximado de 15 a 25 cm, su espesor es de 3 cm, pesa de 500 a 600 g y está compuesta de dos estructuras independientes que se denominan membrana amniótica (MA) y corion. La MA o amnios es una estructura de 40 μm de espesor, recubre la placenta por su cara fetal, es transparente y no tiene vasos sanguíneos ni linfáticos. Histológicamente se encuentra formada por una monocapa de células epiteliales que se asientan sobre una membrana basal continua, que a su vez se adhiere a la matriz estromal, principal componente de la MA (figura 27-1-1).

En 1910, Davis reportó por primera vez el uso de amnios como injerto de piel; 3 años después, en 1913, Stern y Sabella, mientras trabajaban de manera independiente con MA en el tratamiento de quemaduras y úlceras cutáneas, reportaron un menor número de infecciones, mayor velocidad de reepitelización y menor dolor en los pacientes que habían recibido injertos de MA. En oftalmología, De Rötth la utilizó en 1940 en la reconstrucción de la superficie ocular en pacientes con simbléfaron. Más tarde, en 1946, Sorsby reportó su uso en quemaduras oculares por cal. Después de la Segunda Guerra Mundial se perdió la historia de las publicaciones oftalmológicas y es unos 30 años después, en 1989, cuando la reconstrucción física de la superficie ocular con MA se dio a conocer de nuevo por Horacio Serrano, un médico oftalmólogo español nacionalizado venezolano. En un viaje de trabajo a Rusia, Serrano visitó a Ernst Muldashev, un médico conocido localmente por sus trasplantes biológicos y en el ojo aplicando lo que denomina-

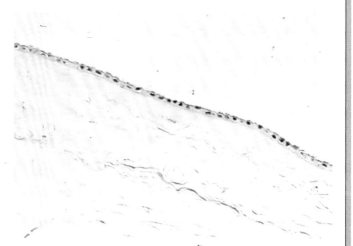

Figura 27-1-1. Corte transversal de membrana amniótica. Micrografía en campo claro de una MA teñida con hematoxilina-eosina, aumento 200x. Fuente: Biología Celular y Tisular, Banco de Amnios, Unidad de Investigación, Instituto de Oftalmología, "Fundación Conde de Valenciana, IAP".

(continúa)

ba *tejido conjuntival*. Muldashev se rehusaba a explicar qué tipo de tejido era, aduciendo motivos de patente. Al regresar a Venezuela, Serrano utilizó algunos de los tejidos de Muldashev para tratar pacientes con quemaduras oculares y tuvo grandiosos resultados, mismos que difundió en varias conferencias por Latinoamérica. En República Dominicana operó algunos otros casos con el Dr. Juan Batlle quien, al realizar el análisis histológico de los tejidos de Muldashev, *descubrió* que se trataba de membrana amniótica. En 1992, Batlle confió este conocimiento a Scheffer Tseng, un oftalmólogo que trabajaba en el Hospital Bascom Palmer de Miami, Florida. En 1993, Tseng publicó en inglés *sus* resultados oftalmológicos con la MA, lo que generó desde entonces un auge del uso de la MA en la reconstrucción de la superficie ocular. El uso terapéutico de la MA como trasplante en México fue autorizado hasta que el amnios fue legalmente reconocido como tejido el 26 de marzo de 2014, cuando el Diario Oficial de la Federación incluyó dentro de los bancos de tejidos los bancos de amnios.

Algunas de las enfermedades oftalmológicas que son susceptibles de tratamiento con MA incluyen las queratitis ulcerativas infecciosas, las perforaciones corneales por deficiencia de vitamina A, los defectos epiteliales persistentes, la insuficiencia limbal, los defectos conjuntivales extensos, el simbléfaron y el pterigión, entre otras.

Los efectos terapéuticos propuestos para la MA son la promoción de la epitelización, la inhibición de la angiogénesis, la inducción de apoptosis e inhibición de la proliferación de células mononucleares de la sangre periférica, la inhibición de la síntesis y secreción de citocinas proinflamatorias, la inhibición de la expresión de PRR y de la traslocación de NF-kB a núcleo. También se ha utilizado en la medicina regenerativa, para la expansión *ex vivo* de células epiteliales corneales/limbales y endoteliales corneales.

El uso de la MA ha impactado otras especialidades médicas, ya que ha sido utilizada en reconstrucciones vaginales, reconstrucción de vejiga como sustituto de peritoneo, timpanoplastias, quemaduras extensas de piel, etcétera.

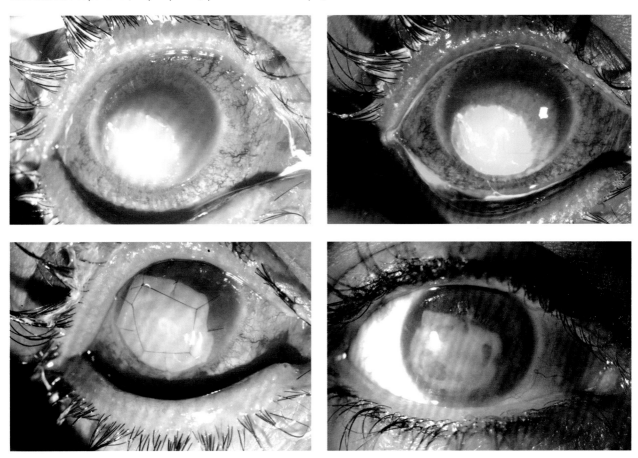

FIGURA 27-1-2A, B, C Y D. Fotografías clínicas del uso clínico de la membrana amniótica. En un paciente con queratitis infecciosa, se observa: **A.** El infiltrado inflamatorio en el estroma corneal; **B.** Úlcera epitelial con tinción de fluoresceína e iluminación con filtro azul de cobalto; **C.** Mismo paciente en el posoperatorio inmediato, colocación de membrana amniótica (MA) sobre lesión epitelial, y **D.** Posoperatorio tardío, se observa reabsorción/integración parcial de la MA y eficiente reepitelización corneal. Fotografías cortesía del Dr. Alejandro Navas, Departamento de Córnea y Cirugía Refractiva, Instituto de Oftalmología, "Fundación Conde de Valenciana", IAP.

provenientes del ojo presentan el Ag a diferentes poblaciones celulares y, dado que esas APC se encuentran en un ambiente supresor rico en TGF-β, al presentar el Ag se desenvuelven como células tolerogénicas; es decir, producen también TGF-β. Los linfocitos activados por el antígeno presentado por la DC tolerogénica (linfocitos T alfa-beta, gama-delta y linfocitos T asesinos naturales [NKT]) contribuyen con más producción de TGF-β e IL-10. Ese microambiente inmunosupresor induce la diferenciación de linfocitos T reguladores, lo que asegura que cuando los linfocitos T específicos de

antígenos oculares regresen a la cámara anterior reconozcan el Ag y originen intraocularmente más citocinas reguladoras de la respuesta inmunológica (TGF-β e IL-10).

Otras moléculas solubles que contribuyen al inmunoprivilegio ocular y que se encuentran de manera constitutiva en el humor acuoso y sobre la superficie ocular son la hormona estimuladora de melanocitos (α-MSH) y el péptido intestinal vasoactivo (VIP). La α-MSH es un péptido de 13 aminoácidos derivado de la proopiomelanocortina, capaz de suprimir la respuesta inflamatoria sistémica inducida por endotoxina, IL-1 y TNF-α. La α-MSH puede regular de modo positivo su producción y a su propio receptor, favorece la síntesis de IL-10 por macrófagos y DC, e inhibe la generación de intermediarios reactivos de oxígeno. Debido a lo anterior, la α-MSH regula negativamente la presentación de Ag y favorece la actividad de los linfocitos Treg. Por otra parte, el VIP (un péptido constituido por 28 aminoácidos) es capaz de inducir la producción de citocinas antiinflamatorias (IL-10 y TGF-β) y en modelos murinos de infección ocular, regular en forma negativa la síntesis de TNF-α, IL-1, IL-6, IL-12 e IFN-γ. Un mecanismo similar a la ACAID es la desviación inmunológica asociada a la cavidad vítrea (VCAID); los Ag introducidos a la cavidad vítrea o introducidos al espacio subretinal inducen una desviación inmunológica indistinguible de la ACAID, lo que favorece una supresión de la respuesta inflamatoria dependiente de linfocitos T y específica del antígeno en cavidad vítrea y retina.

Si alguno de los mecanismos fallara o no se pudiera contener la llegada intraocular de linfocitos T activados, las células endoteliales de la córnea expresan de modo constitutivo CD95L (CD178), lo que causa la muerte por apoptosis de los linfocitos activados mediante la interacción con CD95. La CD95L también se expresa en otros sitios estratégicos del ojo, como retina, iris y cuerpo ciliar. Otra molécula

que contribuye a la apoptosis celular es TRAIL (ligando inductor de apoptosis relacionada al TNF), el cual (además de expresarse en la retina y el endotelio corneal) puede ser secretado de forma soluble por el epitelio conjuntival y corneal hacia la lágrima. Al parecer las funciones del TRAIL están asociadas también con la inmunovigilancia antitumoral. Además, las células endoteliales corneales y las células del epitelio pigmentario de la retina expresan PDL-1, una molécula tipo B7 que inhibe la activación de linfocitos T.

La regulación de la activación del complemento es un mecanismo más de control de la respuesta inflamatoria ocular. Las células epiteliales y endoteliales corneales y las células de retina inhiben la activación del complemento mediante CD55 y CD59. Asimismo, se ha reportado que polimorfismos en el factor H contribuyen en la fisiopatología de la degeneración macular relacionada con la edad, primera causa de ceguera en el mundo. La figura 27-4 resume los mecanismos de inmunoprivilegio ocular descritos para la córnea y la cámara anterior.

Conviene en particular describir la barrera hematorretiniana, ya que a menudo la afectan numerosas enfermedades inflamatorias muy frecuentes en la población mexicana, como la retinopatía diabética.

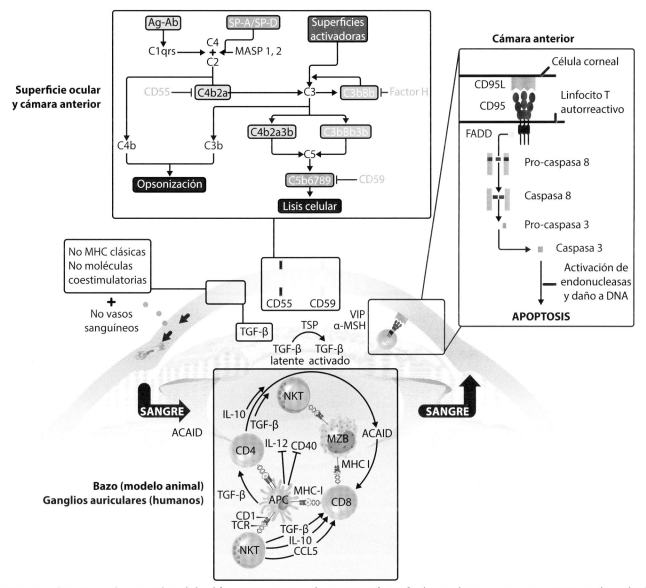

Figura 27-4. Representación esquemática de los diferentes mecanismos de inmunoprivilegio. Se observan los mecanismos que participan en la regulación de la respuesta inflamatoria en córnea (ignorancia inmunológica, expresión de moléculas no clásicas de MHC, regulación de la activación de complemento); en cámara anterior (regulación de complemento, inducción de apoptosis de linfocitos T activados, microambiente supresor, ACAID). ACAID, desviación inmunológica asociada a la cámara anterior.

La función de la retina es percibir la luz, con lo que comienza a integrarse la información visual. La retina se encuentra irrigada por vasos provenientes de la coroides que pueden formar plexos superficiales y profundos que atraviesan la retina, pero respetan la fóvea (figura 27-5).

Histológicamente la retina está conformada por 10 capas:
1. Epitelio pigmentario de la retina (EPR): transporta agua del espacio subretiniano o del lado apical hacia la sangre o hacia el lado basolateral; además, es un epitelio transportador de iones.

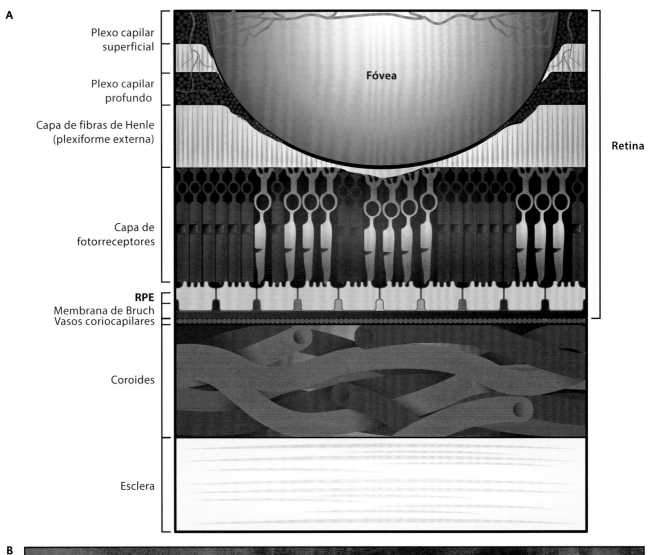

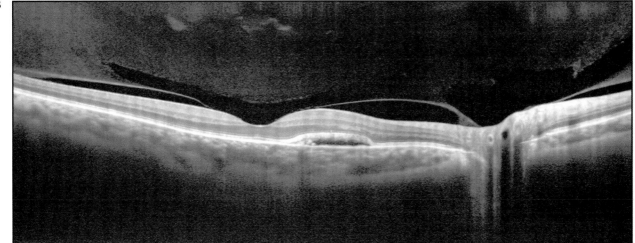

FIGURA 27-5. Disposición de los vasos coroideos, retina y barrera hematorretiniana. A. Se observan los vasos coroideos y su estrecha relación con la retina; **B.** Cambios en retina y barrera hematorretiniana en degeneración macular relacionada con la edad.
Imagen por tomografía de coherencia óptica de dominio espectral. Se observa presencia de líquido subretiniano perifoveal y desprendimiento de vítreo posterior parcial.
Imagen cortesía del Dr. Sergio Groman Lupa. Departamento de Inmunología, Unidad de Investigación, Instituto de Oftalmología "Fundación Conde de Valenciana, IAP".

2. Capa de células fotorreceptoras: formada por los segmentos más externos de los conos y bastones.

3. Capa limitante externa: formada por uniones intercelulares del tipo zónula adherente entre las células fotorreceptoras y las células de Müller.

4. Capa nuclear o granular externa: integrada por los núcleos celulares de las células fotorreceptoras.

5. Capa plexiforme externa: es el sitio de sinapsis entre las células fotorreceptoras y las células bipolares.

6. Capa nuclear o granular interna: conformada por los núcleos celulares de las células bipolares, las células horizontales y las células amacrinas.

7. Capa plexiforme interna: es el sitio de sinapsis entre las células bipolares, amacrinas y ganglionares.

8. Capa de las células ganglionares: integrada por los núcleos de las células ganglionares.

9. Capa de fibras del nervio óptico: formada por los axones de las células ganglionares que forman el nervio óptico.

10. Capa limitante interna: separa la retina del humor vítreo y ofrece una limitante en la difusión de macromoléculas mayores a 148 kDa, pero permite el paso de moléculas menores.

La barrera hematorretiniana (BHR) consiste en una BHR interna y una BHR externa; tiene un papel fundamental en la regulación del microambiente retiniano, ya que regula la entrada de líquidos y macromoléculas.

La BHR interna es establecida por uniones estrechas o *zonula occludens* entre las células reninianas endoteliales que descansan sobre una lámina basal cubierta por las terminaciones de astrocitos y las células de Müller. Aunque se han descrito pericitos, estos no se encuentran en contacto continuo con las células endoteliales, por lo que se piensa que no participan en forma importante en la BHR interna.

Las uniones estrechas tienen alta resistencia eléctrica (1 000 a 3 000 ohm/cm²) y están conformadas hasta por 40 proteínas diferentes que funcionan como proteínas que regulan el flujo paracelular (p. ej., claudinas y ocludinas), (véase figura 27-5). En pacientes con VIH, se ha demostrado que la exposición al virus disminuye la expresión de estas moléculas y aumenta la producción de IL-6 y MCP-1, lo que favorece la disrupción de la barrera y, por lo tanto, la retinopatía asociada a VIH. Asimismo, en condiciones de hipoxia las células de Müller pueden secretar VEGF, que a su vez induce la síntesis de metaloproteasas 2 (MMP2) producidas por las células endoteliales; esto genera neovascularización y disrupción de la barrera, como ocurre en la retinopatía diabética.

La BHR externa está formada por las uniones estrechas entre las células del epitelio pigmentario de la retina. El EPR descansa sobre la membrana de Bruch, que separa la retina neural de los vasos largos y fenestrados de la coroides (coriocapilaris). Su función es regular el acceso de nutrientes de la sangre a los fotorreceptores y eliminar los productos de desecho, lo que mantiene la adhesión retiniana. En la degeneración macular asociada con la edad, se ha observado que los vasos de la coriocapilar proliferan de modo anómalo y atraviesan la membrana de Bruch hacia el espacio subretiniano, para generar un incremento en el líquido o la sangre hacia ese espacio y favorecer el desprendimiento del EPR o la pérdida de la visión central. Las moléculas implicadas en este proceso son VEGF, bFGF y PEDF, mismas que colaboran con el desarrollo de la neovascularización coroidal.

MECANISMOS DE DEFENSA OCULAR Y SU CONTEXTO ANATÓMICO

La mayor capacidad de respuesta inflamatoria en el ojo reside en el tejido linfoide asociado con el ojo (EALT, *eye-associated lymphoid tissue*); sin embargo, recientemente se ha demostrado que otras estructuras oculares como el tracto uveal (iris, cuerpo ciliar y coroides) tienen la capacidad de montar respuestas inflamatorias robustas, lo que tiene importantes implicaciones en el entendimiento de la fisiopatología de las uveítis.

El EALT está constituido por la glándula lagrimal, por áreas dispersas y organizadas de linfocitos (que forman colecciones no encapsuladas de tejido linfoide asociado con la conjuntiva [CALT, *conjunctiva-associated lymphoid tissue*]) y por el tejido linfoide asociado con la vía de drenaje lagrimal (LDALT, *lacrimal drainage-associated lymphoid tissue*). Estas tres estructuras se conectan entre sí de manera continua por la lágrima que procede desde el sistema lagrimal.

La glándula lagrimal es responsable de secretar diferentes proteínas, electrolitos y agua que ayudan a proteger y nutrir la superficie ocular. La componen células acinares multilobulares, ductales y mioepiteliales. Las células acinares representan 80% de la glándula lagrimal y constituyen el sitio de síntesis, almacenamiento y secreción de proteínas que son cruciales para mantener la integridad de la superficie ocular contra patógenos. Las proteínas más abundantes en la secreción lagrimal son lipocalina, lactoferrina y lisozima.

En todo el espesor de la glándula hay numerosos linfocitos B productores de IgA como en otras mucosas; el receptor pIgR permite el paso de IgA e IgM a la lágrima y al ser escindido proteolíticamente de la membrana apical epitelial continúa a modo de componente secretor. Se calcula que hay entre 29 y 33 mg/100 mL de IgA en el líquido lagrimal. Las citocinas lagrimales IFN-γ y TNF-α han sido descritas como inductoras de pIgR en la membrana de la célula epitelial glandular. Por otra parte, los cambios sutiles en la concentración de proteínas lagrimales se pueden detectar según la posición del párpado y ojos cerrados contra ojos abiertos, por lo que algunos autores han sugerido que estas diferencias pudieran tener alguna implicación biológica. En este sentido, al abrir los ojos después de dormir existen concentraciones incrementadas de IgA, lisozima, C3 de complemento y albúmina en la lágrima, mientras que cuando se tiene el ojo abierto a lo largo del día, todas estas proteínas tienden a disminuir de manera notable. Otros factores, por ejemplo el uso de lentes de contacto durante la noche, pueden modificar este delicado equilibrio e inducir la acumulación de PMN en la lágrima por la mañana y aumentar la concentración de VEGF lagrimal.

Como se mencionó antes, la película lagrimal constituye la vía de comunicación del EALT. Lo anterior es posible por medio de una barrera de lubricación trilaminar que inicia desde la glándula en la porción temporal externa de la órbita y termina hasta el sistema de drenaje lagrimal. Dicha barrera recubre homogéneamente a su paso la conjuntiva y la córnea, y evita que los agentes patógenos se adhieran al epitelio de la superficie ocular. La lágrima se encuentra constituida por una capa adherida al epitelio, que es una mezcla de mucinas producidas por las células caliciformes en la conjuntiva y mucinas de membrana de los epitelios corneal y conjuntival. La capa media representa 98% de la película lagrimal, es una secreción acuosa producida por la glándula lagrimal principal y por las glándulas lagrimales accesorias, que al estar en contacto con las mucinas secretadas por el epitelio corneal y conjuntival forma una capa mucoacuosa en la que se encuentran embebidas otras proteínas, citocinas y enzimas que funcionan como barreras químicas y que le confieren actividad antimicrobiana, lo que limita la entrada de patógenos y su crecimiento en la superficie ocular (tabla 27-4). Por último, la capa más externa está constituida por lípidos no polares, secretados por las glándulas de Meibomio, que evitan la evaporación de la lágrima (figura 27-6).

La lágrima es fundamental para mantener la homeostasis de la superficie ocular y su secreción es producto de un reflejo controlado por el sistema parasimpático. La activación de este reflejo incrementa el volumen de lágrima y la liberación de proteínas y mucinas, lo que diluye con rapidez las sustancias nocivas que pudieran estar sobre la superficie ocular; de esta manera, el reflejo lagrimal podría ser considerado como un mecanismo de la respuesta inmune innata.

La glándula lagrimal está inervada por fibras simpáticas, parasimpáticas y sensitivas. La estimulación del aparato lagrimal se da por medio de un arco reflejo procedente de la superficie ocular. La presencia de diferentes estímulos nocivos en la superficie

TABLA 27-4. Componentes solubles presentes en las lágrimas

Tipo de mediador	Ejemplo
Mucinas	MUC5AC, MUC1, MUC4 y MUC16
Péptidos antimicrobianos	Beta defensinas (hBD1 y hBD3 son constitutivas, mientras que hBD2 es inducible) Alfa defensinas (HNP-1) Catelicidinas (LL-37)
Citocinas y quimiocinas	IFN-γ, IL-1, IL-6, IL-8, TGF-β, CCL28, CXCL1 y MIP-3α, entre otras
Complemento	C3, factor B, C1q, colectinas SP-A y SP-D
Anticuerpos	IgA, IgM
Proteínas con interferencia bacteriana	Transferrina, lisozima, lipocalina
Neuropéptidos	α-MSH, VIP, CGRP, neuropéptido Y

ocular despolariza las fibras sensoriales aferentes en la córnea y la conjuntiva; dichos estímulos viajan al ganglio trigeminal para hacer sinapsis en el puente del tronco del encéfalo y de ahí parten para alcanzar la corteza somatosensorial, en donde son procesados e integrados. A continuación se emiten eferencias que alcanzan el ganglio esfenopalatino, a partir del cual las fibras nerviosas alcanzan la glándula lagrimal y las accesorias. Esta inervación favorece un

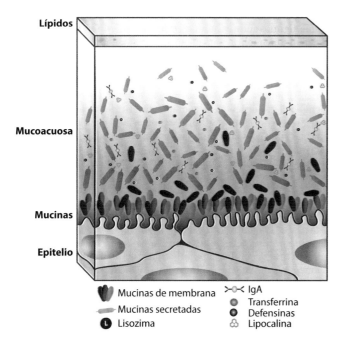

FIGURA 27-6. Características de la película lagrimal. La lágrima es una barrera trilaminar cuya capa más externa de lípidos impide su evaporación. La capa media (que se comporta funcionalmente como una capa mucoacuosa) está constituida sobre todo por mucinas secretadas y al contacto con el componente acuoso producido por la glándula lagrimal genera un gel mucinoso (en el que están embebidas el resto de las proteínas lagrimales). La capa interna está pegada al epitelio y la constituyen en especial las mucinas de membrana de las células epiteliales corneales y conjuntivales.

arco reflejo que induce la secreción lagrimal, lo que evita el daño durante la exposición de la superficie ocular al estrés ambiental (véase figura 27-6). El control de la secreción lagrimal también es influido por las hormonas sexuales, de tal manera que los andrógenos estimulan la producción lipídica de las glándulas de Meibomio, mientras que los estrógenos están asociados con la disfunción glandular (lo que podría explicar que el ojo seco sea más frecuente en mujeres).

La inervación sensitiva de la córnea es fundamental en el reflejo lagrimal; se estima que pueden existir hasta 7000 nociceptores por milimetro cuadrado en la córnea. Las fibras sensoriales que inervan la córnea son sobre todo fibras Aδ y C. Las fibras Aδ están compuestas por axones ligeramente mielinizados y responden a distintos estímulos ambientales, mientras que las fibras C no mielinizadas están asociadas con la transmisión de estímulos nocivos. Ambos tipos de fibras responden a gran variedad de estímulos físicos como calor, frío, osmolaridad, luz ultravioleta, trauma y agentes químicos. La despolarización de las terminales nerviosas corneales y conjuntivales favorece la liberación de diferentes neuropéptidos hacia la superficie ocular, en un proceso denominado inflamación neurogénica. Entre los neuromediadores liberados se encuentran el péptido relacionado con el gen de la calcitonina, la sustancia P, el péptido intestinal vasoactivo, así como el neuropéptido Y. Estos neuropéptidos influyen en numerosas funciones fisiológicas de la superficie ocular, como vasodilatación, inflamación aguda, diferenciación, secreción y cicatrización (figura 27-7). Acerca de este tema véase el Recuadro 27-2, Conjuntivitis alérgica.

Asimismo, los epitelios que conforman la superficie ocular (conjuntiva y córnea) tienen la capacidad de detectar agentes infecciosos en la superficie ocular mediante la expresión de receptores de patrones moleculares conservados de patógenos del tipo TLR y NLR (véase el capítulo 3, Respuesta inmunológica innata). La activación vía TLR y NLR protege la superficie ocular de la infección microbiana por medio de la síntesis de citocinas como interferones tipo I y defensinas. Sin embargo, en algunos casos durante infecciones bacterianas y micóticas, la respuesta inflamatoria puede dañar la superficie ocular por producción de citocinas proinflamatorias como IL-8, IL-6 e IL-1β, lo que genera alteraciones en la función visual (figura 27-8). Los receptores de PAMP se expresan también en otras estructuras oculares, como el iris y la retina. La tabla 27-5 resume la localización de estos receptores en el ojo.

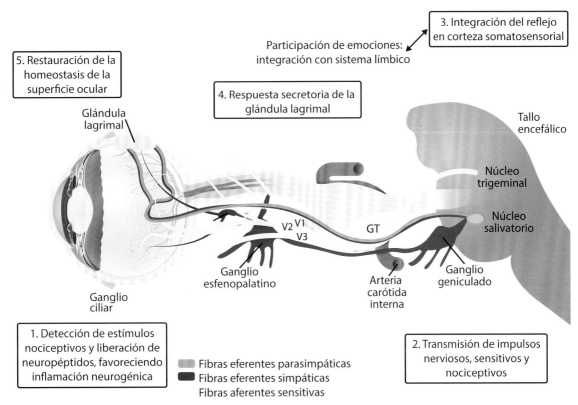

3. Integración del reflejo en corteza somatosensorial

Participación de emociones: integración con sistema límbico

5. Restauración de la homeostasis de la superficie ocular

4. Respuesta secretoria de la glándula lagrimal

Glándula lagrimal

Tallo encefálico

Núcleo trigeminal

Núcleo salivatorio

V2 V1 V3

GT

Ganglio esfenopalatino

Arteria carótida interna

Ganglio geniculado

Ganglio ciliar

1. Detección de estímulos nociceptivos y liberación de neuropéptidos, favoreciendo inflamación neurogénica

2. Transmisión de impulsos nerviosos, sensitivos y nociceptivos

Fibras eferentes parasimpáticas
Fibras eferentes simpáticas
Fibras aferentes sensitivas

Figura 27-7. Control reflejo de la secreción lagrimal. El reflejo de lagrimal es un mecanismo de defensa frente a diferentes estímulos en la superficie ocular. La información detectada es transmitida a través del trigémino al tallo encefálico y de ahí hacia la corteza somatosensorial. En corteza se integra el reflejo en el que pueden participar otras vías, que incluyen emociones (sistema límbico), generando una respuesta eferente que activa la secreción lagrimal, que al final restaura la homeostasis de la superficie ocular.

 Recuadro 27-2. Conjuntivitis alérgica

La conjuntivitis alérgica (CA) es una inflamación conjuntival bilateral, provocada por el contacto de un Ag con la conjuntiva bulbar o tarsal, en un individuo previamente sensibilizado. Las manifestaciones clínicas de la CA incluyen prurito, sensación de cuerpo extraño, eritema, secreción, ardor, lagrimeo y fotofobia. Aunque se desconoce la prevalencia en la población mexicana, en el Instituto de Oftalmología "Fundación Conde de Valenciana", IAP, un centro de referencia oftalmológica nacional, la CA fue la sexta causa de consulta para todas las edades y la segunda causa de consulta en edad pediátrica y adolescentes en 2013.

Clínicamente existen formas agudas y crónicas. Las agudas incluyen la conjuntivitis alérgica estacional y la perenne; mientras que las crónicas comprenden la queratoconjuntivitis primaveral y la atópica. La gravedad clínica de cada una de estas entidades depende del tipo celular y el grado de inflamación, lo que genera de manera directa el daño a la superficie ocular.

Las características clínico-inmunológicas de los diferentes tipos de conjuntivitis alérgica se resumen en la figura 27-2-1.

En el primer nivel de tratamiento del esquema terapéutico actual se debe identificar el Ag causal y evitar la exposición al mismo, e incluir lubricación ocular para aclararlo. En el segundo nivel, se recomienda el uso de medicamentos tópicos, que en el caso de las conjuntivitis agudas controlan las manifestaciones clínicas y en las crónicas evitan un mayor daño. La eficacia del tratamiento dependerá del estado clínico y de la intensidad de la afectación de la superficie ocular; en este nivel hay gran variedad de medicamentos tópicos como antihistamínicos, estabilizadores de células cebadas y antiinflamatorios no esteroideos. En el tercer nivel de tratamiento se justifica el uso temporal de corticoesteroides, teniendo en cuenta que el uso crónico de los mismos puede estar asociado con la generación de catarata y glaucoma; en casos graves, los inhibidores de calcineurina son una opción para inducir inmunosupresión local y disminuir el daño ocular.

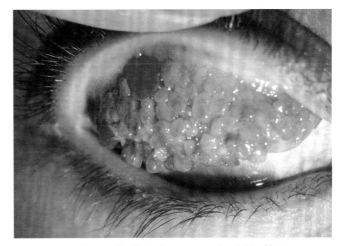

Figura 27-2-1. Fotografía clínica de queratoconjuntivitis alérgica primaveral. A la eversión del párpado se pueden observar macropapilas con aspecto empedrado en toda la conjuntiva tarsal superior del ojo derecho. Destaca una papila gigante, muy hiperémica y que llega casi al reborde del párpado en el sector temporal.

(continúa)

RECUADRO 27-2. CONJUNTIVITIS ALÉRGICA (*continuación*)

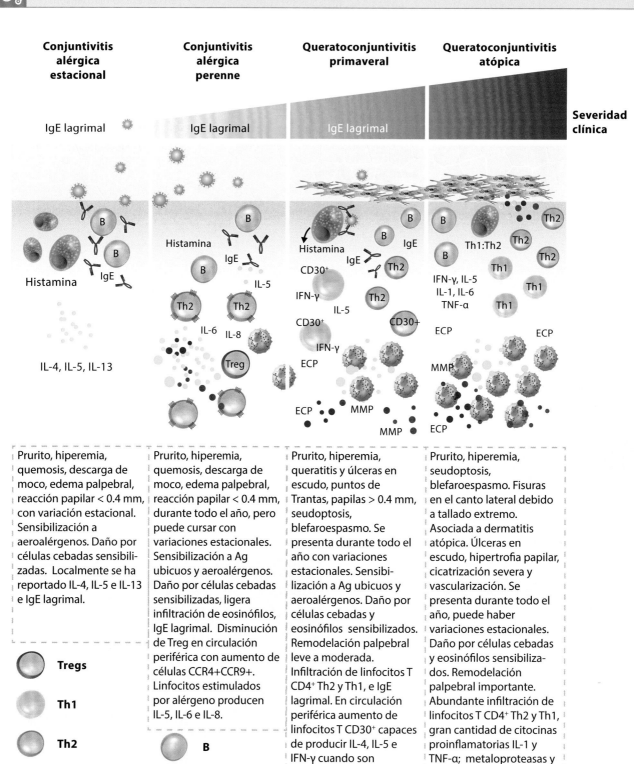

Conjuntivitis alérgica estacional

Prurito, hiperemia, quemosis, descarga de moco, edema palpebral, reacción papilar < 0.4 mm, con variación estacional. Sensibilización a aeroalérgenos. Daño por células cebadas sensibilizadas. Localmente se ha reportado IL-4, IL-5 e IL-13 e IgE lagrimal.

Conjuntivitis alérgica perenne

Prurito, hiperemia, quemosis, descarga de moco, edema palpebral, reacción papilar < 0.4 mm, durante todo el año, pero puede cursar con variaciones estacionales. Sensibilización a Ag ubicuos y aeroalérgenos. Daño por células cebadas sensibilizadas, ligera infiltración de eosinófilos, IgE lagrimal. Disminución de Treg en circulación periférica con aumento de células CCR4+CCR9+. Linfocitos estimulados por alérgeno producen IL-5, IL-6 e IL-8.

Queratoconjuntivitis primaveral

Prurito, hiperemia, queratitis y úlceras en escudo, puntos de Trantas, papilas > 0.4 mm, seudoptosis, blefaroespasmo. Se presenta durante todo el año con variaciones estacionales. Sensibilización a Ag ubicuos y aeroalérgenos. Daño por células cebadas y eosinófilos sensibilizados. Remodelación palpebral leve a moderada. Infiltración de linfocitos T CD4+ Th2 y Th1, e IgE lagrimal. En circulación periférica aumento de linfocitos T CD30+ capaces de producir IL-4, IL-5 e IFN-γ cuando son estimulados por el alérgeno.

Queratoconjuntivitis atópica

Prurito, hiperemia, seudoptosis, blefaroespasmo. Fisuras en el canto lateral debido a tallado extremo. Asociada a dermatitis atópica. Úlceras en escudo, hipertrofia papilar, cicatrización severa y vascularización. Se presenta durante todo el año, puede haber variaciones estacionales. Daño por células cebadas y eosinófilos sensibilizados. Remodelación palpebral importante. Abundante infiltración de linfocitos T CD4+ Th2 y Th1, gran cantidad de citocinas proinflamatorias IL-1 y TNF-α; metaloproteasas y proteína catiónica eosinofílica favorecen el daño de la superficie corneal y la remodelación conjuntival.

FIGURA 27-2-2. Características clínico-inmunológicas de los diferentes tipos de conjuntivitis alérgica.

(continúa)

Recuadro 27-2. Conjuntivitis alérgica (*continuación*)

En cuanto a la inmunomodulación y alergia ocular, a pesar de que hay muy diversos tratamientos en el manejo de la alergia ocular, ninguno es suficiente para controlar la sintomatología clínica. La mayor parte de estos medicamentos está dirigida al control de la respuesta efectora y no al control de la sensibilización alérgica; en este sentido, algunos autores, incluidos quienes realizaron este capítulo, sugieren que la desensibilización antígeno-específica podría ser una opción terapéutica útil en el manejo de las conjuntivitis alérgicas. Otras opciones que se han explorado en el tratamiento de la alergia ocular son el suero autólogo, los extractos dializados de leucocitos, así como los anticuerpos monoclonales anti-IgE; sin embargo, en todos los casos antes mencionados se requieren más estudios que apoyen el uso de estos posibles inmunomoduladores en el manejo de la alergia ocular.

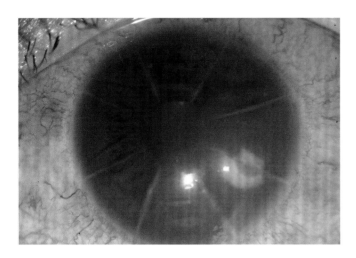

Figura 27-8. Fotografía clínica de queratitis bacteriana. Se observa hiperemia importante en la conjuntiva e inyección ciliar. Sobre la córnea se aprecian ocho cortes de espesor moderado por queratotomía radiada; en el meridiano de las IV se observa una reacción inflamatoria sobreelevada de aspecto blanquecino-grisáceo secundario a infección por *Pseudomonas aeruginosa*.

Tabla 27-5. Expresión de receptores de PAMP en tejidos oculares

	Ligando	Localización en el ojo (proteína/ARNm)
TLR1	Triacil lipopéptidos	Córnea, conjuntiva, EPR
TLR2	Glicolípidos, lipoproteínas, PGN, LTA, zimosán	Córnea, conjuntiva, EPR
TLR3	ARNds (virus)	Córnea, conjuntiva, EPR
TLR4	LPS, RSV	Córnea, conjuntiva, iris, cuerpo ciliar, coroides, retina, EPR
TLR5	Flagelina	Córnea, EPR
TLR6	Diacil lipopéptidos	Conjuntiva, EPR
TLR7	ARNss (virus)	Córnea, conjuntiva, EPR
TLR8	ARNss (virus)	Córnea
TLR9	ADN (bacterias), ADNdc (virus)	Córnea, conjuntiva, EPR
TLR10	ND	Córnea en infecciones virales
TLR11	Profilina	Segmento anterior y posterior, HCE
NOD1	iE-DAP	HCE, segmento anterior y posterior
NOD2	MDP	HCE, segmento anterior y posterior
NALP1	Rotura celular	HCE, segmento posterior
NALP2	ND	HCE, segmento posterior
NALP3	ARN bacteriano, toxinas, ATP, ácido úrico	HCE, segmento posterior
NALP1	ND	Segmento posterior

ADN, ácido desoxirribunucleico; ADNdc, ácido desoxirribunucleico de cadena doble; ARNdc, ácido ribonucleico de doble cadena; ARNss, ácido ribonucleico de cadena simple; ATP, adenosintrifosfato; EPR, epitelio pigmentario de retina; HCE, epitelio corneal humano; IE-DAP, ácido gamma-glutamil diaminopimélico; LTA, ácido lipoteicoico; ND, no determinado; PGN, peptidoglucano; RSV, virus sincitial respiratorio.

RECUADRO 27-3. MANIFESTACIONES OCULARES DE COVID-19

Existen reportes que sugieren que COVID-19 tiene manifestaciones extrapulmonares; por ejemplo, se ha descrito que 36.4% de los pacientes que tuvieron neumonía por COVID-19 presentaron síntomas neurológicos y que estos estaban directamente asociados a la gravedad de la neumonía. Aún está por determinarse la manera de infección viral en el SNC; sin embargo, se propone una infección de las células bipolares localizadas en el epitelio olfatorio, de donde a través de sus axones y dendritas, la infección se extiende al bulbo olfatorio, en donde hace sinapsis hacia el núcleo olfatorio presente en la corteza piriforme. Se ha propuesto que ya en el SNC hay infección debido a la presencia de ECA-2.

De la misma manera, hay reportes indicando la presencia de manifestaciones oculares por COVID-19. La serie más grande de pacientes con neumonía por COVID-19 que se ha estudiado describe que solamente 0.8% presentó conjuntivitis. De manera más reciente, se ha reportado que 11% de los pacientes con neumonía por COVID-19 presentó manifestaciones oculares; sin embargo, aún no se ha confirmado que la vía de entrada directa sean las células de la superficie ocular. Se ha descrito que la expresión proteica de ECA-2 es significativamente más baja que lo encontrado en células de las vías respiratorias, por lo que se ha propuesto que la vía de entrada sea a través del conducto nasolagrimal, de donde posteriormente el virión se dirija al epitelio respiratorio, alcanzando principalmente a los macrófagos alveolares. La toma de muestras a través de hisopado del saco conjuntival o de la película lagrimal tiene un valor muy bajo de positividad en pacientes con COVID-19, probablemente debido a que hay arrastre mecánico frecuente durante el parpadeo. Se ha propuesto también que esta disminución en la positividad de COVID-19 en el saco lagrimal es porque la colecta es tardía y ya no se encuentra el virión en la superficie ocular cuando ya está instaurado el cuadro de neumonía activo, dado que el hisopado del saco conjuntival se realiza aproximadamente alrededor de 5 a 7 días posinfección. Asimismo, se ha estudiado la expresión y presencia (transcrito y proteína) de ECA 2 y TMPRSS2, en células epiteliales de la conjuntiva, donde se encontró que la expresión de estas proteínas es muy baja, lo que sugiere que la infección en la conjuntiva es muy poco probable. Interesantemente, se ha reportado que en cinco casos positivos para COVID-19 en muestra nasofaríngea solo tuvieron conjuntivitis sin presentar manifestaciones clásicas de neumonía atípica, ni fiebre ni malestar general, lo que refuerza la necesidad de usar protección ante pacientes que no presenten manifestaciones clínicas de COVID-19. En contraste, se ha descrito que el epitelio del limbo esclerocorneal presenta ECA2 y TMPRSS2, por lo que no puede excluirse la entrada del virus a través del limbo hacia el SNC a través de la rama oftálmica del trigémino. En México se considera a la conjuntivitis como parte de los criterios menores de diagnóstico para la enfermedad. A manera de tratar de explicar la vía de entrada de COVID-19 mediante la mucosa ocular, en un modelo animal de primates no humanos se inoculó el virus SARS-CoV-2 en la superficie ocular, presentando estos anticuerpos IgG a los 21 días posinoculación, sin que hubiera identificación del virus en lágrima o en hisopado del saco conjuntival; estos estudios demostraron que la superficie ocular es una vía de entrada para la infección.

Finalmente, aunque no existe un tratamiento específico para COVID-19, en todo el mundo hay más de 1 500 ensayos clínicos en estudio para enfrentar esta pandemia y en México hay 16 estudios clínicos.

RESUMEN

La respuesta inmune en el ojo está altamente regulada. Se ha descrito que existen mecanismos que llevan a procesos de inmunoprivilegio, principalmente en la cámara anterior y en la retina. Los principales mecanismos descritos son ignorancia inmunológica, expresión de moléculas no clásicas del MHC I, desviación inmunológica asociada a la cámara anterior, moléculas solubles y de membrana que suprimen la respuesta inmunológica y expresión de moléculas reguladoras del sistema del complemento. El ojo se encuentra compartimentado, esto le confiere ventajas biológicas como una irrigación y paso selectivos de y hacia ciertas estructuras oculares. La córnea es un tejido avascular y este privilegio angiogénico impide el acceso a linfocitos T activados. Para que se conserve este estado avascular es necesario que existan factores antiangiogénicos, como angiostatina, antitrombina III y endostatina, entre otros. Hay procesos inflamatorios crónicos que pueden inhibir esta respuesta avascular como infecciones, lo que favorece el crecimiento de nuevos vasos sanguíneos y el consecuente daño de la superficie corneal. Sin embargo, existen estructuras altamente irrigadas como la conjuntiva y la esclera, lo que hace que existan respuestas inflamatorias exacerbadas en la superficie ocular.

Por su parte, la retina y el iris tienen dos barreras físicas que detienen el paso de Ag y células, estas son la barrera hematorretiniana y la barrera hematoacuosa, respectivamente. Aunado a estos mecanismos, existe la desviación antigénica relacionada con la cámara anterior y la desviación inmunológica asociada a la cavidad vítrea, que proporcionan una inmunorregulación negativa de los linfocitos de memoria en la cámara anterior y en el polo posterior del ojo, respectivamente. De manera interesante se han descrito algunos neuropéptidos que colaboran a mantener este estado de inmunosupresión localizada como el péptido vasoactivo intestinal y la hormona estimuladora de melanocitos; la actividad de estas moléculas es inhibición de las citocinas proinflamatorias y el aumento en la síntesis y secreción de las citocinas reguladoras como IL-10 y TGFbeta. Cuando existen estados inflamatorios crónicos como el que se presenta, hay pérdida en la barrera hematorretiniana por un incremento en la producción de IL-6 y MCP-1.

En el ojo no solamente existen procesos de inmurregulación negativa, también es posible activar al sistema inmune ocular. Esto se ha estudiado principalmente en la superficie ocular. La mayor capacidad de respuesta inflamatoria en el ojo reside en el tejido linfoide asociado con el ojo (EALT) y otras estructuras como el tracto uveal y esto explica en parte las respuestas exacerbadas que se observan en las uveítis. La glándula lagrimal además de secretar agua y electrólitos, también secreta abundantes cantidades de proteínas con capacidad antimicrobiana como lipocalina, lactoferrina y lisozima. En todo su espesor hay linfocitos B secretores y al igual que en todas las mucosas el receptor pIgR permite el paso de IgA, por lo tanto, en la lágrima hay presencia de estos anticuerpos. Estos elementos favorecen la respuesta inmune localizada en la superficie ocular. De la misma forma, en los epitelios que conforman la superficie ocular y el epitelio pigmentario de la retina existen receptores de reconocimiento de patrones que tienen la capacidad de reconocer patógenos en estas estructuras y así poder montar una adecuada respuesta inmune.

Finalmente, la retinopatía diabética es la principal causa de ceguera prevenible en la población económicamente activa. Se ha descrito que el estado inflamatorio observado en la diabetes mellitus genera un aumento en las concentraciones de factores angiogénicos como el factor de crecimiento endotelial vascular (VEGF) que lleva a una neovascularización de la retina y es por ello que muchas de las terapias biológicas actuales se enfocan al uso de anticuerpos monoclonales dirigidos contra el VEGF, en especial en enfermedades que afectan la retina.

TÉRMINOS CLAVE

Anticuerpos monoclonales Inmunoglobulinas que provienen de una sola clona y presentan un idiotipo homogéneo entre ellas. En la actualidad se utilizan con fines diagnósticos y terapéuticos en un amplio grupo de padecimientos.

Inmunoprivilegio Conjunto de mecanismos celulares y solubles que llevan a un sitio localizado a mantener una respuesta inmune silente hacia antígenos extraños.

Inmunorregulación Conjunto de mecanismos celulares y moleculares que regulan la respuesta inmunológica para la eliminación de elementos no propios con mínimo daño a los tejidos propios.

Moléculas del complejo principal de histocompatibilidad clase I (MHC I) proteínas expresadas sobre la superficie celular de todas las células nucleadas, que tienen la capacidad de presentar antígenos propios o endógenos a los linfocitos T CD8+.

Tejido linfoide asociado con el ojo (EALT) Tejido constituido por la glándula lagrimal, por áreas dispersas de linfocitos (que forman colecciones no encapsuladas de tejido linfoide asociado con la conjuntiva [CALT]) y por el tejido linfoide asociado con la vía de drenaje lagrimal (LDALT).

PREGUNTAS DE AUTOEVALUACIÓN

1. **Selecciona el mecanismo de inmunoprivilegio ocular que ocurre a través de la colaboración de células reguladoras fuera del ojo.**
   a. Córnea avascular
   b. Expresión de moléculas no clásicas de MHC
   c. Desviación inmunológica asociada a la cámara anterior
   d. Expresión autóloga de CD55 y CD59 en córnea

2. **De los siguientes factores proangiogénicos, señale el mediador soluble con mayor peso en los procesos de neovascularización de los tejidos oculares.**
   a. TNF-α
   b. IL-17
   c. VEGF
   d. Endotelina-1

3. **¿Cuál es la función principal de las células epiteliales limbales?**
   a. Mantener la población de las células epiteliales corneales
   b. Son células troncales de todo el aparato ocular
   c. Participan en la desviación inmunológica de la cámara anterior
   d. Están asociadas a la producción de precursores retinoides

4. **¿Cuáles son los mecanismos de acción descritos para la MA que contribuyen a su uso terapéutico en la reparación de la superficie ocular?**
   a. Inhibe la producción de IFN-γ
   b. Inhibe la producción de IL-13
   c. Inhibe la producción de TNF-α
   d. Favorece la producción de VEGF

5. **La barrera hematorretiniana interna está conformada por:**
   a. Células retinianas endoteliales, membrana basal, astrocitos y células de Müller
   b. El EPR, sobre la membrana de Bruch y endotelio fenestrado de la coriocapilar
   c. Pericitos, endotelio, células retinianas
   d. CXCL8

RESPUESTAS A LAS PREGUNTAS DE AUTOEVALUACIÓN

1. **c.** Desviación inmunológica asociada a la cámara anterior
2. **c.** VEGF
3. **a.** Mantener la población de las células epiteliales corneales
4. **c.** Inhibe la producción de TNF-α
5. **a.** Células retinianas endoteliales, membrana basal, astrocitos y células de Müller

CASO DE CORRELACIÓN

Paciente femenino de 56 años de edad que acude a la consulta médica oftalmológica. No presenta antecedentes sistémicos de importancia. Hace 2 meses fue diagnosticada con glaucoma primario de ángulo abierto, tratada y controlada con un análogo de prostaglandinas tópico una vez al día, manteniendo una presión intraocular de 16 mm Hg. El padecimiento actual comenzó hace 5 días con sensación persistente de cuerpo extraño, dolor ocular, moderada descarga purulenta, fotofobia y lagrimeo en ojo izquierdo. Comenta que ha tenido ambos ojos rojos y sensación de resequedad ocular desde hace 6 meses. Se presenta a la consulta ya tratada con gatifloxacino y vancomicina en gotas, además carboximetilcelulosa en gotas y ungüento. En la exploración oftalmológica se encuentra los siguiente:

Agudeza visual del ojo derecho 20/30 y del ojo izquierdo 20/50. Se observa que tiene un frecuente parpadeo anormal cada 2 segundos. En ambos ojos, la conjuntiva bulbar se encuentra hiperémica ++. En ojo derecho se observa córnea transparente, acuoso claro y cristalino esclerosis grado I. En ojo izquierdo se observan dos lesiones ulcerativas periféricas en el M de las VI y VII con infiltrado inflamatorio blanquecino, que captan con fluoresceína (figura 27-3-1). No se observa reacción en cámara anterior. Los resultados del cuestionario OSDI son de 64.58. El tiempo de rotura de la película lagrimal es de 4 y 2 segundos para el ojo derecho e izquierdo, respectivamente. La prueba de Schirmer I para el ojo derecho es de 7 mm y para el ojo izquierdo de 5 mm. Los exámenes de laboratorio presentaron los siguientes resultados:

C3 y C4 del complemento 190 mg/dL y 260 mg/dL respectivamente; factor reumatoide de 10.56; biopsia de la glándula salival menor positiva para células B y T.

Con los datos obtenidos se logra integrar el diagnóstico de queratitis ulcerativa periférica secundaria a Sjögren primario.

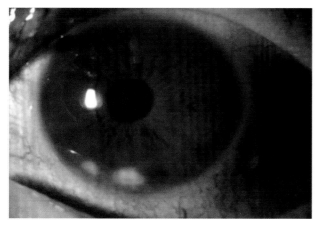 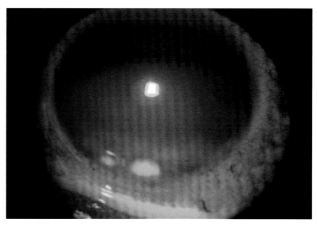

FIGURA 27-3-1. Fotografías clínicas de ojo izquierdo, donde se muestra la conjuntiva bulbar hiperémica ++. Córnea transparente excepto por dos lesiones de aspecto ovalada de aproximadamente de 1 a 1.5 mm de diámetro, con infiltrado blanquecino, localizadas en el M VI y VII. Iris normal y pupila central (panel izquierdo). En la imagen con tinción de fluoresceína se observa la ausencia de epitelio en los mismos meridianos (panel derecho).

PREGUNTAS DE REFLEXIÓN

1. ¿Por qué la conjuntiva bulbar se observa eritematosa?
2. La queratitis es una inflamación de la córnea. Si se ha discutido en este capítulo que la córnea es un sitio inmunoprivilegiado. ¿A qué se deberá esta inflamación?
3. ¿Cómo se explicaría que el tiempo de rotura de la película lagrimal sea tan bajo? ¿Este fenómeno es parte de la inmunopatología del padecimiento?
4. ¿A qué se debe que esté elevado el factor reumatoide si el padecimiento que se discute en este caso es localizado al ojo?
5. Normalmente las glándulas salivales no contienen linfocitos B y T. En este caso, la biopsia de la glándula demuestra la presencia de estas células. ¿Qué consecuencia tiene la presencia de estos linfocitos en el cuadro clínico observado?

28 RESPUESTA INMUNOLÓGICA EN LA ENFERMEDAD POR SARS-COV-2 (COVID-19)

Rafael Bojalil • Eduardo Ferat • José Luis Maldonado • Gandhi Pavón • Lenin Pavón

CONTENIDO

OBJETIVOS DE APRENDIZAJE

Al terminar este capítulo el lector será capaz de:

1. Integrar la fisiopatología del COVID-19
2. Describir los métodos empleados para el diagnóstico de SARS-CoV-2
3. Identificar los factores de riesgo para generar formas graves de la enfermedad

4. Integrar los elementos que participan en la etiopatogenia del COVID-19
5. Identificar las opciones terapéuticas que existen para la enfermedad

▌INTRODUCCIÓN

En la historia de la humanidad son pocos los eventos que pueden ser considerados hitos que marcan el fin y comienzo de una era. Los profesionales y los especialistas en salud humana reconocen a las pandemias como puntos de inflexión importantes para el entendimiento y modificación de la actuación de la especie humana. En los anales de la historia de la humanidad no hay registros de evento alguno que guarde paralelismo, en el número de personas afectadas o en tan corto periodo de tiempo en el que ha sucedido, con la pandemia causada por el virus SARS-CoV-2 (COVID-19 [*coronavirus disease 2019*]). Esta emergencia mundial de salud ha generado un esfuerzo científico enorme a través del cual se ha generado y difundido con gran rapidez una cantidad abundante de conocimiento sobre el tratamiento, el virus y las complicaciones del cuadro clínico de la enfermedad. Ante esta plétora de información técnica y científica, se vuelve imperioso establecer una base confiable de información mínima que permita tomar decisiones informadas y con evidencia sustentable, cuyo impacto en la salud pública y en la de los pacientes sea positivo.

El objetivo de este apartado es exponer, de forma lógica y ordenada, los eventos de tipo inmunológico más importantes que suceden como respuesta a la infección por este virus.

En diciembre de 2019, en la ciudad de Wuhan, provincia de Hubei, China, se registró un brote de neumonías de etiología desconocida. En enero de 2020 se identificó al agente causal, un coronavirus, denominado en un inicio *nuevo* o *novel* (2019-nCoV) y que en la actualidad se conoce como **coronavirus 2 causante del síndrome respiratorio agudo grave** (**SARS-CoV-2**). La enfermedad que produce se ha denominado **COVID-19** (figura 28-1). El origen del virus se ha atribuido a los murciélagos ya que posee una similitud de 96% de sus nucleótidos con los de los coronavirus de los quirópteros (BetaCoV/RaTG13/2013). Después de que progresivamente se presentaron más casos, y estos fueron en diferentes partes del mundo, el 11 de marzo de 2020 la Organización Mundial de la Salud (OMS) declaró la enfermedad como una **pandemia**.

▌GENERALIDADES

En 1965 Tyrell y Bynoe hicieron la primera descripción de una infección respiratoria producida por coronavirus, se le conoció como **resfriado común**. Se estima que de 15 a 30% de los casos de resfriado son producidos por tipos diferentes de coronavirus. Los **coronavirus** (CoVs) se subdividen en alfacoronavirus, betacoronavirus, gammacoronavirus y deltacoronavirus. Seis tipos de CoVs poseen la capacidad de infectar a los seres humanos y se denominan HCoVs: los alfacoronavirus HCoVs-NL63 y HCoVs-229E, y los betacoronavirus HCoVs-OC43, HCoVs-HKU, SARS-CoV y MERS-CoV. Estos coronavirus se distribuyen en humanos y animales, y producen infecciones respiratorias, intestinales, hepáticas y neurológicas. SARS-CoV-2 ahora constituye el séptimo betacoronavirus infectante de humanos.

La patogenicidad de los coronavirus es baja y se identifican principalmente en las vías respiratorias altas. Sin embargo, destacan dos brotes por coronavirus que afectan vías respiratorias bajas; el primero en 2003 dio como resultado el **síndrome respiratorio agudo grave** (**SARS**, *severe acute respiratory syndrome*); esta infección es producida por el coronavirus SARS-CoV, cuyo origen primario fueron los murciélagos en China, y alcanzó 9.6% de letalidad; se extendió hasta Norteamérica, Sudamérica, Europa y Asia. El segundo, en 2011, fue el **síndrome respiratorio de oriente medio** (**MERS**, *middle east respiratory syndrome*), el cual es producido por el coronavirus MERS-CoV; su letalidad fue de 36%. Se originó también en murciélagos y su reservorio son los dromedarios; se extendió a Emiratos Árabes Unidos, Arabia Saudita y República de Corea.

▌FISIOPATOLOGÍA

La edad de presentación de los pacientes con COVID-19 se encuentra en el rango de 47 a 56 años y la incidencia es mayor en varones. A pesar de que la población más vulnerable son los mayores de edad, también se han reportado casos en menores de 47 años. COVID-19 tiene un periodo de incubación promedio de 5 a 5.2 días (5.2 días, IC 95% , 4.1 a 12.5 días; 5.1 días, IC 95% , 4.5 a 5.8 días; y 4 días), de acuerdo con tres estudios diferentes. Sin embargo, en términos más amplios, el tiempo de incubación se puede considerar como de 1 a 19 días; aunque 98% de las personas que desarrollan síntomas lo hará en el lapso de 11.5 días.

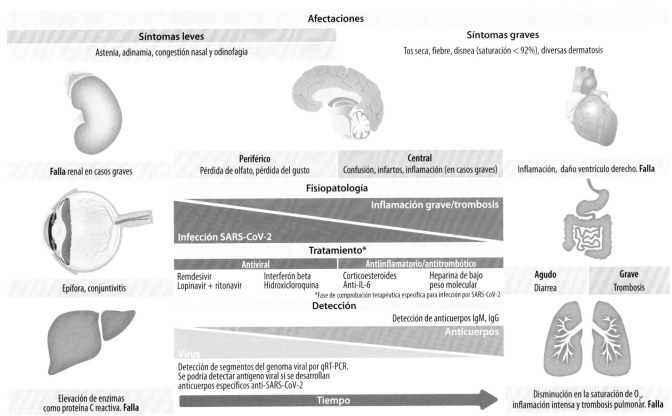

FIGURA 28-1. **Afectaciones, fisiopatología, tratamiento y oportunidades diagnósticas para la COVID-19 producida por SARS-CoV-2. A.** Las principales afecciones que causan COVID-19 se dan en los pulmones, puede presentarse tos seca y haber disminución en los niveles de saturación de O_2. La inflamación en este órgano puede ser tan intensa y conducir a una trombosis pulmonar en casos graves de la enfermedad. En cuanto al corazón, se ha observado inflamación por daño directo ya que debido a la presencia del receptor ACE2 el virus puede afectar directamente este órgano, pero además en casos graves, la formación de trombos puede conducir a ataques agudos al miocardio. Durante la enfermedad se pueden presentar diarreas (más de 20% de los casos) o intestino perezoso, en biopsias de casos fatales se ha observado alta cantidad de infección, ya que el intestino presenta gran cantidad de la molécula ACE2. En caso graves de COVID, se observa daño generalizado en riñones, por ataque directo o indirecto. Al menos 50% de los hospitalizados presentan altos niveles de enzimas hepáticas (principalmente la PCR), además de los efectos citopáticos causados por los fármacos. Se puede presentar dolor retroocular, ojos llorosos e incluso conjuntivitis. Finalmente se han observado afectaciones en el cerebro, periférico: pérdida de olfato, pérdida del gusto central: confusión, infartos, inflamación e incluso derrames (en casos graves). **B.** Respecto a la fisiopatología en el COVID, una enfermedad aguda, es posible que una carga viral alta lleve a mayor inflamación, así los tratamientos antivirales ensayados se enlistan. La carga viral puede disminuir pero persistir la inflamación (muy peligrosa) e incluso generarse la formación de trombos, razón por la que en el tratamiento de los pacientes se pueden aplicar antiinflamatorios/antitrombóticos: **C.** Respecto a las ventanas diagnósticas, en la primera etapa se puede realizar mediante detección de segmento virales por qRT-PCR en muestras respiratorias al inicio de los síntomas de la enfermedad (1 semana después de adquirir la infección. A partir de 1 semana de los síntomas de la enfermedad es posible detectar la infección por medio de la presencia de anticuerpos del isotipo IgM y a partir de 1.5 semanas es posible detectar los anticuerpos del isotipo IgG específicos para SARS-CoV-2.
Contribución: Ma. Isabel Salazar Sánchez. Jefa del Laboratorio de Virología e Inmunovirología. Departamento de Microbiología. Escuela Nacional de Ciencias Biológicas del Instituto Politécnico Nacional; Daniel Núñez Avellaneda. Postdoctoral Researcher. Department of Veterinary Microbiology and Preventive Medicine, Iowa State University. USA.

La enfermedad posee una gama de formas de presentación, incluidas la forma asintomática y diferentes formas graves. La clasificación clínica propuesta incluye cinco formas de presentación:

1. **Enfermedad asintomática.** Su prevalencia varía en las diferentes series consultadas, desde 20 hasta 86% de los casos. A pesar de contar con una prueba qRT-PCR positiva, la persona no presenta síntomas ni signos clínicos.
2. **Enfermedad leve.** Incluye fiebre, astenia, mialgias, tos, dolor de garganta, rinorrea y estornudos.
3. **Enfermedad moderada.** Se caracteriza por neumonía, fiebre y tos, y puede acompañarse de disnea, pero no de hipoxemia.
4. **Enfermedad grave.** La forma severa puede tener rápida progresión y se presenta como disnea, cianosis central o hipoxemia con saturación de oxígeno menor a 92%.
5. **Enfermedad crítica.** Se manifiesta con dificultad respiratoria franca que podría conducir a falla respiratoria, choque y falla orgánica múltiple.

La mayoría de los pacientes (81%) se clasifica dentro de los casos de enfermedad leve o moderada; algunos manifestarán hiposmia, disgeusia o algunas otras manifestaciones neurológicas diversas como cefalea, náusea y vómito. Es posible que SARS-CoV-2 tenga la capacidad de infectar al sistema nervioso central y existe también la posibilidad de que afecte el centro cardiorrespiratorio. La hipótesis anterior se infiere a partir de la evidencia producida durante los brotes de SARS-CoV y su similitud con SARS-CoV-2.

La transmisión de la enfermedad se produce por exposición a gotitas respiratorias o de "*flügge*" y por contacto directo. En algunas publicaciones se ha propuesto que las heces pudieran ser una fuente de contagio. Una persona infectada puede ser contagiosa incluso antes de presentar síntomas, y la media de duración de la diseminación o excreción viral puede ser de 20 *interquartile range* (IQR) 17-24 a 37 días. Dependiendo de las medidas de control tomadas, y de la susceptibilidad de la población, el número de infectados se puede duplicar cada 7 días, y cada paciente puede diseminar la infección a otras 2.2 personas, aunque hay informes que mencionan que pudiera ser hasta a 3.8 personas. La mortalidad por SARS-CoV-2 se estima en 3.8% a nivel mundial y es menor a la observada con SARS-CoV (10%) y con MERS-CoV (36 a 37%). Sin embargo, el número de casos infectados es ampliamente superior para SARS-CoV-2. La letalidad (número de muertes entre número de casos confirmados), hasta principios de junio del año 2020, fue de 6%; sin embargo, posee va-

Recuadro 28-1. SARS-CoV-2

Gabriela Mellado Sánchez,[1] Julio García Cordero,[2] Jazmín García Machorro[3]
[1] Unidad de Desarrollo e Investigación en Bioprocesos (UDIBI), ENCB, IPN, [2] Departamento de Biomedicina Molecular, CINVESTAV-Zacatenco,
[3] Laboratorio de Medicina de Conservación, Sección de Estudios de Posgrado e Investigación, ESM-IPN.

El virus SARS-CoV-2 pertenece a la familia coronavirus; su genoma es de cadena sencilla de polaridad positiva, no segmentado y posee un tamaño de 27 a 32 kilobases. El genoma de este coronavirus codifica cuatro proteínas estructurales principales: espiga (S, *spike*), nucleoproteína (N), membrana (M) y envoltura (E) que son necesarias para formar partículas completas del virus.

La glicoproteína espiga (S) sobresale de la superficie del virus y representa el primer punto de contacto con la célula huésped además de ser crucial para su unión y entrada. La proteína S se procesa proteolíticamente en dos subunidades: S1 (685aa) y S2 (588aa). La subunidad S1 contiene al *dominio de unión a receptor* (RBD, *receptor binding domain*), el cual media la entrada a la célula hospedadora a través del peptido de fusión de la enzima convertidora de la angiotensina 2 (ACE2, *angiotensin-converting enzyme-2*). La subunidad S2 se conserva entre los virus SARS-CoV que comparten una identidad de 99%. Después de su unión, el virus puede entrar a la célula por endocitosis mediada por receptor (endosomas tardíos), o de forma directa por fusión de la membrana viral con la membrana celular. Este paso es mediado por una región de la proteína S (dominio S2) denominada péptido de fusión (PF, de clase I); forma homotrimeros. El PF se ancla a la membrana de la célula huésped e interviene en la reacción de fusión de la membrana al interactuar con las bicapas lipídicas y permitir que dos membranas opuestas se rompan y conecten. Posteriormente, el genoma viral se libera en el citoplasma de la célula hospedera y, al ser un virus ARN, una vez en el citoplasma se puede traducir de forma directa y comenzar la replicación de su genoma.

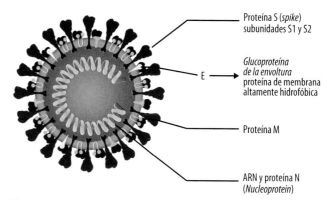

Proteína S (*spike*) subunidades S1 y S2

Glucoproteína de la envoltura proteína de membrana altamente hidrofóbica

Proteína M

ARN y proteína N (*Nucleoprotein*)

Figura 28-1-1. Representación esquemática de los componentes del virus SARS-CoV-2.

riaciones de acuerdo con la región geográfica analizada. La mortalidad es mayor en personas de edad avanzada, de acuerdo con hallazgos reportados en China e Italia. Hasta principios de junio de 2020, se ha confirmado la infección en casi siete millones de personas en el mundo y más de 400 000 han fallecido a causa de ella (letalidad de 6.9%). En México, a finales de junio de 2020, de acuerdo con información oficial, se han identificado casi 215 mil casos y más de 26 mil personas han fallecido. Diversos recursos en línea, como el centro de información de la Johns Hopkins University, se han encargado de presentar información actualizada día a día.

DIAGNÓSTICO

El diagnóstico de laboratorio se basa en la detección del ARN viral y se realiza mediante una muestra nasal y faríngea tomada con un hisopo (también puede ser de esputo o de lavado broncoalveolar). El diagnóstico serológico se establece mediante una prueba de

ELISA o de Western blot que detectan proteínas específicas del virus. Para el diagnóstico molecular se emplea la prueba Northern blot o la reacción en cadena de la polimerasa de transcripción inversa cuantitativa en tiempo real (qRT-PCR). El cultivo viral de SARS-CoV-2 como medio diagnóstico es impráctico debido a que tarda no menos de 72 horas en generar efectos citopáticos en líneas celulares específicas como VeroE6. Aunado a lo anterior, el aislamiento del virus requiere laboratorios de bioseguridad nivel 3 cuyo acceso es limitado para la mayoría de las instituciones.

La qRT-PCR ha mostrado poseer sensibilidad y especificidad adecuadas para detectar al patógeno en pacientes con infecciones de vías respiratorias. La qRT-PCR se dirigió en forma inicial a los genes de ARN polimerasa dependiente de ARN (RdRp), envoltura (E) y nucleocápside (N) del SARS-CoV-2. RdRp posee la sensibilidad más alta (3.8 copias de ARN/reacción) con 95% de probabilidad

Recuadro 28-2. Inmunología comparada para el entendimiento y lucha contra los coronavirus

Iván Girón,[1] Humberto Lanz,[2] Gladys Toledo[1]
[1] Laboratorio de Inmunotoxicología, Universidad Autónoma de Nayarit; [2] Instituto Nacional de Salud Pública

Los murciélagos son los únicos mamíferos voladores, son capaces de soportar tasas metabólicas elevadas y tienen una vida útil más larga en comparación con los mamíferos terrestres. Existe abundante evidencia de que los murciélagos albergan de forma asintomática más virus por especie que otros mamíferos. Diferentes virus como el del ébola, los henipavirus y, más reciente, los coronavirus —como los asociados a SARS, MERS y a COVID-19—, se han relacionado con esta especie. A raíz de la epidemia por SARS, se ha secuenciado el viroma del murciélago y se han identificado más de 200 coronavirus nuevos lo cual indica que aproximadamente 35% del viroma del murciélago está compuesto por coronavirus. Aunque varios de estos virus zoonóticos son muy patógenos en los humanos, los murciélagos no concentran cargas virales altas detectables en suero o tejidos y esto se traduce en infecciones asintomáticas o con sintomatología mínima. Estas observaciones han conducido al estudio de las respuestas inmunológicas antivirales innatas e inherentes a esta especie, así como de la capacidad que poseen para controlar los daños y que se induce durante las infecciones virales. En este sentido, se han descubierto diferentes adaptaciones que permiten respuestas inmunológicas antivirales robustas contra los virus de ARN y atenuación de la respuesta inmunológica contra los virus de ADN.

La investigación reciente expone la existencia de dos hipótesis que explicarían el fenómeno de respuesta de los murciélagos ante los virus:

1. Los murciélagos presentan defensas antivirales innatas especialmente potentes en comparación con las de los primates, controlan la replicación viral en las primeras etapas de la infección y, como resultado, desarrollan respuestas inmunológicas adaptativas efectivas.
2. Los mecanismos antivirales de los murciélagos son diferentes en formas esenciales a los de otros mamíferos y esto se asocia, además, con una mayor tolerancia a la infección en lugar de una mayor defensa.

(continúa)

RECUADRO 28-2. INMUNOLOGÍA COMPARADA PARA EL ENTENDIMIENTO Y LUCHA CONTRA LOS CORONAVIRUS (*continuación*)

Adicionalmente a la identificación de las características conservadas del sistema inmune innato de los mamíferos en los murciélagos, estudios recientes han descubierto nuevas adaptaciones en sus respuestas antivirales. Estos organismos se han adaptado para limitar las respuestas proinflamatorias inducidas por virus, pero conservan las respuestas de IFN tipo I que limitan la propagación del virus. Estas adaptaciones incluyen expresión constitutiva de interferón alfa (IFN-α); distribución tisular más amplia del factor regulador de interferón 7 (IRF-7); regulación más estricta de los procesos proinflamatorios; y expresión atípica de genes estimulados por interferón (ISG, *interferon stimulated genes*). De hecho, algunos estudios sugieren que existen diferencias significativas en los IFN tipo I entre murciélagos y humanos.

La ausencia de una respuesta inflamatoria intensa en murciélagos infectados por virus también se ha atribuido a niveles bajos de activación del inflamasoma NLRP3, el cual detecta un número creciente de virus. Esta observación podría tener aplicación en una gran variedad de virus transmitidos por murciélagos o en virus que aún no se han detectado en éstos. Por otra parte, existe evidencia genómica que sugiere que los receptores de células NK en los murciélagos están regulados de manera única. La activación de los receptores se ha adaptado para ser inductores de citocinas menos potentes y, por lo tanto, producir reacciones menos inflamatorias. Comprender cómo los murciélagos limitan los procesos proinflamatorios inducidos por virus podría permitir a los investigadores adaptar estas estrategias para contrarrestar la inflamación en humanos.

Por otro lado, en murciélagos también se ha detectado la transcripción de las principales subclases de anticuerpos, como IgA, IgE, IgG e IgM. Sin embargo, la función de los anticuerpos durante la infección viral no se conoce en su totalidad y se sugiere que los anticuerpos podrían controlar a los virus mediante un mecanismo independiente al de su neutralización.

La respuesta de los murciélagos ante los virus de ADN también es diferente y se debe a que el vuelo del murciélago aumenta el estrés celular y eso ocasiona una exposición excesiva al ADN citosólico en las células; esta situación se asemeja a la que sucede durante una infección viral y en ambas se origina una fuerte presión de selección natural para reducir la activación de los sensores de ADN. De esta forma, el ADN citosólico desencadena la activación del inflamasoma y la inducción de IFN tipo I. También se ha informado el papel regulador del NLRP3 en la capacidad de los murciélagos para relacionarse con los virus de ADN. En todos los genomas de murciélagos secuenciados, se pierden genes que codifican el sensor del inflamasoma NLRP3 y esto sugiere que existe activación muy limitada del inflamasoma NLRP3 en células inmunes primarias de murciélago, en comparación con la de sus homólogos humanos o múridos. Se propone que una respuesta inflamatoria limitada al ADN exógeno tiene como objetivo evitar la sobreactivación de forma regular durante el vuelo normal y su coexistencia con el virus. Asimismo, se ha informado que los murciélagos poseen una respuesta de interferón disminuida debido al reemplazo del residuo de serina altamente conservada (s358) en STING, una proteína adaptadora esencial en múltiples vías de detección de ADN. Entre otros sensores citosólicos, cGAS es identificado como el sensor de ADN universal, el cual produce GMP-cAMP y este, a su vez, se une y activa STING, que en última etapa desencadena la respuesta de IFN tipo I. Por lo tanto, la mutación de STING en murciélagos otorga funcionalidad debilitada pero no totalmente perdida. Esto podría tener un profundo impacto en los murciélagos para conservar en equilibrio el estado de "respuesta efectiva" y el de "respuesta excesiva" contra los virus.

Por último, se sugiere que los virus que han evolucionado en reservorios de murciélagos y que poseen otras capacidades de IFN, podrían lograr tasas de transmisión más rápidas dentro del hospedero sin causar patología a sus anfitriones. Sin embargo, esos virus de reproducción rápida probablemente generarían una virulencia extrema en hospederos que carecen de capacidades inmunes similares a las de los murciélagos.

La recurrencia inminente y continua de epidemias ocasionadas por enfermedades virales resalta la importancia de comprender la función que los murciélagos desempeñan como reservorios de virus zoonóticos. En especial, la pandemia de SARS-CoV-2 nos obliga a ahondar en la comprensión de la respuesta inmunológica de los hospederos potenciales de enfermedades de transmisión potencial al ser humano. Así, los conocimientos generados a partir del estudio de la respuesta inmunológica comparada de los murciélagos con otros grupos de vertebrados e invertebrados, ayudan a explicar por qué estos organismos son, a menudo, origen y reservorio de virus que son mortales para los humanos y las estrategias para su control e, incluso, la vacunación contra las zoonosis potenciales. Conocer más sobre las respuestas antivirales de los murciélagos podría contribuir a desarrollar formas mejores para anticipar, prevenir o limitar la propagación de virus de los murciélagos hacia los humanos. Sin embargo, aún se requiere profundizar en la investigación para ayudar a estos esfuerzos.

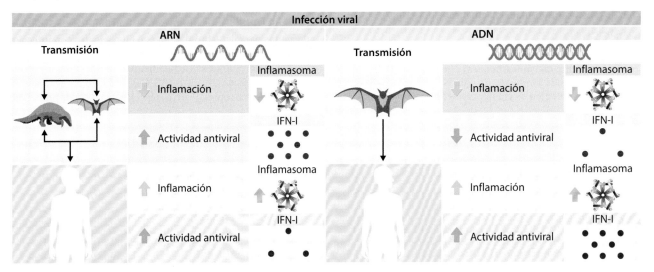

FIGURA 28-2-1. Zoonosis virales transmitidas por murciélagos. Los murciélagos poseen mecanismos de defensa y tolerancia inmunológica que les confieren la propiedad de *reservorios asintomáticos* de virus ARN y ADN.

de detección; y se han publicado otras pruebas con mayor sensibilidad y especificidad empleando la misma tecnología.

El diagnóstico serológico se establece mediante una prueba de ELISA o de Western blot para detectar anticuerpos contra proteínas específicas del virus. Recientemente se han liberado algunas pruebas ya validadas por la Food and Drug Administration (FDA) de EU con alta sensibilidad y especificidad. Su uso va más encaminado a buscar individuos que ya han estado en contacto con el virus que al diagnóstico en agudo de la enfermedad. La detección sérica de antígenos virales aún no se ha validado en su totalidad y podría presentar reacción cruzada con SARS-CoV.

Otras alteraciones detectadas en pruebas de laboratorio de pacientes infectados incluyen: leucopenia y linfopenia (25 y 63%, respectivamente). En pacientes que requirieron cuidados intensivos se identificó la elevación de los niveles de dímero D, proteína C reactiva, procalcitonina, fibrinógeno, además de aumento de la aspartato aminotransferasa (37% de casos).

Dentro de los estudios de imagen, en la radiografía de tórax es posible observar imágenes bilaterales de vidrio despulido. En 98% de los pacientes existen alteraciones en la tomografía de tórax que corresponden a afectación bilateral con áreas múltiples de consolidación lobular y subsegmentaria, incluso las sociedades de radiología han manifestado que la presencia de hallazgos en la TC, correlacionados con un número de días después de la presentación de síntomas de inicio, debe incitar a repetir las pruebas de laboratorio y considerar el aislamiento respiratorio en pacientes con factores de riesgo.

SARS-CoV-2 posee 14 residuos de unión que interactúan con el receptor de la enzima 2 convertidora de angiotensina (ACE2, *angiotensin-converting enzyme* 2) que se expresa en diferentes células, principalmente en las epiteliales alveolares tipo I y II. La similitud genómica con SARS-CoV podría ayudar a conocer y explicar la fisiopatología de la enfermedad. En modelos experimentales en roedores se observó que los ratones carentes de ACE2 estuvieron protegidos de la infección por SARS *in vivo*. La infección por SARS-CoV y la proteína S (*spike protein*) de SARS-CoV regulan de forma negativa la expresión de ACE2. Paradójicamente, es posible que ACE2 reduzca la posibilidad de desarrollar daño pulmonar al reducir la activación de angiotensina II y la unión de ésta a su receptor AT1R en pulmones. Esta evidencia podría explicar la letalidad por daño pulmonar que puede tener SARS-CoV.

Existen parámetros muy importantes a considerar con relación al virus SARS-CoV y el hospedero. La replicación del virus es rápida y robusta y esta propiedad permite observar antígenos virales en células epiteliales, endoteliales y en los macrófagos de la vía respiratoria. Como consecuencia, se produce reclutamiento de neutrófilos y macrófagos en el intersticio pulmonar y en los alveolos. También se produce un aumento en la cantidad de neutrófilos y de monocitos circulantes; alteración de la respuesta a expensas de la disminución numérica de los linfocitos T en sangre periférica. El infiltrado leucocitario en los tejidos afectados favorece la producción y liberación de mediadores inflamatorios como las citocinas y quimiocinas. Se debe destacar también que se presenta un retraso en la expresión de interferones de tipo I (IFN Tipo I). Además, es importante considerar que el virus posee mecanismos específicos de evasión en las células del hospedero.

FACTORES DE RIESGO PARA GENERAR FORMAS GRAVES DE LA ENFERMEDAD

La presencia de condiciones patológicas preexistentes, como la diabetes o la obesidad, que se asocian con un aumento en la prevalencia y gravedad de las infecciones comunes y, aunque no se conoce del todo la causa, se considera que la obesidad y la diabetes podrían favorecer la disfunción del sistema inmunológico. La diabetes mellitus inhibe la quimiotaxis de neutrófilos, fagocitosis y la muerte intracelular de los agentes patógenos. La alteración de la inmunidad adaptativa, caracterizada por demora en la activación de la inmunidad mediada por células Th1 y un estado de hiperinflamación, son situaciones que se observan con frecuencia en pacientes diabéticos. Las células mononucleares periféricas (PBMC, *peripheral blood mononuclear cells*) de obesos *con* diabetes estimuladas con PHA (mitógeno de linfocitos T) producen menor cantidad de IL-2, IL-6 y TNF-α que las personas obesas *sin* diabetes. Del mismo modo, si se estimulan PBMC con LPS se observa que la producción de IL-6 es menor en personas obesas y diabéticas que en obesos sin diabetes. Esta alteración en la funcionalidad celular de obesos diabéticos (a expensas de linfocitos T) se produce cuando en este mismo grupo de células se presentan marcadores de activación que se expresan más que en las mismas células de obesos no diabéticos.

La diabetes es un factor de riesgo de mortalidad, este hecho quedó demostrado en pacientes infectados durante la pandemia A2009 (H1N1), en SARS y en MERS-CoV.

La obesidad es una condición crónica patológica que se ha asociado con las formas graves de infecciones respiratorias como las observadas en la pandemia de influenza AH1N1 en 2009. En estu-

dios con células epiteliales respiratorias humanas (NHBE, *normal human bronchial epithelial cells*) de donadores obesos, se observó un aumento en la replicación del virus de la influenza y disminución de la respuesta ante el IFN-γ cuando se compararon con el mismo tipo de células de personas no obesas.

Las personas con diabetes mellitus, hipertensión y obesidad severa, con índice de masa corporal (IMC) > 40 Kg/m², poseen mayor posibilidad de infección por SARS-CoV-2 y se encuentran en mayor riesgo de complicaciones y muerte. Al parecer, en personas con diabetes mellitus existe aumento en la expresión de ACE2 en pulmón y esto podría resultar en mayor susceptibilidad a la infección por SARS-CoV-2. Asimismo, se ha observado que las personas con diabetes poseen una respuesta disminuida en la producción de IFN-γ y un retraso en la activación de la respuesta Th1/Th17. La información que se tiene con relación a COVID-19 y diabetes mellitus aún es limitada. Sin embargo, en un estudio de 72 314 casos de COVID-19 publicado por el Centro para el Control y la Prevención de Enfermedades de China, se observó un aumento en la mortalidad de pacientes con diabetes mellitus, en comparación con los que no la padecían (7.3% *vs.* 2.3%). Otro estudio en el que participaron 3615 pacientes con COVID-19 (confirmado por qRT-PCR), mostró que 21% tuvo un IMC entre 30 y 34 Kg/m² y 16% con IMC mayor a 35 Kg/m²; el ingreso de pacientes a cuidados intensivos fue mayor para los pacientes menores de 60 años con IMC mayor a 30 Kg/m².

La incidencia de comorbilidades en los pacientes con COVID-19 se ha incluido en estudios realizados en diferentes países. En marzo de 2020, un estudio realizado en Italia reportó que en un grupo de 355 pacientes que fallecieron su edad promedio fue 79.5 años; 30% fueron mujeres; en 30% había antecedentes de cardiopatía isquémica y en 35% de diabetes. No se incluyó hipertensión ni obesidad dentro de las enfermedades asociadas a la mortalidad en este grupo de personas. En un análisis retrospectivo de bases de datos de tres hospitales en Rhode Island, Estados Unidos, en el que se incluyó a 103 adultos con diagnóstico confirmado de COVID-19 por qRT-PCR, se encontró que la media de presentación fue de 60 años y 61% de ellos correspondieron al género masculino. En el grupo de pacientes, 64% tenían antecedente de hipertensión, 36.8% de diabetes, 24.2% de cardiopatía y 47.5% de obesidad. De los pacientes obesos, 56.8% requirió ingreso a unidades de cuidados intensivos (UCI) y 65.5% precisó asistencia mecánica ventilatoria. Tras un análisis multivariado, se encontró que la obesidad severa (IMC > 35 kg/m²) se asoció con ingreso a la UCI (AOR 6.16; IC 95%, 42 a 26.66), y los pacientes que requirieron asistencia ventilatoria mecánica fueron aquellos con antecedente de cardiopatía (AOR 3.41; IC 95%, 1.05 a 11.06) u obesidad (AOR de 6.85 y 9.99 para IMC 30-34.9 y > 35 kg/m², respectivamente). Lo anterior se puede explicar de forma parcial por la alteración de la fisiología respiratoria y por las anomalías en la ventilación/perfusión que poseen las personas obesas. Asimismo, en pacientes con enfermedad metabólica asociada a hígado graso (MAFLD, *metabolic associated fatty liver disease*) y COVID-19, la presencia de obesidad aumenta la posibilidad de presentar la forma grave de la infección.

En un estudio con 291 pacientes, se observó la necesidad de ventilación mecánica en pacientes con COVID-19 y obesidad en 81.8% de los pacientes con IMC > 35 kg/m², y en 59.5% los de pacientes con IMC entre 30 y 35 kg/m². Los pacientes con índice de masa corporal < 25 kg/m² requirieron ventilación en 41.9% de los casos en comparación con pacientes con IMC > 35 kg/m². Es así como la obesidad es una condición muy frecuente en personas que requieren terapia intensiva, y que el IMC se asocia a la gravedad de la enfermedad.

El desarrollo de complicaciones más graves en personas obesas se atribuye a varios factores. Uno de ellos es el estado de inflamación crónica y la alteración de la respuesta inmunológica que se observan en la obesidad. Se ha propuesto que SARS-CoV-2 podría diseminarse por vía hematógena hacia tejido adiposo en donde se supone que el virus posee gran afinidad por el receptor presente en los adipocitos, sin embargo, la presencia del virus en sangre, analizada por qRT-PCR, se detectó en 1% de 307 muestras. Como rutas alternas para alcanzar el tejido adiposo se propone que el virus se disemine por contigüidad al tejido visceral de los órganos adyacen-

RECUADRO 28-3. PRUEBAS MOLECULARES PARA EL DIAGNÓSTICO DE COVID-19

Daniel Ortuño Sahagún,[1] Alma Marina Sánchez Sánchez,[1] María Paulina Reyes Mata,[1] Argelia Esperanza Rojas Mayorquín[2]
[1] Laboratorio de Neuroinmunobiología Molecular, Instituto de Investigación en Ciencias Biomédicas (IICB)CUCS,
[2] Departamento de Ciencias Ambientales, CUCBA, Universidad de Guadalajara, Jalisco, México

En la actualidad existen tres tipos de pruebas de laboratorio que usan técnicas moleculares para el diagnóstico de SARS-CoV-2. La identificación de este virus se puede hacer por la detección de su ácido nucleico (ARN) a través de la prueba de reacción en cadena de la polimerasa con transcriptasa reversa (RT-PCR), o bien, por secuenciación masiva y por técnicas como el CRISPR-Cas, aunque estas dos se restringen a la investigación.

Las pruebas serológicas detectan a los anticuerpos generados por el paciente contra los antígenos virales, mediante el uso de anticuerpos (de preferencia monoclonales) que se unen y pueden generar una señal detectable. También se puede detectar a las proteínas características del virus, por ejemplo, las de su envoltura o cápside. Entre estas herramientas con principio de detección inmunológico (inmunoensayos), se cuenta con Western Blot, pruebas inmunocitoquímicas, inmunohistoquímicas, inmunofluorescencia o de inmunocromatografía y el ensayo por inmunoabsorción ligado a enzimas (ELISA). Esta última es la más comúnmente utilizada.

TABLA 28-3-1. Comparación de pruebas aprobadas para uso diagnóstico en la detección de SARS-CoV-2

	RT-PCR	Ensayo inmunofluorescente (detección de antígeno)	Inmunocromatografía (detección de anticuerpos)
Principio	Replicación de la secuencia de interés por acción de una polimerasa y marcaje fluorescente de fácil detección	Detecta la presencia de proteínas antigénicas del virus	Detecta la presencia de anticuerpos propios contra proteínas del virus
Muestra	Exudado nasofaríngeo/orofaríngeo	Exudado nasofaríngeo/orofaríngeo	Sangre
Blanco	Genes: *E, ORF1ab, RDRP*	Proteína N (nucleocápside)	Anticuerpos IgG o IgM contra SARS-CoV-2
Ventana de detección	Detectable a partir del día 3 después del contagio con el virus	Durante la etapa activa de la enfermedad, ya que se requiere la presencia del virus en grandes cantidades para que sea detectado	Inicia detección hasta más de 1 o 2 semanas después del contagio
Ventajas	Es muy precisa y confiable. Permite detectar la presencia del virus de forma temprana (altamente sensible)	Son pruebas rápidas y de bajo costo. Uso más común y que no requiere gran especialización técnica. Se pueden hacer mayor cantidad de pruebas de forma simultánea	Ahorra tiempo y pueden ser utilizadas para la vigilancia epidemiológica
Desventajas	Requerimientos técnicos específicos, materiales y equipos costosos y puede escasear el suministro. Requiere destrezas técnicas para realizarse adecuadamente.	Menos sensible que la RT-PCR, necesita más concentración de virus para que sea detectado. Aunque la prueba positiva es confiable, un resultado negativo requiere confirmación por RT-PCR. No diferencia entre SARS-CoV y SARS-CoV-2	No se suelen utilizar para diagnóstico, pues son poco consistentes. Útiles para conocer la incidencia en una población. Pueden presentar reactividad cruzada con otros coronavirus

Al igual que con otras pruebas de laboratorio, la eficacia de las pruebas moleculares depende de factores intrínsecos y extrínsecos, como la calidad de su procesamiento o de los reactivos empleados, de sus controles y protocolos, o de la calidad de la recolección y de la muestra misma, entre otros. La automatización y la estandarización de las pruebas buscan reducir al mínimo las variaciones en los resultados.

RT-PCR

La RT-PCR, se basa en la acción de una enzima, una **ADN polimerasa**, que es capaz de copiar sitios específicos del ácido nucleico del virus y amplificarlos miles o millones de veces, de forma que puedan ser detectables, incluso con la presencia de una sola molécula de ácido nucleico inicial en la muestra. Dado que el material genético de SARS-CoV-2 es ARN, este primero debe ser copiado a ADN complementario (ADNc) a través del proceso de retrotranscripción, mismo que da nombre a la prueba. También se le denomina "en tiempo real", porque a diferencia de la PCR de punto final, es posible dar seguimiento en tiempo real al incremento del ADN diana mediante la detección de fluorescencia que se emite en cada ciclo de amplificación.

Pruebas serológicas

Las pruebas de detección de anticuerpos o **pruebas serológicas** son indirectas ya que no detectan al patógeno, sino los anticuerpos que el sistema inmunológico generó en su contra en respuesta al reconocimiento del patógeno/antígeno. Estas pruebas se realizan en muestras de sangre o de otros fluidos corporales, como el líquido cefalorraquídeo o la saliva. Muchas pruebas serológicas para SARS-CoV-2, sin embargo, *no* son específicas ya que existen al menos otros siete coronavirus diferentes para los que el humano podría producir anticuerpos. Por otro lado, se ha reportado que la aparición de anticuerpos contra SARS-CoV-2 podría iniciar hasta la segunda semana después de la aparición de síntomas y esto retrasaría las medidas de prevención o intervención. Estas pruebas son recomendadas para determinar la extensión de una infección en una población, para estimar su desarrollo de inmunidad o el estudio y conocimiento acerca de un virus o de sus vacunas. En la actualidad no se dispone de evidencia suficiente para estimar la duración de la inmunidad en personas (sintomáticas o asintomáticas) que hayan superado la infección.

Detección de antígenos virales

Son pruebas rápidas y accesibles que detectan un antígeno específico del virus y que se pueden realizar en un consultorio o en el hogar del paciente, no requieren materiales costosos y su resultado se obtiene en minutos. Su principio de detección se basa en la identificación de epítopos del virus (como las proteínas de cubierta). La detección de SARS-CoV-2 mediante este tipo de pruebas aún es incipiente; algunos kits de detección se han aprobado y otros cuantos se encuentran en diversas fases de desarrollo. Este tipo de pruebas podría acelerar y simplificar los resultados.

(continúa)

Recuadro 28-3. Pruebas moleculares para el diagnóstico de COVID-19 (*continuación*)

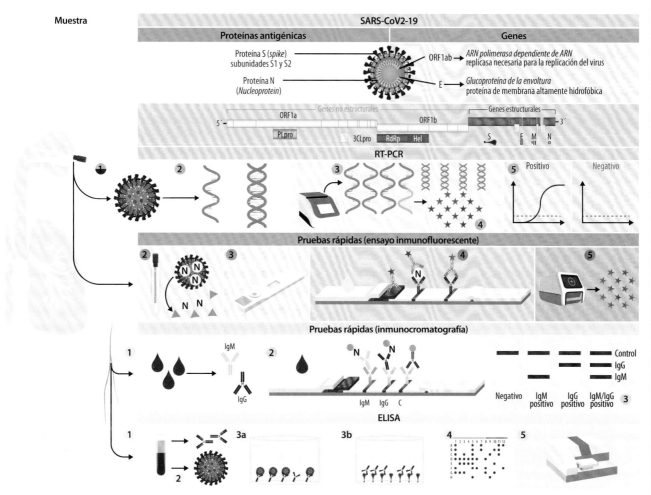

Figura 28-3-1. Pruebas moleculares para la detección de SARS-CoV-2. 1) exudado nasofaríngeo u orofaríngeo), 2) inactivación del virus y extracción del ARN viral, 3) Síntesis de ADN de cadena simple (ADNc) 4) en un termociclador la ADN polimerasa realiza copias del ADNc, lo que genera señal fluorescente que es detectada en tiempo real, 5) el equipo muestra una curva de fluorescencia interpretada como positiva o negativa.
Ensayo inmunofluorescente: 1) Exudado nasogaríngeo u orofaríngeo, 2) destrucción del virus y exposición de sus proteínas internas, 3) este medio es colocado en el dispositivo de prueba, 4) el líquido corre a través del dispositivo y los antígenos del virus se unen a anticuerpos fijados, anticuerpos secundarios unidos a reporteros emiten una señal fluorescente 5) Equipo de lectura detecta la señal de presencia o ausencia de virus.
Inmunocromatografía: 1) muestra sanguínea, 2) la muestra sanguínea se pone en el dispositivo de prueba, un antígeno viral recombinante unido a oro coloidal se unirá a los anticuerpos propios, 3) visualmente se observan las bandas de detección que permiten su interpretación.
ELISA: 1) muestra sanguínea, 2) separación de suero que contiene los anticuerpos propios o el virus, 3a) unión de anticuerpos monoclonales a antígenos del virus, 3b) unión de antígeno viral recombinante a anticuerpos propios, 4) adición de anticuerpos monoclonales marcados permite cambio de color, 5) un lector de placas detecta la absorbancia y se obtiene un resultado de la presencia del virus o anticuerpos contra el virus.

Pruebas moleculares en investigación: CRISPR

El sistema de **repeticiones palindrómicas cortas agrupadas y regularmente espaciadas** (CRISPR, *clustered regularly interspaced short palindromic repeats*), consta de dos elementos principales: uno *funcional* (una nucleasa que corta ADN) y otro que *brinda especificidad* (un ARN que funciona como guía para posicionar a la enzima). Diversas aproximaciones de este sistema se han desarrollado para identificar al SARS-CoV-2. Entre ellas se encuentra SHERLOCK, DETECTR y AOID.

1. **SHERLOCK.** Se desarrolló en el laboratorio de Feng Zhang del Instituto Broad y utiliza como elemento funcional a la enzima Cas13a que, después de su unión al ARN guía, se activa y degrada el ARN presente en la reacción. Para la detección se añaden al ARN diana fragmentos de ARN complementarios marcados con fluoresceína que emiten una señal detectable al ser degradados por la enzima. La activación de la enzima implica la detección de la secuencia específica del ARN viral en la muestra. La adaptación de SHERLOCK para detectar SARS-CoV-2 se basa en la detección de la secuencia del ARN viral que codifica para la proteína S (participa en el ingreso del virus a las células), y en la secuencia del gen *ORF1ab* (codifica para una replicasa). Esta prueba fue aprobada por la FDA para su uso de emergencia en el diagnóstico de SARS-CoV-2 en laboratorios certificados.
2. **DETECTR.** Este sistema se desarrolló en la University of California en Berkeley y emplea Cas12a como enzima funcional para detectar ADN. Para detectar SARS-CoV-2 se hizo una adaptación para que el ARN viral sea copiado a ADN y después amplificado por el método de amplificación isotérmica mediada por bucle (LAMP). Esta prueba detecta la información genética de los genes N y E, que codifican respectivamente para proteínas de la nucleocápside y de la envoltura de SARS-CoV-2. Si bien la prueba ha sido validada en muestras de pacientes con COVID-19, aún no se aprueba para fines diagnósticos.

(continúa)

RECUADRO 28-3. PRUEBAS MOLECULARES PARA EL DIAGNÓSTICO DE COVID-19 (*continuación*)

3. **RT-AOID.** El sistema RT-AOID-CRISPR (*All-In-One Dual CRISPR-Cas12a*) es otra aproximación de CRISPR utilizando también a Cas12a, con la diferencia de que toda la reacción ocurre dentro del mismo tubo y a la misma temperatura: retrotranscripción, amplificación con el método RPA y la activación de Cas12a con el subsecuente corte de los reporteros de ADN marcados con fluorescencia. Este sistema incluye dos ARN guía para el mismo gen, lo que aumenta su especificidad. Este sistema no está validado como prueba diagnóstica, pero es una herramienta útil en la investigación de SARS-CoV-2.

Una de las ventajas principales de estos métodos es que se pueden aplicar en laboratorios con equipo básico de biología molecular. A pesar de lo anterior, su sensibilidad es aún inferior a la de RT-PCR.

La OMS ha emitido una guía técnica para las pruebas moleculares de laboratorio para la COVID-19 y una más con recomendaciones estratégicas.

tes (p. ej., grasa intratorácica, grasa pericárdica o grasa perirrenal). Por otra parte, se propone que la interacción entre ACE2 y SARS-CoV-2 impacta en el sistema renina-angiotensina y esto podría explicar la elevada morbilidad y mortalidad de las personas obesas con COVID-19, por lo que se consideró que el tratamiento con bloqueadores del sistema de renina-angiotensina estaba contraindicado. A pesar de lo anterior, no existe evidencia de que deban suspenderse los bloqueadores del sistema renina-angiotensina en pacientes con COVID-19. Por lo tanto, se requieren más estudios que analicen las implicaciones de la participación del receptor ACE2 en la fisiopatología de la enfermedad.

▌ETIOPATOGENIA

El inicio de la respuesta en el hospedero ante la presencia del virus comienza en el interior de la célula a través del reconocimiento de PAMP (*pathogen-associated molecular patterns*) virales; por ejemplo, el ARN de una cadena que posee el SARS-CoV-2. El reconocimiento se hace a través de receptores de reconocimiento de patrones (PRR, *pattern recognition receptors*), que para los virus pueden ser receptores TLR (*Toll-like receptors*) de tipo TLR3 y TLR7, los cuales se localizan en endosomas y endolisosomas; y los RLR (*RIG-like receptors*) como RIG-I y MDA5, localizados en el citoplasma. Estos receptores detectan ARN viral durante infecciones y activan diferentes vías de señalización antiviral que finalmente producen IFN de tipo I y citocinas proinflamatorias.

Una vez reconocido el PAMP viral, se activan cascadas de señalización intracelular que involucran factores de transcripción como IRF3 (*interferon regulatory factor 3*), IRF7, y NF-κB, que dan como resultado su translocación nuclear y unión posterior a promotores específicos de diferentes genes que llevan a la activación de la transcripción genética de mediadores inflamatorios como los IFN de tipo I, citocinas y quimiocinas. Los IFN tipo I liberados

son reconocidos por el receptor de interferón (INFR) y activan, a su vez, moléculas intracelulares que conducen de manera secuencial a la traslocación nuclear de otros factores de transcripción, en especial de STAT1/STAT2/IRF9, que al final activan genes estimulados por IFN (ISG, *IFN-stimulated genes*).

Finalmente, SARS-CoV junto con otros virus poseen mecanismos de evasión que podrían ser similares a los de SARS-CoV-2. Los coronavirus interfieren en diferentes procesos, como el reconocimiento por diferentes TLR y RLS, la producción de IFN tipo I o la misma vía de señalización que se activa luego del reconocimiento por el receptor de interferón en la vía de STAT1/2.

▌RESPUESTA INFLAMATORIA

Sistema del complemento. La activación del sistema de complemento promueve la liberación de anafilotoxinas que poseen actividad quimiotáctica sobre macrófagos, neutrófilos y mastocitos; amplifica la respuesta inflamatoria; genera opsoninas que favorecen la fagocitosis; permite la depuración de inmunocomplejos; y regula la activación de la cascada de las cininas y de la coagulación. Una activación del sistema de complemento sin regulación podría desencadenar complicaciones trombóticas esto debido a las interacciones entre estas tres vías desencadenando coagulopatías secundarias a la respuesta inflamatoria, como en el caso de la sepsis o la coagulopatía por consumo. Aún no se ha profundizado el papel del sistema del complemento en la fisiopatología de COVID-19. Sin embargo, algunas propuestas aducen su participación a partir de lo observado en el síndrome de dificultad respiratoria aguda (SDRA) asociado a la infección por SARS-CoV. En un modelo murino se observó que C3 generó la exacerbación de síntomas y el daño tisular, mientras que en ratones deficientes de C3 hubo una menor disfunción respiratoria y una disminución del infiltrado de neutrófilos y monocitos en el pulmón además de menor concentración de citocinas proinflamatorias,

RECUADRO 28-4. EPIDEMIOLOGÍA Y MEDIDAS DE CONTROL. CASO MÉXICO

Marie Nicoline Ordaz Kücks[1] y Eduardo González Guerra[2]
[1] Departamento de Salud Pública, Facultad de Medicina, UNAM; [2] División de Vigilancia Epidemiológica de Enfermedades No Transmisibles, IMSS

Las enfermedades infecciosas y su propagación constituyen un problema ineludible de salud pública. Las crecientes necesidades de consumo y los cambios en el medio ambiente, entre otros factores, determinan una cantidad mayor de interacciones entre humanos y animales y esta situación condiciona, a su vez, una relación cada vez más estrecha entre las zoonosis y las enfermedades emergentes y reemergentes. Las **enfermedades emergentes** se definen como padecimientos cuyo agente infeccioso causal es nuevo, o bien, como padecimientos que surgen como resultado de las alteraciones que sufre un agente etiológico que antes no afectaba a los seres humanos. Por ejemplo, la existencia del virus de la influenza se remonta a siglos atrás; sin embargo, en 2009 su variante H1N1 desarrolló mutaciones que le confirieron la capacidad de generar infecciones sostenidas en los humanos. Por otro lado, las **enfermedades reemergentes** son aquellas que hasta hace poco se consideraban erradicadas, como el sarampión, y que resurgen por la interacción de condiciones biológicas, sociales y culturales que derivan en la acumulación de individuos susceptibles y generan, de nueva cuenta, un problema de salud pública.

Cuando las enfermedades emergentes se presentan en dos o más personas y poseen una asociación en tiempo, lugar y persona, se les denomina **brote**. Si la presencia de los casos supera lo que se anticipa para una población determinada, se considera **epidemia**; si la enfermedad se propaga en un área geográficamente extensa en el mundo, se considera **pandemia**. En resumen y como es bien sabido entre epidemiólogos: *todo caso es un posible brote; todo brote es una posible epidemia, y toda epidemia es una posible pandemia.*

La división de las fases de una pandemia tiene diferentes formas de abordaje y existen varios modelos que se han estructurado con base en eventos pasados entre los cuales el más reciente es el de la pandemia de influenza A (H1N1). Los principales modelos que se han desarrollado y que cuentan con mayor aceptación a nivel mundial son el de la OMS y el de los Centers for Disease Control and Prevention (CDC) de EU.

(*continúa*)

RECUADRO 28-4. EPIDEMIOLOGÍA Y MEDIDAS DE CONTROL. CASO MÉXICO (*continuación*)

La OMS define seis fases aplicables a nivel mundial y que permiten la planificación de preparativos y respuestas contra una pandemia. Esta estructura permite incorporar recomendaciones en los planes existentes para cada país. En general, estas fases se pueden agrupar de acuerdo con el esquema que se presenta en la figura 28-4-1.

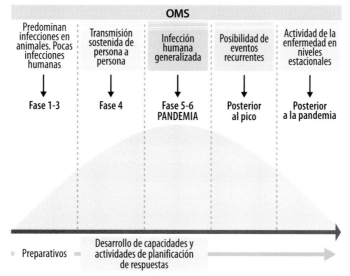

FIGURA 28-4-1. Fases de una pandemia de acuerdo con la OMS.

En cambio, de acuerdo con los CDC (figura 28-4-2), la pandemia se divide en intervalos o fases que contemplan actividades de preparación y respuesta. La duración y presentación de los intervalos puede cambiar de acuerdo con las características propias del virus y las acciones de prevención y control que realicen los gobiernos de los países afectados. El primer intervalo, **investigación**, contempla la búsqueda activa de casos de infección del nuevo virus. El segundo intervalo, **reconocimiento**, confirma que el aumento de casos refleja una transmisión sostenida de persona a persona y posee potencial de diseminación. El tercer intervalo, **iniciación**, determina propiamente el inicio de la pandemia y es seguido del intervalo de **aceleración**, en el cual enferman las personas susceptibles. La **desaceleración** es el quinto intervalo y sucede cuando los casos disminuyen de forma sistemática, porque no hay más sujetos susceptibles. En el último intervalo, **preparación**, los casos han disminuido y el comportamiento vuelve a ser el normal o el estacional. La última fase determina el momento oportuno para **prepararse** ante una posible segunda ola o nueva pandemia.

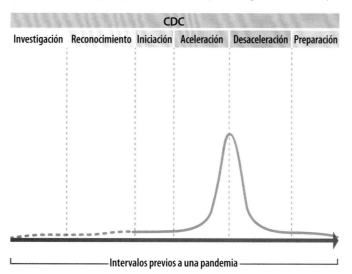

FIGURA 28-4-2. Fases (intervalos) de una pandemia de acuerdo con los CDC de EU.

En diciembre de 2019 en la comunidad de Wuhan, provincia de Hubei, de la República Popular China, se presentó un brote de neumonía en el que se identificó al coronavirus 2019-nCoV como el agente causal (se le denominó oficialmente SARS-CoV-2). La OMS declaró al brote *emergencia de salud pública de importancia internacional (ESPII)* el 30 de enero de 2020 y *pandemia* el 11 de marzo de 2020 cuando se había diseminado a más de 100 territorios. De acuerdo con datos de la Johns Hopkins University, hasta inicios de junio de 2020 la enfermedad, COVID-19, había afectado a más de 6.5 millones de habitantes en el mundo.

Caso México

Derivado de la declaratoria de pandemia, la OMS instó a todos sus países miembros a que se prepararan para una eventual pandemia. En México, el Gobierno Federal comenzó con la implementación de acciones que tenían como fin fortalecer la vigilancia epidemiológica, como las medidas en aeropuertos implementadas en vuelos procedentes de países con casos confirmados. El primer caso de COVID-19 en México se detectó el 27 de febrero de 2020 y se trató de un caso importado procedente de Italia. A la postre, el Gobierno Federal ampliaría las medidas de prevención y control para evitar

(*continúa*)

RECUADRO 28-4. EPIDEMIOLOGÍA Y MEDIDAS DE CONTROL. CASO MÉXICO (continuación)

los contagios en el país. La primera fue la extensión del periodo vacacional en los planteles educativos y la aplicación en todo el país de la denominada *Jornada Nacional de Sana Distancia* que consistía, entre otras disposiciones, en medidas encaminadas a implementar y conservar el distanciamiento social. Asimismo, se agregaron estrategias de soporte implementadas por las fuerzas armadas militares y navales del país. El ministerio de salud local estableció una clasificación consistente de tres fases epidemiológicas con el fin de establecer parámetros claros para la toma de decisiones.

a) **Fase 1 o de importación viral.** En esta etapa los casos son importados y la transmisión es de segunda generación.
b) **Fase 2 o de dispersión comunitaria.** En esta fase se producen brotes comunitarios y la transmisión es de tercera generación o superior.
c) **Fase 3 o epidémica.** Los brotes son de tipo regional con dispersión nacional.

Asimismo, el plan de retorno a las actividades que ha diseñado la autoridad se compone de tres etapas.

a) **Etapa 1.** Reapertura para localidades sin contagio.
b) **Etapa 2.** Preparación para reapertura general.
c) **Etapa 3.** Reapertura regional con base en una clasificación por colores. En la cual el color *rojo* indica que solo se realicen actividades esenciales; en el *naranja* se agregan actividades no esenciales de manera reducida; el *amarillo* agrega actividades acotadas en espacios públicos y actividad económica plena; y finalmente, el *verde* considera la reanudación de actividades escolares, sociales y de esparcimiento.

TABLA 28-4-1. Fases de la pandemia, etapas del plan de reanudación de actividades y clasificación por regiones

	Fases de la pandemia		Etapas del plan de reanudación de actividades
1	Importación viral	1	Municipios sin transmisión y sin vecindad con municipios con casos de COVID-19
2	Dispersión comunitaria	2	Preparación para reapertura general
3	Epidémica	3	Semáforo por regiones

Clasificación por regiones		
Rojo		Máximo de alerta sanitaria
Naranja		Alto
Amarillo		Intermedio
Verde		Cotidiano

Fuente: Diario Oficial de la Federación (México), 14 de mayo de 2020.

Existen diferentes formas de clasificar las fases de una pandemia, pero todas comparten elementos en común y sus variantes se derivan de los objetivos para los cuales fueron diseñadas. Las características del COVID-19, a nivel epidemiológico, son similares a las de la influenza: ambos son virus respiratorios, provocan neumonía atípica y su vía de transmisión es por medio de secreciones. Es por ello que las lecciones aprendidas durante la epidemia de influenza son la principal herramienta para contender contra este nuevo virus.

En general, se puede dividir a las pandemias en dos grandes grupos: el *antes* y el *durante*. No existe un *después*, porque lo que sucederá después será, en realidad, un *antes* de la próxima pandemia. Es decir, cuando acabe esta pandemia de COVID-19, en lugar de considerar qué estadio es el *después*, en realidad habrá de ser el estadio de preparación para la siguiente ola de la misma pandemia, o el inicio de otra nueva.

concluyendo ante esta evidencia que C3 promovía la exacerbación de síntomas y daño tisular. Esta aproximación ha llevado a desarrollar esquemas terapéuticos que emplean el fármaco AMY-101 capaz de bloquear a C3 con el fin de evitar la liberación de C3a y C5a y la posterior amplificación de la respuesta inflamatoria, un reporte de caso expone resultados favorables con mejoría de la evolución clínica del paciente; sin embargo, es necesario realizar más estudios para colocar a este fármaco como una alternativa de tratamiento. Una publicación más sugiere que la proteína N del SARS-CoV-2 interactúa con la proteína MBL (lectina de unión a manosas) y activa la cascada del complemento por vía de las lectinas; por otro lado, después de la replicación viral se libera proteína N soluble del virus, la cual podría interaccionar con la proteína MASP-2 (serín proteasa asociada a MLB) y conducir a sobreactivación del complemento y sobreproducción de C3a y de C5a para producir exacerbación del daño tisular. La relación anterior se estableció a partir de datos provenientes de muestras de necropsias de pacientes que fallecieron por COVID-19 y, a través de inmunohistoquímica, se observaron depósitos de MBL, MASP-2, C4a, C4, C3a, C3b y MAC. Además, al comparar la concentración sérica de C5a de pacientes con síntomas graves, moderados y de voluntarios sanos, se observó que los pacientes con síntomas graves presentaron mayor concentración de C5a, con lo que podría sugerirse el uso de bloqueador de C5a como una alternativa terapéutica. Una serie de cinco necropsias de pacientes que fallecieron por enfermedad grave por COVID-19 mostró depósitos de MASP-2, MBL, C4d y del complejo C5b-9 lo que evidencia una importante participación del sistema de complemento en el desarrollo de las complicaciones observadas en pacientes con COVID-19. A la par de este hallazgo, estudios *post mortem* de tres pacientes con COVID-19

que desarrollaron lesiones purpúricas y, se detectaron depósitos de C4d y del MAC en las lesiones. Este hallazgo sugiere una relación entre las alteraciones del sistema del complemento y la microtrombosis. A pesar del tiempo tan breve que se ha dedicado al estudio de la fisiopatología del COVID-19, el hallazgo de fenómenos que sugieren la participación del sistema del complemento podría explicar parcialmente algunas de las complicaciones observadas en los pacientes como los fenómenos trombóticos. El estudio de las alteraciones del sistema del complemento podría, con el tiempo, generar más opciones terapéuticas para el manejo reportados en pacientes con COVID-19. En la figura 28-2 se observan los posibles mecanismos de activación del sistema de complemento.

Linfocitos T

Los linfocitos T tienen un papel fundamental en las infecciones virales: las células T CD4+ cooperan con los linfocitos B para la producción de anticuerpos y regular la función de las células de la respuesta inmunológica, en tanto que los linfocitos T CD8+ destruyen las células infectadas para reducir la carga viral. Sin embargo, la desregulación de los linfocitos T puede incrementar la inmunopatología del COVID.

Reducción general del número de T CD4+ y CD8+ en sangre periférica

Similar a las observaciones anteriores sobre la infección por SARS-CoV-1, varios informes actuales enfatizan la aparición de linfopenia con reducción drástica en el números de células T CD4+ y CD8+ en casos moderados y severos de COVID-19. Aparentemente la disminucion de células T CD8+ está asociada con la gravedad de la en-

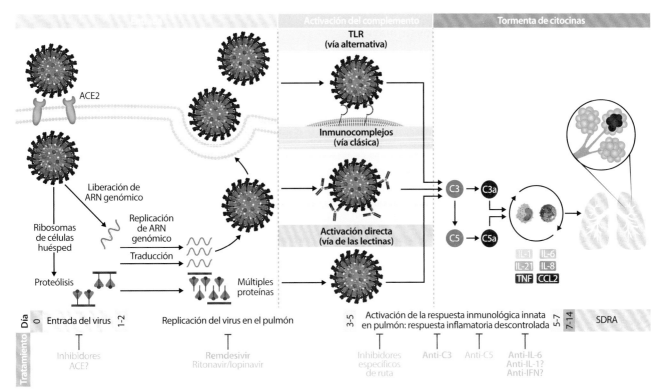

FIGURA 28-2. Participación del sistema de complemento en la infección por SARS-CoV-2 Durante la infección por SARS-CoV-2 las tres vías del complemento se activan y participan en la fisiopatología, su sobreactivación contribuye al desarrollo de la tormenta de citocinas y de acuerdo a los reportes histopatológicos, estaría relacionado con el desarrollo de complicaciones trombóticas.

fermedad asociada a COVID-19 y mortalidad, en tanto que en pacientes con un padecimiento moderado las cuentas linfocitarias de CD4+ y CD8+ presentan un ligero incremento. Varios mecanismos probablemente contribuyen a la reducción del número de células T en la sangre, incluidos los efectos inflamatorios de citocinas. De hecho, la linfopenia parece correlacionar con alteraciones en los niveles séricos de IL-6, IL-10 y TNF-α, mientras que se encontró que los pacientes convalecientes habían restaurado las frecuencias masivas de células T junto con una disminucion de niveles de citocinas proinflamatorias en general.

Las citocinas como IFN-I y TNF-α pueden inhibir la recirculación de células T en la sangre al promover la retención en los órganos linfoides y apego al endotelio aunque debe de ser considerados que existen reportes que sugieren que la IL-6 puede favorecer la muerte de linfocitos T a través de mecanismos mediados por Fas-FasL. En apoyo de esta hipótesis, se encontró que el antagonista del receptor de IL-6 tocilizumab aumenta el número de linfocitos circulantes. El reclutamiento de linfocitos T a los sitios de infección también puede reducir su presencia en sangre, y esto está apoyado por los hallazgos en lavados bronquiales donde se detectó un aumento significativo de T CD8+.

Inducción de respuestas antivirales de los linfocitos T

Pocos estudios hasta el momento han caracterizado la inmunidad específica de linfocitos T en la infección por SARS-CoV-2. En pacientes recuperados de COVID-19 leve, se detectaron respuestas robustas de células T específicas para las proteínas viales N, M y S, y aquellos pacientes que presentaron COVID severo dos semanas después de su egreso de la UCI presentaron una frecuencia promedio de linfocitos T CD4+ y CD8+ en todos los pacientes a de 1.4% y 1.3%, respectivamente, así como de un fenotipo limitado CD45RA y CCR7. Se consideró que esta expresión es característica de linfocitos Tcm CD4+ (memoria central) o linfocitos Tem CD8+ (memoria efectora) y Temra (memoria efectora RA).

Contribución de las células T a la hiperinflamación COVID-19

Si bien la inducción de una inmunidad robusta mediada por células T es probablemente esencial para un control eficaz del virus, las respuestas desreguladas de los linfocitos T pueden causar inmuno-

patología y contribuir a formas graves de la enfermedad en pacientes con COVID-19.

En estudios clínicos se ha detectado en PBMC provenientes de pacientes COVID en estado crítico un aumento significativo de la frecuencia células T CD4+,GM-CSF+ capaces de una "prodigiosa" producción *ex vivo* de IL-6 e IFN-γ. Se debe destacar que los linfocitos T CD4+ GM-CSF+ han sido previamente implicados en enfermedades inflamatorias autoinmunes como la esclerosis múltiple o juvenil, la artritis reumatoide y en sepsis.

Adicionalmente estos mismos estudios reportaron la disminución del número de células Treg en casos graves de COVID-19 una pérdida de Tregs podría facilitar el desarrollo de la inmunopatología pulmonar COVID-19. Del mismo modo, también se ha reportado en formas graves de la enfermedad una disminución del número de linfocitos de las células Tγδ.

Respuesta celular. *Hiperinflamación y tormenta de citocinas.* Como es de esperarse, la alta capacidad de replicación del SARS-CoV-2 en el organismo humano, y el daño en los distintos órganos que invade, empezando por los pulmones, provocan una respuesta inflamatoria de intensidad proporcional a la carga viral y al daño tisular. Al inicio de la infección por SARS-CoV-2 se elevan las **proteínas de fase aguda** que corresponden a los marcadores característicos de una respuesta inflamatoria, como la proteína C reactiva, la velocidad de sedimentación globular y la ferritina. Asimismo, se produce aumento de algunas de las citocinas que se relacionan con la respuesta inflamatoria como TNF-α, IL-1β, IL-18, IL-6, IL-17, IFN-γ e IL-1Ra. Además, se ha encontrado elevación de otras quimiocinas como IL-10, MCP-1, MCP-3, M-CSF, MIP-1α e IP-10. Lo anterior coincide con el infiltrado de neutrófilos, monocitos y macrófagos que se ha encontrado en pulmones, y con los transcritos de quimiocinas que reclutan neutrófilos y monocitos como CXCL8, CCL2 y CCL7, entre otras, que se han encontrado en el líquido de lavado broncoalveolar. En los pacientes graves que desarrollan SDRA, sumado a coagulación intravascular diseminada y falla orgánica múltiple, se han encontrado concentraciones muy elevadas de algunas citocinas y quimiocinas, principalmente TNF-α, IL-1 β, IL-6, IL-7, IL- 10, IL-1Ra, e IP-10. Esta elevación tan extrema se denomina **tormenta de citocinas**. Este síndrome posee una alta mortalidad y se observa principalmente en personas con comorbilidades como dia-

RECUADRO 28-5. COVID-19 Y NEUROPSIQUIATRÍA

David Eduardo Saucedo Martínez [1,2]
[1] Director del programa académico de la especialidad de Psiquiatría, Escuela Nacional de Medicina del TEC de Monterrey;
[2] Profesor no docente, Servicio de Geriatría, Hospital Universitario "José Eleuterio González", Universidad Autónoma de Nuevo León

La pandemia de COVID-19 constituye un estresor psicológico importante. Aunado a los efectos directos del propio virus en el sistema respiratorio y a la respuesta inmunológica que desencadena en el hospedero, el efecto del virus en el sistema nervioso central (SNC) aún no se conoce del todo. Sin embargo, la experiencia obtenida en epidemias similares (p. ej., gripe española, SARS-CoV-1 o MERS) sugiere que estas infecciones virales podrían ser la causa de síntomas neuropsiquiátricos diversos que ocurren semanas o meses después de la infección, como encefalopatía, cambios en el estado de ánimo, psicosis, disfunción neuromuscular o procesos desmielinizantes.

Existe evidencia que relaciona a la influenza con síntomas neuropsiquiátricos como insomnio, ansiedad, depresión, manía, psicosis, tendencia al suicidio y delirio. La gripe española de principios del siglo XIX trajo consigo a la *encefalitis letárgica*, un trastorno inflamatorio del SNC que se manifiesta por hipersomnolencia, psicosis, catatonia y parkinsonismo. Otras infecciones por coronavirus, como las de SARS-CoV-1 en 2003 y de MERS-CoV en 2012, se asociaron a secuelas neuropsiquiátricas graves como narcolepsia, convulsiones, encefalitis, encefalopatía, síndrome de Guillain-Barré y otros procesos neuromusculares y desmielinizantes.

Publicaciones recientes describen que la mitad de los pacientes con síntomas graves desarrolló síntomas neurológicos diversos incluidas complicaciones cerebrovasculares (infartos), encefalopatías y lesiones musculares. Las alteraciones de laboratorio que se encontraron en las personas con manifestaciones en el SNC (cefalea, mareo y ataxia) incluyeron linfopenia y aumento de la proteína C reactiva; esta última se encontró elevada también en personas sin alteraciones musculares.

La fisiopatología hipotética apunta a que la disminución de los linfocitos periféricos refleja migración hacia el tejido blanco. Sin embargo, se ha encontrado elevación del factor estimulante de colonias de macrófagos (GM-CSF) en personas con síntomas neurológicos por coronavirus (CoV-SNC), lo cual podría permitir la expansión de fagocitos que se infiltran en el SNC (células derivadas de monocitos inflamatorios, como las células dendríticas). Lo anterior ha permitido postular el uso de GM-CSF para mitigar los síntomas neuropsiquiátricos por COVID-19.

En diversos tipos de "encefalopatías" se ha identificado síndrome hiperinflamatorio, también denominado **tormenta de citocinas**, al igual que se ha reportado en la infección por SARS-CoV-1, el cual se caracteriza por la elevación de las citocinas proinflamatorias IL-6, TNF-α, IL-8, IL-10 e IL-2R y que se reportó antes para SARS-CoV-1. En particular esta condición fue identificada en adultos mayores hospitalizados que remitieron a un cuadro clínico de delirio (confusión aguda) hasta 18 meses después de recibir el alta médica. Esta condición incrementa al riesgo inherente al COVID-19.

Las consecuencias neuropsiquiátricas por exposición al COVID-19 aún no se conocen del todo. A pesar de que existen receptores para SARS-CoV-2 como la ACE2 en el epitelio olfatorio, aún no se comprende del todo el mecanismo por el cual se genera anosmia y ageusia. Tampoco es claro si la presencia de depresión, ansiedad y eventos traumáticos son causados por el mismo virus o por reacción de su hospedero. Parece existir una relación entre síntomas neuropsiquiátricos y la infección por coronavirus. A pesar de que existe información limitada al respecto, se han reportado prevalencias de estrés postraumático (54.5%), depresión (39%), trastorno de pánico (32.5%) y trastorno obsesivo compulsivo (15.6%) en un periodo de 31 a 50 días después del diagnóstico de COVID-19, además de un aumento de 3% en la prevalencia de cualquier diagnóstico psiquiátrico. La relación entre infecciones por coronavirus y psicosis se ha demostrado por la identificación de anticuerpos contra el virus en pacientes que presentaron algún episodio psicótico reciente en comparación con el grupo control. Sin embargo, aún se desconoce el mecanismo implicado. Por otro lado, aunque aún no existen casos reportados de enfermedad de Parkinson o parkinsonismo secundario a COVID-19, sí se han aislado los anticuerpos del virus en el líquido cefalorraquídeo de pacientes con enfermedad de Parkinson que se han contagiado.

Las hipótesis sugieren que los monocitos infectados por el coronavirus podrían favorecer la neuroinflamación, facilitar la liberación de citocinas y promover la activación de la microglia. Debido a que las células inmunológicas persisten infectadas y después generan el proceso inflamatorio, el cuadro clínico podría diferir del que se presenta en la fase aguda de la infección.

Una de las expectativas de tratamiento de los síntomas neuropsiquiátricos se encuentra en un mecanismo potencial de mimetismo molecular por coronavirus con el fin de potenciar efectos autoinmunes en síntomas neuropsiquiátricos. El tratamiento con corticoesteroides en los casos de infecciones por coronavirus conlleva el riesgo de desarrollar síntomas neuropsiquiátricos como depresión (35%), fallas cognitivas, trastornos del sueño, delirio, hipomanía, manía y psicosis. Asimismo, se han propuesto otros tratamientos inmunomodulatorios como la inmunoglobulina intravenosa (IGIV), bloqueadores de citocinas e inhibidores de las cinasas Janus (JAK). Por otro lado, el uso de fármacos que actúan a nivel del eje intestino-cerebro son de interés ya que 40% de las personas que se infectan por coronavirus desarrollan síntomas gastrointestinales y existe expresión de los receptores ACE2 en células epiteliales del tubo digestivo.

Para conocer los efectos a largo plazo de ésta y de otras pandemias, será imperativo incluir el aspecto psiconeuroinmunológico en los estudios epidemiológicos.

---

betes mellitus tipo 2 y otras que manifiestan procesos inflamatorios crónicos, clínicos o subclínicos, como la obesidad (figura 28-3). Es probable que la inspiración repetida y de cantidades elevadas del virus SARS-CoV-2 a las que se podría exponer el personal de salud que no cuenta con protección adecuada, influya en la alta morbimortalidad que tiene el padecimiento en esta población ya que, en términos generales, se considera que la cantidad del inóculo es un factor determinante para el desarrollo, o no, de manifestaciones clínicas en la mayoría de los individuos infectados con agentes patógenos. El daño a los tejidos y las alteraciones a la homeostasis también pueden detectarse a través de los PRR, en especial de NLR. El que se conoce mejor es el inflamasoma NLRP3; cuando este se ensambla activa a la caspasa-1 que, a su vez, activa a IL-1β y a IL-18. Estas citocinas provocan muerte celular por **piroptosis** asociada a estados hiperinflamatorios y, además, generan un circuito de amplificación de la inflamación al estimular la producción de TNF-α e IL-6. De tal modo que es posible que la hiperproducción de citocinas inflamatorias como IL-1β e IL-6 derive en una hiperactivación de macrófagos, por un lado, y en una desregulación de la respuesta inmunológica, por el otro; ambas se asocian al deterioro clínico que se presenta en COVID-19 y podrían explicar la efectividad clínica que se ha observado en algunos casos en donde se emplearon anticuerpos monoclonales que bloquean receptores de citocinas como tocilizumab. La heparina de bajo peso molecular que se usa para el manejo de la coagulación intravascular diseminada también posee efectos antiinflamatorios e inmunomoduladores que podrían coadyuvar en el manejo de la hiperinflamación presente en la enfermedad grave por COVID-19. Con frecuencia, el cuadro grave se presenta de forma súbita 7 días después del inicio de síntomas y su progresión es rápida hacia insuficiencia respiratoria. El daño directo que se produce en las células del endotelio vascular podría exacerbar las alteraciones producidas en órganos blanco. Durante este fenómeno, la carga viral podría no ser tan elevada y esto respaldaría la hipótesis de que el deterioro clínico en estos casos se debe a la respuesta hiperinflamatoria que se produce por el daño agudo y por el fracaso en la regulación de la respuesta inmunológica. Este deterioro clínico se acompaña de elevación de las proteínas de fase aguda y, de forma simultánea, del dímero D, creatina cinasa (CK) y lactato deshidrogenasa (LDH), lo cual indica la presencia de alteraciones de la coagulación o, incluso, de coagulación intravascular diseminada (CID) además de lisis celular. La **linfohistiocitosis hemofagocítica (LHH)** es una alteración que se asocia con frecuencia a infecciones virales; este fenómeno

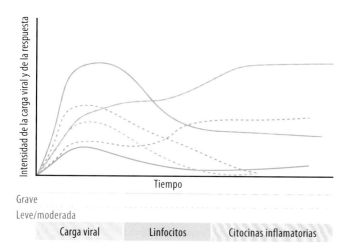

FIGURA 28-3. Al inicio de la infección por SARS-CoV-2, en paralelo al aumento de la carga viral, se elevan mediadores característicos de una respuesta inflamatoria, incluyendo diversas citocinas y quimiocinas. Los linfocitos aumentan también, desfasados en tiempo, de manera que su mayor incremento coincide con la disminución tanto de la carga viral como de las citocinas inflamatorias. En los pacientes graves, fundamentalmente con cargas virales muy altas y que desarrollan un SDRA, algunas citocinas y quimiocinas, se encuentran extremadamente elevadas y se mantienen así por más tiempo. A esta elevación extrema se le conoce como tormenta de citocinas y suele acompañarse de una grave linfopenia secundaria.

coincide con algunos de los hallazgos en pacientes con enfermedad grave por COVID-19 y podría explicar el SDRA. El fenómeno de LHH posee alta mortalidad y su característica más destacada es la **hipercitocinemia súbita** que se acompaña de falla orgánica múltiple. La mitad de los casos exhibe datos de alteraciones pulmonares. Aunado a la tormenta de citocinas, el fenómeno se caracteriza por fiebre elevada de difícil control, disminución en la concentración sanguínea de diferentes subpoblaciones celulares y aumento de la ferritina. La LHH primaria presenta disminución en el número, o en la función, de los linfocitos y se determina de forma genética. En COVID-19 este fenómeno se manifiesta como *linfopenia secundaria a la infección viral*. En ambos casos, la ausencia de respuestas reguladora y citotóxica de las células T podría influir en la tormenta de citocinas que es resultado de la hiperinflamación asociada a daño viral grave.

Respuesta humoral. La respuesta inmunológica humoral, en especial la producción de anticuerpos neutralizantes (NAb), posee una función transcendente al limitar la infección y evitar futuras reinfecciones. Dentro de las consideraciones inmunopatológicas se ha descrito que el pico en la carga viral en pacientes que padecen SARS por coronavirus coincide con la aparición de una respuesta por anticuerpos dirigidos principalmente hacia las proteínas de la envoltura del virus (en especial hacia la proteína S [*spike*]) y a las proteínas de la nucleocápside. La presencia del complejo S-IgG induce la síntesis de MCP-1 y de IL-8, así como una respuesta mediada por macrófagos. Durante la infección aguda por coronavirus, en específico por MERS-CoV, 89% de los pacientes desarrolla una respuesta humoral. Al igual que en muchas enfermedades, el primer anticuerpo en ser detectado es IgM (es más evidente al final de la primera semana) y, posteriormente, IgG y anticuerpos neutralizantes (figura 28-4A). En la mayoría de los pacientes se identificó que la seroconversión ocurre alrededor de la segunda semana después del comienzo de síntomas, y esta cinética no difirió entre sobrevivientes y casos fatales. Sin embargo, cuando la seroconversión sucedió durante la primera semana, se reportó mayor supervivencia. Asimismo, la concentración de anticuerpos neutralizantes en los sobrevivientes fue mayor en comparación con las personas que no se recuperaron. Por otro lado, existe una relación inversa entre los títulos de anticuerpos y las cargas virales. Los NAb habitualmente incluyen anticuerpos IgA y son secretados en fluidos respiratorios y saliva. Algunos estudios previos han demostrado que los NAb de tipo IgA anti-MERS-CoV son detectados en secreciones respiratorias y esto se correlaciona positivamente con el

aumento de IgG detectado en suero. Dentro del escenario convaleciente de la infección, algunos estudios han identificado que las personas que se recuperan de la infección por SARS (SARS-CoV) presentan una cinética similar con relación a los anticuerpos IgG y NAb. En todas las personas que se estudiaron, se detectaron títulos de IgG y NAb a los 30 días posteriores a la infección y su concentración fue máxima a los 120 días posteriores al inicio de las manifestaciones clínicas. El descenso fue gradual, haciéndose más notorio a los 7 meses después de la resolución y continuó hasta los 24 meses cuando concluyó su seguimiento (figura 28-4B). Para SARS-CoV-2 y derivado de la evolución de la pandemia y del hecho de que SARS-CoV-2 es un virus emergente, aún no se conoce por completo la cinética de anticuerpos para esta entidad. Sin embargo, algunos informes preliminares han demostrado que los pacientes podrían cursar en la fase aguda con una cinética similar a la informada para MERS-CoV que posee una tendencia a aumentar los títulos de IgG e IgM y seroconversión en los días 14 y 12 de manera respectiva. En algunas publicaciones las cineticas son similares; sin embargo, existe la posibilidad de que éstas se alteren debido a factores diversos que suceden en la vida real como la administración de tratamientos (p. ej., esteroides sistémicos) y esto podría explicar la posible expresión simultánea de ambos anticuerpos o el aspecto bifásico de IgG en algunos informes ya que los corticoesteroides a dosis altas afectan la respuesta humoral. Conocer la dinámica de identificación de anticuerpos (figura 28-4C) podría resultar útil para el diagnóstico del padecimiento. Hasta ahora, la prueba qRT-PCR es la que ha demostrado mayor sensibilidad durante la primera semana de la infección (66.7%); sin embargo, su sensibilidad disminuye una vez que ha concluido este lapso (sensibilidad de 45% a los 14 días). Por otro lado, la detección de anticuerpos IgM e IgG es mayor alrededor del día 8 de la enfermedad (73 y 54%, respectivamente), y aumenta al avanzar la infección (hasta 94 y 78% respectivamente a los 15 días). Las pruebas de anticuerpos no solo podrían confirmar casos sospechosos, también podrían revelar quién estuvo infectado y quién fue portador asintomático, ya que hasta una cuarta parte de las personas con infección por SARS-CoV-2 podrían transmitirlo sin saberlo porque sus síntomas son leves.

▍ TRATAMIENTO FARMACOLÓGICO

Hasta el momento, no existe tratamiento específico para la infección por SARS-CoV-2. Los tratamientos disponibles son *esencialmente* de soporte. Diferentes estudios que se realizan a nivel mundial tienen como objetivo la inmunomodulación de los procesos inmunopatogénicos involucrados en esta infección , por ejemplo, el bloqueo del receptor de IL-6 (tocilizumab, sarilumab) y de IL-1 (anakinra); anticuerpos anti-IL-6 (situlximab, clazakizumab); o inhibidores del inflamosoma NLRP3 (canakinumab), entre otros candidatos. Sin embargo, opciones de tratamiento actuales que destacan son:

Remdesivir. Es un profármaco que se metaboliza dentro de la célula para producir su forma activa, el metabolito GS-441524, el cual constituye un análogo del trifosfato de adenosina (ATP). Este producto compite con el ATP por la ARN polimerasa y su incorporación en la nueva cadena resulta en la terminación prematura de la síntesis de ARN, de esta forma el medicamento incide en la replicación viral. El fármaco se ha probado con éxito en los brotes de ébola y en las epidemias de SARS y MERS. Remdesivir e IFN-β poseen una actividad antiviral *in vitro* superior a la de otros antivirales como liponavir y ritonavir. En el modelo murino para SARS-CoV, se administró remdesivir de forma profiláctica y terapéutica y produjo mejoría en la función pulmonar y reducción de la carga viral. Asimismo, cuando se aplicó 24 h antes de la inoculación del virus en monos Rhesus, no se produjo enfermedad clínica ni se halló evidencia de replicación en tejidos respiratorios y se evitó que se formaran lesiones pulmonares. Su uso implica que la depuración de creatinina de las personas candidatas a recibir el tratamiento sea superior a 30 mL/min y que sus niveles séricos de alanina aminotransferasa (ALT) y de aspartato aminotransferasa (AST) sean menores a cinco veces el límite superior de su valor normal. Con el régimen terapéutico recomendado, alrededor de 70% de las

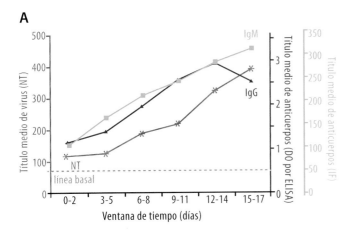

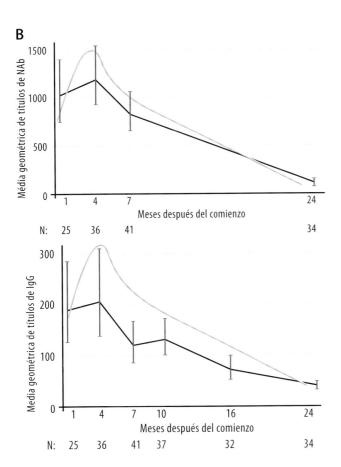

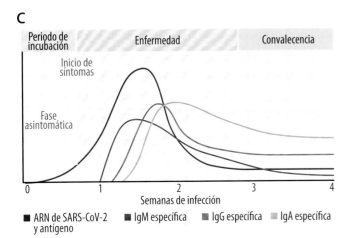

personas presentaron una mejoría en la oxigenación, incluidas las personas que estaban bajo apoyo mecánico ventilatorio.

Inhibidores de proteasas. Lopinavir/ritonavir es una combinación de dos agentes antirretrovirales de la familia de los inhibidores de proteasas. El lopinavir es un inhibidor muy potente y selectivo de las proteasas del VIH tipo 1 que son esenciales para la maduración del virus. La acción antiviral principal de lopinavir es la prevención de la infección en células susceptibles y no produce efectos en las que tienen el ADN viral ya integrado. Una dosis baja de ritonavir, coadministrada con lopinavir, tiene la capacidad de inhibir la inactivación metabólica que induce el citocromo P450 en el lopinavir, por lo cual actúa como su potenciador farmacocinético. La actividad antirretroviral de la combinación deriva exclusivamente de las concentraciones plasmáticas de lopinavir. La combinación se incluye en las alternativas terapéuticas para COVID-19 por su actividad antiviral mostrada durante la epidemia de SARS por SARS-CoV1 en 2003 donde su uso evitó el SDRA. Se ha evaluado para COVID-19 y, aunque en estudios preliminares no demostró mejoría clínica diferente a la que pudiera conferir el tratamiento de soporte (oxígeno suplementario, ventilación no invasiva e invasiva, antibióticos, soporte vasopresor y oxigenación por membrana extracorpórea) en un periodo de 15 días, sí demostró reducción de la mortalidad, del tiempo de estancia en la sala de cuidados intensivos y del riesgo de padecer insuficiencia respiratoria. Asimismo, en reportes de casos su resultado ha sido alentador. Posterior a su administración, la carga viral comenzó a disminuir y otros estudios reportan una reducción rápida de la fiebre, de los conteos de leucocitos y de los niveles de proteína C reactiva.

Cloroquina e hidroxicloroquina. La cloroquina es un medicamento antiguo que se utiliza en el tratamiento de la malaria. Su derivado, la hidroxicloroquina (HCQ), se considera un fármaco inmunomodulador (DMARD, *disease-modifying antirheumatic drugs*) útil en el tratamiento de enfermedades autoinmunes como el lupus eritematoso sistémico y la artritis reumatoide. Sin embargo, algunos estudios han demostrado que posee actividad antiviral, en particular para SARS y para influenza H5N1. La HCQ puede aumentar el pH intracelular e inhibir la actividad lisosómica de algunas células presentadoras de antígenos (APC) como las células dendríticas plasmacitoides y las células B y de esta forma evita el

Figura 28-4. Cinética de anticuerpos durante la infección por coronavirus. A. Cinética de producción de anticuerpos por MERS. La *línea naranja* muestra el título medio de inmunoglobulina M (IgM) de un ensayo de inmunofluorescencia (IFA). La *línea roja* muestra el título medio de inmunoglobulina G (IgG), representado como relaciones de densidad óptica (OD) obtenidas por ELISA. La *línea azul* muestra título de virus de microneutralización (NT). En la fase aguda de la infección por coronavirus, específicamente por MERS (*Middle East respiratory syndrome*) IgM es el primer anticuerpo en ser detectado alrededor de la primera semana, posteriormente lo son IgG y los anticuerpos neutralizantes. **B.** Cinética de los títulos de anticuerpos IgG y NAb , por mes después del inicio de la infección por SARS-CoV. Durante el periodo de convalecencia de la infección por SARS (*severe acute respiratory syndrome*) los anticuerpos IgG y NAb están presentes y tienden a una cinética similar, siendo detectables en el día 30 posinfección, alcanzando su concentración máxima a los 120 días con sucesivo descenso gradual durante los próximos 24 meses. **C.** Perfil de anticuerpos contra proteínas de la nucleocápside del SARS-CoV-2. En la enfermedad por COVID-19 se ha identificado que la cinética en su etapa inicial es muy parecida a la reportada por otras infecciones por coronavirus (MERS) y aparentemente presentaría la misma evolución durante la recuperación con base a la cinética de IgG y NAb (IgA) SARS.

A. Corman VM.Viral Shedding and Antibody Response in 37 Patients With Middle East Respiratory Syndrome Coronavirus Infection. *Clin Infect Dis.* 2016 Feb 15;62(4):477-483. doi: 10.1093/cid/civ951.

B. Liu W. Two-year prospective study of the humoral immune response of patients with severe acute respiratory syndrome. *J Infect Dis.* 2006 Mar 15;193(6):792-5.

C. Azkur AK, Akdis M, Azkur D, et al. Immune response to SARS-CoV-2 and mechanisms of immunopathological changes in COVID-19 [published online ahead of print, 2020 May 12]. *Allergy.* 2020;10.1111/all.14364. doi:10.1111/all.14364

procesamiento de antígenos y la presentación de autoantígenos mediada por el MHC-II e interfiere en la activación y diferenciación de linfocitos T y en la expresión de proteínas coestimuladoras (CD154 en TCD4) y de citocinas proinflamatorias (IL-1, IL-6 y TNF-α). El coronavirus entra en el endosoma e interactúa con los TLR los cuales estimulan vías inflamatorias cuyo objetivo es inducir la síntesis de IFN, quimiocinas y citocinas. La HCQ produce aumento del pH endosómico e inhibe así la función de TLR3 y TLR7 que dependen de un ambiente ácido para disminuir la síntesis de las citocinas y modular la respuesta inflamatoria. CQ y HCQ ejercen un efecto antiviral durante la infección ya que pueden glucosilar la ACE-2 y bloquear la fusión del virus con la célula huésped (figura 28-5). Un punto a considerar es que las manifestaciones cardiacas relacionadas con el consumo de hidroxicloroquina son manifestaciones iniciales de toxicidad y son potencialmente irreversibles. Por lo tanto, se requiere la retirada del tratamiento cuando las manifestaciones cardiacas están presentes.

Biológicos. La tormenta de citocinas y el síndrome de liberación de citocinas (CRS, *cytokine release syndrome*) observados en personas con COVID-19 han motivado la búsqueda de alternativas terapéuticas que empleen agentes biológicos como, por ejemplo, los anticuerpos anti-IL-6R (tocilizumab), los cuales se dirigen hacia el receptor de IL-6. Un estudio sobre el uso de este tipo de agentes que se realizó en China, incluyó 21 pacientes con enfermedad grave por COVID-19; los pacientes se clasificaron en graves o críticos de acuerdo con parámetros ventilatorios: el *estadio grave* correspondió a respiraciones cortas, frecuencia respiratoria mayor a 30 por minuto, saturación menor a 93% en reposo y PaO$_2$/FiO$_2$ < 300 mm Hg,

mientras que el *estadio crítico* se definió por la identificación de falla respiratoria con requerimiento de ventilación mecánica, choque y confirmación de falla orgánica adicional a la respiratoria. La respuesta reportada fue que, luego de algunos días de tratamiento, la fiebre remitió, el requerimiento de oxígeno se redujo y los hallazgos de las tomografías mejoraron en 90% de los pacientes. En los resultados de laboratorio, los linfocitos regresaron a cifras normales y la proteína C reactiva disminuyó. Este reporte de casos tiene varias limitaciones, en primer lugar que no se hizo como estudio comparativo y además no se realizaron las determinaciones séricas de IL-6 después del tratamiento. Esto ha dado lugar al desarrollo de estudios clínicos controlados utilizando tocilizumab en pacientes con neumonía asociada a COVID-19 y elevación de IL-6.

┃ VACUNAS

Debido al rápido aumento de las infecciones por SARS-CoV-2 a nivel mundial, se han iniciado múltiples esfuerzos de investigación para desarrollar una vacuna eficaz contra el virus SARS-CoV-2. Hasta principios de abril de 2020, se habían registrado 115 candidatos a vacunas.

El desarrollo clásico de este tipo de agentes biológicos implica la investigación de vacunas a partir de virus vivos y de virus atenuados; una de las ventajas de esta metodología es que podría producir inmunogenicidad por su capacidad teórica de estimular TLR3, TLR7/8 y TLR 9. Sin embargo, entre las desventajas de este tipo de vacunas se encuentra el riesgo permanente de obtener, a partir de las cepas vacunales, organismos que recobren su capacidad virulenta y patogénica. Otro tipo de vacunas que se han investigado desde 2002 para su uso contra coronavirus son las que en su producción emplean tecnología recombinante de subunidades virales. Estas vacunas parten de la inducción de una respuesta inmunológica con base en el desarrollo de anticuerpos neutralizantes contra proteínas específicas del virus (proteína *spike*) y su objetivo es evitar su acoplamiento con el receptor ACE2; asimismo, las vacunas de este tipo se unen a un agonista sintético adecuado de TLR4 conocido como glucopiranosil lípido A (GLA), con el fin de mejorar su inmunogenicidad. Entre los beneficios de su uso se encuentra la capacidad de minimizar una respuesta inmunológica exagerada.

Otra alternativa son las vacunas de ADN que consisten en la inyección, por medio de plásmidos, del material genético capaz de codificar antígenos (antígeno S) e inducir activación de los linfocitos T. Entre los beneficios que puede aportar este tipo de vacunas se encuentran seguridad (no usan microorganismos vivos); capacidad de inducir una respuesta inmunológica celular y humoral; facilidad de modificar los antígenos codificados en los plásmidos; menor costo cuando se producen a gran escala; y vida media mayor, por lo que se consigue una mejor estabilidad en cuanto a la temperatura de almacenamiento y transporte.

Las proteínas resultantes de la expresión de la información genética codificada en la vacuna pueden salir de la célula o ser degradadas en el citoplasma por los proteasomas para ser transportadas al retículo endoplásmico y unirse al MHCI. Esta unión de MHCI y sus epítopes antigénicos se presentan en la superficie de la célula para desencadenar respuestas inmunológicas celulares antígeno-específicas de linfocitos T CD8+.

Hasta el momento no se cuenta con una vacuna aprobada para su uso en humanos contra el COVID-19, sin embargo, se ha observado que la vacunación previa con la vacuna BCG (Bacilo de Calmette Guerin), puede reducir la severidad de otras infecciones virales como influenza. De igual modo se ha observado que países con programas de vacunación de BCG para niños, tienen mejor pronóstico en la lucha contra COVID-19 comparado con aquellos que no la emplean. Por lo que se está evaluando su papel en la reducción de incidencia y gravedad de COVID-19 en personal de salud de Australia. Esto se explica pues la vacuna BCG induce un fenómeno denominado "entrenamiento inmunológico", el cual consiste en cambios epigenéticos de metilación y acetilación de histonas, en sitios promotores de genes que codifican para citocinas proinflamatorias en monocitos, lo cual potencia la respuesta inmunológica innata a infecciones posteriores.

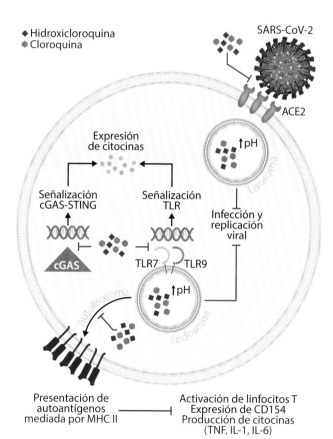

Figura 28-5. Tanto cloroquina (CQ) e hidrocitocina (HCQ) pueden interferir con la glicosilación de ACE2 e interferir en el acoplamiento con la *proteína S* del SARS-CoV-2. También pueden aumentar el pH de los endosomas y lisosomas, a través de los cuales se evita el proceso de fusión del virus con las células huésped y la replicación posterior. La HCQ puede aumentar el pH intracelular e inhiben la actividad lisosómica en la presentación de antígenos por el MHCII hacia los linfocitos T también interfiere en la función de TLR evitando la transcripción de genes proinflamatorios, disminuyendo la probabilidad de una respuesta inmunológica inflamatoria exagerada conocido como *tormenta de citocinas*.

RESUMEN

- En noviembre de 2019, en la ciudad de Wuhan, provincia de Hubei, China, se registró un brote de neumonías atípicas de etiología desconocida. Hacia enero de 2020 se identificó que el agente causal de estos cuadros respiratorios era un coronavirus, denominado en un inicio nuevo o novel (2019-nCoV) y que en la actualidad se conoce como coronavirus 2 causante del síndrome respiratorio agudo grave (SARS-CoV-2). La enfermedad que produce se ha denominado COVID-19.
- El origen de este virus se ha relacionado con los murciélagos ya que posee una similitud de 96% de sus nucleótidos con los de los coronavirus de los quirópteros.
- La patogenicidad de los coronavirus es baja y se identifican principalmente en las vías respiratorias altas. Sin embargo, destacan dos brotes por coronavirus que afectan vías respiratorias bajas; el primero en 2003 dio como resultado el síndrome respiratorio agudo grave o SARS y el segundo, en 2011, fue el síndrome respiratorio de oriente medio (MERS).
- La clasificación clínica para COVID-19 propuesta incluye cinco formas de presentación: enfermedad asintomática, enfermedad leve, enfermedad moderada, enfermedad grave y enfermedad crítica.
- La transmisión de la enfermedad se produce por exposición a gotitas respiratorias o de *flügge* y por contacto directo con personas infectadas. El diagnóstico de laboratorio se basa en la detección del ARN viral y se realiza mediante una muestra nasal y faríngea tomada con un hisopo; la detección de anticuerpos séricos y de antígenos aún no se han validado totalmente.
- Las personas con diabetes mellitus, hipertensión y obesidad severa, así como aquellas con índice de masa corporal (IMC) > 40 kg/m², poseen mayor posibilidad de adquirir la infección por SARS-CoV-2 y se encuentran en mayor riesgo de presentar complicaciones severas y muerte.
- Los coronavirus activan diferentes procesos de la respuesta inmunológica, como el reconocimiento por diferentes TLR y RLS, la producción de IFN tipo I o la misma vía de señalización que se activa luego del reconocimiento por el receptor de interferón en la vía de STAT1/2.
- El sistema de complemento podría influir en el desarrollo de complicaciones en COVID-19, los estudios preliminares apuntan a que una sobreactivación del sistema del complemento podría desencadenar las complicaciones trombóticas observadas en necropsias realizadas a pacientes fallecidos por infección por SARS-CoV-2.
- SARS-CoV-2 posee una alta capacidad de replicación que sumada al daño que se produce en los diferentes órganos que invade, con los pulmones como órgano inicial, provoca una respuesta inflamatoria de intensidad proporcional a la carga viral y al daño tisular, generando en algunos casos una tormenta de citocinas.
- En etapas tempranas de la enfermedad se incrementan los niveles circulatorios de las proteínas de fase aguda que corresponden a los marcadores característicos de una respuesta inflamatoria, como la proteína C reactiva, la velocidad de sedimentación globular y la ferritina. En los pacientes graves que desarrollan disfunción respiratoria, sumado a coagulación intravascular diseminada y falla orgánica múltiple, se han encontrado concentraciones muy elevadas de algunas citocinas y quimiocinas, principalmente TNF-α, IL-1 β, IL-6, IL-7, IL- 10, IL-1Ra, e IP-10.
- Debido a la evolución de la pandemia y al hecho de que SARS-CoV-2 es un virus emergente, aún no se conoce por completo la cinética de la respuesta humoral. Algunos informes preliminares han demostrado que los pacientes podrían cursar en la fase aguda con una cinética similar a la informada por otras infecciones por coronavirus caracterizada por títulos de IgG e IgM y seroconversión en los días 14 y 12 de manera respectiva.
- Entre las opciones terapéuticas que se han evaluado se encuentran el bloqueo del receptor de IL-6 (tocilizumab, sarilumab) y de IL-1 (anakinra); anticuerpos anti-IL6 (situlximab, clazakizumab); o inhibidores del inflamasoma NLRP3 (canakinumab), entre otros candidatos, como el redemsivir que se encuentra aún en fase experimental.

TÉRMINOS CLAVE

Anticuerpo neutralizante Tipo de anticuerpo que puede reconocer al agente infeccioso y bloquear su entrada a las células sanas. Estos anticuerpos también pueden activar otros leucocitos para ayudar a destruir las células infectadas por el virus.

Anticuerpos terapéuticos Son usados como inmunoterapia, son anticuerpos monoclonales (mAb) para unirse monoespecíficamente a ciertas células o proteínas. El objetivo es que este tratamiento bloquee una molécula o destruya un tipo celular específico para modular los efectos de la respuesta inflamatoria.

Piroptosis Muerte celular mediada por la activación de caspasa-1. Se caracteriza por fragmentación del ADN y lisis celular.

Proteínas de fase aguda Son un amplio grupo de proteínas plasmáticas, estructural y funcionalmente heterogéneas; que se sintetizan principalmente en el hígado; y que tienen como principal característica en común que varían su concentración (elevación o disminución) plasmática al menos un 25% en respuesta en infecciones, traumatismos, neoplasias, cirugías o infartos.

Seroconversión Presencia detectable de anticuerpos contra ese virus en la sangre. Cuando ocurre seroconversión (por lo general, a las pocas semanas de la infección), el resultado de una prueba de detección de anticuerpos contra el virus cambia de seronegativo a seropositivo.

Tormenta de citocinas Reacción inflamatoria grave por la que el cuerpo libera de forma súbita una gran concentración de citocinas en la sangre. La tormenta de citocinas puede ser consecuencia de una infección, una enfermedad autoinmune u otro trastorno. A veces también ocurre después del tratamiento con algunos tipos de inmunoterapia. Los signos y síntomas incluyen fiebre alta, cansancio intenso y náusea y ocasiona falla multiórganica.

Material de consulta [EN LÍNEA]

- Centers for Disease Control and Prevention. (2016). Pandemic Intervals Framework. Recuperado de: https://espanol.cdc.gov/flu/pandemic-resources/national-strategy/intervals-framework.html
- Centers for Disease Control and Prevention. (2020). Coronavirus (COVID-19). Recuperado de: https://www.cdc.gov/coronavirus/2019-nCoV/index.html
- Subsecretaría de Prevención y Promoción de la Salud (2020). Coronavirus (COVID-19)-Comunicado Técnico Diario. Gobierno de México. Recuperado de: https://www.gob.mx/salud/documentos/coronavirus-covid-19-comunicado-tecnico-diario-238449
- Johns Hopkins University Medicine. (2020). Coronavirus Resource Center. https://coronavirus.jhu.edu/data
- Organización Mundial de la Salud. (2020). Brote de enfermedad por coronavirus (COVID-19). Recuperado de: https://www.who.int/es/emergencies/diseases/novel-coronavirus-2019
- Organización Mundial de la Salud. (2009). Preparación y respuesta ante una pandemia de influenza. Programa Mundial de Influenza, 15-39.
- Dirección General de Epidemiología. (2020). Aviso Epidemiológico Enfermedad COVID-19 por SARS-CoV-2. Avisos epidemiológicos- 2020. Secretaría de Salud. Disponible en: https://www.gob.mx/salud/acciones-y-programas/avisos-epidemiologicos-2020

UNIDAD 4

Fundamentos de la terapia inmunológica

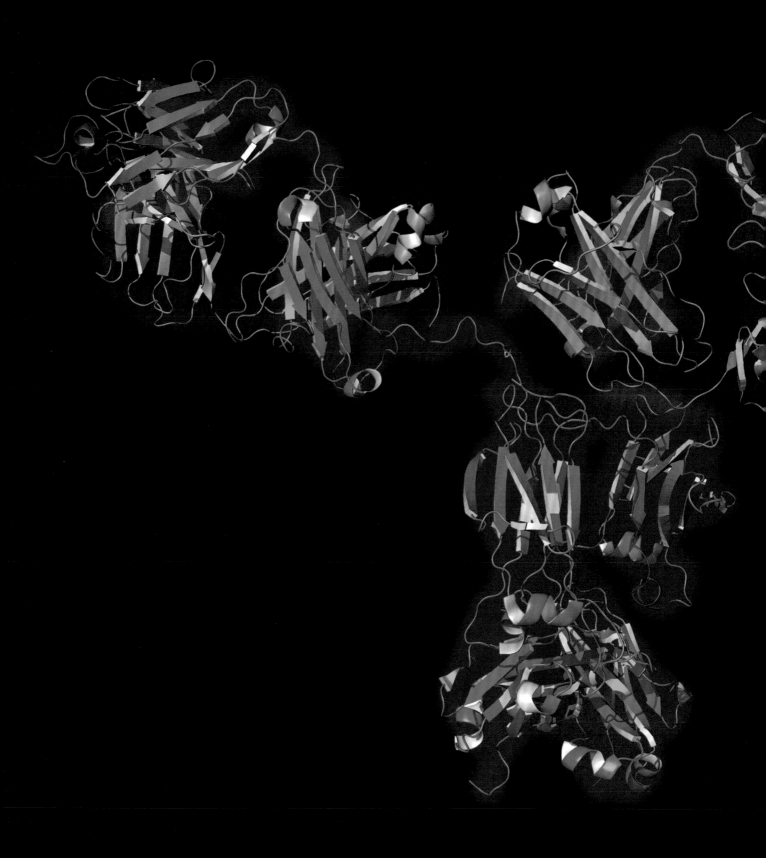

29 INMUNOFARMACOLOGÍA

Marco A. Velasco Velázquez • Wendy Xolalpa • Sonia Mayra Pérez Tapia

CONTENIDO

OBJETIVOS DE APRENDIZAJE

Al terminar este capítulo el lector será capaz de:

1. Conocer y describir la función de los fármacos inmunosupresores
2. Describir detalladamente la función de los fármacos antiinflamatorios no esteroides y glucocorticoides
3. Conocer la función de los fármacos empleados en el control de las alergias
4. Conocer las preparaciones farmacológicas de anticuerpos
5. Conocer y describir la acción de los inmunomoduladores

INTRODUCCIÓN

La **inmunofarmacología** se enfoca en el estudio de los efectos que ejercen los fármacos en la respuesta inmunológica, la identificación de los mecanismos de acción involucrados y el desarrollo de fármacos que modulen la actividad del sistema inmunológico. Algunos ejemplos característicos de estos son los fármacos con actividad inmunosupresora, que se utilizan en trasplantes y en enfermedades autoinmunes. Por otro lado, los fármacos inmunoestimulantes y las vacunas tienen un efecto profiláctico en la adquisición de enfermedades. Así, las preparaciones de inmunoglobulinas (lo mismo que de anticuerpos monoclonales) pueden considerarse terapias de reemplazo, en las que estas moléculas, que se producen exógenamente (ya sea en organismos íntegros o mediante métodos biotecnológicos) se administran para que ejerzan sus efectos inmunológicos en el paciente. Por último, existe un grupo de fármacos inmunomoduladores que tiene efectos inmunoestimulantes o inmunosupresores según el contexto en que se aplique.

FÁRMACOS INMUNOSUPRESORES

Los **inmunosupresores** son fármacos que inhiben la respuesta inmunológica. Se emplean en situaciones en las que se requiere abatir la respuesta inmunológica, como es el caso de los pacientes trasplantados, o en condiciones en las que el sistema inmunológico está patológicamente sobreactivado. Existen cinco grupos de fármacos inmunosupresores:

a) Agentes antiproliferativos.
b) Inhibidores de la calcineurina.
c) Inhibidores del blanco de rapamicina (mTOR).
d) Glucocorticoides.
e) Anticuerpos policlonales dirigidos contra antígenos leucocitarios o anticuerpos monoclonales contra receptores de citocinas.

Agentes antiproliferativos

La inmunosupresión farmacológica inició con la demostración de que la 6-mercaptopurina (6-MP), un análogo de bases nitrogena-

das, podía prevenir el rechazo a trasplantes en modelos animales. La azatioprina, un compuesto relacionado con la 6-MP, se introdujo en la década de 1960 para su uso en seres humanos, lo cual permitió una disminución considerable de la tasa de rechazos. Los fármacos antiproliferativos pueden considerarse antimetabolitos, ya que interfieren con la vía normal de síntesis de ácidos nucleicos. Al tener una estructura similar a la de los metabolitos celulares, se unen a enzimas que participan en la vía de síntesis de ácidos nucleicos y las inhiben competitivamente. La inhibición de la síntesis de ADN ocurre sobre todo durante la fase S del ciclo celular.

La azatioprina es un derivado imidazólico de la 6-MP. Puede inhibir la producción de adenina o guanina al interferir con su vía de síntesis. Además, cuando se incorpora en una molécula de ADN durante su síntesis, previene que se sigan adicionando nucleótidos a la nueva cadena de ADN. Aunque en la actualidad este fármaco no es la primera elección para prevenir el rechazo a injertos, aún se utiliza para el tratamiento de enfermedades autoinmunes como la colitis ulcerosa y la esclerosis múltiple, entre otras.

El metotrexato se emplea para prevenir la enfermedad de injerto contra huésped en pacientes que reciben trasplante de médula ósea o de células troncales hematopoyéticas. También puede usarse en el tratamiento de la artritis reumatoide y la psoriasis. El metotrexato es un análogo de folato que bloquea el sitio activo de la dihidrofolato reductasa (DHFR, *dihydrofolate reductase*), lo que impide que el folato pueda reutilizarse en la vía de síntesis de precursores de nucleótidos y, por lo tanto, de la síntesis del ADN.

El micofenolato de mofetilo es un **profármaco** que genera *in vivo* ácido micofenólico (MPA, *mycophenolic acid*), un inhibidor de la enzima deshidrogenasa de monofosfato de inosina (IMPDH, *inosine 5'-monophosphate dehydrogenase*). Esta enzima limita la velocidad de síntesis de nucleótidos de guanosina. Las células B y T son más dependientes de esta vía que otras estirpes celulares, lo cual se debe a que los linfocitos activados expresan una isoforma (tipo II) de IMPDH que es más afín por el MPA que la isoforma tipo I, expresada en la mayoría de las células del organismo. La disminución en la disponibilidad de nucleótidos de guanosina abate la tasa de proliferación celular y afecta la glucosilación de las molécu-las de adhesión en la superficie de la célula, con lo que reduce el reclutamiento hacia el sitio de inflamación. Además, el MPA induce apoptosis en las células T activadas, lo que disminuye la expansión clonal generada por la estimulación antigénica. El micofenolato de mofetilo tiene aplicación terapéutica en los casos de rechazo a tras-plantes y artritis reumatoide.

Es importante señalar que los agentes antiproliferativos care-cen de toxicidad selectiva. Es decir, no solo afectan la proliferación de células del sistema inmunológico, sino que pueden afectar po-tencialmente a todas las células del organismo, pues los mecanis-mos de duplicación celular son compartidos. Las células más afectadas son aquellas que proliferan de manera activa (como las de la hematopoyesis, la piel y el tracto gastrointestinal), por lo que es frecuente que estos fármacos produzcan irritaciones en la piel y trastornos digestivos como diarrea, náusea y ulceración de muco-sas; incluso pueden generar supresión de médula ósea.

Inhibidores de la calcineurina

La ciclosporina y el tacrolimús son productos naturales obtenidos del metabolismo de hongos. La ciclosporina es un péptido cíclico de 11 aminoácidos, mientras que el tacrolimús pertenece a la familia de los macrólidos. A diferencia de otros fármacos inmunosupresores carecen de efecto citotóxico. La ciclosporina se une a la proteína ciclo-filina, expresada en linfocitos ThCD4$^+$. El complejo fármaco-ciclofilina se une a la fosfatasa calcineurina y la inhibe. En condicio-nes fisiológicas, la calcineurina es estimulada por los cambios en la concentración intracelular de Ca^{2+}, resultado de la interacción antí-geno-receptor de linfocitos T. Una vez activa, la calcineurina pro-mueve la activación de diversos factores de transcripción que controlan la expresión de IL-2, IFN-γ e IL-3; inhibe de este modo la síntesis y secreción de IL-2, lo que previene la expansión clonal de los linfocitos T. El mecanismo de acción del tacrolimús es muy simi-lar al de la ciclosporina, pero este fármaco se une a otra proteína de la familia de las inmunofilinas llamada FKBP. Esta interacción bloquea la activación de calcineurina e induce las mismas conse-cuencias fisiológicas descritas para la ciclosporina.

Aunque el uso de los inhibidores de la calcineurina como inmu-nosupresores para prevenir el rechazo a trasplantes constituyó un avance farmacológico importante, su uso está limitado por sus efec-tos adversos. Ambos fármacos inducen nefrotoxicidad y neurotoxi-cidad (con mayor frecuencia observados con el tacrolimús), aunque estos efectos parecen no estar relacionados con la inhibición de la calcineurina. También pueden producir hepatotoxicidad.

Inhibidores del blanco de rapamicina

El fármaco sirolimús es un macrólido, al igual que el tacrolimús. Fue aislado por investigadores brasileños a partir de una especie de *Streptomyces* obtenida en la Isla de Pascua. El sirolimús forma un complejo inmunosupresor con la proteína intracelular FKBP12. Este complejo bloquea en específico la activación de la cinasa de inhibidores del blanco de rapamicina en células de mamífero (mTOR, *mammalian target of rapamycin*). La inhibición de mTOR impide, en células T estimuladas, la activación de vías que se re-quieren para la progresión de la fase G1 a la fase S del ciclo celular. Por ejemplo, impide la degradación de la proteína inhibidora de cinasas Kip1 (p27^{kip}), la cual regula negativamente las cinasas de-pendientes de ciclina (CDK, *cyclin-dependent kinase*) 2 y 6. Sus efectos adversos incluyen fiebre, anemia y síndrome de fuga capilar. Estos efectos pueden estar relacionados con la inducción de apop-tosis en linfocitos T infiltrantes, con la consecuente liberación de mediadores de la inflamación.

FÁRMACOS ANTIINFLAMATORIOS NO ESTEROIDES Y GLUCOCORTICOIDES

La inflamación crónica está relacionada con la patogénesis de di-versas enfermedades en las que se presenta una expresión anormal de citocinas y quimiocinas por células del sistema inmunológico y células no inmunológicas. El daño celular asociado a la inflamación crónica se genera por el reclutamiento de leucocitos (los cuales li-beran enzimas lisosomales), así como por la liberación de fosfolípi-dos membranales por la activación de la fosfolipasa A$_2$ (PLA$_2$) y la consecuente producción local de metabolitos de ácido araquidóni-co, los cuales son quimiotácticos, afectan la permeabilidad vascular o producen contracción en los músculos lisos.

En aquellos sujetos que padecen inflamación crónica, se admi-nistra un tratamiento farmacológico cuyo objetivo es disminuir los síntomas y mantener la función tisular, lo mismo que detener o re-trasar el daño que genera la inflamación. Existen dos grupos princi-pales de fármacos antiinflamatorios: los no esteroides y los glucocorticoides. Aunque sus aplicaciones terapéuticas se traslapan, estos grupos tienen diferencias claras en sus mecanismos de acción, **propiedades farmacocinéticas** y perfil toxicológico.

Antiinflamatorios no esteroides

Los antiinflamatorios no esteroides (AINE) pueden utilizarse tanto para trastornos inflamatorios agudos como crónicos. Su mecanismo de acción principal consiste en la inhibición de la enzima ciclooxi-genasa (COX), responsable de la oxidación del ácido araquidónico, esencial para generar metabolitos bioactivos. Existen dos isoformas de COX, las cuales comparten características estructurales, activi-dad catalítica y localización celular. La isoforma COX-1 se expresa en la mayoría de las células, mientras que la COX-2 tiene una baja expresión en condiciones basales, pero aumenta de modo conside-rable durante procesos inflamatorios, por lo que se piensa que su inhibición es más relevante para producir efectos antiinflamatorios. Ambas isoformas de COX catalizan la oxidación del ácido araqui-dónico para formar las prostaglandinas (PG) G$_2$ y H$_2$. A su vez, estas moléculas (que son químicamente inestables) sirven de sustrato para la formación de PGE$_2$, PGI$_2$, PGD$_2$, PGF$_{2\alpha}$ y tromboxano (TX)A$_2$. Estos mediadores bioactivos activan receptores a prostanoides, con lo que regulan el proceso inflamatorio.

La PGE$_2$ es la prostaglandina con mayor capacidad de induc-ción de respuesta inflamatoria. Provoca vasodilatación, puede in-ducir constricción o dilatación de músculos lisos bronquiales o gastrointestinales según el subtipo específico de receptores con los que interactúe, incrementa la secreción de moco gástrico, y además inhibe la liberación de neurotransmisores. Las PGI$_2$ y PGD$_2$ causan vasodilatación, inhiben la agregación plaquetaria y pueden tener efecto en tejidos específicos, como la relajación del músculo liso en el útero y el tracto gastrointestinal (PGD$_2$) o la liberación de renina y la consecuente natriuresis (PGI$_2$). El efecto proinflamatorio de las prostaglandinas sinergiza con el de otros mediadores como la his-tamina o la bradicinina.

Entre los AINE más utilizados se incluyen el ácido acetilsalicí-lico (AAS), ibuprofeno, naproxeno, indometacina, piroxicam y di-clofenaco. La mayoría de los AINE son inhibidores reversibles de la COX-1, con excepción del AAS, el cual acetila la enzima de ma-nera irreversible, por lo que sus efectos son más prolongados. Aun-que casi todos los AINE pueden inhibir la COX-2, lo hacen con una afinidad y cinética diferentes, pues hay ligeras diferencias en su estructura química. Estas propiedades han permitido el desarrollo de fármacos que son más selectivos para la COX-2, como los coxibs (celecoxib y etoricoxib).

La inhibición de la COX genera los siguientes efectos:

a) Al inhibir la síntesis de PGE2 y prostaciclina se reduce la vasodilatación y el edema. En contraste, la acumulación de células inflamatorias no se reduce directamente.

b) Las prostaglandinas sensibilizan las terminaciones nervio-sas nociceptivas a la acción de mediadores liberados en los procesos inflamatorios, como bradicinina o serotonina, por lo que los AINE también tienen un efecto analgésico.

c) La liberación de IL-1 produce la generación de prostaglan-dinas en el SNC, lo cual provoca fiebre al modificar el punto de control hipotalámico de la temperatura corporal; este proceso también es bloqueado por los antiinflamatorios no esteroides.

Otros mecanismos de acción de los AINE incluyen la inhibición de la expresión del factor de transcripción NF-κB (p. ej., el AAS), o la reducción del daño tisular generado por la liberación de especies reactivas de oxígeno (ROS), como el sulindaco, cuyas propiedades químicas le permiten reaccionar con rapidez con dichas especies.

Uso de AINE en enfermedades con componente inflamatorio

Los AINE se administran en enfermedades inflamatorias crónicas, como la artritis reumatoide, para reducir el dolor y la tumefacción de las articulaciones. Debido a que no alteran la evolución de la enfermedad, no deben administrarse solos. Por lo general se combinan con fármacos denominados agentes antirreumáticos modificadores de la enfermedad, que tienen otros mecanismos de acción y que retrasan la evolución del cuadro. Algunos de éstos son las sales de oro, la hidroxicloroquina, la D-penicilamina e incluso el metotrexato y la ciclosporina A. Hay diferencias en la potencia de los fármacos de este grupo para tratar enfermedades inflamatorias. Por ejemplo, el diclofenaco es más potente que la indometacina o el naproxeno para el tratamiento prolongado de la artritis reumatoide y la espondilitis alquilosante. En contraste, el paracetamol (miembro también de este grupo que tiene efectos antipiréticos y analgésicos) presenta una actividad antiinflamatoria pobre, por lo que su administración a pacientes con enfermedades inflamatorias crónicas no ofrece beneficios clínicos.

En general, los AINE son fármacos con buen margen de seguridad. Sin embargo, presentan algunos efectos adversos claramente asociados con su uso, por lo que deben administrarse de manera cautelosa a pacientes con enfermedades concomitantes o con susceptibilidad incrementada a dichos efectos. La inhibición de la síntesis de la PGE_2 y la $PGF_{2\alpha}$ inhiben la secreción de moco en el tracto gastrointestinal y acrecienta la secreción gástrica de ácido, por lo que los AINE aumentan el riesgo de desarrollar gastritis y úlceras gástricas. Además, la disminución en la síntesis de PG puede ocasionar retención de agua y sodio, lo cual causa edema e hiperpotasiemia, así como nefritis intersticial (excepto con el AAS).

Cuando se inició la comercialización de los inhibidores selectivos de la COX-2 se pensaba que tendrían menos efectos adversos; no obstante, a la fecha se sabe que aumentan el riesgo de infarto y de accidentes cerebrovasculares, por lo que se recomienda su aplicación en dosis bajas y por corto plazo.

Glucocorticoides

La corteza suprarrenal sintetiza dos clases de compuestos derivados del colesterol: los mineralocorticoides y los glucocorticoides. Los mineralocorticoides, como la aldosterona, controlan la homeostasis de electrolitos en el organismo. Los glucocorticoides, entre otras actividades, son potentes supresores de la respuesta inmunológica. Los glucocorticoides, dada su naturaleza química, son capaces de atravesar las membranas celulares para interactuar con receptores intracelulares de la superfamilia de receptores nucleares. La unión del fármaco al receptor provoca: a) el desplazamiento de proteínas represoras unidas al receptor, b) la translocación del complejo al núcleo y c) la exposición de dominios estructurales conocidos como *dedos de zinc*, que median la interacción directa del complejo con el ADN en secuencias específicas (elementos de respuesta), controlando así la expresión de diversos genes (véase la figura 29-1A).

Un segundo mecanismo de acción implica la regulación de la acetilación de histonas en regiones específicas del ADN mediante la formación de complejos con enzimas nucleares que controlan este proceso. Los cambios en la acetilación de histonas afectan la capacidad de otros factores de transcripción, como AP-1 y NF-κB, para controlar la expresión de genes que codifican para factores proinflamatorios. Estos cambios en la expresión de proteínas son responsables de los efectos de los glucocorticoides. Por ejemplo, la proteína lipocortina inhibe la PLA_2, por lo que la inhibición de su síntesis causada por glucocorticoides bloquea la liberación de ácido araquidónico y la síntesis de PG y leucotrienos. Otros efectos incluyen la reducción en la síntesis de diversas citocinas proinflamatorias, la síntesis de proteínas del complemento, la síntesis de moléculas de adhesión que promueven la extravasación, y la expansión clonal de células B y T. De lo anterior se desprende que los glucocorticoides inhiben lo mismo la respuesta humoral que la celular.

Entre los fármacos esteroides de uso clínico se encuentra un grupo que puede activar tanto receptores a glucocorticoides como receptores a mineralocorticoides. Las diferencias entre esos fármacos radican sobre todo en las concentraciones a la que activan uno u otro receptor (su potencia farmacológica) y la duración de sus efectos por

sus propiedades farmacocinéticas. Aquellos fármacos que tienen mayor potencia glucocorticoide, como la prednisona y sus derivados, pueden emplearse como inmunosupresores o antiinflamatorios. Un segundo grupo, que incluye a la dexametasona y la betametasona, carece por completo de actividad mineralocorticoide.

Los glucocorticoides se emplean en combinación con otros inmunosupresores para reducir la probabilidad de rechazo en trasplantes; también se administran en fenómenos alérgicos y enfermedades inflamatorias como dermatitis o artritis reumatoide. Por ejemplo, la prednisolona es efectiva en pacientes con recaídas de artritis reumatoide y disminuye de manera parcial la progresión de la enfermedad. Este mismo fármaco ha demostrado efectividad para disminuir el prurito en cuadros de dermatitis y minimizar los síntomas clínicos en la bronquitis alérgica. Hay preparaciones farmacéuticas disponibles de corticoesteroides para uso tópico, lo cual permite su empleo en enfermedades inflamatorias de la piel, los ojos y los oídos.

La administración exógena de corticoesteroides conlleva el riesgo de producir efectos adversos graves; éstos aumentan si los fármacos se administran de forma recurrente. El uso de glucocorticoides produce, por un mecanismo de retroalimentación negativa, supresión

A

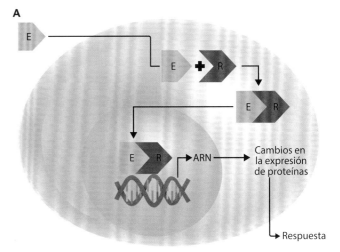

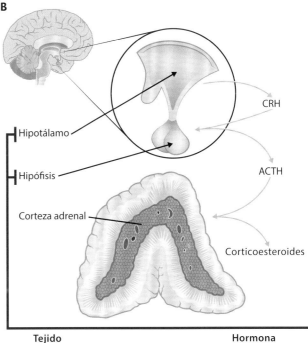

Figura 29-1. Los glucocorticoides son inmunosupresores. A. El mecanismo de acción de estos fármacos esteroides (E) está mediado por la activación de receptores intracelulares (R) que regulan la transcripción génica. B. Los glucocorticoides inhiben la liberación de CRH desde el hipotálamo y de ACTH desde la hipófisis por retroalimentación negativa.

del eje hipotálamo-hipófisis-suprarrenal (véase figura 29-1B). En exposiciones prolongadas, pueden generar síndrome de Cushing, caracterizado por poliuria, polidipsia, alopecia bilateral simétrica, atrofia muscular, redistribución de la grasa corporal y un incremento de la susceptibilidad a infecciones. Por lo tanto, su uso recurrente está contraindicado en pacientes en los que es posible la reactivación de infecciones. Los glucocorticoides también potencian el riesgo de desarrollar úlceras gastrointestinales debido al consumo de antiinflamatorios no esteroides.

FÁRMACOS EMPLEADOS EN EL CONTROL DE ALERGIAS

Las respuestas alérgicas se distinguen por generar una respuesta inmunológica hipersensible en la población susceptible a antígenos ubicuos que por lo regular son inocuos. En las últimas décadas la incidencia de estas enfermedades (entre las que se incluyen el asma, la rinitis alérgica, la dermatitis atópica y las alergias alimenticias) ha tenido un aumento notable, en especial en los países desarrollados. Aunque en la etiología de las alergias se sabe que influyen tanto los factores genéticos como los ambientales, el aumento en la frecuencia se ha asociado también al estilo de vida occidental.

En las enfermedades alérgicas, la respuesta del sistema inmunológico contra el alérgeno se clasifica como hipersensibilidad tipo I. El complejo alérgeno-IgE activa a los mastocitos, basófilos y eosinófilos e induce una respuesta inflamatoria caracterizada por el reclutamiento de células efectoras, como linfocitos TH2 y eosinófilos. Estas células participan sosteniendo y retroalimentando la respuesta inflamatoria de los mastocitos mediante la producción de factores solubles y mediadores químicos, entre otros, la histamina.

Fármacos antialérgicos

Los fármacos desarrollados para el tratamiento de las alergias han sido dirigidos principalmente a minimizar los efectos negativos de la reacción inflamatoria que se presentan en estos padecimientos. Entre éstos, se ha hecho uso de fármacos esteroides como los glucocorticoesteroides. En la década de 1960, Roger Altounyan introdujo como tratamiento para el asma el compuesto no-esteroide cromoglicato de sodio (cromolin sódico). Veinte años más tarde otro fármaco de naturaleza similar, denominado nedocromil sódico, surgió como alternativa antialérgica. A pesar de que no se conoce el mecanismo preciso de acción de estos compuestos (llamados cromonas), se ha demostrado que poseen la capacidad de inhibir la liberación de histamina proveniente de los mastocitos, y que pueden bloquear de modo parcial la liberación de otros mediadores (prostaciclinas y leucotrienos) en estas células. En la búsqueda de un blanco celular específico para estos fármacos, se ha demostrado que las cromonas pueden actuar como agonistas del receptor acoplado a proteínas G35 (GPR35), el cual se sobreexpresa en mastocitos, eosinófilos y basófilos después de que son estimulados por medio de los receptores FcεRI sensibilizados con IgE. Estos compuestos también pueden afectar el flujo de cloruro en las células nerviosas sensoriales, lo cual lleva a una despolarización de la membrana y a la generación de potenciales de acción que desencadenan en la liberación de neuropéptidos que favorecen la broncoconstricción.

Otro grupo de fármacos importante para el tratamiento de alergias son los antagonistas de los receptores de histamina (antihistamínicos). La histamina, conocida desde la década de 1920, es un compuesto derivado de la h-histidina. Su síntesis y secreción se llevan a cabo sobre todo por basófilos y mastocitos; no obstante, también pueden producirla otras estirpes celulares, por ejemplo neuronas y células del linaje hematopoyético. Los efectos de la histamina están mediados por la unión a sus receptores. Éstos pertenecen a la familia de receptores que contienen siete dominios transmembranales y están acoplados a proteínas G. A la fecha se han reportado cuatro subtipos de receptores a histamina: H_1, H_2, H_3 y H_4. El blanco de los primeros antagonistas empleados como antihistamínicos fueron los receptores H_1; sin embargo, al no ser del todo selectivos, esos antihistamínicos ocasionaron efectos secundarios que afectaban el sistema nervioso central (SNC), pues atravesaban la barrera hematoencefálica. Lo anterior llevó al desarrollo de antagonistas del receptor H_1 de segunda y tercera generaciones; estos últimos tienen permeabilidad reducida al SNC y mayor especificidad.

Las funciones de receptores H_2 y H_3 no se asocian con las reacciones alérgicas. El H_2 controla la secreción de ácidos gástricos, por lo que sus antagonistas son efectivos para el tratamiento de úlcera péptica. Los receptores H_3 se asocian a desórdenes del SNC. En contraste, los receptores H_4 sí participan en la respuesta inmunológica. Estos receptores se expresan en gran número de células del linaje hematopoyético y células del sistema inmunológico. La estimulación de estos receptores regula la liberación de citocinas por los linfocitos T CD8+ y participa en la quimiotaxis de mastocitos, neutrófilos, eosinófilos y células dendríticas. Los antagonistas experimentales de este tipo de receptores, como el JNJ7777120, podrían ser útiles para el tratamiento de algunas enfermedades alérgicas (en particular el asma) y de enfermedades autoinmunes.

Inmunoterapia alérgeno-específica

La inmunoterapia contra alérgenos consiste en administrar repetidas veces extractos de los alérgenos responsables de la enfermedad con la finalidad de reducir los síntomas mediante la exposición repetida al antígeno. Los mecanismos por los que la inmunoterapia contra alérgenos proporciona tolerancia clínica e inmunológica son diversos: a) promueve cambios en el perfil de células B y T de memoria específicas para el antígeno; b) estimula la síntesis de anticuerpos de isotipos diferentes a IgE que son menos inflamatorios, y c) disminuye la activación, migración y degranulación de células efectoras, incluidos mastocitos, basófilos y eosinófilos. De esta manera se puede inducir una tolerancia clínica e inmunológica a largo plazo.

En la actualidad, los avances en la biotecnología han permitido la caracterización y producción de numerosos alérgenos recombinantes, entre éstos los alérgenos provenientes de ácaros, caspa de animales, polen, insectos, hongos y alimentos. Sin duda, alcanzar una mejor comprensión de los mecanismos que producen las alergias permitirá orientar con mayor certeza la inmunoterapia. Aunque existen muchos alérgenos identificados y está disponible una batería de pruebas para su diagnóstico, aún se requieren avances adicionales en la identificación de nuevos alérgenos y nuevos biomarcadores, lo cual podría dirigir novedosas estrategias terapéuticas.

PREPARACIONES FARMACOLÓGICAS DE ANTICUERPOS

Las inmunoglobulinas han tenido un uso inmunoterapéutico desde hace más de 100 años. Emil von Behring y Shibasaburo Kitasato introdujeron, en 1890, la terapia del suero al demostrar que la transferencia de sueros hiperinmunes podría conferir de manera pasiva inmunidad contra la difteria y el tétanos. Estos sueros constituyeron las primeras antitoxinas obtenidas a partir del suero de animales inmunizados. Debido a los efectos secundarios, como la reacción anafiláctica asociada con la administración de suero inmune heterólogo, Behring desarrolló métodos enzimáticos que mejoraron la tolerancia al suero mediante un tratamiento enzimático y, a su vez, métodos que permitieron concentrar la fracción de antitoxina sin que perdiera sus propiedades protectoras. En los siguientes 50 años, la transferencia del suero se empleó con éxito como tratamiento antimicrobiano contra infecciones bacterianas, entre las que se encuentran neumonía, meningitis e infecciones por estreptococos. El descubrimiento de los antibióticos limitó de manera significativa el uso de la terapia del suero, excepto en aquellas enfermedades para las que no había otras alternativas. Incluso hoy en día el tratamiento de pacientes infectados con el virus del ébola requiere el uso de sueros obtenidos de pacientes en remisión.

La necesidad de enriquecer la fracción que contenía las antitoxinas llevó a la obtención de preparaciones más puras y en 1940 se consiguió la producción a gran escala de la primera inmunoglobulina G (IgG) humana por E. J. Cohn y colaboradores. Cohn y Oncley utilizaron precipitaciones seriadas del suero aplicando variaciones de pH, fuerza iónica, temperatura y diferentes concentraciones de etanol para separar el plasma en distintas fracciones que incluían sustancias proteínicas, entre éstas la fracción II de Cohn (conocida también como la fracción de gammaglobulina), la cual contenía cerca de 97% de IgG y en muy baja cantidad IgM, IgA y otras proteínas. En 1944, la introducción de preparaciones de inmunoglobulinas humanas en el tratamiento y protección contra el sarampión logró vencer los problemas de la enfermedad del suero (reacción anafiláctica por inmunización con suero heterólogo).

En la actualidad, se siguen utilizando preparaciones de anticuerpos que reúnen una mezcla de inmunoglobulinas provenientes de plasma de varios individuos, ya sea inmunizados o naturalmente expuestos. Su uso en la inmunoterapia pasiva proporciona anticuerpos para tratar alguna inmunodeficiencia e infecciones, por ejemplo la del tétanos por *Clostridium tetani* o la rabia. También se emplean como antivenenos cuando se administran al individuo de inmediato después de haber sido mordido por una serpiente venenosa, o tras la picadura de algún organismo que inocule un veneno o toxina.

Producción de las preparaciones de anticuerpos con fines terapéuticos

A pesar del éxito terapéutico obtenido con la fracción de gammaglobulina, su producción y distribución masivas presentaban dos principales desventajas: a) debido a su formulación, las inmunoglobulinas tienden a agregarse durante el almacenamiento o bien a fragmentarse, con lo que se reduce su actividad biológica; y b) se administraban de forma intramuscular, lo que limitaba el volumen que podía ser administrado y reducía su biodisponibilidad: el efecto no era inmediato pues se alcanzaba el máximo nivel en suero después de 24 h; además, la administración causaba mucho dolor en el sitio de inyección. Cuando se cambió la ruta de administración hacia una vía intravenosa (i.v.), las preparaciones ocasionaron reacciones adversas e incluso fatales, lo que se atribuyó a la presencia de los agregados. En la actualidad se sabe que los agregados de anticuerpos interactúan con el sistema del complemento, en particular con el C1 que activa la vía clásica, lo que ocasiona la generación de las anafilatoxinas C3a y C5a.

En la década de 1970 se realizaron mejoras en la manufactura de las preparaciones de inmunoglobulinas para ser administradas por vía intravenosa. Aunque no tuvieron éxito, comenzaron un proceso de mejora continua de la obtención. Las preparaciones de entonces provenían del fraccionamiento del plasma mediante la precipitación con alcohol seguida de la digestión con proteasas como tripsina, plasmina y pepsina. La preparación resultante incluía en especial solo fragmentos de la inmunoglobulina que contenían la región bivalente F(ab')$_2$, pero no contenían la región Fc, lo cual es esencial para las actividades biológicas mediadas por los anticuerpos. Además, la vida media de estas proteínas resultó muy corta (24 horas o menos) y por lo tanto las preparaciones no eran adecuadas para aplicarlas con fines terapéuticos. Los métodos actuales de manufactura de preparaciones de inmunoglobulinas para la administración intravenosa generan proteínas nativas funcionalmente intactas con una distribución casi normal de las subclases de IgG y tienen una vida media fisiológica. Éstas provienen de gran número de donadores y son purificadas, tratadas y filtradas en extremo para asegurar la eliminación e inactivación de virus. También se validan mediante ensayos que demuestran una buena reproducibilidad, con lo que se garantiza su eficacia y seguridad.

Efectos y aplicaciones de las preparaciones de anticuerpos

Las preparaciones de inmunoglobulinas tienen como finalidad neutralizar los antígenos y estimular la respuesta inmunológica. La función primaria de un anticuerpo es unir un antígeno, por lo que esta unión puede tener un efecto directo, como neutralizar una toxina o neutralizar un virus, con lo que previene que la célula sea infectada. Otros efectos de la unión antígeno-anticuerpo están asociados a funciones secundarias mediadas por la región Fc de la inmunoglobulina, como la interacción con moléculas de complemento, o bien la interacción con receptores de inmunoglobulinas presentes en las superficies de algunas células. Los anticuerpos pueden opsonizar una célula blanco para que ésta sea eliminada por las células con actividad citotóxica, por ejemplo las células NK o los linfocitos citotóxicos. A este mecanismo efector se le denomina citotoxicidad celular dependiente de anticuerpos (ADCC). En el caso

de la interacción con complemento, el componente C1 (al unirse con la región Fc de la inmunoglobulina) activa la cascada de complemento que lleva a la lisis de la célula opsonizada, proceso llamado citotoxicidad dependiente de complemento (CDC, *complement-dependent cytotoxicity*).

Según su uso, las preparaciones de inmunoglobulinas pueden dividirse en dos clases generales: las preparaciones normales y las preparaciones específicas. Las primeras se fabrican a partir de una mezcla de más de mil donaciones de plasma humano (se presume de individuos sanos) y por lo regular incluyen anticuerpos contra los virus de la hepatitis A, sarampión, paperas, entre otros, y promueven una protección inmediata que puede durar de 4 a 6 semanas. Las preparaciones de inmunoglobulinas específicas se obtienen a partir de pacientes convalecientes de una enfermedad en particular y son dirigidas contra patógenos como el virus de hepatitis B, *Clostridium tetani*, el virus de varicela zóster y el virus del ébola. Otro ejemplo de preparación específica efectiva es la inmunoglobulina policlonal contra el ántrax.

La terapia con inmunoglobulinas ha tenido éxito también en la prevención de eventos de sensibilización como la incompatibilidad del factor Rh (antígeno Rhesus D) entre una madre y su hijo, denominado isoinmunización materno fetal, o bien después de la transfusión sanguínea de donadores con eritrocitos positivos para RhD hacia receptores RhD negativos. La *Food and Drug Administration* (FDA) ha aprobado la aplicación de inmunoglobulinas intravenosas para la prevención de la infección pediátrica por VIH y en la prevención de la enfermedad crónica de injerto contra huésped, que comúnmente se produce luego de un trasplante de médula ósea. También se ha aprobado su uso para la polineuropatía por desmielinización inflamatoria crónica, para la neuropatía motora multifocal, la sepsis neonatal, la neumonitis inducida por citomegalovirus, la enterocolitis rotaviral y los desórdenes inflamatorios. Otra aplicación importante de las preparaciones de inmunoglobulinas es la terapia de reemplazo en pacientes con deficiencias en la producción de anticuerpos. Se ha especulado que su uso podría tener un papel en la corrección de células disfuncionales del sistema inmunológico, lo que beneficiaría en el tratamiento de otras inmunodeficiencias y enfermedades autoinmunes.

Anticuerpos monoclonales terapéuticos

El procedimiento para desarrollar anticuerpos monoclonales (mAb) fue descrito, en 1975, por Georges Köhler y César Milstein. El descubrimiento les valió, junto con Niels Jerne, el premio Nobel de Medicina en 1984. La tecnología que desarrollaron ha permitido generar mAb contra prácticamente cualquier antígeno. Desde su descubrimiento, se intentó utilizar los mAb para desarrollar terapias. En 1986, la FDA aprobó el primer mAb, el muromonab (anti-CD3) para su uso en el tratamiento del rechazo agudo a trasplante. Sin embargo, los primeros mAb con fines terapéuticos eran de origen murino, por lo que su empleo estuvo limitado por diversos problemas; por ejemplo, eran reconocidos como xenoantígenos y, además, los anticuerpos de ratón tienen afinidad reducida para unirse a los receptores presentes en células humanas, evento que es crucial para que los mAb muestren eficacia terapéutica.

A mediados de la década de 1990, la clonación de los genes que codifican para IgG humanas permitió: a) el uso de vectores de expresión eucariontes, y b) la modificación de los genes por mutagénesis o recombinación para comenzar con la ingeniería de anticuerpos. Al día de hoy, los mAb que se utilizan clínicamente son en su mayoría quiméricos o humanizados, lo cual quiere decir que las fracciones variables de las cadenas ligeras y pesadas son de ratón, mientras que las fracciones constantes son humanas. Estos anticuerpos son poco inmunogénicos, ya que la mayor parte de la molécula es humana (cerca de 70% para mAb quiméricos y hasta 90% para mAb humanizados) e interactúan de manera eficiente con receptores para Fc pues no existe la barrera interespecie. Por último, se han desarrollado mAb que son 100% humanos, lo que desaparece casi por completo la posibilidad de que sean inmunogénicos (figura 29-2). También se utilizan con fines terapéuticos solo las fracciones Fab cuando la fracción Fc no es esencial para el efecto terapéutico, como el bloqueo y la neutralización.

Inmunogenicidad

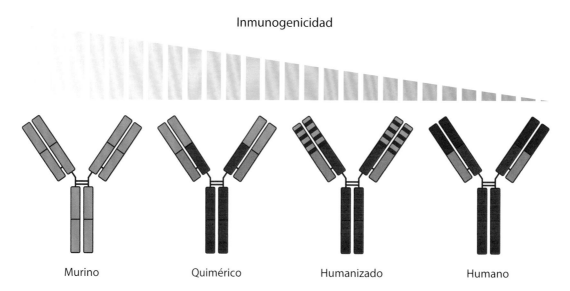

Murino   Quimérico   Humanizado   Humano

Figura 29-2. Diferencias estructurales entre los anticuerpos de uso clínico y asociación con su inmunogenicidad. En los anticuerpos humanizados solo las regiones que se unen al antígeno son murinas, por lo que son menos inmunogénicos.

Usos clínicos de los anticuerpos monoclonales

Para el año 2014, la Food and Drug Administration (FDA) y European Medicines Agency (EMA) habían aprobado más de 20 anticuerpos monoclonales para su comercialización y uso en los humanos. La tabla 29-1 los incluye todos en orden cronológico de aprobación. Los siguientes anticuerpos monoclonales destacan tanto por las ventajas que ofrecen al paciente en enfermedas en las que otras opciones terapéuticas son limitadas o inefectivas como por sus ventas: los anti-TNF-α infliximab (Remicade®) y adalimumab (Humira®); el anti-HER2 trastuzumab (Herceptin®); el anti-VEGFA bevacizumab (Avastin®), y el anti-CD20 rituximab (Rituxan®). En los siguientes apartados se exponen sus características.

Infliximab y adalimumab

El infliximab y el adalimumab son anticuerpos dirigidos en específico contra el TNF-α. Se utilizan para tratar la artritis reumatoide, una enfermedad sistémica autoinmune caracterizada por una inflamación crónica en la sinovial articular, asociada con la degradación de cartílago y la erosión de hueso yuxtaarticular. La inflamación es inducida por la proliferación masiva de células que conforman el tejido sinovial, la producción de citocinas proinflamatorias (entre éstas TNF-α, quimiocinas y factores de crecimiento) y la infiltración de células como linfocitos, células plasmáticas y leucocitos polimorfonucleares, y produce la destrucción progresiva de las articulaciones. El TNF-α promueve el avance de la patología mediante: a) la inducción de citocinas proinflamatorias, por ejemplo la IL-1 e IL-6; b) el aumento de la permeabilidad vascular y en la expresión de moléculas de adhesión en células del endotelio vascular; c) el aumento en la migración leucocitaria por la expresión de moléculas de adhesión en leucocitos, y d) la activación de neutrófilos y eosinófilos.

El infliximab es un mAb quimérico compuesto por la región constante de la IgG1 humana, mientras que el adalimumab es un mAb humanizado compuesto por las regiones constante y variable de la IgG1 humana. Los mAb infliximab y adalimumab neutralizan la actividad biológica del TNF-α por unión de alta afinidad a las formas solubles y transmembranales del TNF-α, inhibiendo así la unión con sus receptores. En contraste, los fármacos no neutralizan al TNF-β. Los anticuerpos inhiben la actividad funcional del TNF-α en una amplia variedad de bioensayos *in vitro* al emplear fibroblastos, neutrófilos, linfocitos T o B, y células endoteliales o epiteliales humanas. En modelos de artritis reumatoide, el tratamiento con los anticuerpos reduce la infiltración de las células inflamatorias a las articulaciones, lo mismo que la expresión de moléculas que median la adhesión celular (como ICAM-1 y VCAM-1), la quimiotaxis y la degradación del tejido (figura 29-3).

Ensayos clínicos independientes para cada fármaco han demostrado que de 40 a 50% de pacientes con artritis reumatoide muestran una mejoría significativa en el *score* clínico del American College of Rheumatology tras recibir alguno de estos anticuerpos.

El infliximab y el adalimumab se emplean para tratar la enfermedad de Crohn y la psoriasis, patologías en las que hay una respuesta celular tipo TH1 y un componente inflamatorio mediado por el TNF-α. No obstante, su uso en la enfermedad de Crohn se recomienda en los pacientes que no responden al tratamiento con inmunosupresores y corticoesteroides (cerca de 1/3 del total) y en la psoriasis solo se aplica en fases graves de la enfermedad, pues las fases moderadas por lo regular responden bien a los AINE.

Trastuzumab

El trastuzumab es un anticuerpo monoclonal humanizado, el cual (por medio de ingeniería genética) se formó con la inserción de las regiones determinantes de complementariedad (CDR) a una IgG1 humana. El trastuzumab reconoce al receptor 2 a factor de crecimiento epidermal (HER-2). El HER-2 es un receptor de superficie del tipo tirosina-cinasa que pertenece a la familia ErbB. La activación del HER-2 promueve la proliferación por la vía de MAPK y la sobrevivencia celular por la activación de la vía de PI3K. El receptor HER-2 se sobreexpresa en la superficie de algunas células transformadas y estimula la proliferación de las mismas. Además, es común que las células que sobreexpresan el HER-2 presenten secreción autocrina o paracrina de ligandos, lo que les brinda ventajas de proliferación. Por ejemplo, entre 15 y 30% de los tumores de mama presentan una sobreexpresión del receptor HER-2.

El trastuzumab se une al receptor en un subdominio II rico en cisteína del dominio extracelular, muy cercano a la región transmembranal. La unión del anticuerpo al receptor tiene las siguientes consecuencias asociadas con su efectividad terapéutica: a) se induce la internalizaciónón del receptor por endocitosis dependiente de clatrina y su posterior hidrólisis lisosomal; b) el bloqueo de las vías activadas proHER-2 lleva a un bloqueo de la proliferación de las células transformadas e induce apoptosis, y c) estimula la inmunidad celular al favorecer el desarrollo de la ADCC. En modelos animales se ha demostrado que la ADCC es el mecanismo de acción más importante del anticuerpo. El uso de estos anticuerpos ha tenido mucho éxito como tratamiento adyuvante del cáncer de mama HER2+, lo que ha permitido una reducción significativa en la tasa de recidivas y un aumento en la tasa de sobrevida de las pacientes.

En el año 2013, la FDA aprobó el uso terapéutico de una nueva forma de trastuzumab: el conjugado trastuzumab-emtansina. Dicho fármaco es el primer conjugado mAb-farmoquímico que se comercializa y se utiliza en pacientes con cáncer de mama HER2+ avanzado

Tabla 29-1. Anticuerpos monoclonales (mAb) aprobados para uso terapéutico*

Fármaco	Dirigido contra	Tipo	Principal aplicación
Abciximab	Integrina $\alpha_{IIb}\beta_3$ (GPIIb/IIIa)	IgG1 Fab quimérico	Prevención de coagulación sanguínea en angioplastias
Rituximab	CD20	IgG1 quimérico	Linfoma no Hodgkin
Basiliximab	Receptor de interleucina-2 (IL-2R)	IgG1 quimérico	Prevención del rechazo de trasplante de riñón
Palivizumab	Virus sincitial respiratorio (VSR)	IgG1 humanizado	Prevención de la infección sincitial de virus respiratorio
Infliximab	Factor de necrosis tumoral-alfa (TNF-α)	IgG1 quimérico	Enfermedad de Crohn
Trastuzumab	Receptor tipo 2 a factor de crecimiento epidérmico (HER-2)	IgG1 humanizado	Cáncer de mama
Alemtuzumab	CD52	IgG1 humanizado	Leucemia mieloide crónica
Adalimumab	TNF-α	IgG1 humanizado	Artritis reumatoide
Tositumomab^{-131}I	CD20	IgG2a murino	Linfoma no Hodgkin
Cetuximab	Receptor a factor de crecimiento epidermal (EGFR)	IgG1 humanizado	Cáncer colorrectal
Ibritumomab tiuxetan	CD20	IgG1 murino	Linfoma no Hodgkin
Omalizumab	IgE	IgG1 humanizado	Asma
Bevacizumab	Factor de crecimiento epidermal derivado de endotelio (VEGF)	IgG1 humanizado	Cáncer colorrectal
Natalizumab	Integrina α4	IgG4 humanizado	Esclerosis múltiple
Ranibizumab	VEGF IgG1	Fab humanizado	Degeneración macular asociada con la edad
Panitumumab	EGFR	IgG2 humanizado	Cáncer colorrectal
Eculizumab	C5 del complemento	IgG2/4 humanizado	Hemoglobinuria paroxística nocturna
Certolizumab pegol	TNF-α	Fab, pegilado humanizado	Enfermedad de Crohn
Golimumab	TNF-α	IgG1 humanizado	Artritis reumatoide y psoriásica, espondilitis anquilosante
Canakinumab	Interleucina-1β (IL-1β)	IgG1 humanizado	Síndrome de Muckle-Wells
Catumaxomab	Molécula de adhesión epitelial (EPCAM) y CD3	mAb bioespecífico rata/ratón	Ascitis maligna
Ustekinumab	Interleucina-12 (IL-12) e interleucina-23 (IL-23)	IgG1 humanizado	Psoriasis
Tocilizumab	Receptor de interleucina-6 (IL-6R)	IgG1 humanizado	Artritis reumatoide
Ofatumumab	CD20	IgG1 humanizado	Leucemia linfocítica crónica
Denosumab	Ligando del receptor activador del factor nuclear kappa-B (RANK-L)	IgG2 humanizado	Pérdida de hueso
Belimumab	Factor activador de células B (BAFF o BLyS)	IgG1 humanizado	Lupus eritematoso sistémico
Raibacumab	Antígeno protectivo (PA) de la toxina de *B. anthrasis*	IgG1 humanizado	Infección por ántrax
Ipilimumab	Antígeno-4 de linfocitos T citotóxicos (CTLA-4)	IgG1 humanizado	Melanoma metastásico

*Las abreviaturas de los antígenos se conservan en inglés.

y local, o para cáncer de mama metastásico resistente a quimioterapia. Su mecanismo de acción es similar al de trastuzumab, pero suma el hecho de que una vez que el anticuerpo se internaliza lo hace conjuntamente con el fármaco citotóxico emtansina, con lo que ejerce un efecto directo para destruir las células transformadas.

Bevacizumab

El bevacizumab es un anticuerpo monoclonal humanizado (IgG1/kappa) cuya principal función es inhibir la angiogénesis al unirse con el factor de crecimiento endotelial vascular (VEGF, *vascular endothelial growth factor*). El crecimiento tumoral depende de la presencia de una adecuada cantidad de oxígeno y nutrientes en el seno del tumor, por lo que los tumores sólidos no pueden crecer más allá de unos cuantos milímetros de diámetro si no hay formación de nuevos vasos sanguíneos (angiogénesis). La angiogénesis implica la migración, proliferación y diferenciación de células endoteliales y es, además de esencial para el crecimiento del tumor, clave para su diseminación metastásica. El VEGF es un factor proangiogénico; su expresión es estimulada por el factor de crecimiento epidérmico (EGF), el factor de crecimiento fibroblástico básico (bFGF),

el factor de crecimiento derivado de plaquetas (PDGF) y la IL-1α. En diversos tipos de tumores se producen grandes cantidades del VEGF, lo cual induce: a) la angiogénesis intratumoral y la formación de vasos linfáticos por medio de la unión con receptores específicos y b) el incremento de la permeabilidad vascular local, lo que favorece un suministro desigual de nutrientes y oxígeno al tumor. Además, el VEGF tiene efectos sobre la función del sistema inmunológico que no se han comprendido en su totalidad, como la inhibición de la maduración de las células dendríticas y la estimulación de la quimiotaxis de monocitos.

El bevacizumab está indicado en combinación con quimioterapia para el tratamiento de pacientes adultos con carcinoma metastásico de colon o recto, cáncer de mama metastásico, cáncer de pulmón no microcítico avanzado no resecable, metastásico o recidivante, cáncer de células renales avanzado o metastásico, y cáncer de ovario avanzado. Asimismo, bevacizumab ha demostrado eficacia en el tratamiento de la degeneración macular asociada con la edad. Aunque en un inicio su uso específico para esta enfermedad no fue autorizado por la FDA, bevacizumab se utiliza alrededor del mundo para el tratamiento de la misma.

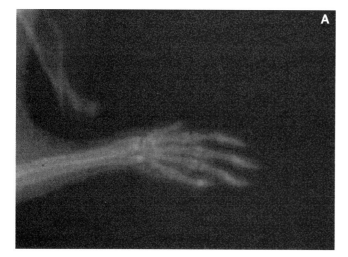

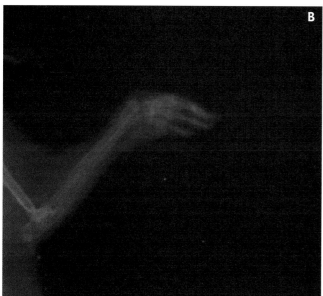

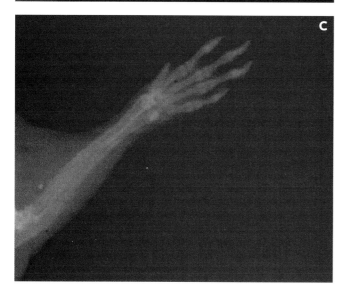

FIGURA 29-3. Evaluación de la efectividad preclínica de infliximab en ratones transgénicos que desarrollan artritis reumatoide por la expresión de TNF-α humano. A. Radiografías de extremidad anterior de ratones WT; **B.** Transgénicos para TNF-α humano; y **C.** Transgénicos para TNF-α humano tratados con infliximab. El fármaco previene la enfermedad en ratones transgénicos. Cuando se administra después del establecimiento de la enfermedad permite la restauración de las articulaciones erosionadas. Imágenes cortesía de la Unidad para Desarrollo e Investigación en Bioprocesos (UDIBI), ENCB, IPN, México.

Rituximab

El rituximab es un mAb específico contra CD20, molécula sobre-expresada en linfocitos B de síndromes linfoproliferativos crónicos. El rituximab es un anticuerpo monoclonal quimérico murino/humano. Consiste en una inmunoglobulina glucosilada IgG1, kappa con región variable de cadenas ligeras y pesadas murinas (dominio Fab), y regiones Fc kappa humana (dominio Fc). Está indicado para el uso en el tratamiento de pacientes con linfoma no Hodgkin (LNH) folicular de células B recidivante o quimiorresistente, y en combinación con quimioterapia para el tratamiento de pacientes con LNH difuso de células grandes B, CD20 positivas. El rituximab se une al CD20 que se encuentra en los linfocitos preB y B, e induce diferentes mecanismos de control celular, entre éstos la lisis celular y la inhibición del ciclo celular. Los mecanismos de lisis celular incluyen: a) la CDC como resultado de la unión de C1 y b) la ADCC mediada por uno o más receptores Fcγ presentes en las células efectoras. También actúa sobre la proliferación y diferenciación de las células linfoides malignas, al regular el ciclo celular e inducir la apoptosis por medio de la regulación de la actividad de canales de calcio, la activación de proteínas tirosina cinasas, en especial Lyk y Fyn, y la activación de la caspasa 3.

Limitaciones en el uso de mAb terapéuticos

A pesar de que los mAb son un grupo de fármacos en crecimiento hay desventajas que aún limitan su uso extensivo. Primero, su costo es mucho más elevado que el de otros fármacos: su proceso de manufactura emplea procesos biotecnológicos, por lo que es más complejo y requiere más tiempo que el de los farmoquímicos. Además de la complejidad intrínseca al proceso de producción existe el reto de remover por completo otras biomoléculas generadas por el sistema biológico empleado, ya que pueden ser posibles contaminantes. El alto costo de los mAb, aunado al hecho de que las patentes de múltiples mAb vencerán en los siguientes años, ha llevado a las industrias farmacéuticas a desarrollar anticuerpos biosimilares. Los anticuerpos biosimilares o biocomparables deben demostrar que son iguales a los correspondientes innovadores en sus propiedades fisicoquímicas, atributos de calidad, seguridad y eficacia. Con el objetivo de regular la producción de biosimilares, las autoridades sanitarias en el mundo han ajustado su normatividad para establecer los requisitos de producción y venta de biotecnológicos, entre los que se encuentran los mAb. Estas medidas pretenden, entre otras cosas, aumentar la oferta de mAb disponibles para los pacientes y, por lo tanto, abaratar su costo.

La segunda desventaja (desde el punto de vista farmacocinético) es que, al ser proteínas de alto peso molecular, los anticuerpos no tienen una biodistribución extensiva. Por ejemplo, en modelos animales xenotrasplantados con células transformadas, se ha observado que los mAb permanecen sobre todo en la circulación y solo 20% se localiza en el tumor. Una de las razones por las que los anticuerpos permanecen en el compartimiento sanguíneo es que pueden estar interactuando con receptores Fc de células endoteliales o circulantes. Si el anticuerpo no penetra en el tejido blanco su efectividad será limitada.

Una desventaja más es que aún existe el riesgo de que los mAb sean inmunogénicos, al menos en un porcentaje de la población. Por ejemplo, el uso de mAb anti-TNF-α produce respuestas terapéuticas en la mayoría de los pacientes, sin embargo en cerca de 20% de esos pacientes la respuesta desaparece después de varios meses de tratamiento. A pesar de que no se conocen con exactitud los mecanismos implicados en esta pérdida de respuesta, se ha demostrado que es parcialmente atribuible a la existencia de niveles plasmáticos subterapéuticos de fármaco causados por la producción de anti-anticuerpos. La producción de esos anticuerpos contra los fármacos incrementa su eliminación, lo que reduce el tiempo de vida media y podría afectar su perfil de seguridad.

▌INMUNOMODULADORES

Un inmunomodulador es una sustancia que modifica la capacidad del sistema inmunológico de ejercer una o más de sus funciones, como la producción de anticuerpos, el reconocimiento antigénico o la secreción de mediadores inflamatorios. En contraste con los inmunosupresores o los inmunoestimulantes, los inmunomoduladores pueden aumentar o disminuir la respuesta inmunológica según la enfermedad y la condición del paciente. Aunque algunos inmunomoduladores están presentes de manera natural en el organismo, otros provienen de fuentes diversas como microorganismos o plantas. Sin embargo, solo algunos de los inmunomoduladores reportados en la literatura están disponibles en preparaciones farmacéuticas para su aplicación en humanos.

Agonistas de receptores tipo Toll (TLR)

Los receptores tipo Toll (TLR) constituyen una familia de glucoproteínas integrales de membrana que funcionan como sensores primarios de la respuesta inmunológica innata al reconocer los PAMP. Estructuralmente, los TLR se caracterizan por contener un dominio extracelular que contiene *motiffs* de repeticiones ricas en leucinas (LRR, *leucine rich-repeats*), una estructura de una sola α-hélice transmembranal y un dominio de señalización citoplasmático homólogo al IL-1R, llamado TIR. En humanos, la familia de los TLR abarca 10 miembros (TLR1-TLR10) que se expresan en varios tipos leucocitarios, en especial en células dendríticas, macrófagos, linfocitos B y linfocitos T, aunque también pueden expresarse en células que no pertenecen al sistema inmunológico. Estos receptores son capaces de reconocer ligandos de diversa naturaleza (incluidos lípidos, ácidos nucleicos y proteínas) presentes en microorganismos. Tras el reconocimiento de su ligando, el TLR promueve la activación de una cascada de señalización que sigue dos vías principales: a) la dependiente de la proteína MyD88, que finaliza con la activación del factor NF-κB, y b) la dependiente de la proteína TRIF, que finaliza con la activación del factor regulador de interferón (IRF). En consecuencia, se inicia la producción de citocinas proinflamatorias o interferones tipo I necesarias para la activación de otros compontes de la respuesta inmunológica innata y la inducción de la inmunidad adaptativa.

Las imidazoquinolinas se han clasificado como **moléculas inmunomoduladoras** de bajo peso molecular porque inducen la producción de citocinas proinflamatorias y citocinas reguladoras. El imiquimod, un miembro de esta familia, fue aceptado por la FDA, en 1997, para el tratamiento verrugas genitales externas (condilomas acuminados) causadas por el virus del papiloma humano. Se convirtió así en el primer inmunomodulador de aplicación tópica que salió al mercado. El imiquimod es un agonista de TLR-7 y promueve la expresión de numerosas citocinas, incluidas IFN-α, IL-1, IL-6, IL-8, IL-10, IL-12 y TNF-α. En consecuencia, este fármaco estimula la actividad de células NK, la proliferación de células B y la activación de células de Langerhans, que son las principales células centinela en la piel. Además, el imiquimod estimula las células TH1 para secretar IFN-γ, el cual, a su vez, promueve la activación de linfocitos T citotóxicos. En conjunto, estos efectos inducen el establecimiento de la inmunidad a largo plazo, en especial contra un virus. Por esta razón, el imiquimod es efectivo para el tratamiento de verrugas genitales causadas por el virus del papiloma humano. En específico, es una buena opción para el tratamiento de verrugas en pacientes inmunocomprometidos, VIH positivos o que han recibido algún trasplante.

En el año 2004, la FDA aprobó una nueva indicación para el imiquimod: el tratamiento del carcinoma de células basales superficial (sBCC). La efectividad del tratamiento con imiquimod en sBCC se ha demostrado en diversos estudios de doble ciego en los que de 73 a 87% de los pacientes presentaron respuestas completas en esquemas de dosificación con efectos adversos aceptables. Aunque el mecanismo del efecto antitumoral del imiquimod involucra la inducción de la síntesis de citocinas, este fármaco presenta por sí mismo actividad antitumoral, pues induce apoptosis en células de carcinoma de células basales y en células de melanoma. Este efecto es independiente de receptores membranales de muerte y desaparece cuando las células transformadas producen grandes cantidades de Bcl-2 o se inhibe la activación de caspasas.

Acetato de glatiramer

El acetato de glatiramer es un copolímero sintético compuesto por cuatro aminoácidos ʟ-alanina, ʟ-lisina, ʟ-glutámico y ʟ-tirosina en

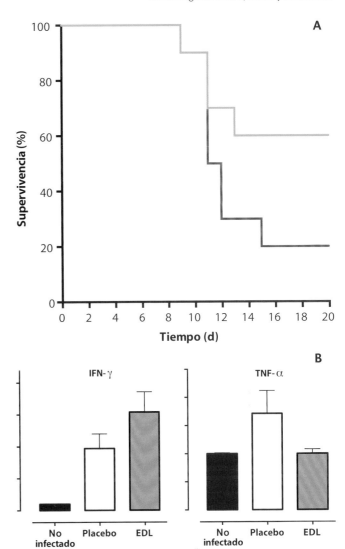

FIGURA 29-4. Los EDL son efectivos para el tratamiento de infecciones por el virus herpes simplex-1 (HSV-1)*. A. La infección cutánea con HSV-1 en ratones es letal (línea roja), mientras que el tratamiento con el EDL Transferón reduce significativamente la tasa de mortalidad (*línea verde*). **B.** El efecto de Transferón se asocia con un aumento en las concentraciones séricas de IFN-γ y una reducción en los niveles de TNF-α, lo que sugiere que en este modelo la acción del fármaco está asociada con una reducción de la inmunidad innata y la inflamación causante de daño tisular.

una proporción molar de 4.2:3.4:1.4:1.0. Estos aa forman péptidos al azar con una longitud de 40 a 100 aa. El acetato de glatiramer fue aprobado en 1997 por la FDA como el primer medicamento para el tratamiento de la esclerosis múltiple (EM), debido a la complejidad de la mezcla de péptidos que lo componen: aún no ha sido definido un único componente activo. La EM es una enfermedad multifacética y heterogénea que genera diferentes formas de daño al tejido neuronal. Además de la inflamación, son características de este padecimiento la desmielinización, las patologías neuronales y axonales. La evidencia obtenida a partir de modelos animales de encefalitis autoinmune experimental (EAE), así como de pacientes con EM, indica que el acetato de glatiramer actúa tanto a nivel de respuesta inmunológica innata como adaptativa, al inducir un cambio en el patrón inflamatorio típico de la enfermedad a un patrón antiinflamatorio. Algunos de los mecanismos relacionados son: disminución en la producción de TNF-α e IL-12 acompañada de una mayor producción de IL-10 y TGF-β por parte de monocitos y células dendríticas; inducción de células TH2/3 específicas a secretar altas concentraciones de IL-4, IL-5, IL-10 y TGF-β; disminución de células TH-17 y de su factor de transcripción RORγt; incremento en células Treg; aumento de la expresión de factores neurotrópicos como BDNF, IGF1, IGF2, NT3 y NT4, y prevención de la desmielinización e incremento de la remielinización al favorecer la maduración, proliferación y sobrevida de células progenitoras de oligodendrocitos, así como su acumulación en las lesiones. Lo anterior permite atribuirle al acetato de glatiramer capacidad inmunomoduladora periférica, del sistema nervioso central y neuroprotector.

Extractos dializables leucocitarios

Los extractos dializables leucocitarios (EDL) humanos son una mezcla heterogénea de péptidos de bajo peso molecular que provienen de la lisis de células de concentrados leucocitarios de sangre periférica de individuos sanos, seguida de un proceso de diálisis donde se obtienen moléculas por debajo de 12 000 Da. Este producto farmacéutico se encuentra clasificado como un hemoderivado y ha demostrado su calidad, seguridad y eficacia como adyuvante en el tratamiento de diversas enfermedades. Algunos de los mecanismos

inmunológicos mediante los cuales actúan los EDL son la modulación de citocinas proinflamatorias, la regulación de la producción de IFN-α e IFN-β, la modulación de la expresión de CD14, el incremento en la expresión de moléculas de MHC-II, y el aumento de la producción de citocinas tipo TH1. De ahí que los EDL se utilicen como estimulantes en aquellos padecimientos cuyo tratamiento requiera incrementar la producción de cierto tipo de citocinas y células específicas (algunos tipos de enfermedades infecciosas y alérgicas) o como agentes inmunomoduladores negativos en padecimientos en los que la respuesta inmunológica se encuentra exacerbada (p. ej., algunos tipos de enfermedades autoinmunes). Aunque no se han descrito los blancos moleculares de los EDL, su uso clínico presenta ventajas sobre otros inmunomoduladores, entre éstas su bajo costo y la baja frecuencia de eventos adversos. Por otro lado, es conveniente aclarar que se requieren estudios clínicos adicionales para confirmar la eficacia terapéutica de los EDL en enfermedades en las que se ha sugerido su uso como inmunomodulador.

 RECUADRO 29-1. INMUNODEFICIENCIAS POR FÁRMACOS

Medicamentos antiinflamatorios, inmunomoduladores e inmunosupresores

Corticoesteroides

Los glucocorticoides son conocidos por sus múltiples aplicaciones en el área médica, sobre todo para reducir el daño ocasionado por una respuesta inflamatoria excesiva. La potencia de los integrantes de este grupo de medicamentos y las rutas de aplicación son muy diversas, así como sus aplicaciones. Los glucocorticoides se unen a su receptor citosólico, el cual luego de su unión se trasloca al núcleo para actuar como un factor de transcripción que afecta la expresión de diversos genes, lo que resulta en sus efectos antiinflamatorios. La unión del complejo glucocorticoide y receptor modula la vía de transducción de señal; esto provoca en la activación del NF-κB, el factor nuclear de activación de linfocitos T y el activador de proteína 1. Se ha sugerido que los glucocorticoides también pueden tener un efecto en la función celular por medio de la interacción con la membrana de las células, lo cual pudiera explicar los beneficios clínicos que se observan cuando se usan como terapia de pulsos con dosis más elevadas que las necesarias para la saturación de receptores. Como resultado de estos mecanismos se produce disminución de las citocinas, como IL-1, IL-6 y TNF-α, y la disfunción de la quimiotaxis de linfocitos, en la adhesión celular, fagocitosis y anergia de los linfocitos. La linfopenia ocurre como producto de la actividad proapoptótica y la inhibición de la respuesta proliferativa mediada por IL-2. Cuando los glucocorticoides son usados por dosis prolongadas, se suprime la respuesta de anticuerpos y se genera retraso en las respuestas de hipersensibilidad. Esta miríada de defectos inmunológicos hace que los pacientes sean susceptibles a infecciones virales, bacterianas y fúngicas.

Inhibidores de calcineurina

Los inhibidores de calcineurina se unen a las proteínas citoplasmáticas derivadas de la familia de inmunofilinas e inhiben su interacción con calcineurina, la cual es esencial para la activación de la transcripción de IL-2 y la función de los linfocitos T. La ventaja sobre los corticoides es que no afectan la función de neutrófilos y macrófagos, con lo que reducen la susceptibilidad a infecciones. Sin embargo, es pertinente mencionar que estos medicamentos ocasionan un aumento en la frecuencia de las infecciones virales a nivel del tracto respiratorio y de la piel. El efecto adverso más común de los inhibidores de la calcineurina es hipertensión y falla renal; menos comunes, pero más graves, son el incremento en trastornos linfoproliferativos y neoplasias en la piel. Los agentes mejor conocidos de esta familia son ciclosporina, tacrolimús y pimecrolimús.

Agentes citotóxicos

Los agentes citotóxicos se utilizan para el control del crecimiento de las células neoplásicas y el tratamiento ablativo de la médula ósea para trasplante. El medicamento usado con más frecuencia para estas aplicaciones es el agente alquilante ciclofosfamida y los antimetabolitos como metotrexato, micofenolato, azatioprina y 6-mercaptopurina. Otros medicamentos empleados en los trastornos autoinmunes son sulfasalazina, hidroxicloroquina y leflunomida. Estos componentes interfieren con la síntesis de ADN, el secuestro del ciclo celular y la inducción de la apoptosis. En general, inhiben la proliferación de linfocitos B y T y, por consiguiente, cualquier otra nueva respuesta inmunológica. Cabe mencionar que de acuerdo con la dosis se puede inhibir la respuesta celular de anticuerpos de sensibilizaciones previas. Los efectos que más limitan el uso de estos agentes son toxicidad a nivel de las células hematopoyéticas, desarrollo de citopenias, deterioro de las mucosas y la barrera de la piel. Por lo tanto, las citopenias mencionadas son las que principalmente contribuyen al estado de inmunodeficiencia y susceptibilidad a procesos infecciosos.

RESUMEN

- El presente capítulo describe los fármacos que tienen efecto sobre el sistema inmunológico, con especial atención en mecanismos de acción y sus aplicaciones clínicas.
- Los fármacos inmunosupresores se usan en enfermedades en las que el sistema inmunológico se encuentra sobreactivado o en situaciones en las que se requiere disminuir la respuesta inmunológica, como en un trasplante. Los fármacos inmunosupresores se agrupan en:
  - i) Agentes antiproliferativos. Son análogos de metabolitos que bloquean la síntesis de ácidos nucleicos al inhibir enzimas que participan en esa vía. Incluyen a la azatioprina, que se emplea para el tratamiento de enfermedades autoinmunes, al metotrexato, que se utiliza para prevenir la enfermedad de injerto frente a huésped y en enfermedades autoinmunes, y al micofenolato de mofetilo, con aplicación terapéutica en el rechazo a trasplantes y en la artritis reumatoide. Todos estos fármacos tienen efectos adversos en diversos tejidos y pueden llegar a provocar supresión de médula ósea.
  - ii) Inhibidores de la calcineurina. La ciclosporina y el tacrolimús reducen la activación de células T CD4+, su expansión clonal, y la expresión de citocinas al bloquear la señalización intracelular mediada por calcio. Los fármacos se emplean como inmunosupresores para prevenir el rechazo a trasplantes, pero su aplicación clínica está limitada por la inducción de nefrotoxicidad, neurotoxicidad o hepatotoxicidad.
  - iii) El sirolimús es un inhibidor del blanco de rapamicina, por lo que bloquea la activación de la cinasa mTOR lo que impide la proliferación de células T estimuladas. Se emplea para prevenir el rechazo a trasplantes, especialmente renales.
  - iv) Antiinflamatorios no esteroides (AINE) como acetilsalicílico (AAS), ibuprofeno, naproxeno, indimetacina, piroxicam y diclofenaco. Los AINE son inhibidores de la ciclooxigenasa, la cual es responsable de generar metabolitos proinflamatorios como prostaglandinas y tromboxanos. Los AINE se emplean, en combinación con otros fármacos, en enfermedades inflamatorias crónicas como la artritis reumatoide para reducir el dolor y la tumefacción de las articulaciones.
  - v) Los corticoesteroides son un grupo de fármacos que actúan como agonistas de receptores a glucocorticoides y mineralocorticoides. Controlan la expresión de genes proinflamatorios como lipocortina, citocinas, y moléculas de adhesión. Se emplean, en combinación con otros inmunosupresores, para reducir la probabilidad de rechazo en trasplantes y en alergias y enfermedades inflamatorias. Su efecto adverso más grave es la supresión del eje hipotálamo-hipófisis-adrenal.
  - vi) Antialérgicos. En esta categoría se encuentran fármacos como el nedocromil sódico y los antihistamínicos. Aunque no comparten un mecanismo de acción común, sirven para disminuir las respuestas de hipersensibilidad tipo I.
    Por otro lado, existen medicamentos que buscan estimular al sistema inmunológico, como las vacunas, o sustituir sus funciones efectoras, como las preparaciones de inmunoglobulinas. Las vacunas previenen la adquisición de enfermedades al promover la generación de respuesta humoral y celular contra antígenos de agentes patológicos. En contraste, las preparaciones de inmunoglobulinas contienen mezclas de anticuerpos dirigidos contra antígenos específicos, por lo que su administración sistémica genera una inmunidad pasiva y temporal contra dichos antígenos. Uno de los usos más famosos de las preparaciones de inmunoglobulinas es el bloqueo de los efectos de venenos de insectos o serpientes, pero la estrategia ha sido aplicada para tratar múltiples enfermedades de origen viral y la enfermedad hemolítica por incompatibilidad del factor Rh.
    Otro grupo importante de fármacos con características comunes son los anticuerpos monoclonales (mAb). Estos se obtienen en cultivos celulares que expresan las secuencias de un anticuerpo (comúnmente son IgG) que reconoce un antígeno específico. Algunos de los mAb existentes en el mercado, como infliximab o adalimumab, reconocen TNF-α, el cual participa en el establecimiento de patologías autoinmunes. En esos casos, la administración del anticuerpo sirve para neutralizar a su antígeno impidiendo que el TNF-α ejerza sus efectos pleiotrópicos sobre el sistema inmunológico. También existen mAb dirigidos contra antígenos de células cancerosas, como el trastuzumab que reconoce al antígeno HER2 sobreexpresado en células de cáncer de mama, o el rituximab dirigido contra CD20 sobreexpresado en células de linfoma. En esos casos, los fármacos neutralizan al receptor, pero también inducen la activación de funciones efectoras del sistema inmunológico como la citotoxicidad dependiente de anticuerpos y la dependiente de células. El número de anticuerpos monoclonales disponibles crece rápidamente, por lo que cada vez más antígenos son aprovechados para tratar enfermedades.
    Finalmente, existe un grupo de fármacos, conocidos como inmunomoduladores, que pueden regulan la función del sistema inmunológico dependiendo de la patología y la condición del paciente. Entre estos se encuentran los agonistas de TLR, el acetato de glatiramer y lo extractos dializables de leucocitos (EDL). A diferencia de los agonistas de TLR, el acetato de glatiramer y los EDL no tienen un mecanismo de acción bien definido. Sin embargo, su éxito en el tratamiento de enfermedades específicas y su espectro de seguridad hacen que sean agentes que deben conocerse.

TÉRMINOS CLAVE

Farmacocinética Estudio de las propiedades de las concentraciones de los fármacos en el organismo con la finalidad de determinar la acción terapéutica o tóxica de estos en el cuerpo.

Inmunofarmacología Rama de la farmacología que se especializa en estudiar la acción, la interacción y los efectos de los fármacos en el sistema inmunológico.

Moléculas inmunomoduladoras Moléculas con capacidad de modificar las funciones del sistema inmunológico.

Profármaco Fármaco o compuesto que, luego de ingerirse, se transforma dentro del cuerpo en un medicamento farmacológicamente activo.

Propiedades farmacocinéticas Cualidades de los medicamentos en el cuerpo durante un lapso. Lo que incluye su capacidad de absorción, distribución, localización y eliminación.

PREGUNTAS DE AUTOEVALUACIÓN

1. ¿Cuál es la molécula que es reconocida como blanco farmacológico para el ácido acetilsalicílico (AAS)?
   a. Moléculas de adhesión
   b. Moléculas de complemento
   c. Ciclooxigenasa
   d. ICAM-1

2. ¿Para qué biomolécula es ligando la dexametasona?
   a. B. Lipooxigenasa
   b. C. Ciclooxigenasa
   c. D. Prostaglandinas
   d. E. Receptor a glucocorticoides

3. Es consecuencia directa de la interacción AAS-blanco:
   a. Inhibición irreversible de la enzima blanco
   b. Activación de proteínas G
   c. Translocación del complejo fármacoblanco al núcleo y unión a ADN
   d. Bloqueo de la unión de AMPc a la molécula blanco

(continúa)

PREGUNTAS DE AUTOEVALUACIÓN (*continuación*)

4. Es consecuencia directa de la interacción dexametasona-blanco:
   a. Inhibición irreversible de la enzima blanco
   b. Activación de proteínas G
   c. Translocación del complejo fármacoblanco al núcleo y unión a ADN
   d. Bloqueo de la unión de AMPc a la molécula blanco

5. ¿Cuáles son las modificaciones producidas por el AAS?
   a. Inhibe la síntesis de prostaglandinas y tromboxanos
   b. Aumento en las concentraciones de IP3 y DAG
   c. Aumento en la liberación de histamina
   d. Incrementa la síntesis de lipocortina e inhibe la expresión de COX-2

RESPUESTAS A LAS PREGUNTAS DE AUTOEVALUACIÓN

1. **c.** Ciclooxigenasa
2. **d.** Receptor a glucocorticoides
3. **a.** Inhibición irreversible de la enzima blanco

4. **c.** Translocación del complejo fármacoblanco al núcleo y unión a ADN
5. **a.** Inhibe la síntesis de prostaglandinas y tromboxanos

CASO DE CORRELACIÓN

Paciente femenina de 41 años de edad que acudió al Centro Médico Nacional de Occidente por presentar un cuadro clínico de 2 meses de evolución de parestesias y pérdida de fuerza en la pierna derecha que le ocasionaba problemas en la marcha. Describió que "al caminar y descender de escaleras no notaba el suelo" (sic). Además, refirió visión borrosa, acompañada de fatiga intensa. No presentó otros síntomas o antecedentes de interés.

En la exploración de los nervios craneales se detectó un defecto pupilar aferente, así como una ligera desviación del ojo izquierdo, en el que presentaba dificultad para la aducción. El resto de los nervios craneales fueron normales. La exploración de la extremidad inferior derecha evidenció una pérdida de fuerza. Se detectó un pequeño aumento del tono muscular e hiperreflexia. No se detectaron alteraciones en las pruebas de coordinación y equilibrio.

Se solicitó un estudio TC junto con potenciales evocados de vías aferentes y eferentes. En la TC no se detectaron hallazgos de interés. En tanto que en la prueba de los potenciales evocados se detectó una afectación de la vía piramidal y visual. Además, se observó una afectación asintomática de la vía auditiva.

Dados los resultados de las pruebas diagnósticas se derivó a la paciente al departamento de neurología, UMAE Hospital de Especialidades (HE) CMNO, IMSS, Guadalajara, Jalisco, México. Donde se le realizó una resonancia magnética con gadolinio, este estudio reveló múltiples áreas hiperintensas en la sustancia blanca subcortical, así como afectación de varios segmentos de la médula espinal, compatibles con zonas de inflamación. Además, se extrajo una muestra de LCR para análisis. Los resultados revelan una ligera pleocitosis, junto con presencia de bandas oligoclonales.

La paciente fue diagnosticada con esclerosis múltiple (ES), por lo que se evaluaron la discapacidad clínica y la gravedad de la enfermedad empleando la escala ampliada del estado de discapacidad (EDSS= 3) y la puntuación de gravedad de la esclerosis múltiple (MSSS= 4). La forma clínica de RR-EM se determinó de acuerdo con la clasificación establecida por Lublin y Reingold. La paciente recibió tratamiento con acetato de glatiramer 20 mg por vía intramuscular una vez al día. La paciente fue vigilada mensualmente y se obtuvieron muestras de suero, en las que se detectaron a partir de los 6 meses de tratamiento, anticuerpos antifármaco (ADA, *anti-drug antibodies*) (en este caso de anticuerpos contra acetato de glatiramer). La presencia de ADA todas ellas de la subclase IgG2 correlacionaron con niveles séricos de IL-6 (12.7 pg/mL) r=0.4 , e IFN-γ (27.7 pg/mL) r=0.6.

Los valores moleculares están referidos en la tabla 29-1-1. A pesar de los cambios moleculares detectados no se observó cambio en las condiciones clínicas de la paciente y la eficiencia del tratamiento.

TABLA 29-1-1. Anticuerpos anti-acetato de glatiramer (GA)

Parámetro evaluado	Paciente	Control
IgG Totales no específica (mg/mL)	15	15
IgG anti-GA (DO)	0.85	0.37
IgG1 anti-GA (DO)	0.20	0.06
IgG2 anti-GA (DO)	0.03	0.03
IgG3 anti-GA (DO)	0.30	0.05
IgG4 anti-GA (DO)	0.01	0.40

Control, paciente con EM con tratamiento diferente al AG; DO, densidad óptica.

PREGUNTAS DE REFLEXIÓN

1. ¿Qué es un bioterapéutico?
2. ¿Por qué estos fármacos son capaces de inducir la formación de ADA?
3. En caso de la EM, no existe reportes de que los ADA interfieran con el tratamiento farmacológico, ¿existen otros padecimientos clínicos donde los bioterapéuticos induzcan ADA que disminuyan la eficiencia de los tratamientos?

4. La EM puede ser tratamiento con la administración de IFN-β, ¿este tratamiento también generará ADA?
5. ¿Es recomendable el uso de bioterapéuticos cuando estén disponibles? Y de ser positiva su respuesta, ¿qué consideraciones debe tomar en cuenta el médico tratante?

30 VACUNAS

Gabriela Mellado Sánchez • Julio García Cordero • Jazmín García Machorro

OBJETIVOS DE APRENDIZAJE

Al terminar este capítulo el lector será capaz de:

1. Diferenciar las características de la inmunidad pasiva de la activa
2. Describir detalladamente los elementos que conforman una vacuna y los conceptos básicos de la vacunología
3. Conocer las clasificaciones de las vacunas y, en función de éstas, determinar ventajas y desventajas
4. Determinar las condiciones para la elección de la ruta de administración de una vacuna

5. Conocer los mecanismos de acción de adyuvantes
6. Entender los factores que influyen en la vacunación y su influencia en un esquema de vacunación
7. Mencionar algunas de las estrategias vacunales contra enfermedades no transmisibles
8. Conocer las generalidades de los sistemas de expresión de vacunas
9. Evaluar el impacto del resurgimiento de las enfermedades prevenibles con vacunación

HISTORIA DE LA VACUNACIÓN

La historia de la vacunación comienza desde los primeros intentos de la humanidad por protegerse de las diferentes enfermedades. En la figura 30-1 se describen en una línea de tiempo los eventos más representativos en la historia de las vacunas, desde el empleo de métodos empíricos hasta los procedimientos más sofisticados para generar protección, incluyendo la mención al primer evento documentado que originó el acuñamiento del término "vacunación", que proviene de la palabra vacuno, porque de las vacas fue que Edward Jenner obtuvo el inóculo para inmunizar a seres humanos contra la viruela, aunque previamente hubieron prácticas relacionadas con la vacunación como la insuflación, que se llevaba a cabo en China y en la India. La vacunología es la ciencia de las vacunas que combina los principios de la inmunología, microbiología, epidemiología, salud pública, farmacia, ciencias veterinarias, etc., las cuales han aportado mucho a su desarrollo, todo esto debido a los descubrimientos de mentes inquisitivas o a sus acciones temerarias que nos permiten vivir ahora en un mundo muy diferente, pues se dice que no hay invento que haya influido más en la salud pública humana que las vacunas.

Para ahondar en el desarrollo que ha tenido la vacunología, en este capítulo se abordan los elementos que conforman una vacuna, la clasificación de éstas, el mecanismo de acción de los adyuvantes vacunales, las rutas de inmunización, los factores que influyen en la respuesta inmunológica generada por la vacunación, los esquemas de vacunación, teniendo como ejemplo la Cartilla Nacional de Vacunación de México, así como las generalidades de las vacunas desarrolladas contra las enfermedades no transmisibles.

INMUNIZACIÓN PASIVA Y ACTIVA

Para entender el concepto de vacunación, se debe recordar la diferencia entre inmunización pasiva y activa. La inmunización pasiva es cuando se administra en un organismo "naïve" alguno de los componentes del sistema inmunológico (principalmente anticuerpos) desarrollados por la respuesta inmunológica de otro organismo o por un sistema in vitro productor de anticuerpos (anticuerpos recombi-

nantes). Este tipo de inmunidad puede ser natural (paso transplacentario o durante la lactancia) o artificial, también conocida como vacunación pasiva o inmunoterapia pasiva con anticuerpos (p. ej., el uso de la inmunoglobulina sérica de individuos inmunes contra el virus de la hepatitis B (HBV, *Hepatitis B virus* [VHB]) o los antídotos producidos en caballos contra los venenos de animales ponzoñosos), o bien, la aplicación de uno o más anticuerpos monoclonales obtenidos en el laboratorio dirigidos contra los factores de virulencia de un patógeno en particular o contra un blanco molecular causante de enfermedad.

La inmunización activa natural es cuando se presenta una infección clínica, o incluso subclínica, que dejará una respuesta inmunológica de memoria de linfocitos B y T, en tanto que la inmunización activa artificial o vacunación activa es cuando se administra una vacuna al individuo con el propósito de dar un tratamiento profiláctico o terapéutico, en el que, si se trata de un individuo inmunocompetente, desarrollará una respuesta inmunológica primaria durante la primera inoculación vacunal (*priming* o sensibilización) y respuesta inmunológicas secundarias frente a los refuerzos, y que estas respuestas confieran protección ante un encuentro potencial con el patógeno.

La ventaja de la inmunización pasiva contra la activa es que es más rápida, pues no se debe esperar a que el individuo a proteger o a tratar sea el que produzca la inmunidad, pero su gran desventaja es que es temporal, pues los anticuerpos estarán en circulación en función de su farmacocinética, a diferencia de la vacunación activa.

ELEMENTOS QUE CONFORMAN UNA VACUNA

El concepto de vacuna se ha ido ampliando paulatinamente conforme se realizan más avances técnicos y científicos en la vacunología, por lo que hasta el momento la más conocida —normalmente de tipo profiláctica— es que una vacuna contra una enfermedad infecciosa es una suspensión de microorganismos vivos atenuados o muertos, subproductos detoxificados de los mismos y porciones antigénicas o secuencias nucleotídicas de ellos que son capaces de inducir inmunidad y proteger contra la enfermedad. En la parte final de este capí-

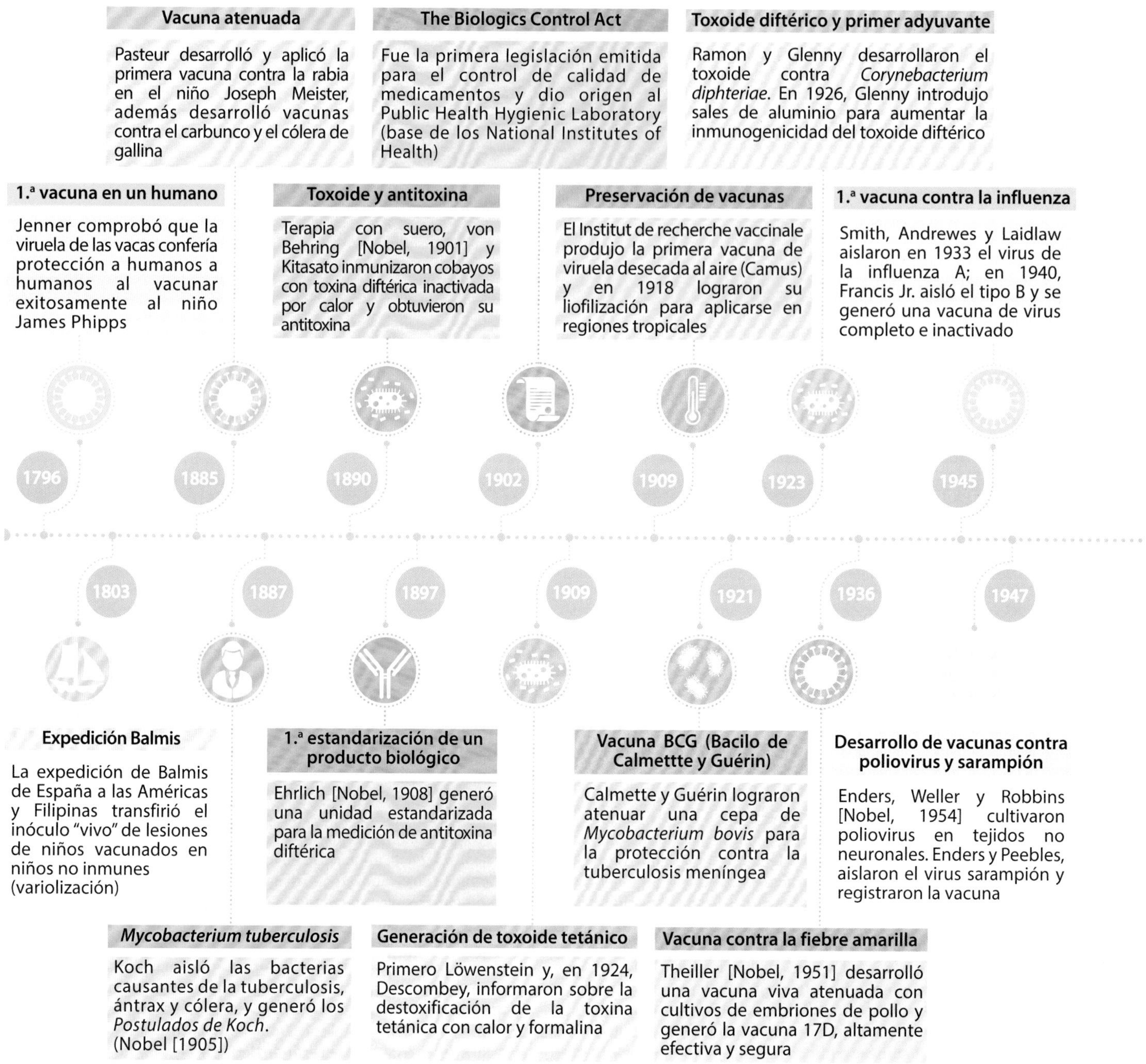

Vacuna atenuada

Pasteur desarrolló y aplicó la primera vacuna contra la rabia en el niño Joseph Meister, además desarrolló vacunas contra el carbunco y el cólera de gallina

The Biologics Control Act

Fue la primera legislación emitida para el control de calidad de medicamentos y dio origen al Public Health Hygienic Laboratory (base de los National Institutes of Health)

Toxoide diftérico y primer adyuvante

Ramon y Glenny desarrollaron el toxoide contra *Corynebacterium diphteriae*. En 1926, Glenny introdujo sales de aluminio para aumentar la inmunogenicidad del toxoide diftérico

1.ª vacuna en un humano

Jenner comprobó que la viruela de las vacas confería protección a humanos a humanos al vacunar exitosamente al niño James Phipps

Toxoide y antitoxina

Terapia con suero, von Behring [Nobel, 1901] y Kitasato inmunizaron cobayos con toxina diftérica inactivada por calor y obtuvieron su antitoxina

Preservación de vacunas

El Institut de recherche vaccinale produjo la primera vacuna de viruela desecada al aire (Camus) y en 1918 lograron su liofilización para aplicarse en regiones tropicales

1.ª vacuna contra la influenza

Smith, Andrewes y Laidlaw aislaron en 1933 el virus de la influenza A; en 1940, Francis Jr. aisló el tipo B y se generó una vacuna de virus completo e inactivado

1796　1885　1890　1902　1909　1923　1945

1803　1887　1897　1909　1921　1936　1947

Expedición Balmis

La expedición de Balmis de España a las Américas y Filipinas transfirió el inóculo "vivo" de lesiones de niños vacunados en niños no inmunes (variolización)

1.ª estandarización de un producto biológico

Ehrlich [Nobel, 1908] generó una unidad estandarizada para la medición de antitoxina diftérica

Vacuna BCG (Bacilo de Calmettte y Guérin)

Calmette y Guérin lograron atenuar una cepa de *Mycobacterium bovis* para la protección contra la tuberculosis meníngea

Desarrollo de vacunas contra poliovirus y sarampión

Enders, Weller y Robbins [Nobel, 1954] cultivaron poliovirus en tejidos no neuronales. Enders y Peebles, aislaron el virus sarampión y registraron la vacuna

Mycobacterium tuberculosis

Koch aisló las bacterias causantes de la tuberculosis, ántrax y cólera, y generó los *Postulados de Koch*. (Nobel [1905])

Generación de toxoide tetánico

Primero Löwenstein y, en 1924, Descombey, informaron sobre la destoxificación de la toxina tetánica con calor y formalina

Vacuna contra la fiebre amarilla

Theiller [Nobel, 1951] desarrolló una vacuna viva atenuada con cultivos de embriones de pollo y generó la vacuna 17D, altamente efectiva y segura

FIGURA 30-1. Línea de tiempo del desarrollo de las vacunas. La mayoría de las vacunas disponibles se desarrollaron en el siglo XX.

tulo se aborda el tema de vacunas contra enfermedades no infecciosas o también llamadas no transmisibles que son de tipo terapéutico.

Antígeno vacunal. Como se vio en la definición de vacuna, es el elemento más importante de ésta, pues contiene el/los blanco(s) molecular(es) contra el(los) que se desea generar la respuesta protectora; puede ser proveniente o no de un microorganismo.

Adyuvante. Es otro de los elementos que puede o no ser parte de una preparación vacunal. Se trata de una sustancia que potencia la respuesta inmunológica hacia el antígeno, aumenta la protección contra los patógenos, la velocidad de las respuestas inmunológicas primarias, la generación de la respuesta de memoria, así como la amplitud de las respuestas generadas. Aunque algunas vacunas de microorganismos muertos poseen en su estructura determinantes antigénicos que pudieran ser considerados adyuvantes intrínsecos, algunas de ellas también usan **adyuvantes**, mientras que estos no se adicionan en la vacunas hechas de microorganismos vivos. El ejemplo más ampliamente conocido son las sales de aluminio.

Preservador o conservador. Es una sustancia que evita el crecimiento de bacterias y hongos contaminantes que se pueden introducir durante el uso repetido de los viales multidosis; por lo tanto, no se usa cuando las vacunas se envasan en presentaciones unidosis ni para aquellas que contengan microorganismos vivos atenuados; ejemplos de estos son el tiomersal, 2-fenoxietanol y fenol.

Estabilizador. Es la sustancia que permite el almacenamiento de la vacuna por tiempos más prolongados y que evita que se dañen los principios activos cuando hay algunos cambios en las condiciones ambientales en que se conservan las vacunas, como la temperatura y humedad; el azúcar y la gelatina son ejemplos de estabilizadores.

Vehículo. Es el diluyente en el que están resuspendidos los demás componentes de la vacuna; normalmente es agua grado inyectable o solución salina isotónica y, dependiendo de la presentación farmacéutica, éste se incorpora justo al momento de aplicarse en las vacunas liofilizadas o forma parte de la vacuna desde que ésta se envasa en las presentaciones líquidas.

1.ª vacuna bacteriana combinada

La DPT (difteria, pertussis y tétanos) usaba *Bordetella pertussis* completa, muy inmunogénica pero reactogénica, por lo que en 1999 se recurrió a la de subunidades (acelular)

Registro de la vacuna triple viral

Compuesta por virus de sarampión, parotiditis y rubéola (SPR), esta combinación redujo la necesidad de inyecciones por separado y los costos de almacenamiento y transporte

Registro de 1.ª vacuna recombinante

Con tecnología de ADN recombinante, se clonó la secuencia del Ag de superficie del virus de la hepatitis B y se expresó en la levadura *Saccharomyces cerevisiae*

Vacuna contra neumococo para uso pediátrico

La vacuna contra *Streptococcus pneumoniae*, aplicada desde 1977, era efectiva solo en adultos; para niños, se desarrolló una conjugada de polisacáridos

Registro de la vacuna viva atenuada contra la polio

Sabin logró el registro de la vacuna (con el tipo 1 del poliovirus), en 1963 se agregaron los tipos 2 y 3. Sabin donó la patente de su vacuna a la OMS

Erradicación de la viruela del mundo

La aguja bifurcada ayudó sustancialmente a la erradicación de la viruela, Ali Maow Maalin fue el último caso en Somalia

Erradicación de la poliomielitis del continente americano

El último caso conocido de enfermedad por poliovirus silvestre en América fue en 1994; el último caso en Europa fue en Turquía en 2002

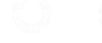

1948 1960 1971 1979 1986 1994 2000

1953 1963 1974 1985 1987 1995 2006

Vacuna contra la parotiditis

Hilleman aisló el virus de su hija y lo atenuó en embriones de pollo. Desarrolló 40 vacunas y registró varias de ellas

Registro de vacuna contra *Haemophilus influenzae tipo b* (Hib)

Anderson y Smith desarrollaron una vacuna basada en el polisacárido de Hib. Ante la pobre respuesta de farmacéuticas, Smith fundó su propia compañía para producirla

Vacunas contra Hepatitis A y varicela

Hilleman detectó el virus de la hepatitis A y sus anticuerpos y produjo una vacuna 100% efectiva. La vacuna contra varicela se desarrolló a partir de una cepa japonesa

Vacuna inactivada contra poliomielitis

Salk inmunizó a toda su familia para demostrar la seguridad de su vacuna de virus inactivado. Junto con Francis Jr. hizo los estudios de fase clínica

Registro de la vacuna contra meningococo

Esta vacuna usaba solo la cápsula de polisacáridos del microorganismo *Neisseria meningitidis*

Registro de 1.ª vacuna conjugada

Robbins y Scheerson conjugaron químicamente el polisacárido de Hib con una proteína acarreadora para aumentar su inmunogenicidad en niños. Desplazó a la versión sin conjugar

Vacuna contra rotavirus y vacuna contra HPV

Clark, Plotkin y Offit crearon la vacuna mejorada contra rotavirus. Frazer y Zhou crearon la vacuna de virus del papiloma humano, la primera específica para mujeres

▌ CONCEPTOS BÁSICOS EN VACUNOLOGÍA

El objetivo principal de una vacuna es inducir en el individuo inmunidad protectora, ya sea a través de anticuerpos o por células. Sin embargo, al ser un biológico que se aplica a un individuo sano, la primera característica que una vacuna debe cumplir es la **seguridad**, que se basa en el riesgo que corre el individuo con la aplicación de la vacuna; esto se puede evaluar mediante sus signos vitales, efectos adversos y estudios de seguridad específicos.

Un efecto o **reacción adversa** es un efecto dañino indeseable o anormal en el individuo por la vacuna; tal respuesta es nociva y no intencionada, la cual ocurre en dosis usadas normalmente en el ser humano para la profilaxis o terapia de la enfermedad. Por otro lado, la **tolerabilidad** es el grado en que los efectos adversos pueden ser soportados por el sujeto.

Otro aspecto relevante para tomar en cuenta en las vacunas es su **reactogenicidad**, la cual es la manifestación física de la respuesta inflamatoria hacia la vacunación, y se refiere al subconjunto de reacciones que ocurren poco después de la vacunación, no a las se-

cuelas derivadas de la vacunación que pudieran generarse a largo plazo. Algunos ejemplos de reacciones reactogénicas en el sitio de la inyección son: dolor, enrojecimiento, hinchazón o induración, mientras que las manifestaciones sistémicas pueden ser: fiebre, mialgia, cefalea o sarpullido.

Todos los parámetros antes mencionados son valorados durante los estudios en fase clínica junto con la **eficacia**, que es el porcentaje de reducción de la enfermedad en un grupo vacunado, en comparación con un grupo no vacunado efectuado en condiciones óptimas; la **efectividad**, por su parte, es el porcentaje de la probabilidad de que una vacuna confiera inmunidad en una población cuando se usa en campo bajo circunstancias de vacunación rutinaria, esto ocurre durante el poslicenciamiento.

Debido a todos estos parámetros que son cuidadosamente registrados durante los estudios preclínicos y clínicos, se ha comprobado la necesidad de **refuerzos**, esto es, de dosis subsecuentes a la dosis inicial, las cuales se requieren para conseguir la inducción de la respuesta óptima hacia la vacuna, y que se pueda brindar protección contra el desarrollo de la enfermedad. Por medio de ellos también se ha podido saber cuándo es necesario el retiro de algunas vacunas que ya habían sido aprobadas para su uso masivo.

CLASIFICACIÓN DE LAS VACUNAS

A continuación, se describe la forma en que se pueden clasificar las vacunas profilácticas.

Cantidad y variedad de sus componentes

Vacunas monovalentes

Son aquellas que están constituidas por un solo antígeno (vacuna BCG, vacuna contra rotavirus-Rotarix® y las vacunas contra virus de hepatitis A y B).

Vacunas polivalentes

Son las que contienen distintos tipos antigénicos de una misma especie del patógeno causal; ejemplos de éstas son las vacunas contra la poliomielitis (tanto la vacuna Sabin como la Salk usan tres cepas de poliovirus para producirlas, atenuadas e inactivadas, respectivamente), la del virus del papiloma humano (HPV, *Human papillomavirus*, [VPH]) (Cervarix® contiene los genotipos virales 16 y 18 y Gardasyl® los genotipos 6, 11, 16 y 18), la del rotavirus (Rotateq® es pentavalente, pues contiene cinco reasortantes de una cepa bovina) y la que se emplea contra el neumococo (PCV13 contiene 13 polisacáridos capsulares conjugados de *Streptococcus pneumoniae*, en tanto que la PPSV23 posee 23 polisacáridos capsulares de la misma bacteria).

Vacunas combinadas

Están formadas por antígenos de diferentes patógenos en una misma suspensión. La combinación tiene la gran ventaja de que en una sola inyección (la mayoría de las vacunas se administra de esta manera) se protege contra varias enfermedades disminuyendo el número de inyecciones por individuo, las reacciones adversas y el costo de almacenaje, distribución y aplicación, lo que simplifica los programas de vacunación y el mejoramiento de la cobertura vacunal; no obstante, esto solo es posible si no existe interferencia de la respuesta inmunológica protectora desarrollada contra alguno de los antígenos vacunales, en comparación con la administración individual, y si es factible una formulación exitosa desde el punto de vista farmacéutico (p. ej., triple bacteriana, llamada así por sus componentes contra la difteria, pertussis [tos ferina] y tétanos [DPT], así como la triple viral que contiene las cepas atenuadas de los virus sarampión, parotiditis y rubeóla [SPR]). Es pertinente aclarar que es frecuente que se nombre de forma errónea a las vacunas combinadas como polivalentes.

Por el orden cronológico en el que se fueron desarrollando

Vacunas tradicionales o de primera generación

Son aquellas que emplean a los microorganismos completos.

Primero están las **vacunas atenuadas**, las cuales contienen microorganismos debilitados por pases sucesivos en cultivo, hasta perder o disminuir significativamente su virulencia con respecto a la del patógeno silvestre. Estas son las más exitosas, ya que pueden conferir memoria para toda la vida, debido a que las cepas atenuadas mimetizan la clase de inmunidad protectora inducida por un agente natural. Esta clase de vacunas inducen una fuerte respuesta humoral y celular, generan memoria de larga duración por décadas —incluso con una sola inmunización—, se requiere menor cantidad de antígeno para inducir una respuesta y no precisan el empleo de adyuvantes. Sin embargo, la reactivación de su virulencia continúa siendo un riesgo latente, además de que son muy reactogénicas y menos estables. Ejemplos de este grupo son: la vacuna contra la meningitis tuberculosa (bacilo de Calmette-Guérin, BCG, así como las vacunas virales contra la poliomielitis (vacuna Sabin, OPV, [*oral polio vaccine*]), viruela, fiebre amarilla, varicela, rotavirus (RotaTeq® y Rotarix®) y la SPR.

Otras vacunas de primera generación son aquellas que contienen patógenos muertos o inactivados mediante medios físicos (calor) o productos químicos (formol, β-propiolactona) (**vacunas inactivadas**). La ventaja de éstas es que son más estables que las

vacunas vivas, además de que no tienen riesgo de desencadenar la enfermedad tras la vacunación y son capaces de proteger porque las subunidades proteínicas responsables de la inmunidad se mantienen intactas. Las desventajas de su uso son que tienden a estimular una respuesta inmunológica más débil que las vacunas vivas y pueden requerir refuerzos para mantener la inmunidad protectora, inducen una menor cantidad de citocinas, se requiere mayor antígeno para estimular solo a las células T CD4+, se requiere el uso de adyuvante, y existe el riesgo potencial de una inactivación incompleta. Algunos ejemplos son: las vacunas contra la tos ferina (fracción *pertussis* de la vacuna DPT), tifoidea, cólera, hepatitis A, poliomielitis (Salk, *Inactivated Polio Vaccine* [IPV]) e influenza inactivada.

Vacunas de segunda generación

Son las vacunas de subunidades y los glicoconjugados. La ventaja del uso de vacunas de subunidades es que son más seguras que la de microorganismos completos, pero son menos inmunogénicas y, por lo tanto, requieren adyuvantes. Estas vacunas están compuestas de preparados de subunidades antigénicas que pueden ser de distinta naturaleza: lipopolisacáridos, extractos ribosómicos o proteínas purificadas, o bien, sintetizadas químicamente. Los antígenos para tales vacunas se han seleccionado por su localización en la superficie del patógeno o porque son secretados, a fin de estimular la producción de anticuerpos neutralizantes y opsonizantes. Algunos ejemplos son: los toxoides que son toxinas inactivadas (vacunas contra difteria y tétanos), las proteínas recombinantes y las vacunas de carbohidratos como los polisacáridos capsulares bacterianos.

Debido al desarrollo que ha tenido la microbiología, esto ha permitido la generación de vacunas de polisacáridos contra algunas cepas de *Streptococcus pneumoniae* (neumococo), *Neisseria meningitidis* (meningococo) y *Haemophilus influenzae* tipo b (Hib). Sin embargo, estas vacunas no fueron efectivas en niños. Para mejorar la inmunogenicidad de los polisacáridos, los cuales inducen principalmente una respuesta timo-independiente, se conjugaron a proteínas acarreadoras para lograr la activación de células T cooperadoras. Las vacunas de glicoconjugados resultantes indujeron una buena respuesta de anticuerpos y fueron eficaces en todos los grupos de edad.

El progreso en la biología molecular permitió el mejoramiento de vacunas contra el HBV y más recientemente el desarrollo de vacunas que previenen la enfermedad causada por el HPV. Ambas vacunas son hechas de proteínas recombinantes purificadas que forman partículas parecidas a virus (VLP, *virus-like particles*).

Vacunas de tercera generación o vacunación inversa

Estas se han considerado un hito en la vacunología y biotecnología, porque explotan el poder del análisis in silico para identificar, a partir del genoma completo del patógeno blanco, un subconjunto de genes que codifican para proteínas con características asociadas al blanco vacunal (p. ej., inmunogenicidad, protección, naturaleza y localización). Después, la inmunogenicidad se evalúa sistemáticamente. Se estableció una prueba de concepto para vacunología inversa con meningococo, identificando en solo 18 meses más antígenos expuestos a la superficie de lo que se había descubierto en 40 años de vacunología convencional (figura 30-2A). Una vacuna basada en tres de estos nuevos antígenos está ahora aprobada en 30 países. Algunos otros ejemplos de estas vacunas son: la vacuna recombinante contra HBV y vacunas conjugadas (Hib o meningococo).

Vacunas de cuarta generación

Son las vacunas génicas o de ADN, cuya característica principal es que el inmunógeno se administra como gen codificante mediante un plásmido, el cual dirige la síntesis del antígeno por parte de la célula huésped. El antígeno sintetizado desencadena, a su vez, la respuesta inmunológica humoral y celular correspondiente, igual que en las vacunas vivas atenuadas. Además, las vacunas de ADN pueden mimetizar las modificaciones postraduccionales que sufren las proteínas virales, induciendo una respuesta inmunológica más

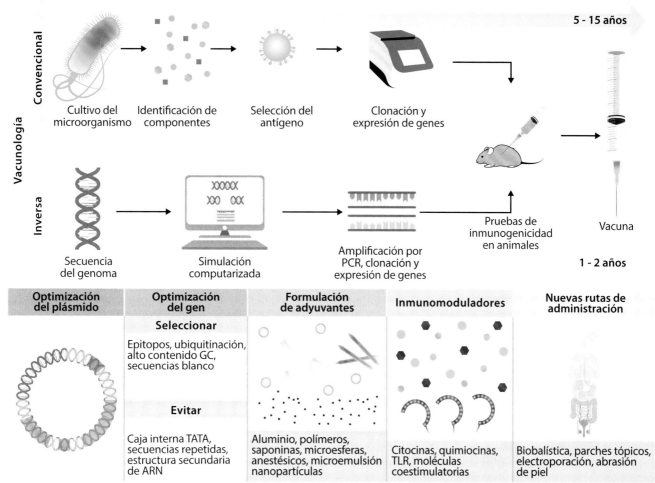

Figura 30-2. Mejora en la producción de vacunas. A. Comparación entre la vacunología convencional y la vacunología inversa. **B.** Estrategias de optimización de vacunas. Se han empleado diferentes estrategias para incrementar la inmunogenicidad vacunal; éstas incluyen: elección del plásmido, optimización de elementos transcripcionales, mejora en la expresión de proteínas (optimización de codones), inclusión de adyuvantes y métodos de distribución de los antígenos vacunales.

apropiada, lo cual es una ventaja en la inducción de anticuerpos que reconocen la estructura terciaria de las proteínas. Dos vacunas de ADN han sido aprobadas para su uso en la práctica veterinaria. Una de ellas es contra el virus del oeste del Nilo (WNV, *West Nile Virus* [VON]) y la otra contra el virus de necrosis hematopoyético.

Una variante de las vacunas génicas son las vacunas de ARN, las cuales se basan en una forma diferente de imitar la infección. Ofrecen una gran promesa para prevenir y tratar una amplia gama de enfermedades como la gripe o el cáncer. Sin embargo, hasta el momento la única aprobada es contra la rabia en animales.

A este respecto, es apropiado mencionar que se han estado desarrollando diferentes estrategias para el mejoramiento de la inmunogenicidad de las vacunas; dependiendo de su naturaleza, pueden ir desde el uso de biología molecular (optimización de vacunas génicas, uso de variantes deficientes en replicación para ciertas vacunas vivas atenuadas, etc.) hasta el empleo de nuevas rutas de inmunización, la combinación de éstas, así como el desarrollo de mejores adyuvantes (figura 30-2B).

RUTAS DE ADMINISTRACIÓN DE VACUNAS

La vía de administración de una vacuna está determinada por su inmunogenicidad, su reactogenicidad y por el sitio en donde se requiera inducir la inmunidad (sistémica *vs.* mucosas) (figura 30-3).

Vía intradérmica. Consiste en la introducción de una pequeña cantidad de antígeno en la dermis. La administración intradérmica produce la estimulación inmunológica del siguiente modo: tras depositarse el producto, este es absorbido a nivel local de manera lenta y paulatina. El antígeno es transportado por la corriente sanguínea desde la dermis hasta la hipodermis a través del plexo papilar.

Vía subcutánea. Consiste en la introducción del antígeno vacunal debajo de la piel, en el interior del tejido celular subcutáneo. Tiene el mismo mecanismo de acción para la estimulación inmunológica que la vía intradérmica, salvo que el antígeno es transportado a través del plexo cutáneo hasta la dermis desde donde sigue el mismo curso a través del plexo papilar hacia la hipodermis, donde se absorbe de forma lenta y local para finalmente generar la producción de anticuerpos.

Vía intramuscular. El antígeno es depositado en un tejido altamente vascularizado, pero en comparación con las vías intradérmica y subcutánea, esta es pobre en células presentadoras de antígeno (CPA); por tal motivo es necesario que el antígeno permanezca por tiempos más prolongados y para ello es necesario el empleo de adyuvantes. Por lo tanto, estas vacunas deben administrarse en zonas anatómicas de masa muscular profunda para que así la absorción del antígeno sea óptima y a la vez el riesgo de lesión vascular sea mínimo.

Vía mucosal. Las principales rutas de acceso para muchos patógenos son la vía respiratoria (p. ej. neumococo, meningococo, Hib, influenza, rinovirus, SARS-CoV-2, etc.) o la vía gastrointestinal (p. ej., poliovirus, *Escherichia coli*, *Salmonella* sp., *Shigella sp.*, *Vibrio cholerae*, *Helicobacter pylori*, etc.). La principal función del sistema inmunológico innato de mucosas es discriminar entre organismos inocuos y dañinos. En esta vía, los mecanismos de acción se basan en la estimulación inmunológica a través de las mucosas (tejido linfoide asociado a mucosas [MALT]), mecanismo que comparte con las vacunas de reciente desarrollo, como las vacunas inhaladas antigripales y una que ya tiene más tiempo de desarrollo, la OPV (Sabin) (figura 30-3B).

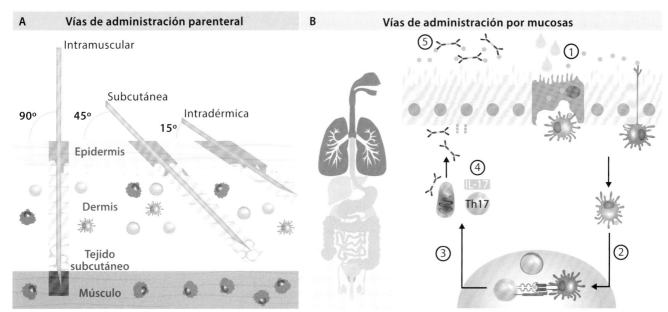

FIGURA 30-3. Rutas de inmunización para la inducción de inmunidad hacia las vacunas. A. Vías de administración parenteral (son las más usadas para la administración de vacunas). La ruta de administración de cada vacuna depende del preparado antigénico, el tipo de respuesta inmunológica que se requiera inducir y la reactogenicidad que generan; para ello es importante tomar en cuenta el ángulo de la aguja (45°, 15° o 90° para inmunizar de manera intradérmica, subcutánea o intramuscular, respectivamente) y de esta forma alcanzar a determinado blanco celular (células dendríticas o macrófagos). **B.** Vías de administración por mucosas. En el recuadro pequeño se muestran los diferentes órganos que son parte de los aparatos que están conformados por mucosas, estos son: gastrointestinal (*verde*), respiratorio (*morado*) y genitourinario (*azul*); todos se han explorado en estudios preclínicos como opciones a las rutas parenterales tradicionales. La inmunización mucosal tiene la ventaja de no involucrar agujas, por lo que es mejor aceptada por el usuario; también genera inmunidad no solo en las mucosas sino a nivel sistémico; a pesar de esto, hasta el momento solo la vía oral y la respiratoria se han empleado en vacunas de uso masivo en la población. En el recuadro en grande se muestra un diagrama de la inducción del sistema inmunológico en la mucosa gastrointestinal. (**1**) Los antígenos internalizados por transcitocis en células M son llevados hacia células dendríticas en el domo subepitelial de placas de Peyer, (**2**) las células dendríticas cargadas con el Ag se mueven dentro de la zona de células T interfolicular (**3**) e inducen células T efectoras, así como inducción de plasmablastos IgA. (**4**) Los anticuerpos secretados pueden proteger la superficie de mucosas por exclusión inmune, excreción de Ag o neutralización intercelular. (**5**) Diferentes señales favorecen un perfil TH17.

▌ MECANISMOS DE ACCIÓN DE ADYUVANTES

De manera general, los adyuvantes activan el sistema inmunológico innato a través de los PRR presentes en las células inmunes. El modo de acción de los adyuvantes es mediante diferentes mecanismos (figura 30-4A), los cuales se describen a continuación.

Formación de depósitos. Los adyuvantes atrapan, adsorben o agregan antígenos y los van liberando lentamente a lo largo de un determinado tiempo, aumentando así el reclutamiento de CPA y, por ende, la captura de los antígenos para que sean entregados en formas multivalentes y logren ser fácilmente procesados por las CPA. El efecto de depósito al sitio de inyección también prevé la pérdida de antígenos por medio del metabolismo hepático.

Reclutamiento de células inmunes. Los adyuvantes crean una respuesta inmunológica proinflamatoria y localizada en el sitio de inoculación que permite el reclutamiento y activación de las células inmunes.

Activación del inflamasoma. El receptor de la proteína 3 tipo NOD (NLRP3) es utilizado por las sales de aluminio, para la activación del inflamasoma (figura 30-4B).

Incremento de la presentación de Ag por moléculas del MHC. Adyuvantes como el aluminio o emulsiones basadas en aceite son adicionados para exhibir su adyuvanticidad por antígenos dirigidos a CPA, permitiendo el incremento en la presentación de Ag por moléculas MHC sobre CPA y la estimulación de la respuesta inmunológica adaptativa.

Inmunomodulación. Los adyuvantes inmunomoduladores activan al sistema inmunológico mediante la modificación del microambiente de citocinas (incrementando o disminuyendo) para polarizar la respuesta inmunológica.

En la tabla 30-1 se mencionan diversos tipos de adyuvantes y su modo de acción; algunos de ellos también funcionan como sistemas de distribución o transporte de antígenos vacunales (p. ej., liposomas y nanopartículas) (figura 30-4C).

▌ FACTORES QUE INFLUYEN EN LA RESPUESTA A LA VACUNACIÓN

Además de lo ya expuesto, existen otros factores que afectan la respuesta inmunológica que se induce hacia las vacunas, éstos pueden dividirse como se describe a continuación.

Factores inherentes al huésped

Edad de aplicación de la vacuna (extremos de la vida)

Presencia de anticuerpos maternos. El recién nacido a término tiene aproximadamente 90% de los anticuerpos (IgG) de la madre, los cuales le confieren protección los primeros meses de vida junto con la IgA transferida vía calostro y leche materna. Sin embargo, dichos anticuerpos pueden interferir especialmente con vacunas virales (vivas o atenuadas) como la SPR.

Neonatos. El fundamento de la vacunación del recién nacido y la inmunización neonatal es reducir su periodo crítico de vulnerabilidad inmunológica. También se han planteado otras ventajas, ya que si se provoca una respuesta inmunológica en esta etapa temprana pueden requerir menos dosis de vacuna; además, puede haber un efecto inmunomodulador general que aumenta la inmunidad antes de la exposición a patógenos virales o bacterianos. Idealmente, una vacuna neonatal debería administrarse por vía oral en lugar de vías parenterales, con una dosis única y mínima interferencia de anticuerpos maternos.

A pesar de la capacidad limitada del sistema inmunológico del recién nacido para desarrollar respuestas de memoria, existen tres vacunas administradas en el periodo neonatal inmediato que resultan ser exitosas: BCG, HBV y OPV.

Tercera edad. Después de los 50 años de edad, en el ser humano se ha encontrado un deterioro en la función inmune asociado con el proceso de envejecimiento (inmunosenescencia), caracterizado por una disminución en: la citotoxicidad de células NK, en el número y función de células dendríticas en sangre, la cantidad de cé-

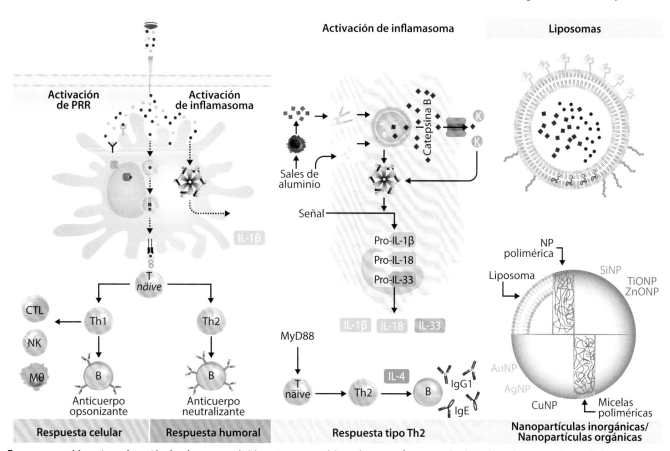

FIGURA 30-4. Mecanismo de acción de adyuvantes. A. Mecanismo general. Los adyuvantes forman un depósito de antígenos y reclutan células inmunes al sitio de inyección. Ellos pueden activar PRR de APC reclutados antes o durante la endocitosis de antígenos, después los antígenos serán procesados y presentados a células T para inducir una respuesta celular y humoral. **B.** Mecanismo de acción de las sales de aluminio. La citotoxicidad de las sales de aluminio permite la liberación de PAMS como ácido úrico proveniente de células necróticas. Las altas concentraciones del ácido úrico forman cristales de urato monosódico, los cuales son fagocitados por células residentes, donde disrumpen a los lisosomas y permiten la liberación de catepsina B, que a su vez induce la liberación de K⁺ y culmina con la activación del inflamasoma NLRP3. Induciendo la producción de citocinas proinflamatorias como IL-1ß e IL-18. **C.** Diferentes adyuvantes-vectores de distribución del antígeno vacunal. El antígeno puede estar unido a lípidos catiónicos o a nanopartículas de polímeros inorgánicos (sintéticos) u orgánicos (naturales).

lulas T y B *naïve*, la capacidad del sistema inmunológico adaptativo para responder a nuevos antígenos y en la respuesta a las vacunaciones contra HBV, Hib, influenza y neumococo; todo esto hace a este grupo etario más vulnerable a muchas infecciones contra las que antes eran inmunes como: meningococo, el estreptococo del grupo B, influenza, el virus sincitial respiratorio y el virus de la varicela zóster. La segunda necesidad médica es la generación de inmunidad a las bacterias resistentes a los antibióticos, que se adquieren durante los periodos de hospitalización.

Algunas consideraciones especiales

Embarazo. Es una situación que contraindica de forma temporal la administración de cualquier **vacuna atenuada** viral o bacteriana. Sin embargo, los registros de mujeres vacunadas inadvertidamente durante el embarazo con la vacuna SPR y con la de varicela demuestran que no se han producido casos de síndrome de rubéola congénita ni de varicela congénita.

Las vacunas inactivadas se pueden administrar en el embarazo; como ejemplo la vacuna antiinfluenza en cualquier trimestre del embarazo y la vacuna (DPT) entre la semana 27 y 36 de gestación.
Inmunodepresión o tratamiento inmunosupresor. Éstos contraindican algunas vacunas atenuadas. Tal es el caso de las vacunas contra SPR, varicela, fiebre tifoidea y virus de la fiebre amarilla (YFV). En caso de que sea necesaria su administración, deben aplicarse antes de las 4 semanas previas al inicio de la inmunosupresión. Las excepciones son los niños con niveles de linfocitos T CD4+ superiores a 15%, puesto que pueden recibir las vacunas SPR y la de la varicela. La alternativa que se tiene para los pacientes inmunodeprimidos es el empleo de vacunas inactivadas. Se recomienda

que se administren al menos 2 semanas antes de la inmunosupresión para lograr una mejor inmunogenicidad.
Anafilaxia. Su relación con la vacunación es muy poco probable (menos de 1 caso/1 millón dosis). El tratamiento es la administración precoz de adrenalina intramuscular. Los niños con antecedentes de alergia a las proteínas del huevo se pueden vacunar con las vacunas obtenidas en cultivo celular.
Enfermedad moderada o grave. Los casos de crisis asmática, cardiopatía descompensada y diarrea aguda con o sin fiebre son una contraindicación temporal para la administración de las vacunas, salvo situación de riesgo epidémico muy elevado. Una vez desaparecida la situación es factible recibir vacunas.
Medicación. Se recomienda evitar el empleo de antipiréticos de forma "preventiva" después de la vacunación, porque reducen la respuesta inmunológica del organismo y con ello la efectividad de la vacuna. Solo se indican en niños con antecedentes de convulsiones febriles. Por otro lado, en los casos de alguna **enfermedad crónica** (artritis reumatoide, artropatía crónica, enfermedad de Kawasaki y colagenosis) con indicación de tratamiento crónico de salicilatos, se recomienda evitar el uso de ácido acetilsalicílico en las 6 semanas posteriores a la vacunación contra varicela.

En los casos de **enfermedad infecciosa** en tratamiento con antibiótico se debe considerar el agente etiológico y verificar que no contraindique la vacunación. Como tal, el empleo de antibióticos no es contraindicación para la vacunación. Los antibióticos como la neomicina, la estreptomicina y las polimixinas forman parte de los componentes de algunas vacunas, por lo que se deben indagar los antecedentes de reacciones alérgicas graves en los individuos que se vacunarán.

Tabla 30-1. Diferentes tipos de adyuvantes y su modo de acción

Nombre del adyuvante	Composición	Vacunas en las que se emplean	Modo de acción
Aluminio	Sal mineral	DPT (en todas sus derivaciones incluidas las combinaciones con IPV, Hib, toxoide tetánico y diftérico), hepatitis A, HBV, Gardasil® 9 (HPV), Hib, Prevnar 13® (neumococo), MenB (meningococo), encefalitis japonesa, ántrax	Formación de depósitos Activación de la RI innata a través de NLRP3 Inducción de respuesta Th1
MF59 ASO3 Montanide	Emulsión de aceite en agua más surfactante: Escualeno Escualeno más vitamina E y Tween 80 Monooleato de sorbitán	Fluad® (influenza estacional) Pandemrix® (AH1/N1 influenza pandémica) No se ha aprobado en humanos	Activación de la respuesta inflamatoria innata Activación y reclutamiento de CPA Aumento en la persistencia del Ag al sitio de inyección
Adyuvante completo de Freund Adyuvante incompleto de Freund	Emulsión de agua en aceite más surfactante (la diferencia es que el completo contiene además micobacterias muertas)	No se ha aprobado en humanos	Inducción de Inflamación local Activación y reclutamiento de CPA
Liposomas	Lípidos catiónicos	No se ha aprobado en humanos	Formación de depósitos Presentación de Ag a CPA
Virosomas	Lípidos de envoltura viral	Hepatitis A e influenza	Entrega de Ag a CPA
QS21 (véase abajo)	Saponinas purificadas de extracto de la corteza del árbol *Quijalla saponaria*	Shingrix (varicela zóster)	Presentación de Ag a CPA Inducción de linfocitos T CD8$^+$ Estimulación y secreción de citocinas tipo Th1 y Th2
ISCOM	Complejos inmunoestimulatorios; se forman espontáneamente cuando se mezclan colesterol, fosfolípidos y las saponinas de *Q. saponaria*	No se ha aprobado en humanos	Inducción de respuesta Th1 y Th2
PLGA	Nanopartículas de polímero sintético de ácido poli lacticoglicólico	No se ha aprobado en humanos	Presentación cruzada de Ag a células T CD8$^+$
Quitosán	Nanopartículas de polímero natural de la quitina desacetilada del exoesqueleto de crustáceos e insectos	No se ha aprobado en humanos	Translocación de Ag a través de uniones celulares
IFN	Citocina	No se ha aprobado en humanos	Sobrerregula la respuesta Th1
IL-2	Citocina	No se ha aprobado en humanos	Sobrerregula la respuesta Th1
IL-4	Citocina	No se ha aprobado en humanos	Sobrerregula la respuesta Th2
GMCS	Citocina	No se ha aprobado en humanos	Activación y reclutamiento de CPA
VLP	Partícula viral sin genoma replicativo	Gardasil® (HPV), HBV	Activación directa de células B Estimulación de células dendríticas Inducción de presentación cruzada de Ag a células T CD8$^+$
Motivos CpG 1018	Bases nitrogenadas sintéticas	Heplisav B® (HBV)	Estimulación de respuesta Th1
ASO4 ASO1$_B$	Monofosforil lípido A (MPL) más sales de aluminio Monofosforil lípido A (MPL) más QS21	Cervarix® (HPV) Shingrix (varicela zóster) y Mosquirix® (malaria)	Estimulación de respuesta Th1
MDP hidrofílico	Muramil dipéptido	No se ha aprobado en humanos	Estimulación de la respuesta Th2

Factores debidos a la vacuna

Tipo de antígeno. Para decidir la administración entre un antígeno atenuado y uno inactivado se debe considerar el estado inmunológico del paciente.

Dosis de la vacuna. Las dosis de las vacunas están estandarizadas de acuerdo con los estudios realizados durante el desarrollo de las mismas (precomercialización), además de haber una vigilancia continua tras su comercialización (poscomercialización). Los estudios poscomercialización son esenciales para garantizar su seguridad en condiciones reales de uso y permiten detectar reacciones adversas infrecuentes, potencialmente graves, así como ponderar su perfil beneficio-riesgo tras su administración sistemática a un elevado número de personas (véase Figura 30-2-1).

La aprobación de cualquier vacuna está condicionada a la comprobación exhaustiva de los estudios realizados. Solo para situaciones de emergencia, como la que se produjo ante la pandemia de gripe A H1N1 en el año 2009 o en los brotes de ébola, se tienen procedimientos de registro acelerado establecidos, éstos acortan los plazos habituales de evaluación sin excluir los requerimientos sobre seguridad.

I ESQUEMAS DE VACUNACIÓN

Con todos los conocimientos ya mencionados es que se han generado esquemas de vacunación humana, los cuales en sí son una recomendación basada en evidencia, que permite decidir la forma en que se pueden prevenir en diferentes grupos de edad las **enfermedades transmisibles**. La estrategia, programas y **esquemas de vacunación o inmunización** de un país deben responder a un plan nacional de salud, partiendo del concepto de que la prevención siempre brinda mayor costo-efectividad.

Considerando los factores que influyen en la vacunación, en México se emplea la Cartilla Nacional de Vacunación (tablas 30-2 y 30-3), que es una de las más completas por llevar un seguimiento de vacunación por grupos etarios y contener aspectos de promoción de salud, como nutrición y prevención, detección y control de enfermedades, entre otros.

TABLA 30-2. Esquema Nacional de Vacunación en niños menores a 6 años de edad

VACUNA	ENFERMEDAD QUE PREVIENE	AL NACER	2 MESES	4 MESES	6 MESES	7 MESES	12 MESES	15 MESES	18 MESES	4 AÑOS	6 AÑOS
BCG	Tuberculosis	●									
Hepatitis B	Hepatitis B	●	●		●						
Pentavalente acelular (DPaT+IPV+Hib)	Difteria, tos ferina (pertussis acelular), tétanos, poliomielitis e infecciones por *Haemophilus influenzae* tipo b		●	●	●				●		
DPT (refuerzo)	Difteria, tosferina y tétanos									●	
Rotavirus	Diarrea por rotavirus		●	●	●						
Neumocóccica conjugada	Infecciones por neumococo		●	●			●				
Influenza	Influenza			●	●		Anualmente				
SPR	Sarampión, paratiditis y rubéola						●				●
Sabin (OPV)	Poliomielitis. De los 6-59 meses en 1.ª y 2.ª semanas nacionales de vacunación					Adicionales					
SR	Sarampión y rubeóla					Adicionales					

TABLA 30-3. Esquema de vacunación por grupos de edad (mayores a 10 años)

VACUNA	ENFERMEDAD QUE PREVIENE	DOSIS		EDAD Y FRECUENCIA
De los 10-19 años				
Hepatitis B	Hepatitis B	Primera		A partir de los 11 años
		Segunda		4 semanas posteriores a la primera dosis
Td*	Tétanos y difteria	Con esquema completo	Refuerzo	11 años de edad
		Con esquema incompleto o no documentado	Primera	Dosis inicial
			Segunda	1 mes después de la primera dosis
			Tercera	12 meses posteriores a la primera dosis
Tdpa*	Tétanos, difteria y tos ferina (pertussis acelular)	Única		A partir de la semana 20 del embarazo
Influenza estacional	Influenza	Única		Cualquier trimestre del embarazo
SR (los que no han sido vacunados o con esquema incompleto)	Sarampión y rubeola	Sin antecedente vacunal	Primera	En el primer contacto
			Segunda	4 semanas después de la primera
		Con esquema incompleto	Dosis única	En el primer contacto
HPV	Infección por el virus de papiloma humano y cáncer cervicouterino	Primera		Mujeres en 5.º de primaria y de 11 años de edad no escolarizadas.
		Segunda		6 meses después de la primera dosis
		Tercera		60 meses después de la primera dosis
Otras vacunas				
De los 20-59 años				
SR (los que no han sido vacunados o con esquema incompleto)	Sarampión y rubéola	Sin antecedente vacunal	Primera	Al primer contacto
			Segunda	4 semanas después de la primera
		Con esquema incompleto	Dosis única	Al primer contacto
Td*	Tétanos y difteria	Con esquema completo	Refuerzo	Cada 10 años
		Con esquema incompleto o no documentado	Primera	Dosis inicial
			Segunda	1 mes después de la primera dosis
			Tercera	12 meses posteriores a la primera dosis
Tdpa*	Tétanos, difteria y tos ferina (pertussis acelular)	Única*		A partir de la semana 20 del embarazo
Influenza estacional	Influenza	Personas con factores de riesgo		Anual
		Embarazadas*	Dosis única	Cualquier trimestre
Otras vacunas				

(continúa)

TABLA 30-3. Esquema de vacunación por grupos de edad (mayores a 10 años) (*continuación*)

VACUNA	ENFERMEDAD QUE PREVIENE	DOSIS		EDAD Y FRECUENCIA
De los 60 años en adelante				
Neumocóccica polisacárida	Neumonía por neumococo	Única		A partir de los 65 años
		Personas con factores de riesgo	Dosis inicial	60 a 64 años de edad
			Revacunación única	5 años después de la dosis inicial
Td*	Tétanos y difteria	Con esquema completo	Refuerzo	Cada 10 años
		Con esquema incompleto o no documentado	Primera	Dosis inicial
			Segunda	1 mes después de la primera dosis
			Tercera	12 meses posteriores a la primera dosis
Influenza estacional	Influenza	Una dosis		Anual
Otras vacunas				

*Todas las variantes derivadas de la vacuna bacteriana combinada DPT que se refieran con letras minúsculas, contienen menos cantidad de los antígenos vacunales que la vacuna triple original.

Finalmente, es de suma importancia mencionar el fenómeno biológico que se presenta cuando se cumple con la llamada **inmunidad de hato**, de grupo o también conocida como inmunidad comunitaria, que consiste en una cobertura amplia de los esquemas de vacunación contra las enfermedades infecciosas en una población, para que al haber un gran número de individuos inmunes hacia cierta enfermedad en una población (ya sea por infección natural o por vacunación) la transmisión de la misma se reduzca o incluso se elimine, protegiendo indirectamente a los individuos del resto de la población que aún no son inmunes a la enfermedad.

VACUNAS CONTRA ENFERMEDADES NO TRANSMISIBLES

La Organización Mundial de la Salud (OMS) define a las **enfermedades no transmisibles** o crónicas como afecciones de larga duración con una progresión generalmente lenta. A continuación se mencionan las más relevantes en cuestión de incidencia y gravedad.

Hipertensión arterial sistémica

Entre las enfermedades cardiovasculares destaca la hipertensión arterial sistémica (HTAS). Desde los primeros diseños de vacunas para regularla, se consideró como blanco el sistema renina-angiotensina-aldosterona y, de manera más específica, a los receptores AT1 y AT2 como candidatos vacunales. Este sistema consta de una secuencia de reacciones para ayudar a regular la presión arterial, como puede verse en la figura 30-5.

Los receptores AT2 se han encontrado en riñón, pared vascular, ovarios y corazón. La función aún es incierta. Los efectos al estimular estos receptores son: reabsorción distal de Na+ por aumento de aldosterona en la corteza adrenal, reabsorción proximal de Na+, activación del centro de la sed y síntesis de vasopresina a nivel del sistema nervioso central, aumento de la liberación de noradrenalina en las terminaciones nerviosas del sistema nervioso vegetativo simpático, vasoconstricción arterial a nivel vascular, inotropía y cronotropía positivas a nivel cardiaco, mayor proliferación y diferenciación celular, y generación de ácido araquidónico, precursor de los eicosanoides.

Las enfermedades neurológicas

Son aquellas que afectan el sistema nervioso, ya sea por anomalías estructurales, bioquímicas o eléctricas en el cerebro, la médula espinal u otros nervios.

Depresión clínica o trastorno depresivo mayor

La etiología de esta enfermedad se desconoce pero, al igual que otros trastornos mentales, puede comprender diversos factores, como: diferencias biológicas, química del cerebro (alteraciones en los neurotransmisores), hormonas y rasgos hereditarios. Considerando la diversa etiología, se ha descrito la posibilidad del uso de vacunas para prevenir o tratar la depresión. Sin embargo, esta idea no ha sido concretada y hasta la fecha se han reportado estudios de asociación que probablemente permitirán el desarrollo de una vacuna en un futuro.

Enfermedad de Parkinson

Es un tipo de trastorno del movimiento. Ocurre cuando las neuronas no producen suficiente cantidad de dopamina. Algunos casos son genéticos, pero la mayoría no parece darse entre miembros de una misma familia.

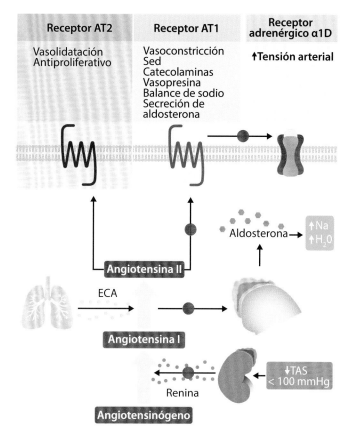

FIGURA 30-5. Representación del efecto de una vacuna contra la hipertensión. Cuando la presión arterial disminuye (para la sistólica, a 100 mm Hg o menos), los riñones liberan la enzima renina en el torrente sanguíneo. La renina escinde el angiotensinógeno en angiotensina I. Posteriormente, la angiotensina I es procesada por la enzima convertidora de la angiotensina (ECA) y genera la angiotensina II. Ésta puede estimular receptores AT1 y provocar vasoconstricción, estimular a las suprarrenales para liberar aldosterona e incrementar la presión arterial. En rojo se señala el bloque de las vías con anticuerpos para evitar el incremento de la presión arterial.

La vacuna conocida como Affitope® PD01A se encuentra en ensayo clínico fase I. Se trata del uso de péptidos sintéticos cortos de secuencias de aminoácidos alteradas para generar anticuerpos contra la proteína alfa-sinucleína, que se encuentra en las células cerebrales y su función normal no se comprende completamente, pero en el Parkinson se agrupa y acumula en las células nerviosas. La acumulación conduce a la formación de cuerpos de Lewy, que son un sello distintivo de Parkinson. La vacuna busca prevenir, retrasar o detener la progresión de la enfermedad de Parkinson.

Enfermedad de Alzheimer

Es la pérdida de la memoria que se ha vinculado a las proteínas cerebrales amiloide y tau. Se ha evaluado una nueva vacuna del péptido sintético beta-amiloide (UB-311 compuesta de 1-14 aminoácidos), la cual se encuentra en fase clínica II. El mecanismo de acción es provocar una respuesta de anticuerpos contra la proteína beta-amiloide, eliminándola, sin desencadenar una inflamación potencialmente dañina.

Otra vacuna terapéutica candidata es la AADvac, que se encuentra en fase clínica I. El diseño se basó en un péptido sintético derivado de una secuencia de la proteína tau; posteriormente se acopló a la hemocianina e hidróxido de aluminio como adyuvante. Los anticuerpos generados reconocen a la proteína tau mal plegada, un denominador común de la patología neurofibrilar. Se espera que la intervención reduzca la cantidad de ovillos neurofibrilares, elimine la proteína tau hiperfosforilada y reduzca la cantidad de tau patológica oligomerizada e insoluble en el cerebro, para detener la propagación de la patología neurofibrilar a través del cerebro, y así prevenir el deterioro cognitivo.

Diabetes mellitus

Hasta la fecha no se ha reportado algún candidato vacunal para prevenir la diabetes mellitus tipo 2 (DMT2), mientras que para la diabetes mellitus tipo 1 (DMT1) se han propuesto inmunoterapias específicas de antígeno en combinación con otros tratamientos, todo ello enfocado a generar tolerancia a los autoantígenos y simultáneamente prevenir la DMT1. Por ejemplo, se reportó un sistema de administración oral basado en *Salmonella* (SPI2-TTSS) para administrar el autoantígeno (preproinsulina, PPI) en combinación con un inmunomodulador (TGF-β) con el fin de prevenir la diabetes en ratones no obesos (NOD). En el grupo tratado con la inmunoterapia se preservó la función de las células beta y se redujo la insulinitis; el mecanismo de acción dilucidado fue por el incremento de las células T reguladoras en los tejidos de los ratones.

Por otra parte, también se ha reportado el uso de proteínas regeneradoras (Reg), debido a que su función es parecida a los factores de crecimiento y tienen un papel importante en la proliferación celular y sobrevida.

Cáncer

El diseño de vacunas contra el cáncer se basa en la estimulación del sistema inmunológico para incrementar la capacidad de reconocer y matar células cancerosas. La principal estrategia es inyectar antígenos específicos cancerosos en los pacientes con la finalidad de inducir respuestas contra el tumor. Otra estrategia terapéutica es el uso de anticuerpos monoclonales (véase capítulo 8, Anticuerpos).

En los párrafos anteriores se han descrito vacunas terapéuticas; con respecto a vacunas preventivas, el enfoque es buscar al agente causal. Tal es el caso de la vacuna contra agentes patógenos como el HPV relacionado al desarrollo de cáncer en cérvix-útero, ano, orofaringe, pene, vulva, vagina, cavidad oral y laringe; otra vacuna que sería necesario considerar es contra la bacteria *H. pylori* asociada al desarrollo de cáncer de estómago.

Adicciones

La adicción a las drogas es un grave problema de salud frecuente en todo el mundo. Las drogas más consumidas en México son: marihuana, cocaína, inhalantes, alcohol, tabaco, tranquilizantes, éxtasis y heroína.

La farmacoterapia y la psicoterapia son las terapias disponibles más usadas para combatir las adicciones; sin embargo, resultan insuficientes para satisfacer las necesidades clínicas de tratamiento del abuso de drogas. Recientemente, la inmunoterapia se ha convertido en una estrategia prometedora para tratar estos trastornos utilizando antagonistas farmacocinéticos, cuya función es secuestrar los fármacos en la periferia sin permitir que la droga atraviese la barrera hematoencefálica. Esto puede reducir la toxicidad y los efectos gratificantes de las drogas, a la par que previene la adicción y disminuye la tasa de recaída (figura 30-6).

Las vacunas contra el abuso de drogas difieren fundamentalmente de las vacunas tradicionales contra enfermedades infecciosas o el cáncer porque están diseñadas para inducir una respuesta humoral y neutralizar las moléculas de la droga a través de la producción de anticuerpos. Se han empleado conjugados de vacuna a través de síntesis química y explotación de una amplia gama de proteínas potencialmente inmunogénicas para la conjugación.

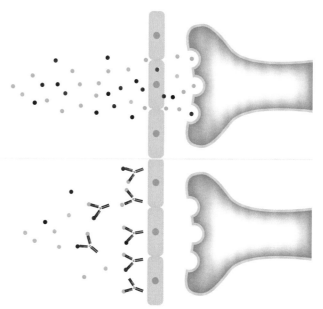

Figura 30-6. Representación del funcionamiento de una vacuna contra las adicciones. Una vez consumida la droga o sus metabolitos, entran en la circulación periférica, posteriormente atraviesan la barrera hematoencefálica y producen estimulación a nivel cerebral. Con la aplicación de una vacuna antidrogas, los sujetos generan anticuerpos que tienen la capacidad de secuestrar las moléculas de la droga en la sangre periférica y prevenir el cruce por la barrera hematoencefálica para, de este modo, evitar la estimulación cerebral.

Recuadro 30-1. El ADN recombinante en la generación de vacunas

Recientemente, la tecnología y las técnicas de expresión de proteínas recombinantes se han basado en la ingeniería genética y en la microbiología. Existen los sistemas de expresión procariontes, eucariontes y los organismos transgénicos.

Los **sistemas bacterianos** han sido considerados durante mucho tiempo como el caballo de batalla para la producción de proteínas recombinantes, por lo que han ido evolucionando constantemente, sobre todo aquellos descritos en *E. coli.* No obstante, solo un número limitado de ellos se utilizan actualmente para la producción de vacunas recombinantes o moléculas inmunoterapéuticas (figura 30-1-1A).

Dentro de los **sistemas eucariontes** se han empleado ampliamente las **levaduras** debido a que se logra una alta densidad celular durante los procesos de fermentación industrial y el uso de promotores fuertes estrechamente regulados. Además, este sistema se usa para la producción de antígenos proteínicos recombinantes de relevancia para vacunas humanas. Las ventajas de su uso son la producción de proteínas glicosiladas y bien plegadas, así como el costo-beneficio.

Otro sistema eucarionte son las **líneas celulares de mamíferos,** que se emplean para fabricar moléculas bioterapéuticas, debido a su alta productividad de proteínas glicosiladas y porque son secretadas en medios libres de suero. Las líneas de ovario de hámster chino (CHO) y de riñón de embrión humano 293 (HEK293) se usan comúnmente para producir proteínas virales recombinantes como la proteína S de HBV y la proteína G del virus de la rabia.

Otro ejemplo de sistema de expresión eucarionte son las **células de insecto,** como las obtenidas de *Drosophila melanogaster* (mosca de la fruta), las llamadas **células S2,** las cuales se utilizan como sistema de expresión estable. De hecho, estas células han sido utilizadas durante los últimos 10 años para el desarrollo clínico de vacunas, incluida una subunidad de vacuna contra el cáncer de mama HER2 positivo, contra el virus del dengue (DENV) y contra WNV.

Otras células de insecto frecuentemente usadas son las Sf21 del gusano *Spodoptera frugiperda* más la incorporación al sistema del genoma de ADN bicatenario de un **baculovirus recombinante,** el cual puede modificarse fácilmente para incorporar genes de interés mediante recombinación homóloga. En este sistema se han producido las siguientes vacunas: contra HPV (Cervarix®), cáncer de próstata (Provenge®) e influenza (Flublock®).

Se han desarrollado múltiples **organismos transgénicos** y algunos de ellos han servido como sistemas productores de antígenos vacunales; por citar solo un caso, se usaron ratones transgénicos que producían la proteína de superficie de merozoítos 1 de *Plasmodium falciparum* en su leche, demostrándose que ésta protegía a monos contra un reto letal con el parásito. En tanto que el empleo de **plantas transgénicas** tiene ventajas sobre otros sistemas puesto que resultan más rentables y son compatibles con medios de cultivo económicos, simples, bien definidos e industrialmente viables. Aunque los rendimientos de expresión son algo modestos, la biomasa está en el rango de Kg. La planta más empleada es *Nicotiana benthamiana* (planta del tabaco), en donde se han producido anticuerpos monoclonales contra el virus Ébola (véase capítulo 8, Anticuerpos).

La vacuna contra el dengue continúa siendo un reto

El dengue es una enfermedad reemergente que ha llegado a ser un grave problema de salud pública a nivel mundial. Anualmente se reportan cerca de 400 millones de personas infectadas, con un número creciente de casos clínicos severo, que llevan a la muerte. Este incremento de casos clínicos es debido al cambio climático, ya que el virus responsable de esta enfermedad es transmitido por el mosquito vector (*Aedes aegypti* y *A. albopictus*), el cual se ha adaptado a mayores latitudes; además de que el DENV está constituido por cuatro serotipos distintos causantes de la enfermedad, que van desde el dengue clásico hasta la forma severa, como el dengue hemorrágico. Esto ha obligado a la comunidad científica a desarrollar vacunas contra este agente; a este respecto existen diferentes vacunas (Dengvaxia®, ButhantanDV [LATV Δ30] y DENVax) que se encuentran actualmente en diferentes fases clínicas, siendo la más avanzada contra DENV Dengvaxia®, la cual usa la plataforma ChimeriVax® patentada por la compañía farmacéutica Sanofi Pasteur.

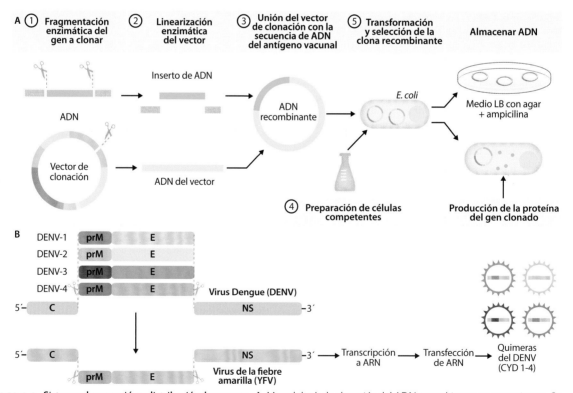

Figura 30-1-1. Sistemas de expresión y distribución de vacunas. A. Metodología de clonación del ADN recombinante en procariontes. Se amplifica un segmento de ADN microbiano y con ayuda de enzimas de restricción y ligasa se clona en un vector plasmídico, para obtener la proteína recombinante expresada en bacterias, levaduras o células de mosca. **B.** Representación de vectores vacunales recombinantes; por ejemplo, la construcción de la vacuna CYD. Se utilizan vectores virales (no replicativos) que expresan alguna proteína recombinante viral. (Modificada de: F. Guy, *et al.* Development of Sanofi Pasteur tetravalent dengue vaccine. *Human vaccines.* 2010.

(continúa)

RECUADRO 30-1. EL ADN RECOMBINANTE EN LA GENERACIÓN DE VACUNAS (*continuación*)

Dengvaxia® es una vacuna que se diseñó empleando como base a la cepa viral atenuada (CYD), usada como vacuna contra el virus de la fiebre amarilla (YFV). Mediante ingeniería genética se reemplazaron los genes originales del YFV que codifican para las proteínas estructurales de premembrana (prM) y de envoltura (E) por los genes respectivos de cada serotipo del DENV, por lo que se trata de una vacuna quimérica, atenuada y tetravalente (figura 30-1-1B). Fue la primera vacuna en llegar a ensayos clínicos de fase III hasta que finalmente llegó al mercado en 2015. En ese año, Filipinas lanzó una campaña masiva de vacunación en la que fueron inmunizados casi un millón de niños, después de lo cual el fabricante, Sanofi Pasteur, reveló que los ensayos clínicos en curso habían encontrado una complicación peligrosa. Se trata del fenómeno conocido como facilitamiento de la infección dependiente de anticuerpos (ADE, *antibody dependent enhancement*), en la que gente previamente infectada con un serotipo que llega a reinfectarse con un segundo serotipo heterólogo es vulnerable a desarrollar dengue severo, el cual puede causar dengue hemorrágico o, lo más grave, síndrome de choque por dengue.

Derivado de lo antes descrito, es necesario realizar un estudio de escrutinio de diagnóstico para asegurar que los individuos a vacunarse ya han estado en contacto con el virus, de lo contrario no pueden ser vacunados. Finalmente, en 2017, Sanofi Pasteur anunció que las personas que no habían sido infectadas con el DENV se encontraban en alto riesgo de desarrollar una forma clínica severa de la enfermedad después de vacunarse con Dengvaxia®, por lo que indica restricciones. Por lo anterior, Dengvaxia® fue aprobada solamente en los programas de salud pública de dos países, Brasil y Filipinas; en el caso de México, no forma parte de la Cartilla Nacional de Vacunación, pero está disponible en caso de solicitarse.

RECUADRO 30-2. DESARROLLO DE VACUNAS CONTRA COVID-19

Gabriela Mellado Sánchez[1], Julio García Cordero[2], Jazmín García Machorro[3]
[1]Unidad de Desarrollo e Investigación en Bioprocesos (UDIBI), ENCB, IPN, [2]Departamento de Biomedicina Molecular, CINVESTAV-Zacatenco,
[3]Laboratorio de Medicina de Conservación, Sección de Estudios de Posgrado e Investigación, ESM-IPN.

La enfermedad COVID-19 es producida por el virus llamado SARS-CoV-2 y emergió en China a finales del año 2019. La Organización Mundial de la Salud (OMS) la declaró pandemia, cuyo impacto en cada país es variable con respecto a la morbimortalidad, lo que es común es el colapso de la economía mundial. Hasta el día de hoy, no existe un tratamiento antiviral ni vacuna.

Para lograr la aprobación de una vacuna tradicional contra algún agente infeccioso, se sigue una serie de etapas que en total duran, si se cumplen satisfactoriamente cada una de ellas, un promedio de más de 10 años (véase figura 30-2-1), mientras que en un calendario acelerado como el que permitió el desarrollo de la vacuna contra el virus Ébola, se logró que este periodo fuera de 5 años. El caso de la vacuna contra el COVID-19 no tiene precedentes dada la necesidad de contar con un gran número de dosis a corto plazo, proyectando la administración de una vacuna en casos de emergencia a principios de 2021. Esto sería un hito en la historia de la vacunología y rompería el paradigma de los tiempos y formas necesarios para diseñar, investigar, desarrollar y aprobar una vacuna.

A nivel mundial existen 1324 estudios registrados en la plataforma Clinical trials de los cuales 842 son tratamientos farmacológicos y 90 candidatos vacunales (09 de mayo 2020). De estos últimos, se hablará de algunos ejemplos de los que la OMS tiene información y que se encuentran en fase preclínica.

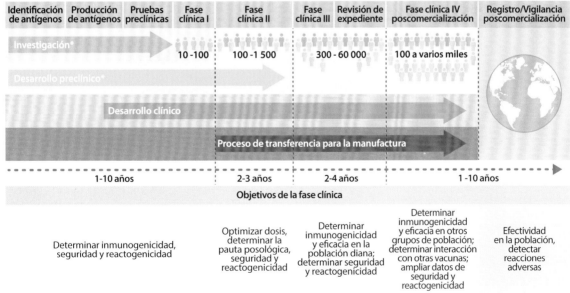

FIGURA 30-2-1. **Etapas de desarrollo de una vacuna tradicional.** De acuerdo con los lineamientos establecidos por la OMS, de manera inicial se requiere la identificación de un blanco vacunal, el cual puede ser evaluado "in silico" y posteriormente en estudios *in vitro* para comenzar los estudios preclínicos, si es que se cuenta con un modelo animal. Una vez determinada su inocuidad, así como su inmunogenicidad y protección en animales, se inician los estudios clínicos (cuatro fases), lo que implica la participación de un grupo pequeño de individuos sanos, para ser vacunados con el antígeno vacunal y evaluar su seguridad y reactogenicidad, en seguida conforme avanzan las fases, se va incrementando el número de individuos vacunados, así como la evaluación de la población susceptible. Finalmente se evalúa la eficacia y la eficiencia de la misma en un gran número de la población. Hasta que se obtiene el registro de la vacuna, para ser oficialmente administrada a toda la población.

(*continúa*)

Recuadro 30-2. Desarrollo de vacunas contra COVID-19 *(continuación)*

El desarrollo de vacunas contra el SARS-CoV-2 se podría hacer eficiente si se conocieran totalmente los epítopos neutralizantes. Para esto, los blancos vacunales propuestos se basan en las proteínas estructurales del virus (espiga-S, membrana-M, nucleocápside-N y envoltura-E). La proteína S es la que tiene más probabilidades de formar parte de alguna vacuna hecha de subunidades, debido a que está altamente expuesta, además de que es crucial para la unión y entrada viral a la célula hospedera, generando anticuerpos neutralizantes. Asimismo, una de sus subunidades, la S1 contiene el dominio de unión a receptor (RBD, *receptor binding domain*), este dominio también se ha propuesto para este fin.

Hay candidatos vacunales con base en virus inactivados. Sinovac (Instituto de Biotecnología de China) aplicó su candidato junto con aluminio, el otro candidato es del Instituto de Productos Biológicos de Beijing/Instituto de Productos Biológicos de Wuhan. Se realizaron pases múltiples del SARS-CoV-2 en células Vero hasta atenuarla y se purificó a partir de una placa lítica. Se secuenció para analizar la estabilidad genética, se encontró dos sustituciones de aminoácidos que no afectaron a la proteína S. Se produjo a gran escala, se inactivó y se purificó. La estrategia ya se había empleado previamente para el virus SARS. El tercer candidato vacunal se denomina TBD, es de la Universidad de Osaka (Japón)/BIKEN/NIBIOHN (National Institutes of Biomedical Innovation, Health, and Nutrition), la tecnología está en proceso de patente.

El Instituto de Sueros de la India y Codagenix lograron obtener virus atenuados cambiando los nucleótidos codificantes para regiones importantes en la replicación (deoptimización de nucleótidos). Esto se ha empleada para virus Zika, DENV, virus sincicial respiratorio, etc.

Existen otros grupos que han optado por desarrollar candidatos cuya base son las partículas parecidas a virus (VLP, *virus-like particles*). La expresión del RBD de la proteína S por la compañía Saiba GmbH, se basa en la fermentación de *E. coli* y la tecnología correspondiente de extracción y purificación de las VLP asegurando su integridad estructural. Dicha tecnología ha funcionado para otros virus como influenza, rotavirus, norovirus, etc. La otra tecnología, son VLP expresadas en plantas (ADDomer multiepitope display); es producida en conjunto por el Centro Max Plank, Universidad de Bristol, Midicago Inc, y Imophoron Ltd.

Una de las estrategias que se está explorando es el uso de vacunas de mARN (ARN codificante) de la proteína S, la técnica se basa en que el mARN se introduce a las células humanas; posteriormente el mARN puede ser copiado por las células o directamente traducido a las proteínas, manteniendo las modificaciones postraduccionales y promoviendo la inducción de anticuerpos contra la proteína S. Tanto una vacuna de mARN o de ADN son vacunas seguras y fáciles de desarrollar, no obstante, hasta el momento ninguna vacuna que haya obtenido su licencia está basada en este principio.

También se están desarrollando vacunas que emplean vectores virales, en las cuales el genoma de un virus se usa para administrar el genoma del virus SARS-CoV-2 para la producción a gran escala de vacunas. Estos pueden ser vectores replicativos (sarampión, influenza) o no replicativos (adenovirus, vaccinia).

Además, deben tenerse en consideración los retos para el desarrollo de estas vacunas tales como: 1) el aislamiento y cultivo viral, así como el uso de modelos animales para evaluar a los candidatos, deben ser manipulados en laboratorios de bioseguridad nivel 3 limitando la posibilidad de realizar investigación además de los riesgos y altos costos; y 2) la aparición de cepas del SARS-CoV-2 más virulentas que las originales.

En conclusión, son muy diversas las estrategias que se están empleando para el desarrollo de vacunas contra el COVID-19, todas con ventajas y desventajas, por lo que el trabajo colaborativo es obligado entre los científicos básicos, los desarrolladores de las vacunas, las industrias productoras, las agencias reguladoras, los gobiernos y los patrocinadores para lograr obtener una vacuna que a pesar de lograr obtenerla en tiempo récord, cumpla con todas sus especificaciones de calidad en beneficio de la población.

RESUMEN

- La vacunación es un proceso de inmunidad activa artificial en la que un individuo inmunocompetente desarrollará una respuesta inmunológica protectora previo a un encuentro potencial con el patógeno, mientras que la inmunidad o vacunación pasiva es cuando se transfiere de un organismo inmune a otro que no lo es, alguno de los componentes del sistema inmunológico (principalmente anticuerpos), desarrollados por la respuesta inmunológica hacia un antígeno en particular.
- Los elementos de una vacuna son: antígeno vacunal, adyuvante, preservador o conservador, estabilizador y vehículo. Estos elementos generan un biológico que se aplica a un individuo sano, por lo que además de ser inmunogénico y brindar protección, debe ser seguro, poco reactogénico, con reacciones adversas mínimas, que sean tolerables, además de alcanzar un alto grado de eficacia y efectividad en la población en que se apliquen.
- Las vacunas se pueden clasificar de acuerdo con la cantidad de componentes que las constituyen: monovalentes, que están constituidas por un solo antígeno; polivalentes, cuando contienen distintos tipos antigénicos de una misma especie del patógeno causal, y combinadas, formadas por antígenos de diferentes patógenos.
- También se clasifican en generaciones. La primera generación comprende vacunas atenuadas e inactivadas; las atenuadas contienen microorganismos debilitados por pases sucesivos en cultivo hasta perder o disminuir significativamente su virulencia con respecto a la del patógeno silvestre, en tanto que las vacunas inactivadas son aquellas que contienen patógenos muertos o inactivados mediante medios físicos o productos químicos. Las vacunas de segunda generación son las que contienen subunidades y los glicoconjugados; entre ellas están los toxoides, que son toxinas inactivadas, y las provenientes de polisacáridos capsulares. Las de tercera generación o vacunación inversa son las que emplean el análisis in silico para identificar, a partir del genoma completo del patógeno blanco, un subconjunto de genes que codifican para proteínas con características asociadas al blanco vacunal para posteriormente evaluar sistemáticamente la inmunogenicidad. Las vacunas génicas o de ADN pertenecen a la cuarta generación de vacunas; su característica principal es que el inmunógeno se administra como gen codificante mediante un plásmido, el cual dirige la síntesis del antígeno por parte de la célula huésped.
- La elección de la ruta de administración de una vacuna depende del tipo de la preparación vacunal, la reactogenicidad y la inmunidad que se desee generar (sistémica *vs.* mucosal). Existen rutas parenterales de la administración de vacunas (intradérmica, subcutánea, intramuscular) y las rutas mucosales (oral y nasal). De manera general, los adyuvantes activan el sistema inmunológico innato a través de los PRR presentes en las células inmunes; el modo de acción de éstos pueden ser por formación de depósitos, reclutamiento de células inmunes, activación del inflamasoma, incremento de la presentación de Ag por moléculas del MHC y por inmunomodulación.
- Existen diferentes factores inherentes al huésped que impactan en la respuesta inmunológica hacia la vacunación; entre ellos, la presencia de anticuerpos maternos, la edad del individuo, el embarazo, la inmunosupresión y los medicamentos.
- Un esquema de inmunización es una recomendación basada en evidencia que permite decidir qué vacunas aplicar a diferentes grupos etarios de una población. Si se obtiene una buena cobertura de vacunación en determinada población, se genera inmunidad de hato, de grupo o comunitaria, que es cuando existe un gran número de individuos inmunes hacia cierta enfermedad en un grupo, y así la transmisión de ésta se reduce o incluso se elimina, protegiendo indirectamente a los individuos no vacunados del resto del grupo.
- Las enfermedades no transmisibles o crónicas son las afecciones de larga duración con una progresión generalmente lenta; en México las más importantes son las enfermedades cardiovasculares, las de tipo neurológico, la diabetes mellitus, el cáncer y las adicciones. De manera alternativa o complementaria a los tratamiento se han desarrollado vacunas de tipo terapéutico, con excepción de una de tipo profiláctica para cáncer cervicouterino (vacuna contra HPV). No obstante, aún se necesita profundizar en estas investigaciones para que haya más opciones inmunoterapéuticas a futuro para este tipo de enfermedades.
- Por lo anterior, se requieren más profesionales del área biomédica que continúen con el desarrollo de la vacunología, pues las vacunas son el invento que mayor influencia ha tenido en la salud pública humana.

TÉRMINOS CLAVE

Adyuvante Sustancia que potencia la respuesta inmunológica hacia el antígeno y aumenta la protección contra los patógenos, la velocidad de las respuestas inmunológicas primarias, la generación de la respuesta de memoria, así como la amplitud de las respuestas generadas.

Enfermedades no transmisibles o crónicas Afecciones de larga duración con una progresión generalmente lenta; se desconoce que esté involucrado un agente infeccioso como transmisor.

Enfermedades transmisibles o infecciosas Enfermedades causadas por agentes infecciosos específicos o por sus productos tóxicos en un huésped susceptible, conocidas comúnmente como enfermedades contagiosas o infecciosas.

Esquema de inmunización/vacunación Es una recomendación basada en evidencia, que permite a una población prevenir, en diferentes grupos de edad, enfermedades transmisibles por medio de la inmunización de sus habitantes. La estrategia y programas de vacunación de un país deben responder a un plan nacional de salud, basado en el concepto de que la prevención siempre es costo-efectiva.

Inmunidad de hato Es cuando existe un gran número de individuos inmunes hacia cierta enfermedad en un grupo; así la transmisión de ésta se reduce o incluso se elimina, protegiendo indirectamente a los individuos no vacunados del resto del grupo.

Reactogenicidad Es la manifestación física de la respuesta inflamatoria hacia la vacunación y se refiere al subconjunto de reacciones que ocurren poco después de la vacunación.

Refuerzo vacunal Se refiere a una administración adicional de una vacuna después de una dosis anterior (principal), con el objetivo de aumentar la inmunidad contra ese antígeno a niveles protectores después de que la memoria contra ese antígeno haya disminuido con el tiempo.

Vacuna atenuada Es aquella que contiene microorganismos vivos pero debilitados previamente y que pueden replicarse. Por lo tanto, les es factible inducir una respuesta humoral y celular en el hospedero.

Vacuna inactivada Está compuesta por patógenos muertos o inactivos que no se pueden replicar en lo absoluto.

Vacuna profiláctica o preventiva Vacuna que prepara al sistema inmunológico para responder al patógeno de tal manera que puede montar una respuesta con rapidez y evitar la enfermedad.

Vacuna terapéutica Aquella que estimula la respuesta inmunológica para controlar una infección o enfermedad que ya ha iniciado.

PREGUNTAS DE AUTOEVALUACIÓN

1. ¿Como se llama a la sustancia que se introduce en el organismo para prevenir o tratar determinadas enfermedades infecciosas?
   a. Vacuna
   b. VLP
   c. Adyuvante
   d. Conservador

2. ¿Cuál es la sustancia que se emplea para ayudar a reforzar la respuesta inmunológica a una vacuna de modo que se necesite menos cantidad de ésta?
   a. Emulsión
   b. Vehículo
   c. Adyuvante
   d. Sal mineral

PREGUNTAS DE AUTOEVALUACIÓN

3. De forma general, ¿a través de qué activan los adyuvantes el sistema inmunológico innato?
    a. Citocinas
    b. PRR
    c. Inflamasoma
    d. Respuesta Th1
4. Tipo de vacuna recomendado en personas inmunocomprometidas.
    a. Vacuna inactivada
    b. Vacuna atenuada

    c. Vacuna combinada
    d. Vacuna monovalente
5. ¿Qué tipo de inmunidad surge después de que un individuo recibe elementos del sistema inmunológico (más comúnmente anticuerpos) de otro individuo?
    a. Inmunidad activa
    b. Inmunomodulación
    c. Inmunidad de hato
    d. Inmunidad pasiva

RESPUESTAS A LAS PREGUNTAS DE AUTOEVALUACIÓN

1. **a.** Vacuna
2. **c.** Adyuvante
3. **b.** PRR

4. **a.** Vacuna inactivada
5. **d.** Inmunidad pasiva

CASO DE CORRELACIÓN

Los movimientos antivacunas y el resurgimiento de enfermedades prevenibles con vacunación

Los movimientos antivacunas han existido desde el momento en que se aplicaron las primeras vacunas. A lo largo de la historia, los detractores de la vacunación han utilizado la ignorancia y el miedo, así como aspectos religiosos, para impedir la vacunación. La modernidad ha traído consigo la evolución de los movimientos antivacunas y de cómo comunican sus creencias para conseguir su objetivo. Actualmente emplean los medios de comunicación masiva como la radio, la televisión o el internet para el público en general, o bien, revistas científicas para el público especializado, como es el caso que expondremos.

El mito de que las vacunas causan autismo comenzó en 1998, cuando la revista médica *The Lancet* publicó un artículo que afirmaba que existía una asociación entre el autismo y la vacuna contra los virus de sarampión, parotiditis y rubéola (SPR).

Posteriormente se descubrió que el autor, Andrew Wakefield, había violentado varios principios bioéticos en su investigación. Por ejemplo, les pagó a niños a cambio de muestras de sangre en la fiesta de cumpleaños de su hijo; además, tenía varios conflictos de interés, pues antes de publicar su artículo solicitó una patente por una versión propia de la vacuna SPR, y el Fondo de Ayuda Legal de Reino Unido le pagó cientos de miles de libras por su testimonio experto en una demanda en contra de los fabricantes de la vacuna SPR, por lo cual jamás declaró impuestos. Después, celebridades como Jenny McCarthy comenzaron a anunciar su miedo por las vacunas, y se volvió una moda mantener a los niños "puros" al no inyectarlos con "químicos".

A este respecto, el principal argumento de los grupos antivacunas era la supuesta relación del conservador timerosal con el autismo, dado que este compuesto químico contiene un átomo de mercurio del cual se conoce su toxicidad. Lo que no aclaran, o desconocen estos activistas, es que el mercurio en el timerosal es etil-mercurio, el cual es desechado por completo de nuestro cuerpo, en contraste con el metilmercurio, el cual es absorbido. En un esfuerzo por calmar esas preocupaciones, los Centers for Disease Control and Prevention (CDC) recomendaron dejar de utilizar este agente en las vacunas. Los afectados por esta decisión son las personas en países de medianos y bajos recursos que ahora tienen que pagar más para comprar ampolletas de vacunas de dosis única.

Cuando la mala conducta de Wakefield salió a la luz, tuvo que retractarse de su artículo y se le retiró su licencia médica, pero el daño estaba hecho. Cabe mencionar que después de múltiples investigaciones científicas, no hay evidencia que sustente que las vacunas sean la causa del autismo, acerca del cual todavía continúa en investigación su etiología.

Son varios los factores que han propiciado el resurgimiento de brotes de enfermedades que son totalmente prevenibles por la vacunación, entre ellos están: la falta de acceso a servicios de vacunación, zonas de conflicto que conducen al desplazamiento de las poblaciones, y por supuesto, el incremento de grupos antivacunas. Tal es el caso de los más recientes brotes de sarampión ocurridos en 2019 no solo en países con bajas coberturas de vacunación sino en países industrializados. Adicionalmente, antes de 1970 se aplicaron dos tipos de vacunas contra sarampión, tanto la viva atenuada como la inactivada, y al cabo del tiempo se corroboró que la primera tenía una efectividad mayor. Por lo anterior, a los adultos mayores de 40 a 50 años que deseen viajar a países con brotes de sarampión se les recomienda ampliamente que se apliquen la vacuna triple viral atenuada (SPR) al menos 15 días previo a su viaje.

Otro de los argumentos más relevantes para vacunar contra el sarampión son los resultados obtenidos por Mina, *et al.*, en un grupo de niños holandeses no vacunados contra sarampión, en los cuales analizan el repertorio de anticuerpos contra los virus más comunes antes y después de la infección natural con el virus sarampión. Se observó una pérdida del repertorio de anticuerpos contra muchos patógenos, que iba de 11 a 73%, con un promedio de 20%, a diferencia del grupo de niños vacunados o del grupo que no estaba vacunado pero que tampoco se infectó, en los cuales no se detectó esta pérdida (Science. 2019;366:599-606). Este estudio sugiere fuertemente que la hipótesis de la "amnesia inmunológica" inducida por este virus es cierta, explicando así la inmunosupresión vista en otros estudios y que puede durar meses o incluso años, lo que deja a los sujetos susceptibles a infecciones secundarias como la neumonía bacteriana, otitis, gastroenteritis o incluso meningitis. Por todo ello, se dice que la vacunación contra el virus del sarampión no solo es útil para la protección contra esta enfermedad, sino que confiere una inmunidad de hato o comunitaria hacia otras enfermedades, lo que hace más relevante su empleo, aunque es necesario mencionar que este fenómeno de protección únicamente se ha demostrado con esta vacuna hasta el momento y habrá que hacer más estudios para ver si estos resultados se replican en poblaciones de diferente raza. En conclusión, el médico en su práctica debería, por un lado, procurar la cobertura completa de los esquemas de vacunación de sus pacientes y, por el otro, en caso de que atienda casos de sarampión, considerar la revacunación de esos pacientes con todas las vacunas que le hayan aplicado previamente.

PREGUNTAS DE REFLEXIÓN

1. A lo largo de la historia, ¿cuántos métodos de prevención de enfermedades han sido exitosos?
2. ¿Se han descrito enfermedades erradicadas debido a la vacunación?
3. ¿Conoce enfermedades reemergentes por no vacunar?

4. Médicamente, ¿cómo se puede abordar a un paciente antivacunas?
5. ¿Al vacunarse contra un patógeno se puede proteger contra otro, es decir, existe la protección cruzada?

31

MICROBIOTA

Oscar Medina Contreras • Denisse Castro Eguiluz

OBJETIVOS DE APRENDIZAJE

Al terminar este capítulo el lector será capaz de:

1. Comprender la participación de la microbiota en el desarrollo del sistema inmunológico
2. Identificar la intercomunicación existente entre la microbiota y la respuesta inmunológica

3. Apreciar la relevancia de la microbiota en diferentes patologías
4. Conocer aplicaciones clínicas en desarrollo de la microbiota

INTRODUCCIÓN

Se tiene conocimiento de la microbiota desde hace más de 100 años; sin embargo, su relevancia en el organismo comenzó a ser apreciada en los últimos años. A partir del desarrollo de técnicas de secuenciación masiva ha sido posible el estudio sistémico de la microbiota en el organismo, y se ha identificado su participación en una gran variedad de procesos y patologías.

En este capítulo se abordan mecanismos del sistema inmunológico donde es fundamental la participación de la microbiota, como son el desarrollo del sistema inmunológico y la regulación homeostática. Se revisa la participación de la microbiota con los diferentes linajes de células del sistema inmunológico, el papel que se ha identificado para especies específicas de bacterias en estos mecanismos, las diferentes patologías y trastornos inducidos por alteraciones en la microbiota, y perspectivas en la manipulación de la microbiota como aplicación clínica.

MICROBIOTA

Los organismos multicelulares existen como metaorganismos, formados por células eucariotas y procariotas, en simbiosis perfecta.

A lo largo de la evolución conjunta de estos metaorganismos se han seleccionado organismos y mecanismos que han permitido su adaptación a las diversas condiciones cambiantes del entorno, hasta alcanzar la codependencia obligada que existe actualmente. Las superficies epiteliales del intestino, piel y sistema respiratorio son el principal lugar de coexistencia de esta gran diversidad de organismos. Esta comunidad compleja de microorganismos, denominada microbioma, está integrada principalmente por bacterias (**microbiota**), virus (**viroma**) y hongos (**micobiota**), todos los cuales proporcionan una gran capacidad enzimática que ayuda a controlar funciones críticas para la fisiología del hospedero.

Se estima que la microbiota está compuesta por al menos 10^{18} bacterias, incluidas en más de 400 especies de bacterias comensales, lo que representa un incremento de 10 a 100 órdenes de magnitud en la cantidad de células y genes únicos con respecto a los que

se encuentran en el cuerpo humano. Esta abundancia relativa refleja la importancia que tiene la microbiota en un gran número de procesos. En el intestino delgado la microbiota alcanza densidades de 10^{14} bacterias/mL, y realiza varias funciones esenciales, como incrementar la **capacidad metabólica** del hospedero (digestión enzimática de los alimentos), proteger contra colonización por patógenos (competencia por espacio y nutrientes) y prevenir la colonización de las mucosas. La microbiota intestinal tiene una **distribución longitudinal**, que incrementa en número y diversidad de intestino proximal a distal, y una **variación latitudinal**, donde la composición de la microbiota difiere entre la que se encuentra en el lumen y la adherida al epitelio.

MICROBIOTA Y SISTEMA INMUNOLÓGICO

La microbiota está separada de los tejidos del hospedero por una barrera epitelial, que cubre una superficie mayor a 400 m², pero tiene un grosor de apenas 10 μm. A pesar de la relación simbiótica que existe con la microbiota, la presencia de esta enorme cantidad de bacterias representa un reto enorme para el organismo. Por una parte, debe ser permeable para permitir el paso de nutrientes y otros compuestos, y por otra, debe ser lo suficientemente estrecha para impedir la entrada de patógenos al organismo. Cualquier alteración en la microbiota (disbiosis), o en la barrera epitelial, resulta en una multitud de enfermedades de diversas etiologías, como la enfermedad inflamatoria intestinal, trastornos del desarrollo neurológico, autoinmunidad, obesidad y síndrome metabólico, entre otras. El sistema inmunológico tiene una función esencial para mantener la homeostasis con la microbiota; al mismo tiempo, la microbiota residente influye en todos los aspectos del sistema inmunológico, como la inducción, educación y función.

DESARROLLO DEL SISTEMA INMUNOLÓGICO

El origen y el desarrollo del sistema inmunológico adaptativo coinciden con la colonización por la microbiota, sugiriendo **coevolución** entre ambos. La microbiota tiene una profunda influencia en el desarrollo y función de las células del sistema inmunológico. En ausencia de microbiota existe disminución en el desarrollo de las células mieloides en médula ósea, se observa hipoplasia en placas de Peyer, folículos linfoides aislados y nódulos mesentéricos, además de disminución de linfocitos intraepiteliales, células linfoides innatas, células plasmáticas productoras de IgA, linfocitos T de lámina propria, basófilos, expresión de MHC-II, TLR9 y péptidos antimicrobianos, así como deficiencias en la función de células linfoides innatas. Todos estos defectos observados en condiciones de esterilidad son recuperados cuando hay reconstitución de la microbiota.

La diversidad de la microbiota correlaciona con la mielopoyesis y la hematopoyesis, mientras que su disminución por el tratamiento con antibióticos durante el embarazo produce reducción en el número de neutrófilos en circulación y de sus precursores en la médula ósea. Además, los antibióticos reducen la frecuencia de formación de colonias de granulocitos y macrófagos por disminución de IL-17 y G-CSF. Los macrófagos residentes de tejido tienen alteraciones profundas en ausencia de la microbiota, y su polarización se altera por niveles elevados de prostaglandina E2.

Los macrófagos de intestino y de sistema nervioso central tienen una morfología alterada debido a la disminución de **metabolitos** producidos por la microbiota intestinal. La microbiota también puede afectar el desarrollo de células madre, células mieloides derivadas de saco vitelino y de médula ósea, y la abundancia de las poblaciones de estas células correlaciona con la complejidad de la microbiota intestinal.

La presencia de concentraciones bajas de LPS promueve la salida dependiente de CCR2 de monocitos de médula ósea y el envejecimiento de los neutrófilos; las células madre mesenquimales de médula ósea expresan MCP1 en respuesta a ligandos de TLR, y secretan IL-7, Flt3L, SCF, ThPO e IL-6, promoviendo el tráfico de monocitos en circulación; ligandos de Nod1 restauran el defecto en células madre hematopoyéticas en ausencia de microbiota a niveles similares a los de condiciones homeostáticas.

Los metabolitos de la microbiota también afectan la hematopoyesis al inhibir las deacetilasas de histonas (HDAC) vía **ácidos grasos de cadena corta** (SCFA). Cambios en los niveles de SCFA inducen mayor generación de precursores de macrófagos y células dendríticas con alta capacidad fagocítica. Finalmente, la evidencia reciente ha permitido la identificación de especies específicas de bacterias que son fundamentales para el desarrollo de linajes completos de células del sistema inmunológico.

Linfocitos T

En ausencia de microbiota existen defectos importantes en el desarrollo de órganos linfoides primarios y secundarios. En bazo, timo y tejido linfoide asociado a intestino hay disminución en la frecuencia de linfocitos T CD4+ y CD8+, así como de linfocitos intraepiteliales αβ. El fenotipo predominante de los linfocitos T CD4+ es Th2, que se recupera a un balance Th1/Th2 en presencia de *Bacteroides fragilis*, en particular del **polisacárido A** (PSA).

Linfocitos Th17

Candidatus Savagella, las **bacterias filamentosas segmentadas** (SFB), son potentes inductores de los linfocitos Th17 productores de IL-17 e IL-22. Las bacterias filamentosas segmentadas son bacterias grampositivas formadoras de esporas que se adhieren al epitelio intestinal, inducen rearreglos del citoesqueleto y un incremento en la expresión de moléculas del MHC-II en las células epiteliales intestinales y de genes asociados con inflamación y producción de péptidos antimicrobianos, promueven el reclutamiento de linfocitos intraepiteliales, y contribuyen a la producción de la **proteína amiloide A de suero**, que lleva a la producción de IL-6 e IL-23 por las células dendríticas, lo cual promueve la diferenciación Th17. El **receptor de hidrocarburos de arilos** (AhR), los receptores extracelulares de ATP (P2X y P2Y), los TLR y el receptor neonatal de Fc en células epiteliales son los principales receptores sensores de bacterias asociados con la diferenciación de linfocitos Th17. En respuesta a SFB se monta una potente respuesta Th17, que se ha asociado con protección contra patógenos y regulación sistémica de la inflamación.

Bifidobacterium adolescentis también promueve la acumulación de linfocitos Th17 en intestino, a través de un programa de transcripción diferente al inducido por SFB.

En piel, la microbiota también regula a los linfocitos Th17. *Staphylococcus epidermidis* induce linfocitos T CD8 productores de IL-17A específicos contra *S. epidermidis* que promueven la producción de péptidos antimicrobianos por queratinocitos.

Linfocitos Treg

Los linfocitos T reguladores Foxp3+ naturales (nTreg) se diferencian en timo y son una fuente importante de IL-10; sin embargo, el microambiente intestinal, principalmente TGF-β y ácido retinoico, permite la diferenciación de linfocitos T reguladores Foxp3+ inducidos (iTreg), en respuesta a antígenos orales. *Bacteroides fragilis* induce la diferenciación de iTreg a través de la expansión clonal de linfocitos T CD4+ a través de PSA y la señalización vía TLR2, además de un incremento en la secreción de IL-10. Bacterias del género *Clostridium*, clústers IV y XIVa, que residen constitutivamente en ciego y colon, promueven la diferenciación de iTreg al inducir indolamina 2,3-dioxigenasa y metaloproteasas de matriz extracelular, para producir la forma activa de TGF-β y activar células dendríticas. Por otra parte, las Treg FoxP3+ dependen del factor de transcripción c-Maf para la producción de IL-10 y la señalización por PI3K, Akt y mTORC1; la ausencia de este factor de transcripción lleva a disbiosis e inducción de respuesta Th17 exacerbada.

Durante las primeras semanas de vida, la exposición a antígenos de ácaros del polvo doméstico induce linfocitos iTreg en pulmón, y en piel las bacterias comensales inducen la acumulación de linfocitos Treg, que inducen tolerancia a estas bacterias.

ILC

Las **células linfoides innatas** (ILC) son células linfoides con función inmune innata que carecen de un receptor de células B o T. Las ILC, principalmente las de tipo 3 RORγt+ NKp46+ productoras de IL-22, son fundamentales para mantener la homeostasis intestinal, y dependen de la microbiota para su maduración y función; la señalización a través de AhR es necesaria para su maduración y la producción de IL-22. También son importantes induciendo tolerancia a bacterias comensales, al limitar la respuesta de los linfocitos T a los que les presentan antígenos bacterianos.

MAIT

Los linfocitos T invariantes asociados a mucosas (MAIT) se acumulan entre las 2 y 3 semanas después del nacimiento, en respuesta a metabolitos de riboflavina sintetizados por la microbiota y presentados por MR1, además de la señalización por IL-1 e IL-18.

iNKT

En ausencia de microbiota existe una reducción en la frecuencia de linfocitos NKT en periferia, y una disminución en su capacidad de responder a antígenos lipídicos en contexto de CD1d. En contraste, en mucosas existe un incremento de linfocitos NKT, y un incremento en su capacidad de montar respuestas proinflamatorias.

La colonización con *Bacteroides fragilis* o la estimulación con antígenos de esfingolípidos derivados de *B. fragilis* restaura las poblaciones a niveles normales. La frecuencia de estos linfocitos depende de los niveles de CXCL16, inducidos por microbiota en las primeras 2 semanas de vida, y por la inhibición de la proliferación y expansión por esfingolípidos de *B. fragilis*.

Linfocitos B

En ausencia de microbiota hay un desarrollo y diferenciación normal de las poblaciones de linfocitos B; sin embargo, se presentan defectos sistémicos en la producción de IgA e IgG1. Aun cuando no se conoce el mecanismo detrás de este fenómeno, es probable que esté asociado a la ausencia de tejido linfoide aislado. En contraste, los niveles de IgE incrementan en ausencia de microbiota, y resultan en incremento en anafilaxia sistémica inducida. El incremento en IgE se corresponde con un incremento en IL-4 dependiente de linfocitos CD4+. La presencia de la microbiota para normalizar esta respuesta es fundamental durante las primeras 4 semanas de edad y, a diferencia de otros procesos, depende de la diversidad bacteriana en los neonatos, más que de especies específicas en el adulto.

Células epiteliales

La señalización por TLR está desregulada solamente durante las primeras 2 semanas de vida en las células epiteliales intestinales. Debido a esto existe un estado de hiporrespuesta a los estímulos por TLR, que depende de TLR4 y el modo de parto. Las células epiteliales intestinales de nacidos por cesárea no regulan negativamente esta señalización y son más propensos a desarrollar daño epitelial.

Otras especies

Recientemente se han identificado otras especies de bacterias que promueven la diferenciación de iTreg y de linfocitos T CD4 productores de IL-10 en colon, la disminución de ILC3 y células dendríticas plasmacitoides, o tienen una gran actividad inmunomoduladora. Entre los miembros de la microbiota asociados a estas respuestas están *Veillonella*, *Lactobacillus rhamnosus* y *Fusobacterium varium*.

❚ HOMEOSTASIS

Para mantener la homeostasis existe una compleja red de células del sistema inmunológico innato y adaptativo que producen una gran cantidad metabolitos, citocinas y hormonas que proporcionan señales para la inducción y contracción de la respuesta inmunológica contra lo propio, alimentos, comensales y patógenos. La microbiota forma parte integral de esta red de señalización, proporcionando metabolitos y señales que inducen respuestas específicas.

En el intestino los linfocitos Treg son los principales responsables de mantener el equilibrio entre las respuestas pro- y antiinflamatorias. El tejido linfoide asociado a intestino es particular, ya que permite la diferenciación de linfocitos Treg extratímicos en respuesta a antígenos orales. Esta capacidad depende, en parte, de las células presentadoras de antígeno que expresan CD103, las cuales producen factores fundamentales para el desarrollo de linfocitos Treg, como TGF-β y ácido retinoico. Estos linfocitos Treg están enriquecidos en zonas con alta densidad bacteriana, como el colon, y expresan RORγt en respuesta a estímulos de la microbiota, o GATA3 independiente de microbiota. La señalización por RORγt induce la expresión de IL-10 y CTLA-4, para suprimir respuestas Th1 y Th17, mientras que la señalización por GATA3 regula la expresión de FoxP3 e IL-33R.

Los macrófagos residentes de lámina propria son otra población encargada de mantener el balance en la respuesta inmunológica en las mucosas. La microbiota induce la secreción de IL-1β, que promueve la acumulación de linfocitos Th17 y la producción de GM-CSF por ILC. Esto potencia la capacidad de los macrófagos

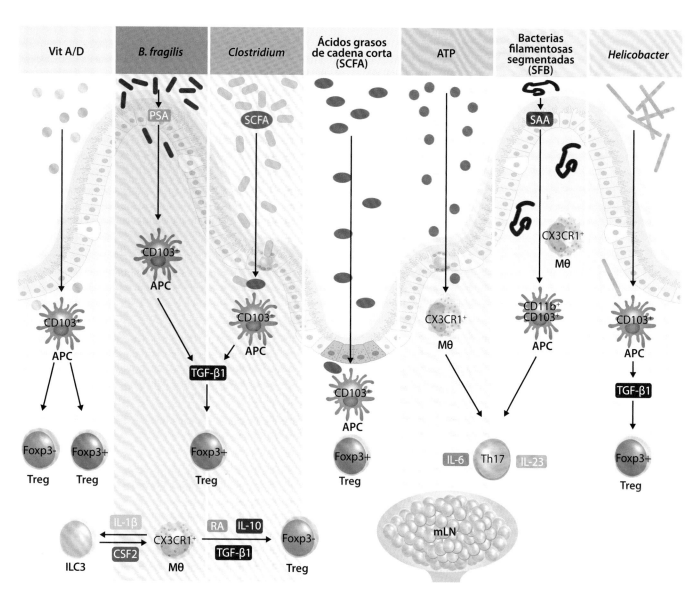

Figura 31-1. Inmunorregulación por la microbiota. Compuestos derivados de la dieta y del metabolismo de la microbiota comensal tienen un efecto sobre las poblaciones celulares del sistema inmunológico, lo cual contribuye al establecimiento de simbiosis y homeostasis.

CX3CR1 para producir IL-10 y ácido retinoico, propiciando de esta manera regulación local e inducción de linfocitos Treg.

Los productos de la microbiota también participan en la homeostasis del sistema inmunológico. Metabolitos de SCFA derivados de los comensales son fundamentales para la regulación de la inflamación, y la interacción de la microbiota con monocitos proinflamatorios induce la producción de PGE2, que a su vez limita la respuesta inflamatoria de neutrófilos.

▌INMUNORREGULACIÓN POR LA MICROBIOTA

Metabolitos

Más de 50% de los metabolitos presentes en heces y orina son derivados o modificados por la microbiota intestinal. Por esto, es muy probable que las diferentes patologías del organismo estén asociadas a la microbiota. Niveles y combinaciones alterados de los diferentes metabolitos repercuten en la función inmunológica y el metabolismo, así como en otras funciones fisiológicas (Figura 31-1).

La interacción entre microbiota comensal y las ILC3 que expresan AhR está mediada por metabolitos de la microbiota, y en ausencia de AhR se induce una disbiosis que exacerba la colitis. Algunas bacterias utilizan Trp como fuente de energía y producen indol-3-aldehido, un ligando potente de las ILC que induce la cicatrización y la producción de péptidos antimicrobianos por medio de la secreción de IL-22.

Inflamación

La microbiota participa también en el desarrollo y progresión de la enfermedad al inducir respuestas crónicas Th1 y Th17.

Los linfocitos Th17 inducidos por las SFB son específicos para antígenos derivados de estas bacterias, y esta respuesta promueve la producción de péptidos antimicrobianos y resistencia a la infección con patógenos. En ausencia de órganos linfoides secundarios, las respuestas Th17 son no-específicas, llevan a hipersensibilidad, a colitis y promueven el desarrollo de artritis.

Helicobacter hepaticus no induce inflamación intestinal en condiciones de homeostasis, pero es un potente inductor de colitis en ausencia de IL-10, debido a la inducción de IL-1β, IL-23, y la acumulación de ILC y Th17.

Especies de Prevotellaceae inducen inflamación intestinal mediada por CCL5 en ausencia del inflamosoma NLRP6; *Klebsiella pneumoniae* y *Proteus mirabilis* inducen colitis en ausencia de T-bet y Rag2; *Bilophila wadsworthia* induce colitis con dieta alta en grasa en ausencia de IL-10; *Bacteroides fragilis* produce esfingolípidos que promueven respuestas Th1 y regulan las células iNKT.

AhR responde a estímulos por xenobióticos, incluidos los derivados de microbiota, y promueve la producción de IL-22 por ILC3 y Th17, al igual que el mantenimiento de linfocitos intraepiteliales en piel e intestino. Durante el embarazo los anticuerpos maternos retienen ligandos de AhR, promoviendo incremento en ILC3 y células fagocíticas mononucleares.

Regulación

La coevolución de la microbiota con el sistema inmunológico ha seleccionado de manera preferente respuestas inmunorreguladoras, principalmente de inducción de Treg, para mantener la homeostasis hospedero-microbiota, y un adecuado establecimiento de la tolerancia requiere de señales proporcionadas por la microbiota.

Bacterias del género *Clostridium* tienen la capacidad de disminuir la colitis y la producción de IgE, debido a la producción de butirato, propionato y acetato. *B. fragilis* también es un potente inductor de Treg intestinales, a través del reconocimiento de PSA por TLR2.

Inmunidad innata

Además de los componentes del sistema inmunológico innato y adaptativo, existen barreras físicas y químicas que contribuyen al equilibrio entre la microbiota y el hospedero, siendo las principales el moco y los péptidos antimicrobianos. Las células epiteliales intestinales son una barrera muy importante contra la microbiota,

y participan en una gran diversidad de funciones inmunes. En ausencia de microbiota hay una menor producción del péptido antimicrobiano RegIIIγ, que puede restaurarse en presencia de *Bacteroides thetaiotaomicron*, y menor expresión de moléculas de MHC-II dependientes de los niveles de IFN-γ. La expresión de RegIIIγ está regulada por IL-22 producida por ILC3. La molécula β tipo resistina (RELMβ) es una proteína secretada por las células caliciformes en respuesta a estímulos de la microbiota. RELMβ regula la expresión de citocinas proinflamatorias en macrófagos intestinales. El acetato producido por *Bifidobacterium longum* mejora la protección mediada por las células epiteliales intestinales.

Las pocas bacterias de la microbiota que atraviesan las barreras físicas y químicas son fagocitadas por las células dendríticas de lámina propria, lo cual induce la producción de inmunoglobulina A secretada (**sIgA**). La producción de IgA tiene una relación estrecha con la microbiota intestinal, ya que los antígenos de bacterias intestinales son la principal fuente de estímulos que inducen la respuesta de linfocitos B y T en órganos linfoides, y la IgA opsoniza a las bacterias, previniendo su translocación a través de la barrera epitelial.

La señalización a través de receptores de PAMP, distribuidos a lo largo de las mucosas, es una fuente importante de regulación del sistema inmunológico. La señalización mediada por TLR-MyD88 contribuye de manera significativa a la homeostasis mediada por las ILC. LPS y flagelina inducen la expresión de péptidos antimicrobianos, principalmente RegIIIγ, a través de la inducción del eje IL-23/IL-2; la secreción de IL-1β induce la expresión de GM-CSF; además, la producción de linfotoxina A es fundamental para la producción de IgA y para la homeostasis de la microbiota en el intestino. Finalmente, la IL-22 induce la expresión de fucosiltransferasa 2, que fucosila las proteínas en la superficie de las células epiteliales, las cuales son sustrato energético de la microbiota comensal.

La señalización por metabolitos de la microbiota induce la activación del sistema inmunológico. Los SCFA tienen efectos muy diversos; el butirato es fundamental en la diferenciación de iTreg, al inhibir las desacetilasas de histonas en el promotor de FoxP3. El indol-3-aldehído producido por *Lactobacillus reuteri* induce también la producción de IL-22 en células NKp46⁺. Los SCFA también regulan la función de ciertos patógenos, como la disminución de la expresión de genes de virulencia del sistema de secreción del tipo 3 de *Salmonella enterica* y *Salmonella typhimurium*.

Los TLR también tienen un papel importante en la regulación de la composición de la microbiota. En ausencia de TLR5 existen grandes cambios en la microbiota intestinal, que resultan en mayor susceptibilidad a desarrollar obesidad, síndrome metabólico y colitis. Los NLR, sensores intracelulares de infección y estrés, también participan en la composición de la microbiota. En ausencia de Nod1 o Nod2 hay alteraciones en la microbiota debido a una disbiosis mediada por el inflamasoma. Esta disbiosis predispone al desarrollo de obesidad, síndrome metabólico, colitis, cáncer colorrectal e hígado graso no alcohólico. Cuando existen deficiencias en el inflamasoma también hay defectos en la producción de moco por disfunción de las células caliciformes. Los cambios en la capacidad de las células de Paneth para producir péptidos antimicrobianos también resultan en disbiosis y modificaciones en la organización espacial de la microbiota; por ejemplo, la deficiencia en RegIIIγ permite la colonización de la capa interna del moco, que normalmente es estéril.

Inmunidad adaptativa

Debido a que en ausencia de inmunidad adaptativa existen alteraciones en la microbiota, se ha sugerido que el sistema inmunológico adaptativo se originó, en parte, para permitir el mutualismo con una microbiota compleja. Una particularidad de la interacción entre microbiota y sistema inmunológico es que la respuesta inmunológica adaptativa se produce en ausencia de inflamación, lo que se denomina **inmunidad homeostática**.

Linfocitos T

La deficiencia de linfocitos T resulta en alteraciones en la microbiota. Aunque es posible que haya influencia directa por la producción de péptidos antimicrobianos, el principal efecto es en la cooperación con los linfocitos B para producción de sIgA. Los Treg promueven la diferenciación de células T foliculares en intestino, y median las respuestas contra antígenos derivados de microbiota. En tejidos colonizados constitutivamente por microbiota existe una alta frecuencia de linfocitos T efectores y de memoria.

Linfocitos B

El principal mecanismo regulador de los niveles de la microbiota por parte de los linfocitos B es la producción de IgA, la cual disminuye el efecto proinflamatorio de la microbiota. Ésta promueve la edición del receptor de linfocitos B de lámina propria, y la IgA secretada contribuye a la selección de microbiota comensal. En ausencia del cambio de isotipo o hipermutación somática, por deficiencia de citidina desaminasa inducida por activación (AID), existe proliferación de SFB que disminuye con administración de IgA.

Linfocitos no clásicos

Los linfocitos no clásicos ILC, Tγδ, MAIT, NKT y NK se enriquecen en mucosas durante el periodo de colonización por la microbiota. En ILC, SFB promueve la producción de IL-22 dependiente de IL-23, y las moléculas de MHC-II que expresan pueden presentar antígenos comensales para eliminar los linfocitos T específicos. Los linfocitos Tγδ se expanden en respuesta a IL-1 e IL-23 inducidas por microbiota, y su homeostasis en mucosas e hígado está regulada por antígenos lipídicos bacterianos. Las moléculas no clásicas de MHC reconocen metabolitos de la microbiota. MR1 en MAIT reconoce intermediarios de la síntesis de riboflavina en bacterias y levaduras. CD1d en NKT reconoce esfingolípidos y modula su capacidad inflamatoria. Los linfocitos NK (ILC1) tienen menor activación en ausencia de microbiota.

Células dendríticas

La especialización de las células presentadoras de antígeno, principalmente de las células dendríticas, influye en la regulación y respuesta hacia la microbiota. La diferenciación de los linfocitos Th17 intestinales requiere de las células dendríticas CD11b CD103 dependientes de Notch2 e IRF4, pero la inducción de Th17 por SFB depende de la expresión de CX3CR1 por células presentadoras de antígeno residentes de tejido. La diferenciación en piel de los linfocitos T CD8+ productores de IL-17 depende exclusivamente de las células dendríticas CD103 residentes de tejido, y la producción de IL-17 por estos linfocitos requiere a las células dendríticas CD11b productoras de IL-1.

▌APLICACIONES CLÍNICAS

Una de las inmunoterapias más recientes es el trasplante de microbiota fecal (TMF). Esta terapia se desarrolló en 1958 para el tratamiento de colitis seudomembranosa, pero recientemente ha mostrado resultados prometedores en pacientes con cáncer que no responden adecuadamente a quimioterapia, mostrando incluso reducción en el tamaño del tumor.

En el trasplante fecal se toma una muestra de heces de un donador sano y se transfiere al intestino de un individuo enfermo. El razonamiento detrás de esto es que la microbiota del individuo sano colonice el intestino del individuo enfermo y mejore su salud. Los trasplantes fecales ya están en uso en la actualidad para el tratamiento de infecciones agudas de colon por *Clostridium difficile*, alcanzando tasas de éxito de 90%, en comparación con 30% con el tratamiento con antibióticos.

Sin embargo, su fase como inmunoterapéuticos apenas está comenzando. Estudios clínicos en melanoma y leucemia han mostrado avances prometedores. En conjunto con terapia dirigida se ha observado una sinergia, incrementando la respuesta dirigida contra la vía PD-1/PD-L1.

Aunque hace falta mucho por caracterizar en la respuesta inducida por el trasplante fecal, la principal pregunta es: ¿qué componentes de la microbiota están induciendo esta respuesta?, con el objeto de hacerla más específica.

▌LA MICROBIOTA Y SU RELACIÓN CON DIFERENTES PATOLOGÍAS

La microbiota participa en la protección contra diferentes patologías, ya sea estimulando a componentes del sistema inmunológico o compitiendo por el nicho contra diversos patógenos; sin embargo, en ciertas condiciones puede inducir o exacerbar respuestas aberrantes al promover respuestas inflamatorias, impedir la tolerancia o modificar la respuesta inmunológica en sitios distantes.

Enfermedad inflamatoria intestinal

En el intestino, la microbiota representa un reto constante para el sistema inmunológico, que ha desarrollado mecanismos específicos para controlar su efecto. La disrupción de estos mecanismos reguladores, principalmente en genes responsables del mantenimiento de la barrera epitelial y la regulación de la respuesta inmunológica innata y adaptativa, como Nod2 e IL23R, resulta en condiciones inflamatorias crónicas, denominadas **enfermedad inflamatoria intestinal** (EII). Las dos formas principales de EII, la enfermedad de Crohn y la colitis ulcerativa, son resultado de una respuesta descontrolada hacia la microbiota. Aunque las causas de estas enfermedades son multifactoriales, sin ser resultado de un miembro específico de la microbiota, existe una fuerte respuesta de macrófagos y linfocitos T hacia la microbiota, mediada por TNF-α, IFN-γ e IL-17. La EII está asociada con cambios importantes en la composición de la microbiota intestinal, una reducción en su complejidad y un estado de disbiosis, que contribuye a un predominio de bacterias inflamatorias que promueven inflamación.

En modelos animales, la suplementación con acetato disminuye la severidad de la colitis inducida por α-CD3, de manera dependiente de IL-10. En contraste, el tratamiento con butirato incrementó la expresión de IL-23 en células dendríticas y exacerbó la colitis. La señalización de inflamasoma NLRP6 depende de niveles adecuados de taurina, histamina y espermina; en ausencia de NLRP6 existe disbiosis y autoinflamación intestinal que se induce por la microbiota.

Enfermedades autoinmunes

En la diabetes mellitus tipo 1 y la artritis reumatoide existe una composición característica de la microbiota, con menor diversidad y predominio de bacterias específicas. La transferencia de microbiota de animales sanos atenúa los efectos de estas enfermedades, sugiriendo la participación de la microbiota en la regulación de la respuesta autoinflamatoria.

Síndrome metabólico

Durante el síndrome metabólico existe disbiosis, lo cual se relaciona con inflamación de bajo grado y la activación de PRR. En aterosclerosis el N-óxido trimetilamina es metabolizado exclusivamente por la microbiota intestinal y está asociado con mayor riesgo a desarrollar esta enfermedad.

En el hígado graso no alcohólico (NAFLD) la deficiencia de inflamasoma induce disbiosis mediada por un perfil alterado de metabolitos. Esta disbiosis se caracteriza por la expansión de Porphyromonadaceae, *Streptococcus*, *Anaerobacter*, *Lactobacillus* y *Escherichia*, al igual que de ligandos de TLR4 y TLR9, y una reducción de *Alistipes* y *Prevotella*. Esto lleva a la secreción masiva de TNF-α, IFN-γ, IL-6 e inflamación hepática.

Enfermedad cardiovascular

La formación de placas ateroscleróticas en las arterias está asociada con el metabolismo de trimetilamina-N-óxido (TMAO), generado por el metabolismo bacteriano de fosfatidilcolina o L-carnitina de la dieta, y en ausencia de microbiota hay protección contra la enfermedad, sugiriendo una función importante para la microbiota en el desarrollo de esta enfermedad.

Alergia alimentaria

Las alergias a alimentos dependen de la regulación de linfocitos Treg. En dieta alta en fibra y vitamina A se favorece la diferenciación de células dendríticas tolerogénicas, de manera dependiente de GPR43 epitelial y de GPR109A inmune.

Enfermedad neurodegenerativa

Diversos trastornos neurológicos tienen componentes inmunes, que a su vez están regulados por metabolitos de la microbiota que atraviesan la barrera hematoencefálica. Los SCFA modulan la activación de la microglía; el β-hidroxibutirato reduce la neuroinflamación inducida por LPS al inhibir GPR109A y disminuir COX-2, iNOS, IL-6, TNF-α e IL-1β. En ausencia de microbiota, se incrementa la permeabilidad de la barrera hematoencefálica, y esto se puede re-

cuperar con la administración de *Clostridium tyrobutyricum* productora de butirato.

También en los trastornos del espectro autista hay un efecto de los metabolitos de la microbiota. Existe disbiosis, permeabilidad intestinal y asociación de bacterias específicas. La administración de *Bacteroides fragilis* restablece la patología intestinal y los síntomas neurológicos, por la regulación del 4-etilfenilsulfato.

En conjunto, estas observaciones resaltan un papel importante para la microbiota en la activación aberrante del sistema inmunológico, mediado por respuestas Th1, Th17, Tγδ y linfocitos innatos.

 RECUADRO 31-1. MICROBIOTA Y COVID-19

SARS-CoV-2 se encuentra cubierto con proteínas triméricas en forma de espina (S), que se unen a la enzima convertidora de angiotensina 2 (ACE2) en la membrana plasmática de los neumocitos de tipo 2 y en las células epiteliales intestinales, para facilitar su entrada a la célula. Esta infección genera una respuesta antiviral clásica mediada por interferón de tipo I y una respuesta de células T CD4+ Th1 y CD8+, aunque en los casos severos parece existir un retraso en la respuesta antiviral y un aumento en la producción de citocinas inflamatorias mediada por monocitos y neutrófilos, desencadenando el síndrome de tormenta de citocinas.

La microbiota pulmonar contribuye a la homeostasis inmune y a la susceptibilidad a infecciones virales. Los estudios de la microbiota en esta enfermedad aún son pocos; sin embargo, existen evidencias que implican un relación estrecha entre la infección por SARS-CoV-2 y la microbiota.

El desarrollo de nuevas estrategias y compuestos para disminuir la carga viral de SARS-CoV-2 tendrá un efecto en la microbiota asociada a estas mucosas. Comparando el transcriptoma presente en el lavado bronquioalveolar de individuos infectados con SARS-CoV-2 o neumonía adquirida en comunidad, la diversidad de la microbiota es menor durante la infección, pero no tiene una firma característica asociada con la infección por SARS-CoV-2. Durante la infección se encuentra dominada por el virus o por bacterias comensales de la cavidad oral y las vías respiratorias superiores. Sin embargo, la cantidad de individuos analizados hasta este momento es muy baja, por lo que no se puede excluir la presencia de una microbiota característica asociada a la infección.

También en intestino pueden detectarse grandes cantidades de virus, y esto se asocia con disbiosis bacteriana y disminución de especies de bacterias probióticas, como *Lactobacillus* y *Bifidobacterium*. Esto indica que existe una desregulación en el balance de la microbiota intestinal que puede promover una translocación bacteriana que lleve a infecciones secundarias, por lo que el uso de probióticos podría tener efectos benéficos.

En este sentido, dos estudios clínicos mostraron que pacientes graves con ventilación mecánica que recibieron probióticos (*Lactobacillus rhamnosus* GG, *Bacillus subtilis*, y *Enterococcus faecalis*) desarrollaron menor neumonía asociada a la ventilación. Además, se ha propuesto el uso de la cepa *Streptococcus salivarius*, parte de la microbiota comensal del aparato respiratorio superior, como posible candidato para mejorar la respuesta inmunológica contra SARS-CoV-2, debido a su capacidad para desarrollar la respuesta inmunológica adaptativa en tiempos relativamente cortos en animales. Esta bacteria induce la producción de interferón gamma, sin alterar los niveles de IL-1 o TNFα, además de inhibir las vías de NF-κB, lo que puede contribuir a mejorar la respuesta inflamatoria en bronquios. Sin embargo, en animales *Lactobacillus acidophilus* y *Bacillus clausii* no reducen la expresión del receptor de SARS-CoV-2, lo que aún sugiere que la participación de la microbiota en esta infección, y la capacidad terapéutica de los probióticos, requieren mayor estudio para desarrollar terapias efectivas.

Finalmente, debido a que los receptores que usan este virus se expresan de manera abundante en las mucosas, las heces son una fuente de partículas virales infectivas, incluso a niveles más altos que en vías respiratorias. El uso de trasplantes de materia fecal debe tener consideraciones especiales, ya que existe un alto riesgo de infección.

RESUMEN

- En los organismos multicelulares se ha establecido simbiosis con una gran diversidad de bacterias, compuesta por al menos 10^{18} bacterias, incluidas en más de 400 especies de bacterias comensales, denominadas colectivamente como microbiota. Todas las superficies del organismo están colonizadas por la microbiota, que participa en una gran cantidad de funciones críticas para la fisiología del hospedero, como incrementar la capacidad metabólica, protección contra colonización por patógenos y prevenir la colonización de las mucosas.

- La microbiota está separada de los tejidos del hospedero por una barrera epitelial y la presencia de esta enorme cantidad de bacterias en estas superficies representa un reto enorme para el organismo. Por una parte, debe ser permeable para permitir el paso de nutrientes y otros compuestos, y por otra, debe ser lo suficientemente estrecha para impedir la entrada de patógenos al organismo. Alteraciones en la microbiota, conocidas como disbiosis, resultan en una multitud de enfermedades, como enfermedad inflamatoria intestinal, trastornos del desarrollo neurológico, autoinmunidad, obesidad y síndrome metabólico, entre otras. El sistema inmunológico tiene una función esencial para mantener la homeostasis con la microbiota; al mismo tiempo, la microbiota residente influye en todos los aspectos del sistema inmunológico, como la inducción, educación y función.

- El origen y desarrollo del sistema inmunológico adaptativo coincide con la colonización por la microbiota, implicando una coevolución estrecha entre ambos, que resultó en una profunda influencia de la microbiota en el desarrollo y función de las células del sistema inmunológico. En ausencia de microbiota existe disminución en el desarrollo de las células mieloides en médula ósea, se observa hipoplasia en placas de Peyer, folículos linfoides aislados y nódulos mesentéricos, además de disminución de linfocitos intraepiteliales, células linfoides innatas, células plasmáticas productoras de IgA, linfocitos T de lámina propria, basófilos, expresión de MHC-II, TLR9 y péptidos antimicrobianos, así como deficiencias en la función de células linfoides innatas. Resaltando el papel de la microbiota, todos estos defectos observados en condiciones de esterilidad son recuperados cuando hay reconstitución de microbiota.

- La diversidad de la microbiota correlaciona con la mielopoyesis y la hematopoyesis, y la abundancia de las poblaciones de células madre derivadas de saco vitelino y de médula ósea correlaciona con la complejidad de la microbiota intestinal. Diferentes productos bacterianos, como ligandos de TLR, son responsables del mantenimiento del sistema inmunológico; los metabolitos de la microbiota, principalmente ácidos grasos de cadena corta, la proteína amiloide A de suero, el receptor de hidrocarburos de arilos y el polisacárido A también afectan la hematopoyesis; y especies específicas de bacterias son fundamentales para el desarrollo de linajes completos de células del sistema inmunológico. En ausencia de microbiota existen defectos importantes en el desarrollo de órganos linfoides primarios y secundarios, y en bazo, timo y tejido linfoide asociado a intestino hay disminución en la frecuencia de linfocitos T CD4 y CD8.

- Uno de los principales mecanismos de regulación de la microbiota es la producción de inmunoglobulina A secretada, que tiene una relación estrecha con la microbiota intestinal, ya que los antígenos de bacterias intestinales son la principal fuente de estímulos que inducen la respuesta de linfocitos B y T en órganos linfoides, y la IgA opsoniza a las bacterias, previniendo su translocación a través de la barrera epitelial.

- La señalización a través de receptores de PAMP, distribuidos a lo largo de las mucosas, es una fuente importante de regulación del sistema inmunológico. La señalización mediada por TLR-MyD88 contribuye de manera significativa a la homeostasis; LPS y flagelina inducen la expresión de péptidos antimicrobianos, principalmente RegIIIγ, a través de la inducción del eje IL-23/IL-2; la secreción de IL-1β induce la expresión de GM-CSF; además, la producción de linfotoxina A es fundamental para la producción de IgA y para la homeostasis de la microbiota en el intestino. Finalmente, IL-22 induce la expresión de fucosiltransferasa 2, que fucosila las proteínas en la superficie de las células epiteliales, las cuales son sustrato energético de la microbiota comensal.

- La microbiota participa en la protección contra diferentes patologías, ya sea estimulando a componentes del sistema inmunológico o compitiendo por el nicho contra diversos patógenos; sin embargo, en ciertas condiciones la microbiota puede inducir o exacerbar respuestas aberrantes al promover respuestas inflamatorias, impedir la tolerancia o modificar la respuesta inmunológica en sitios distantes. La más conocida de estas patologías es la enfermedad inflamatoria intestinal (EII). La disrupción de mecanismos reguladores del sistema inmunológico resulta en condiciones inflamatorias crónicas. Las dos formas principales de EII, la enfermedad de Crohn y la colitis ulcerativa, son resultado de una respuesta descontrolada hacia la microbiota. Aunque las causas de estas enfermedades son multifactoriales, están asociadas con cambios importantes en la composición de la microbiota intestinal, una reducción en su complejidad y un estado de disbiosis; además, existe una fuerte respuesta de macrófagos y linfocitos T hacia la microbiota, mediada por TNFα, IFNγ e IL-17.

- En conjunto, estas observaciones resaltan un papel importante para la microbiota en la activación aberrante del sistema inmunológico, mediado por respuestas Th1, Th17, Tγd y linfocitos innatos.

TÉRMINOS CLAVE

Disbiosis Alteración en la homeostasis de la microbiota comensal.

Enfermedad inflamatoria intestinal Autoinmunidad inducida por inflamación crónica descontrolada en respuesta a alteraciones en la microbiota.

IgA secretada Principal isotipo de inmunoglobulina producida en respuesta a estimulación por la microbiota.

Metabolitos Productos generados por la microbiota a partir de alimentos utilizando rutas metabólicas que no existen en el hospedero.

Microbiota El conjunto de bacterias comensales que residen simbióticamente en el organismo.

PREGUNTAS DE AUTOEVALUACIÓN

1. **¿Qué es la microbiota?**
   a. Bacterias, virus y hongos que residen en el organismo
   b. Bacterias de piel y pulmón
   c. Bacterias comensales que residen en el organismo
   d. Bacterias patógenas de las mucosas

2. **¿En qué procesos del sistema inmunológico participa la microbiota?**
   a. Desarrollo, diferenciación e inducción del sistema inmunológico
   b. Desarrollo del sistema inmunológico
   c. Respuesta inmunológica innata
   d. Respuesta inmunológica adaptativa

PREGUNTAS DE AUTOEVALUACIÓN

3. ¿Cuáles son los principales metabolitos de la microbiota?
   a. SCFA
   b. SCFA, SAA, PSA
   c. Ligandos de AhR
   d. Butirato, propionato, acetato
4. ¿Qué patologías se han asociado con la microbiota?
   a. Enfermedad inflamatoria intestinal, metabólicas, neuronales, cardiovasculares
   b. Enfermedad inflamatoria intestinal

   c. Infección por *Clostridium difficile*
   d. Enfermedades metabólicas e intestinales
5. ¿Qué es el trasplante de microbiota fecal?
   a. Transferencia de materia fecal de un individuo sano a uno enfermo
   b. Transferencia de bacterias protectoras de un individuo sano a otro
   c. Transferencia de bacterias específicas entre individuos
   d. Intercambio libre de bacterias entre miembros de un hogar

RESPUESTAS A LAS PREGUNTAS DE AUTOEVALUACIÓN

1. c. Bacterias comensales que residen en el organismo
2. a. Desarrollo, diferenciación e inducción del sistema inmunológico
3. b. SCFA, SAA, PSA

4. a. Enfermedad inflamatoria intestinal, metabólicas, neuronales, cardiovasculares
5. a. Transferencia de materia fecal de un individuo sano a uno enfermo

CASO DE CORRELACIÓN

Un hombre de 65 años de edad con antecedentes de trasplante de médula ósea posterior a un mieloma múltiple con recaída en quimioterapia de rescate (día 4) se presenta con heces blandas, fiebre de 38 °C. El examen de laboratorio muestra una cuenta leucocitaria de 1 600/μL (cuenta absoluta de neutrófilos de 1 000), creatinina de 0.8 mg/dL, albúmina de 2.2 g/L y lactato de 4.4 mmol/L. La tomografía computarizada muestra pancolitis y se diagnostica con infección por *Clostridium difficile* (ICD) complicada grave. La terapia se inicia con vancomicina oral (125 mg cada 6 horas) y metronidazol intravenoso (500 mg cada 8 horas).

La fiebre se resolvió, pero la diarrea continuó junto con la aparición de dolor abdominal intenso en el día 3, momento en el cual una radiografía de seguimiento mostró una dilatación progresiva del colon compatible con megacolon tóxico. La dosis de vancomicina se incrementó a 500 mg cada 6 h. Los recuentos sanguíneos disminuyeron con un nadir de cuenta absoluta de neutrófilos de 10/μL. Dada la falta de respuesta a la terapia antimicrobiana máxima, se evaluó al paciente para cirugía, pero no se consideró candidato. Después de una evaluación significativa de los riesgos y beneficios, se buscó un trasplante de microbiota fecal (TMF) a través de sigmoidoscopia flexible. La preparación del colon fue diferida dado el tenue estado clínico del paciente y la falta de ingesta oral. La endoscopia inicial mostró seudomembranas densas y difusas, y el TMF se realizó con heces congeladas/reconstituidas obtenidas de un banco de heces. El régimen antimicrobiano se continuó hasta después del procedimiento.

Después del primer TMF, los síntomas del paciente, incluyendo diarrea, dolor y distensión abdominal persistieron, y también desarrolló inestabilidad hemodinámica. Los TMF endoscópicos se repitieron cuatro veces en los siguientes 8 días. Posteriormente, se colocó un tubo nasoduodenal y se repitió el TMF con 250cc de heces congeladas/reconstituidas en cuatro ocasiones más en 10 días. Las decisiones iniciales con respecto a los TMF recurrentes cada 1 a 3 días se basaron en seudomembranas persistentes junto con el estado clínico, incluida la diarrea y la distensión abdominal. Los TMF recurrentes posteriores administrados a través del tubo nasoduodenal se basaron en el estado clínico del paciente y se continuaron con los antibióticos. Su cuadro clínico mejoró con la disminución del dolor abdominal y la diarrea, y una sigmoidoscopia diagnóstica mostró solo una distribución irregular de las seudomembranas en el día 22. Fue dado de alta con dosis decrecientes de vancomicina oral.

Inmediatamente después de completar el curso de vancomicina a las 6 semanas después del alta hospitalaria, su diarrea profusa y dolor abdominal recurrieron y las heces de *C. difficile* fueron positivas por reacción en cadena de la polimerasa. El paciente fue readmitido y se realizó TMF colonoscópico, momento en el cual se observaron nuevamente seudomembranas difusas. Se iniciaron 200 mg de fidaxomicina dos veces al día, y se repitió el TMF 3 días después. La diarrea se resolvió y fue dado de alta al día siguiente con un plan para completar un curso de fidaxomicina. En total, recibió 11 TMF, de los cuales siete fueron administrados colonoscópicamente los días 2, 7, 8, 11, 12, 45 y 48 después de la presentación inicial y cuatro a través de un tubo nasoduodenal los días 13, 14, 21 y 24. No experimentó recurrencia de ICD durante los 6 meses de seguimiento. No se observaron complicaciones infecciosas o relacionadas con el procedimiento.

PREGUNTAS DE REFLEXIÓN

1. ¿Por qué se recurrió al trasplante fecal en este caso?
2. ¿Existía una mejor opción que el uso de muestra del banco de heces?
3. ¿Qué alternativas de tratamiento había en este caso?

4. ¿A qué se debe la recaída después de ser dado de alta la primera vez?
5. ¿Por qué requirió el paciente varios trasplantes?

UNIDAD 5

Apéndices

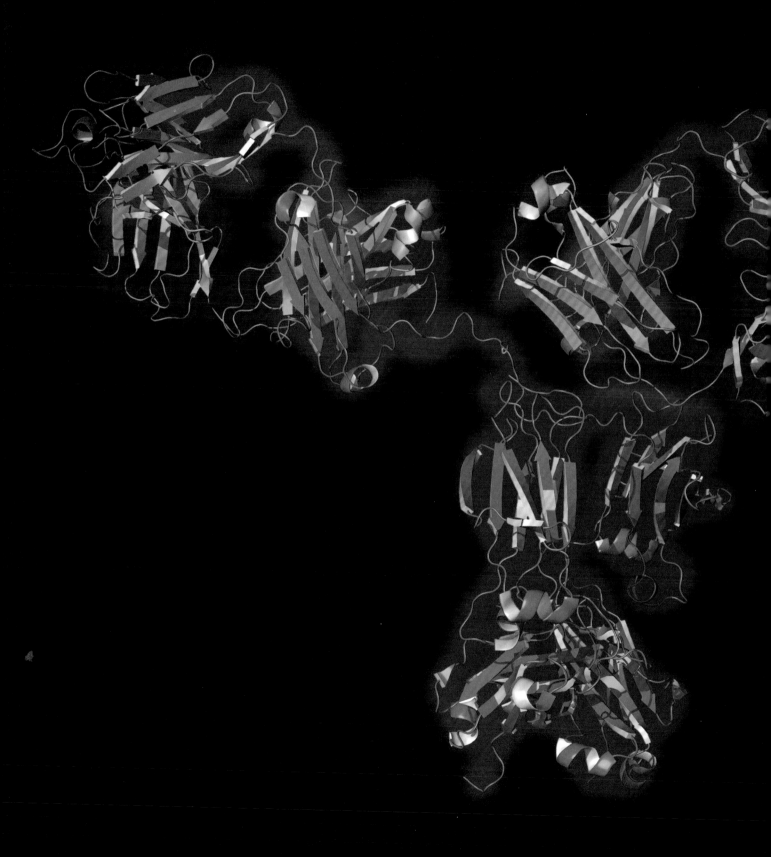

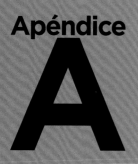
CLASIFICACIÓN CD	NOMBRES ALTERNATIVOS	LINFOCITOS T	LINFOCITOS B	MONOCITOS/ MACRÓFAGOS	CÉLULAS NK	CÉLULAS DENDRÍTICAS	GRANULOCITOS	CÉLULAS MADRE	ERITROCITOS	PLAQUETAS	FUNCIÓN	UNIPROT	GENES/FENOTIPO
CD1a	T6, Leu6, R4	+	+	+		+					Proteína presentadora de antígenos (lípidos y glicolípidos)	P06126	
CD1b			+	+		+					Proteína presentadora de antígenos (lípidos y glicolípidos)	P29016	
CD1c			+	+		+					Proteína presentadora de antígenos (lípidos y glicolípidos)	P29017	
CD1d	R3G1	+	+			+					Proteína presentadora de antígenos (glicolípidos)	P15813	
CD1e	R2G1; proteína de superficie de celúlas T asociada a membrana					+					Proteína presentadora de antígenos (lípidos y glicolípidos)	P15812	
CD2	T11, LFA-2; Leu5; SRBC	+	+		+						Molécula de adhesión, se une a CD58 (LFA-3); participa en la activación de linfocitos T.	P06729	
CD3	T3; Leu-4	+									Complejo proteico que media la transducción de señales por el TCR (receptor de células T); expresión del TCR	P09693	
CD3γ	T3G, CD3g	+									Componente del complejo CD3/TCR que media la transducción de la señal por el TCR	P09693	
CD3δ	T3, CD3d	+									Componente del complejo CD3/TCR que media la transducción de la señal por el TCR	P04234	OMIM: 608971 Inmunodeficiencia Severa Combinada autosómica recesiva T(-), B(+), NK(+) OMIM: 615617 Inmunodeficiencia 19
CD3ε	CD3E, T3E; TCRE	+									Componente del complejo CD3/TCR que media la transducción de la señal por el TCR	P07766	OMIM: 615615 Inmunodeficiencia 18
CD4	T4; Leu-3	+		+		+					Proteína accesoria para la interacción entre el TCR y las moléculas MHC II, puede regular la activación de linfocitos T, correceptor para la proteína gp120 del HIV.	P01730	
CD5	T1, Leu1, Ly-1	+	+								Receptor que regula la proliferación de linfocitos T	P06127	
CD6	T12, TP120	+	+								Molécula involucrada en la adhesión celular; une CD166.	P30203	
CD7	GP40, TP41	+			+			+			Se desconoce su función; se usa como marcador para leucemia de linfocitos T	P09564	

CLASIFICACIÓN CD	NOMBRES ALTERNATIVOS	LINFOCITOS T	LINFOCITOS B	MONOCITOS/ MACRÓFAGOS	CÉLULAS NK	CÉLULAS DENDRÍTICAS	GRANULOCITOS	CÉLULAS MADRE	ERITROCITOS	PLAQUETAS	FUNCIÓN	UNIPROT	GENES/FENOTIPO
CD8a	T8, Leu-2	+			+						Correceptor para moléculas MHC clase I con dominios -3, se cree juega un papel importante en el proceso de muerte celular mediada por linfocitos T	P01732	OMIM: 608957 Deficiencia Familiar de CD8
CD8b	T8, Leu-2	+									Se cree juega un papel importante en el proceso de muerte celular mediada por linfocitos T	P10966	
CD9	5H9, antígeno leucocitario MIC 3, MRP-1	+	+	+			+			+	Involucrada en la migración y agregación plaquetaria; involucrada en la adhesión y movilidad celular y metastasis.	P21926	
CD10	CALLA (antígeno común de anemia linfocítica aguda); NEP (endopeptidasa neutra); Metaloendopeptidasa			+			+				Escinde péptidos inflamatorios y vasoactivos como angiotensina-1, sustancia P; degrada el factor natriurético atrial	P08473	
CD11a	Integrina alfa-L Cadena α de LFA-1	+	+	+	+		+				Receptor de ICAM-1, ICAM-2, ICAM-3 e ICAM-4; participa en la interacción de leucocitos con el endotelio, citotoxicidad mediada por linfocitos T.	P20701	
CD11b	Integrina alfa-M; Glicoproteína MAC-1 subunidad α; CR3-α MO1	+	+	+	+	+	+				Adhesión de monocitos, macrófagos y granulocitos al endotelio, media la fagocitosis de partículas opsonizadas. Idéntico a CR-3 el receptor para iC3b de la cascada del complemento.	P11215	OMIM: 609939 Lupus Eritematoso Sistémico 6 (SLEB6)
CD11c	Integrina alfa-X Leu M5 Receptor de adhesión leucocitaria p150,95	+	+	+	+	+	+				Receptor para fibrinógeno, reconoce la secuencia G-P-R. Media la interacción celular durante la respuesta inflamatoria. Importante en la adhesión de monocitos y la quimiotaxis.	P20702	
CD11d	Integrina alfa-D ADB2 Leucointegrina alfa D			+							Receptor de ICAM-3 y VCAM-1; se cree participa en la fagocitosis de patógenos transmitidos vía sanguínea y eritrocitos envejecidos	Q13349	
CD13	Aminopeptidasa N AP-M gp150	+		+			+	+			Escinde antígenos peptídicos unidos a moléculas MHC clase II. Marcador para Leucemia mieloide aguda, juega un papel en la invasión de tumores. Receptor para coronavirus 229E (HCoV-229E); media la infección por citomegalovirus (HCMV).	P14144	
CD14	Antígeno de diferenciación de monocitos			+			+				Junto con LBP, Se une al LPS y al complejo MD-2/TLR4, de esta manera media la respuesta inmunológica innata a LPS; conduce a la activación de NF-κ-B, la secreción de citocinas y a la respuesta inflamatoria.	P08571	
CD15				+		+	+						
CD16a	FcγRIII-alfa; FcR-10	+		+	+	+	+				Receptor para la fracción Fc de IgG; mediador en la citotoxicidad celular dependiente de anticuerpos (ADCC) y en la fagocitosis	P08637	OMIM: 615707 Inmunodeficiencia 20
CD16b	FcγRIII-beta; FcR-10						+				Receptor para la fracción Fc de IgG; receptor de baja afinidad; sirve como trampa de complejos inmunes en circulación periférica que no activan neutrófilos	P075015	
CD18	Integrina-beta-2; receptor de complemento C3 subunidad beta; cadena beta de la familia LFA-1	+	+	+	+	+	+			+	Receptor para ICAM 1, ICAM 2, ICAM 3 e ICAM 4; receptor para el fragmento iC3b del Complemento ; reconoce secuencias peptídicas del fibrinógeno; dispara la transmigración de neutrofilos urante el daño pulmonar	P05107	OMIM:116920 Deficiencia de Adhesión Leucocitaria tipo 1 (LAD)

CLASIFICACIÓN CD	NOMBRES ALTERNATIVOS	LINFOCITOS T	LINFOCITOS B	MONOCITOS/MACRÓFAGOS	CÉLULAS NK	CÉLULAS DENDRÍTICAS	GRANULOCITOS	CÉLULAS MADRE	ERITROCITOS	PLAQUETAS	FUNCIÓN	UNIPROT	GENES/FENOTIPO
CD19	B4; Leu-12		+			+		+			Forma un complejo con el receptor de antígeno de linfocitos B para disminuir el umbral de la estimulación antigénica dependiente de receptores	P15391	OMIM: 613493 Inmunodeficiencia común Variable 3 (CVID3)
CD20	B1; Bp35; Leu-16	+	+								Se piensa que puede estar involucrado en los procesos de regulación, proliferación y acivación de los linfocitos B	P11386	OMIM: 613495 Inmunodeficiencia común Variable 5 (CVID 5)
CD21	Receptor del complemento C3d; CR2	+	+			+		+			Receptor para el fragmento C3Dd del complemento; receptor para el virus de Epstein-Barr (EBV); participa en la activación de los linfocitos B	P20023	OMIM: 610927 Lupus eritematoso sistémico OMIM 614699 Inmunodeficiencia común Variable 7 (CVID7)
CD22	BL-CAM; Siglec-2; Leu-14		+					+			Media interacciones entre linfocitos B; se une a glicoproteíns sialisadas, entre ellas el CD45; modula la señalización de linfocitos B	P20273	
CD23	BLAST-2; Fc-epsilon-RII; receptor para la IgE de baja afinidad	+	+	+		+	+			+	Receptor de baja afinidad para IgE y CR2/CD21; juega un papel en la regulación de la producción de IgE y la diferenciación de los linfocitos B.	P06734	
CD24	Traductor de señal CD24		+				+				Modula la respuesta de activación de linfocitos B; promueve la proliferación antígeno-dependiente de linfocitos B y evita su diferenciación a células plasmáticas.	P25063	OMIM: 126200 Esclerosis múltiple
CD25	Receptor para IL-2 subunidad alfa; IL-2RA, antígeno TAC; p55	+	+	+	+						Receptor de la IL-2	P01589	OMIM: 601942 Diabetes mellitus dependiente de insulina
CD27	Receptor CD27L; T14	+	+		+						Receptor para CD70/CD27L; puede jugar un papel en la supervicencia de los linfocitos T activados; así como en los procesos de apoptosis en asociación con SIVA1.	P26842	OMIM: 615122 Síndrome linfoproliferativo 2
CD28	TP44; glicoproteína de superficie específica de linfocitos T	+									Activación de linfocitos T; induce la proliferación celular, producción de citocinas y promueve la supervivencia de linfocitos T.	P10747	
CD29	Integrina-beta-1; receptor de fibronectina subunidad beta; GPIIA; VLA-4 subunidad beta	+	+	+	+	+	+			+	Molécula de adhesión	P05556	
CD30	Receptor CD30L; antígeno Ki-1;	+	+	+	+			+			Receptor para TNFSF8/CD30L; juega un papel en la regulación del crecimiento celular y la transformación de linfoblastos activados; regula la expresión génica a través de la activación del NF-kappa-B.	P28908	
CD31	PECAM-1; EndoCAM; GPIIA	+	+	+		+				+	Molécula de adhesión necesaria para la migración transendotelial de los leucitos durante la inflamación.	P16284	
CD32a	Fc-gamma-RIIa; CDw32; FcRII-a		+	+		+					Se une a la región Fc de la IgG e inicia la respuesta celular contra patógenos y antígenos solubles; promueve la fagocitosis de antígenos opsonizados.	P12318	
CD32b	Fc-gamma-RIIb; CDw32; FcRII-b	+	+	+		+				+	Receptor para la región Fc de IgG; regula procesos de fagocitosis de complejos inmunes y la producción de anticuerpos;	P31994	OMIM: 152700 Lupus eritematoso sistémico
CD32c	Fc-gamma-RIIc; CDw32; FcRII-c				+	+					Receptor para la región Fc de IgG; regula procesos de fagocitosis de complejos inmunes y la producción de anticuerpos;	P31995	

CLASIFICACIÓN CD	NOMBRES ALTERNATIVOS	LINFOCITOS T	LINFOCITOS B	MONOCITOS/ MACRÓFAGOS	CÉLULAS NK	CÉLULAS DENDRÍTICAS	GRANULOCITOS	CÉLULAS MADRE	ERITROCITOS	PLAQUETAS	FUNCIÓN	UNIPROT	GENES/FENOTIPO
CD33	Siglec-3; antígeno de superficie de células miolides CD33			+		+	+	+			Media las unión celular dependiente de ácido siálico.	P20138	
CD34	Antígeno progenitor de células hematopoyéticas 1; gp105-120							+			Posible molécula de adhesión, participa en la hematopoyesis temprana mediando la unión de las células madre a la matriz extracelular de la médula ósea.	P28906	
CD35	Receptor de complemeto tipo 1; C3b/C4b	+	+	+		+	+		+		Media la unión celular de partículas y complejos inmunes que activan el complemento	P17927	
CD36	FAT; GPIIIb; antígeno de diferenciacion de leucocitos; GPIV			+		+		+	+	+	Receptor scavenger; promotor de la inflamación como correceptor del heterodímero TLR4-TLR6 en monocitos y macrófagos	P16671	OMIM: 608404 Deficiencia de glicoproteína IV plaquetaria
CD40	Bp50; CD40L		+	+		+	+				Receptor para TNFSF5/CD40L; traduce señales de activación para macrófagos y linfocitos B que llevan a la secreción de anticuerpos	P25942	OMIM: 606843 Inmunodeficiencia con hiper-IgM 3
CD41	Integrina alfa-IIb; GPIIb;							+		+	Integrina alfa-2b/beta3; participa en la agregación plaquetaria	P08514	OMIM: 273800 Tromboastenia de Glanzmann
CD43	Leucosialina; GALGP	+	+	+	+	+	+			+	Es una de las principales glicoproteína de timocitos y linfocitos T; participa en la regulación negativa de la respuesta inmunológica adaptativa	P16150	
CD44	CDw44; ECM-RIII; GP90; antígeno Hermes	+	+	+	+		+		+		Receptor para el acido hialurónico, media las interacciones célula-célula y célula-matriz extracelular; involucrada en la activación, recirculación y homing de los linfocitos así como en la hematopoyesis.	P16070	
CD45	Antígeno común leucocitario (LCA); T200	+	+	+	+	+	+	+			Receptor para la tirosina fosfatasa; actúa como regulador positivo de la activación de linfocitos T .	P08575	OMIM: 608971 Inmunodeficiencia combinada severa autosómica recesiva de células T(-)/B(+)/ NK(+) OMIM: 126200 Esclerosis múltiple
CD46	Proteína cofactor de membrana (MCP); TLX;	+	+				+				Cofactor del factor I del complemento; regula la activación del complemento; actúa como factor coestimulante de los linfocitos T que induce la diferenciación linfocitos T CD4+ a linfocitos T reguladores.	P15529	OMIM: 612922 Síndrome urémico hemolítico atípico 2
CD47	Antígeno de superficie de leucocitos; IAP; proteína MER6	+	+	+	+		+		+	+	Molécula de adhesión; traducción de señales	Q08722	
CD48	Marcador de activación de linfocitos B BLAST-1; antígeno de superficie BCM-1; SLAMF-2	+	+	+	+	+		+			Ligando de CD2; facilita la interacción entre los linfocitos activados; participa en la regulación de la activación de linfocitos T	P09326	
CD49a	Integrina alfa-1; VLA-1	+		+	+						Integrina alfa-1/beta-1; receptor de colágeno y laminina; involucrado en la regulación negativa en el crecimiento celular estimulado por EGF.	P56199	
CD49b	Integrina alfa-2; receptor de colágeno; GPIa; VLA-2 subunidad alfa	+	+	+	+		+		+		Integrina alfa-2/beta-1; receptor de colágeno y laminina; adhesión de células a la matriz extracelular	P17301	

CLASIFICACIÓN CD	NOMBRES ALTERNATIVOS	LINFOCITOS T	LINFOCITOS B	MONOCITOS/MACRÓFAGOS	CÉLULAS NK	CÉLULAS DENDRÍTICAS	GRANULOCITOS	CÉLULAS MADRE	ERITROCITOS	PLAQUETAS	FUNCIÓN	UNIPROT	GENES/FENOTIPO
CD49c	Integrina alfa-3; FRP-2; galactoproteína B3	+	+	+							Receptor para fibronectina, laminina y colágeno; adhesión celular	P26006	OMIM: 614748 Enfermedad pulmonar intersticial, síndrome nefrótico y epidermólisis bullosa congénitos
CD49d	Integrina alfa-4; VLA-4 subunidad alfa	+	+	+	+	+	+				Receptor para fibronectina; receptor para VCAM-1 y MadCAM-1; adhesión celular.	P13612	
CD49e	Integrina alfa-5; VLA-5; receptor para fibronectina subunidad alfa	+		+	+		+	+			Receptor para fibronectina y fibrinógeno; adhesión celular	P08648	
CD49f	Integrina alfa-6; VLA-6	+		+			+			+	Receptor para laminina; adhesión celular	P23229	OMIM: 226730 Epidermólisis bullosa letal con atresia pilórica (EB-PA)
CD50	ICAM-3; CDw50; ICAM-R	+	+	+							Ligando para LFA-1; adhesión celular	P32942	
CD51	Integrina alfa-5; receptor para vitronectina subunida alfa			+						+	Receptor para vitronectina, fibronectina, fibrinógeno, laminina, metaloproteínasa 2 de matriz	P06756	
CD54	ICAM-1	+	+	+							Ligando para LFA-1; adhesión celular; receptor para rinovirus	P05362	
CD55	Factor acelerante de degradación del complemento (DAF)	+	+	+	+	+	+	+		+	Regula la activación del complemento, reconoce a C4b y C3b3	P08174	
CD58	Antígeno asociado a la función del linfocito 3 (LFA-3); Ag3	+	+	+	+	+	+	+			Ligando de CD2	P19256	
CD59	Glicoproteína CD59; antígeno 1F5; HRF-20; MAC-IP; inhibidor de membrana de la lisis reactiva (MIRL)	+		+			+	+			Inhibe la acción del complejo de ataque a la membrana (MAC), a través de la unión a C8 o C9	P13987	OMIM: 612300 Anemia hemolítica mediada por CD59 con o sin polineuropatía. (HACD59)
CD61	Glicoproteína IIIa (GPIIIa), Integrina β3 (ITGB3)			+						+	Participa en la adhesión celular	P05106	OMIM: 273800 Tromboastenia de Glanzmann (GT) OMIM: 187800 Trastorno hereditario de la función plaquetaria (BDPLT16) OMIM: 173470 Participa en la Trombocitopenia aloinmune neonatal (NAIT)
CD62E	Selectina E (SELE); molécula 1 de adhesión de leucocitos a endotelio (ELAM-1); LECAM-2										Inmunoadhesión celular.	P16581	OMIM: 145500 Hipertensión esencial.
CD62L	Selectina L (SELL); molécula 1 de adhesión celular (LAM-1), LECAM-1, MEL-14, Leu8, TQ1	+	+	+			+				Adhesión celular. Promueve la inmovilización inicial y el rodamiento de los leucocitos en el endotelio.	P14151	

CLASIFICACIÓN CD	NOMBRES ALTERNATIVOS	LINFOCITOS T	LINFOCITOS B	MONOCITOS/MACRÓFAGOS	CÉLULAS NK	CÉLULAS DENDRÍTICAS	GRANULOCITOS	CÉLULAS MADRE	ERITROCITOS	PLAQUETAS	FUNCIÓN	UNIPROT	GENES/FENOTIPO
CD62P	Selectina P (SELP); molécula 3 de adhesión celular de leucocitos a endotelio (LECAM3); GMP-140; PADGEM									+	Inmunoadhesión celular. Regula la interacción de células endoteliales activadas con leucocitos y el rodamiento rápido de leucocitos sobre las superficies vasculares durante los primeros pasos de la inflamación. Es un receptor dependiente de Ca^{2+} para los grupos sanguíneos de Lewis.	P16109	OMIM:601367 Ictus isquémico (ISCHSTR) OMIM: 147050 Respuesta atópica a IgE (IGER)
CD63	Proteína 3 de membrana asociada a lisosomas (LAMP-3); LIMP; gp55; NGA; ME491; OMA81H; TSPAN30	+	+	+	+		+			+	Interviene en la adhesión celular al regular a SELP. Regula eventos de transducción de señales que intervienen en la regulación del desarrollo, la activación, el crecimiento y la motilidad celular. Es esencial para el desarrollo y maduración de melanocitos	P08962	OMIM: *155740 Antígeno asociado a melanomas (MLA1)
CD64	Receptor 1 para Fcγ de alta afinidad (FcγRI); FcγRIA; FCRI; CD64A; IGFR			+			+	+			Involucrado en la respuesta inmunológica innata y adaptativa.	P12314	
CD66a	Molécula de adhesión 1 relacionada con antígeno carcinoembriónico (CEACAM1); glicoproteína biliar 1 (BGP1); CD66; NCA-160						+				Involucrada en adhesión celular, migración, unión a patógenos, activación de vías de señalización, diferenciación y disposición de tejido de estructura tridimensional, angiogénesis, apoptosis, supresión de tumores, metástasis, y modulación de las respuestas inmunitarias innatas y adaptativas.	P13688	
CD66b	Antígeno carcinoembrionario (CGM6); NCA-95, CEACAM8; CD67						+				Se piensa que está involucrada en la adhesión celular	P31997	
CD66c	Normal cross-reacting antigen (NCA); NCA-50/90; CEAL; CEACAM6						+				Involucrada en adhesión celular. Es ampliamente utilizada como marcador tumoral en inmunoensayos séricos para la determinación de carcinomas.	P40199	
CD66d	Antígeno carcinoembrionario (CGM1); CEA; CEACAM3; W264; W282						+				Es utilizada por diversas bacterias patógenas para unirse e invadir la célula del hospedero. Dirige la fagocitosis de diversas especies de bacterias. Es responsable de la estimulación de RAC1, por lo que se piensa que tiene un papel importante en el control de patógenos específicos del humano mediante la inmunidad innata.	P40198	
CD66e	Antígeno carcinoembrionario (CEA); CEACAM5										Adhesión cellular y señalización intracellular.	P06731	
CD66f	Glicoproteína β1 específica del embarazo (PSBG1); B1G1; DHFRP2; PSGGA, PSGIIA; SP1; PSG95; FL-NCA-1/2										Inmunoregulador, protege feto del sistema inmunológico materno. Principal producto de sinciciotrofoblasto,	P11464	
CD68	Glicoporteína 110 (gp110); Macrosialin, SCARD1; LAMP4; SCARD1	+	+	+			+	+	+		Podría participar en las actividades fagocíticas de los macrófagos de tejido, tanto en el metabolismo lisosomal intracelular como en las interacciones célula-célula y célula-patógeno.	P34810	
CD69	Molécula inductor de activación (AIM); EA 1; MLR3; gp34/28; VEA; CLEC2C; BL-AP26	+	+	+	+		+			+	Proliferación de linfocitos. Puede actuar como receptor de señal de transmisión en los linfocitos, las células NK, y plaquetas.	Q07108	

CLASIFICACIÓN CD	NOMBRES ALTERNATIVOS	LINFOCITOS T	LINFOCITOS B	MONOCITOS/ MACRÓFAGOS	CÉLULAS NK	CÉLULAS DENDRÍTICAS	GRANULOCITOS	CÉLULAS MADRE	ERITROCITOS	PLAQUETAS	FUNCIÓN	UNIPROT	GENES/FENOTIPO
CD70	Miembro 7 de la superfamlia de ligandos para el factor de necrosis tumoral (TNFSF7); ligando para CD27 (CD27L); CD27LG	+	+								Se une a CD27. Interviene en la activación de linfocitos T y B. induce la proliferación de linfocitos T coestimulados y potencia la generación de linfocitos T citotóxicos. También se ha reportado que regula la función citotóxica de células NK y la síntesis de inmunoglobulinas.	P32970	
CD71	Receptor 1 de transferrina (TFR1); TFRC; T9; TFR; TRFR; p90							+			Regula la captación de los complejos de transferrina-hierro.	P02786	
CD72	LYB2; Ly-19.2; Ly-32.2		+	+				+			Proliferación y diferenciación de linfocitos B.	P21854	
CD73	Ecto-5'-nuclotidasa (NT5E); E5NT; NT5; NTE; eN; eNT	+	+			+		+			Proteína que cataliza la conversión de nucleótidos extracelulares a nucleósidos permeables. Es utilizada para determinar la diferenciación de linfocitos.	P21589	OMIM:211800 Calcificación de las articulaciones y arterias (CALJA)
CD74	Cadena γ del antígeno de histocompatibilidad HLA clase II (HLADG); DHLAG; II; Ia-γ; p33	+	+	+		+					Procesamiento y presentación de antígenos de clase II del MHC. Es receptor para el factor inhibitorio de la migración de macrófagos (MIF). También interactúa con la proteína precursora amiloide (APP).	P04233	
CD75	β-galactosido-α-2,6-sialiltransferasa 1 (SIAT1); ST6GAL1; MGC48859; ST-6GALL; ST6N; ST6		+	+					+		Proteína de membrana que cataliza la transferencia de CMP-ácido siálico a sustratos con galactosa. Involucrada en la maduración de linfocitos B.	P15907	
CD75S	Sialiltransferasa 10 (SIAT10); ST3GAL-VI; ST3GAL6	+	+	+			+	+		+	Diferenciación y reconocimiento celular. Contribuye a la formación de ligandos de selectina y sialil-Lewis X, un carbohidrato importante en el reconocimiento celular y grupo sanguíneo antigénico.	Q9Y274	
CD77	Lactosilceramida 4-α-galactosil-transferasa (A14GALT); A4GALT1; Gb3S; P1PK; CTH/ Gb3A4GALT1		+								Puede participar en la señalización de la apoptosis. Es necesaria para la biosíntesis del antigeno Pk del sistema sanguíneo P. necesaria para la síntesis del receptor para verotoxinas bacterianas.	Q9NPC4	OMIM: 111400 Sistema sanguíneo P
CD79a	Immunoglobulina α asociada (IGA); MB-1		+								Junto con CD79b puede iniciar la cascada de transducción de señales al unirse el antígeno con el complejo antigénico BCR. Es necesaria para la expresión del BCR en la superficie y para una eficiente diferenciación de células B inmaduras.	P11912	OMIM: 613501 Agammaglobulinemia 3 (AGM3)
CD79b	Inmunoglobulina β asociada (IGB); B29		+								Requerido para la iniciación de la transducción de señales por la unión del antígeno con el complejo antigénico BCR.	P40259	OMIM: 612692 Agammaglobulinemia 6 (AGM8)
CD80	Antígeno de activación B7 (B7); BB1; B7-1; B7.1; LAB7; CD28LG; CD28LG1	+	+	+		+					Induce la proliferación de células T y la producción de citosinas. Involucrada en la coestimulación de la señal esencial para la activación de linfocitos T.	P33681	
CD81	Tetraspanina 28 (TSPAN-28); S5.7; CVID6; TAPA1	+	+	+	+	+		+			Adhesión celular. Involucrado en la regulación del crecimiento de linfoma. Promueve la fusión de las células musculares y de soporte para mantener el miotubo. Puede estar implicada en la transducción de señales.	P60033	OMIM: 613496 Inmunodeficiencia común variable 6; (CVID6)

CLASIFICACIÓN CD	NOMBRES ALTERNATIVOS	LINFOCITOS T	LINFOCITOS B	MONOCITOS/ MACRÓFAGOS	CÉLULAS NK	CÉLULAS DENDRÍTICAS	GRANULOCITOS	CÉLULAS MADRE	ERITROCITOS	PLAQUETAS	FUNCIÓN	UNIPROT	GENES/FENOTIPO
CD82	Tetraspanina 27 (TSPAN-27); R2; 4F9; C33; IA4; ST6; GR15; KAI1; SAR2	+	+	+	+		+	+			Se asocia con CD4 o CD8 y produce una señal coestimuladora para la vía TCR/CD3.	P27701	OMIM: 176807 Cáncer de próstata
CD83	Proteína de superficie HB15 (HB15); BL11		+			+					Presentación de antígenos y estimulación inmunitaria.	Q01151	
CD84	Molécula 5 de activación de la señal linfocítica (SLAMF5); LY9B; p75; GR6; hly9-β; hCD84; mCD84	+	+	+	+					+	Adhesión celular y regulación de señalización de receptores.	Q9UIB8	
CD85A	Miembro 3 de la subfamilia B de receptores tipo inmunoglobulina de leucocitos (LIR3); ILT5; HL9, LILRB3; PIRB; LILRA6	+	+			+	+	+			Regulación de la respuesta inmunológica. Puede actuar como receptor para antígenos del MHC clase I. Regula negativamente la activación de células B. Se cree que regula la respuesta inflamatoria y cititóxica para ayudar a la concentración de la respuesta inmunológica y limitar la autoreactividad.	O75022	
CD85C	Miembro 5 de la subfamilia B de receptores tipo inmunoglobulina de leucocitos (LILRB5); LIR8			+	+						Regulación negative de la respuesta immune. Puede actuar como receptor para antígenos del MHC clase I.	O75023	
CD85D	Miembro 2 de la subfamilia B de receptores tipo inmunoglobulina de leucocitos (LILRB2); ILT4, LIR2; MIR10; MIR-10		+	+		+	+				Regulación negativa de la respuesta inmunológica. Junto con CD98A, puede actuar como receptor para antígenos del MHC clase I. Se cree que regula la respuesta inflamatoria y cititóxica para ayudar a la concentración de la respuesta inmunológica y limitar la autoreactividad.	Q8N423	
CD85E	Miembro 3 de la subfamilia A de receptores tipo inmunoglobulina de leucocitos (LILRA3); HM31; HM43; ILT6; LIR-4		+	+		+					Receptor soluble para antígenos del MHC clase I. su une con alta afinidad a la superficie de los monocitos, lo que genera la detiene la producción de TNF-α por monocitos inducida por LPS.	Q8N6C8	
CD85F	Miembro 5 de la subfamilia A de receptores tipo inmunoglobulina de leucocitos; LIR9;ILT11; LIR-9; ILT-11; LILRB7			+							Involucrado en la activación de la respuesta inmunológica innata	A6NI73	
CD85G	Miembro 4 de la subfamilia A de receptores tipo inmunoglobulina de leucocitos (LILRA4); ILT7			+		+	+				Activación de eosinófilos y a la liberación de RNASE2, IL4 y leucotrieno C4. Puede actuar como receptor para antígenos del MHC clase I.	P59901	
CD85H	Miembro 2 de la subfamilia A de receptores tipo inmunoglobulina de leucocitos (LILRA2); ILT1; LIR7	+	+	+	+						Inhibe la diferenciación y la presentación de antígenos de las células dendríticas, suprime la respuesta inmunológica innata.	Q8N149	

CLASIFICACIÓN CD	NOMBRES ALTERNATIVOS	LINFOCITOS T	LINFOCITOS B	MONOCITOS/ MACRÓFAGOS	CÉLULAS NK	CÉLULAS DENDRÍTICAS	GRANULOCITOS	CÉLULAS MADRE	ERITROCITOS	PLAQUETAS	FUNCIÓN	UNIPROT	GENES/FENOTIPO
CD85I	Miembro 1 de la subfamilia A de receptores tipo inmunoglobulina de leucocitos (LIL-RA1); LIR6		+	+							Contribuye a la regulación de la respuesta inmunológica. Puede actuar como receptor para antígenos del MHC clase I.	O75019	
CD85J*	Miembro 1 de la subfamilia B de receptores tipo inmunoglobulina de leucocitos (LIL-RB1); ILT2; LIR1; MIR7	+	+	+	+	+					Inhibe la estimulación de la respuesta inmunológica al disminuir la citotoxicidad de células NK y linfocitos T mediante unión a ligando. Receptor para antígenos de MHC de clase I.	Q8NHL6	
CD85K*	Miembro 4 de la subfamilia B de receptores tipo inmunoglobulina de leucocitos (LIL-RB4); ILT3; LIR5 HM18; LILRB5		+	+	+	+					Regulación negativa de la respuesta inmunológica. Puede inhibir la captura y presentación de antígenos. Interfiere con la señalización por TNFRSF5 y NF-κ-B. Inhibe la fosforilación de proteínas mediada por receptores y la movilización de Ca^{2+} intracelular. Se cree que regula las respuestas inflamatorias y citotoxicidad para ayudar a enfocar la respuesta inmunológica y limitar la autorreactividad.	Q8NHJ6	
CD86	Antígeno de activación B7-2; B70; LAB72; CD28LG2; MGC34413		+	+							Regula la activación de linfocitos T. Mediante su unión a CD28 funciona como una señal de coestimulación para la activación de linfocitos T. Al unirse a CD86 o CD152 (CTLA-4) regula negativamente la activación de linfocitos T.	P42081	
CD87	Receptor de superficie para el activador de urocinasa plasminógena (UPAR); PLAUR; URKR	+		+	+		+				Interviene en la localización y promoción de la formación de plasmina. Regula los efectos de activación de transducción de señales por proteólisis independiente de U-PA, que lo regula negativamente al escindirse en una forma inactiva.	Q03405	
CD88	Receptor 1 quimiotáctico para anafilatoxina C5a (C5aR); C5A; C5R1			+		+	+				Estimula la quimiotaxis, la liberación de enzimas granulares, la producción de aniones superóxidos y la liberación de Ca^{2+} intracelular.	P21730	
CD89	Receptor para la región Fc de la IgA; FCAR			+			+				Regula diversas funciones inmunológicas como la producción de citocinas, desencadena la fagocitosis y la citotoxicidad celular dependiente de anticuerpos.	P24071	
CD90	Glicoproteína membranal Thy-1 (Thy-1); CDw90							+			Puede participar en las interacciones célula-célula o célula-ligando durante la sinaptogénesis y otros eventos en el cerebro.	P04216	
CD91	Receptor de macroglobulina α-2 (A2MR); LRP1; α2M-R; APOER; APR; LRP; LRP1A; TGFBR5; IGFBP3R			+							Receptor endocítico involucrado en diversos procesos celulares como la fagocitosis de células apoptóticas, la señalización intracelular y la homeostasis de lípidos. Requerida para el desarrollo embrionario temprano. Es necesaria para la limpieza de A2M mediada por la proteína precursora amiloide secretada y el β-amiloide.	Q07954	
CD92	Proteína 1 transportadora de colina (CHTL1); CTL1; SLC44A1; RP11-287A8.1, p70; CDW92	+	+	+			+	+			Transportador de colina. Puede estar involucrado en la síntesis de membrana y en la producción de mielina.	Q8WWI5	

CLASIFICACIÓN CD	NOMBRES ALTERNATIVOS	LINFOCITOS T	LINFOCITOS B	MONOCITOS/MACRÓFAGOS	CÉLULAS NK	CÉLULAS DENDRÍTICAS	GRANULOCITOS	CÉLULAS MADRE	ERITROCITOS	PLAQUETAS	FUNCIÓN	UNIPROT	GENES/FENOTIPO
CD93	Receptor del componente del complemento C1q (C1QR1); GR11; CDw93; ECSM3; MXRA4; dJ737E23.1			+			+				Adhesión celular y limpieza de células apoptóticas	Q9NPY3	
CD94	Miembro 1 de la subfamilia de receptores D de lectinas de células NK (KLRD1); Kp43				+						Regulación de la activación y adhesión de células NK. Interviene en el reconocimiento de moléculas HLA-E del MHC clase I por células NK y algunos linfocitos T citotóxicos.	Q13241	
CD95	Miembro 6 de la superfamilia de ligandos del TNF (TNFRSF6); FASLG; APO-1; CD95L; APT1LG1; APT1, FAS1; FASTM;FASL	+	+	+	+		+				Inducción de la apoptosis al unirse a TNFRSF6/FAS. Se ha reportado que activa NF-κB, MAPK3/ERK1, y MAPK8/JNK, y se ha relacionado con la transducción de señales en la proliferación de fibroblastos diploides normales y las células T.	P48023	OMIM: 601859 Síndrome autoimmune linfoproliferativo 1B (ALPS1B)
CD96	Proteína de superficie táctil de células T; TACTILE; MGC22596	+			+						Adhesión celular de linfocitos T y células NK activadas Durante la última fase de la repuesta inmunológica. Puede estar involucrada en la presentación de antígenos.	P40200	OMIM: 211750 Síndrome C (CSYN)
CD97	TM7LN1; BL-KDD/F12	+	+	+	+	+	+				Interviene en la migración de leucocitos. Potencialmente involucrado en la adhesión celular, en el reclutamiento, activación y migración de leucocitos.	P48960	
CD98	SLC3A2; 4F2; MDU1; 4F2HC; 4T2HC; NACAE; CD98HC; FRP-1, RL-388	+	+	+	+		+			+	Transporte de aminoácidos y regulación de niveles de Ca²⁺ intracelular.	P08195	
CD99	Antígeno E2 MIC2; HBA71; MIC2X; MIC2Y; MSK5X	+	+	+	+		+	+		+	Involucrado en procesos de adhesión de células T y en la formación espontánea de rosetas con eritrocitos. Está involucrada migración de leucocitos, el transporte transmembranal de proteínas y la muerte de las células T por una vía independiente de caspasas.	P14209	
CD100	Semaforina-4D (SEMA4D); SEMAJ; coll-4; C9orf164; M-sema-G	+	+	+	+		+				Receptor para PLXN1B y PLXNB2 que participa en la señalización celular. Promueve la reorganización del citoesqueleto de actina y está involucrado en el crecimiento axonal durante el desarrollo del SNC.	Q92854	
CD101	IgSF2; Glicoproteína de superficie celular V7; EWI-101			+		+	+				Inhibidor de la proliferación de linfocitos T inducido por CD3; inhibe la expresión de IL-2RA en linfocitos T activados y la secreción de IL-2	Q93033	
CD102	ICAM-2 (Molécula de adhesión intercelular-2)	+	+	+							Ligando para LFA-1; media las interacciones de adhesión celular en la respuesta inmunológica antígeno-específica	P13598	
CD103	Integrina alfa-E; antígeno HLM-1	+									Receptor para la E-caderina; media la adhesión de los linfocitos T intra-epiteliales a la monocapa epitelial	P38570	

CLASIFICACIÓN CD	NOMBRES ALTERNATIVOS	LINFOCITOS T	LINFOCITOS B	MONOCITOS/MACRÓFAGOS	CÉLULAS NK	CÉLULAS DENDRÍTICAS	GRANULOCITOS	CÉLULAS MADRE	ERITROCITOS	PLAQUETAS	FUNCIÓN	UNIPROT	GENES/FENOTIPO
CD104	Integrina beta-4; gp150							+			Receptor paa laminina; adhesión celular	P16144	OMIM 226730 Epidermolisis bullosa letal con atresia pilorica (EB-PA) OMIM: 226650 Epidermolisis bullosa benigna atrófica generalizada
CD106	VCAM-1; INCAM-100										Participa en la adhesión de los leucocitos al endotelio; interactúa con la integrina alfa-4/beta-1 mediando la adhesión y la traducción de señales	P19320	
CD108	Semaforina-7A; CDw108; Sema K1; antígeno de grupo sanguíneo JMH	+	+						+		Regula la migración celular; promueve la producción de citocinas proinflamatorias por monocitos y macrófagos; participa en la modulación de la inflamación y la respuesta inmunológica mediada por lincitos T	O75326	
CD114	Receptor G-CSF			+			+	+		+	Receptor para el factor estimulante de colonias de granulocitos (CSF3); esencial para la madepuración de granulocitos.	Q99062	OMIM 162830 Neutrofilia hereditaria
CD115	Receptor CSF-1; proto-oncogen c-Fms			+				+			Receptor para el factor estimulante de colonias 1 (CSF1); esencial en la regulación de la supervivencia, proliferación y diferenciación de monocitos/macrófagos	P07333	OMIM Leucoencefalopatía Difusa hereditaria con esferoides (HDLS)
CD116	GM-CSF-R-alfa; CDw116			+		+	+				Traduce señales para la proliferación, diferenciación y activación de células hematopoyéticas	P15509	OMIM 300770 Disfunción del metabolismo del surfactante pulmonar 4
CD119	Receptor para interferón gamma-1 (IFN-GAMMA-R1)	+	+	+	+			+			RecEptor para el interferón gamma	P15260	OMIM: 209950 Inmunodeficiencia 27A OMIM: 615978 Inmunodeficiencia 27B
CD120a	Receptor 1 para el factor de necrosis tumoral (TNFR1) Receptor 1A para el factor de necrosis tumoral (TNFAR)	+	+	+	+	+	+				Puede regular la apoptosis. Contribuye a la inducción de los efectos no citocidas del TNF-α.	P19438	OMIM:142680 Síndrome periódico asociado al receptor del TNF-α (TRAPS) OMIM: 614810 Esclerosis múltiple
CD120b	Receptor 2 para el factor de necrosis tumoral (TNFR2) Receptor 1B para el factor de necrosis tumoral (TNFBR)	+	+	+	+		+				Recluta supresores apoptóticos que antagonizan la actividad del TNF-α. Regula la mayoría de los efectos metabólicos del TNF-α. La isoforma 2 bloquea al TNF-α e induce apoptosis.	P20333	
CD121a	Receptor 1 de interleucina 1 (IL1R1) Receptor α de interleucina 1 (IL1RA)	+									Receptor para las citocinas IL-1α, IL-1β e IL-1RN, que inducen la respuesta inflamatoria. Forma un complejo con IL1RAP para generar el receptor de IL-1 que regula la activación dependiente de IL-1 de NFκB, MAPK y otras vías.	P14778	
CD121b	Receptor 2 para interleucina 1 (IL1R2) Receptor β para interleucina 1 (IL1RB)	+	+	+							Receptor señuelo para IL-1α e IL-1β que inhibe la actividad de estas citocinas. Regula la respuesta inflamatoria. También se une a la proteína agonista del receptor de IL-1.	P27930	
CD122	Subunidad β del receptor para interleucina 2 (IL2R) P70-75	+	+	+	+						Participa en la modulación de la endocitosis y la transducción de señales mitogénicas para IL-2.	P14784	

CLASIFICACIÓN CD	NOMBRES ALTERNATIVOS	LINFOCITOS T	LINFOCITOS B	MONOCITOS/MACRÓFAGOS	CÉLULAS NK	CÉLULAS DENDRÍTICAS	GRANULOCITOS	CÉLULAS MADRE	ERITROCITOS	PLAQUETAS	FUNCIÓN	UNIPROT	GENES/FENOTIPO
CD123	Subunidad α del receptor para interleucina 3 (IL3RA)					+	+	+			Interviene en el crecimiento y diferenciación de células progenitoras hematopoyéticas.	P26951	
CD124	Subunidad α del receptor para interleucina 4 (IL4RA) Proteína de unión a interleucina 4 (IL4BP)	+	+	+				+			Receptor para IL-4 e IL-13, involucrado en la diferenciación de linfocitos Th2 y en la regulación de la producción de IgE, quimiocinas y mucosa en sitios de inflamación por alergias. Se une a la vía de JAK-STAT. La IL4R soluble (sIL4R) inhibe la proliferación celular mediada por IL4 y regula de forma positiva a IL5.	P24394	OMIM: 147050 Enfermedades atópicas (IGER)
CD125	Subunidad α del receptor para interleucina 5 (IL5RA)		+				+				Interacúa con la proteína de unión a sindecanos (Sintetina), la cual es requerida para regular la activación del factor de transcripción SOX4 por IL-5.	Q01344	
CD126	Subunidad α del receptor para interleucina 6 (IL6RA) Glicoproteína 80 (gp80)	+	+				+	+			Se une a IL-6 con baja afinidad sin traducir una señal. La señal de activación requiere de la asociación con CD130. La activación puede regular la respuesta inmunológica, reacciones de fase aguda y hematopoyesis.	P08887	
CD127	Subunidad α del receptor para interleucina 7 (IL7RA)	+		+				+			Receptor para IL-7 y la linfoproteína timica estromal (TSLP). Es clave para la recombinación V(D)J durante el desarrollo de linfocitos. Se ha visto que controla la accesibilidad del locus del TCR-γ por STAT5 y acetilación de histonas.	P16871	OMIM: 608971 Inmunodeficiencia combinada severa (T(-)B(+)NK(+) SCID) OMIM: 612595 Esclerosis múltiple tipo 3 (MS3)
CD128a	Receptor 1 para quimiocinas C-X-C (CXCR1) CD181 Receptor A de alta afinidad para interleucina 8 (IL8RA)	+		+			+				Quimiotaxis. Esta respuesta es mediada por proteínas G que activan un sistema de segundo mensajero de fosfatidilinositol-Ca2+.	P25024	
CD129	Receptor para interleucina 9 (IL-9R)	+									Activación de diversas JAK cinasas y proteínas STAT para genera los efectos proliferativos y anti-apoptóticos de IL-9.El complejo funcional IL-9-receptor requiere del receptor γ de IL-2 (IL2RG) para generar su actividad.	Q01113	
CD130	Subunidad β del receptor para interleucina 6 (IL6RB) Transductor de señal de interleucina 6 (IL6ST)	+	+	+	+		+	+			Proteína transmembranal compartida por varias citocinas, como IL-6, factor neurotrófico ciliar (CNTF), factor inhibidor de la leucemia (LIF), y la oncostatina M (OSM). Se une al complejo citocina-receptor IL6/IL6R para activar el efecto de IL-6.	P40189	
CD131	Subunidad β del receptor común de citocinas (CSF2RB)			+			+	+			Subunidad β del receptor de alta afinidad para IL-3, IL-5 y GMCSF.	P32927	OMIM: 614370 Proteinosis alveolar pulmonar (PAP).
CD132	Subunidad γ del receptor común de citocinas Subunidad γ del receptor para interleucina 2 (IL2RG)	+	+	+	+		+				Subunidad común para los receptores de diversas interleucinas, como IL-2, IL -4, IL -7 e IL-21.	P31785	OMIM: 300400 Inmunodeficiencia severa combinada ligada al X (SCIDX1) OMIM: 312863 Inmunodeficiencia combinada ligada al X (CIDX)

CLASIFICACIÓN CD	NOMBRES ALTERNATIVOS	LINFOCITOS T	LINFOCITOS B	MONOCITOS/ MACRÓFAGOS	CÉLULAS NK	CÉLULAS DENDRÍTICAS	GRANULOCITOS	CÉLULAS MADRE	ERITROCITOS	PLAQUETAS	FUNCIÓN	UNIPROT	GENES/FENOTIPO
CD133	Prominina 1 (PROM1)							+			Se piensa que tiene una función supresora de la diferenciación de células madre. Se localizada en protuberancias de la membrana de células madre adultas.	O43490	OMIM: 612095 Retinosis pigmentaria 41 (RP41) OMIM: 612657 Distrofia de conos y bastones 12 (CORD12) OMIM: 603786 Enfermedad de Stargardt (STGD4) OMIM: 608051 Distrofia muscular ocular (MCDR2)
CD134	Miembro 4 de la superfamilia de los receptores para TNF (TNFRSF4)	+									Activa a NFκB a través de su interacción con las proteínas adaptadoras TRAF2 y TRAF5. Puede suprimir la apoptosis.	P43489	OMIM: 615593 Inmunodeficiencia 16 (IMD16)
CD135	Receptor tipo tirosina-cinasa para FLT3 (FLT3) Tirosina-cinasa 1 de células madre (STK1)							+			Regula la diferenciación, proliferación y apoptosis de células hematopoyéticas en médula ósea.	P36888	OMIM: 601626 Leucemia mieloide aguda (AML) OMIM: 613065 Leucemia linfoblástica aguda (ALL)
CD136	Receptor de la proteína estimulante de macrófagos (MSPR) Proteína 8 Tirosina-cinasa (PTK8)			+							Regula varios procesos fisiológicos como quimiotaxis, fagocitosis, crecimiento y diferenciación celular.	Q04912	
CD137	Receptor 9 de la superfamilia para TNF (TNFRSF9)	+	+	+							Contribuye a la expansión clonal, supervivencia y desarrollo de células T. Puede inducir la proliferación de monocitos periféricos y co-estimular a los linfocitos T.	Q07011	
CD138	Sindecán-1 (SYND1)		+					+			Participa en la proliferación celular, migración celular e interacciones célula-matriz a través de su receptor para proteínas de la matriz extracelular.	P18827	
CD141	Trombomodulina (TM) Fetomodulina			+		+				+	Receptor endotelial para trombina. La unión resulta en la activación de la proteína C, que degrada los factores de coagulación Va y VIIIa y reduce la cantidad de trombina generada.	P07204	OMIM: 614486 Trombofilia debida a defecto de trombomodulina (THPH12) OMIM: 612926 Síndrome urémico hemolítico atípico tipo 6 (AHUS6)
CD142	Factor tisular (TF) Tromboplastina Factor de coagulación III			+							Iniciador de la cascada de coagulación. Forma un complejo con el factor VII o VIIa y activa a los factores IX y X por proteólisis específica. Involucrado en la hemostasia.	P13726	
CD143	Enzima convertidora de angiotensina (ACE) Dipeptidil-carboxipeptidasa I (DCP1) Cininasa II			+							Esencial en el sistema renina-angiotensina. Involucrada en la catálisis de la conversión de angiotensina I a angiotensina II, lo que resulta en el incremento de la vasoconstricción. Puede activar a la bradicinina.	P12821	OMIM: 601367 Accidente cerebrovascular isquémico (ISCHSTR) OMIM: 267430 Disgenesia tubular renal (RTD) OMIM: 612624 Complicaciones microvasculares de diabetes (MVCD3) OMIM: 614519 Hemorragia intracerebral (ICH) OMIM: 104300 Enfermedad de Alzheimer (AD)

CLASIFICACIÓN CD	NOMBRES ALTERNATIVOS	LINFOCITOS T	LINFOCITOS B	MONOCITOS/MACRÓFAGOS	CÉLULAS NK	CÉLULAS DENDRÍTICAS	GRANULOCITOS	CÉLULAS MADRE	ERITROCITOS	PLAQUETAS	FUNCIÓN	UNIPROT	GENES/FENOTIPO
CD146	Glicoproteína MUC18 (MUC18) Molécula de adhesión celular de melanoma (MCAM)	+									Adhesión celular. Actúa en la cohesión de la monocapa endotelial en las uniones intercelulares en el tejido vascular. Receptor de superficie para la tirosin-fosfatasa de FYN y PTK2/FAK1, los que incrementa la concentración de Ca²⁺ intracelular.	P43121	
CD147	Basigina (BSG) Factor estimulante de colagenasa derivado de tumor celular (TCSF)	+	+	+	+		+		+	+	Involucrada en la esperamatogénesis, implantación del embrión, formación de redes neuronales y progresión tumoral. Es importante para la orientación de los transportadores de monocarboxilato a la membrana plasmática. Estimula los fibroblastos adyacentes para producir metaloproteínasas de la matriz (MMPs).	P35613	
CD148	Receptor tipo tirosin-fosfatasa h (RPTP-eta) Receptor J para la proteína tirosin-fosfatasa (PTPRJ)	+	+	+	+	+	+				Regula de forma negativa la señalización de TCR. Puede regular al PDGFRB. Está involucrada en la regulación de procesos de adhesión, migración, proliferación, diferenciación y supervivencia celular. Regula la activación de plaquetas, trombosis y señalización de EGFR.	Q12913	
CD150	Molécula de señalización para la activación de linfocitos (SLAM)	+	+			+					Estimulación bidireccional de linfocitos T y linfocitos B.	Q13291	
CD151	Tetraspanina-24 (TSPAN24) Antígeno 3 de tetraspaninas de plaquetas y células endoteliales (PETA-3)						+		+		Involucrada en la adhesión celular y en la regulación del tráfico y función de integrinas. Esencial para el correcto montaje de las membranas basales glomerulares y tubulares en el riñón.	P48509	OMIM: 609057 Epidermólisis Bullosa (EA) pretibial con nefropatía y sordera.
CD152	Proteína 4 citotóxica de linfocito T (CTLA4)	+	+								Principal regulador negativo de linfocitos T	P16410	OMIM:152700 Lupus eritematoso sistémico (SLE) OMIM:601388 Diabetes mellitus, dependiente de insulina (IDDM12) OMIM:609755 Enfermedad celiaca (CELIAC3) OMIM: 140300 Tiroiditis de Hashimoto (HT)
CD153	Miembro 8 de la superfamilia de ligandos para TNF (TNFSF8)	+	+	+			+				Se une al TNFRSF8/CD30 e induce la proliferación de linfocitos T. En linfocitos B, es un regulador inhibitorio de clase de las inmunoglobulinas.	P32971	
CD154	Ligando a CD40 (CD40L) Proteína de activación relaqcionada a TNF (TRAP-1) Miembro 5 de la superfamilia de ligandos para TNF (TNFSF5)	+									Regula la proliferación de linfocitos B, la producción de IgE, y está implicado en el cambio de clase de inmunoglobulinas.	P29965	OMIM:308230 Síndrome de Inmunodeficiencia con hiper-IgM Tipo 1 (HIGM1)
CD155	Receptor para Poliovirus Proteína 5 tipo nectina (NECL5)			+	+						Regula la adhesión y las funciones efectoras de células NK. Receptor celular para Poliovirus en su primera etapa de replicación. Interviene en la regulación de la invasión celular y la migración.	P15151	

CLASIFICACIÓN CD	NOMBRES ALTERNATIVOS	LINFOCITOS T	LINFOCITOS B	MONOCITOS/MACRÓFAGOS	CÉLULAS NK	CÉLULAS DENDRÍTICAS	GRANULOCITOS	CÉLULAS MADRE	ERITROCITOS	PLAQUETAS	FUNCIÓN	UNIPROT	GENES/FENOTIPO
CD156a	Proteína 8 con dominios desintegrina-metaloproteínasa (ADAM8)			+			+				Involucrado en la adhesión celular durante la neurodegeneración. Posiblemente involucrado en la extravasación de leucocitos.	P78325	
CD156b	Proteína 17 con dominios desintegrina-metaloproteínasa (ADAM17)	+		+		+	+				Escinde al precursor de TNF-α unido a membrana hacia su forma madura soluble. Involucrada en la activación de la vía de señalización NOTCH. Responsable de la liberación proteolítica de diversas proteínas de superficie celular.	P78536	OMIM: 614328 Enfermedad inflamatoria intestinal y de la piel de inicio neonatal (NISBD)
CD156c	Proteína 10 con dominios desintegrina-metaloproteínasa (ADAM10)			+							Escinde proteínas como TNF-α y cadherina-E. Responsable de la liberación proteolítica de diversas proteínas de la superficie celular. Controla el procesamiento proteolítico de NOTCH y regula la inhibición lateral durante la neurogénesis.	O14672	OMIM: 615537 acropigmentación reticulada de Kitamura (RAK) OMIM:615590 Enfermedad de Alzheimer (AD18)
CD157	Antígeno estromal de médula ósea (BST-1) ADP-ribosil ciclasa/ ADP-ribosa cíclica hidrolasa 2		+	+		+	+				Contribuye a la liberación de calcio intracelular. Facilita el crecimiento de células pre-B.	Q10588	
CD158a	Receptor 2DL1 tipo inmunoglobulina para NK (KIR2DL1) Transcrito 1 asociado a NK (NKAT1)	+			+						Inhibe la activación de células NK a través de un motivo inhibidor inmune basado en tirosina (ITIM). Receptor en células NK para alelos HLA-C.	P43626	
CD158b1	Receptor 2DL2 tipo inmunoglobulina para NK (KIR2DL2) Transcrito 6 asociado a NK (NKAT6)	+			+						Inhibe la activación de células NK a través de un motivo inhibidor inmune basado en tirosina (ITIM). Receptor en células NK para alotipos HLA-Cw1, 3, 7 y 8.	P43627	
CD158b2	Receptor 2DL3 tipo inmunoglobulina para NK (KIR2DL3) Transcrito 2 asociado a NK (NKAT2)	+			+						Inhibe la activación de células NK a través de un motivo inhibidor inmune basado en tirosina (ITIM). Receptor en células NK para alelos HLA-C (HLA-Cw1, HLA-Cw3 and HLA-Cw7).	P43628	
CD158d	Receptor 2DL4 tipo inmunoglobulina para NK (KIR2DL4) Receptor 103AS inhibidor de NK (KIR103AS)				+						Inhibe la activación de células NK a través de un motivo inhibidor inmune basado en tirosina (ITIM). Receptor en células NK para alelos HLA-C.	Q99706	
CD158e	Receptor 3DL1 tipo inmunoglobulina para NK (KIR3DL1) Transcrito 3 asociado a NK (NKAT3)	+			+						Inhibe la activación de células NK a través de un motivo inhibidor inmune basado en tirosina (ITIM), también puede asociarse con la proteína tirosina-cinasa TYRO. Receptor en células NK para alelos HLA-Bw4.	P43629	
CD158f	Receptor 2DL5A tipo inmunoglobulina para NK (KIR2DL5)	+			+						Inhibe la activación de células NK a través de un motivo inhibidor inmune basado en tirosina (ITIM). Receptor en células NK para alelos HLA-C.	Q8N109	
CD158g	Receptor 2DS5 tipo inmunoglobulina para NK (KIR2DS5) Transcrito 9 asociado a NK (NKAT9)	+			+						Se asocia con la proteína de unión tirosina-cinasa TYRO para desencadenar señales de activación. No inhibe a las células NK. Receptor en células NK para alelos HLA-C.	Q14953	

CLASIFICACIÓN CD	NOMBRES ALTERNATIVOS	LINFOCITOS T	LINFOCITOS B	MONOCITOS/MACRÓFAGOS	CÉLULAS NK	CÉLULAS DENDRÍTICAS	GRANULOCITOS	CÉLULAS MADRE	ERITROCITOS	PLAQUETAS	FUNCIÓN	UNIPROT	GENES/FENOTIPO
CD158h	Receptor 2DS1 tipo inmuno-globulina para NK (KIR2DS1)	+			+						Se asocia con la proteína de unión tirosina-cinasa TYRO para desencadenar señales de activación. No inhibe a las células NK. Receptor en células NK para alelos HLA-C.	Q14954	
CD158i	Receptor 2DS4 tipo inmunoglo-bulina para NK (KIR2DS4) Transcrito 8 asocia-do a NK (NKAT8)	+			+						Se asocia con la proteína de unión tirosina-cinasa TYRO para desencadenar señales de activación. No inhibe a las células NK. Receptor en células NK para alelos HLA-C.	P43632	
CD158j	Receptor 2DS2 tipo inmuno-globulina para NK (KIR2DS2) Transcrito 5 asocia-do a NK (NKAT5)	+			+						Se asociac con la proteína de unión tirosina-cinasa TYRO para desencadenar señales de activación. No inhibe a las células NK. Receptor en células NK para alelos HLA-C.	P43631	
CD158k	Receptor 3DL2 tipo inmuno-globulina para NK (KIR3DL2) Transcrito 4 asocia-do a NK (NKAT4)	+			+						Se asocia con la proteína de unión tirosina-cinasa TYRO para desencadenar señales de activación. No inhibe a las células NK. Receptor en células NK para alelos HLA-A.	P43630	
CD159a	Proteína integral de membrana tipo I NKG2-A/NKG2-B (NKG2 –A/B)	+			+						Receptor para el reconocimiento de HLA-E del MCH clase I por parte de células NK y algunas células T citotóxicas.	P26715	
CD159c	Proteína integral de membrana tipo II-C (NKG2C)				+						Receptor para el reconocimiento de HLA-E del MCH clase I por parte de células NK y algunas células T citotóxicas.	P26717	
CD160	Receptor BY55 de células NK (BY55)	+			+						Receptor con una amplia especificidad para moléculas clásicas y no clásicas del MHC clase I.	O95971	
CD161	Miembro 1 de la de la subfamilia B de receptores tipo lectina de células NK (NKR-P1A) Proteína P1A de superficie de célu-las NK	+			+						Inhibe la citotoxicidad de células NK. Exa-cerba la proliferación de células T inducida por anti-CD3.	Q12918	
CD162	Ligando de selecti-na-P (PSGL-1)	+	+	+			+	+			Proteoglicano con afinidad dependiente de Ca^{2+} a selectina-E, P y L. Regula el *rolling* de leucocitos en la superficie vascular durante etapas iniciales de la inflamación.	Q14242	
CD163	Proteína M130 del receptor scavenger tipo 1 rico en cis-teína (M130)			+							Receptor de fase aguda involucrado en la limpieza y endocitosis de complejos hemog-lobina/haptoglobina por macrófagos. Puede proteger a los tejidos de daño por oxidación mediada por hemoglobina. Puede ser un sen-sor de la respuesta inmunológica innata para bacterias e inducir inflamación local.	Q86VB7	
CD164	MUC-24	+	+	+				+			Sialomucina que interviene en la hemato-poyesis al facilitar la adhesión de células CD34$^+$ al estroma y regula negativamente su proliferación.	Q04900	
CD166	Molécula de adhe-sión de linfocito activado (ALCAM)	+	+	+							Adhesión y migración celular.	Q13740	
CD167a	Receptor1 con dominio discoidina (DDR1) Cinasa 10 de car-cinoma mamario (MCK10)		+	+		+					Involucrado en la comunicación celular con su microambiente, la regulación del creci-miento celular, la diferenciación y el meta-bolismo celular. Receptor tirosina-cinasa para colágeno fibrilar.	Q08345	

CLASIFICACIÓN CD	NOMBRES ALTERNATIVOS	LINFOCITOS T	LINFOCITOS B	MONOCITOS/MACRÓFAGOS	CÉLULAS NK	CÉLULAS DENDRÍTICAS	GRANULOCITOS	CÉLULAS MADRE	ERITROCITOS	PLAQUETAS	FUNCIÓN	UNIPROT	GENES/FENOTIPO
CD168	Receptor de la motilidad mediada por hialuronano (RHAMM)			+		+		+			Implicado en la motilidad celular. Puede estar involucardo en la transformación celular, la formación de metástasis y la regulación de la actividad de ERK.	O75330	OMIM: 114480 Cáncer de mama
CD169	Sialoadhesina Lectina 1 tipo Ig de unión a ácido siálico (Siglec-1)			+							Regula, de forma dependiente del ácido siálico, la unió con linfocitos T y B, granulocitos, monocitos NK. Es exclusiva de macrófagos.	Q9BZZ2	
CD170	Lectina 5 tipo Ig de unión a ácido siálico (Siglec-5) Proteína 2 de unión a obesidad (OB-BP2)		+	+		+	+				Regula la adhesión celular de forma dependiente del ácido siálico. Inhibe la activación de diversos tipos celulares como monocitos, macrófagos y neutrófilos.	O15389	
CD171	Molécula L1 de adhesión de células neurales (NCAML1)	+	+	+		+	+				Importante molécula de adhesión para el desarrollo del sistema nervioso. Regula la adhesión neurona-neurona, la unión de axonina-1 a neuronas, la migración y la diferenciación neuronal.	P32004	OMIM: 307000 Hidrocefalia debida a estenosis congénita (HSAS) OMIM: 303350 Síndrome de MASA OMIM: 303350 Paraplejia espástica (SPG1) OMIM: 304100 Agenesia del cuerpo calloso (ACCPX)
CD172a	Proteína α-1 reguladora de señales (SIRP-alpha1) Sustrato 1 de la proteína tirosinfosfatasa (SHPS1)			+		+	+	+			Regulación negativa del receptor tirosinacinasas acoplado a procesamiento de señalización, la fagocitosis, la activación de mastocitos y la activación de células dendríticas. Involucrado en la adhesión de neuronas del cerebro, el crecimiento de neuritas y la unión de células gliales.	P78324	
CD172b	Proteína-β-1 reguladora de señales (SIRP-beta1)			+		+					Regulación negativa del receptor tirosinacinasas acoplado a procesamiento de señalización. Participa en el reclutamiento de tirosinas cinasas SYK.	O00241	
CD172g	Proteína-γ reguladora de señales (SIRP-gamma) Proteína-β-2 reguladora de señales (SIRP-Beta2)	+			+						Regulación negativa del receptor tirosinacinasas acoplado a procesamiento de señalización. Regula la adhesión celular.	Q9P1W8	
CD173	Fucosil-transferasa-1 (FUT1)						+		+	+	involucrada en la formación del precursor del antígeno H, el cual es requerido para la formación de los antígenos solubles A y B.	P19526	
CD174	Fucosil-transferasa-3 (FUT3)						+				Cataliza la adición de fucosa de los polisacáridos precursores en el último paso de la biosíntesis de los antígenos de Lewis.	P21217	
CD177	Aloantígeno 2a de neutrófilos humanos (HNA-2a) Glicoproteína NB1 (NB1-GP)						+				Activación y transmigración de neutrófilos	Q8N6Q3	
CD178	Ligando Fas (FASL) Ligando de CD95 (CD95L)	+				+	+				Citocina que se une a TNFRSF6/FAS, un receptor para la transducción de señales de apoptosis.	P48023	OMIM: 601859 Síndrome linfoproliferativo autoinmune 1B(ALPS1B) OMIM: 211980 Cáncer de pulmón
CD179a	Cadena iota de inmunoglobulina Proteína Vpre-B						+				Se cree que puede regular re-arreglos en el gen de Ig en las primeras etapas de diferenciación de células B.	P12018	

CLASIFICACIÓN CD	NOMBRES ALTERNATIVOS	LINFOCITOS T	LINFOCITOS B	MONOCITOS/ MACRÓFAGOS	CÉLULAS NK	CÉLULAS DENDRÍTICAS	GRANULOCITOS	CÉLULAS MADRE	ERITROCITOS	PLAQUETAS	FUNCIÓN	UNIPROT	GENES/FENOTIPO
CD179b	Poliéptido 1 tipo Inmunoglobulina λ (IGLL1)							+			Involucrado en la transducción de señales para proliferación celular, diferenciación de células pro-B a pre-B, exclusión alélica del locus del gen de la cadena pesada de Ig y reordenamiento del gen de la cadena ligera de Ig.	P15814	OMIM: 613500 Agamaglobulinema 2 (AGM2)
CD180	Antígeno de linfocito 64 (Ly64)	+	+	+		+					Regula el reconocimiento de linfocitos B y la señalización de LPS.	Q99467	
CD181	Receptor para quimiocinas con motivo C-X-C (CXCR1) Receptor A para IL-8 (IL8RA)	+		+			+				Quimiotaxis. Esta respuesta es mediada por proteínas G que activan un sistema de segundo mensajero de fosfatidilinositol-Ca2+.	P25024	OMIM: 609423 Susceptibilidad al Virus de inmunodeficiencia humana tipo I (HIV-1)
CD182	Receptor 2 de quimiocina con motivo C-X-C (CXCR2) Receptor B para IL8 (IL8RB)	+		+							Quimiotaxis. Puede unirse al ligando 1 de quimiocina (motivo C-X-C) (CXCL1/MGSA), una proteína con actividad estimulante de crecimiento de melanoma.	P25025	
CD183	Receptor 3 de quimiocina con motivo C-X-C (CXCR3) Receptro para la proteína 10 inducible por interferón (IP10-R)	+			+		+	+			Quimiotaxis. Acoplado a proteínas G con actividad selectiva para tres quimiocinas (CXCL9/Mig, CXCL10/IP10 y CXCL11/I-TAC). Esta unión induce la respuesta celular involucrada en el tráfico de leucocitos, la activación de la integrina, cambios en el citoesqueleto.	P49682	
CD184	Receptor 4 de quimiocina con motivo C-X-C (CXCR4) Proteína 3 asociada a lipopolisacáridos (LAP-3)	+	+	+		+					Está involucrado en hematopoyesis y en la formación del tabique interventricular. Participa en el desarrollo del cerebelo y la vascularización del tracto digestivo. Interactúa con la proteína CD4 para facilitar la entrada de HIV a las células.	P61073	OMIM: 193670 Síndrome de WHIM (WHIMS)
CD185	Receptor 5 de quimiocina con motivo C-X-C (CXCR5) Receptor 15 derivado de monocitos (MDR15)	+	+	+		+					Implicado en la migración de células B en los folículos de células B de bazo y las placas de Peyer. Puede tener una función reguladora en la génesis del linfoma de Burkitt (BL) y / o diferenciación de células B.	P32302	
CD186	Receptor 6 de quimiocina con motivo C-X-C (CXCR6) Receptor STRL33 acoplado a proteína G	+									Utilizado como co-receptor de SIVs y cepas de HIV-2 y HIV-1 m-tróficos.	O00574	
CD191	Receptor 1 de quimiocina con motivo C-C (CCR1) Receptor-α para la proteína1 inflamatoria de macrófagos (MIP-1alphaR)	+		+				+			Quimiotaxis, adhesión celular, afecta a la proliferación de células madre y regula niveles de Ca²⁺ intracelulares.	P32246	
CD192	Receptor 2 de quimiocina con motivo C-C (CCR2) Receptor 1 para la proteína quimioatrayente de monocitos (MCP-1-R)	+	+	+		+	+				Regulan la quimiotaxis de monocitos al unirse a las quimiocinas CCL2, CCL7 y CCL13. Regula niveles de Ca²⁺ intracelulares y la inhibición de la adenilato ciclasa.	P41597	
CD193	Receptor 3 de quimiocina con motivo C-C (CCR3) Receptor para eotaxina de eosinófilos	+		+		+	+				Regula la quimiotaxis de monocitos al unirse a las quimiocinas CCL5, CCL7, CCL11, CCL13 y, CCL26. Involucrado en la adhesión celular y regula niveles de Ca²⁺ intracelulares.	P51677	

CLASIFICACIÓN CD	NOMBRES ALTERNATIVOS	LINFOCITOS T	LINFOCITOS B	MONOCITOS/MACRÓFAGOS	CÉLULAS NK	CÉLULAS DENDRÍTICAS	GRANULOCITOS	CÉLULAS MADRE	ERITROCITOS	PLAQUETAS	FUNCIÓN	UNIPROT	GENES/FENOTIPO
CD194	Receptor 4 de quimiocina con motivos C-C (CCR4)	+		+							Regula la quimiotaxis de monocitos al unirse a las quimiocinas CCL17/TARC y CCL22/MDC. Receptor de localización para linfocitos circulantes de memoria.	P51679	
CD195	Receptor 5 de quimiocina con motivos C-C (CCR5) Correceptor de fusión de HIV-1	+		+			+				Regula la quimiotaxis y la migración transendotelial de linfocitos durante la inflamación al unirse a MIP-1α, MIP-1β y proteínas RANTES. Puede participar en la proliferación o diferenciación de granulocitos. Incrementa niveles de Ca²⁺ intracelulares.	P51681	OMIM:612522 Diabetes mellitus, dependiente de insulina (IDDM22) OMIM: 610379 Virus del Nilo occidental (WNV) OMIM: 609532 Hepatitis C (HCV)
CD196	Receptor 6 de quimiocina con motive C-C (CCR6) Receptor tipo 3 quimiocinas (CKRL3)	+	+			+					Es importante para la maduración del linaje B y la diferenciación de células B dirigido por antígeno. Puede regular la migración y el reclutamiento de las células dendríticas y linfocitos T durante las respuestas inflamatorias e inmunológicas al unirse a la quimocina MIP-3α. Incrementa niveles de Ca²⁺ intracelulares	P51684	
CDw197	Receptor 7 de quimiocina con motivo C-C (CCR7) Receptor 1 acoplado a proteína G inducido por virus Epstein-Barr (EBI1)	+	+			+					Regula la homeostasis en nodos linfoides, activa linfocitos T y B, estimula la maduración de células dendríticas al unirse a la quimiocina MIP-3β. Probable mediador de los efectos del virus de Epstein-Barr (EBV) en linfocitos B o en el funcionamiento normal de linfocitos.	P32248	
CDw198	Receptor 8 de quimiocina con motivo C-C (CCR8) Receptor tipo 1 para quimiocinas (CKRL1)	+		+							Regula la quimiotaxis en monocitos y la apoptosis de células del timo al unirse a la quimiocina CCL1.	P51685	
CDw199	Receptor 9 de quimiocina con motivo C-C (CCR9) Receptor 28 acoplado a protína G (GPR28)	+									Se cree que está involucrado en el reclutamiento y desarrollo de timocitos, lo que permite la especialización de las respuestas inmunológicas en distintos segmentos del tracto gastrointestinal. Se une a la quimiocina CCL25 e incrementa niveles de Ca²⁺ intracelulares.	P51686	
CD200	Glicoproteína membranal OX-2 (OX2)		+			+		+			Co-estimula la proliferación de células T. Puede regular la actividad de células mieloide en varios tejidos.	P41217	
CD201	Receptor endotelial de proteína C (EPCR) Receptor activado por proteína C							+			Se une a la proteína C activada y exacerba su efecto a través del complejo trombina-trombomodulina. Citoprotección	Q9UNN8	
CD203c	Ectonucleótido pirofosfatasa/fosfodiesterasa 3 (E-NPP3)						+	+			Involucrada en la hidrólisis de nucleótidos extracelulares.	O14638	
CD204	Receptor scavenger tipo 1 y tipo 2 de macrófagos (MSR1)			+							Regulan la endocitosis de LDLs modificadas. Está implicada en la formación de depósitos de colesterol durante la aterogénesis.	P21757	OMIM: 176807 Cáncer de próstata (PC) OMIM: 614266 Síndrome de Barrett (BE)
CD205	Antígeno linfocitario 75 (LY75)	+	+	+		+		+			Fagocitosis, endocitosis de antígenos capturados desde el espacio extracelular a un compartimento de procesamiento de antígeno especializado (por similitud).	O60449	

CLASIFICACIÓN CD	NOMBRES ALTERNATIVOS	LINFOCITOS T	LINFOCITOS B	MONOCITOS/ MACRÓFAGOS	CÉLULAS NK	CÉLULAS DENDRÍTICAS	GRANULOCITOS	CÉLULAS MADRE	ERITROCITOS	PLAQUETAS	FUNCIÓN	UNIPROT	GENES/FENOTIPO
CD206	Receptor de manosa de macrófago (MMR)			+		+					Regula la endocitosis de glicoproteínas por macrófagos. Se une fuertemente a estructuras de manosa en la superficie de virus, bacterias y hongos potencialmente patógenos para ser neutralizados por fagocitosis.	P22897	
CD207	Langerina					+					Receptor de patógenos expresado solo en células de Langerhans. Internalización del antígeno hacia los gránulos de Birbeck, proporciona el acceso hacia vías de procesamiento de antígenos no clásicas.	Q9UJ71	OMIM: 613393 Histiocitosis de células de Langerhans con deficiencia con gránulos de Birbeck (LC)
CD208	Proteína-3 de membrana asociada a lisosomas (LAMP3) Proteína TSC403					+					Puede tener participación en la función de células dendríticas en la inmunidad adaptativa. Procesamiento de antígenos.	Q9UQV4	
CD209	ICAM-3 no integrina específica de células dendríticas (DC-SIGN)			+		+					Involucrada en la respuesta inmunológica innata. Está involucrada en la migración de células dendríticas, la proliferación de células T, la endocitosis y degradación de antígenos. Es reconocida por numerosos patógenos y se adhiere a ellos.	Q9NNX6	OMIM: 614371 Susceptibilidad al virus del Dengue OMIM: 609423 Susceptibilidad al virus de inmunodeficiencia humana (HIV-1) OMIM: 607948 Susceptibilidad a Mycobacterium tuberculosis
CD210a	Subunidad 1 del receptor para Interleucina 10 (IL-10R1)	+	+	+							Función Inmunoreguladora, inhibe la síntesis de citocinas pro-inflamatorias.	Q13651	OMIM: 613148 Enfermedad inflamatoria intestinal (IBD28)
CDw210b	Subunidad 2 del receptor para Interleucina 10 (IL-10R2)	+	+	+	+	+					Función Inmunoreguladora, inhibe la síntesis de citocinas pro-inflamatorias. Regula la actividad antiviral de IFNL2 e IFNL3. Receptor compartido por las citocinas IL-10, IL22, IL26, IL28, and IFNL.	Q08334	OMIM:612567 Enfermedad inflamatoria intestinal (IBD25) OMIM: 610424 Susceptibilidad al virus de Hepatitis B (HBV)
CD212	Componente β del receptor para interleucina 12 (IL12RB)	+	+		+						Involucrado en la transducción de señales de IL-12. Promueve la inmunidad celular e inmunidad Th1. Se asocia con IL23R para formar al receptor para IL-23, el cual al unirse con IL-23 provoca la activación de la cascada de señalización de JAK/STAT.	P42701	OMIM: 209950 susceptibilidad mendeliana a enfermedades por micobacterias (MSMD) OMIM: 614891 Inmunodeficiencia (IMD30)
CD213a1	Cadena α1 del receptor para interleucina 13 (IL-13RA1) Antígeno 19 de cáncer de testículo (CT19)		+	+		+					Se asocia con la IL-4Rα para formar el receptor para IL-13. Regula la inflamación y soporta la actividad de células B. Está involucrada en el sistema del receptor para IL-4.	P78552	
CD213a2	Subunidad α2 del receptor para interleucina 13 (IL-13RA2) Proteína de unión a Interleucina 13 (IL13BP)		+	+							Reduce los efectos biológicos de IL-13, ya que carece de dominio citoplásmico.	Q14627	

CLASIFICACIÓN CD	NOMBRES ALTERNATIVOS	LINFOCITOS T	LINFOCITOS B	MONOCITOS/ MACRÓFAGOS	CÉLULAS NK	CÉLULAS DENDRÍTICAS	GRANULOCITOS	CÉLULAS MADRE	ERITROCITOS	PLAQUETAS	FUNCIÓN	UNIPROT	GENES/FENOTIPO
CD215	Subunidad α del receptor para interleucina 15 (IL-15RA)	+	+								Incrementa la proliferación celular y regula la apoptosis. Importante para la generación y el mantenimiento de células T CD8+ de memoria. En asociación con CD132 y CD122 forma el receptor de alta afinidad para IL-15.	Q13261	
CD217	Receptor para interleucina 17A (IL-17R)	+	+	+		+	+	+	+		Regula la maduración de precursores CD34+ hematopoyéticos en neutrófilos. Se asocia con IL-17RC para formar los receptores para IL-17A, IL-17F, e IL-17A/F y promueve la respuesta inflamatoria. Se asocia con IL-17RB para formar el receptor para IL-17E y suprime la respuesta Th1 y promueve la respuesta Th2	Q96F46	OMIM: 613953 Candidiasis muco-cutánea familiar (CANDF5)
CD218a	Receptor 1 para Interleucina 18 (IL-18R1) Proteína relacionada al receptor para interleucina 1 (IL1Rrp)	+	+		+	+	+				Junto con su CD128b regula la activación de NFκB y JNK dependiente de IL-18. Promueve las respuestas inflamatorias Th1 y Th2.	Q13478	
CD218b	Proteína accesoria del receptor para Interleucina 18 (IL-18RAcP) Proteína tipo accesoria (AcPL)	+	+		+	+	+				Incrementa la actividad del complejo IL-18/CD128a e interactúa con la señalización de IL18 para regular la activación de NFκB y JNK dependiente de IL-18. Promueve las respuestas inflamatorias Th1 y Th2.	O95256	
CD220	Receptor de Insulina (IR)	+	+	+	+	+	+	+			Regula las acciones pleiotrópicas de la insulina. Causa la internalización y degradación de insulina y estimula la captación de glucosa. Su unión a la insulina provoca la fosforilación de diversos sustratos intracelulares que pueden activar dos rutas de señalización principales: 1) la vía de PI3K-AKT/PKB, la cual Inhibe la apoptosis y estimula la síntesis de proteínas; y 2) la vía de Ras-MAPK, como resultado incrementa la proliferación celular. Adicionalmente, puede unirse a factores de crecimiento tipo insulina (IGFI e IGFII).	P06213	OMIM: 125853 Diabetes Mellitus tipo II OMIM: 610549 Diabetes mellitus tipo II con acantosis nigricans A(IRAN-A) OMIM: 609968 Hipoglucemia hiperinsulinémica familiar tipo 5 (HHF5) OMIM: 262190 Síndrome de Rabson-Mendenhall (RMS) OMIM: 246200 Síndrome de Donohue (leprechaunismo)
CD221	Receptor para el factor de crecimiento 1 tipo insulina (IGF-1R)	+	+	+	+	+	+	+			Inhibe la apoptosis y estimula la síntesis de proteínas al activar la vía de PI3K-AKT/PKB. Incrementa la proliferación celular al activar la vía de Ras-MAPK, la ruta de señalización de transducción y de transcripción JAK/STAT. Es crucial para la transformación de tumores y la supervivencia de células malignas.	P08069	
CD222	Receptor para el factor de crecimiento 2 tipo insulina (IGF2R) Receptor de manosa-6-fosfato independiente de calcio (M6P-R)	+	+	+	+	+	+	+			Se asocia con CD87 para activar la transformación del factor de crecimiento-β. Dirige a sus sustratos a los lisosomas para su degradación. La unión con IGF2 estimula la secreción de insulina. Regula la angiogénesis inducida proliferina.	P11717	OMIM: 114550 Carcinoma hepatocelular (HCC)
CD223	Proteína del gen 3 de activación de linfocitos (LAG3)	+		+			+				Activación de linfocitos. Une antígenos HLA de clase-II. Regula la expansión homeostática de las células T a través de la asociación con el complejo TCR-CD3.	P18627	

CLASIFICACIÓN CD	NOMBRES ALTERNATIVOS	LINFOCITOS T	LINFOCITOS B	MONOCITOS/ MACRÓFAGOS	CÉLULAS NK	CÉLULAS DENDRÍTICAS	GRANULOCITOS	CÉLULAS MADRE	ERITROCITOS	PLAQUETAS	FUNCIÓN	UNIPROT	GENES/FENOTIPO
CD224	γ-Glutamil-transferasa-1 (GGT1) γ-Glutamil-transpeptidasa-1 (GGTP)	+	+	+				+			Cataliza la transferencia de la fracción glutamil del glutatión a una variedad de aminoácidos y aceptores de dipéptidos. Protege a las células del estrés oxidativo.	P19440	OMIM: 231950 Glutationuria (GLUTH)
CD225	Proteína 1 transmembranal inducida por interferón (IFITM1) Proteína 17 inducida por interferón (IFI17)	+	+		+			+			Inhibe la entrada de virus al citoplasma celular al permitir la endocitosis pero prevenir la subsecuente fusión del virus y la liberación del contenido viral al citosol. Implicada en la adhesión celular y en el control del crecimiento y la migración. Actúa como un regulador positivo de la diferenciación del osteoblasto.	P13164	
CD226	Molécula accesoria 1 del DNAX (DNAM-1)	+		+	+			+		+	Regula la adhesión celular de plaquetas y megacariocitos a las células vasculares. Involucrada en la maduración de megacariocitos. Regula la adhesión de células NK y linfocitos T a la célula blanco. Importante para la inmuno-supervivencia tumoral.	Q15762	
CD227	Mucina 1 (MUC1) Mucina asociada a carcinoma	+	+	+		+		+			Involucrada en interacciones célula-célula y adhesión. Puede conferir protección a la superficie celular contra bacterias y enzimas líticas. Involucrada en diversas vías de señalización como ERK, SRC, NFκB y Ras/MAPK. Promueve la progresión de tumores.	P15941	OMIM: 174000 Enfermedad renal quística medular (MCKD1)
CD228	Melanotransferina (MTF1) Antígeno p97 asociado a melanoma (MAP97)							+			Presumiblemente participa en la captación celular de hierro. Interviene en la migración de células endoteliales y de melanoma.	P08582	
CD229	Antígeno y9 de superficie de linfocitos T (Ly9) Miembro 3 de la familia SLAM (SLAMF3)	+	+		+	+		+			Promueve la polarización Th2 y la activación de células T. Puede promover la adhesión celular de células T con células accesorias por interacciones homofílicas.	Q9HBG7	
CD230	Proteína de prion (PrP) PrP27-30 PrP33-35C	+	+	+	+	+	+	+			Parece estar implicada en el desarrollo neuronal y plasticidad sináptica, requerida para el mantenimiento de la envoltura de mielina neuronal, la homeostasis del hierro, la unión de cobre, la supervivencia celular, y transducción de señales.	P04156	OMIM: 123400 Enfermedad de Creutzfeldt-Jakob (CJD) OMIM: 600072 Insomnio Familiar Fatal (FFI) OMIM: 137440 El síndrome de Gerstmann-Sträussler-Scheinke (GSD) OMIM:603218 Enfermedad de Huntington (HDL1) OMIM: 606688 Encefalopatías espongiformes con características neuropsiquíatricas (SENF) OMIM: 245300 Susceptibilidad a Kuru

CLASIFICACIÓN CD	NOMBRES ALTERNATIVOS	LINFOCITOS T	LINFOCITOS B	MONOCITOS/MACRÓFAGOS	CÉLULAS NK	CÉLULAS DENDRÍTICAS	GRANULOCITOS	CÉLULAS MADRE	ERITROCITOS	PLAQUETAS	FUNCIÓN	UNIPROT	GENES/FENOTIPO
CD231	Tetraspanina 7 (TSPAN7) Antígeno 1 asociado a leucemia linfoblástica aguda de células T (TALLA-1)	+									Involucrados en la proliferación celular y la motilidad celular, regulación del crecimiento de neuritas. Marcador de células T leucemia linfoblástica aguda.	P41732	OMIM: 300210 Retraso mental ligado al X tipo 58 (MRX58)
CD232	Plexina C1 (PLXNC1)	+	+	+		+	+				Promueve la adhesión de células dendríticas y su migración. Las semaforinas virales pueden modular la respuesta inmunológica mediante la unión a este receptor. Puede ser una proteína supresora de tumores de melanoma.	O60486	
CD233	Proteína de transporte de aniones Banda 3 Proteína 1 de intercambio de aniones (AE1)								+		Regula intercambio de aniones inorgánicos a través de la membrana de los eritrocitos. Regula el intercambio de Cloruro-Bicarbonato en el riñón y es necesario para la acidificación de la orina. Enlaza el citoesqueleto a la membrana del eritrocito. Regula varias enzimas glucolíticas.	P02730	OMIM:109270 Eliptocitosis tipo 4 (EL4) OMIM: 612653 Esferocitosis tipo 4 (SPH4) OMIM: 179800 Acidosis tubular renal distal autosomica dominante (AD-dRTA) OMIM: 611590 Acidosis tubular renal distal autosomica dominante, con anemia hemolítica (dRTA-HA)
CD234	Receptor 1 de quimiocinas atípico (ACKR1) Glicorpoteína Fy (GpFy)								+		Une e internaliza de diversas quimiocinas. Regula la biodisponibilidad de quimiocinas en sangre, así como su localización.	Q16570	OMIM: 611162 Susceptibilidad a malaria OMIM: 110700 Sistema sanguíneo Duffy
CD235a	Glicoforina A (GYPA) Sialoglicoproteína MN (MNS)							+	+		Previene la aglutinación. Parece ser importante para la función de CD233. Contiene las determinantes antigénicas del grupo sanguíneo M/N.	P02724	OMIM: 611162 Susceptibilidad a malaria
CD235b	Glicoforina B (GYPB) Sialogligoproteína SS-activa PAS-3							+	+		Previene la aglutinación. Contiene las determinantes antigénicas del grupo sanguíneo S/s.	P06028	OMIM: 611162 Susceptibilidad a malaria
CD236	Glicoforina C (GYPC) Glicoforina D (GYPD)							+	+		Interactúa en el mantenimiento de la estabilidad mecánica de los eritrocitos. Contiene las determinantes antigénicas del grupo sanguíneo Gerbich.	P04921	OMIM: 611162 Susceptibilidad a malaria
CD238	Glicopoteína del grupo sanguíneo Kell							+	+		Endopeptidasa dependiente de Zinc que escinde a la endotelina-3 a su forma activa.	P23276	OMIM: 110900 Sistema sanguíneo Kell (KEL)
CD239	Molécula de adhesión de células basales (BCAM) Antígeno B de Auberger (AU)								+		Molécula de adhesión con posible intervención en cáncer de células epiteliales y en vaso-oclusión de las células rojas de la sangre en la enfermedad de células falciformes.	P50895	OMIM: 247420 Fenotipo nulo del sistema sanguíneo Lutheran [Lu(null)] OMIM: 111200 Sistema sanguíneo Lutheran (LU)
CD240CE	Polipéptido 1 del grupo sanguíneo Rh (RhP1) Antígenos C/E de Rhesus							+	+		Forma grandes complejos al interactuar con otras proteínas de membrana de eritrocitos, lo que puede ayudar a mantener las propiedades mecánicas de eritrocitos.	P18577	OMIM: 111690 Sistema sanguíneo Rh (RHE)

CLASIFICACIÓN CD	NOMBRES ALTERNATIVOS	LINFOCITOS T	LINFOCITOS B	MONOCITOS/ MACRÓFAGOS	CÉLULAS NK	CÉLULAS DENDRÍTICAS	GRANULOCITOS	CÉLULAS MADRE	ERITROCITOS	PLAQUETAS	FUNCIÓN	UNIPROT	GENES/FENOTIPO
CD240D	Polipéptido D del grupo sanguíneo Rh (RhPD) Polipéptido 2 del Rh (RhPII)							+	+		Puede ser parte de un complejo oligomérico que es probable que tenga funciones de transporte o de canal en la membrana de los eritrocitos.	Q02161	OMIM: 111690 Sistema sanguíneo Rh (RHE)
CD241	Glicoproteína A del grupo sanguíneo Rh (RhAG) Glicoproteína membranal de 50 kDa de eritrocitos (Rh50A)								+		Asociada con la expresión del grupo sanguíneo Rh. Se cree que es parte de un canal de membrana que transporta el dióxido de carbono y amonio través de la membrana de los eritrocitos.	Q02094	OMIM:268150 Síndrome Rh-nulo (RHN)
CD242	Grupo sanguíneo Landsteiner-Wiener Molécula de adhesión molecular 4 (ICAM-4)								+		Adhesión entre eritrocitos y o macrófagos		
CD243	ATP-binding cassette sub-family member 1 Glucoproteína P1 Gp170	+	+		+		+				Bomba dependiente de ATP; disminuye la acumulación de fármacos en células multidrogorresistentes. Transportador de la barrera hematoencefálica.	P08183	OMIM:612244 Colitis ulcerativa
CD244	Ligando inductor de la activación de células NK (NAIL); NKR2B4; SLAMF4	+			+		+				Participa en la coagulación sanguínea, la migración leucocitaria y la transducción de señales.	Q9BZW8	
CD246	Cinasa de linfoma anaplasico (ALK)	+									Participa en la génesis y diferenciación del sistema nervioso central. Participa en la transducción de señales por la vía de la proteína cinasa activada por mitógeno (MAPK)	Q9UM73	OMIM:613014 Tumorgénesis. Neuroblastoma
CD247	Cadena zeta T3 del receptor de células T	+									Se cree está relacionado con el ensamblaje del complejo TCR, así como en la transducción de señales después del reconocimiento antigénico	P20964	OMIM:610163 Deficiencia en respuesta de linfocitos T
CD249	Aminopeptidasa A	+									Puede tener un papel dentro de la vía catabólica del sistema renina angiotensina, así como en el desarrollo de linfocitos B tempranos. Regulada positivamente en células T CD4+ antitumorales.	Q07075	
CD252	Glicoproteína Gp34 Ligando OX40		+	+	+	+					Induce la proliferación de linfocitos T por coestimulación así como la producción de citocinas mediante su unión con TNFRSF4.	P23510	OMIM: 152700 Lupus eritematoso sistémico
CD253	Ligando Apo-2 Ligando inductor de apoptosis relacionado a TNF (TRAIL)				+						Es una proteína que se encuentra tanto soluble como unida a membrana; es capaz de inducir la apoptosis al unirse a diferentes receptores	P50591	
CD254	Factor de diferenciación de osteoclastos (ODF) Ligando de osteoprotegerina (OPLG) RANKL; TRANCE	+					+				Incrementa la actividad de las células dendríticas para estimular la proliferación de linfocitos T vírgenes (puede involucrarse en la regulación de esta interacción); su expresión se incrementa en la respuesta antitumoral en linfocitos T CD4+. Diferenciación y activación de osteoclastos.	O14788	OMIM:259710 Osteoporosis autosómica recesiva 2
CD256	Ligando Inductor de la proliferación A (APRIL) Ligando de muerte relacionado a TNF 1 (TRDL-1); TALL-2		+	+							Está asociado con la regulación del crecimiento tumoral. Puede estar involucrado en procesos inmunológicos mediados por monocitos/macrófagos y mediar el desarrollo de linfocitos B.	O75888	

CLASIFICACIÓN CD	NOMBRES ALTERNATIVOS	LINFOCITOS T	LINFOCITOS B	MONOCITOS/ MACRÓFAGOS	CÉLULAS NK	CÉLULAS DENDRÍTICAS	GRANULOCITOS	CÉLULAS MADRE	ERITROCITOS	PLAQUETAS	FUNCIÓN	UNIPROT	GENES/FENOTIPO
CD257	Factor activador de linfocitos B (BAFF) Estimulador de linfocitos B (BLyS) TALL-1	+	+			+		+			La isoforma 1 estimula la función de linfocitos B y T y regula la respuesta inmunológica humoral; también está involucrada en procesos de desarrollo de linfocitos B.	Q9Y275	
CD258	Ligando mediador de la entrada del virus del herpes (HVEM-L)	+	+	+	+	+					Promueve la activación de NF-κB y estimula la proliferación de linfocitos T. Además, actúa como el receptor del virus del herpes simple.	O43557	
CD261	Receptor del ligando relacionado a TNF inductor de apoptosis (TRAILR1)	+	+				+				Induce apoptosis mediante la activación de caspasa-8 y el complejo DISC. Promueve la activación de NF-κB.	O00220	
CD262	Receptor de muerte 5 TRAILR2	+	+				+				Produce apoptosis mediante la activación de caspasa-8 mediante el complejo DISC. Promueve la activación de NF-κB. Esencial para la apoptosis inducida por estrés oxidante.	O14763	OMIM:275355 Carcinoma de células escamosas de cabeza y cuello
CD264	TRAILR4 Decoy receptor 2 (DcR2)	+	+								Contiene un dominio de muerte truncado, por lo que no es capaz de inducir apoptosis mediada por TRAIL. Se desconoce si es capaz de inducir a NF-κB	Q9UBN6	
CD265	Receptor del factor de diferenciación de osteoclastos (ODFR) Receptor activador de NF-κB (RANK)		+				+				Promueve la osteoclastogénesis al unirse con RANKL. Involucrado en la regulación de interacciones entre linfocitos T y células dendríticas.	Q9Y6Q6	OMIM:174810 Expansión de la osteolisis familiar OMIM:602080 Enfermedad de Paget del hueso 2 OMIM: 612301 Osteoporosis autosómica recesiva 7
CD267	Transmembrane activator and CAML interactor	+	+				+				Media la activación de NF-AT dependiente de calcineurina, así como la activación de NF-κB y AP-1. Involucrada en la estimulación de la función de linfocitos B y T, así como en la regulación de la respuesta inmunológica humoral.	O14836	OMIM:240500 Inmunodeficiencia común variable 2 OMIM: 609529 Deficiencia 2 de IgA
CD268	Receptor del factor activador de linfocitos B Receptor de BAFF BLyS-3	+	+				+				Promueve la supervivencia y la maduración de linfocitos B, además de su respuesta inmunológica.	Q96RJ3	OMIM: 613492 Inmunodeficiencia común variable 4
CD269	Proteína de maduración de linfocitos B	+	+	+							Promueve la supervivencia de linfocitos B y juega un papel en la regulación de la respuesta inmunológica humoral. Activa NF-κB y JNK. Puede encontrarse alterada en leucemia linfoblástica aguda de linfocitos T	Q02223	
CD270	Mediador de la entrada del virus del herpes A (HveA) Receptor similar al factor de necrosis tumoral 2 (TR2)	+	+	+	+	+					Involucrado en la activación linfocitaria. Presenta actividad tanto pro-inflamatoria como anti-infamatoria, dependiendo del ambiente. Incrementa la entrada de varias cepas del virus del herpes simple en linfocitos T activados.	Q92956	
CD271	Gp80-LNGFR Receptor del factor de crecimiento nervioso de baja actividad (receptor NGF) p75 ICD				+			+			Regula la traslocación de GLUT4 a la superficie de adipocitos y células del musculo esquelético en respuesta a la insulina. Puede mediar la muerte celular o supervivencia de células neuronales. Necesario para el metabolismo de la glucosa y los lípidos en el hígado.	P08138	
CD272	Proteína asociada a linfocitos T y B (BTLA)	+	+		+	+					Inhibición linfocitaria durante la respuesta inmunológica; comparte similitudes estructurales con las moléculas CTLA-4 y PD-1.	Q7Z6A9	

CLASIFICACIÓN CD	NOMBRES ALTERNATIVOS	LINFOCITOS T	LINFOCITOS B	MONOCITOS/MACRÓFAGOS	CÉLULAS NK	CÉLULAS DENDRÍTICAS	GRANULOCITOS	CÉLULAS MADRE	ERITROCITOS	PLAQUETAS	FUNCIÓN	UNIPROT	GENES/FENOTIPO
CD273	Butirofilina B7-DC PD-L2	+		+		+					Coestimulación esencial para linfocitos T y la producción de IFN-γ de forma independiente a PDCD1. La interacción con PDCD1 inhibe la proliferación de linfocitos T al bloquear la progresión del ciclo celular y la producción de citocinas.	Q9BQ51	
CD274	B7 homologo 1 Ligando 1 de muerte programada 1 (PDL1)	+	+	+		+	+				Esencial para la proliferación de linfocitos T así como para la producción de IFN-γ e IL-10 dependiente de IL-12 y PDCD1 independiente. La interacción con PDCD1 inhibe la proliferación de los linfocitos T y la producción de citocinas.	Q9NZQ7	
CD275	B7 homologo 2 (B7-H2) Proteína relacionada a B7 1 (B7RP1)			+		+					Coestimulador de la proliferación de linfocitos T y la secreción de citocinas; también induce la proliferación y diferenciación de linfocitos B a células plasmáticas. Puede estar involucrado en la regulación de respuestas locales en condiciones inflamatorias, asi como en la modulación de la respuesta inmunológica secundaria y la coestimulación de la función de linfocitos T de memoria	O75144	
CD276	B7 homologo 3 Molécula coestimuladora 4Ig-B7-H3			+		+					Regula la respuesta inmunológica de linfocitos T. Puede estar involucrado en la resistencia de células tumorales inhibiendo la lisis mediada por células NK, en el rechazo de trasplante agudo y/o crónico, así como la respuesta linfocitaria en mucosas. Las isoformas 1 y 2 parecen ser redundantes en linfocitos T CD4$^+$, mientras que la isoforma 3 incrementa la inducción de células T citotóxicas y estimula de forma selectiva la producción de IFN-γ en presencia de señales en el TCR.	Q5ZPR3	
CD278	Co-estimulador de linfocitos T inducible	+	+								Incrementa la respuesta de linfocitos T como proliferación, liberación de citocinas y cooperación para la secreción de anticuerpos. Incrementa la producción de IL-10. Previene la apoptosis en linfocitos T preactivadas. Relacionado con el cambio de clase de anticuerpos mediada por CD40.	Q9Y6W8	OMIM:607594 Inmunodeficiencia común variable tipo 1
CD279	Proteína de muerte celular programada 1 (PD-1)	+									Al unirse a su ligando, este receptor inhibe las funciones de los linfocitos T de forma antígeno específica, en asociación con otros factores.	Q15116	OMIM:605218 Lupus eritematoso sistémico tipo 2
CD280	Receptor de manosa de macrófagos tipo 2 Receptor endocítico 180 Proteína asociada a UPAR			+							Probable receptor de la lectina endocítica con actividad dependiente de calcio. Internaliza ligandos glicosilados por endocitosis mediada por clatrina. Puede participar en la degradación de matrices extracelulares de colágeno.	Q9UBG0	
CD281	Receptor tipo *Toll* 1			+		+					Participa en la respuesta inmunológica innata contra agentes microbianos, reconociendo lipopéptidos di y triacetilados. Coopera con TLR2 mediando la respuesta contra lipopéptidos y lipoproteínas bacterianas. Actúa vía MyD88 y TRAF6, produciendo la activación de NF-κB y una reacción inflamatoria	Q15399	

CLASIFICACIÓN CD	NOMBRES ALTERNATIVOS	LINFOCITOS T	LINFOCITOS B	MONOCITOS/ MACRÓFAGOS	CÉLULAS NK	CÉLULAS DENDRÍTICAS	GRANULOCITOS	CÉLULAS MADRE	ERITROCITOS	PLAQUETAS	FUNCIÓN	UNIPROT	GENES/FENOTIPO
CD282	Receptor tipo *Toll* 2			+		+					Coopera con Ly96 mediando la respuesta contra lipoproteínas bacterianas y otros componentes de la pared celular, reconociendo al lipopéptido activador de macrófagos de 2 kDa, el factor soluble de la tuberculosis (STF), modulina soluble en fenol (PSM) y la lipoproteína A de *B. burgdorferi* en conjunto con TLR-6 o TLR-1. Actúa vía MyD88 y TRAF6. Probablemente está implicado en la apoptosis mediada por la respuesta a lipoproteínas.	O60603	
CD283	Receptor tipo *Toll* 3			+		+					Participa en la respuesta inmunológica innata al reconocer RNA de doble cadena, el cual actúa como señal de una infección viral. Actúa vía el adaptador TRUF/TICAM1, activando NF-κB, la translocación de IRF3, la secreción de citocinas y una respuesta inflamatoria.	O15455	OMIM: 613002 Encefalitis tipo 2 por virus del herpes simple
CD284	Receptor tipo *Toll* 4	+		+		+	+				Media la respuesta inmunológica contra el lipopolisacárido bacteriano en cooperación con LY96 y CD14. Actúa vía MyD88, TIRAP y TRAF6, llevando a la activación de NF-κB, la secreción de citocinas y una respuesta inflamatoria	O00206	OMIM: 611488 Degeneración macular relacionada con la edad, 10 (ARMD10)
CD286	Receptor tipo *Toll* 6			+		+					Participa en la respuesta inmunológica innata contra bacterias Gram positivas y hongos. Reconoce lipopéptidos di y triacetilados. Actúa vía MyD88 y TRAF6. Reconoce el lipopéptido de 2kDA activador de macrófagos (MALP-2), el factor soluble de la tuberculosis, la modulina soluble en fenol (PSM) y la lipoproteína A de superficie de *B. burgorferi* (OspA-L) en cooperación con TLR2.	Q9Y2C9	
CD288	Receptor tipo *Toll* 8			+		+					Controla la respuesta inmunológica. Actúa vía MyD88 y TRAF6, activando NF-κB y estimulando la secreción de citocinas y una respuesta inflamatoria	Q9NR97	
CD289	Receptor tipo *Toll* 9			+		+					Respuesta inmunológica innata contra patógenos, mediante el reconocimiento de nucleótidos, activándose por dinucleotidos citidina-fosfato-guanosina no metilados. Actúa vía MyD88 y TRAF6, activa NF-κB estimulando la producción de citocinas y una respuesta inflamatoria. Controla la respuesta linfocitaria contra la infección de *Helicobacter*.	Q9NR96	
CD290	Receptor tipo *Toll* 10		+								Actúa vía MyD88 y TRAF6, activa NF-κB estimulando la producción de citocinas y una respuesta inflamatoria. Controla la respuesta linfocitaria contra la infección de *Helicobacter*.	Q9BXR5	
CD294	Receptor 44 acoplado a proteína G Receptor quimioatrayente homólogo a la molécula expresada en células Th2	+					+				Receptor de la prostaglandina D2. Su activación puede producir una disminución en la sensibilidad a los niveles de Ca²⁺ por acción del cAMP producido por la toxina *pertussis*. Este receptor es responsable en parte de la regulación de respuestas alérgicas/inmunológicas.	Q9Y5Y4	

CLASIFICACIÓN CD	NOMBRES ALTERNATIVOS	LINFOCITOS T	LINFOCITOS B	MONOCITOS/MACRÓFAGOS	CÉLULAS NK	CÉLULAS DENDRÍTICAS	GRANULOCITOS	CÉLULAS MADRE	ERITROCITOS	PLAQUETAS	FUNCIÓN	UNIPROT	GENES/FENOTIPO
CD297	Mono(ADP-ribosil) transferasa 4 ART4 Molécula acarreadora del grupo sanguíneo Dombrock	+		+			+		+		Molécula con actividad ADP ribosiltransferasa, cataliza la transferencia de la ADP ribosa a partir del NAD hacia proteínas o al DNA Asimismo, esta molécula es portador del grupo sanguíneo Dombrock, relacionado a respuestas inmunológicas de medias a severas.	Q93070	
CD300A	CMRF-35-H9 Miembro 12 de la superfamilia de las Inmunoglobulinas (IgSF12) IRp60:	+	+	+			+				Receptor inhibidor que probablemente participa en la regulación negativa de la actividad de las células NK y la regulación negativa de la degranulación de mastocitos.	Q9UGN4	
CD300B	Receptor inmunológico expresado en células mieloides 3 (IREM-3) CMRF35-A2; TREM-5			+							Actúa como activador inmunológico mediante la interacción con el adaptador TYROBP.	A8K4G0	
CD300C	Miembro 16 de la superfamilia de las inmunoglobulinas (IgSF16) CMRF35-A1	+	+	+	+		+				Se ha relacionado como un coestimulador de la secreción de citocinas en monocitos activados por LPS.	Q08708	
CD300E	Receptor de inmunoglobulinas polimérico 2 (PIgR-2) CMRF35-A5; IREM-2			+		+					Favorece la movilización del Ca^{2+} intracelular y la producción del anión superóxido O_2^-, así como la producción de citocinas proinflamatorias.	Q496F6	
CD300F	Receptor inmune expresado en células mieloides 1 (IREM-1) IgSF13			+		+					Receptor inhibidor de células mieloides y mastocitos. Inhibe la formación de osteoclastos	Q8TDQ1	
CD302	Lectina tipo C BIMLEC Miembro A de la familia 3 del dominio de lectina tipo C			+		+					Este receptor probablemente participa en procesos de endocitosis y fagocitosis así como en la adhesión y migración celular.	Q8IX05	
CD303	Antigeno 2 de células dendríticas sanguíneas (BDCA-2) Miembro 7 de la superfamilia de las lectinas tipo C Lectina dendrítica					+	+				Involucrado en la captura de antígenos a linfocito T. Puede mediar la inhibición de la inducción del IFN-α/β en células dendríticas plasmacitoides. Puede actuar como receptor de señales de activación para tirosin cinasas y la movilización del Ca^{2+} intracelular.	Q8WTT0	
CD304	Receptor de VEGF-165					+					La isoforma 1 está vinculada con la angiogénesis: media la actividad de las semaforinas. La isoforma 2 soluble se une a VEGF-165, y parece inhibir su unión con las células. También podría inducir la apoptosis mediante el secuestro de VEGF-165.	O14786	
CD305	Receptor 1 tipo-inmunoglobulina asociado a leucocitos (LAIR-1)	+	+	+	+	+	+				Funciona como un receptor inhibidor de la función citotóxica de las células NK, linfocitos T y B. Reduce el incremento del Ca^{2+} intracelular que se genera en respuesta de la activación del BCR. Modula la producción de citocinas de linfocitos T CD4$^+$, regulando negativamente la producción de IL-2 e IFN-γ.	Q6GTX8	
CD306	LAIR-2	+									Evita la activación celular mediada por C1q, además de inhibir la agregación plaquetaria.	Q6ISS4	

CLASIFICACIÓN CD	NOMBRES ALTERNATIVOS	LINFOCITOS T	LINFOCITOS B	MONOCITOS/MACRÓFAGOS	CÉLULAS NK	CÉLULAS DENDRÍTICAS	GRANULOCITOS	CÉLULAS MADRE	ERITROCITOS	PLAQUETAS	FUNCIÓN	UNIPROT	GENES/FENOTIPO
CD307A	Receptor homologo 1 de Fc (FcRH1) Proteína 1 de la familia de IFGP (hIFGP1)		+								Actúa probablemente como correceptor activador de linfocitos B, incrementando la movilización del Ca^{2+} intracelular. Puede tener una función en el desarrollo y activación de linfocitos B	Q96LA6	
CD307B	Receptor homolog 2 de Fc (FcRH2) Proteína 4 de la familia IFGP		+								Probable participación en la regulación del desarrollo normal y neoplásico de linfocitos B	Q96LA5	
CD307C	Receptor homologo 3 de Fc (FcRH3) Proteína 3 de la familia de IFGP (hIFGP3)	+	+		+						Este receptor se ha vinculado con la pérdida de la tolerancia y el desarrollo de autoinmunidades.	Q96P31	OMIM: 180300 Artritis reumatoide
CD307D	Receptor homologo 4 de Fc (FcRL4) Proteína 2 de la familia de IFGP (hIFG2) FcRH4		+								Capaz de inhibir la señalización mediada por el BCR. Se ha sugerido su relación con linfocitos B de memoria en tejido.	Q96PJ5	
CD307E	Receptor homologo 5 de Fc (FcRH5)		+								Puede estar involucrado en el desarrollo de linfocitos B y la diferenciación de órganos linfoides además de participar en la regulación de los linfocitos B de zona marginal	Q96RD9	
CD309	Cinasa 1 de hígado fetal (FLK-1) Receptor con dominio insertado de cinasa (KDR)							+			Enzima Tirosin cinasa que actúa como receptor para VEGF-A, VEGF-D y VEGF-D. Participa en la angiogénesis, el desarrollo y permeabilidad vascular, además de la hematopoyesis embrionaria. Promueve la proliferación, supervivencia, migración y diferenciación de células endoteliales.	P35968	OMIM:602089 Hemangioma capilar infantil.
CD312	Receptor 2 modulador similar a EGF			+			+				Receptor de superficie que se une al motivo condroitin sulfato de las cadenas de glucosamina y promueve la adhesión celular. Promueve la quimiotaxis de los granulocitos, así como su degranulación y adhesión. En macrófagos promueve la secreción de citocinas inflamatorias, incluyendo IL-8 y TNF.	Q9UHX3	
CD314	Receptor D de células NK Miembro 1 de la subfamilia J del receptor tipo lectina de células NK Receptor activador de NKG2-D	+			+	+					Provee de señales estimuladoras y coestimuladoras en células NK activadas, promoviendo la activad citotóxica. Actúa como correceptor en linfocitos T CD8$^+$. Induce la muerte de células tumorales mediada por perforinas. Su señalización involucra el flujo de Ca^{2+}, y la expresión de TNF-α.	P26718	
CD316	Compañero 3 de CD81 (CD81P-3) Proteína trasmembranal asociada a querationcitos 4 (KCT-4) EWI-2; PGRL	+	+		+	+					Este receptor tiene una probable función como regulador negativo de la movilidad celular: suprime la movilidad de linfocitos T de forma coordinada con CD81. También puede jugar un papel en las funciones de movilidad y morfología dependientes de integrina.	Q969P0	
CD317	Teterina Antígeno HM1.24	+	+	+	+	+					Bloquea la liberación de virus envueltos, actuando como un "atador" físico, uniendo los viriones uno con otro. Estos viriones son endocitados y degradados. También inhibe la actividad proteolítica de MMP-14 afectando la actividad de MMP-15, la migración y el crecimiento celular.	Q10589	

CLASIFICACIÓN CD	NOMBRES ALTERNATIVOS	LINFOCITOS T	LINFOCITOS B	MONOCITOS/MACRÓFAGOS	CÉLULAS NK	CÉLULAS DENDRÍTICAS	GRANULOCITOS	CÉLULAS MADRE	ERITROCITOS	PLAQUETAS	FUNCIÓN	UNIPROT	GENES/FENOTIPO
CD319	Receptor tipo CD2 activador de células citotóxicas (CRACC) CD2 subclase 1 Proteína membranal FOAP-12 Ly9 nuevo		+		+	+					La isoforma 1 media la activación de células NK mediante la vía regulada por ERK independiente de SH2D1A extracelular. Puede participar en la adhesión linfocitaria.	Q9NQ25	
CD320	Antígeno 8D6 Receptor de transcobalamina (TCbIR) FDC-SM-8D6					+					Incrementa la proliferación de precursores de células plasmáticas generadas por IL-10. Receptor para la cobalamina unida a transcobalamina	Q9NPF0	
CD326	Glicoproteína de superficie celular Trop-1 Antígeno de superficie epitelial EGP; EGP314								+		Puede actuar como molécula de interacción homofílica entre células del epitelio intestinal, y linfocitos intraepiteliales en el epitelio mucoso brindando una barrera inmunológica como primera línea de defensa contra infecciones en mucosa.	P16422	
CD328	Receptor 1 inhibidor de la adhesión (AIRM-1) CDw328 Proteína de membrana QA79 P75 D-siglec			+	+		+				Molécula de adhesión que modula la unión celular dependiente de ácido siálico. En la respuesta inmunológica, puede actuar como inhibidor al reclutar fosfatasas citoplasmáticas que bloquean la transducción de señales a través de la defosforliación de moléculas de señalización. Media la inhbición de la actividad citotóxica de células NK. Inhibe la diferenciación de precursores CD34$^+$ *in vitro*.	Q9Y286	
CD329	CDw329 FOAP-9 Siglec-9			+							Molécula de adhesión que media la unión de las células dependiente de ácido sialico. Se une preferentemente al ácido sialico con enlaces α-2,3- o α-2,6-.	Q9Y336	
CD335	Antígeno linfocitario homologo 94 Receptor activador de NK Proteína relacionada a células NK p46 (NK-p46)				+						Receptor con actividad citotóxica que puede incrementar la eficiencia de las células NK activadas para mediar la lisis de células tumorales	O76036	
CD336	Antígeno linfocitario homologo 95 NK-p44	+			+						Receptor con actividad citotóxica que puede incrementar la eficiencia de las células NK activadas para mediar la lisis de células tumorales	O95944	
CD337	Receptor p30 de células NK activadas NK-p30				+						Receptor con actividad citotóxica que puede incrementar la eficiencia de las células NK activadas para mediar la lisis de células tumorales. También puede producir la maduración de células dendríticas, induciendo la liberación de TNF-alfa e IFN-gamma por parte de las células NK.	O14931	
CD349	Frizzled-9 (FZD9) FzE6							+			Receptor para las proteínas Wnt. Acoplado a la via de señaización de beta catenina canónica. Puede estar involucrada en la transducción de señales intracelulares durante la morfogénesis del tejido.	O00144	
CD351	Receptor Fc α/μ	+	+	+							Receptor para el fragmento Fc de IgA e IgM con gran afinidad y media su endocitosis. Tiene función en la respuesta inmunológica a microorganismos mediados por IgA e IgM.	Q8WWV6	
CD352	Receptor activador de NK Antígeno NK-T-B (NTB-A)	+	+	+	+	+	+				Dirige la actividad citotóxica en células NK y linfocitos T, expresando una alta densidad superficial. Induce la secreción de citocinas.	Q96DU3	

CLASIFICACIÓN CD	NOMBRES ALTERNATIVOS	LINFOCITOS T	LINFOCITOS B	MONOCITOS/ MACRÓFAGOS	CÉLULAS NK	CÉLULAS DENDRÍTICAS	GRANULOCITOS	CÉLULAS MADRE	ERITROCITOS	PLAQUETAS	FUNCIÓN	UNIPROT	GENES/FENOTIPO
CD353	Activador de linfocitos B expresado en macrófagos. Proteína de membrana tipo BCM	+		+		+					Puede jugar un papel en la modulación de señales a través del receptor de linfocitos B.	Q9P0V8	
CD354	Receptor desencadenante expresado en monocitos 1	+	+	+	+	+	+				Estimula las respuestas inflamatorias mediadas por monocitos y neutrófilos. Conduce la secreción de quimiocinas y citocinas, así como la expresión celular de marcadores de activación.	Q9NP99	
CD355	Molécula asociada a linfocitos t restringida a MHC-I Molécula de linfocitos T citotóxicos y reguladores (CRTAM)	+	+		+						Su interacción con CADM1 promueve la citotoxicidad de células NK y la secreción de IFN-gamma en linfocitos T CD8+ *in vitro*.	O95727	
CD357	Proteína relacionada a TNFR inducida por gucocorticoides	+	+	+	+	+					Receptor de TNFSF18. Parece estar involucrado en la interacción entre linfocitos T activados y células endoteliales, así como en la regulación de muerte celular mediada por el TCR. Activa la vía de NF-κB por TRAF2/ NIK. Su activación está asociada a un incremento en la resistencia de infecciones virales	Q9Y5U5	
CD358	Receptor de muerte 6	+	+	+							Promueve la apoptosis, probablemente vía activación NF-κB., mediada por BAx y la liberación del citocromo C. Participa en la señalización mediada por receptores de linfocitos T, así como su regulación y diferenciación.	O43557	
CD360	Receptor α de IL-21 Receptor de interleucina nuevo	+	+	+			+			+	Receptor de la IL-21, capaz de promover la proliferación, citotoxicidad y la actividad antitumoral de células NK, NKT y linfocitos T CD8+. Su expresión es necesaria para la generación de linfocitos B de memoria y células plasmáticas.	Q9HBE5	
CD361	Integrina viral ecotrópica, homólogo del sitio 2B (EVI-2B)	+	+	+	+	+					Proteína trasmembranal de tipo I. Esta molécula está pobremente caracterizada y se desconoce su función específica.	P34910	
CD362	Fibroglicano Proteína del proteoglicano heparan sulfato (HSPG) Sindecan-2 (SDC2)	+	+								Proteoglicano de superficie celular que soporta el heparan sulfato. Cuando se encuentra fosforilado en su región variable puede unirse al TGF-β. A su vez, se ha involucrado con la regulación del comportamiento y la morfología de células transformadas.	P34741	
CD363	Receptor 1 de la proteína de diferenciación endotelial acoplado a proteína G. Receptor 1 de la esfingosina 1 fosfato (S1PR1)	+	+		+						Participa en la migración. Es importante para el egreso de linfocitos T maduros del timo y de órganos linfoides secundarios, así como la migración de las células plasmáticas a la circulación y a la médula ósea.	P21453	

La información sobre las moléculas CD se consultó en las bases de datos de Uniprot: www.uniprot.org; Protein data bank: http://www.rcsb.org

Las letras minúsculas agregadas a algunos números CD se refieren a moléculas que codifican múltiples genes o que pertenecen a familias de proteínas estructuralmente relacionadas; por ejemplo CD1a, CD1b, CD1c.

OMIM, *Online Mendelian Inheritance in Men* es un catálogo que se actualiza continuamente, de genes humanos y desórdenes genéticos, así como su tratamiento, muestra un enfoque particular de la relación molecular entre las variaciones genéticas y la expresión del fenotipo.

Abreviaturas: ADCC, citotoxicidad celular dependiente de anticuerpos; ADP, adenosin difosfato; ATP, adenosin trifosfato; BCR, receptor del linfocito B; CEA, antígeno carcinoembrionario; CSF, Factor estimulante de colonias; GM-CSF, factor estimulante de colonias de granulocitos y monocitos; HIV, virus de la inmunodeficiencia humana; ICAM, molécula de adhesión intercelular; IFN, interferón; Ig, inmunoglobulina; IL, interleucina; LFA, antígeno asociado a la función del linfocito; LPS, lipopolisacárido; MAC, complejo de ataque a la membrana; MadCAM, molécula de adhesión celular direccionalizadora del tejido vascular de mucosa; MHC, complejo principal de histocompatibilidad; NK, células *natural killer*; SIV, virus de la inmunodeficiencia de simios; SNC, sistema nervioso central; TCR, receptor del linfocito T; TLR, receptor tipo *toll*; TNF, Factor de necrosis tumoral; VCAM, molécula de adhesión celular vascular.

Apéndice
B ALFABETO GRIEGO/ TABLAS DE EQUIVALENCIAS

Alfabeto griego

Alfabeto griego		
Símbolo mayúscula	**Símbolo minúscula**	**Nombre**
A	α	Alfa
B	β	Beta
Γ	γ	Gamma
Δ	δ	Delta
E	ε	Épsilon
Z	ζ	Dseta
H	η	Eta
Θ	θ	Theta
I	ι	Iota
K	κ	Kappa
Λ	λ	Lambda
M	μ	Mu
N	ν	Ni
Ξ	ξ	Xi
O	ο	Ómicron
Π	π	Pi
P	ρ	Rho
Σ	σ	Sigma
T	τ	Tau
Y	υ	Ípsilon
Φ	φ	Fi
X	χ	Ji
Ψ	ψ	Psi
Ω	ω	Omega

Tablas de equivalencias

Peso		
Unidades	**Abreviatura**	**Equivalencia**
Tonelada	t	1 000 kg
Kilogramo	kg	1 000 g
Hectogramo	Hg	100 g
Decagramo	Dg	10 g
Gramo	g	1 g
Decigramo	dg	100 mg
Centigramo	cg	10 mg
Miligramo	mg	1 000 µg
Microgramo	µg	1 µg

Tabla basada en la NOM-008-SCFI-2002.

Volumen		
Unidades	**Abreviatura**	**Equivalencia**
Kilolitro	KL	1 000 L
Hectolitro	HL	100 L
Decalitro	DL	10 L
Litro	L	1 000 mL
Decilitro	dL	100 mL
Centilitro	cL	10 mL
Mililitro	mL	1 000 µL
Microlitro	µL	1 µL

Tabla basada en la NOM-008-SCFI-2002.

Longitud		
Unidades	**Abreviatura**	**Equivalencia**
Kilómetro	Km	1 000 m
Hectómetro	Hm	100 m
Decámetro	Dm	10 m
Metro	m	100 cm
Decímetro	dm	10 cm
Centímetro	cm	10 mm
Milímetro	mm	1 000 µm
Micrómetro	µm	1 000 nm
Nanómetro	nm	10 Å
Ángstrom	Å	100 pm
Picómetro	pm	1 pm

Tabla basada en la NOM-008-SCFI-2002.

ÍNDICE ALFABÉTICO DE MATERIAS

Los folios seguidos de las letras *e, f, r* y *t*, refieren a esquemas, figuras, recuadros y tablas, respectivamente.